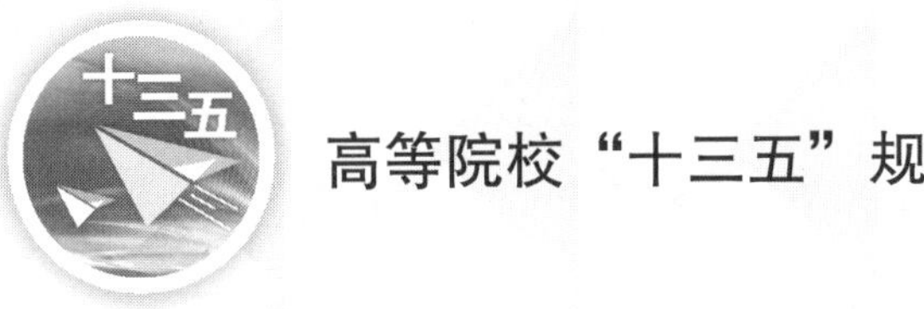

高等院校"十三五"规划教材

儿科物理治疗学

（第二版）

Pediatric Physical Therapy

徐开寿　主编

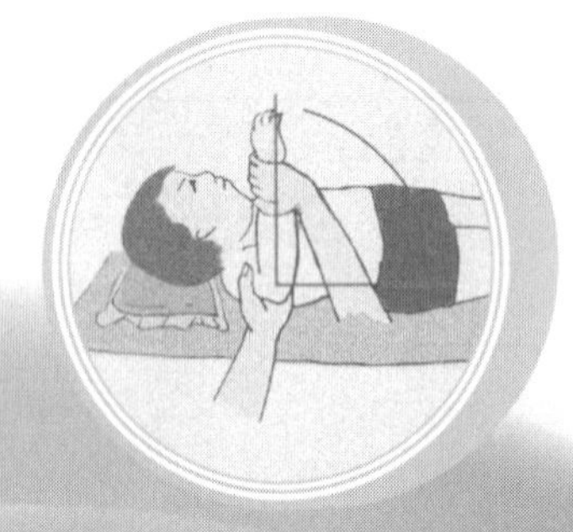

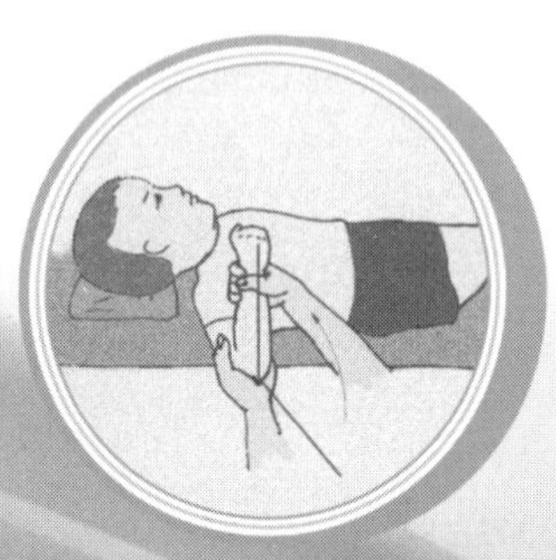

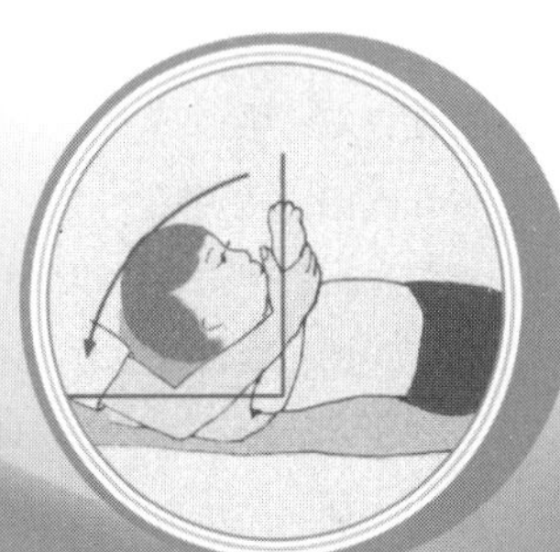

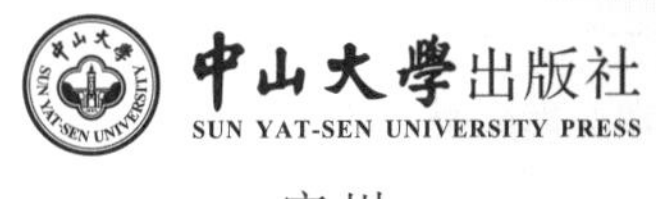

中山大學出版社
SUN YAT-SEN UNIVERSITY PRESS
·广州·

图书在版编目（CIP）数据

儿科物理治疗学/徐开寿主编．—2版．—广州：中山大学出版社，2023.12
（高等院校“十三五”规划教材）
ISBN 978-7-306-07864-3

Ⅰ．①儿… Ⅱ．①徐… Ⅲ．①小儿疾病—物理疗法 Ⅳ．①R720.5

中国国家版本馆CIP数据核字（2023）第141697号

Erke Wuli Zhiliaoxue（Di-er Ban）

出 版 人：王天琪
策划编辑：曾育林
责任编辑：曾育林
封面设计：曾 斌
责任校对：梁嘉璐
责任技编：靳晓虹
出版发行：中山大学出版社
电　　话：编辑部 020-84113349，84110776，84111997，84110779，84110283，84111996
　　　　　发行部 020-84111998，84111981，84111160
地　　址：广州市新港西路135号
邮　　编：510275　　传　　真：020-84036565
网　　址：http://www.zsup.com.cn　E-mail：zdcbs@mail.sysu.edu.cn
印 刷 者：佛山市浩文彩色印刷有限公司
规　　格：787mm×1092mm　1/16　39.875印张　979千字
版次印次：2023年12月第1版　2023年12月第1次印刷
定　　价：138.00元

《儿科物理治疗学》编委会名单

主　编：徐开寿

副主编：何　璐　杜　青　叶正茂　张　静　唐红梅

编　者：（以姓氏笔画排序）

王文达（广州医科大学附属妇女儿童医疗中心，广州市妇女儿童医疗中心）

王筱玥（广州医科大学附属妇女儿童医疗中心，广州市妇女儿童医疗中心）

叶正茂（广州医科大学附属第二医院）

李　欣（上海交通大学医学院附属新华医院）

李金玲（广州医科大学附属妇女儿童医疗中心，广州市妇女儿童医疗中心）

刘力茹（广州医科大学附属妇女儿童医疗中心，广州市妇女儿童医疗中心）

刘泽帆（广州医科大学附属妇女儿童医疗中心，广州市妇女儿童医疗中心）

江敏婷（广州医科大学附属妇女儿童医疗中心，广州市妇女儿童医疗中心）

杜　青（上海健康医学院附属崇明医院，上海交通大学医学院附属新华医院）

杨　雯（广东药科大学护理学院，广州市妇女儿童医疗中心）

杨旭博（广州医科大学附属妇女儿童医疗中心，广州市妇女儿童医疗中心）

杨晓颜（上海交通大学医学院附属新华医院）

严晓华（顺德职业技术学院）

何　璐（广州医科大学附属妇女儿童医疗中心，广州市妇女儿童医疗中心）

何昭瑶（广州医科大学附属妇女儿童医疗中心，广州市妇女儿童医疗中心）

邱晒红（广州医科大学附属妇女儿童医疗中心，广州市妇女儿童医疗中心）

邱慧莹（广州医科大学附属妇女儿童医疗中心，广州市妇女儿童医疗中心）

张　媛（上海体育大学运动健康学院）

张　静（广州医科大学附属妇女儿童医疗中心，广州市妇女儿童医疗中心）

张剑锋（广州医科大学附属妇女儿童医疗中心，广州市妇女儿童医疗中心）

张景博（广州医科大学附属妇女儿童医疗中心，广州市妇女儿童医疗中心）
陈　莹（广州市第一人民医院）
陈　楠（上海交通大学医学院附属新华医院）
陈思露（广州医科大学附属妇女儿童医疗中心，广州市妇女儿童医疗中心）
林秋金（广州医科大学附属妇女儿童医疗中心，广州市妇女儿童医疗中心）
周　璇（上海交通大学医学院附属新华医院）
周洪宇（广州医科大学附属妇女儿童医疗中心，广州市妇女儿童医疗中心）
郑　韵（广州医科大学附属妇女儿童医疗中心，广州市妇女儿童医疗中心）
郑子良（广州医科大学附属妇女儿童医疗中心，广州市妇女儿童医疗中心）
郑玉蔼（广州医科大学附属妇女儿童医疗中心，广州市妇女儿童医疗中心）
赵静谊（上海体育大学运动健康学院）
郭晓琳（上海体育大学运动健康学院）
洪小霞（温州医科大学附属口腔医院）
徐开寿（广州医科大学附属妇女儿童医疗中心，广州市妇女儿童医疗中心）
徐韵贤（广州医科大学附属妇女儿童医疗中心，广州市妇女儿童医疗中心）
唐红梅（广州医科大学附属妇女儿童医疗中心，广州市妇女儿童医疗中心）
黄诗雅（广州医科大学附属妇女儿童医疗中心，广州市妇女儿童医疗中心）
黄晓茵（广州医科大学附属妇女儿童医疗中心，广州市妇女儿童医疗中心）
梁菊萍（上海交通大学医学院附属新华医院）
韩明珊（广州医科大学附属妇女儿童医疗中心，广州市妇女儿童医疗中心）
彭婷婷（广州医科大学附属妇女儿童医疗中心，广州市妇女儿童医疗中心）
程亚慧（广州医科大学附属妇女儿童医疗中心，广州市妇女儿童医疗中心）
靳晓坤（广州医科大学附属妇女儿童医疗中心，广州市妇女儿童医疗中心）
黎月银（广州医科大学附属妇女儿童医疗中心，广州市妇女儿童医疗中心）

主编简介

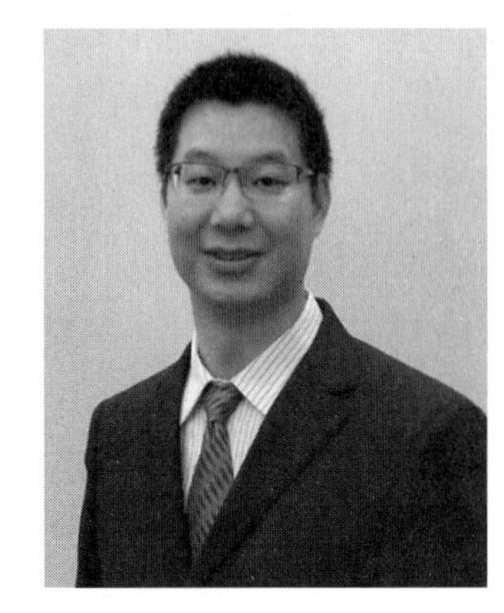

徐开寿，医学博士、教授、博士研究生导师、三级岗主任物理治疗师，广东省杰出青年医学人才、广州市高层次卫生人才、广州市妇女儿童医疗中心康复科主任、广州医科大学儿科学院康复教研室主任、加拿大不列颠哥伦比亚大学附属儿童医院访问学者。担任中华医学会儿科学分会康复学组副组长、中国康复医学会物理治疗专委会副主任委员兼儿科学组主任委员、广东省医学会社区康复学分会主任委员、广东省残协小儿脑瘫康复专委会主任委员。

从事儿童发育与康复临床、教学及科研工作20多年，擅长小儿神经与骨科疾病的康复，尤其对脑瘫、发育迟缓、斜颈、步态异常、语言认知问题、高危儿脑瘫风险预测、脊髓性肌萎缩症、肌营养不良、脑损伤和骨关节术后等有丰富的临床一线经验。研究方向为儿童脑瘫、语言认知障碍、运动障碍、吞咽障碍的基础与临床，以及儿童发育及康复评估工具、康复新技术的研发及产学研转化等。

主持国家自然科学基金面上项目和省市级等科技项目19项。获国家专利5项、省部级科技奖3项、计算机软件著作权2项。以第一作者或通讯作者在*Brain*等国内外期刊上发表论文60多篇。主持及参与制定国家行业指南及专家共识15项。主编专著5部。2014年建立中国内地首家“座椅银行”，2019年发起成立“小儿脑瘫专病管理联盟”。为*Pediatric Investigation*青年编委，*Therapeutic Advances in Neurological Disorders*, *IEEE Journal of Biomedical and Health Informatics*, *Neurochemistry International*, *Disability and Rehabilitation*, *American Journal of Physical Medicine & Rehabilitation*, *Developmental Neurorehabilitation*, *Tohoku Journal of Experimental Medicine*, *Somatosensory & Motor Research*, *Frontiers in Behavioral Neuroscience*, *Cell Transplantation*，及《中华儿科杂志》《中华实用临床儿科杂志》《中国康复医学杂志》《中国康复》等杂志审稿专家。

内 容 提 要

本书从儿童运动发育、评估、康复技术、临床康复治疗四个方面系统介绍儿科物理治疗学的相关内容。可帮助读者建立从事儿童康复所需要的临床思维及实践技能。全书分为五个部分：

1. 儿童运动发育

简要介绍了发育相关理论、粗大运动发育、反射发育、平衡发育与精细运动发育等方面的知识。

2. 发育评估

主要介绍了如何选择发育评估方法，以及具体的发育筛查、运动功能评估和整体发育评估方法。

3. 康复评定

着重介绍了如何对肌张力、痉挛、关节活动度、肌力、步态、平衡功能、社会生活能力和生活质量进行评估。

4. 康复技术

详细介绍了国内外常用的儿童康复治疗技术，包括神经发育疗法、电疗法、引导式教育、肌肉牵伸技术、力量训练、关节活动技术、限制－诱导运动疗法、水疗法、生物反馈疗法、感觉统合训练技术、高压氧疗法、座椅技术、矫形器与辅助用具的使用、传统康复治疗技术、肌肉效贴技术和机器人康复技术等。

5. 神经肌肉骨骼障碍

重点并系统地介绍了脑性瘫痪、高危新生儿、肌性斜颈、新生儿臂丛神经损伤、肌张力低下、肌营养不良、脊柱裂、脊髓损伤、特发性尖足步态、创伤性脑损伤、唐氏综合征、肘关节损伤、先天性马蹄内翻足、先天性拇指扳机指、青少年特发性脊柱侧弯、发育性髋关节发育不良、吞咽障碍和意识障碍等疾病的康复治疗，并从概述、病因、临床表现、诊断和预后、康复评估、康复治疗、小结、范例分析八个方面入手进行阐述。

本书能够让读者体会如何做到理论联系实践，并可为读者提供有价值的模拟机会以解决临床实际问题。本书适用于儿童医院、妇幼保健院、综合医院、各类康复机构中从事儿童康复工作的专业人员，可作为必备的参考书，也可作为高等医学院校康复治疗专业以及儿童康复技术培训使用的教材。

再版序

国内现代康复医学起源于20世纪80年代中期。相较于成年人康复，儿童康复特别是儿童物理治疗起步较晚，因此，从事儿童物理治疗的专业人员在数量、质量及分布等方面均不能满足快速发展的儿童康复需求，在职培训和学习则成为培养儿童物理治疗专业人才的有效途径。

2016年《儿科物理治疗学》第一版的出版对儿童物理治疗专业的发展和推广起到积极作用。近年来，随着物理治疗与康复技术的不断更新，面对巨大的儿童康复需求，借鉴国际高级别治疗证据，对第一版加以修改和出版很有必要。

徐开寿教授是中国一流的儿童康复专家，治学严谨，勇于创新。《儿科物理治疗学》第二版集徐开寿教授团队几十年的儿童康复治疗经验，博采儿科物理治疗学最新成果，遵照循证医学证据，引进了最新的物理治疗技术与康复治疗理论。全书按发育理论、康复评估、物理治疗技术、疾病治疗的顺序介绍儿科物理治疗学，突出解决临床实际问题，强调理论与实践相结合，增加了许多新的康复治疗技术和临床常见的儿童康复治疗病种，相信《儿科物理治疗学》第二版对儿童康复工作者大有裨益。

儿童不是成人的简单缩影，儿童物理治疗有其自身的特色。

值此书再版之际，应邀再次作序，希望本书的再版能为儿童康复事业的发展起到促进作用，以造福更多患儿。

燕铁斌
中国康复医学会副会长
中国康复医学会康复标准专业委员会主任委员
2023年8月

序　一

我国儿童康复事业自20世纪80年代初期起步，至今已经历30余年的发展历程，但仍晚于发达国家几十年。随着社会的进步、人们生活水平的提高、思想观念的转变及对生命质量的追求，不同类型的儿童康复需求量呈高速递增趋势，儿童康复事业也已进入快速发展阶段。儿童康复的专业技术队伍正在日益壮大，其中儿童康复治疗师数量的增长最为显著。据不完全统计，目前我国儿童康复治疗师数量已达万人左右，其中物理治疗师的比例最大。儿童康复治疗师队伍呈现年轻化，专业基础知识及康复治疗经验参差不齐的特点，儿童康复治疗师的专业素质亟待整体提升。为此，康复治疗技术类书籍已成为专业培训、继续教育及临床康复技术指导的重要参考书籍。

尽管多年来我国儿童康复医学界的专家学者已经撰写和出版了一定数量的专业著作、教材及科普读物等，但有关儿童康复治疗技术的专著数量十分有限，难以满足广大儿童康复治疗师的学习与专业需求。正是在这一形势下，徐开寿主任治疗师主编的《儿科物理治疗学》的出版，为广大儿童康复工作者提供了十分重要的专业技术专著，在很大程度上满足了儿童康复治疗师的专业需求。

徐开寿主任是我国优秀的儿童康复治疗技术高级人才，具有保健康复、康复医学与理疗学及神经病学等本科至博士的学习经历，基础坚实，在长期临床康复实践中积累了丰富的经验。他主编的《儿科物理治疗学》既涵盖了儿童运动发育的基础知识，也涵盖了评定、康复治疗技术及不同疾病康复治疗等儿科物理治疗的丰富内容。相信本教材的出版，将为广大儿童康复工作者及儿童康复治疗师呈送一份精美而特别的礼物，成为他们工作学习的好伙伴。期待本教材的出版对于指导儿科物理治疗的临床康复工作，帮助广大儿童康复治疗师，特别是中青年治疗师解决临床康复中遇到的具体问题发挥独特作用。

作为我国第一代从事儿童康复工作的老专业工作者，我由衷地感谢徐开寿主任及所有参编本教材的优秀中青年专家学者们，感谢你们为发展我国儿童康复事业，提升我国儿童康复治疗师队伍的专业素质所做出的积极努力和贡献。相信在你们及广大儿童康复工作者的共同努力下，我国儿童康复事业必将迎来跨越式的进步和发展。

李晓捷
中国康复医学会儿童康复专业委员会主任委员
中国残疾人康复协会小儿脑瘫康复专业委员会主任委员
2016 年 6 月 1 日

序　二

儿科物理治疗学是康复医学的重要组成部分，是儿童康复专业人员特别是物理治疗师必须掌握的学科内容之一。儿童物理治疗在欧美发达国家发展较完善并得到普遍应用，但在中国内地尚未规范开展。近年来，国内高校康复治疗专业招生逐步与国际接轨，趋向于物理治疗和作业治疗两个专业方向进行培养，其中儿科物理治疗学为关键内容之一，故编撰和出版此类参考书非常必要。

徐开寿教授是中国内地从事儿科物理治疗专业的为数不多的主任治疗师，他和他的团队结合其临床实践及研究，参阅相关文献并提炼加工，撰写了《儿科物理治疗学》。本书重点从儿童运动发育、康复评估、物理治疗技术、临床康复治疗四个方面系统介绍了儿科物理治疗学。作为我国第一本儿科物理治疗学教材，此书内容及编排给人耳目一新之感，不仅强调理论基础，而且注重临床应用，并遵照循证医学原则引进新的技术与理论，相信读者们参阅本书将会获益匪浅。

本书对儿童物理治疗专业的发展和推广具有积极的推动作用。值此书出版之际，欣然应邀作序，以示对本书主编及其团队的祝贺。也希望更多的儿童物理治疗从业人员参考本书，造福更多患儿。

燕铁斌

中国康复医学会副会长

中国康复医学会康复治疗专业委员会主任委员

2016 年 6 月 1 日

再版前言

国内第一本儿科物理治疗教材《儿科物理治疗学》自2016年出版以来，受到广大康复专业人员的高度关注。作为高等院校“十三五”规划教材，在对康复治疗专业师生提供教学参考的同时，也为广大儿童康复工作者特别是物理治疗师提供了较好的临床助力。鉴于物理治疗与康复专业技术近几年高质量发展，故对本书进行修订和更新。此外，相当一部分儿童康复工作者屡次呼吁该书再版，出版社顺应形势，及时组织了本书的再版工作。感谢广大读者对本书编写的肯定与支持，大家提出的建设性意见和建议，更是对我们进一步做好再版工作的激励和鞭策。

本书在第一版的基础上增加了部分内容，注重吸纳最新的儿童康复循证及实用技术，强调理论与实践相结合，突出解决临床实际问题。第一章儿童运动发育增加了肌肉骨骼的生长发育与适应；第二章发育评估增加了进食和吞咽评估、语言评估、营养评估；第三章康复评定进行了内容更新；第四章物理治疗与康复技术增加了神经调控技术、虚拟现实技术、体外冲击波治疗技术、肉毒毒素注射技术、营养干预技术、语言认知治疗技术；第五章神经肌肉骨骼障碍增加了脊髓性肌萎缩症、腓骨肌萎缩症、神经源性膀胱、周围性面瘫、儿童运动性软组织损伤等13种疾病，共包括31种儿科疾病及功能障碍，并沿用之前的结构，从概述、病因、临床表现、诊断和预后、康复评估、康复治疗、小结、范例分析八个方面进行阐述，对常见疾病增加了1～2个典型病例，以临床分析的形式展现每个病例所涉及的知识内容，以启发临床思维、指导康复。

感谢广州医科大学一流专业建设项目——康复医学（02－408－02304－06XM；02－445－2301090XM）和儿科学（02－445－2301058XM）的支持！感谢广东省自然科学基金项目（2021A1515012543）、广州市科技成果转化与扩散项目（2023C－TS59）和广州地区中西医协同临床重大创新技术建设项目（穗卫函〔2023〕2318号）的支持！感谢燕铁斌教授在百忙之中为本书再版作序！

限于作者水平，书中难免存在不当之处，恳请读者见谅并给予批评指正。

徐开寿

2023 年 9 月

前　言

儿科物理治疗是康复治疗的核心内容，而且在中国从事儿科物理治疗的专业人员数量巨大，但国内目前尚无该专业书籍。借作者所主持项目“小儿脑瘫运动障碍康复技术的研究与应用”获得2014年度广东省科学技术奖之际，中山大学出版社邀请本团队撰写相关专业书籍，经再三构思选题，本着提高儿童康复治疗从业人员专业水平的想法，我们编写了《儿科物理治疗学》一书。

本书共分五章，主要从理论、临床应用和循证医学方面对儿科物理治疗学的相关知识进行了系统介绍。第一章“儿童运动发育”简要介绍了发育相关理论和运动发育。第二章“发育评估”主要介绍了如何选择发育评估方法，以及具体的发育筛查、运动功能评估和整体发育评估方法。第三章“康复评定”着重介绍了如何对肌张力、痉挛、关节活动度、肌力、步态、平衡功能、社会生活能力等进行评估。第四章“康复技术”详细介绍了国内外常用的儿童康复治疗技术，包括神经发育疗法、电刺激、肌力训练、肌肉牵伸、限制-诱导运动疗法、水疗法、生物反馈疗法和机器人康复技术等。第五章“神经肌肉骨骼障碍”重点并系统介绍了脑性瘫痪、高危新生儿、肌性斜颈、新生儿臂丛神经损伤、肌张力低下、肌营养不良、脊柱裂、唐氏综合征、肘关节损伤、先天性马蹄内翻足、吞咽障碍和意识障碍等18种疾病的康复治疗，并从概述、病因、临床表现、诊断和预后、康复评估、康复治疗、小结、范例分析八个方面进行阐述。

感谢加拿大不列颠哥伦比亚省儿童医院国际儿童健康中心、加拿大不列颠哥伦比亚省儿童医院Sunny Hill儿童健康中心、广州市妇女儿童医疗中心、香港傅德荫基金会和加拿大不列颠哥伦比亚省儿童医院基金会对本项目的大力支持。感谢加拿大不列颠哥伦比亚大学Charles Larson教授、Maureen O'Donnell教授（2013年AACPDM主席）、Maureen Story物理治疗师、Joyce Lam作业治疗师、Diane Wickenheiser物理治疗师以及加拿大阿尔贝特大学物理治疗系Johanna Darrah教授（2016年AACPDM秘书长）等对儿童发育与康复理念和技术的传授。感谢李晓捷教授、燕铁斌教授在工作的百忙之中为本书作序。感谢南华工商学院张海芹老师、广州市妇女儿童医疗中心钟秋云治疗师和郭雅铟同学，以及何肇雄先生等对制图方面的帮助。

限于作者水平，书中难免有不当之处，恳请读者见谅并给予批评指正。

徐开寿

目　录

第一章　儿童运动发育 ······ 1
第一节　发育理论 ······ 1
第二节　粗大运动发育 ······ 5
第三节　反射发育 ······ 8
第四节　平衡发育 ······ 10
第五节　精细运动发育 ······ 11
第六节　肌肉骨骼的生长发育与适应 ······ 13
小　结 ······ 18

第二章　发育评估 ······ 19
第一节　发育评估方法的选择 ······ 19
第二节　发育筛查 ······ 20
第三节　运动功能评估 ······ 25
第四节　整体发育评估 ······ 70
第五节　进食和吞咽功能评估 ······ 77
第六节　语言评估 ······ 93
第七节　认知评估 ······ 98
第八节　营养评估 ······ 106
小　结 ······ 117

第三章　康复评定 ······ 118
第一节　肌张力与痉挛 ······ 118
第二节　关节活动度 ······ 127
第三节　肌力 ······ 136
第四节　步态分析 ······ 142
第五节　坐位能力评估 ······ 146
第六节　平衡功能评定 ······ 148
第七节　日常生活活动能力与生活质量 ······ 156

第四章　物理治疗与康复技术 ······ 166
第一节　肌肉牵伸技术 ······ 166
第二节　肌力增强技术 ······ 183
第三节　关节活动技术 ······ 208
第四节　限制－诱导运动疗法 ······ 218
第五节　神经调控技术 ······ 222
第六节　生物反馈疗法 ······ 228
第七节　电疗法 ······ 230
第八节　座椅技术 ······ 243
第九节　矫形器 ······ 249
第十节　辅助器具 ······ 255
第十一节　肌内效贴技术 ······ 258
第十二节　传统康复治疗技术 ······ 266
第十三节　康复机器人技术 ······ 275
第十四节　虚拟现实技术 ······ 278
第十五节　体外冲击波治疗技术 ······ 280
第十六节　肉毒毒素治疗技术 ······ 282
第十七节　营养干预技术 ······ 288
第十八节　语言认知治疗与吞咽技术 ······ 290
第十九节　水疗法 ······ 302
第二十节　神经发育疗法 ······ 306
第二十一节　感觉统合训练技术 ······ 309
第二十二节　引导式教育 ······ 314
第二十三节　高压氧疗法 ······ 319

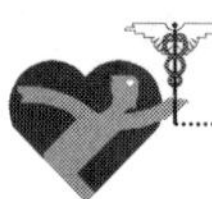

第五章　神经肌肉骨骼障碍 ………… 322
第一节　脑性瘫痪 ………………… 322
第二节　高危新生儿 ……………… 344
第三节　先天性肌性斜颈 ………… 351
第四节　新生儿臂丛神经损伤 ………………………… 357
第五节　肌张力低下 ……………… 370
第六节　脊髓损伤 ………………… 374
第七节　脊柱裂 …………………… 386
第八节　唐氏综合征 ……………… 391
第九节　创伤性脑损伤 …………… 399
第十节　脊髓性肌萎缩症 ………… 410
第十一节　进行性肌营养不良症 ………………………… 421
第十二节　腓骨肌萎缩症 ………… 428
第十三节　神经源性膀胱 ………… 434
第十四节　周围性面瘫 …………… 440
第十五节　肘关节损伤 …………… 449
第十六节　青少年特发性脊柱侧凸 ………………………… 453
第十七节　发育性髋关节发育不良 ………………………… 462
第十八节　先天性马蹄内翻足 ………………………… 470
第十九节　特发性尖足步态 …… 481
第二十节　先天性拇指扳机指 ………………………… 489
第二十一节　血友病性关节病 ………………………… 493
第二十二节　斜形头 …………… 505
第二十三节　儿童运动性软组织损伤 ………………… 515
第二十四节　幼年特发性关节炎 ………………………… 524
第二十五节　肿瘤康复 ………… 531
第二十六节　儿童烧伤 ………… 537
第二十七节　进食和吞咽障碍 ………………………… 545
第二十八节　意识障碍 ………… 555
第二十九节　孤独症谱系障碍 ………………………… 568
第三十节　心脏疾病的康复 …… 575
第三十一节　呼吸系统的康复 ………………………… 582

参考文献 ……………………………… 591

缩略词中英文对照 ………………… 612

第一章　儿童运动发育

第一节　发 育 理 论

正常人体的运动发育始于受孕之初，胎儿在子宫内经历的自由运动会受重力及空间的限制，受孕 40 w 左右的胎儿在其娩出后的 24 个月内，身体的运动发育将会进入一个快速发展的黄金期，并伴随着形式上的巨大转变。在这个过程中，婴儿会逐步掌握在新的生存环境中所需要的基本运动技能。2 岁之后，幼儿可学会更高级别的粗大运动和精细运动，用以满足其玩耍、运动及生活所需。也就是说，在不同年龄，儿童需要学习和掌握不同的运动技能以适应生存所需。

事实上，人体的运动发育在妊娠期以及出生后均会遵循一个恒定的序列、模式及时间顺序。其中，外在因素如学习和实践技能的机会、接触环境污染物、营养状况、父母的文化程度等均可影响儿童运动发育的时间顺序、序列和模式。

本章将着重介绍儿童运动发育的相关内容，从理论层面、粗大运动发育、精细运动发育、反射发育和平衡发育等多个层面介绍儿童运动发育。儿童康复治疗师在评估儿童运动发育有无异常时需对正常运动发育有深刻的理解和鉴定能力，这样将有助于准确判断和识别儿童出现运动障碍的原因，同时也有助于找到解决问题的方法。因此，熟练掌握儿童正常运动发育的相关知识可为临床工作者认识运动发育障碍并制订相应康复治疗方案提供重要的参考依据。

人体运动及行为发育理论涉及多个学说，人体运动发育虽遵循一定规律，但因受遗传和环境等因素的影响，发育个体表现出显著的异质性，即每个人的运动发育轨迹都不会完全相同，也就是说，没有任何一个理论能够全面而详尽地阐述人类生长过程中的运动及行为发育规律。目前，发育理论已广泛应用于婴幼儿发育时期的身体、心理和认知等多个方面，并在国际上颇受推崇，以下就简单介绍一下发育理论所涉及的相关内容。

一、成熟理论

1925 年美国心理学家阿诺德格塞尔根据基因论提出了人体发育的成熟理论，从遗传学角度揭示了人体生长发育的规律，用于阐述儿童发育过程中各个时期的智力和运动发展规律。

在人体生长发育过程中，基因根据其编码的遗传信息来决定和指导人体生理结构及其功能的发育，格赛尔将这种由基因所决定和指导下的发展过程称为成熟（maturation）。

成熟理论认为，人类从受孕到死亡整个过程都遵循一个严格而恒定的发展序列，即个体的生理和心理发展都严格按照其基因规定的顺序有规律、有次序地进行，且各系统的发展顺序不可超越也不能相互调换。在儿童的成长和行为发育过程中成熟起决定性作用，而遗传又决定着成熟的进程和时间。也就是说，不同儿童在达到某一成熟水平时的年龄可能不同，但他们经过的发育顺序是相同的，这和人类发育所遵循的发展顺序相一致。1929 年，格塞尔及其同事汤普生通过著名的同卵双生子爬梯实验对成熟理论进行了验证。该实验设计的目的是在双生子某项行为将要出现时，通过对这项行为给以专门的训练来观察目标训练是否能够强化或加速双生子该项行为的出现。本实验观察对象为发展水平相当的同卵双生子 1 和双生子 2，在其出生第 48 w 时，对双生子 1 进行爬梯训练，持续训练 6 w，而对双生子 B 则不给予任何干预措施。在其出生第 53 w 时双生子 1 能够学习爬楼梯并可保持一定的熟练水平，此时对双生子 2 进行集中爬梯训练。结果发现，经过为期 2 w 的爬梯训练，双生子 2 就达到了双生子 1 的熟练水平。研究进一步发现，在 55 w 时，双生子 1 和双生子 2 的爬梯能力没有显著差别（图 1－1）。于是格赛尔提出儿童学习能力及发展的水平取决于自身生理及功能的成熟程度。格赛尔同时指出，在评估儿童发展时，必须同时重视遗传和环境的作用，良好的环境可以刺激和促进儿童的成长发育，而不良的环境则可能阻碍和抑制儿童自然潜能的顺利发展。此外，格塞尔亦强调，环境因素对儿童发展可起到支持、影响和特定化作用，但并不能产生（或改变）基本的发展形势和个体发展顺序。只有当结构与行为相适应的时候，学习才会发生；在结构得以发展之前，特殊的训练及学习收效甚微。

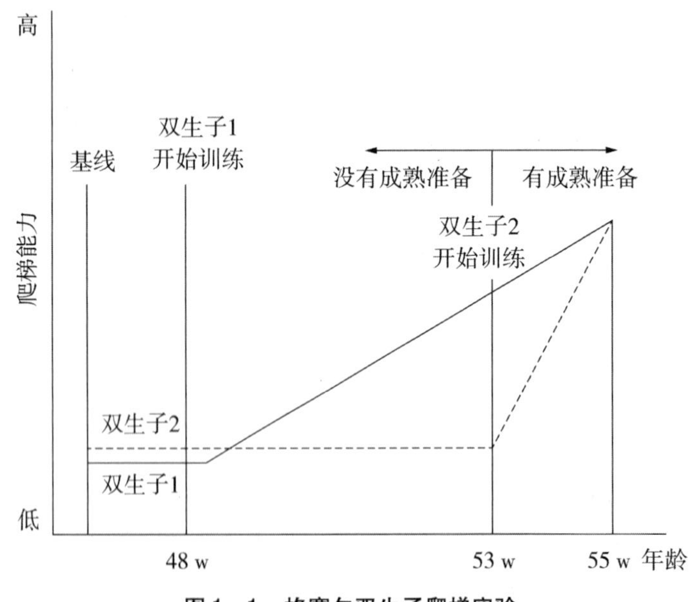

图 1－1　格赛尔双生子爬梯实验

成熟理论认为中枢神经系统的成熟发育是运动发育的主要驱动力，主导着儿童成熟发育的整个进程。在这个进程中，运动发育和运动技能的变化是固有的，环境因素对运动技能的发育起次要作用。出生后儿童的运动发育按一定的程序性和方向性进行，主要表现为由头部向下肢、由近端向远端（从中枢向末梢）、由屈曲向伸展、由粗大运动向精细运动逐步发育。

二、运动学习及行为理论

人体发育的行为理论源于巴甫洛夫、斯金纳和班杜拉等的相关学说及其著作，是指通过刺激-反应的方式来获得活动行为，主张通过操纵刺激环境来修改行为模式，进而达到创建积极或消极的、强化的、特定的行为反应。为此，我们可以根据行为理论来控制外界环境，从而预测所诱发行为的发生。

我们知道运动学习的过程，实际上就是大脑运动学习和记忆（motor learning and memory）的过程，属于非陈述性学习和记忆。高等哺乳类动物脑内至少有两个相关系统与记忆相关：一个是边缘系统（陈述性记忆的神经回路），与认知性记忆有关；另一个是基底神经节区（非陈述性记忆的神经回路），与习惯性获得和适应性反应的记忆有关。运动状态的获得需要通过感觉刺激大脑皮层感觉区，感觉信号经过多级处理和加工，形成感知的整合结构，然后再与边缘系统或基底神经节形成记忆回路，从而完成运动学习。具体通路包括：首先在初级感觉皮层，有很多高级的、具有感觉型特异的、相互连接的皮层感觉区参与，然后形成一个多突触的感觉信息通路。从初级感觉投射区至少发出两条通路：一条通向背侧，与额叶运动系统相连接，背侧通路对空间感觉、方向性和空间感觉引导的运动十分重要；另一条通向腹侧与颞叶边缘系统相连接，腹侧通路对物体或刺激性感知，以及最后对运动反应的触发起关键性作用。记忆是一个动态的神经调节过程。一种新的运动技巧的学习需重复训练，开始时需要感觉信息的反馈，因而这种新动作的完成会比较慢。然而，随着训练次数的增加，不需要感觉反馈的输入，新的动作就会熟练起来。这是因为当训练做一个特殊动作时，与这一动作有关的本体感觉冲动重复地到达感觉皮层，再通过皮层各区间的纤维到达运动皮层。多次重复后即可在运动皮层的相关突触上诱导产生长时程增强，这说明一个特殊动作的重复训练可使相关皮层的输入神经元的兴奋性增加，在动作开始前运动皮层神经元的放电即有所增加，从而易化所支配肌肉的收缩。也就是说重复训练有可能增强运动皮层所支配神经元的兴奋性，从而易化相关肌肉群的收缩，这种兴奋性的增强很可能与新的运动环节的形成有关。如此反复训练后一些新的运动活动就可与一系列先天形成的反射巧妙组合，并能参与机体运动学习的获得和支配过程。

事实上，在儿童运动发展过程中，有些儿童的运动行为（响应）的发生是对某些特定行为正面或负面的反馈。比如说，如果对一个发育中的儿童进行少量时间的手膝爬行训练，那么他就会喜欢用手和膝匍匐爬行，这样看来该儿童的匍匐爬行运动是通过训练控制而获得的行为。运动技能是由系列化的多种动作组成的，人体的每个运动作，哪怕是一个随意动作，都需要中枢神经系统的参与。在大脑的高速运算下，经过运动计划（motor-planning）、运动编程（motor-programming）和运动执行（motor-execution）三个阶段协同作用才能顺利完成。运动计划处于最高层次，可根据运动目的而采取最佳运动

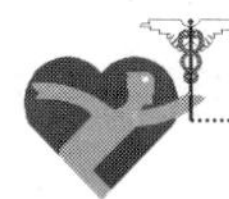

策略，其中大脑皮层联络区、基底神经节和小脑外侧部可参与上述过程。运动编程旨在解决具体的战术性问题，统筹各相关肌群收缩活动的时间和空间次序，以及调节其速度、力度和协调性等，大脑初级运动皮层和小脑在运动编程中起重要作用。而运动执行是随意运动的最后阶段，通过运动程序的实施以达到预期运动目的，参与此神经活动过程的有初级运动皮层、脑干和脊髓。

因此，根据运动学习及行为理论，康复治疗师可通过对外部环境因素的控制来诱发和引导可预测行为的发生。

三、动态系统理论

发育理论中涉及的第三个理论即动态系统理论，该理论源于 1967 年伯恩斯坦提出的相关学说，近年来已有众多学者对其进行了补充和修订。

动态系统理论有别于成熟理论和行为理论，它将儿童的发育看成一个非线性的集合，强调人体的发育是一个复杂的过程，应充分考虑和重视内在及外在所有影响发育的各种因素。运动行为的发育主要表现在胎儿、婴儿及蹒跚学步阶段儿童，其发育的顺序、时间和功能状态均受到诸多因素的影响，其中包括遗传水平、种族、民族、产前保健、育儿习俗、社会经济水平、疾病、外伤、营养状况、化学物品及毒物的暴露。此外，训练的目的动机、训练时机、刺激程度和受训者的认知能力会直接影响儿童及成人，学习新运动技能的能力尤其会影响手的精细运动和某些特定的运动功能发育。

与成熟理论的观点不同，动态系统理论认为，中枢神经系统在运动发育中不起主要驱动作用。动态系统理论更多强调的是用动态发展的方法考虑人体外周神经系统、肌肉骨骼系统、呼吸系统、循环系统及表皮结构对胎儿和儿童的解剖生理行为的深远影响。

动态系统理论作为一种全新的研究范式，提供了一种在复杂背景中研究发展现象的方法，弥补了传统理论在诸多现象解释上的不足之处。然而，动态系统理论对于发展现象的解释更多地体现在描述层面上，对儿童发展领域的研究更多时候停留在概念和经验水平上，并未深入阐述行为模式与神经系统之间的深层次联系，并且对行为模式与知觉认知的关系认识不清，故仍有待进一步深入探讨。

四、中枢模式启动

对于许多脊椎动物来说，中枢神经网络系统可以在不受意识控制和外周传入反馈的帮助下，诱导并产生特定的有节律的运动。这些特殊的神经环路被称为神经振荡器或中枢模式发生器。现已确定脑干中的中枢模式发生器可诱发产生节律性的运动，如咀嚼、呼吸和吞咽，而脊髓的中枢模式发生器则可诱导移位或转身的发生。

事实上，即使没有感觉输入，中枢模式发生器仍会产生刻板、有节奏的运动，如移动。但这并不意味着在正常移动产生的过程中，感官反馈不重要。运动的产生无须感觉输入的支配这一观点与该领域中早期的观点有出入。

五、发育理论的选择

人类的运动发育和运动行为受棘突结构、外周感觉输入、中枢模式发生器、环境和神经调节器的影响。调控运动的高级中枢系统包括大脑感觉运动皮层、小脑及基底节。外周神经的传入是运动调节的重要组成部分，通过传入感应，实时调整中枢对运动指控的输出，使其更好地对外周环境和命令做出反应。此外，人体分泌的神经递质，如去甲肾上腺素和多巴胺等也可调节脊椎动物的运动，但神经递质对运动调控的具体作用机制目前尚不完全清楚。

运动发育涉及诸多理论，但没有任何一个理论能全面而准确地阐述运动发育的规律和本质。事实上，不同的理论已经在不同侧面、不同程度上阐释、解析了运动发育，甚至可预测胎儿和儿童的运动发育前景。目前动态系统理论受到较多物理治疗师的推崇，因为该理论本身就考虑到了众多可变量对人体出生、生长以及发育的影响。而成熟理论则受到一些物理治疗师的质疑，认为其低估了胎儿和儿童基本动作发展序列的风险。鉴于众多环境因素对儿童生长发育的影响，我们应对婴幼儿的正常发育顺序和运动特性的获得的极其相似性给予足够的重视。

（唐红梅　徐开寿）

第二节　粗大运动发育

从发展规律来看，儿童早期是运动发育的高峰期与敏感期，不同发育阶段的儿童可表现为不同的体位及运动功能。研究认为，人类的很多基本动作及运动技能在 8 岁前就已发育完善。粗大运动（gross-motor）发育指的是儿童发育过程中所出现的抬头、翻身、坐、爬、站、走、跳等运动发育，包括人类运动发育中最基本的姿势和移动能力。粗大运动发育主要包括姿势运动发育和反射发育两个方面。其中，姿势运动的控制需要调动身体的形态结构、肌力、肌张力、平衡与协调功能以及运动功能完成，不同发育阶段婴幼儿有不同的体位及相应的动作。以下我们就从仰卧位、俯卧位、坐位和站立位四个不同体位来解释人体姿势运动发育的规律和特点。

一、仰卧位

婴幼儿仰卧位时的运动发育遵循以下原则：①由屈曲向伸展发育。可分第 1 屈曲期、第 1 伸展期、第 2 屈曲期和第 2 伸展期共 4 个阶段（详见表 1－1）。②从原始的反射活动到随意运动的发育。具体表现为婴儿期出现的一些原始反射随着发育而逐渐消失，进而出现随意运动的发育、翻身及四肢的自由伸展和屈曲动作。③手、口、眼各部

表 1－1　婴儿仰卧位运动发育的特点介绍

年龄	分期	特点
第 1 屈曲期	0～6 周	四肢、躯干呈半屈曲位（主要为对称性屈曲）
第 1 伸展期	7～15/16 周	躯干上部、四肢伸展（可有非对称伸展）
第 2 屈曲期	4～7 月	躯干稳定，用手支撑（对称性屈曲）
第 2 伸展期	8/9～12/14 月	可呈立位（自由伸展）

位的协调发育。从 4～5 个月开始幼儿可出现显著的对称性屈曲姿势，至 8～9 个月大时幼儿可自由伸展四肢和做屈曲活动，同时手、口和眼可协调运动。

1. 新生儿期

颜面向一侧或呈正中位，四肢呈屈曲或半屈曲状态，左右对称或稍有不对称，此期以对称性屈曲姿势为主，称为第 1 屈曲期。

2. 2～3 个月

头向一侧或左右回旋，常呈非对称性的伸展模式，为第 1 伸展期，此期幼儿可从仰卧位翻身至侧卧位。

3. 4～7 个月

头呈正中位，四肢呈对称性屈曲姿势，手指活动度增加，能抓自己的脚送到口中，可协调手、口及眼各部位的动作，能从仰卧位翻身至俯卧位，称为第 2 屈曲期。

4. 8～9 个月

头部、四肢可自由转动及伸展，可伴有躯干旋转地从仰卧位翻转至俯卧位。

二、俯卧位

俯卧位时儿童需抵抗地心引力，故俯卧位的运动发育特点可表现为：①由屈曲向伸展发育。因受紧张性迷路反射的影响，婴儿的屈肌张力较高，故可见臀高头低姿势，其后随着伸展姿势发育的变化，逐渐可见头臀同高的姿势，之后发展为头高臀低的姿势。②抗重力伸展发育。儿童的抗重力伸展发育，可使儿童体重支点由头颈部、颈部、胸部、腰部逐渐向后移动。当支点移行至骶尾部时，儿童可向前爬行，以便为后期的坐位和立位做准备。③由腹爬向高爬发育。爬行和坐位抗重力发育的过程，首先表现为无下肢交替动作的拖爬，之后是下肢交替运动的腹爬，再到胸部可离开床面，以手和膝关节交替运动的四肢爬，最后发育成躯干可完全离开床，用手和脚交替运动的高爬。

1. 新生儿期

受紧张性迷路反射的作用，全身可见屈曲状态，膝屈在腹部下，呈臀高头低的姿势；头转向一侧，可瞬间抬头。

2. 2 个月

下肢伸展发育，达到头臀同高，头部可保持在正中位上，下颏可短时离开桌面。

3. 3 个月

下肢伸展，下颏和肩部可抬离桌面，肘支撑抬头可达45°，呈头高臀低体位。

4. 4 个月

肘支撑，胸部可离开床，抬头超过45°，下肢伸展，头高于臀部，可出现俯卧位的重心转移，支点在腰部。

5. 6 个月

前臂伸直，手支撑下胸部及上腹部可离开床，抬头高达90°以上；四肢自由伸展，支点转移至骶尾部，可由俯卧位翻身至仰卧位。

6. 8 个月

用双手或肘部支撑，出现胸部离开床面但腹部不离开床面的腹爬运动，同时伴有下肢的交替动作。

7. 10 个月

腹部可离开床面，用手和膝进行四点爬。

8. 11 个月

可用手和脚支撑进行高爬，向前移动。

三、坐位

坐位为卧位和立位的中间体位，发育特点表现为：①发育顺序为全前倾→半前倾→扶腰坐→拱背坐→直腰坐→扭身坐。②坐位与平衡反应密切相关。在整个坐位姿势发展的过程中，幼儿逐渐学会如何控制前方平衡、侧方平衡以及后方平衡。③坐位姿势的获得是机体抗重力伸展及相关肌群发育的必然结果。

（1）新生儿期：以屈曲为主，脊柱不能充分伸展，扶肩拉起时，头会后仰；扶坐时身体可前倾，头不稳定。

（2）2～3 个月：脊柱明显伸展，坐位时脊柱向前弯曲呈半前倾位，头可竖直。

（3）4～5 个月：脊柱伸展，可扶腰坐，头部较前稳定。

（4）6 个月：可独坐，但需双手在前支撑，呈拱背坐位。

（5）7 个月：为直腰坐阶段，脊柱伸展与床面呈直角，为稳定的坐位。

（6）8～9 个月：为扭身坐位阶段，幼儿可在坐位的基础上自由选择，也可自由变换体位。

四、站立位

当幼儿的立位平衡逐步建立后，便可独自站立。其发育过程为：阳性支持反射→不能负重→短暂负重→足尖可负重→立位跳跃→扶站→抓站→独站→牵手走→独走。

（1）新生儿期：当足底接触到支撑面时，即可出现颈部、躯干、双侧下肢的伸展，进而使身体直立呈阳性支持反射，亦可伴踏步反射，为人类站立的最初阶段。

（2）2 个月：阳性支持反射逐渐消失，下肢可见半伸展、半屈曲的状态，但不能负重。

（3）3 个月：膝部与腰部呈屈曲位，但可短暂负重。

（4）4 个月：扶腰站立时，足尖可短时负重。

（5）5～6 个月：扶腋下站立时，幼儿可见跳跃动作，称为立位跳跃阶段。

（6）7～8 个月：扶腋下站立时，大多可站立，但髋关节不能充分伸展，称为扶站阶段。

（7）9 个月：幼儿可抓物站立，此时脊柱可充分伸展，称为抓站阶段。

（8）10 个月：此期幼儿的平衡功能逐渐完善，可在抓站的基础上独自站立，独站时间也逐渐延长，称为独站阶段。

（9）11 个月：幼儿站稳后，可牵大人手向前迈步行走，称为牵手走阶段。

（10）12 个月：此期儿童可独立行走，称独走阶段。但因个体差异的不同，每位儿童独立行走的时间略有不同，但最迟不应晚于 18 个月。

（唐红梅　徐开寿）

第三节　反射发育

儿童神经反射的发育与神经系统成熟度的发育密切相关，可分为五大类：

（1）出生时即有，终生存在。角膜反射、吞咽反射、瞳孔对光反射这些反射出生时即存在，且可持续终生。这些反射均由脑干部位的低级中枢控制，同时接受大脑皮质高级中枢的调控。上述反射若减弱或消失，提示神经系统病变。

（2）出生时即有，暂时存在的反射。原始反射是新生儿与生俱来的反射，随着年龄的增加反射消失，原始反射由脊髓、延髓和脑桥的低级中枢控制（表 1－2），是婴儿期各种生命现象的基础，也是后来分节运动和随意运动的基础。常见的原始反射包括吸吮反射、拥抱反射。原始反射往往不准确，较易泛化。随着中枢神经系统日趋发育完善，原始反射将被抑制，取而代之的是新的动作和运动技能的获得。若原始反射缺如、减弱、亢进或不对称，均视为异常表现。脑瘫患儿的原始反射多延迟消失、亢进或残存。

（3）出生后逐渐稳定的反射。浅反射和腱反射是终生存在的生理反射。其中：①浅反射。腹壁反射要到 1 岁后才易引出，提睾反射要到 4～6 个月才会明显。②腱反射。新生儿期即可引出肱二头肌、膝腱和跟腱反射。如果这些反射减弱或消失，则提示神经、肌肉及神经－肌肉接头处或小脑病变。而存在反射亢进或踝阵挛则提示上运动神经元受损。

表1－2 常见原始反射出现及存在的时间

原始反射	出现及存在的时间
觅食反射	0～4个月
手握持反射	0～4个月
足握持反射	0～10个月
拥抱反射	0～6周
放置反射	0～2个月
踏步反射	0～3个月
张口反射	0～2个月
上肢移位反射	0～6个月
侧弯反射	0～6个月
紧张性迷路反射	0～4个月
非对称性紧张性颈反射	0～4个月
对称性紧张性颈反射	0～4个月
交叉伸展反射	0～2个月
阳性支持反射	0～2个月

（4）出生后一段时间内可存在的病理反射。2岁以下正常儿童巴宾斯基征阳性无临床意义，然而如果该反射恒定不对称或2岁后呈持续阳性表现则提示锥体束受损。

（5）出生后逐渐建立、终生存在的反射。随着神经系统发育的日趋完善原始反射逐渐消失，取而代之的是各种立直反射及平衡反应，立直反射的中枢在脑干，生后3～4个月后逐渐出现，持续终生（表1－3）。平衡反应的中枢在大脑皮质多于生后6个月逐渐出现，持续终生（表1－4）。

表1－3 立直反射出现及存在时间

名称	出现及存在时间
颈立直反射	新生儿→持续6～8个月
躯干头部立直反射	2～3个月→5岁左右
躯干立直反射	3～4个月→5岁左右
迷路性立直反射	6～7个月以前→终生
视性立直反射	5～6个月以前→终生
保护性伸展反射	6～7个月→终生

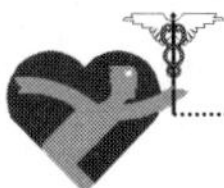

表 1－4　平衡反应出现及存在时间

名　　称	出现及存在时间
仰卧位倾斜反应	6 个月→终生
俯卧位倾斜反应	6 个月→终生
膝手位倾斜反应	8 个月→终生
坐位倾斜反应前方	6 个月→终生
坐位倾斜反应侧方	7 个月→终生
坐位倾斜反应后方	10 个月→终生
跪立位倾斜反应	15 个月→终生
立位倾斜反应前方	12 个月→终生
立位倾斜反应侧方	18 个月→终生
立位倾斜反应后方	24 个月→终生

（唐红梅　徐开寿）

第四节　平 衡 发 育

平衡（balance）是指在不同的环境和情况下，维持身体直立姿势的能力。人体能够适应自身及外界环境的变化而保持平衡，得益于中枢神经系统调控下的感觉系统和运动系统的共同参与、相互调控和互为整合。其中，躯体感觉、视觉以及前庭感觉这三个感觉系统在维持平衡过程中具有重要作用。当出现体位或姿势变化时，中枢神经系统会迅速将这三种感觉信息进行整合，发出准确定位的感觉输入，放弃错误的感觉输入进而调控发出正确的指令。正常情况下，人体以躯体感觉输入为主要感觉输入来维持身体的直立体位；如果躯体感觉受阻，那么视觉系统的信息输入就成为中枢神经系统调节平衡的主要来源；当躯体感觉系统和视觉系统均受累时，前庭系统将发挥调节平衡的作用。而当上述三个系统同时出现障碍时，身体的平衡功能便完全受损。在发育过程中儿童的平衡反应出现及存在的时间可见表 1－4。

（唐红梅　徐开寿）

第五节 精细运动发育

精细运动主要指机体在感知觉、注意力等心理活动的配合下，调动手及手指等部位的小肌群运动来完成特定动作的能力，是人体在获得基本的姿势和移动能力的基础上发展起来的。视觉功能的逐步发育完善，可在一定程度上加快和促进精细运动的发育。因此，姿势和移动、上肢功能（主要是手功能）、视觉功能三者之间是一个互相作用、互相促进、共同发育的过程，对个体适应生存及实现自身发展具有重要意义。3 岁前是儿童精细运动发育最迅速的时机。婴幼儿期随着月龄的增加，精细运动的随意性也日趋完善。其中，精细运动的动作发育也遵循一定顺序（表 1－5）。

表 1－5 婴幼儿精细运动发育顺序

年龄	精细运动
新生儿	紧握拳，触碰时可收缩 可引出握持反射，持续 2～3 个月，主动握物动作出现，握持反射消失
1 个月	双手会经常握拳，物体触碰手时，握拳更紧
2 个月	偶可张开双手，给物可拿住 偶尔能把手或手中物品送到口中舔
3 个月	偶尔能把手或手中物品送到口中舔 手经常呈展开姿势，可握物持续数秒
4 个月	常常去抓东西，但对距离判断不准，手常常伸过了物体 可用整个手掌握持物体，握物时间延长，且能用眼睛对握物进行片刻跟踪，出现最初的手眼协调
5 个月	手碰到物体时可出现主动抓握动作，但动作不协调 会玩衣服，并能把衣服拉至脸部 能用手玩玩具并可抓握较长时间 可用双手去抓物并会放入口中
6 个月	可迅速伸手抓握面前玩具，玩具掉下后可再拾起 可用全手抓积木，能握奶瓶、玩自己的脚 可准确地拿取悬垂在胸前的物体 会撕纸玩具 当手中拿着一块积木再给另一块积木时，会自己扔掉手中原有的积木再去接新的积木
7 个月	可用拇指及其他 2 个手指握物 可用一手触物，并能将手中物品放入口中，可自己完成手中物品从一手到另一手的传递和转移

续表 1－5

年　龄	精细运动
8 个月	可用桡侧手掌或桡侧手指抓握，用拇指和三指能捏起物品 能用多种方法玩同一个玩具，如放入口中咬、拍打、摇晃等 能自己将物品递给别人 喜欢将高处的物品故意推倒在地上
9 个月	能将手中的物体对敲 可用拇指和示指捏起小的物件（如黄豆、玻璃球等）
10 个月	可用拇指和另一手指准确捏起直径为 0.6 cm 的物品 可用示指触物，能扔掉手中的物品或主动放下物品，传递物品时不松手
11 个月	喜欢听物品扔到地上的声响，可主动拆开物品的外包装
12 个月	能用拇指与示指捏更小的物体，可单手抓 2～3 个小物品，会轻轻抛球，能将物体放入容器中并拿出另一个，能全手握笔，在纸上留下笔迹
15 个月	能搭 2～3 块积木，有意识用勺子取物，能用全手握笔，自发乱画 会打开不是螺纹的盒盖 能倾斜瓶子倒出小物品（小球），并可自己用手捏
18 个月	能搭 3～4 块积木，能大体翻书，可自己穿大珠子或大扣子 能用匙取物，但不能控制好平衡，出现外溢 能自发地从瓶中倒出小物品
21 个月	能搭 4～5 块积木，可模仿画线条，但不连续，可用双手端碗
24 个月	能搭 6～7 块积木，可转动门把手，可穿直径 1.2 cm 的珠子，能用勺子吃饭，但用匙稍外溢 能用手指握笔，模仿画垂直线 能一页一页地翻书
27 个月	能模仿画直线，基本像 会拆装简单组装玩具，会自己脱鞋脱袜
30 个月	能搭 8～9 块积木，能模仿画水平线和交叉线，基本像 能较准确地穿珠子孔 会穿裤子、袜子和鞋，会解开上衣扣子，可单手端碗
36 个月	能搭 9～10 块积木，会将珠子放入小口径的瓶子（5 cm） 会折正方形、长方形或三角形等图形，边角整齐 能模仿画圆形，“十”字形，能临摹“0”，基本像 会系纽扣，向杯中倒水，能控制水流量

（唐红梅　徐开寿）

第六节 肌肉骨骼的生长发育与适应

一、骨骼肌的生长发育

骨骼肌多通过肌腱附着于骨骼，由成束的肌纤维组成，主要存在于躯干和四肢，受人的意识控制，又称随意肌。骨骼肌是人体中最常见的肌肉组织，有600多块，占体重的40%～50%。每块骨骼肌都具有一定的位置、形态、结构和辅助装置，并有丰富的血管、淋巴管和神经分布，具有产生运动、维持姿势和产热等多种功能，所以每块肌都可视为一个器官。

（一）骨骼肌的构造和形态

每块骨骼肌都由肌腹和肌腱两部分构成。肌腹主要由肌纤维即肌细胞构成，色红柔软而有收缩能力。肌腱主要由平行致密的胶原纤维束构成，色白强韧而无收缩能力，多位于肌腹的两端。从宏观上看，骨骼肌主要由水（75%）、蛋白质（20%）和其他物质如无机盐、脂肪和碳水化合物（5%）等组成。从微观上看，骨骼肌包括肌纤维固有细胞、肌卫星细胞、成纤维脂肪祖细胞和肌内皮细胞，以及与其相邻的神经、血管及免疫细胞等。这些不同类型的细胞与神经、血管一起构成了一个复杂网络，共同参与骨骼肌完整性和可塑性的维持。

骨骼肌形态多样，按其外形大致可分为长肌、短肌、扁肌和轮匝肌四种。长肌肌束与肌的长轴平行，收缩时肌显著缩短，可引起大幅度的运动，多见于四肢，如肱二头肌、股四头肌。短肌外形小而短，有明显的节段性，收缩幅度较小，多见于躯干深层，如横突间肌、棘间肌。扁肌宽扁呈薄片状，除运动功能外，还有保护内脏的作用，多见于胸腹壁，如背阔肌、腹内外斜肌。轮匝肌主要由环形肌纤维构成，多位于孔裂周围，收缩时可以关闭孔裂，如眼轮匝肌、口轮匝肌。

（二）骨骼肌的生长发育

1. 骨骼肌的起源

骨骼肌起源于胚胎期三胚层里的中胚层间充质细胞，中胚层又分为轴旁中胚层、间介中胚层、侧中胚层。其中，轴旁中胚层主要分裂、分化为背部骨骼肌。侧中胚层中的体壁中胚层主要分化为腹部和四肢骨骼肌。

2. 骨骼肌的形成

轴旁中胚层形成后分裂成块状细胞团称为体节，体节中有特定多能干细胞会逐渐发育成肌祖细胞，体节浅表层信号及一些蛋白协同诱导生皮肌节的发生。随着生皮肌节的发生，其中的肌祖细胞开始演化成肌节。肌祖细胞在生皮肌节中到达特定靶位开始肌源性分化出现成肌细胞，成肌细胞增加到一定程度开始减退出细胞周期，进入分化程序。不久即开始融合产生多核肌管，最终分化为成肌纤维，从而形成个体的不同肌群。人类肌肉在出生时组织结构已成熟，但纤维类型的分化尚未完成。当个体进入青少年以及成年期，骨骼肌前体细胞活跃度逐渐下降并进入可逆的休眠状态。这些细胞位于骨骼肌的基底层下，被称为肌干细胞或卫星细胞。当骨骼肌损伤时，肌细胞破损凋亡，甚至坏死，卫星细胞便会被激活，进而增殖及融合以修复受损的肌肉组织。

（三）骨骼肌的辅助装置

骨骼肌的周围有筋膜、滑膜囊、腱鞘和籽骨等辅助装置，可保持肌的位置，保护和辅助肌肉运动。

1. 筋膜

筋膜是包裹在肌肉外面的结缔组织，分为深筋膜和浅筋膜两种。浅筋膜又称皮下筋膜，位于皮下，包被全身各部，由疏松结缔组织构成，富含脂肪，起到保护深层肌肉、血管和神经等组织的作用。深筋膜又称固有筋膜，位于浅筋膜深面，包被体壁和四肢的肌肉、血管和神经等，由致密结缔组织构成。在四肢，深筋膜插入肌群之间，并附着于骨，形成肌间隔，将功能、发育过程和神经支配不同的肌群分割开来，肌间隔与包被肌群的深筋膜构成筋膜鞘，可保证肌群能单独进行活动。深筋膜还可包绕血管、神经形成血管神经鞘。

2. 滑膜囊

滑膜囊为封闭的结缔组织囊，形扁、壁薄，内有滑液，多位于肌或肌腱与骨面相接触处，以减少两者之间的摩擦。

3. 腱鞘

腱鞘是包围在肌腱外面的鞘管，存在于活动性较大的部位，如腕、踝、手指和足趾等处，对肌肉的肌腱起约束、支持和滑车等作用。

4. 籽骨

籽骨是发生在某些肌腱内的扁圆形小骨，髌骨是人体最大的籽骨。在运动中，籽骨可减少肌腱与骨面的摩擦并改变骨骼肌的牵引方向。

（四）儿童骨骼肌生长发育的特点及影响因素

人类肌肉在发育成熟的过程中，肌细胞数量不变，随着年龄的增长，肌细胞体积增大，肌丝和肌节增多，使肌原纤维变粗加长，线粒体等细胞器以及贮存的糖原增加，骨骼肌中的结缔组织和毛细血管均增多，肌肉变粗。儿童肌肉发育水平与年龄密切相关，生后最初几年肌肉发育较缓慢，4 岁以后肌肉增长明显，肌肉占体质量的百分比随着年龄的增长而增加。进入学龄期，尤其在青春期性成熟时肌肉发育迅速，受性激素影响性别差异明显。男孩的全身肌肉质量指数在9岁前略有上升，随后迅速上升至15岁，此后缓慢上升；女孩的全身肌肉质量指数在8岁前略有上升，随后迅速上升至14岁，此后保持稳定。新生儿时期的骨骼肌质量约占体质量的22.9%，到10岁时约占19.0%，健康成年人骨骼肌占体质量的比例约为39.7%（男性）、29.2%（女性）。

儿童时期骨骼肌的生长发育受运动、营养、内分泌激素水平和疾病等多种因素的影响。适当强度的运动可以改善骨骼肌的形态、代谢状态、肌纤维的类型和功能，促进营养吸收。蛋白质、维生素D等营养素对骨骼肌的生长起到重要作用，蛋白质营养不良的儿童多伴有骨骼肌质量减少或骨骼肌功能减退；维生素D水平不足，可能会使肌肉产生的能量减少，进而导致肌肉功能不佳。研究表明，青春期男童的生长激素和雄性激素水平增加可显著提升骨骼肌的质量和强度，儿童青少年在4岁以后以及青春期骨骼肌质量增加速率明显上升，这与该阶段生长激素的分泌增加密切相关。此外，进行性肌营养不良、先天性肌减少等肌肉系统疾病也会显著影响骨骼肌质量及功能。

二、骨的生长发育

骨组织是骨骼系统的重要组成部分，是一种坚硬、致密的结缔组织，是身体内部支撑的结构。骨组织具有保护内脏器官、制造血细胞、储存与释放矿物质、促进运动及支撑身体的作用。成人有206块骨，其中6块听小骨属于感觉器。

（一）骨的构造和分类

骨由骨质、骨膜、骨髓、关节软骨及周围的血管神经构成。骨质是骨的主要成分，按结构分为骨松质和骨密质。骨松质呈海绵状，分布于骨的内部，由相互交织的骨小梁排列而成，骨小梁的排列方向与骨所承受的压力和张力的方向平行，因而骨能承受较大的重量。骨密质结构致密，抗压抗扭曲性强，分布于骨的表面。骨膜主要由纤维结缔组织构成，被覆在除关节面以外的骨表面，含有丰富的神经、血管和淋巴管，对骨的营养、再生和感觉有重要作用。骨膜可分为内、外两层，外层致密，内层疏松。幼年期骨膜功能活跃，以促进骨的生长；成年时相对静止，维持骨的生理状态。骨髓为充填于骨髓腔和骨松质间隙内的软组织，分为红骨髓与黄骨髓。红骨髓分布于胎儿和幼儿时期，含有不同发育阶段的红细胞和其他幼稚型血细胞，有造血和免疫功能。5岁以后，长骨骨干内的红骨髓逐渐被脂肪组织代替成为黄骨髓，失去造血能力。关节软骨覆盖于骺端表面，与其他骨构成关节。骨周围血管和神经主要作用为提供骨营养，促进其生长。

按形态，骨可分为长骨、短骨、扁骨和不规则骨。长骨分布于四肢，呈长管状，分为骨干和骨骺，骨干是骨近端与远端之间的中空的管状轴，骨干外附有一层骨膜。骨骺位于骨两端，表面有光滑的关节面，与相邻关节面构成关节。骨干与骨骺相邻的部分称干骺端，幼年时保留透明软骨成分，称骺软骨，骺软骨细胞不断分裂增殖和骨化，使骨不断加长。成年后骺软骨骨化形成骨骺线，骨的纵向生长停止。短骨形似立方体，多成群分布于连接牢固且运动较灵活的部位，如腕骨和跗骨。扁骨呈板状，参与构成颅腔、胸腔和盆腔壁，保护脏器，如肋骨和髂骨。不规则骨形状不规则，如椎骨。

（二）骨的生长发育

1. 骨的起源

不同类型的骨其起源各不相同。头骨、锁骨与颅骨主要起源于颅骨神经冠细胞，中轴骨主要来源自体节细胞，长骨发源于侧板中胚层。

2. 骨的形成

在胚胎发育的早期阶段，骨主要是由纤维膜与透明软骨组成。胚胎发育到第6/7 w时，骨开始正式发育，即骨化（成骨）。成骨主要分为两种：膜内成骨与软骨内成骨。①膜内成骨：在要成骨的部位，血管提供充足的营养与氧供，间充质细胞分裂成骨原细胞，骨原细胞增大成为成骨细胞，成骨细胞分泌类骨质，并包埋其中，成为骨细胞，继而类骨质钙化成骨基质，形成最早出现的骨组织，如面颅骨和颅顶骨的形成。②软骨内成骨：指在软骨雏形的基础上，将软骨逐渐替代成骨。具体是指在怀孕6～8 w后，一些间充质细胞分化成软骨细胞，形成透明的软骨骨髂前体，软骨细胞肥大、增生，软骨基质钙化，软骨细胞退化死亡；血管于骨祖细胞侵入，骨祖细胞分化成成骨细胞，成骨细胞在残留的钙化软骨基质形成骨组织，如四肢骨（锁骨除外）和颅底骨的形成。

3. 骨的长度与直径的生长发育

骨的纵向生长主要依靠于骨骺生长板。骨骺生长板分为五个区：软骨储备区、软骨增生区、肥大软骨区、软骨钙化区与骨化区。①软骨储备区：最接近于骨骺端，含有少量的软骨细胞。这些软骨细胞不参与骨的生长，主要将骨骺板固定于骨骺上覆盖的骨组织上。②软骨增生区：位于储备区下面，包含一堆软骨细胞。它产生新的软骨细胞（通过有丝分裂）来取代骨干端死亡的软骨细胞。③肥大软骨区：包含了比增殖区更成熟的软骨细胞。骨的纵向生长是增殖区细胞分裂和成熟区、肥大区细胞成熟的结果，这种在组织内的生长被称为间质生长。④软骨钙化区：其中的大部分软骨细胞已经死亡，因为它们周围的基质已经钙化，限制了营养物质的扩散。同时，毛细血管和来自骨干的成骨细胞穿透这个区域，成骨细胞在剩余的钙化软骨上分泌骨组织。⑤骨化区：是指骨骺板中的软骨细胞停止增殖，骨取代了所有的软骨时，纵向生长就停止了，骨骺板上所剩下的都是骨化的骨骺线。

骨的直径随着骨的纵向生长而增大，但纵向生长停止，直径的增大仍可继续。骨的直接增大主要是依靠破骨细胞吸收排列髓腔内的旧骨，成骨细胞通过在骨膜下产生新的骨组织。旧骨沿髓腔的侵蚀和骨膜下新骨的沉积不仅促进骨干的直径增大，同时促进髓腔的直径增大。

（三）儿童骨骼生长发育的特点及影响因素

儿童和青少年骨骼生长发育快速，以骨构建为主，骨转换加快，且骨形成占优势，因此骨量稳定增长。人体出生时骨骼重量为70～95 g，到青春期结束时，累计骨骼平均总重女性达2400 g、男性则达到3300 g。骨骼的生长包括线性生长与骨量累积，儿童期以线性生长为主，增长的平均速度为每年5～6 cm。青少年时期尤其是青春期，以骨量累积为主，成人骨量40%～60%在青少年时期达成，到18岁时峰值骨量的90%已累积完成。同时，骨骼的生长发育具有性别差异，9～13岁女孩线性生长速度稍快于男孩，于12岁左右达线性生长速率高峰；男孩线性生长高峰则在15岁左右，且较女孩具有骨骼生长期更久、骨生长速率更快的特点，同时性激素存在差异，因此男性骨皮质更厚、峰值骨量更高。

儿童及青少年时期骨骼的生长发育受遗传、神经、内分泌、营养、机械、疾病及药物等多因素的影响。神经系统参与调节骨的营养过程，协助骨质的增生，使骨坚韧粗壮。脑瘫患儿因中枢神经系统损伤可能会出现骨脱钙、疏松和骨质吸收等，甚至发生自发骨折。内分泌对骨的发育影响较大，成年之前，垂体生长激素分泌亢进会促使骨过度生长导致巨人症；若分泌不足，则发育停滞导致侏儒症。营养对骨的生长发育也十分重要，尤其需要补充足量的蛋白质、维生素与钙等。维生素A可调节成骨和破骨细胞功能，保持骨的正常生长。维生素D可促进肠道对钙、磷的吸收，儿童长期缺乏维生素D可能增加会骨折、佝偻病等的发生率。此外，适度运动产生的机械应力刺激可促进骨的矿物盐和胶原纤维的沉积，使骨的内外结构增厚，从而降低骨折的发生率。青春期骨对机械应力刺激最为敏感，研究提示在这期间，儿童进行适度的身体活动干预可获得20%～40%的成人骨量。但长期对骨的不正常压迫，如儿童的不正确姿势以及肿瘤压迫，可引起骨变形。

三、骨骼肌与骨的协同生长发育

上肢肌肉与下肢肌肉分别在孕24 d与28 d开始发育，而骨则在孕周6～7 w开始发育。研究提示肌肉比骨发育早，可产生机械性（骨骼肌的主动收缩或被动拉伸产生的机械性负荷作用于骨）和非机械性（骨骼肌作为内分泌器官分泌成纤维细胞因子、IGF－1等因子）作用促进骨的生长发育。研究表明，出生后大约40%的骨骼生长是由肌肉发育决定的。研究提示，脑瘫儿童的肌肉生长受限在出生后早期就开始出现，与同龄健康儿童相比，其肌腹长度、肌肉厚度、体积、解剖和生理横截面积均有减小。脑瘫儿童肌肉体积与肌腹长度减少，导致肌肉收缩力减小，对骨的机械性刺激减少，进而影响骨的生长发育。值得注意的是，脑瘫儿童肌肉体积下降幅度与其GMFCS等级显著相关，活动受限程度越重、GMFCS等级越高的患儿，其肌肉体积下降的幅度越大。脑瘫儿童的软组织挛缩初始阶段一般继发于痉挛，早期观察到的痉挛肌肉生长发育受限可能导致其肌肉肌腱单元匹配不上其附着长骨的生长速率，进而发展为固定性的肌肉短缩、关节挛缩。此外，脑瘫儿童肌肉的微观形态也会发生改变，如肌纤维变细、脂肪与胶原蛋白大量增加和肌卫星细胞减少等。研究提示肌肉中脂肪的高度浸润可能对肌肉骨骼产生不利影响，如导致肌肉收缩力降低，影响胰岛素因子、IGF－1 等因子的分泌，进而影响其肌肉蛋白质的合成与骨的生长发育。

（王筱玥　赵静谊）

小　　结

运动发育伴随人体发育的整个进程，是人体结构和功能按照一定规律分化、发育、整合的过程。有关运动发育涉及成熟理论、行为理论和动态系统理论等发育理论。各理论之间互为交叉和相互补充，从多个方面阐述人体运动发育的基本规律。运动发育中所涉及的粗大运动和精细运动遵循各自的发育特点、时间顺序和发育模式，最终使得儿童的运动趋于多样化、复杂化和精细化。了解儿童运动发育的相关理论、发育序列、模式及时间顺序，将有助于我们正确认识和理解儿童运动发育的规律，可给早期干预和临床康复工作提供有力的理论指导和参考依据。

第二章 发育评估

生长和发育（development）是儿童不同于成人的重要特点，发育是指细胞、组织和器官的分化与功能成熟，即一系列的儿童生理、心理和社会功能发育，重点包括儿童的运动发育、感知发育、思维发育、语言发育、人格发育和学习能力的发育等。正常的生长发育具有规律性，如果儿童的生长发育偏离了自身的规律性，则提示儿童可能出现生长发育障碍。生长发育评估正是参考生长发育的这种规律性，通过不同方法和手段，对生长发育的水平、趋势、速度、过程、规律和特点等内容进行观察与研究并做出判定结果的过程。发育评估为制定康复治疗目标、制订康复方案、正确实施康复治疗计划、判定康复治疗效果提供了客观的科学依据。

发育评估是儿科物理治疗学中十分重要的部分，它是收集个体所有信息并进行整合的过程，可以帮助康复专业人员全面了解儿童的“能”与“不能”，因此，发育评估的重点在于评价儿童的整体功能，而不是单一的关节、肌肉功能。本章立足于本书的编写目的，着重介绍儿童运动功能领域的发育评估方法，并基于不同区间能相互影响的考虑，对认知、语言、进食吞咽等功能发育的评估方法一并进行介绍。

第一节 发育评估方法的选择

儿童发育评估通常以正常儿童的发育顺序和具体表现为依据，是一类可与一般年龄相当的正常儿童发育水平相比较的评估方法。目前，儿童发育评估的方法多种多样，根据评估目的可分为发育筛查和标准化评估，或根据评估内容分为运动发育评估、认知发育评估、语言发育评估或整体发育评估。那么，准确分析患儿的“能”与“不能”，发育评估的选择以及具体临床实践则是关键。

进行发育评估方法选择前，专业人员应该通过问诊和观察法，粗略而全面地了解患儿的整体功能情况。进行问诊时，需要知悉患儿的病史，包括母亲怀孕情况、生产方式、胎儿发育、用药、治疗等情况，以及家庭史、可疑的诊断史等。在问诊的过程中，专业人员可以同时观察患儿基本的运动功能、与环境的互动情况、社交能力、交流方式、认知水平等。获得以上信息后，专业人员应该继续思考：使用评估工具的目的（主要是为了诊断，为了设计适宜的治疗方案，还是为了开展临床研究工作）；受试儿童的疑似诊断、目前存在的最大的功能障碍；为进一步了解患儿的功能障碍特点，接着应进行的评估应是粗大运动功能、精细运动功能、言语功能或整体功能发育情况方面的评估。再者，康复专业人员

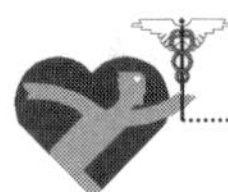

应充分了解目前常用的发育评估方法，包括其设计背景、适用人群、适用年龄范围、可操作性等，其中适用人群尤为重要，否则容易出现天花板或地板效应，例如针对神经功能受损患儿的运动功能发育评估通常选用粗大运动功能测评（gross motor function measure，GMFM）而不是 Alberta 婴儿运动量表（Alberta infant motor scale，AIMS）。整合以上所有信息，有利于康复专业人员更好地选择发育评估的方法和评估工具，并确定功能评估的重点。此外，对于不同人群的发育轨迹可能相差甚远，例如，低危早产儿与脑瘫高危儿的早期运动发育均可能存在落后，但两者后期发展轨迹明显不同，前者可能逐渐达到一般儿童的发育水平，而脑瘫患儿的发育轨迹则可能明显滞后。因此，对于发育评估结果的解读，从横向角度，不仅应与一般儿童发育水平相比，还应与相同疾患或功能障碍患儿相比；从纵向角度，不仅应与年龄相当功能水平相比，还应进行自身前后对比。

（何　璐　徐开寿）

第二节　发育筛查

一、概述

发育评估通常包括发育筛查和诊断性评估。发育筛查是指在某一功能领域，区分正常健康儿童与异常发育儿童的检查方法，偏重于发育里程碑的筛查，包括运动、语言、认知、心理、行为等多方面的功能发育筛查。相较诊断性评估量表，发育筛查项目更简单、易操作且节约时间。发育筛查的对象范围较广，可包括一般儿童以及怀疑存在发育落后儿童。发育筛查可通过家长问卷或专业人员临床观察的方式进行。其中，临床发育筛查应注重三个筛查过程：①非正规筛查，指在常规保健检查中观察儿童，询问父母孩子的发育状况如何，或进行与受试儿童年龄相对应的发育筛查，具体的儿童发育规律与顺序请参考第一章内容。②常规筛查，主要是运用标准化测评工具对群体儿童进行系统发育筛查，有利于群体儿童预防保健工作的开展。③重点筛查，用于存在高危因素且可能因此而影响其生长发育的儿童。通过筛查，康复专业人员可以找出非典型发育儿童的问题所在，从而引导下一步针对性评估工作的开展。

常用的发育筛查工具包括年龄与发育进程问卷（ages and stages questionnaire-third edition，ASQ－3）、Bayley 婴幼儿发育量表Ⅲ（Bayley scales of infant and toddler development-3rd edition，BayleyⅢ）－筛查量表、丹佛发育筛查试验（Denver developmental screening test，DDST）。ASQ－3 是美国儿科学会推荐适用的儿童发育迟缓筛查量表，适用于 1～66 个月龄的儿童，其中包含 21 个分量表，在专业人士的指引下由父母或主要照顾者填写，该筛查量表主要针对沟通、粗大运动、精细运动、解决问题、个人－社会进行评估，根据评估结果建议是否需要进一步的诊断性评估。BayleyⅢ筛查量表由 BayleyⅢ简化而来，选用了其中具有表达性及里程碑式的项目，适用于 1～42 个月龄的儿童，其主要针对认知功能、理解性语言、表达性语言、精细运动、粗大运动的发育进行筛查。

二、丹佛发育筛查试验

丹佛发育筛查试验（Denver developmental screening test，DDST）（表2－1）在于筛查出一个功能落后的大致范围，然后针对可疑的落后者再进行相应的发育评估检查，从而简化儿童发育评定的手段。DDST的适用范围是0～6岁，检查时间约20 min。

表2－1　丹佛发育筛查试验部分项目注释

序号	内容及通过标准
1	检查者逗引小儿笑：检查者自己向小儿微笑或交谈挥手，但不要接触小儿，小儿做出微笑反应
2	当小儿正在高兴地玩着玩具时，检查者硬把他/她手里的玩具拿开，他/她若表示抵抗则算通过
3	自己穿鞋时不要求系带，穿衣时不要求自己扣背部纽扣
4	把一个线团慢慢地按照一个弧形的轨迹从一边移到另一边，线团距小儿的脸15 cm。如果（在不同项目要求下）小儿眼睛跟踪90°到达中线、越过中线、至180°则算通过
5	用拨浪鼓接触小儿指尖或手指的背部，他/她能握住它
6	小儿视线会跟随线团，并能追踪线团的位置（检查者松手放线团时，应敏捷地使线团落下，勿挥臂）
7	小儿用拇指和另一指捏小丸
8	用食指、拇指端捏小丸，捏时腕部离桌面，从上面捏
9	临摹画圆，不可示范，不说出名称。要求所画的圆弧的头尾连接成封闭的圆形即可
10	先给儿童看长短不一的2条线，然后询问哪一条线长一些（不要问大一些），然后把纸旋转180°，再问哪条长。重复测试3次，3次都回答正确则算通过
11	能临摹画成“＋”字形便通过（2条线交叉即可），不要求画成指定的角度
12	先嘱小儿照样临摹，要求图案具有4个方角便通过，不要说出式样
13	评分时对称部分每对算作1处（两臂、两腿、两眼等仅算作1处）
14	测试者指点画上的物品，让小儿说出名称（仅作声而未说出名称，不通过）
15	检查者嘱小儿“把积木给妈妈”“把积木放在桌上”“把积木放在地上” 测试3次，3次都能正确完成则算通过（注意：检查者不要指点或用头、眼示意）
16	检查者问小儿：①冷了怎么办？②饿了怎么办？③累了怎么办？3问2次答对则算通过
17	检查者嘱小儿执行以下命令：①把积木放在桌面上；②把积木放在桌子下；③把积木放在椅子前；④把积木放在椅子后（注意：检查者不用手指点或用头、眼示意）。4次测试3次正确则算通过
18	检查者问以下问题，嘱小儿回答：①火是热的，冰是××；②妈妈是女人，爸爸是××；③马是大的，老鼠是××。3个问题2个答对算通过

续表 2－1

序号	内容及通过标准
19	嘱小儿解释下列 9 个字中的 6 个字的意义：球、（湖）河、香蕉（苹果）、桌子、房屋、天花板、窗帘、篱笆（围墙）、人行道。能说出用途、结构、成分或分类都算通过
20	检查者问小儿："勺是什么做的？""鞋是什么做的？""门是什么做的？"不准用其他事物代替。测试 3 次，3 次都能正确完成则算通过
21	小儿俯卧用双侧前臂或用双手撑起胸部，使之离开桌面
22	检查者握住小儿双手轻轻拉他/她，使其从仰卧位到坐位。过程中小儿头不后垂算通过
23	小儿上台阶时允许手扶墙壁或栏杆，但不准爬行或成人搀扶
24	小儿举手过肩扔球给站在 90 cm 以外的检查者
25	能并足跳约 21 cm 远（跳过 1 张 A4 纸）
26	嘱小儿向前步行，前脚跟与后脚尖间的距离不超过 2.5 cm。检查者可示范，要求小儿连续走 4 步。3 次测试 2 次成功即可通过
27	检查者在距离小儿 90 cm 处，把球拍给小儿，要求小儿能用手接球，不准用臂抱球。3 次测试 2 次成功即可通过
28	嘱小儿后退走，前脚跟与后脚尖的距离不超过 2.5 cm。检查者可示范。要求小儿连续退 4 步。3 次试 2 次成功即通过
＊行为观察：测试时观察小儿反应情况、与检查者配合情况、注意力持续时间长短、语言表达情况、自信心等	

（一）项目评分标准及评价方法

国内修订版 DDST 共有 104 个测试项目（原版有 105 项），包括个人－社会、精细动作－适应性、语言、大运动 4 个能区（图 2－1）。以"协助下穿衣为例"（图 2－2），每个项目用一横条表示，横条长度代表完成该项目的年龄范围，横条上有 4 个点，分别代表这个年龄段中有 25%、50%、75% 及 90% 的小儿能完成该项目。横条内有"R"者表示这个项目允许向家长询问而得到结果，但应尽可能通过检查而得出结果。横条内注有 1，2，…，28 条注解，按注解进行测试，表的顶线与底线均有年龄标记。

我国修订版 DDST 筛查表的部分检查项目注释如图 2－1 所示。

（二）评价程序

1. 测试前准备

测试前准备如下：①向家长说明该试验是发育的筛查，不要求小儿全部正确完成，如果小儿不能完成某些项目时，家长不必紧张，也不需协助小儿完成，应如实回答检测者的询问。②测试前应让小儿吃饱，排空大小便，精神饱满。测试时让小儿坐得舒服，双手能接触到检查工具。③小儿如为早产，年龄要减去早产周数。

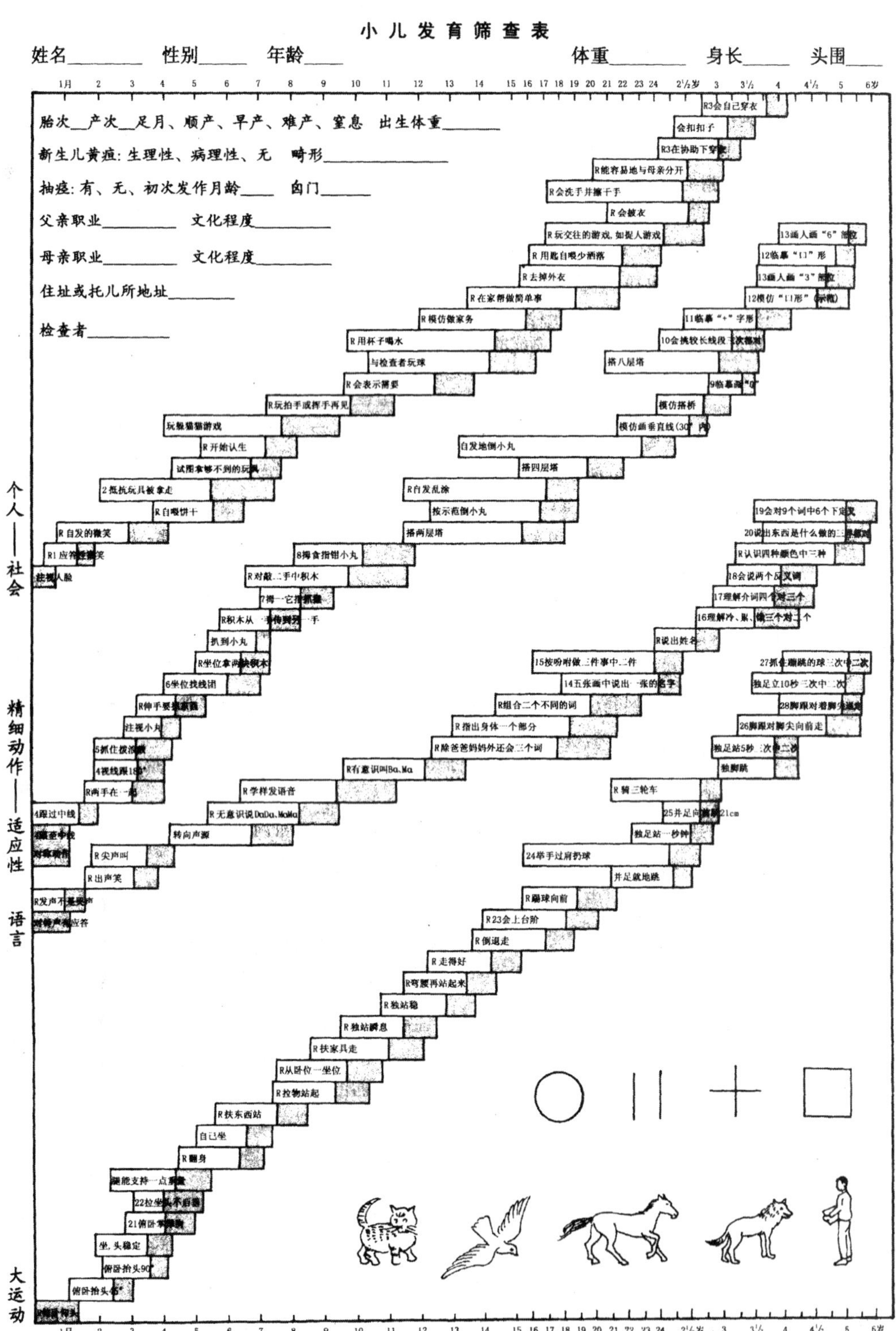

图2－1 我国修订版DDST筛查表式样

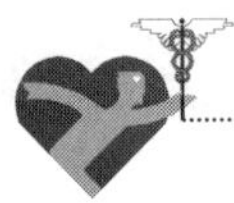

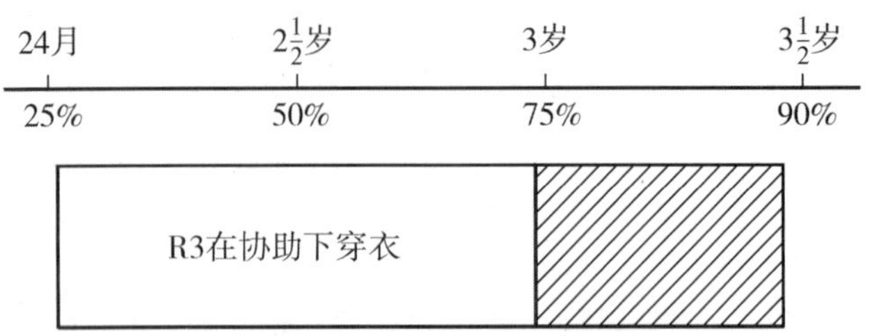

图2－2　举例：协助下穿衣

2. 测试程序

每个能区先自年龄线左侧开始，至少先做3个项目，然后再向右，经过年龄线上的所有项目都要检查；然后再检测另一能区的项目。开始时挑选每个能区中最容易完成的项目，使小儿树立信心。每个项目可重复3次以决定成败。对询问的项目，检查者不能暗示。每个项目的评分记录在横条的50%处。以“P”表示通过，“F”表示失败，“R”表示小儿不配合完成，“NO”表示小儿无机会或无条件完成。总评时“NO”不予考虑。试验过程中检查者要观察小儿的行为、注意力、自信心、有无神经敏感、异常活动、与家长的关系等，并做出记录。

3. 结果评定步骤

在年龄线左侧有3个项目不通过，除用“F”表示外，还应该用红笔醒目标记，称为该项目发育延迟。在年龄线上的项目不能通过时，仅仅用“F”表示，但不能认为发育延迟，不必用红笔标记。测试结果有异常、可疑、无法解释及正常四种。

（1）异常有两种情况：①有2个或以上的能区且每个能区有2个或以上的项目发育延迟；②某1个能区有2个或以上的项目发育延迟，并且有1个或以上的能区有1项发育延迟和该能区在年龄线上的项目均为“F”。

（2）可疑有两种情况：①有1个能区有2个或以上的项目发育延迟；②有1个或以上的能区有1项发育延迟和该能区在年龄线上的项目均为“F”。

（3）无法解释评：“NO”的项目太多，以致最后结果无法评定。

（4）正常：无上述情况。

如果第1次评价结果为异常、可疑或无法解释时，在2～3 w后应予以复查。如果复查结果仍为异常、可疑、无法解释，且家长认为测试结果与小儿日常表现一致时，应做进一步检查以判断小儿是否发育异常。

（何　璐　徐开寿）

第三节 运动功能评估

运动功能评估主要包括粗大运动和精细运动两个方面的内容。粗大运动是指抬头、翻身、坐、爬、站、姿势转换、走、跑、跳等运动，是人类最基本的活动能力之一。常用的评价方法有：Alberta 婴儿运动量表（Alberta infant motor scale，AIMS）、Peabody 运动发育量表（Peabody developmental motor scale，PDMS）中的粗大运动量表、粗大运动功能测评（gross motor function measure，GMFM）、粗大运动功能分级系统（gross motor function classification system，GMFCS）等。

精细运动是在人体获得基本姿势和移动能力的基础上发展而来的，同时其发展也受视觉功能发育的影响，因此其评估方法相较复杂。精细运动功能主要包括手的抓握功能、捏功能、手眼协调能力、双手协作能力、手的灵巧性和稳定性、手的整体功能等。常用的评价方法有：手功能分级系统（manual ability classification system for children with cerebral palsy，MACS）、儿童实际生活患手应用日志（pediatric manual activity of log，PMAL）、Peabody 运动发育量表中的精细运动评估量表、Carroll 的上肢功能试验（upper extremities functional test，UEFT）、9 孔插板测试、精细运动功能评估量表（fine motor function measure，FMFM）、手功能整体评价量表（global rating scale，GRS）等。

一、Alberta 婴儿运动量表

（一）内容简介

Alberta 婴儿运动量表（Alberta infant motor scale，AIMS）（图 2－3）通过观察来评估 0～18 个月龄或从出生到独立行走这段时期婴儿的运动发育，包括俯卧位（21 个项目）、仰卧位（9 个项目）、坐位（12 个项目）及站立位（16 个项目）4 个分量表共 58 个项目，对每个项目依据“观察到”或“未观察到”评分，计算出 AIMS 的原始分后，通过与常模比较得出受试婴儿在同龄儿中所处的百分位，由此判断受试婴儿的运动发育水平。需要注意该量表常模为出生于加拿大 Alberta 省来自城市和农村的 0～18 个月的早产儿、足月儿、先天异常婴儿。AIMS 不仅能评估运动技能的获得与否，还能分析每项技能的负重、姿势及抗重力运动三方面的特征，可以尽早识别运动发育不成熟或运动模式异常的婴儿；AIMS 可以敏感反映短时间内的运动发育微小变化，因此可以精确评估婴儿运动发育成熟水平以及干预后的变化；AIMS 关注运动技能的发育速度，还能通过观察运动技能找出其中的缺失或异常成分，因此，对干预方案的制订尤其是干预要点的选择提供了有价值的参考信息。但 AIMS 一般不用于随访如脑瘫等有异常运动模式的儿童，因为脑瘫儿童常用不成熟的运动模式完成功能性活动，AIMS 不能在短时间内敏感监测这类儿童的运动发育变化。

（二）项目评分标准及评价方法

AIMS 着重观察婴儿的自主运动，一定要观察到每个项目的关键描述才能给该项目打分。先识别每个分量表观察到的“最低成熟”和“最高成熟”项目，这两项之间为该分量表“运动窗”，然后给“运动窗”中观察到和未观察到的项目打分。“最高成熟”项目之前的项目称为窗前项目，直接每项记 1 分。“运动窗”内的项目每观察到 1 项，记 1 分。窗前项目所得分数与窗内项目所得分数相加，得到分量表分数，4 个分量表分数相加，得到 AIMS 总分，见表 2－2。

表 2－2　AIMS 计分样本

得分	窗前项目得分	窗内项目得分	分量表得分
俯卧位	15	3	18
仰卧位	8	1	9
坐位	8	2	10
站位	4	3	7
AIMS 总分		44	

先考虑婴儿的月龄，询问家长婴儿会做什么，再开始观察婴儿。可以从任一分量表开始评估，可以在婴儿各个体位间自然转换的过程中进行评估，可以使用视觉、听觉刺激、玩具、互动等鼓励或激发婴儿的自发运动，但不应帮助其活动。如果婴儿太小不能体位转换或不愿意体位转换时，检查者应将婴儿摆放至各个体位进行评估。对于不能独坐的婴儿，应把他摆成坐位来评估坐位运动技能；如果 7～8 个月喜欢在俯卧位玩要的婴儿不愿意翻身时，可将他/她放置在仰卧位以观察仰卧位的运动。除此之外，应尽量减少对婴儿运动技能起辅助作用的操作。

（三）评测环境和时间

在温暖、安静、有防护的环境中进行测试，保证婴儿的安全，准备符合婴儿月龄的玩具，给予足够的时间等待其展示运动技能。AIMS 测试一般需时 10～15 min，如果婴儿配合，最多可以给其 30 min 时间来展示运动技能。

（四）评测注意事项

婴儿在测试时应保持清醒、活跃、开心，穿最少的衣物，并有时间适应测试环境。检查者记录“观察到的”项目时，一定要亲自看到婴儿完成该项目，而不要仅凭推测或家长报告下结论。

（五）结果解释

根据百分位图，在横轴上定位婴儿的月龄，在纵轴上定位婴儿的 AIMS 总分，两点延长线的交点为婴儿的百分位等级。根据百分位等级对婴儿的运动发育水平分为正常、可疑和异常三类，不超过 4 个月龄，分界点为第 10 百分位；4 个月以上，分界点为第 5 百分位。Alberta 婴儿运动量表如图 2－3 所示。

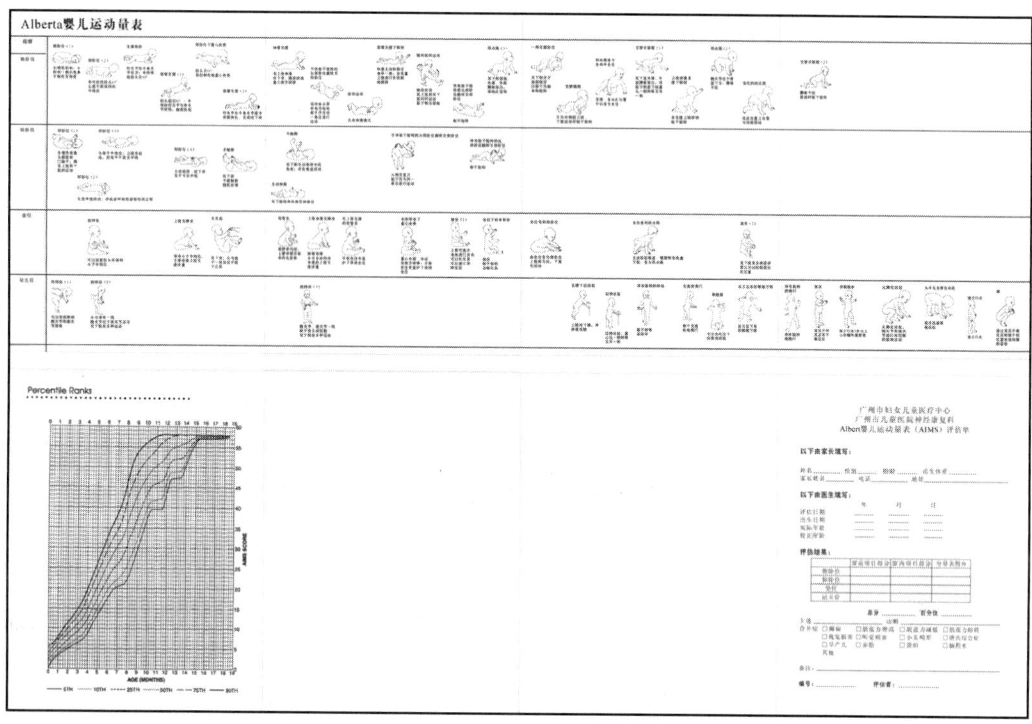

图 2－3　Alberta 婴儿运动量表

二、Peabody 运动发育量表

（一）内容简介

Peabody 运动发育量表第 2 版（Peabody developmental motor scale，second edition，PDMS－2）是一个定量又定性的量表，适用于 0～72 个月的正常发育或发育障碍儿童，首次将粗大运动和精细运动功能区别评分，既可分别测试解释，也可联合使用评价整体运动功能，提供多种分数，并制定对应评估项目的运动功能训练指南。可评估小儿相对于同龄儿的运动能力，比较粗大运动和精细运动，确定小儿运动能力是否存在分离，还可收集原始数据进行科学研究，实用性较强。

PDMS－2 包括相对独立的粗大运动量表和精细运动量表，粗大运动量表测试反射、姿势、移动、实物操作运动技能共 4 个分测验 151 个项目，小于 12 个月（不含 12 个月）的婴儿需要测试反射、姿势和移动能力 3 个分测验，大于等于 12 个月的儿童则要测试姿势、移动和实物操作能力这 3 个分测验。精细运动量表测试抓握、手的使用、手眼协调、操作灵活性等技能，包括抓握、视觉运动整合 2 个分测验 98 个项目。

（1）反射：8 个项目，评估小儿（0～12 月）对环境事件自动反应的能力。

（2）姿势：30 个项目，评估小儿维持其身体姿势，使其控制在重心之内的能力和保持平衡的能力。

（3）移动：89 个项目，评估小儿由一处往另一处的移动能力（包括爬、走、跑、跳等）。

（4）实物操作：24 个项目，评估小儿操控球的能力（不小于 12 月龄）。

（5）抓握：26 个项目，评估小儿用手的能力，从单手抓握物体开始，逐渐发展到有控制性地使用双手手指的动作。

（6）视觉－运动整合：72 个项目，评估小儿应用视知觉技能来执行复杂的手眼协调任务的能力，如伸手抓握物体、搭方块、模仿画图等。

（二）项目评分标准

2 分：小儿在项目中的表现已经达到掌握标准；1 分：小儿在项目中的表现与掌握标准相似，但没有完全符合标准；0 分：小儿不能尝试或没有尝试做某项目，或者其尝试未能显示出相应的技能正在形成。

（三）评测方法

除外反射分测验，其他分测验都应用起始点、底部水平、顶部水平三个概念以缩短评测时间。起始点：结合临床判断、小儿年龄确定起始测试项目，即小儿能通过的项目；底部水平：指连续 3 个项目获得 2 分，在获得 1 分或 0 分之前最后 3 个 2 分的项目就是底部水平；顶部水平：底部确立后依次测试难度更大的项目，直到连续 3 个项目获得 0 分，就是顶部水平。

（四）评测环境和时间

尽可能在没有被打扰的环境下测试，允许家长陪同。PDMS－2 测试一般需时 45～60 min，分量表需时 20～30 min。发育障碍儿童的测试时间可能会较长，如可以把试验分成几次进行评测，但要在 5 d 之内完成全部测验。

（五）评测注意事项

必须严格按照项目要求进行测试，以保证测试结果的可信度。但如果测试目的在于制订康复计划，只需了解儿童的技能水平，可以允许适当修改测试语。或测试残障儿童时，可以根据他们的功能状态适当调整测试语；或根据临床判断认为儿童由于非运动功能方面的原因没有表现出最佳能力时，也可以适当改变测试语或用其他方法帮助儿童明白项目再重新测试。注意：记录所有的调整。如果受度者是小于 2 岁的早产儿，则要根据其预产期计算纠正年龄，使用纠正年龄计算分数。

（六）结果解释

PDMS－2 测试可得到 5 种分数，即原始分、相当年龄、百分位、标准分和综合发育商。原始分：儿童在一个分测验中所有得分的总和，可用于科学研究；相当年龄：通过附表可查出患儿对应的相当年龄；百分位：代表等于或者低于某个特定分数的人群所占的百分率；标准分：可使测试者能够在不同的分测验之间进行比较，8～12 分为中等，13～14 分为中等偏上，15～16 分为优秀，17～20 分为非常优秀，6～7 分为中等偏下，4～5 分为差，1～3 分为非常差；综合发育商：PDMS－2 最可信的分数，90～110 分为中等，111～120 分为中等偏上，121～130 分为优秀，131～165 分为非常优秀，80～89 分为中等偏下，70～79 分为差，35～69 分为非常差。

三、粗大运动功能测评

（一）内容简介

粗大运动功能测评（gross motor function measure，GMFM）评价脑瘫患儿的粗大运动功能，适用于相当 0～5 岁正常儿童运动能力的脑瘫儿童，是国际上公认及应用最广的脑瘫粗大运动测试工具。该量表可以对脑瘫儿童的运动功能进行个体化描述及量化记录，并据此可以制订具有针对性且比较细致的康复治疗方案，可用于测量脑瘫儿童的粗大运动状况、随时间或由于干预而出现的运动功能改变，具有良好的效度、信度和反应度，能定量地反映脑瘫儿童的粗大运动功能状况和变化，也可应用于中枢神经系统损伤后遗症、唐氏综合征、发育协调性障碍等患儿，作为制订和修改康复计划的科学依据。GMFM 量表有 88 项（1989 年）、88 项（1993 年）、66 项（2002 年）三个版本，应用最广的是 88 项 GMFM（1993 年）。

（二）项目评分标准及评价方法

GMFM 量表（表 2－3）的每一项都为 4 级评分：0 分，动作还没有出现的迹象；

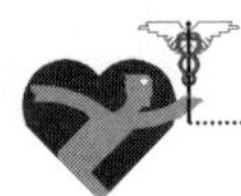

1 分，动作开始出现，只完成整个动作的 10% 以下；2 分，部分完成动作，可以完成整个动作的 10%～99%；3 分，整个动作可以全部完成；若无法确定分数时，则按照较低的等级评分。该量表评分结果以各能区百分比、总百分比和目标区分值百分比表示，具体计算方法如下：A 区百分比 = 项目原始分/51 ×100%，B 区百分比 = 项目原始分/60 ×100%，C 区百分比 = 项目原始分/42 ×100%，D 区百分比 = 项目原始分/39 ×100%，E 区百分比 =100% ×项目原始分/72 ×100%；总百分比 =5 个功能区百分比分数之和/5；目标区分值百分比 = 目标功能区百分比分数之和/目标区数。例如，1 名 2 岁的脑瘫患儿，采用 GMFM 量表评价其粗大运动功能，A 区原始得分为 51 分，B 区原始得分为 30 分，C 区原始得分为 7 分，D 区原始得分为 4 分，E 区原始得分为 0 分；其评分结果如下：A 区百分比为 51/51 ×100% =100%，B 区百分比为 30/60 ×100% = 50%，C 区百分比为 7/42 ×100% =16. 67%，D 区百分比为 4/39 ×100% =10. 26%，E 区百分比为 0/72 ×100% =0%；总百分比为（100% +50% +16. 67% +10. 26% +0%）/5 = 35. 39%；目标区分值（A 区、B 区、C 区）百分比为（100% +50% +16. 67%）/3 = 55. 56%，目标区分值（D 区、E 区）百分比为（10. 26% +0%）/2 =5. 13%。

表 2 –3　粗大运动功能测评（GMFM）

体位	运动功能
a. 卧位和翻身 仰卧	1. 头在中线位：双手对称于身体两侧，转动头部 2. 把手放到中线位，双手合拢 3. 抬头至 45° 4. 屈曲右侧髋、膝关节 5. 屈曲左侧髋、膝关节 6. 伸出右手，越过中线 7. 伸出左手，越过中线 8. 从右侧翻身到俯卧位 9. 从左侧翻身到俯卧位
俯卧	10. 抬头向上 11. 直臂支撑，抬头，抬起胸部 12. 右前臂支撑，左臂伸直向前 13. 左前臂支撑，右臂伸直向前 14. 从右侧翻身到仰卧位 15. 从左侧翻身到仰卧位 16. 用上肢向右水平转动 90° 17. 用上肢向左水平转动 90°
b. 坐位	18. 抓住双手，从仰卧拉到坐位 19. 向右侧翻身到坐位 20. 向左侧翻身到坐位 21. 检查者支撑背部，保持头直立 3 s

续表 2－3

体位	运动功能
b. 坐位	22. 检查者支撑背部，保持头直立在中线位 10 s 23. 双臂撑地坐，保持 5 s 24. 双臂游离坐，保持 3 s 25. 前倾，拾起玩具后恢复坐位，不用手支撑 26. 触到放在右后方 45°的玩具后恢复坐位 27. 触到放在左后方 45°的玩具后恢复坐位 28. 右侧坐，双臂游离，保持 5 s 29. 左侧坐，双臂游离，保持 5 s 30. 从坐位慢慢回到俯卧位 31. 从坐位向右侧转到四点跪 32. 从坐位向左侧转到四点跪 33. 不用双臂协助，向左/右水平转动 90° 34. 坐在小凳上，不需任何辅助，保持 10 s 35. 从站位到坐在小凳上 36. 从地上坐到小凳上 37. 从地上坐到高凳上
c. 爬和跪	38. 俯卧位，向前爬行 2 m 39. 手膝负重，保持四点跪 10 s 40. 从四点跪到坐位，不用手协助 41. 从俯卧位到四点跪，手膝负重 42. 四点跪，右臂前伸，手比肩高 43. 四点跪，左臂前伸，手比肩高 44. 爬行或拖行 2 m 45. 交替爬行 2 m 46. 用手和膝/脚爬上 4 级台阶 47. 用手和膝/脚后退爬下 4 级台阶 48. 用手臂协助从坐位到直跪，双手放开，保持 10 s 49. 用手臂协助从直跪到右膝举跪，双手放开，保持 10 s 50. 用手臂协助从直跪到左膝半跪，双手放开，保持 10 s 51. 双膝行走 10 步，双手游离
d. 站立	52. 从地上扶着高凳站起 53. 站立，双手游离 3 s 54. 一手扶着高凳，抬起右脚 3 s 55. 一手扶着高凳，抬起左脚 3 s 56. 站立，双手游离 20 s 57. 站立，双手游离，抬起左脚 10 s 58. 站立，双手游离，抬起右脚 10 s

续表2-3

体位	运动功能
d. 站立	59. 从坐在小凳上到站起，不用手协助 60. 从直跪通过右膝半跪到站立，不用手协助 61. 从直跪通过左膝半跪到站立，不用手协助 62. 从站立慢慢坐回到地上，不用手协助 63. 从站立位蹲下，不用手协助 64. 从地上拾起东西后恢复恢复站立
e. 走，跑，跳	65. 双手扶着高凳，向右侧行 5 步 66. 双手扶着高凳，向左侧行 5 步 67. 双手扶持，前行 10 步 68. 一手扶持，前行 10 步 69. 不用扶持，前行 10 步 70. 前行 10 步，停下，转身 180°，走回 71. 退行 10 步 72. 双手携带物品，前行 10 步 73. 在 20 cm 宽的平行线中连续行走 10 步 74. 沿 2 cm 宽的直线连续行走 10 步 75. 右脚先行，跨过平膝高的障碍 76. 左脚先行，跨过平膝高的障碍 77. 向前跑 5 m，停下，跑回 78. 右脚踢球 79. 左脚踢球 80. 双脚同时，原地跳 5 cm 高 81. 双脚同时向前跳 30 cm 82. 在直径 60 cm 的圆圈内，右脚跳 10 次 83. 在直径 60 cm 的圆圈内，左脚跳 10 次 84. 单手扶持，上 4 级台阶，一步一级 85. 单手扶持，下 4 级台阶，一步一级 86. 不用扶持，上 4 级台阶，一步一级 87. 不用扶持，下 4 级台阶，一步一级 88. 双脚同时从 15 cm 高的台阶跳下

记分方法：a. 卧位和翻身　100 × 项目总分/51
b. 坐位　100 × 项目总分/60
c. 爬和跪　100 × 项目总分/42
d. 站立　100 × 项目总分/39
e. 走、跑、跳　100 × 项目总分/72 新

功能区得分：目标区分值百分比 = 目标功能区百分比分数之和/目标区数

评分说明：0 分——不能完成；1 分——完成 10%；2 分——完成 10%～99%；3 分——完成 100%。

（三）评测环境和时间

卧位与翻身、坐、爬和跪能区项目需在垫子上测试，站立、走、跑、跳能区项目（表3－3中52、60、61、62等项除外）在地上测试。测试房间要求让小孩感到舒适，地板平整、坚固，地板要画上间隔20 cm、长为5 m的2条直线，直径60 cm的圆圈，配备1 m×2 m的运动垫子，儿童感兴趣的小玩具、小凳子、大凳子、平行杆、秒表、50 cm长体操棒、足球、带栏杆的5个台阶、PT凳。一般测试需时45～60 min，在测试人员对本测试熟练、受试儿童配合的情况下需时20～30 min。若测试难以在一次全部完成，可将测试分成多个部分进行，但测试项目不能重复，且全部测试要在1 w内完成。一般情况，对于小于1岁的婴幼儿：至少3个月测评1次，最好每个月1次；1～3岁：3个月1次；3～6岁：3～6个月1次；大于6岁：1年1次。对要对治疗效果进行检查的婴幼儿，也可根据实际情况在治疗后2 w、4 w、6 w、8 w等时间段进行测试。

（四）评测注意事项

由易到难，可指导和示范，尽量观察患儿自发的运动状况，每项目可尝试3次，让患儿尽量少穿衣服（穿T恤，不穿鞋和裤子），若在测试时使用矫形器和辅助设备，应记录好它们的类型。

（五）结果解释

根据GMFM得分，可了解患儿的康复治疗效果、运动发育状况、预测和分析潜在运动能力，修订或调整康复治疗计划。该量表仅仅从运动数量而不是运动质量方面评价患儿，GMFM只检测患儿部分功能变化。

四、粗大运动功能分级系统

粗大运动功能分级系统（gross motor function classification system，GMFCS）（表2－4）是根据脑瘫患儿运动功能随年龄变化而变化的规律所设计的分级系统，通过评价0～18岁脑瘫患儿在日常生活中坐位、体位转移和移动的能力，客观地反映粗大运动功能障碍对脑瘫患儿日常生活能力的影响。

表2－4　粗大运动功能分级系统（GMFCS）

等级	标　准
Ⅰ	能够不受限制地行走；在完成更高级的运动技巧上受限
Ⅱ	能够不需要使用辅助器械行走；但在室外和社区内行走受限
Ⅲ	使用辅助器械行走；在室外和社区内行走受限
Ⅳ	自身移动受限；孩子需要被转运或在室外和社区内使用电动器械行走
Ⅴ	使用辅助技术，自身移动仍然严重受限

注释：

Ⅰ级和Ⅱ级之间的区别：与Ⅰ级的孩子比较，Ⅱ级的孩子在自如完成以下动作的时候会受到限制：动作转换，在户外和社区行走；在开始行走的时候需要使用辅助设备；影响活动的质量以及完成粗大运动技能的能力，如跑和跳等。

Ⅱ级和Ⅲ级之间的区别：区别主要表现在达到某些运动功能的程度不同，Ⅲ级的孩子需要辅助运动器械来行走，而且常常需要使用矫形器，而Ⅱ级的孩子在4岁以后就不需要使用辅助运动器械了。

Ⅲ级和Ⅳ级之间的区别：即使允许他们广泛使用辅助技术，在坐位能力和活动能力方面还是存在着区别。Ⅲ级的孩子可以独坐，能够在地上独立移动，并且可以使用辅助运动器械行走；而Ⅳ级的孩子虽然可以坐（通常需要支撑），但是独立活动能力是非常有限的，他们更有可能被动转运或者使用动力轮椅。

Ⅳ级和Ⅴ级之间的区别：第Ⅴ级的孩子缺乏独立活动的能力，连最基本的抗重力姿势也不能控制。只有在孩子学会如何使用电动轮椅的情况下他们才能够进行自身的移动。

小于2岁：

等级	标　准
Ⅰ	孩子可以坐位转换，还能坐在地板上用双手玩东西。孩子能用手和膝盖爬行，能拉着物体站起来并且扶着家具走几步。18个月到2岁的孩子可以不用任何辅助设施独立行走
Ⅱ	孩子可以坐在地板上但是需要用手支撑来维持身体的平衡。孩子能贴着地面匍匐爬行或者用双手和膝盖爬行。他们有可能拉着物体站起来并且扶着家具走几步
Ⅲ	孩子需要在下背部有支撑的情况下维持坐姿。还能够翻身及用腹部贴着地面爬行
Ⅳ	孩子可以控制头部，但坐在地板上的时候躯干需要支撑。他们可以从俯卧翻成仰卧，也可以从仰卧翻成俯卧
Ⅴ	生理上的损伤限制了孩子对自主运动的控制能力。孩子在俯卧位和坐位时不能维持头部和躯干的抗重力姿势。只能在大人的帮助下翻身

2～4岁：

等级	标　准
Ⅰ	孩子可以坐在地板上双手玩东西。他们可以在没有大人的帮助下完成地板上坐位和站立位的姿势转换，孩子把行走作为首选移动方式，并不需要任何助步器械的帮助
Ⅱ	孩子可以坐在地板上，但当双手拿物体的时候可能控制不了平衡。他们可以在没有大人帮助的情况下自如地坐位转换。可以拉着物体站在稳定的地方。可以用手和膝交替爬行，可以扶着家具慢慢移动，他们首选的移动方式是使用助步器行走

续表 2－4

等级	标　　准
Ⅲ	孩子可以用“W”状的姿势独自维持坐姿（坐在屈曲内旋的臀部和膝之间），并可能需要在大人的帮助下维持其他坐姿。腹爬或者手膝并用爬行是他们首选的自身移动的方式（但是常常不会双腿协调交替运动）。他们能拉着物体爬起来站在稳定的地方并做短距离的移动。如果有助步器或者大人帮助掌握方向和转弯，他们可能可以在房间里短距离行走
Ⅳ	这一级的孩子能坐在椅子上，但他们需要依靠特制的椅子来控制躯干，从而解放双手。他们可以在大人的帮助下或者在有稳定的平面供他们用手推或拉的时候坐进椅子或离开椅子。顶多能在大人的监督下用助步器走一段很短的距离，但他们很难转身也很难在不平的平面上维持身体平衡。这些孩子在公共场所不能独自行走。能在电动轮椅的帮助下自己活动
Ⅴ	生理上的损伤限制了这些孩子对随意运动的控制以及维持身体和头部抗重力姿势的能力。他们各方面的运动功能都受到限制。特殊器械和辅助技术并不能完全补偿孩子在坐和站能力上的功能缺失。这些孩子没有办法独立行走，需要转运。部分孩子能使用进一步改造后的电动轮椅进行活动

4～6 岁：

等级	标　　准
Ⅰ	孩子可以在没有双手帮助的情况下进出坐位及坐在椅子上。可以在没有任何物体支撑的情况下从地板上或者从椅子上站起来，他们可以在室内室外走动，还能上楼梯，正在发展跑和跳的能力
Ⅱ	孩子可以在双手玩东西的时候在椅子上坐稳，可以从地板上或者椅子上站起来，但是经常需要一个稳定的平面供他们的双手拉着或者推着。可以在室内没有任何助行器的帮助下行走，在室外的水平地面上也可以走上一小段距离。他们可以扶着扶手上楼梯，但是不能跑和跳
Ⅲ	孩子可以坐在一般的椅子上，但是需要骨盆或躯干部位的支撑才能解放双手。孩子在椅子上和离开椅子的时候需要一个稳定的平面供他们双手拉着或者推着。他们能够在助行器的帮助下在水平地面上行走，在成人的帮助下可以上楼梯。但是，当长距离旅行时或者在室外不平的地面无法独自行走
Ⅳ	孩子可以坐在椅子上，但是需要特别的椅子来控制躯干平衡从而尽量解放双手。他们坐上或者离开椅子的时候必须有大人的帮助，或在双手拉着或者推着一个稳定平面的情况下才能完成。孩子顶多能够在助行器的帮助和成人的监视下走上一小段距离，但是他们很难转身，也很难在不平的地面上维持平衡。他们不能在公共场所自己行走，应用电动轮椅则可自己活动

续表 2－4

等级	标　　准
Ⅴ	生理上的损伤限制了孩子对自主运动的控制，也限制了他们维持头部和躯干抗重力姿势的能力。这些孩子各方面的运动功能都受到了限制。即便使用了特殊器械和辅助技术，也不能完全补偿他们在坐和站的功能上受到的限制。孩子完全不能独立活动，部分孩子通过使用进一步改造过的电动轮椅可以进行自主活动

6～12 岁：

等级	标　　准
Ⅰ	孩子可以没有任何限制地在室内和室外行走并且可以爬楼梯。他们能表现出跑和跳等粗大运动能力，但是他们的速度、平衡和协调能力都有所下降
Ⅱ	孩子可以在室内和户外行走，能够抓着扶手爬楼梯，但是在不平的地面或者斜坡上行走就会受到限制，在人群中或者狭窄的地方行走也受到限制。他们最多能勉强达到跑和跳的水平
Ⅲ	孩子可以使用助行器在室内和室外的水平地面上行走，可能可以扶着扶手爬楼梯。根据上肢功能的不同，在较长距离的旅行或者户外不平的地面上时，有的孩子可以自己推着轮椅走，有的则需要被运送
Ⅳ	这些孩子可能继续维持他们在 6 岁以前获得的运动能力，也有的孩子在家、学校和公共场所可能更加依赖轮椅。这些孩子使用电动轮椅就可以自己活动
Ⅴ	生理上的损伤限制了孩子对自主运动的控制，也限制了他们维持头部和躯干的抗重力姿势的能力。这些孩子各方面的运动功能都受到了限制。即使使用了特殊器械和辅助技术，也不能完全补偿他们在坐和站的功能上受到的限制。孩子完全不能独立活动，部分孩子通过使用进一步改造过的电动轮椅可以进行自主活动

12～18 岁：

等级	标　　准
Ⅰ	孩子可以没有任何限制地在室内和室外行走并且可以爬楼梯。他们能表现出跑和跳等粗大运动能力，但是他们的速度、平衡和协调能力都有所下降
Ⅱ	孩子可以在室内和户外行走，能够抓着扶手爬楼梯，但是环境因素（如不平坦路面、斜坡、遥远距离、时间上的紧迫、天气及同伴的接纳性及个人爱好等）都会使孩子的行走能力受到限制。他们最多能勉强达到跑和跳的水平
Ⅲ	孩子可以使用助行器在室内和室外的水平地面上行走，可能可以扶着扶手爬楼梯。根据上肢功能的不同，孩子所使用的移动方式也有所不同，在较长距离的旅行或者户外不平的地面上移动时，有的孩子可以自己推着轮椅走或者使用电动移动设备，有的则需要被运送
Ⅳ	这些孩子在大多数情况下都需要依赖轮式移动设备进行移动，他们需要他人协助才能转换体位，但使用电动轮椅就可以自己活动

续表 2-4

等级	标　准
V	生理上的损伤限制了孩子对自主运动的控制，也限制了他们维持头部和躯干的抗重力姿势能力。这些孩子各方面的运动功能都受到了限制。即使使用了特殊器械和辅助技术，也不能完全补偿他们在坐和站的功能上受到的限制。孩子完全不能独立活动，部分孩子通过使用进一步改造过的座椅及电动轮椅可以进行自主活动

五、运动协调能力成套评估工具

儿童运动协调能力成套评估工具第 2 版（movement assessment battery for children - 2，MABC - 2）是用于筛查可疑运动协调障碍或者运动困难患儿的一个标准化检测方法，它要求患儿以严格规定的动作完成一系列的任务，通过观察患儿在完成任务过程中的动作表现，客观判断患儿的运动协调能力。MABC - 2 是 MABC 的修正版，MABC 也称为运动障碍测试（test of motor impairment，TOMI）。MABC - 2 可以作为鉴别诊断、设计方案、评估疗效以及进行科学研究的工具。

MABC - 2 测试以年龄划分为 3 ～6 岁、7 ～10 岁、11 ～16 岁三个阶段，每个阶段都需要测试手部灵活性、瞄准与获取、平衡 3 个分量表共 8 项测试项目。如第一阶段测试项目包括放置硬币、串珠、描画、投豆袋、获取豆袋、踮脚走、单腿平衡、地毯蹦跳。一般要求按照项目顺序进行测试，如果为了维持患儿的兴趣、动力和避免疲劳，可以考虑根据患儿情况调整测试项目的顺序，但需要在记录表中注明。测试时使用标准的环境、工具、用语、程序、评分标准、记录表等，需要严格遵循使用手册的要求。评分后，根据 MABC - 2 使用手册中标准分转化表，将各测试项目的原始记录转化为 1 ～19 的标准分，分量表各项目标准分相加为分量表因子得分，各分量表因子得分相加为运动协调能力总分。

MABC - 2 测试范围广，并配备相应的干预手册，可以更好地协助规划患儿的康复计划。但 MABC - 2 测试内容不包括切割任务，需要标准化的测试环境，对测试者掌握量表的操作与评分的技能要求较高等不足，直接影响该测试工具的操作简便性。

六、全身运动质量评估

全身运动（general movements，GMs）是胎儿、早产儿、足月儿和出生后数月内小婴儿最常出现和最复杂的一种自发性运动模式。全身运动质量评估（general movements assessment，GMA）是在充分考虑了个体发生适应概念和年龄特异性的基础上产生的神经运动预测工具。当神经系统受损时，GMs 的质量会发生改变，失去复杂多变的特性，表现出各种异常特征。通过观察婴儿的全身运动，可以有效帮助康复专业人士早期评估婴幼儿神经系统的功能。研究提示，早期使用 GMs 评估可以有效预测高危儿罹患脑瘫的可能性，其有效性可达 95%，还有研究提示 GMs 的评估结果与患儿认知功能水平具有相关性。

全身运动指包括臂、腿、头颈和躯干的整个身体以变化运动顺序的方式参与的运动，沿四肢轴线的旋转和运动方向的轻微改变使整个运动流畅优美并产生一种复杂多变的印象，最早出现于妊娠9 w的胎儿，持续至出生后约5个月，直至被意向性运动和抗重力动作所替代。

正常全身运动按时间的发育历程包括：①足月前（foetal and preterm）全身运动，指胎儿和早产儿阶段，表现为粗大运动，包括全身性的活动，持续时间从几秒到几分钟或更长，手臂、腿部、颈部和躯干的运动顺序可变。早产儿阶段的全身运动偶尔呈现幅度大、快速的运动。②扭动运动（writhing movements），从足月（指早产儿按预产期纠正胎龄满40 w）至足月后6～9周龄，此阶段为小至中等运动幅度、中低速度，也偶尔发生快速且幅度较大的伸展运动，以手臂多见。典型的运动轨迹呈椭圆形，形成了一种扭动的特征；足月前阶段和扭动运动阶段的GMs表现相似。③不安运动（fidgety movements），足月后6～9周龄至20～24月龄，是一系列小幅度、中等速度的循环式运动，时常伴有颈部、躯干和四肢在各个方向上的可变加速运动。当婴儿处于安静觉醒状态且不被外界事物所吸引时，这种运动持续存在，但当婴儿哭闹、惊慌或突然被干扰时，运动便会停止。常见的不安运动表现可包括上肢伸展摆动、交替踢腿、双手相握、手触摸膝盖等。不安运动一般可分为：连续性不安运动，指不安运动时常出现，间以短时间暂停；间歇性不安运动，指不安运动之间的暂停时间延长，令人感觉到不安运动在整个观察时期内仅出现一半；偶发性不安运动，不安运动之间的暂停时间更长。

有学者提出发育异常婴儿与健康婴儿的区别是全身运动的质量而非数量，例如动作失去优美流畅的特征，强度和速度不再富于变化等。异常的全身运动是指全身运动失去复杂性和多变的特征并显得单调，这种运动在足月前阶段或扭动运动阶段称为单调性全身运动、痉挛-同步性全身运动或混乱性全身运动。在不安运动阶段则称为异常性不安运动或不安运动缺乏。异常的GMs表现包括：①单调性全身运动（poor repertoire，PR），即连续动作的组成是单一的，如同一维度上的重复动作，而且身体不同部位的运动不像正常全身运动那样复杂多变的全身运动。②痉挛-同步性全身运动（cramped-synchronised，CS），除了失去动作的多样变化的特点外，动作还呈现僵硬的状态，失去了正常全身运动时流畅的特征。所有肢体和躯干的肌肉是同步收缩和舒张。③混乱性全身运动（chaotic GMs，Ch），通常突然发生，肢体运动呈大幅度顺序混乱，失去流畅的特征。④异常性不安运动（abnormal fidgety movements，AF），表现与正常不安运动相似，但其幅度、速度增大，突发突止的程度更重。⑤不安运动缺乏（absence of fidget movements），本应出现不安运动的时段不安运动却没有出现，但通常可观察到其他粗大运动。

全身运动质量评估所需工具较简单，包括录像设备、垫子或小床、适宜的空间，因此在门诊、NICU或其他病房等环境均可实施评估。评估时婴儿的状态非常重要，应避免其饥饿、困倦、睡眠、哭闹、打嗝或镇静等状态，应选择婴儿清醒、相对平静时进行录像、评估。评估环境应注意安静、温暖，避免照顾者的逗引和周围环境对婴儿的吸引。评估时婴儿应充分暴露躯干和四肢，以便对其全身运动的观察，可穿相对贴身的连体衣（无袖、无裤管）或尺寸合适的纸尿裤。录像后应选择可观察到婴儿连续动作的片段进行评估，录像时长可根据婴儿的状态适当调整。

全身运动质量评估是一种非干扰性、非侵入性的简便易行方法。进行全身运动质量评估时，主要观察全身运动的复杂性和变化性。研究显示全身运动质量评估能敏感地提示特定的中枢神经系统损伤，对脑瘫等神经学发育障碍做出早期的可靠预测，如连贯一致的痉挛－同步性和不安运动缺乏的异常全身运动特征，可预测痉挛型脑瘫。杨红等进行的全身运动质量评估技术对高危新生儿神经发育结局的信度和预测效度的临床应用研究提示，在高危新生儿出生后 4 ～5 月龄内应用全身运动质量评估可以就后期神经发育结局做出准确有效的预测，而且对脑瘫的预测更为准确。全身运动质量评估在不同评估者间的稳定性高，在初学者中具有中等程度的重测信度。因此，初学者应该增加实践应用机会，以提高评估的准确性。另有研究提示，不同分型脑瘫患儿在 GMs 中的异常表现亦有不同，如四肢瘫患儿的痉挛－同步性全身运动的表现会更早出现并持续时间更长，偏瘫患儿的运动质量在早期就出现不对称的表现，双瘫患儿的痉挛－同步性全身运动在双下肢表现更为明显，不随意运动型脑瘫患儿缺乏中线位的活动等。有学者对于足月前及扭动运动阶段的 GMs 评估方法进行了细化，其评估项目包括：①头颈部和躯干的运动表现；②上肢和下肢的运动幅度、运动速度、活动方向、近端旋转、远端旋转、起始环节、结束环节的变化，以及震颤和痉挛的情况，总分范围为 0 ～42 分。其研究还得出了两个阶段中正常表现和异常表现的最优分数，以足月儿中所得中位数做参考，其中正常者为 40 分，单调性全身运动者为 25 分，痉挛－同步性全身运动者为 11 分，结果提示分数越低者，其全身运动质量越差。然而，该细化评估仍不能代替整体观察，初学者可二者结合以提高评估的准确性。

七、汉默史密斯婴儿神经系统检查

（一）内容简介

汉默史密斯婴儿神经系统检查（Hammersmith infant neurological examination，HINE）是适用于 2 ～24 月龄婴幼儿的常用神经系统检查，包含神经检查、运动里程碑和行为状态三个部分。第一部分的神经检查为计分项目，测评颅神经功能、姿势、运动质量和数量、肌张力、反射和反应等共 26 项，每项均为 0 分、1 分、2 分、3 分四级评分，将所有项目得分求和得总分，总分 0 ～78 分。测评时需注意比较左右两侧肢体表现的差异性，记录不对称项目。第二部分运动里程碑用于筛查患儿目前运动发育是否与月龄相当，第三部分行为状态主要评估患儿的意识状态、情绪状态和社会适应。

（二）项目评分标准及评价方法

1. 第一部分：神经检查（表2－5）

表2－5　第一部分：神经检查

颅神经功能						
项目	3分	2分	1分	0分	得分	不对称
面部表情（在休息、哭泣或受到刺激时）	微笑或对外界刺激有反应，如闭眼、做鬼脸		可闭眼但不紧，面部表情少	几乎无表情，对外界刺激无反应		
眼球运动	正常的共轭眼球运动		间歇的眼球运动偏斜或异常运动	持续的眼球运动偏斜或异常运动		
视觉反应（测试追视黑白目标的能力）	追视轨迹为一个完整的弧度		追视不完全或不对称	不追视		
听觉反应（测试追听铃铛的能力）	对两侧声音刺激有反应		对声音反应不明显或不对称	无反应		
吸吮/吞咽（观察吮吸乳房或奶瓶的情况。如果年龄较大，请询问有关喂养的问题，如咳嗽、流涎过多）	吸吮和吞咽良好		吸吮和（或）吞咽较差	没有吸吮反射，不吞咽		
姿　势						
项目	3分	2分	1分	0分	得分	不对称
头（坐位）	可在中线位上竖直		轻微侧屈或后仰，或前屈	明显侧屈或后仰，或前屈		

续表 2－5

姿势						
项目	3 分	2 分	1 分	0 分	得分	不对称
躯干 （坐位）	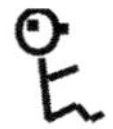 竖直		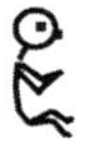 轻微前屈或侧屈	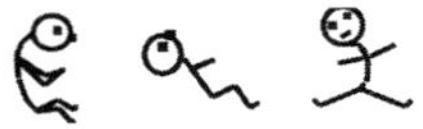 明显圆背、后仰、侧屈		
臂 （休息时）	中立位，伸直或轻微屈曲		轻微内旋或外旋 间歇性的肌张力障碍姿势	明显的内旋或外旋 肌张力障碍姿势 偏瘫姿势		
手	双手张开		间歇性的拇指内收或握拳	持续的拇指内收和握拳		
腿 （坐位） （仰卧位和站立位）	可以背部挺直着坐，并且腿伸直或轻微屈曲（长坐位） 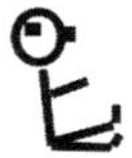 腿在中立位，伸直或轻微屈曲	轻微内旋或外旋	背部挺直着坐，但双膝屈曲 15°～20° 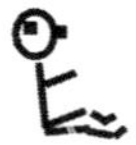 髋内旋或外旋	不能背挺直着坐，除非双膝明显屈曲（不能维持长坐位） 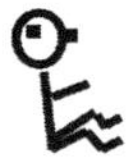 明显内旋或外旋，或髋和膝固定伸展或屈曲挛缩		
足 （仰卧位和站立位）	可保持中立位 足趾伸展为中立位		轻微内翻或外翻 间歇性站立位踮脚尖或足趾上翘，或足趾屈曲	明显的踝内翻或外翻 持续的站立位踮脚尖或足趾上翘，或足趾屈曲		

续表 2－5

运动						
项目	3 分	2 分	1 分	0 分	得分	不对称
数量 （仰卧位观察）	正常		过度或缓慢	极少或无		
质量 （仰卧位观察）	自由、交替并且流畅		忽动忽停 轻微震颤	痉挛同步、伸肌痉挛、手足徐动、共济失调、震颤明显、肌阵挛、肌张力障碍		

肌张力						
项目	3 分	2 分	1 分	0 分	得分	不对称
围巾征 （握起婴儿的手，手臂从胸部前方穿过，直到有阻力。记录肘关节相对于中线的位置）	R L　R L		R L	R L 或 R L		
被动肩部上举 （沿着婴儿头部上举手臂，记录肩肘的阻力）	易克服的阻力 R L	难以克服的阻力 R L	没有阻力 R L	明显阻力，无法克服 R L		
旋前/旋后 （固定上臂后进行旋前旋后，记录阻力）	全范围旋前和旋后，无阻力		全范围旋前和旋后的易克服的阻力	不能全范围地旋前和旋后，明显阻力		

续表 2－5

肌张力						
项目	3 分	2 分	1 分	0 分	得分	不对称
髋内收肌（双下肢伸展后尽可能外展，记录双下肢所形成的角度）	范围：150°～80° 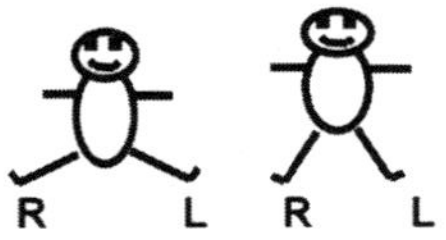	150°～160° 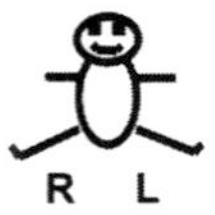	>170° 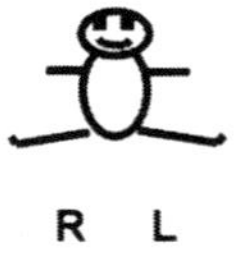	<80°		
腘窝角（保持臀部于平面，髋关节向腹部方向屈曲，伸展膝关节直到出现阻力，记录大腿和小腿的角度）	范围：150°～100° 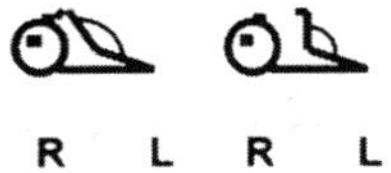	150°～160° 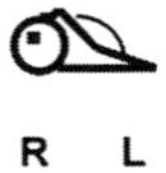	～90°或>170° 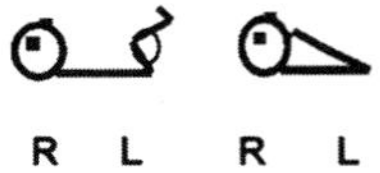	<80°		
踝背屈（膝关节伸展后踝背屈，记录小腿和足部形成的角度）	范围：30°～85° 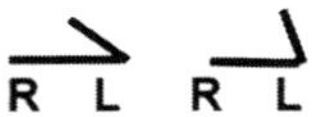	20°～30° 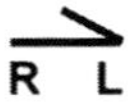	<20°或90°	>90° 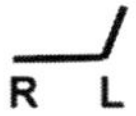		
拉坐（拉婴儿手腕使之坐起，必要时保护头部）	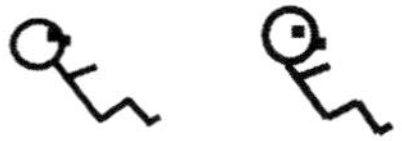		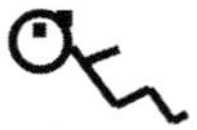	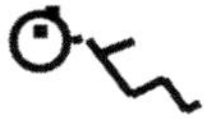		
俯卧悬空（握住婴儿使之腹部向下躯干悬空，记录背部、肢体和头部的姿势）	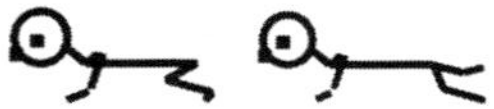		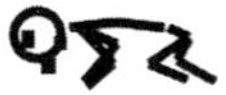	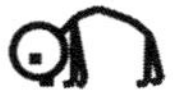		

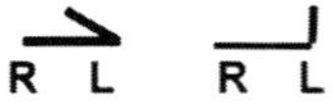

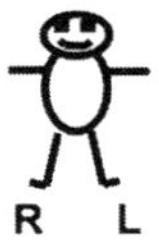

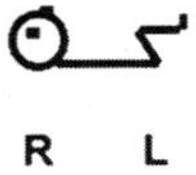

续表 2－5

反射和反应						
项目	3分	2分	1分	0分	得分	不对称
俯卧悬空 （握住婴儿使之腹部向下躯干悬空，记录背部、肢体和头部的姿势）	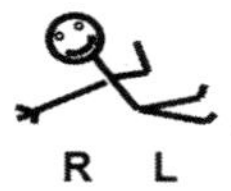 R L 手臂和手伸展		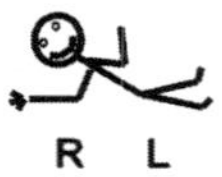 R L 手臂部分屈曲	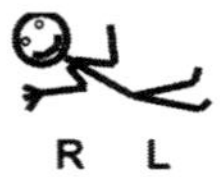 R L 手臂完全屈曲		
垂直悬空 从腋窝下抱起婴儿，并双下肢悬空，可通过刺激足底来诱发）	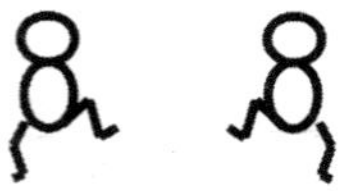 对称性踢腿		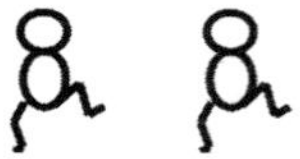 单侧踢腿较多，或踢腿少	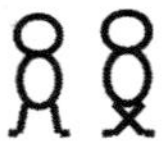 即使刺激也无反应，或剪刀腿		
侧方倾斜（观察上方） （从接近髋部处抱起婴儿，向侧方倾斜至水平，记录躯干、脊柱、肢体和头部的姿势）	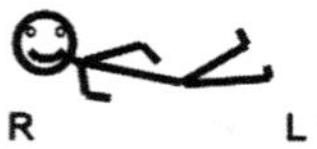 R L	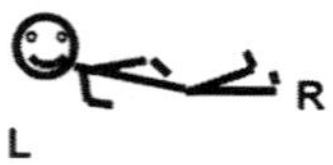 L R	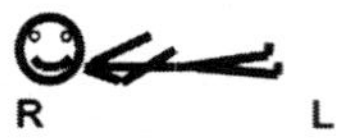 R L	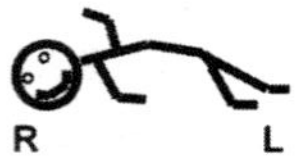 R L		
降落伞反应 （垂直抱起婴儿，并快速向前倾斜，记录上肢的反应和对称性）	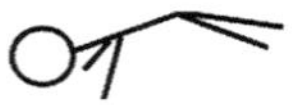 （6个月后）		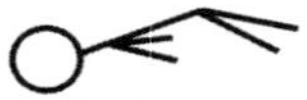 （6个月后）			
腱反射 （使婴儿放松，坐位或仰卧位，使用叩诊锤）	轻易引出 （肱二头肌、膝、腱反射）	轻度亢进 （肱二头肌、膝、腱反射）	亢进 （肱二头肌、膝、腱反射）	减弱或消失 （肱二头肌、膝、腱反射）		

2. 第二部分：运动里程碑（表 2－6）

表 2－6　第二部分：运动里程碑

项目	表现						年龄：
头部控制	无法保持直立（3 月龄时正常）	摇晃（4 月龄时正常）	任何时间均可保持直立（5 月龄时正常）				观察结果：
坐	无法坐	臀部支撑下坐（4 月龄时正常）	手支撑下坐（6 月龄时正常）	独坐（7～8 月龄时正常）	坐位转体（转身）（9 月龄时正常）		观察结果：
主动抓握	无法抓握	可用整只手抓握	可用食指和拇指抓握，但姿势不成熟	指尖抓握	主动抓握		观察结果：
踢腿（仰卧）	无法踢腿	平地踢，无法抬腿	上踢（垂直）（3 月龄时正常）	可触碰到腿部（4～5 月龄时正常）	可触碰到脚趾（5～6 月龄时正常）		观察结果：
翻身	无法翻身	可侧翻（4 月龄时正常）	俯卧翻身至仰卧（6 月龄时正常）	仰卧翻身至俯卧（6 月龄时正常）			观察结果：
爬行	无法抬头	肘支撑（3 月龄时正常）	手支撑（4 月龄时正常）	腹爬（8 月龄时正常）	手和膝盖支撑爬行（10 月龄时正常）		观察结果：

续表2－6

项目	表现						年龄：
站立	无法支撑体重	可支撑体重（4月龄时正常）	扶站（7月龄时正常）	独站（12月龄时正常）			观察结果：
行走	无法行走	弹跳（6月龄时正常）	慢步行走（需手扶）（12月龄时正常）	独走（15月龄时正常）			观察结果：

3．第三部分：行为状态（表2－7）

表2－7　第三部分：行为状态

序号	1	2	3	4	5	6	评价
状态意识	平静	昏昏欲睡	昏睡，但很快醒来	清醒，但不感兴趣	失去兴趣	保持兴趣	
情绪状态	急躁易怒，不能安抚	急躁易怒，妈妈可安抚	接近时急躁易怒	无反应	愉悦、微笑		
社会适应	逃避	犹豫不定	尝试接近	友好的			

（三）评测前准备及注意事项

在温暖安静的环境中测评，准备可发出“沙沙”声的玩具、黑白卡片、叩诊锤等工具以及可平卧的垫子或床。受试婴儿应保持清醒，避免哭闹或饥饿，以免影响结果。熟练检查者一般可以在 5 ～ 10 min 内完成评估。评估肌张力时应在快速活动肢体的基础上进行观察和评分；观察大于 6 月龄婴儿的腿和足部姿势时，应注意结合多个体位观察，包括仰卧位、坐位和扶持站立位。

（四）结果解释

按照不同的月龄，HINE 总分的最优得分可分为：3 月龄≥67 分，6 月龄≥70 分，9 月龄和 12 月龄≥73 分，18 月龄≥74 分。研究提示，HINE 可用于高危儿的早期脑瘫风险监测，信度可达 90% 或以上，其中 HINE 总分越低，提示脑瘫风险越高且脑瘫严重程度越大；总分小于 40 分强烈提示存在脑瘫风险，且可能是四肢瘫或严重的双瘫；不对称项目大于或等于 5 项，则提示为偏瘫；偏瘫、双瘫、四肢瘫患儿的 HINE 总分中位数分别为 60. 5、63 和 37. 25；脑瘫患儿中，HINE 总分越低，其认知功能可能越差。

八、婴儿运动表现测试

婴儿运动表现测试（test of infant motor performance，TIMP）是一项针对婴儿姿势和运动表现的评估方法，包括头部、躯干的控制发育以及手和腿部的选择性控制发育，其适用于足月儿及早产儿，即矫正胎龄 34 w 至矫正月龄 4 个月的早产儿，或 17 w 内的足月儿，是目前极少数可用于评估早产阶段婴儿运动发育的方法之一。TIMP 的评估目的主要是：①早期识别运动发育迟缓和异常运动表现；②相对紧密的监测婴儿的运动发育情况；③根据评估结果制定干预目标、评估干预结果以及给予家庭指导。

目前 TIMP 已修订至第五版，共有 42 个评估项目，其中 13 项为观察条目，29 项为诱发条目。测试的内容包括姿势、抗重力性动作、适应处理、自我调整、视觉反应、听觉反应、与人交流、头和躯干的控制。每个条目评分为 0 ～ 6 分不等，原始分范围为 0 ～ 142 分。观察条目通常在仰卧位下观察婴儿的自发动作，诱发条目则需要在特定体位下诱发婴儿的动作，并依据评分标准给分（表 2 –8），所有条目所得分数相加得原始分总分后可参照常模给出相应的百分位，评估一般需时 20 ～ 40 min。

表 2 –8　TIMP 项目举例：头向左、右转动

体位	检查者扶婴儿至坐位，将婴儿向后倾斜 30°，检查者轻微支持其躯干及头，将婴儿置于中线位。检查者支撑婴儿肩部并抓住上臂使其在躯干两侧，但不要握住婴儿双手。若婴儿抵抗倾斜位并能够独立控制头，则在支撑婴儿肩部在直立坐位下进行测试。若婴儿必须直立坐位才能进行测试，则最低给分为 3 分

续表 2－8

过程	检查者面部与婴儿双眼在同一水平，距 25～40 cm。检查者从一侧向另一侧移动脸部以引起婴儿的视线跟踪，左右两侧均需测试
评分	0 分：无反应，或测试过程中无法达到行为状态 4 1 分：视线朝向中线位的检查者，但没有转头或转头小于等于 15° 2 分：注意并转头，从中线位向一侧 15°～45° 3 分：注意并转头，向一侧转 45°及以上，跨中线向两侧转头总幅度大于等于 90° 4 分：有注视、独立竖头，转头，向一侧转 45°及以上，跨中线向两侧转头总幅度大于等于 90°。如总幅度小于 90°，给 3 分

研究提示，TIMP 得分可对婴儿的运动结局进行预测，如 3 月龄时的评估结果可预测其在 12 月龄、学龄前以及学龄早期的运动表现，新生儿期的评估结果可对其 6 月龄和 12 月龄时的运动水平进行预测。TIMP 对正常不同月龄或周龄婴儿的运动表现是敏感的，其分数会随月龄或周龄的增加而增加，间隔 2 周龄的 2 组婴儿间均值的置信区间没有重叠，并仅在矫正 12～17 w 出现部分重叠。婴儿在围生期落后的 TIMP 得分与其在 6 月龄落后的 Bayley 婴幼儿发育量表第 2 版得分具有高度相关。矫正 30 d、60 d 和 90 d 时的 TIMP 得分与 Peabody 运动发育量表的总运动商分数显著相关，其中 90 d 时的相关性最高。

九、下肢运动控制评估量表

（一）内容简介

下肢运动控制评估量表（selective control assessment of the lower extremity，SCALE）常用于评估下肢选择性运动控制，主要用于测量单个关节在没有身体同侧或对侧其他关节参与情况下自主进行分离运动的能力，并进行分级。SCALE 的评分者间信度与组内相关系数在 0.88～0.91 之间，在日本版 SCALE 与原版中的同证效度分别为 0.87 与 0.83。下肢远端选择性运动控制评估的对象为粗大运动功能分级Ⅰ～Ⅳ级的患儿。

（二）项目评分标准及评价方法

SCALE 主要测量下肢的五个关节，包括髋关节、膝关节、踝关节、距下关节和趾关节（表 2－9）。被测试者需要分别在 3 s 内完成以下动作：①在膝关节伸直的情况下，髋关节屈曲和伸展；②膝关节的屈曲和伸展；③膝关节伸直，踝关节的背屈与跖屈；④距下关节的内翻与外翻；⑤趾关节屈曲与伸展。评分共分为 3 个等级：不能，0 分；受损，1 分；正常，2 分。具体的评分标准为：正常，在口头计时 3 s 内，测试者可表现出关节分离运动且通过至少 50% 的被动关节活动度；受损，包含以下情况：①主动关节活动度小于被动关节活动度的50%；②超过3 s完成任务；③出现镜像运动；④未被测试的关节也出现运动。

（三）评测注意事项

受试患儿应能够遵循简单的运动指令。测试前，可先被动活动测试关节以评估最大活动度。为确保患儿可以理解测试项目，应说明测试顺序，并通过语言建议患儿获得最佳表现。在测试时，为保证患儿达到所需运动速度，可采用三秒计数法。对患儿的一般指令如“我要让你以某种方式移动，请按照我要求的方式移动，尽量不要移动其他身体部位，如果你有任何问题，或者你不明白我要你做什么，请告诉我”。

（四）结果解释

SCALE可用于区分肌肉力量不足与缺乏选择性运动控制的差异，这是指，即使被动关节活动度受限，患儿也可以选择性地活动他的关节（如在口令下做出伸展、屈曲和再伸展的动作中不出现共同运动或镜像运动）。此外，SCALE评估可对选择性运动受损给予更精确的定义（如挛缩、镜像运动、其他关节共同运动），这提供了重要的临床信息。因此，SCALE可评估干预疗效，也可作为研究中可靠的监测标准，同时在临床实践中，为指导治疗计划、目标设定和功能能力评估提供了有价值的信息。下肢选择性运动控制评估量表如表2－9所示。

表2－9 下肢选择性运动控制评估量表

日期：__________ 患者姓名：__________ 病历号：__________ GMFCS分级：__________

诊断：□ 痉挛型双瘫 □ 痉挛性四肢瘫 □ 痉挛性偏瘫 R/L 其他：__________

	左侧					右侧				
评 分	髋	膝	踝	距下关节	趾	髋	膝	踝	距下关节	趾
正常（2分）										
受损（1分）										
不能（0分）										
肢体总分	L =					R =				
抵制协同作用										
伸膝时伴有对抗性肢体伸展										
背屈时伴有对抗性肢体屈曲										
描 述										
髋屈曲挛缩										
内收肌挛缩或痉挛										
膝屈曲挛缩										

续表 2－9

评　　分	髋	膝	踝	距下关节	趾	髋	膝	踝	距下关节	趾
腘绳肌紧张										
跖屈肌挛缩										
跖屈肌痉挛										
内翻或外翻，非单一背屈										
主要活动脚趾										
对侧肢体镜像运动										
超过 3 s 完成任务										
仅完成单方向活动（标注运动）										
其他关节活动										
活动范围≤50% ROM										

描述关于测试的其他意见：____

____

十、汉默史密斯运动功能扩展量表

（一）内容简介

汉默史密斯运动功能扩展量表（Hammersmith functional motor scale expanded, HFMSE）是原始汉默史密斯运动功能量表（Hammersmith functional motor scale, HFMS）的扩展版，旨在评估患有神经肌肉疾病（如脊髓性肌萎缩、进行性肌营养不良）患者的运动功能。可用于识别和量化运动功能障碍，监测治疗前后运动功能变化，作为临床实验的主要结局指标，监测自然病程并提供改善日常生活活动能力的治疗重点。

（二）项目评分标准及评价方法

HFMSE 量表采用 3 分制，其中 2 分代表无须调整、适应或代偿的情况下完成动作，1 分代表需要调整、适应或代偿的情况下完成动作，0 分代表无法完成动作。分数范围为 0～66 分（表 2－10）。理想情况下，应按照量表顺序进行测试，尤其在以研究为目的评估中，可用于记录患儿可能出现疲劳的情况。在临床实践中，可根据具体情况，适当改变测试顺序，以适应受试者的需求。评估主要用于反映受试者在评估当天的最佳能力和表现。测试时可先给出口头指令，然后向患儿进行演示，需鼓励患儿完成任务。对于年龄偏小的受试者，需使用个性化的测试方式，以便展现其最佳能力。

表 2－10　汉默史密斯运动功能扩展量表（HFMSE）

项目	测试的功能	项目	测试的功能
1	坐在治疗床/椅子上	18	扶持站立
2	直腿坐	19	独站
3	坐位单手摸头	20	行走
4	坐位双手摸头	21	仰卧位右髋屈曲
5	仰卧翻至侧卧	22	仰卧位左髋屈曲
6	从俯卧向右翻至仰卧	23	直跪位至右膝半跪
7	从俯卧向左翻至仰卧	24	直跪位至左膝半跪
8	从仰卧向右翻至俯卧	25	直跪转换为站立，由左腿启动（通过右膝半跪）
9	从仰卧向左翻至俯卧	26	直跪位转换为站立，由右腿启动（通过左膝半跪）
10	坐位到仰卧位	27	站立转换为坐在地板上
11	前臂支撑	28	下蹲
12	俯卧抬头	29	向前跳跃 30 cm
13	直臂支撑	30	借助栏杆上 4 级台阶
14	仰卧坐起	31	借助栏杆下 4 级台阶
15	四点支撑	32	不借助双臂支撑上 4 级台阶
16	爬行	33	不借助双臂支撑下 4 级台阶
17	仰卧位抬头		

在评估中，对体位有严格的定义。仰卧，指臀部和肩部向上，朝向天花板。俯卧，指臀部和肩部向下，朝向地板。坐，指臀部与垫子接触，腿位于身体前方，具体位置不做要求，包括可以坐在地板上（直腿坐、环坐、盘腿坐）或坐在床边呈髋屈曲 90°和膝屈曲 90°的坐姿（非“W”型坐姿）。四点跪，指手和膝应分别大致放在肩和髋关节下方，不要求完全对齐。半跪，指单膝和对侧脚负重，半边臀部不接触小腿，不要求完全对齐。站立，指双脚直立、独立充分负重，姿势并不重要。

理想情况下，受试者应独立达到起始体位。如果无法做到，治疗师可根据指示将其置于起始体位。为了对某一测试项目进行评分，受试者必须自行或在治疗师的帮助下达到正确的起始体位。如果由治疗师辅助摆位完成，则受试者必须能够独立保持该体位。

如果受试者无法保持某个测试项目的起始或结束体位，原因可能是受试者出现软组织挛缩，尤其是跟腱、腘绳肌和屈髋肌。例如，可能影响的姿势包括直腿坐、俯卧、跪和站立。需要确定挛缩对某些测试项目的影响，因此请在评分单中“受挛缩限制（LBC）”一栏中打勾，并在评论处进行详细记录。以测试项目 11 “前臂支撑”为例，如果受试者髋关节或骨盆由于挛缩未接触垫子，则评为 LBC +0 分。

（三）测试环境与安全性

测试设备主要包括：治疗床、PT 床或地垫，长凳或高度可调节治疗床，带扶手的台阶或标准治疗台阶［至少 4 级台阶（每阶约 15 cm 高）］，胶带和尺子。在某些测试项目中，受试者尝试完成任务时，需要评估者在一旁保护受试者，如项目无支撑站立从站位转移至坐到地板上，则应该在附近放一张长凳/治疗床。

（四）注意事项

1. 着装

受试者应在尽可能穿着少量舒适衣物且不限制运动的情况下完成测试。建议穿着 T 恤和短裤，脱去鞋袜。在测试期间不可使用矫形器，包括胸腰骶椎矫形器，莱卡（Lycra）矫形服装、踝足矫形器等。如果受试者在不使用矫形器的情况下无法完成项目，则得分应记为零。

2. 尝试次数与实践

每个测试项目允许受试者进行 3 次有效尝试，对其中的最佳表现进行评分。在临床实践中，应尽可能让受试者尝试测试项目，及时了解某些测试项目明显难以完成，但至少应尝试 1 次或 2 次。测试时如有必要，受试者允许休息，但应计入总体测试时间。

应在向受试者及其家长解释测试内容并且受试者处于测试项目的起始体位后开始评估计时。不应告诉受试者对测试过程进行了计时，因为这可能会导致受试者过度努力而引发疲劳。完成最后一项任务后，计时结束，总时间应以分钟表示（多于半分钟则向上舍入）。

有几项任务需要受试者保持某种姿势 3 s，在文本中称为“数到 3”。在临床评估中，这种情况无须用秒表来计时，读秒为“1001 – 1002 – 1003”即可。数到 10 同样使用该方法。

（五）结果解释

HFMSE 评分可用于跟踪患儿病程、提供治疗重点、评估患儿药物及其他治疗后的反应、确定挛缩对运动表现的影响、帮助患儿及其家人设定目标以及帮助记录通过治疗看到的出现的新表型。既往研究提示 SMA 2 型或 3 型儿童的自然史中，HFMSE 的平均变化在 24 个月内为 –0.54 分，在 36 个月内为 –1.71 分；在 CHERISH 研究中提高 3 分以上被认为具有“临床”意义。

十一、费城儿童医院神经肌肉疾病评估量表

（一）内容简介

费城儿童医院神经肌肉疾病婴儿测试（children's hospital of Philadelphia infant test of neuromuscular disorders，CHOP INTEND）是一种临床评估工具，由费城儿童医院神经肌肉临床研究中心开发，用于评估患有神经肌肉疾病如脊髓性肌萎缩（spinal muscular atrophy，SMA）婴儿的运动功能，主要适用于SMA婴儿及不能独坐的SMA患儿。该量表共含16个项目，可衡量自发性、目标驱动性及反射性动作，包括无重力的动作、抗重力的动作，评估头部、颈部、躯干以及肢体的近端和远端力量。项目排序依次为最简单、可忍受和最具挑战性。

（二）项目评分标准及评价方法

CHOP INTNED每个项目都以0～4的分数进行评分，0分代表没有反应，4分代表完全反应。总分在0～64分之间，分数越高表示运动功能越好（表2－11）。其中，未经治疗的1型SMA婴儿患者评分几乎低于40分。

表2－11　费城儿童医院神经肌肉疾病婴儿测试（CHOP INTEND）

项目	测试的功能	项目	测试的功能
1	上肢的自发性动作	9	肩关节屈曲和肘关节屈曲
2	下肢的自发性动作	10	伸膝
3	手部抓握	11	髋关节屈曲和足背屈曲
4	头部控制在正中位置	12	头部控制
5	髋内收肌群	13	屈肘
6	从下肢引发翻身动作	14	屈颈
7	从手臂引发翻身动作	15	头部后仰（Landau）
8	肩关节和肘关节屈曲及水平外展	16	脊柱弯曲（Galant）

根据患儿的认知水平和年龄，可以通过自发运动或主动运动对所有项目进行评分。治疗师可通过口头鼓励或使用玩具，如小长颈鹿、拨浪鼓等，鼓励患儿参与（图2－4）。应进行多达3次良好的尝试，以达到最佳表现，良好的尝试意味着合适的摆位、患儿参与和环境。除非另有说明，否则按列出的顺序执行每个测试项目。在关于执行或评分项目的任何评论的空白处进行记录。如果对两次反应之间的打分有疑问，则取“较低得分”。

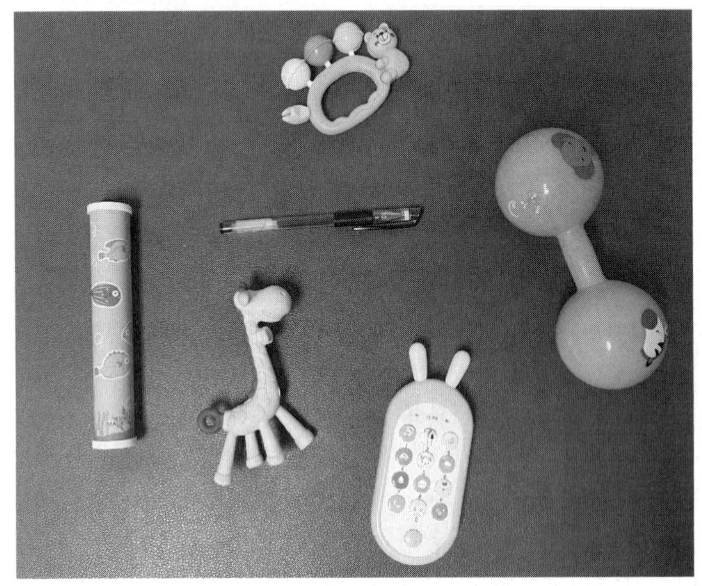

图 2－4　测试工具

同时，应为每个测试项目进行 Brazelton 行为状态评分。测试的最佳状态是状态 4 和状态 5。如果患儿由于行为状态不佳而无法对某一项目进行测试，则标注为“无法测试（can not test，CNT）”而非 0 分（表 2－12）。

表 2－12　行为状态评分

状态 1	深度睡眠
状态 2	浅眠
状态 3	昏昏欲睡或半睡半醒
状态 4	意识清醒，目光明亮
状态 5	眼睛睁开，大量的活动
状态 6	哭闹

（三）评测环境和时间

测试应在稳固、加垫、铺有床单的平面进行。患儿尽量只穿纸尿裤，如果婴儿感到冷，可以穿无袖连体衣或不干扰运动且舒适的轻便服装。如需要维持状态 4 或 5 时，可以使用安抚奶嘴。测试时允许父母在场，给婴儿一定的休息时间，尤其应在婴儿哭闹时进行安抚，以便完成整个测试。CHOP INTEND 测试时间较短，一般 15～20 min 可以完成，患儿耐受良好，父母容易接受。测试应选择在喂养 1 h 后进行，此时婴儿意识清醒且不会因饥饿而烦躁不安，随访测试应尽量选择同一时间。

（四）评测注意事项

对于非常虚弱的患儿，或因呼吸功能不全需接受人工通气和（或）器官造口术的患儿，进行评估和体位摆放时应小心；部分患儿如存在挛缩、脊柱侧凸可能导致体位摆放困难；对于比较虚弱但有一定残余功能的患儿，引发最佳功能需要一定的时间；对于较为强壮的患儿，不能对其功能进行想当然的推测，应严格对项目进行评分；对于易疲劳的患儿，可停顿、休息，患儿能耐受时一般连续测试。

（五）结果解释

CHOP INTNED 评分可追踪患儿疾病进展的自然史和轨迹，随访患儿康复治疗或其他干预后运动能力的变化，基于患儿评估过程中出现的代偿或适应性动作，制订康复治疗计划，通过量表分数改变反映患儿功能改变。对于 SMA 患儿即使分数稳定不变没有倒退，对家长及患儿而言依旧意义重大。

十二、上肢模块测试修订版

（一）内容简介

上肢模块测试修订版（revised upper limb module，RULM）用于评估脊肌萎缩症患儿的上肢运动功能。RULM 具有良好的信效度，并可区分不同的上肢运动功能。运动功能指执行特定测试条件下某项技能的能力，测试的功能可能随患儿疾病进展、康复治疗发生改变，并与患儿测试当天表现出的能力相关。SMA 患儿运动功能可能受到肌肉力量、挛缩、发育水平和姿势的影响。RULM 量表主要用于评估肩、肘、腕及手功能，测试条目与功能性活动及日常生活能力相关，如高级肩部维度、中级肘部维度、远端腕部和手部维度。RULM 适用于可独坐或可在矫形器及辅具帮助下维持坐位的 SMA 患儿，其对上肢功能的变化敏感，因此成为临床试验和纵向研究中有价值的结果指标，并可通过识别可能需要靶向干预的上肢功能的特定区域来指导康复治疗。

（二）项目评分标准及评价方法

RULM 可用于评估多方面上肢运动功能的，包括伸手、抓握、物体操作和精细运动技能（表 2－13、表 2－14）。每个项目评分 0 ～ 2 分，2 分指可以完成，1 分指在代偿或调整后可以完成，0 分指不能完成。分数越高提示上肢功能越好，总分是单个项目的得分求和。

评估时，应按照项目顺序执行并将得分直接记录于评估表；可对双侧分别进行评分；每个项目最多允许3次良好的尝试；受试者得分受明显的肘部挛缩限制（limit by contracture，LBC），并标记在记录表上。测试时，评估人员可演示任务，如患儿无法完成2分，可在评分选项范围内建议患儿尝试替代性策略。

表2-13　脊髓性肌肉萎缩症上肢模块修订版-起始项目A（不计入整体评分）

	描述
0	手部无功能
1	可以用手握住铅笔或捡起硬币或驾驶电动轮椅、使用手机键盘
2	可以抬起一手或双手到嘴边，但不能把装有200 g砝码的杯子举起送到嘴边
3	可以使用一手或双手将装有200 g砝码的塑料杯举起送到嘴边
4	可以通过代偿或无须代偿，同时抬起双臂至肩高度。肘部弯曲或伸展
5	只能通过屈曲双肘、缩短运动的周长或使用辅助肌，才能同时把双臂举过头顶
6	可以在双臂外展且双肘伸直时向上做画圈运动，直至双手在头部上方彼此触碰

表2-14　脊髓性肌肉萎缩症上肢模块修订版-项目B-T

项目	测试的功能	项目	测试的功能
A	起始项	K	提起重物并将它从一个圆圈移至另一个水平圆圈（滑动200 g重物）
B	把手从大腿放到桌子上	L	提起重物并将它从一个圆圈移至另一个水平圆圈（滑动500 g重物）
C	在不停顿或铅笔不离纸的情况下，能完成汽车抵达终点线的路径	M	提起重物并将它从一个圆圈移至另一个对角线圆圈（滑动200 g重物）
D	捡起硬币/代币	N	将500 g沙包重物从大腿放到桌子上或与眼齐平
E	将硬币/代币放入杯子中	O	双臂举过头顶-肩外展
F	伸向身体一侧并触碰硬币/代币举手与肩同高及以上	P	举起500 g重物过肩高度-肩外展
G	用一手按下灯的按钮开关	Q	举起1000 g重物过肩高度-肩外展
H	撕纸	R	举手过肩高度-肩屈曲
I	打开自封容器	S	举起500 g重物过肩高度-肩屈曲
J	举起装有200 g重物的杯子送到嘴边	T	举起1000 g重物过肩高度-肩屈曲

（三）评测环境和时间

评估时，需准备可调节高度的桌面。评估工具包括标有圆圈的桌布、HB铅笔、代用币、2只塑料杯、砝码（200 g、500 g、1 kg）、500 g沙袋、自封容器（约

226. 8 mL）、带按钮开关的灯（osram dot）以及普通 A4 纸（图 2－5）。

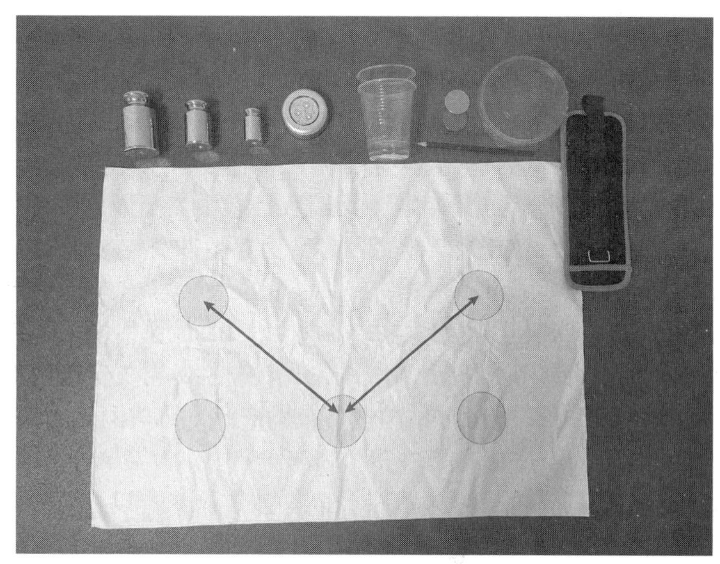

图2－5 评估工具

在评估时被试者应当穿着宽松衣物，如 T 恤等。患儿可坐于轮椅或尺寸适当的椅子上，桌子调节到适当高度。为确保起始姿势标准化，如果患儿坐在轮椅上，调整桌子或表面至扶手高度；如果患儿坐在椅子上，则调整至患儿的脐部高度。对于转移困难而坐在电动轮椅中的患儿，需确保其座位尽可能与地面平行，同时轮椅靠背尽可能处于直立位置（除非患儿不能耐受），双足应有支撑。患儿肘部与前臂可撑在扶手或桌子上，在包括肘部和（或）肩部屈曲的所有项目中，手部可以从扶手上滑到桌上。

（四）注意事项

测试期间，患儿最好不穿戴胸腰骶椎矫形器（thoracic-lumbar-sacral orthosis，TLSO）。如果不穿戴 TLSO 无法测试，则需注明是否穿戴 TLSO 及矫形器类型。

测试期间，不允许使用上肢矫形器或辅具。在患儿随访期间，理想情况下，由同一位评估人员继续执行后续评估。

（五）结果解释

RULM 是评估 SMA 患儿上肢功能的常用评估工具，它是一种标准化和全面的评估，可用于跟踪上肢功能随时间的变化，评估干预措施的有效性，并指导临床决策。RULM 可将评估结果与患儿日常生活活动和生活质量中的功能影响联系在一起，并提示患儿上肢功能的优势与劣势，以及如何影响患儿完成某些任务、参与活动或实现独立的能力。根据评估结果，针对得分低的项目，可提供干预策略，包括功能训练、辅具使用等。

十三、神经肌肉病运动功能评价量表

运动功能评价量表（motor function measure，MFM）是评估神经肌肉疾病患者运动技能的方法，它基于粗大运动功能评估（GMFM）制定，可用于大部分神经肌肉疾病如DM1、DMD、BMD、CMT、SMA等，可用于不同严重程度的患者如可步行或不可步行，具有重复性高、易于操作等优点，最新版为第四版且有中文翻译（MFM-CN），MFM－32项适用年龄为6～60岁，MFM－20项适用年龄为2～7岁。www. mfm-nmd. org网站有量表手册及评分标准的下载。

MFM依据功能分区，D1区评估站立和转移能力，D2区评估中轴和近端运动功能，D3区评估远端运动功能。使用时需考虑病例资料的完整性，再决定选用MFM－32还是MFM－20进行评估。MFM－32指标评估的能力范围广泛，可监测运动功能进展，用于临床试验评估或临床长期评估，目前已在多个临床研究中作为结局评估或作为追踪疾病（如DMD、SMA）自然史的评价指标。MFM研发团队建议4岁以上的患儿使用MFM－32，因为大多数低龄患儿可部分完成MFM－32中的12项获得一定分数，后续能够随着患儿年龄增加继续使用MFM－32测试，评估延续性较好；若患儿无法完成，可备注在评估记录表中。

MFM每个项目包括起始姿势、具体动作指令、4级评分标准等内容，按照项目顺序进行测试。每个项目均可尝试两次，取较好表现计分，应鼓励患儿努力得高分。对于单侧项目，由患儿选择测试左侧或右侧，但需记录并保证每次测试都为同一侧。患儿尽量穿轻薄衣服、光脚进行评估，尽量1次完成评估，如患儿不能坚持或其他原因，需在7 d内第二次完成剩余项目。MFM对测评环境、材料有严格要求，评估者需经过标准化。MFM使用的评估工具包括纸、铅笔、指示图案、光盘、秒表、硬币、网球等；评估时要求椅子高度满足患儿屈髋屈膝屈踝90°且双足可平放在支撑面；桌子高度满足当患儿上臂自由垂下时、肘可屈曲90°放于桌面；地面上有长10 m的直线；一张宽度合适的床，床上有一些靠枕或软垫用于能力不足或关节挛缩患儿的起始位置摆放。MFM4级评分标准如下：0——不能启动，或不能维持起始姿势；1——完成部分任务；2——部分完成任务，或全部完成但质量不高（如代偿动作、姿势保持时间不足、速度缓慢、运动控制不良等）；3——完全且以正常方式完成任务，动作是有控制的、熟练的、方向准确且速度均匀的。

十四、6分钟步行试验

6分钟步行试验（6 minute walking test，6MWT）是用于评估有氧能力和耐力的运动测试，是分析心血管和肺部疾病患者身体机能和治疗反应的良好指标。它最早用于评价心力衰竭患者的活动能力，目前经美国胸科协会/欧洲呼吸学会（ATS/ERS）标准化后，已成为临床最常用的确定慢性肺病患者功能的试验，也是心肺运动测试（COET）的替代方法。由于儿童活动量大，在日常生活中大部分活动需在亚极量运动水平完成，

6MWT 作为一种亚极量运动试验，能较好地复制患儿的日常生理状态，反映患儿生理状态下的心功能，是一种无创、简单、安全、易于管理、耐受性好的临床试验。6 分钟步行试验适用于各个年龄段人群，从学龄前儿童到老年人，可用于评估心肺功能与个人能力，提供身体活动中生理系统的信息，包括肺和心血管系统、血液循环、神经肌肉单元、身体新陈代谢和外周循环等，结果可用于疗效评估、运动耐量评估和确定患儿预后。

6MWT 试验需在平坦、直的 30 m 长的走廊进行，包括 25 m 长的地面和折返锥形物空间，在 25 m 的两端放置锥形物作为往返点标记。患儿应穿舒适的衣服和鞋子，测试前应在椅子上休息至少 10 min。在整个试验过程中应监测心率、脉搏、血氧饱和度。测试前指导患者：记住目标是尽可能走 6 min，但不要跑或慢跑，当走到两端圆锥体时请围绕圆锥体快速转身继续步行。测试过程中，需有两名测试人员，一名用秒表记录时间，另一名用贴纸标记每分钟患儿的步行位置并观察患儿的身体状况。测试人员使用标准化的鼓励语句，每隔一分钟鼓励患儿一次，比如“你做得很好。你还有____分钟的时间”和“继续努力，你还有____分钟的时间”。测试结束时，在患儿停止的地方做个标记，并用 Borg 量表评估呼吸困难和整体疲劳程度。如果使用脉搏血氧计，也需记录结束时患儿的心率、脉搏、血氧饱和度。

停止测试情况：如果患儿摔倒后在没有他人帮助的情况下无法恢复站立，测试人员可以帮助患儿站立起来，试验继续进行，摔倒期间继续计时。如果患儿在满 6 min 之前停止并且拒绝继续（或者测试人员认为患儿不能继续），则让患儿坐下，停止行走，并在工作表上记录行走的距离、停止时间、提前停止的原因。

根据美国胸科协会的指南，6 分钟步行试验的适应证为：①治疗前后比较，如肺移植、肺手术（包括肺切除术、肺减容术）、肺部康复、慢性阻塞性肺疾病、肺动脉高压、心功能不全等；②功能能力和运动耐力评估，如慢性阻塞性肺疾病、囊性纤维化、心机能不全、周围血管疾病、纤维肌痛；③发病率和死亡率预测，如心机能不全、慢性阻塞性肺疾病、肺动脉高压等。

与 6MWT 相关的不良事件并不常见，因此针对安全问题提出以下禁忌建议：6 分钟步行试验的绝对禁忌证：1 个月内有不稳定性心绞痛或心肌梗死、心力衰竭恶化，急性深静脉血栓形成、肺栓塞、肺梗死、心肌炎或心内膜炎，未控制的哮喘，急性感染性疾病，精神异常不能配合。相对禁忌证：静息状态心率超过 120 次/分，收缩压超过 180 mmHg，舒张压超过 100 mmHg，不受控制的动脉高血压、行走功能障碍者。在进行试验前，应有 6 个月内的心电图结果。稳定的劳力性心绞痛不是 6 分钟步行试验的绝对禁忌证，但应在使用治疗心绞痛药物后进行试验，并且测试者应备好急救用硝酸酯类药。

十五、“起立 - 行走”计时测试

“起立 - 行走”计时测试（timed up and go test，TUG）是源于“起立 - 行走”测试（get-up and go test）的一种快速定量评定功能性步行能力的方法，可测试患儿的平衡、步态等功能性移动的能力，并预测跌倒风险。

TUG 从坐位开始测试，评定时患儿穿着平常穿的鞋子，坐在有扶手的靠背椅上，身体靠在椅背上，双手放在扶手上。在离椅子 5 m 的地方有一个 0.6 m×0.6 m 的正方形靶标，用黄色胶带在地板上做了标记，指导患儿走到这个靶标里进行转身动作，然后回到起始位置。当测试者发出“开始”的指令前，患儿从靠背椅上站起，站稳后，按照平时走路的步态，向前走 5 m，进入靶标后转 180°，然后走回到椅子前，再转身坐下，靠到椅背上。测试过程中不能给予任何躯体帮助。测试者记录患儿背部离开椅背到再次坐下（靠到椅背）所用的时间（以秒为单位）以及在完成测试过程中可能会摔倒的危险性。TUG 测试前，测试者需将试验要求解释清楚，允许患儿练习 1～2 次，以确保患儿理解整个测试过程。每次 TUG 由测试者发出指令开始，并至患儿返回坐位时完成。测试 3 次，每次间休息 1 min，取 3 次平均时间为最终结果。

研究报道，TUG 可用于骨科及神经科如关节炎、下肢骨折或手术后、脑卒中、小脑病变等患者的评估；TUG 时间与 Berg 平衡量表、Bathel 指数、步行速度呈负相关，TUG 的时间越长，Berg 平衡量表得分、Bathel 指数、步行速度的得分就越低。

十六、手功能分级系统

（一）脑瘫儿童手功能分级系统

手功能分级系统（manual ability classification system，MACS）是针对 4～18 岁脑瘫儿童在日常生活中操作物品能力的分级评估系统，所操作的“物品”是指与受试儿童年龄相符的活动涉及的物品，如进食、穿衣、玩耍、画画或写字等；不包括其他需要特殊操作技能的物品，如弹奏乐器的乐器等。MACS 旨在选择一个最适等级描述患儿在家庭、学校和社区环境中最典型/最习惯的整体表现，而非最好的手功能表现，主要评定双手而非单一手的能力。患儿本身的积极性和认知能力会影响其操作物品的能力，从而影响 MACS 的等级，应询问非常了解患儿生活的照顾者以获得准确的信息。MACS 分为五级，Ⅰ级为功能最高级，Ⅴ级为功能最低级；每个等级呈现了功能的多样性，但相邻等级间的差距是不相同的，脑瘫患儿并非平均分布于 5 个等级中；脑瘫患儿的 MACS 等级稳定，一般不容易因为成长发育或治疗介入而改变。

1. MACS 具体分级

Ⅰ级：能轻易成功地操作物品，可能在操作速度和准确性（操作轻易性）上表现出能力受限，但不影响日常活动的独立性。

Ⅱ级：能操作大多数物品，但在完成质量和/或速度方面受到一定影响。在避免某些活动或完成某些活动时可能有一定难度，但会采用另外的操作方式，手部能力通常不会限制日常生活的独立性。

Ⅲ级：操作物品困难，需要帮助准备和/或调整活动。操作速度慢，在质量或数量上能有限程度地成功完成，如果对活动进行准备或调整，仍能进行独立操作。

Ⅳ级：在调整的情况下，可以操作有限的简单物品。通过努力可以完成部分活动，但是完成的成功率有限，部分活动需要持续的支持和帮助和/或调整设备。

Ⅴ级：不能操作物品，进行简单活动的能力严重受限，完全需要辅助。

2．注释

（1）Ⅰ级和Ⅱ级之间的区别：Ⅰ级的孩子在操作非常小、非常重或易碎物时可能受限，这些操作需要良好的精细运动控制或双手间的有效协调，在新的不熟悉的情况下质量下降或速度较慢。双手之间的功能差异会影响操作的有效性。Ⅱ级的孩子通常会尽量简单地操作物品，比如采用平面支持手部的操作方法，取代通过双手进行操作。

（2）Ⅱ级和Ⅲ级之间的区别：Ⅱ级的孩子虽然在操作速度和质量上有所下降，但能操作大多数物品。Ⅲ级的孩子由于伸手或操作物品能力受限，所以通常需要帮助他们做好活动准备和/或调整环境。他们不能进行某些活动，其独立程度与周围环境的支持程度相关。

（3）Ⅲ级和Ⅳ级之间的区别：当预先做好环境安排，得到监护和充足的时间时，Ⅲ级的孩子能完成一些选择性的活动。Ⅳ级的孩子在活动中需要持续的帮助，最多能够有意义地参与某些活动的部分内容。

（4）Ⅳ级和Ⅴ级之间的区别：Ⅳ级的孩子能完成某些活动的一部分，但是需要持续的帮助。Ⅴ级的孩子最多在特殊情况下能参与某些简单动作，例如简单按键。

（二）幼儿版手功能分级系统

与MACS类似，迷你版手功能分级系统（mini-manual ability classification system，mini-MACS）是用于描述1～4岁脑瘫患儿在日常生活中如何通过双手操作物品的分级系统，通过观察或询问主要照顾者来了解患儿自发操作物品的能力，以及在操作物品如玩玩具时所需要的协助或调整度来评级。由于评估对象年龄较小，可能每级患儿都有需要大人帮助的情况，所以mini-MACS在评级时不侧重独立性的考量，评级描述中去掉“准备、调整、改造”等词，用“动作”替代了“任务、表现、活动”等词。

1．mini-MACS具体分级

Ⅰ级：能轻易成功地操作物品。在执行需要准确度及双手协调的动作时，可能轻微限制，但仍可执行。与同龄婴幼儿相比，可能较需大人的协助。

Ⅱ级：能操作大多数物品，但伴随质量和（或）速度的轻微下降。执行某些动作有困难且需练习才能执行。婴幼儿可能会试着使用其他的替代方法，如只用一手完成动作等。与同龄婴幼儿相比，更常需要大人的协助。

Ⅲ级：操作物品有困难。执行速度缓慢，且变化性及质量有限。对于较易操作的物品，可独立操作一小段时间。经常需要大人的帮助。

Ⅳ级：能用简单动作来操作特定且简易的物品。执行速度缓慢，且费力和/或随机的精确。需要大人持续帮助。

Ⅴ级：不能操作物品，执行简单活动的能力也非常有限。最好的情况是在有大人持续的互助下，能推、触碰、压或握着特定物品。

2. 注释

（1）Ⅰ级和Ⅱ级之间的区别：与同龄且无肢体障碍的幼儿相比，Ⅰ级的幼儿在操作需要精细动作的物品时可能较困难。Ⅱ级的幼儿与Ⅰ级的幼儿能操作的物品基本相同，但在操作物品时，Ⅱ级的幼儿可能会遇到困难，和/或需要花较长的时间，因此他们经常寻求帮助，双手间的功能性差异可能会导致其效率降低。与Ⅰ级的幼儿相比，Ⅱ级的幼儿可能需要更多的指导和练习来学习如何操作物品。

（2）Ⅱ级和Ⅲ级之间的区别：Ⅱ级的幼儿能操作大多数物品，可能需花费较长时间，完成质量可能较差，且可能需要很多指导和练习来学习如何操作物品。Ⅲ级的幼儿能操作较容易操作的物品，但常需他人协助将物品摆在较易操作的前方位置，他们会需要花较长时间使用步骤式方法完成整个动作。

（3）Ⅲ级和Ⅳ级之间的区别：Ⅲ级的幼儿可独立操作一些易于操作的物品一小段时间，他们会需要花很长时间使用步骤式方法完成整个动作。在最好的状况下，Ⅳ级的幼儿可以执行一些简单的操作，例如抓放一些已放在特定位置且可简单操作的物品，这一过程需要不断地协助。

（4）Ⅳ级和Ⅴ级之间的区别：Ⅳ级的幼儿在执行个别动作时，能操作的物品非常有限，且需不断协助。在最好的情况下，Ⅴ级的幼儿能在某些特殊情况下执行一些简单动作，如能够按一个简单按钮或握着一个简单物品。

十七、手功能整体评价量表

手功能整体评价量表（global rating scale，GRS）是通过患儿父母的观察和调查，评价患儿患手的整体功能状况。0 为完全不能使用患手，10 代表能像其他正常同龄儿童一样使用患手。使用该量表的具体方法如下：

请家长根据您对您的孩子的整体观察，在图 2－6 的横线上勾出您的孩子使用患手的分值，0 为完全不能使用患手，10 代表能像其他健康同龄儿童一样使用患手。

‖——|——|——|——|——|——|——|——|——|——‖
0　1　2　3　4　5　6　7　8　9　10

图 2－6　手功能整体评价量表

十八、改良版儿童实际生活患手使用日志

改良版儿童实际生活患手使用日志（pediatric upper-extremity motor activity log-revised，PMAL-R）评定的是偏侧脑瘫患儿在实际生活中患手的使用频率和使用程度，由评估者询问主要照顾者完成。PMAL-R 包括 22 个项目，大部分为单独使用利手就可以完成的任务（如按按钮、转动旋钮、指向图片），也包括需要双手完成的任务（如将一个大物体推过地板）。每个项目最低得分为 0 分，最高得分为 5 分，使用频率和使用程

度分别根据完成这22个项目的过程中使用患侧上肢的频率及患侧上肢的协助程度进行评分（表2-15）。

表2-15 改良版儿童实际生活患手使用日志（PMAL-R）

项目	使用频率	使用程度
1. 吃长条状食物（如饼干）		
2. 拿起一个小东西（如葡萄干或小珠子）		
3. 自己用叉子/勺子进食		
4. 刷牙		
5. 做手势（如挥手、飞吻、躲猫猫）		
6. 将手臂穿过衣服袖子		
7. 一页一页翻书		
8. 指向一张图片		
9. 伸手去够头顶上的物体		
10. 按下按钮或按键（例如玩具、门铃、键盘）		
11. 保持身体稳定（如用于姿势支撑）		
12. 打开门或橱柜（推或拉）		
13. 转动旋钮/把手（如玩具、门）		
14. 用手臂在地板上移动（如爬行）		
15. 脱下鞋子		
16. 脱下袜子		
17. 将一个大物体从地板的一边推向另一边（如盒子、椅子）		
18. 抓住一个球		
19. 扔球或其他物体		
20. 使用圆柱状物体（如蜡笔、记号笔）		
21. 握住车把手（如三轮脚踏车、购物手推车、婴儿推车）		
22. 放置物体（如拼图、形状匹配板）		

使用频率：

标准	得分
1. 不使用——在活动中患侧上肢完全不动	0.0
2. 几乎不用——（5%～10%的时间）偶尔会用患侧上肢进行活动，但很少	1.0
3. 很少使用——（大约25%的时间）有时会使用患侧上肢，但大部分时间都用健侧上肢进行活动	2.0
4. 有时——（大约50%的时间）会使用患侧上肢来进行活动，但只有健侧上肢的一半左右	3.0

续表 2－15

标　准	得　分
5. 经常——（大约75%的时间）使用患侧上肢进行活动，但频率只有健侧上肢的3/4	4.0
6. 正常——（90%～100%的时间）患侧上肢和健侧上肢一样频繁地进行活动	5.0

使用程度：

标　准	得　分
1. 不使用——在活动中患侧上肢完全不动	0.0
2. 非常差——在活动中，患侧上肢能动，但不能给予帮助	1.0
3. 差——在活动中患侧上肢进行了较小的功能性使用，但需要健侧上肢或照顾者完成大部分活动	2.0
4. 一般/中等——为了完成任务，患侧上肢需要较大的帮助，但动作缓慢或需要一定的努力	3.0
5. 接近正常－患侧上肢能独立完成活动，但存在一些困难和/或没那么精准	4.0
6. 完全正常	5.0

十九、Caroll 上肢功能试验

Caroll 上肢功能试验（upper extremity function test，UEFT）能全面地检查包括拇指、食指和中指的抓握，圆柱状抓握，侧捏，拇指与其他四指的对捏，运用上肢放置物体、前臂的旋前和旋后、书写等手功能，共有 33 个项目。评分标准为：0 分——全部不能完成，包括将物体推离原来位置，推出测试板外，推倒在桌上，或能拿笔但写不出可辨认的字；1 分——只能完成一部分，能拿起物品，但放不到指定的位置，在第 27 项和第 28 项中能拿起罐和杯，但不能倒水等；2 分——能完成，但动作慢或笨拙；3 分——能正确地完成。试验总分显示手功能情况：0～25 分表示功能微弱，26～50 分表示功能很差，51～75 分表示功能差，76～89 分表示有部分功能，90～98 分表示有完全功能，99 分（利手）和 96 分（非利手）表示有最大功能。UEFT 所需设备少，应用方便，可以定量反映痉挛型偏瘫患儿的患侧上肢整体功能。测试时先健手后患手，可以先健手完成所有项目再进行患手测试，也可以每一项目先健手操作再换患手操作（表 2－16）。

表 2－16　Caroll 上肢功能试验量表

右手得分		左手得分
	项目：抓握	
0 1 2 3	1. 抓起 10 cm 见方的方木	0 1 2 3
0 1 2 3	2. 抓起 7.5 cm 见方的方木	0 1 2 3
0 1 2 3	3. 抓起 5 cm 见方的方木	0 1 2 3

续表 2－16

右手得分		左手得分
0 1 2 3	4. 抓起 2.5 cm 见方的方木	0 1 2 3
0 1 2 3	5. 抓握 4.5 cm 直径的圆柱体	0 1 2 3
0 1 2 3	6. 抓握 2 cm 直径的圆柱体	0 1 2 3
	项目：捏	
0 1 2 3	7. 像拿钥匙那样，用拇指、食指捏起厚 1 cm、宽 2.5 cm、长 11 cm 的石板条	0 1 2 3
0 1 2 3	8. 捏起直径 7.5 cm 的木球	0 1 2 3
0 1 2 3	9. 用拇指、食指捏起直径 1.6 cm 的弹球	0 1 2 3
0 1 2 3	10. 用中指、拇指捏起直径 1.6 cm 的弹球	0 1 2 3
0 1 2 3	11. 用环指、拇指捏起直径 1.6 cm 的弹球	0 1 2 3
0 1 2 3	12. 用小指、拇指捏起直径 1.6 cm 的弹球	0 1 2 3
	项目：捏	
0 1 2 3	13. 用拇指、食指捏起直径 1.1 cm 的钢珠	0 1 2 3
0 1 2 3	14. 用拇指、中指捏起直径 1.1 cm 的钢珠	0 1 2 3
0 1 2 3	15. 用拇指、环指捏起直径 1.1 cm 的钢珠	0 1 2 3
0 1 2 3	16. 用拇指、小指捏起直径 1.1 cm 的钢珠	0 1 2 3
0 1 2 3	17. 用食指、拇指捏起直径 0.64 cm 的钢珠	0 1 2 3
0 1 2 3	18. 用中指、拇指捏起直径 0.64 cm 的钢珠	0 1 2 3
0 1 2 3	19. 用环指、拇指捏起直径 0.64 cm 的钢珠	0 1 2 3
0 1 2 3	20. 用小指、拇指捏起直径 0.64 cm 的钢珠	0 1 2 3
0 1 2 3	21. 用拇指、食指捏起直径 0.4 cm 的钢珠	0 1 2 3
0 1 2 3	22. 用拇指、中指捏起直径 0.4 cm 的钢珠	0 1 2 3
0 1 2 3	23. 用拇指、环指捏起直径 0.4 cm 的钢珠	0 1 2 3
0 1 2 3	24. 用拇指、小指捏起直径 0.4 cm 的钢珠	0 1 2 3
	项目：放置	
0 1 2 3	25. 将垫圈套在钉子上	0 1 2 3
0 1 2 3	26. 肩熨斗放在架子上	0 1 2 3
	项目：旋前和旋后	
0 1 2 3	27. 把水从罐子中倒入杯子中	0 1 2 3
0 1 2 3	28. 把杯子里的水倒入罐子中	0 1 2 3
0 1 2 3	29. 把第 28 项中罐子里的水再倒回杯子中	0 1 2 3
0 1 2 3	30. 把手放在头后	0 1 2 3
0 1 2 3	31. 把手放在头顶	0 1 2 3

续表2-16

右手得分		左手得分
0 1 2 3	32. 把手放在嘴上	0 1 2 3
	项目：书写	
0 1 2 3	33. 书写自己的名字	0 1 2 3
	总分	

二十、9孔插板试验

9孔插板试验（nine-hole peg test，NHPT）是评价患儿整体手功能的测试方法。测试工具包括9孔插板、9根小圆柱容器、计时表。9孔插板含孔洞9个，孔径7.1 mm，孔中心距32 mm，孔深13 mm；圆柱9根，高32 mm，直径6.4 mm。方盘容器内径135 mm×35 mm，深23 mm，圆盘内径130 mm，深16 mm。计时表精度至0.01 s。测试的标准程序如下：①向患儿说明操作要求并示范1次；②将小柱置于容器中，容器置于插板操作手一侧；③患儿每次从容器中取1小柱插入1个小孔中，9个小柱插完后，再依次把小柱拔出，放置于容器中；④计算操作开始至最后1根小柱置入容器的时间，记录单位为秒（s）。测试时先由健手操作所有步骤后再到患手操作，测试过程中应鼓励患儿尽快操作，如果小柱掉落，测试者要迅速捡起小柱并将其放回掉落前位置。由于9孔插板试验简单、准确，稍加训练即可掌握，不需要特殊器材，因此可以作为手功能综合评价的客观指标。

二十一、精细运动功能评估

精细运动功能评估（fine motor function measure scale，FMFM）由上海复旦大学附属儿科医院编制，属于等距量表，可以较合理地判断脑瘫患儿的精细运动功能水平，具有良好的信度和效度。量表分为五个方面，共有61个项目，包括视觉追踪（5项）、上肢关节活动能力（9项）、抓握能力（10项）、操作能力（13项）、手眼协调能力（24项），每项评分标准为0～3分，共4个等级。具体评分标准如下：3分——完成项目，已经达到掌握动作的标准；2分——完成一半及一半以上的标准动作，但未达到标准；1分——表现出完成项目的动机或者完成半数以下的标准动作；0分——没有表现出完成项目的动机和努力，或者没有任何迹象表明相应技能正在发展出来。原始分满分为183分，通过查表可以换算出具有等距特性的精细运动能力分值，得分范围在0～100分之间。

二十二、墨尔本评定量表（第二版）

墨尔本评定量表（第二版）（Melburne assessment 2nd，MA2）是测试2.5～15岁患

有先天性或获得性神经系统疾病患儿单侧上肢运动质量的标准化评估，具有良好的信度和效度，适用于不同运动障碍如痉挛、肌张力障碍、手足徐动和共济失调患儿，较常用于脑瘫患儿；若需评估两侧上肢，则对每侧上肢分别评分。

评估耗时 10 ～ 30 min，取决于受试者的年龄、能力、对指令的理解、合作程度及测试者对工具的熟悉程度，受试者需要完成 14 项与日常活动相关的任务，包括伸手够取、抓握、释放和操作简单的物品，如蜡笔、小丸和小方块等，录制整个评估过程便于后续观察和评分。评分时，测试者根据每项任务的评分标准，从关节活动度、准确性、灵活性和流畅性四个维度中的一至三个，分别进行 3 分、4 分、5 分制评分，最终共有 30 个细项需要评分。归类每项任务的相同维度细项，相加得分计算对应维度的原始总分，最终使用这四个维度的分数分析上肢运动质量。

MA2 的用途广泛，可以：①识别需要进行干预的运动要素，如关节活动度的限制，从而指导治疗的开展；②被测者在特定的治疗干预前后的表现对比，作为疗效评价工具；③向家长、教师、其他相关人员和临床工作者提供被测者治疗进展信息。

二十三、上肢选择性运动控制量表

选择性运动控制是人类正常运动的基本要素之一，使人们能够灵活独立地控制关节活动。异常的运动控制是脑瘫的核心临床表现之一，具体表现为患儿在随意运动和姿势控制中，无法以特定的模式/顺序独立激活肌肉，进而出现镜像运动、多余关节活动、共同运动、主动关节活动范围不足等表现。之前常用肌电图评估选择性运动控制能力，上肢选择性运动控制量表（selective control of the upper extremity scale，SCUES）则是简单易行的标准化评估量表，测试时间一般小于 15 min，适用于 3 ～ 18 岁、能配合执行简单指令、MACS 各级的偏侧脑患儿手功能评估。

测试时，受试者需要取下帽子、绑起头发、卷起袖子至肘部以上，坐在高度合适的桌子前，自然舒适地把双上肢置于桌面，充分暴露各受试关节便于观察镜像运动、多余关节活动、躯干活动及关节活动范围；测试者指导患儿完成上肢的五个单关节活动，包括肩关节的外展和内收、肘关节的屈曲和伸展、前臂的旋前和旋后、腕关节的屈曲和伸展、手指的抓握和释放。测试前，测试者示范每个关节动作，必要时可以手把手带着受试者的上肢被动完成一次标准动作，并告知其按照与被动演示相同的角度移动特定的关节；每个动作先由健手完成 3 次，再由患手完成 3 次，完成同一关节的双手动作并回到休息位后，再进行下一关节的测试；按照肩、肘、前臂、腕、手指的顺序依次测试并录像。在测试前臂动作时，如果受试者存在腕关节屈曲挛缩，应将其前臂放置在四英寸高的木块上，使腕关节屈曲不会影响前臂运动；测试完毕后，测试者通过观看录像对各关节表现进行评分。

SCUES 的评分标准如下：①正常水平（M3，3 分），可完成关节的指定活动。②轻度受损（M2，2 分），表现出轻度的但是可识别的重复性的镜像运动；和/或同侧出现一个其他关节额外运动；和/或在关节运动时，表现出轻度但是可识别的躯干运动；和/或在测试位，关节活动度达到最大关节活动度的 50% ～ 85%。③中度受损（M1，

1 分）：表现出明显的、强烈的、持续的以及重复的镜像运动；和/或身体同侧出现两个或更多关节的额外运动；和/或在关节运动时出现明显的、强烈的、持续存在的躯干运动；和/或在测试位，关节活动度达到最大关节活动度的 1% ～ 49% 。④重度受损（M0，0 分）：无法完成关节活动。具体见表 2 – 17。将患侧上肢各关节的得分相加得到的总分即为最终评估结果。

表 2 – 17　SCUES 评分细则

评分	部位				
	肩（内收/外展）	肘（伸展/屈曲）	前臂（旋前/旋后）	腕（屈曲/伸展）	手指（抓握/释放）
M3	外展上臂至肩膀高度触摸医生的手	可	可	可	可
M2	（1）表现出轻度的但是可识别的重复性的镜像运动 （2）身体同侧出现一个其他关节额外运动 （3）在关节运动时，表现出轻度但是可识别的躯干运动 （4）在测试位，关节活动度达到主动关节活动度的 50% ～ 85%				
M1	（1）表现出明显的、强烈的、持续的以及重复的镜像运动 （2）身体同侧出现两个或更多关节的额外运动 （3）在关节运动时出现明显的、强烈的、持续存在的躯干运动 （4）在测试位，关节活动度达到主动关节活动度的 1% ～ 49%				
M0	无法外展或内收肩关节/屈曲或伸展肘关节/无法旋前或旋后前臂/无法屈曲或伸展腕关节/无法张开或屈曲手指				

SCUES 的临床应用包括：①作为评估工具之一，与其他测试一起使用时，可以帮助确定患者参与或活动限制的原因。②可作为交流工具，通过量化患者的运动控制能力，帮助治疗师更好地与家人、教育工作者和其他相关人员沟通患者无法参与或完成某些任务的可能原因。③指导干预策略的选择，如果随着时间的推移评估结果一直保持稳定，代偿性策略可作为更好的选择；若目前选择的是治疗性策略，则可以定期进行复评，以观察分数是否发生变化。

二十四、加拿大作业表现评估

加拿大作业表现评估（Canadian occupational performance measure，COPM）是一项以评估对象为中心、基于作业的标准化评估工具，采用半结构化的访谈形式及结构化的评分方式，旨在定义作业表现中出现的问题，并测量评估对象感知到的作业表现随时间的变化。这为设定干预目标提供了基础，以便在治疗后评估治疗对象在访谈中确定的目标的实现程度。

COPM 可以应用在各年龄段、各种健康状况人群的日常作业，即想要做、需要做、被期望去做，但近期完成比较困难的日常活动和任务。当 COPM 被应用在儿童中时，访谈对象可为儿童的主要照顾者或其本人，当访谈对象为儿童本人时，施测者可以对访谈方式进行调整，比如采用儿童能够理解并给予合适反馈的评估语言，以及将评分系统中的文字用表情来代替，以适应儿童的发展水平和处理抽象概念的能力（图 2－7）。COPM 访谈包含 5 个步骤：①定义问题，在访谈过程中，确定被测者认为很难顺利进行的日常作业；②重要性评分，此步骤要求被测者使用 1（根本不重要）到 10（极其重要）的等级，评估他们方才提出问题的重要性；③选择需记分的问题，在此步骤中，被测者最多选择第二步中确定的 5 个最重要的问题，以便进一步干预；④表现和满意度评分：此步骤要求被测者以 1（完全不能做到）至 10（可以很好地做到）的等级来评估其表现，并以 1（完全不满意）到 10（非常满意）的等级来评估对其表现的满意程度，最终分别取所有问题的表现及满意度得分的平均值；⑤重新评估：在初步评估和干预之后的适当时间间隔内，被测者将以相同的问题和相同的方式对表现和满意度评分。

COPM 不是一个常模参照性的评估手段，由于 COPM 的得分取决于所发现问题的性质和复杂性，因此无法将一个人的得分与另一个人的得分进行比较，唯一有意义的是将同一个人的分数进行前后比较。

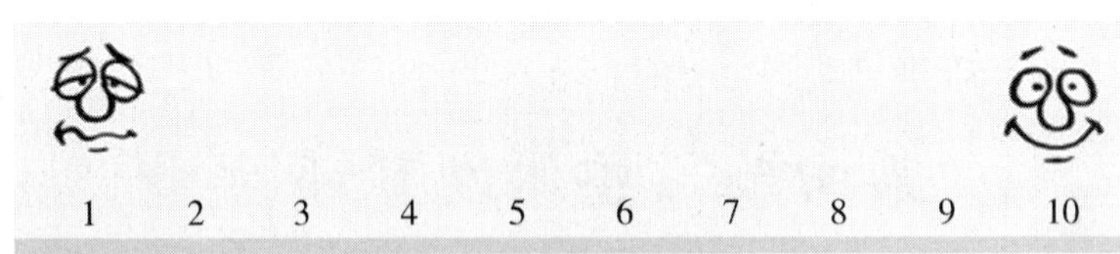

图 2－7 COPM 评分系统

二十五、辅助手评定

日常生活活动通常需要双手参与，双手表现可作为手功能的重要评价指标之一，辅助手评定（assisting hand assessment，AHA）是评估手部使用的金标准，可用于评估并描述单侧上肢功能障碍患者的患侧上肢（手/手臂）与对侧如何有效地双手协调进行游戏操作的能力。AHA 是一个基于观察的标准测试，测试中选取的双手活动是与患儿年龄相关的半结构化游戏活动，测试中允许患儿与评估者互动，测试的是患儿在评估环境下的典型/习惯表现而不是最佳能力，评估结果可用于指导干预和评价疗效。研究显示，AHA 应用在脑瘫儿童中具有较高的重测信度和一致性信度（$ICC = 0.97 \sim 0.99$）。

AHA 包括适用于 8 ～ 18 月龄的幼儿版（mini-AHA）、18 月龄～ 5 岁的幼儿版（small kids-AHA）、6 ～ 12 岁的学龄期版（school kids-AHA）、13 ～ 18 岁的青少年版（assisting hand assessment for adolescents，Ad-AHA）。

AHA 费时 30 ～45 min，包括两部分。第一部分是 10 ～ 15 min 的半结构化游戏环节，使用的是特定的、需要双手操作的玩具，根据患儿年龄选择相应的游戏，测试时录

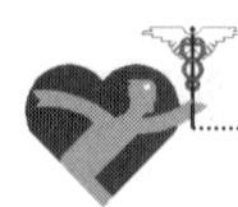

像和记录。8～18月龄使用的是精心挑选的需要双手使用的玩具；18月龄～5岁使用AHA配套的玩具进行探索性游戏；6～12岁使用配套的玩具进行专门设计的棋盘游戏、外星人游戏（alien game）、堡垒游戏（fortress game）；13～18岁进行棋盘游戏（go with the floe）或另两项双手活动，如包装（present tasks）、制作三明治（sandwich tasks）。

第二部分，评估者根据录像评分，观看视频中患儿的患手表现，如整体使用、手臂使用、抓握释放、精细调整、协调动作、速度节奏，并对20个物品相关性操作条目进行1～4分的4分制评分，1分表示"不做"，2分表示"无效"，3分表示"有点儿有效"，4分表示"有效"。每个条目有具体的评分标准，原始分总分在20～80分之间，经过相应的对数转换成百分数（0～100分），分数越高意味着能力越好；原始分还可以转换成Rasch分析的难度分，用于指导干预措施，调整活动难度等。

AHA能较敏感地监测患手随着时间所发生的变化，临床用于量化患手的障碍程度，作为治疗后的主要结局测评指标，如限制-诱导运动疗法、双手疗法、外科手术、夹板、动作观察法和肉毒毒素注射；用于研究偏侧脑瘫患儿双手功能的纵向发展以及相关预测性研究。

（何　璐　徐开寿　邱慧莹　王筱玥　徐韵贤　程亚慧）

第四节　整体发育评估

整体发育评估可分析患儿的运动落后领域在于哪个方面，有助于治疗师了解患儿的功能平衡状况。

一、格塞尔发展量表

格塞尔发展量表（Gesell developmental schedules，GDS）通过判断婴幼儿神经系统完善和功能成熟的程度而发现发育落后，是具有良好信度/效度的诊断性量表，测试程序标准化，国内已有修订的常模可用；其不足在于测试程序较烦琐。GDS适用年龄为4周至6岁，测试的行为内容包括适应性、粗大运动、精细运动、语言、个人-社会行为五个方面。考虑到婴幼儿发育过程中某些年龄节点会出现较大的变化，因此设定以下年龄节点为测试婴幼儿发育的关键年龄：4 w、16 w、28 w、40 w、52 w、18个月、24个月和36个月。测试其他年龄婴幼儿时，可选择与受试婴幼儿年龄最接近的年龄分量表评估。测试时间约60 min，以正常行为模式为标准，计算该受试婴幼儿的发育商数（developmental quotient，*DQ*），即 *DQ* =（测得的成熟行为模式所对应的年龄/实际生理年龄）×100，再进行结果分析判断婴幼儿的发育水平。评分标准参考表2-18。

表 2－18 格塞尔评分标准

发育商	评分标准
$DQ > 85$	正常水平
$76 \leqslant DQ \leqslant 85$	边缘状态
$55 \leqslant DQ \leqslant 75$	轻度发育迟缓
$40 \leqslant DQ \leqslant 54$	中度发育迟缓
$25 \leqslant DQ \leqslant 39$	重度发育迟缓
$DQ < 25$	极重度发育迟缓

以 8 个关键年龄节点作为分量表，分别显示相应年龄所对应的测试内容的行为特点，每个分量表设计成三大竖栏与五大横栏形式，中间竖栏是关键年龄节点的行为特点，左右竖栏是与之前后相邻两个年龄所对应的行为特点，五大横栏对应五个测试内容，量表格式参考图 2－8。要求根据建议顺序进行测试，例如，16 w 分量表的测试顺序为：仰卧位、悬环、拨浪鼓、社交、铃、拉坐位、支持坐位、桌旁坐位、方木（一块、两块）、方木堆、毛线球、镜子、支持站位、俯卧位。使用（－）表示未观察到相符的行为特点，（＋）表示观察到相符的行为特点，（±）表示出现某个行为但未成熟，（＋＋）表示所观察的行为是更成熟的模式。检查者要牢记某些行为模式有永久性和暂时性两种类型，暂时性行为模式表示对应的行为特点将在较大年龄时被更高级更成熟的模式所代替，在量表中以（＊）标示。例如，婴儿在俯卧位时先达到抬头 45°，再发育到抬头 90°水平；36 w 时的剪式抓握，将在 40 w 被拇食指捏代替。检查者把所获得的信息记录于量表的 H 栏和 O 栏中，H－历史，表示信息获得途径是家长渠道，例如某些语言项可以通过家长报告获得；O－观察，表示信息是直接通过检查获得，但也不能轻易否决家长提供的信息。最后，根据（＋）与（－）的分布情况分析受试婴幼儿的发育成熟程度，切记结果分析不是把（＋）（－）单纯的相加，检查者应该通过（＋）（－）的分布情况确定受试婴幼儿的功能状况是否更符合某一年龄对应的行为特点。例如，40 w 的婴儿，适应性行为在 40 w 全部是（＋），在 44 w 及 48 w 各有一个（＋），可以考虑该婴儿的适应性行为是 42 w，因为该婴儿掌握了 40 w 的项目并逐步向 44 w 和 48 w 水平发育。最后，应用公式分别计算五个测试内容的发育商数。格塞尔量表不建议使用一个简单的数字来评价婴幼儿的总体发育水平，因婴幼儿在这五个测试方面的发育是不平衡的，故应分别计算各个测试内容的发育商数并进行分析。

二、新生儿 20 项行为神经检查法

新生儿行为能力与新生儿行为神经检查能较全面地反映大脑的功能状态，基于此，国内学者建立了新生儿 20 项行为神经检查法（neonatal behavioral neurological assessment，NBNA），包括行为特点（6 项）、被动肌张力（4 项）、主动肌张力（4 项）、原始反射（3 项）、一般情况（3 项）五大部分共 20 项（表 2－19）。评分标准为 0 分、

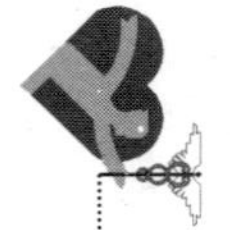

图2－8　格塞尔量表16 w分量表

H	O	12 w	H	O	16 w	H	O	20 w
					适　应　性			悬环、拨浪鼓：两手向悬环、拨浪鼓靠近（·28 w）
■		悬环、拨浪鼓：在中线立即注意（·16 w）	■		悬环、拨浪鼓：立即注意			
		悬环、拨浪鼓：握在手中看一眼（·16 w）			悬环、拨浪鼓：双臂活动（·20 w）			悬环、拨浪鼓：抓住附近的拨浪鼓（·24 w）
		悬环：环形跟随尚协调			悬环、拨浪鼓：跟随180°			拨浪鼓：拨浪鼓掉下后两眼追找
		拨浪鼓：跟过中线（·16 w）			悬环、拨浪鼓：握在手中注视			方木：两手向方木靠近（·28 w）
		拨浪鼓：视线跟随上下移动			悬环、拨浪鼓：放到嘴里	■		第三块方木：拿两块，注视第三块（·28 w）
■		桌面：注意桌面或双手			悬环、拨浪鼓：用空着的手接触、抓握	■		方木堆：抓住接近的一块（·24 w）
■		方木堆、杯：立即注意	■		方木、铃：立即注意	■		方木堆：拿起两块
■		方木堆、杯：持久注意			方木、铃：双臂活动（·20 w）			方木、铃：放在嘴里
		方木堆、杯：双臂活动（·20 w）	■		方木、铃：用手接触（·20 w）			铃：两手接近并抓住（·28 w）
■		毛线球：目光跟随移动的毛线球	■		第二块方木：抓住一块，注意第二块（·28 w）			毛线球：追找掉下的线球
					毛线球：跟随180°	■		小丸：能注意到小丸（·32 w）
		仰卧：头在中央位置占优势			粗　大　运　动			仰卧：两腿伸直，高举
		仰卧：对称姿势占优势			仰卧：两手相握			仰卧：滚向俯卧
		坐：头向前倾，头稍晃不稳（·16 w）	■		坐：头向前倾，头稳定（·20 w）			拉坐：头不滞后
		站：支持部分体重片刻（·20 w）			坐：仅腰部弯曲（·24 w）			坐：头竖直、稳定
		俯卧：举头支持在中线			托腹悬空：头、腿与身躯呈一条线			托腹悬空：双臂向两侧伸直
■		俯卧：持久举头45°			俯卧：举头90°			俯卧：两前臂伸直
■		俯卧：低头到桌面能控制	■		俯卧：一上肢屈曲，一上肢伸展（·20 w）			站：腿能支持大部分体重
		俯卧：自动前臂支撑	■		俯卧：滚向仰卧	■		扶站：肩部有张力
		俯卧：两腿伸直						
					精　细　运　动			
■		仰卧：两手张开或轻握拳			悬环、拨浪鼓：主动抓握	■		方木：指端掌根抓握（·24 w）
		仰卧：手指抓衣服等（·24 w）			拨浪鼓：留握			
		悬环、拨浪鼓：有主动抓握的动作（·16 w）			桌面：以手指摸、抓桌面			
			■		方木堆、杯：用手接触（·20 w）			

续图 2－8

H	O	12 w	H	O	16 w	H	O	20 w
■		表情：兴奋时呼吸加深（·24 w） 发音：咯咯笑声 发音：发两个音节的音			语　言 发音：出声笑 发音：尖声叫			发音：发咕噜声 发音：主动和人或玩具说话
■		哺喂：用目光期待着喂奶 玩耍：玩手，手指相碰（·24 w）	■		个人－社交 哺喂：双手轻拍奶瓶（·36 w） 社交：拉坐起来时发音或微笑（·24 w） 社交：自发微笑迎人 玩耍：围着东西坐 10～15 min 玩耍：拉衣服到脸上（·24 w） 对镜：微笑和发音			悬环、拨浪鼓：放在嘴里（·28 w） 社交：能辨别陌生人 对镜：伸手试拍自己的影像

注：H——历史，O——观察，（·）——在以后年龄阶段将被更成熟的行为所代替。

表 2－19　新生儿行为神经检查表（NBNA）

项目		检查时状态	评分 0	评分 1	评分 2
行为特点	1. 对光习惯形成：重复用手电筒照射新生儿的眼睛，连续 2 次反应减弱后停止测试，如不减弱，最多刺激 12 次，观察和记录反应减弱甚至消失的连续 2 次前的照射次数	睡眠	大于等于 11 次	7～10 次	小于等于 6 次
	2. 对声音习惯形成：距其 15～20 cm 处，短暂而响亮地摇“格格”声红塑料盒，连续 2 次反应减弱后停止测试，如不减弱，最多刺激 12 次	睡眠	大于等于 11 次	7～10 次	小于等于 6 次
	3. 非生物性听定向反应（对“格格”声反应）：用柔和的“格格”声在新生儿视线外（约 10 cm 处）连续轻轻地给予刺激，持续摇动不超过 15～20 s，左右交替刺激共 4 次，观察其头和眼睛转向声源的能力	安静觉醒	头和眼睛不能转向“格格”声	转向“格格”声，但转角小于 60°	转向“格格”声，转角大于等于 60°
	4. 生物性视听定向反应（对说话的人脸反应）：检查者和新生儿面对面，相距 20 cm，用柔和而高调的声音说话，从新生儿的中线位慢慢向左右两侧移动，移动时连续发声，观察新生儿的头和眼球追随检查者的脸和声音移动的能力	安静觉醒	头和眼睛不能转向说话声	有转向，但转角小于 60°	有转向，且转角大于等于 60°
	5. 非生物性视定向反应（对红球的反应）：检查者手持红球面对新生儿，相距 20 cm	安静觉醒	头眼不转动	头或眼转角小于 60°	头或眼转角大于等于 60°
	6. 安慰：指哭闹的新生儿对外界安慰的反应	哭	经任何方式安慰不能停止	哭闹停止非常困难，需要抱起来摇动或吃奶头才能停止	安慰后较易停止哭闹
被动肌张力	7. 围巾征：检查者一手托住新生儿的颈部和头部使其保持正中位，维持半卧位姿势，将新生儿手拉向对侧肩部，观察肘关节和中线的关系	觉醒	上肢环绕颈部	肘部略过中线	肘部未达中线
	8. 前臂弹回：只有新生儿双上肢呈屈曲姿势时才能进行该项检查，检查者用手拉直新生儿双上肢，然后松开使其弹回到原来的屈曲位，观察弹回的速度	觉醒	无弹回	弹回速度慢弱，大于 3 s	弹回活跃小于等于 3 s，可重复

续表 2－19

项目		检查时状态	评分 0	评分 1	评分 2
被动肌张力	9. 下肢弹回：只有新生儿髋关节呈屈曲位时才能检查，新生儿仰卧，检查者用双手牵拉新生儿双小腿使之尽量伸展，然后松开，观察弹回的速度	觉醒	无弹回	弹回速度慢弱，大于 3 s	弹回活跃，小于等于 3 s，可重复
	10. 腘窝角：新生儿平卧，骨盆不能抬起，屈曲呈胸膝位，固定膝关节于腹部两侧，然后举起小腿测量腘窝的角度	觉醒	大于 110°	110°～90°	小于等于 90°
主动肌张力	11. 头竖立反应（颈屈、伸肌主动收缩）：检查者双手抓握新生儿上臂及胸部，以适当速度拉其至坐位姿势，观察其颈部屈伸肌收缩及试图竖头动作，记录坐直位时头竖立的秒数，可以重复测试 2 次	觉醒	无反应或异常	有头竖立动作	头竖立 1～2 s 及以上
	12. 手握持：仰卧位，检查者的食指从尺侧插入新生儿手掌，观察抓握的情况	觉醒	无抓握	抓握力弱	非常容易抓握并能重复
	13. 牵拉反应：在测试手握持得到有力的抓握后，检查者抬高双食指约 40 cm，观察新生儿可否屈曲自己的上肢带动身体离开桌面	觉醒	无反应	只提起部分身体	提起全部身体
	14. 支持反应：检查者用手抓握新生儿前胸，拇指和其他手指分别在两侧腋下，支持新生儿呈直立姿势，观察新生儿头颈部、躯干和下肢是否主动收缩以及支持身体的时间	觉醒	无反应	不完全或短暂，直立时头不能竖立	能有力地支撑身体，头竖立
原始反射	15. 自动踏步：新生儿躯干在直立位置或稍微往前倾，当足接触到硬的平面即可引出自动迈步的动作。放置反应：直立位时，使新生儿的足背碰到桌子的边缘，该足有迈上桌的动作	觉醒	无反应	引出困难	好，可重复
	16. 拥抱反射	觉醒	无	弱，不完全	好，完全
	17. 吸吮反射	觉醒	无	弱	好，与吞咽同步
一般估价	18. 觉醒度	觉醒	昏迷	嗜睡	正常
	19. 哭	哭	无	微弱，尖	正常
	20. 活动度	觉醒	缺或过多	减小或增多	正常

1 分、2 分 3 级评分，40 分为满分，35 分以下为异常；总分不包括加分项，视听定向力加分和头竖立秒数是新生儿行为能力进步的指标。NBNA 适用于足月新生儿；早产儿需要胎龄满 40 w 后进行检查，主要考虑早产儿肌张力较低，NBNA 评分低下不能反映其正常与否，但早产儿可进行视听反应检查；足月窒息儿可在生后第 3 d 开始进行检查。如果评分低于 35 分，7 d 后应重复检查，仍不正常者 12 ～ 14 d 后再复查。检查环境需安静、半暗，室温 22 ～27 ℃，在新生儿 2 次喂奶中间进行，整个检查在 10 min 内完成。

三、Bayley 婴幼儿发育量表（第三版）

Bayley 婴幼儿发育量表（第三版）（Bayley scales of infant and toddler development, third edition, BayleyⅢ）是评估 1 ～42 月龄儿童功能发育的工具，可识别发育落后并为康复方案提供建议。BayleyⅢ包含认知量表、语言量表（语言理解和语言表达）、运动量表（粗大运动和精细运动）3 个测评分量表，以及社会－情绪量表、适应性行为量表 2 个家长问卷。BayleyⅢ基于 BISD－Ⅱ的精神发育量表独立了语言量表，拓展了认知相关概念并衍生了独立认知量表。认知量表共 91 项，强调与认知评估相关的要点：①游戏中的表现，如对玩具的操作、相关性游戏、假装游戏、想象游戏等。②信息整合能力的表现，即在某项任务中的信息整合能力，如偏爱新鲜事物、适应物品、类比匹配、记忆、快速反应、预期模式、解决问题等。③数字概念和计数能力，其发育可从一一计数到直接表达特定数目的能力。语言量表包括语言理解量表（49 项）和语言表达量表（48 项），学者认为语言理解和表达的发育是相对独立的，或发育速率并非一致，两者发育水平存在明显差异时可能提示儿童不同的语言发育问题；语言理解的评估从对声音的反应开始，逐步发育到对他人不同语言内容的理解能力。运动量表分为精细运动量表（66 项）和粗大运动量表（72 项），精细运动量表主要评估儿童的手眼协调、伸手够物、抓握的方式、物品操作、双手协调等；粗大运动量表主要评估里程碑式的运动发育情况，更强调运动的完成情况而不是运动的控制和质量。社会－情绪量表是基于功能性情绪里程碑而形成的，它将出生后至 42 月龄儿童的社会－情绪表现分为 6 个阶段，如第一阶段时（3 月龄）儿童表现出对外界环境的兴趣和自我调整能力，第二阶段时（5 月龄）开始参与到互动中，如对照顾者给予微笑的反馈等。适应性行为量表主要评估儿童获得与增强独立性相关功能性技能的能力，即其日常生活中能有效且独立照顾自己和与他人互动的能力。

BayleyⅢ的评估项目较多，测评 1 岁内儿童一般需要 40 ～50 min，大于 1 岁的儿童可能需要 1 ～1.5 h，评估需使用标准化工具，包括沙锤、积木、镶嵌板、图书等数十种物品。认知、语言和运动量表中，所有项目评分标准均为可完成（1 分）、不能完成（0 分）两级。BayleyⅢ具有详细的评估规则以尽可能保证同质化，如①起始规则：每个月龄段的儿童都有一个评估的起始点，当从起始点后的连续 3 项中有 1 项或多于 1 项得 0 分，则需要倒退至上一起始点，直至连续 3 项获得 1 分；②停止规则：若儿童在某一功能区的项目中出现连续 5 项得 0 分，则该功能区测试完毕；③所有项目均有具体的体位、时限、测试次数、演示与否、单侧或双侧测试等要求；④所有项目的 1 分和 0 分可能的表现均在操作手册中有详细描述。BayleyⅢ还存在不少系列项目（series items），即对于同一测试内容，不同月龄儿童所表现的不同发育水平（表2－20），更加细化评估内容。

表2－20 BayleyⅢ的部分系列项目

项目	评估内容	工具	得分标准
31	积木堆高系列：2块	12块积木	儿童可以堆起至少2块积木
38	积木堆高系列：6块	12块积木	儿童可以堆起至少6块积木
54	积木堆高系列：8块	12块积木	儿童可以堆起至少8块积木

BayleyⅢ是具备良好信效度的发育迟缓诊断性量表，也广泛应用于唐氏综合征、脑瘫、广泛性发育障碍、早产或小于胎龄儿等特殊人群中。受试儿童在所有分量表中的原始分均可依据常模转换成标准分后与正常同龄儿童相比较，以检测其发育水平，还可得出其发育百分位和年龄当量。研究提示，当不同功能区之间出现明显差异时，可能提示特定疾病，如孤独症谱系障碍患儿在BayleyⅢ中的运动表现与语言能力会存在明显差异；当任一或多个功能区的评估结果为落后时，应及早开展康复训练并定期随访。

（何 璐 邱慧莹 徐开寿）

第五节 进食和吞咽功能评估

进食和吞咽功能是保证儿童营养的重要技能。吞咽障碍的患病率较高，在正常发育儿童中为25%～45%，在发育障碍儿童中为33%～80%，婴儿期、儿童期、学龄期、成年期不同时期的进食和吞咽功能会有不同的特点，选择可靠、有效、标准化的检查方法，可以更好地识别进食和吞咽障碍，了解相关病因，评价治疗效果，进行临床随访，便于在各学科间共享与沟通相关信息。

一、进食功能分级系统

进食功能分级系统（eating and drinking ability classification system，EDACS）用于描述脑瘫患儿日常进食与吞咽的安全性和有效性，包括用于3岁以上EDACS（表2－21）、用于18～36个月mini-EDACS（表2－22）两个版本。EDACS通过分析患儿的咬、咀嚼、吞咽能力，进食不同质地食物的口腔技能，以及与进食相关的呼吸变化，与吸入/窒息相关的健康风险等把脑瘫患儿的进食功能分为五个级别。EDACS分析了患儿的口腔运动和吞咽功能，考虑了食物质地、餐具、进食姿势、照顾者能力等影响因素，确定了进食吞咽安全性（窒息和误吸风险）和有效性（对比同龄儿的进食时间及口腔食物

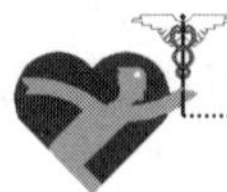

和液体的损失）的关键特征。mini-EDACS 扩展了 EDACS 的年龄范围，有助于评估与管理脑瘫患儿的早期进食能力。

表 2-21　进食功能分级系统 EDACS（>3y）

等　级	标　准
Ⅰ	安全有效的进食。 可广泛摄取该年龄所需的各类食物，咬和咀嚼非常坚硬的食物可能会有困难，能左右移动口中食物，咀嚼时可紧闭双唇，能使用各种杯子或吸管来连续且顺畅地吞咽稀释或浓稠的流质食物，进食特别具有困难度的食物时可能会咳嗽或打嗝，与同龄人进食速度相仿，能够将大部分的固体或流质食物保留在口中，能清除大部分残留在牙齿表面上的食物，并可移动口腔侧面的大部分食物
Ⅱ	可安全进食但效率低。 进食该年龄所需的各类质地食物，进食坚硬或坚韧的、混合的以及黏性食物时可能会有困难，能够使用舌头缓慢地左右移动口中食物，咀嚼时可能会张开嘴唇，能够使用大部分杯子连续且顺畅地吞咽稀释的或流质的食物，可用吸管；当进食没有尝过的或具有困难的食物或疲倦时会咳嗽或打嗝，有时一次喝下太多流质或太快喝时可能会咳嗽，进食具有挑战的食物质地时可能会疲倦，因此用餐时间可能会比同龄儿童更长，进食具有挑战的食物时可能有一小部分固体和流质食物从口中漏出，有些食物会残留在牙齿表面和牙龈与脸颊之间
Ⅲ	进食的安全性欠佳，且效率低。 能够进食泥状或捣成泥状的食物，能够咬和咀嚼一些质地较软的食物；进食大块、坚硬以及坚韧的食物时会有困难，因此可能会呛到和降低进食效率；左右移动口中食物、将食物保留口中，或是咬和咀嚼食物均有困难；进食能力取决于整体的身体能力、摆位的姿势或辅助支持有多少；可以使用没盖的杯子喝流质，使用有盖杯子时需要控制液体的流速；喝浓稠的流质比稀释的容易，但可能需要在每一口之间停顿一会；在特定情况下才能安全喝流质，如可信任的照顾者在身边时或能够专心时；需要调整食物质地或注意食物在口中的位置，以减少窒息的风险；当流质食物快速进入口腔或大量食物在口中时可能会咳嗽或误吸；当食物需要咀嚼时可能会疲倦，因此用餐时间增加；固体和流质食物可能会从口中漏出，食物残渣会留于牙齿表面、口腔顶部和牙龈与脸颊之间
Ⅳ	进食安全性明显有问题。 可以进食平滑的泥状或捣成泥状的食物；进食需要咀嚼的食物会有困难；进食块状食物可能会被呛到；当进食有误吸征兆时，吞咽与呼吸协调可能会出现困难；控制口中的固体和流质食物、控制嘴巴闭合以及控制吞咽、咬和咀嚼均有困难；可能会直接吞下整块食物；饮用浓稠的流质食物会比稀释的容易；浓稠的流质食物从有开口的杯子流入口中的速度缓慢且量少时可提高喝的控制能力；在特定情况下才会喝流质，如可信任的照顾者在身边时；需要在每一口吞咽之间停顿一会；需要特定的食物质地、浓稠度一致的流质、特殊的技术、有技巧的照顾者、特殊体位以及改进的环境等来降低误吸和窒息风险并提高进食效率；进食时可能会觉得疲倦，因此可能会增加用餐时间；固体和流质食物会从口中漏出；食物会黏在牙齿表面、口腔顶部和牙龈与脸颊之间；可能需要考虑管饲辅助进食

续表 2－21

等　级	标　准
Ⅴ	无法安全进食且需要考虑使用管饲来提供营养。 可以进食小口的尝味品或调味品；小口的尝味品或调味品的进食能力会受到体位、个人因素以及环境因素等影响；由于吞咽与呼吸协调的活动受限，所以无法安全地吞咽食物或流质；张开嘴巴以及移动舌头皆有困难；常发生误吸或被呛到；可见的误吸窒息风险；可能需要用吸痰或药物的方式帮助清空呼吸道分泌物；采用非经口进食方式来提供营养，如需考虑管饲

注：①与Ⅰ级和Ⅱ级之间的区别：与Ⅰ级相比，Ⅱ级在进食有挑战食物时会有一些限制，进食时间更长，进食后牙齿表面可能会残留更多的食物。

②Ⅱ级和Ⅲ级之间的区别：主要表现在咬和咀嚼块状食物时是否有呛咳或窒息的风险。与Ⅱ级相比，Ⅲ级需要更多调整以降低误吸窒息风险，如调整更多食物的质地、调整进食的工具/体位，如使用可挤压奶瓶、有阀门杯子、仰头进食利用重力吞咽等。

③Ⅲ级与Ⅳ级之间的区别：主要表现在是否能排除气道误吸风险。与Ⅲ级相比，Ⅳ级需要更关注安全性，在吃和喝上均有很大局限性，只能少量地尝试。

④Ⅳ级与Ⅴ级之间的区别：Ⅴ级不能安全进食，患儿自己经口进食误吸窒息风险较大。

表 2－22　进食功能分级系统 mini-EDACS（18～36 m）

级　别	标　准
Ⅰ	安全有效的进食。 广泛进食符合年龄的各类质地食物；咬和咀嚼一些坚硬的食物可能会有困难；能左右移动口中食物；用嘴唇运送食物入口；经乳房、奶瓶、带阀门/鸭嘴口/开盖的杯子喝各种质地流质；吃没吃过的、质地较有挑战的食物时，或喝较稀流质的液体时，可能咳嗽或呕吐；进食速度与同龄儿童类似；可把大部分食物/液体含在嘴里；会吐出不喜欢的、不熟悉的食物；可清除大部分粘在牙齿表面的、口腔两侧的食物
Ⅱ	可安全进食但效率低。 进食大部分符合年龄的各类质地食物；咬硬的、咀嚼费力的、吃混合质地或黏性的食物时困难；使用舌头把食物从口腔一侧移到另一侧；可经乳房、奶瓶、带阀门的杯子连续吞咽的稀、稠的流质，经开盖的杯子连续吞咽喝水可能更难；吃没吃过的/较有挑战质地的食物时，或嘴里食物太多，或疲劳时，容易咳嗽或呕吐；喝流质一下子太快/太多时会咳嗽；进食质地较有挑战性食物时，会从嘴角漏出少量食物；会吐出质地有挑战性的、不喜欢的、不熟悉的食物；食物可能会粘在舌头表面、牙齿表面、脸颊和牙龈之间

续表 2－22

级　别	标　准
Ⅲ	进食安全性、有效性受限。 可吃浓稠泥状的、充分捣碎的食物，再学习咬和咀嚼质地是软咀嚼的食物；吃大块的、硬的、费力咀嚼的食物可能呛咳或进食效率下降；在口中左右移动食物，用嘴巴含住食物，安全地咬/咀嚼食物均比较困难；舌头经常在嘴里前后移动；进食能力取决于整体的身体能力、体位姿势或辅助支持有多少；控制流质速度时可以使用奶瓶或带阀门/鸭嘴口的杯子喝流质，在学习使用开盖的杯子小口喝以连续吞咽；喝黏稠流质更容易，喝稀薄流质时每口间要停顿休息；在特定情况下才会选择喝的方式，如可信任的照顾者在身边时或能够专心时；需要调整食物的质地和/或食物在嘴中的位置，以降低窒息风险；当流质食物快速或大量食物进入口腔时会咳嗽或误吸；当食物需要咀嚼时可能会疲倦，因此用餐时间增加；容易从嘴巴漏出食物，食物粘在牙齿表面、口腔顶部、脸颊和牙龈之间，会用舌头推出质地具有挑战性的、不熟悉的、不喜欢的食物
Ⅳ	进食安全性、有效性明显受限。 可进食较顺滑的泥状/充分捣碎食物；进食需要咀嚼的食物都困难，吃大块食物会咳嗽；进食可疑误吸时会难以协调吞咽和呼吸；难以控制口中食物和液体的活动、嘴巴的开合、吞咽、咬和咀嚼等运动；吃大块食物时会整个吞下而导致窒息；更容易喝浓稠的流质，经开盖的杯子缓慢、少量地喝黏稠流质时控制性更好，经奶瓶喝可能有连续的吞咽，需要使用带阀门的杯子减少流质速度；更倾向于不使用喝进食，或在信任的照顾者陪同下进行喝水；进食每口间都需要停顿；需要特定的食物质地、一致的液体性状以及喂养技术、熟练照顾者、体位、环境等调整，才能降低误吸/窒息风险，提高进食效率；进食容易疲劳，费时较长；进食时较多食物漏出；食物粘在牙齿表面、口腔顶部、脸颊和牙龈之间；需要考虑管饲
Ⅴ	经口进食危险且无效，需要管饲提供营养。 可吃很小口食物；调整体位、个人与环境等影响因素后可吃一小口食物；因为吞咽－呼吸协调障碍所以不能安全进食；难以控制张嘴与舌头的活动；很容易误吸、呛咳；窒息风险高；需要气道廓清干预；建议管饲等非经口方式提供营养

二、新生儿口腔运动评估量表

新生儿口腔运动评估量表（neonatal oral-motor assessment scale，NOMAS）用于测评 0～2 个月新生儿的口腔运动功能（表 2－23），包括评估下颌开闭速率、节律、一致性（14 项）与舌运动方向、范围和速率（14 项）六个方面共 28 个项目，最终分为吸吮正常（10 项）、吸吮紊乱（8 项）、吸吮障碍（10 项）3 种吸吮形态。吸吮正常（共 10 项）指吸吮－吞咽－呼吸协调良好比率为 1∶1∶1，吸吮脉冲 10～30 次/组，吸吮间歇短暂；吸吮紊乱（共 8 项）指吸吮节律不规则，吸吮－吞咽－呼吸不协调；吸吮障碍（共 10 项）指出现舌和下颌的异常运动造成喂养中断，不能有效吸吮。评分标准为：出现量表规定条目行为定为1分，无则为0分。正常吸吮形态评分介于0～10，分数越高表示吸吮能力越好；吸吮紊乱评分介于0～8分，吸吮障碍评分介于0～10分，分数越低表示吸吮能力越好。

表2－23 新生儿口腔运动评估量表（NOMAS）

项目	吸吮正常	吸吮紊乱	吸吮障碍
下颌	下颌开闭一致	下颌开闭不一致	下颌过度张开，口唇不能紧密包含奶嘴
	下颌有节律地开闭	下颌运动无节律	下颌紧张，张口受限
	喂养前30 min予以奶嘴刺激能自发打开下颌	下颌启动困难：不能触及奶嘴；开始吸吮时出现细微震颤；用奶嘴触碰嘴唇无反应，但大力晃动奶嘴进行刺激后出现反应	下颌不对称，侧向一侧
	下颌运动速度1次/秒（为非营养性吸吮的1/2）	持续出现与年龄不相符（＜40 w）的不成熟吸吮状态	无下颌运动
	下颌能充分地包含奶嘴并吸收液体	—	营养性吮吸与非营养吮吸速率没有差异
舌	吸吮期间保持卷舌形成舌槽	在吸吮时舌过度前伸超过唇缘，但未中断吸吮节律	舌肌无力、松弛、无舌槽
	在舌的前后运动中出现伸舌－上抬－舌回缩的动作	无节律的舌运动	舌回缩、舌隆起、退缩至口咽部
	有节律的舌运动	由于以下原因不能持续吸吮2 min：适应；呼吸困难；疲乏	舌不对称，舌向一侧偏斜
	舌的运动速度为1次/秒	由于以下原因不能维持吸收2 min：适应，呼吸困难，疲乏	放入奶嘴后舌过度前伸超过唇缘，舌向外下伸
	有效吸收液体入口腔进行吞咽	—	无舌运动

三、儿童基础喂养和吞咽能力评定量表

儿童基础喂养和吞咽能力评定量表（ability for basic feeding and swallowing scale for children，ABFS-C）适用于2个月至14岁特别是神经肌肉系统疾病引起的吞咽障碍儿童。它包括清醒程度、头部控制、敏感度、口腔运动能力、唾液控制5个项目，均为0～3分4级评分标准，分数越高功能越好，最后记录总分（表2－24）。

表 2-24　儿童基础喂养和吞咽能力评定量表（ABFS-C）

评分 项目	清醒程度	头部控制	敏感度	口腔运动	唾液控制
0	对疼痛刺激无反应	仰卧拉起头部完全滞后	全身均敏感	无法闭唇或活动舌头	不能吞咽唾液，唾液从嘴唇流出
1	晃动身体可唤醒	仰卧拉起至 45°时头部跟随身体前屈	嘴唇周围敏感	可以闭唇，但不能活动舌头	听到咽分泌物发出汩汩声
2	语言可唤醒	仰卧拉起至 90°时，头部竖直并维持至少 10 s	口腔内敏感	舌头可以活动，但局限于口腔内	刺激口腔后（如牙龈摩擦、味觉刺激、呈现常见食物）发出汩汩声
3	无须刺激可清醒	头部稳定	没有敏感	舌头能伸出嘴唇外并活动自如	刺激口腔没有发出汩汩声

四、口腔运动评估量表

口腔运动评估量表（schedule for oral motor assessment，SOMA）是适用于 8～44 个月婴幼儿的口腔运动技能评估方法，根据婴幼儿的年龄、偏好从液体、泥糊状食物、半固体食物、固体食物、饼干 5 种不同质地食物中挑选 3 种让其进食，通过直接/录像观察其进食时的唇、舌、下颌运动情况进行评价。SOMA 主要评估口腔运动，不能评估咽期的异常（如误吸）。

五、口腔和吞咽能力工具

口腔和吞咽能力工具（oral and swallowing abilities tool，OrSAT）是为脊髓性肌萎缩症（SMA）Ⅰ型患儿设计的，用于记录 0～24 个月 SMA Ⅰ型患儿随时间变化的口腔运动、吞咽功能、进食能力等信息，共 12 个问题，前 4 个问题了解患儿进食的食物性状，后 8 个问题询问照顾者对患儿进食的观察，每个问题根据患儿是（1）否（0）能够完成进行评分，得分越高表示进食能力越好。问题具有年龄依赖性，随着年龄增长，可完成的问题数量也增加，如小于 6 个月只能评估吞咽液体情况，最高分得 7 分；6～9 个月可以增加进食半液体/半固体的评估，最高得 10 分；大于 10 个月时可以完成全部问题，最高得 12 分（表 2-25）。

表 2-25 口腔和吞咽能力工具

问题 月龄 & 评分	0～5 个月		6～9 个月		10～24 个月	
	1	0	1	0	1	0
1. 是否可进食液体食物（如水、牛奶）？	是	否	是	否	是	否
2. 是否可进食半流质食物（如酸奶、水果汁、蔬菜汁）？			是	否	是	否
3. 是否可进食半固体食物（如大米麦片、香蕉泥、煮熟的鸡蛋）？			是	否	是	否
4. 是否可进食固体食物（需要咀嚼后吞咽的食物，如肉、苹果片）？					是	否
—					1	0
5. 是否需要吞咽管理？					不需要	需要，如进食姿势管理、食物增稠等
6. 进食时是否有咳嗽、哽噎的表现？					无	有
7. 进食时是否感到疲倦？					无	容易起感到疲惫
8. 是否可进食完一顿饭？					可以	不可以
9. 主食进食时间？					母乳喂养 小于 25 分钟/餐 半固体食物 小于 45 分钟/餐	需要更长的时间
10. 进食时是否需要抽吸唾液？					不需要	需要
11. 是否可以发出至少一个音节（6 个月以上）？					可以	不可以
12. 是否可以至少发出一个字（12 个月以上）？					可以	不可以
总分：	0～5 个月		6～9 个月		10～24 个月	

OrSAT 还可以单独描述吞咽功能的损伤程度，指导营养摄入方式的选择。它分为 4 个级别，4 级为正常即安全有效吞咽，指进食与年龄相符的各类食物时，吞咽均安全有效，无窒息干呕呛咳等；3 级为轻度损伤即安全吞咽但需代偿，指使用如调整进食姿势或食物性状（增稠食物）等代偿策略、干预方法后能够安全进食；2 级为中度损伤即安全吞咽部分食物但需口服补充剂、管饲，指可以安全进食流质但容易疲惫，不能顺利吃完一顿正餐，经口只能摄入小于 50% 的人体所需营养和水分，需要口服补充剂或者管饲喂养；1 级为重度损伤即无法经口吞咽需置管，指经口进食任何类型食物均不安全，所有营养和水分均需通过如鼻胃管、胃造瘘等管饲途径。

六、新生儿进食结局评估

新生儿进食结局评估（neonatal eating outcome assessment，NEO）是评估婴儿口腔运动和进食技能是否符合矫正胎龄的发育性喂养评估方法，适用于母乳喂养或奶瓶喂养、矫正胎龄 30～46 w 的早产儿和足月儿，可评估进食的正常和异常进程，即较低的分数可能表示进食技能未成熟，正处于逐步发育成熟的阶段；也可能是异常的标志。

NEO 包括进食前行为、进食时口腔过程、进食后观察三大部分，每个条目有 A～E 个选项不等，根据不同的矫正胎龄周数赋予 A～E 选项不同的 1 分、3 分、5 分分值。粗体选项表示大于等于相同胎龄婴儿的最佳反应，斜体选项表示无关胎龄的异常反应，只有部分条目含斜体选项（表 2－26）。同一条目中如果婴儿表现出两个选项所描述的行为，选择最差分值的选项记分。条目中标"※"号的与经口进食准备度相关；标"※※"号的涉及进食安全性，当选项为"A"时应停止经口进食，因为此时①进食发育未成熟，或②足月儿时则为异常状态需要考虑进一步详细评估吞咽功能；标"※※※"号的与经口进食成功度相关。

婴儿的进食表现会随着不同的喂养方式、不同的体位、不同的干预措施而发生变化，因此使用 NEO 第一次评估时，选择婴儿最常用的喂养方式进行评估；评估尚未经口进食婴儿时，使用戴手套手指/奶嘴提供非营养性吮吸，观察 1～3 min，只评估第一部分即进食前行为；全面评估时，在婴儿置入奶嘴或含接乳房时进行第一部分评分，10 min 后评估第二部分进食时口腔过程，在进食完成或进食（从奶嘴进入口腔后开始计算）20 min 后评估第三部分，最后计算总分进行分析。在 NICU 评估时注意扶持婴儿的头部和肩部，当婴儿在进食过程中出现呛咳或心率、血氧饱和度异常时，应立即取出奶嘴暂停进食，轻拍婴儿背部直到恢复正常后再考虑进食评估。

七、舌部位置评估

舌部过度前伸一般在 4 岁时消失，如果持续前伸将导致牙齿咬合错位、发音困难、咀嚼障碍、过度流涎等，舌推力等级量表（tongue thrust rating scale，TTRS）是用于评估舌部的前伸程度，它根据安静时舌部突出的位置分为 4 个级别（表 2－27）。研究提示脑瘫患儿的舌前伸越明显，咀嚼障碍越严重，流涎越频繁。

八、咀嚼能力评估

咀嚼困难可能与头控不好、咀嚼肌无力、易疲劳、牙齿咬合错位、口咽结构异常等相关，它是导致慢性病患儿喂养困难的原因之一。Karaduman 咀嚼表现量表（Karaduman chewing performance scale，KCPS）将咀嚼能力分为正常至严重受损 4 个级别，0 级表示咀嚼能力正常，4 级表示不能咬或咀嚼（表 2－28）。

表 2－26　新生儿进食结局评估

<table>
<tr><td colspan="2">第一部分：进食前行为</td><td colspan="11">矫正胎龄（w）</td><td rowspan="3">得分</td></tr>
<tr><td rowspan="2">条目</td><td rowspan="2">选项</td><td colspan="11">评分标准</td></tr>
<tr><td>30</td><td>31</td><td>32</td><td>33</td><td>34</td><td>35</td><td>36</td><td>37</td><td>38</td><td>39</td><td>40＋</td></tr>
<tr><td>Ⅰ－1. 唤醒/意识状态※</td><td>A. 刺激后仍未至瞌睡状态；B. 刺激后短时间觉醒；C. 刺激后长时间持续觉醒状态；D. 自主觉醒</td><td colspan="3">A＝3
B，C，D＝5</td><td>A＝1
B，C，
D＝5</td><td colspan="2">A＝1
B＝3
C，D＝5</td><td colspan="4">A，B＝1
C，D＝5</td><td>A，B，
C＝1
D＝5</td><td></td></tr>
<tr><td>Ⅰ－2. 生理稳定性※</td><td>A. 生理稳定性差；B. 间歇性生理不稳定伴能量消耗；C. 间歇性生理不稳定但无能量消耗；D. 生理状况稳定</td><td colspan="2">A＝3
B，C，D＝5</td><td colspan="2">A＝1
B＝3
C，D＝5</td><td colspan="2">A，B＝1
C，D＝5</td><td colspan="4">A，B＝1
C＝3
D＝5</td><td>A，B，
C＝1
D＝5</td><td></td></tr>
<tr><td>Ⅰ－3. 呼吸支持※</td><td>A. 有创呼吸支持；B. 无创呼吸支持（氧流量大于 2 L）；C. 最小呼吸支持（氧流量小于等于 2 L）；D. 无须额外呼吸支持</td><td colspan="11">不计分</td><td></td></tr>
<tr><td>Ⅰ－4. 觅食反射和含接※</td><td>A. 无反应；B. 反应弱或仅出现单侧觅食反射和含接；C. 刺激后出现觅食反射和含接；D. 自发出现觅食反射和含接；E. 反应过度或抗拒</td><td colspan="4">E＝1
A＝3
B，C，D＝5</td><td colspan="2">E＝1
A，B＝3
C，D＝5</td><td colspan="2">A，E＝1
B＝3
C，D＝5</td><td colspan="3">A，B，E＝1
C，D＝5</td><td></td></tr>
</table>

续表 2－26

第一部分：进食前行为		矫正胎龄（w）											得分
		评分标准											
条目	选项	30	31	32	33	34	35	36	37	38	39	40＋	
Ⅰ－5. 吸吮启动※	A. 未开始吸吮；B. 中度刺激可开始吸吮；C. 最小刺激可开始吸吮；D. 自主吸吮；E. 拒绝反应或抗拒	E＝1 A＝3 B，C，D＝5		A，E＝1 B＝3 C，D＝5		A，E＝1 B＝3 C，D＝5					A，B， E＝1 C，D＝5	A，B， E＝1 C＝3 D＝5	
Ⅰ－6. 舌	A. 舌松弛或无反应；B. 舌扁平部分呈杯状包裹；C. 舌抬高回缩；D. 舌中凹呈杯状包裹；E. 舌偏一侧，舌外伸展，舌缩卷成团	E＝1 A，B，C＝3 D＝5		A，E＝1 B，C＝3 D＝5	A，B， E＝1 C＝3 D＝5	A，B，E＝1 C＝3 D＝5				A，B，C，E＝1 D＝5			
Ⅰ－7. 非营养性吸吮	A. 无吸吮动作；B. 吸吮节律不齐；C. 间歇性吸吮脉冲－暂停模式；D. 正常吸吮脉冲－暂停模式；E. 过长的吸吮脉冲－暂停模式	E＝1 A，B，C，D＝5		E＝1 A＝3 B，C， D＝5	E＝1 A，B＝3 C，D＝5	A，E＝1 B＝3 C，D＝5	A，E＝1 B，C＝3 D＝5	A，B， E＝1 C＝3 D＝5	A，B，C，E＝1 D＝5				
第一部分总分（总分范围为 6～30 分，6～20 分＝进食困难，21～26 分＝进食存在问题，27～30 分＝进食正常）													

续表 2－26

第二部分：进食时口腔过程		矫正胎龄（w）											
条目	选项	评分标准											得分
		30	31	32	33	34	35	36	37	38	39	40＋	
Ⅱ－1. 吸吮－吞咽－呼吸协调	A. 无法协调吸吮－吞咽－呼吸且出现并发症；B. 无法独立有序协调吸吮－吞咽－呼吸；仅在干预下协调；C. 间断干预进食下自主有序协调吞咽－呼吸；D. 自主有序协调吸吮－吞咽－呼吸	A，B，C，D＝5			A＝3 B，C， D＝5	A，B＝3 C，D＝5		A＝1 B＝3 C，D＝5	A＝1 B，C＝3 D＝5		A，B＝1 C＝3 D＝5		
Ⅱ－2. 吸吮脉冲串长度	A. 无吸吮脉冲串；B. 每次脉冲串吸吮次数少（1～3次吮吸动作）；C. 每次脉冲串吸吮次数适宜（4～10次吸吮动作）；D. 每次脉冲串吸吮模式过长（＞10次吸吮动作）	D＝1 A，B，C＝5			A，B＝3 C，D＝5				A，B＝1 C，D＝5				
Ⅱ－3. 吸吮力	A. 无吸吮力；B. 最小吸吮力；C. 正常吸吮力；D. 吸吮力过度	D＝1 A，B，C＝5			D＝1 A，B＝3 C＝5	A，D＝1 B＝3 C＝5			A，B＝1 D＝3 C＝5				
Ⅱ－4. 口部张力	A. 软弱无力；B. 张力降低；C. 足以进食的口部张力；D. 口部张力增高，下颌紧绷或嘴唇紧闭	D＝1 A＝3 B，C＝5			A D＝1 B，C＝5	A，D＝1 B＝3 C＝5			A，B，D＝1 C＝5				

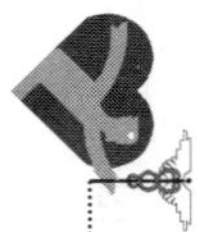

续表 2－26

第二部分：进食时口腔过程		矫正胎龄（w）											得分
条目	选项	评分标准											
		30	31	32	33	34	35	36	37	38	39	40＋	
Ⅱ－5. 吸吮运动质量	A. 异常吸吮模式；B. 中度失调；C. 轻度或间歇性失调；D. 成熟、有节律的吸吮模式	A＝1 B，C，D＝5				A＝1 B＝3 C，D＝5			A，B＝1 C＝3 D＝5				
Ⅱ－6. 进食行为反应	A. 抗拒或明显干扰进食的应激反应；B. 中度脱离进食、有限时间的积极参与和舒适；C. 最少脱离进食、大部分时间的积极参与和舒适；D. 无不适且积极参与	A＝1 B，C，D＝5				A＝1 B＝3 C，D＝5			A，B＝1 C＝3 D＝5				
Ⅱ－7. 液体流失	A. 明显液体损失（＞喂养量 25%）；B. 中等液体损失（喂养量的 10%～25%）；C. 少量液体损失；D. 无液体损失	A，B，C，D＝5				A＝1 B＝3 C，D＝5				A，B＝1 C，D＝5			
Ⅱ－8. 吞咽※※	A. 高风险（明确的临床误吸体征）；B. 中度误吸风险；C. 轻度误吸风险；D. 正常吞咽	A＝3 B，C，D＝5							A，B＝1 C＝3 D＝5			A，B，C＝1 D＝5	

续表 2－26

<table>
<tr><th colspan="2">第二部分：进食时口腔过程</th><th colspan="11">矫正胎龄（w）</th><th rowspan="3">得分</th></tr>
<tr><th rowspan="2">条目</th><th rowspan="2">选项</th><th colspan="11">评分标准</th></tr>
<tr><th>30</th><th>31</th><th>32</th><th>33</th><th>34</th><th>35</th><th>36</th><th>37</th><th>38</th><th>39</th><th>40＋</th></tr>
<tr><td>Ⅱ－9. 进食期间的呼吸控制※※</td><td>A. 呼吸功明显增加伴呼吸困难；B. 中度呼吸功增加；C. 轻度呼吸功增加；D. 进食期间呼吸控制适当</td><td colspan="3">A＝3
B，C，D＝5</td><td colspan="3">A，B＝1
C，D＝5</td><td colspan="3">A，B＝1
C＝3
D＝5</td><td colspan="2">A，B，C＝1
D＝5</td><td></td></tr>
<tr><th colspan="2">第三部分：进食后观察</th><th colspan="11">矫正胎龄（w）</th><th rowspan="3">得分</th></tr>
<tr><th rowspan="2">条目</th><th rowspan="2">选项</th><th colspan="11">评分标准</th></tr>
<tr><th>30</th><th>31</th><th>32</th><th>33</th><th>34</th><th>35</th><th>36</th><th>37</th><th>38</th><th>39</th><th>40＋</th></tr>
<tr><td>Ⅲ－1. 进食完成</td><td>A. 因生理状况不稳定而中止；B. 因疲劳而中止（无法继续）或喂食者停止喂食；C. 因婴儿不适而停止；D. 完成进食；E. 进食完成但进食后出现不适</td><td colspan="5">C＝1
A，B，D，E＝5</td><td colspan="2">C，E＝1
A，B，D＝5</td><td colspan="3">A，B＝3
C，E＝1
D＝5</td><td>A，B，C，
E＝1
D＝5</td><td></td></tr>
</table>

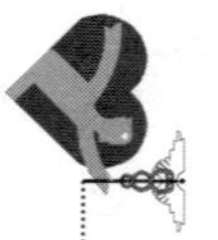

续表 2-26

第二部分：进食时口腔过程		矫正胎龄（w）											得分
条目	选项	评分标准											
		30	31	32	33	34	35	36	37	38	39	40 +	
Ⅲ-2. 意识状态维持	A. 无法达到或仅短暂停留在瞌睡状态或安静警觉状态；B. 瞌睡状态或安静警觉状态维持 4～7 min；C. 瞌睡状态或安静警觉状态维持 8～10 min；D. 瞌睡状态或安静警觉状态维持大于 10 min；E. 存在干扰进食的高警觉状态（高度警觉或哭闹）	E＝1 A，B，C，D＝5				E＝1 A＝3 B，C，D＝5		A，E＝1 B＝3 C，D＝5	A，B，E＝1 C＝3 D＝5		A，B，C，E＝1 D＝5		
Ⅲ-3. 进食量※※※	A. 无进食；B. 最低进食量（≤喂养量 10%）；C. 进食 1/4（喂养量 25%）；D. 进食 1/2（喂养量 50%）；E. 大部分进食（喂养量 75%）；F. 全进食（>喂养量 90%）	A，B，C，D，E，F＝5				A＝3 B，C，D，E，F＝5	A，B＝3 C，D，E，F＝5	A＝1 B＝3 C，D，E，F＝5	A＝1 B，C，D＝3 E，F＝5	A，B＝1 C，D＝3 E，F＝5	A，B，C，D＝1 E＝3 F＝5		
第二、第三部分总分													
全量表总分（一、二、三部分总分范围为 18～90 分，18～57 分＝进食困难，58～76 分＝进食存在问题，77～90 分＝进食正常）													

表 2-27 舌推力等级量表

级别	舌推力程度	安静时的舌尖位置
0	没有舌推力	舌尖位于牙槽内
1	轻微舌推力	舌尖位于上下牙齿之间
2	中度舌推力	舌尖位于上下嘴唇之间
3	重度舌推力	舌尖位于嘴唇外

表 2-28 Karaduman 咀嚼表现量表

级别	标 准
0	正常咀嚼功能
1	可以咀嚼，但食物转换成丸比较困难
2	开始咀嚼，但不能把食物保持在臼齿或磨牙上咀嚼
3	可以咬但不能咀嚼
4	不会咬和咀嚼

九、流涎的评估

流涎分为生理性流涎与病理性流涎，如大于 4 岁后仍出现流涎便可诊断为病理性流涎。流涎是脑瘫、智力障碍、自闭症或其他神经肌肉疾病、感觉障碍患儿的常见临床表现，脑瘫患儿中病理性流涎的发病率为 10%～58%。流涎频率和严重性量表（drooling frequency and severity scale，DFSS）包括流涎频率、严重性两个分量表。流涎频率评分标准：1 分表示从来不；2 分表示偶尔/不是每天；3 分表示频繁/一天中某时间段持续；4 分表示持续。严重性评分标准：1 分表示从未流口水；2 分表示轻度/只是嘴唇湿润；3 分表示中度/嘴唇及下巴湿润；4 分表示严重/流口水使衣服变湿；5 分表示大量衣物或手、托盘等物体湿润。最后计算两个分量表总分，分数越高表示患儿的流涎程度越重。流涎商（drooling quotient）是指一定时间内观察到的流涎次数除以总的观察次数所得的商，用于评估流涎严重程度。如将观察时间 10 min 分为 40 个 15 s，观察患儿是否有新生成的唾液流出唇缘，流涎商等于流涎次数除以 40 再乘以 100，分值为 0～100，常用于流涎疗效评价，设定较基线减少 50% 为治疗有效。

客观测量包括咀嚼纱布法与棉拭子法，咀嚼纱布法是指比较咀嚼前后的纱布重量，通过唾液分泌量进行判断，适用于大于 8 岁认知较好的患儿，开始测试前 2 h 禁食，测试时把一块标准医用纱布对折两次后用线绑好，拉住线头避免误吸，让患儿咀嚼 1 min，计算咀嚼前后的纱布重量差。棉拭子法适合唾液分泌量不是特别多、意识状态差的患儿，取 3 颗棉球称重后分别放入舌下腺及颌下腺导管开口处、两侧腮腺导管开口处，嘱患儿勿咀嚼棉球，5 min 后取出棉球称重最后比较单位时间前后的棉球重量差。

十、仪器评估

吞咽 X 线电视透视检查（video fluoroscopic swallowing study，VFSS）、软式喉内窥镜吞咽功能检查（fiberoptic endoscopic evaluation of swallowing，FEES）是吞咽功能评估的“金标准”，两者在评估喉部渗透、误吸及吞咽后残留等方面呈现高度一致性，VFSS 可作为评估吞咽前溢液和误吸的首选，FEES 是评估吞咽后残留的佳选，临床中可两者结合进行评估。VFSS 评估从唇到胃的进食全程，适用于吞咽起始功能及食管运送功能的评估，能准确评估误吸的时间及原因，可协助清楚地查看代偿性策略的成效，详见第五章第二十七节。

FEES 是利用纤维内窥镜通过鼻与喉咙，获得口腔结构、咽部转移以及在吞咽过程中咽部食管转移的直接可视化动态视图，可在有或没有食物的情况下进行；FEES 还可以评估喉咽分泌物，测量吞咽后的残留物，观察吞咽代偿情况等。FEES 可在非进食、进食下、干预下等多种形式检查患儿咽期喉咽解剖结构和功能、气道保护完整性、感觉敏感性和分泌物管理能力，以及咽部吞咽动力学和代偿性吞咽策略有效性等信息。评估时，以 1% 利多卡因溶液局部麻醉鼻腔后，使用纤维鼻咽喉镜经一侧鼻腔进入鼻咽，诱导患儿做吞咽动作，观察咽腔情况评估软腭封闭鼻咽入口功能；纤维鼻咽喉镜向下进入口咽部，观察咽部情况（会厌位置、有无分泌物潴留）；再向下探查进入会厌后部，嘱咐患儿做吞咽、屏气、发音（认知能力好的患儿）等动作，观察喉部结构、声带活动及喉前庭有无分泌物潴留。随后行进食下评估，嘱患儿先后吞咽 3 mL、5 mL 和 10 mL 的中稠度、高稠度和稀稠度液体进行食物吞咽重复试验，记录患儿有无食物渗漏、穿透、潴留、误吸、呛咳等吞咽异常征象，记录每种食物的 Rosenbek 渗透 - 误吸量表评分（PAS，1 分为无误吸，2 分为轻度渗透，3～5 分为中度渗透，6～8 分误吸），并根据耶鲁咽残留物严重程度评定量表评估会厌谷和梨状窦的残留物数量（无、微量、轻度、中度、重度）。FEES 检查无辐射，使用母乳/配方奶而不是钡进行吞咽评估，但局限性是无法可视化吞咽的食道期。

超声检查操作简便且无辐射，可以评估吞咽的口腔期和咽期，定性评估喉上抬与咽侧活动以及食道上括约肌和声门的开闭等，并能动态评估吞咽过程，临床常用超声评估吞咽过程中的舌/舌骨运动。如使用 M 型超声联合 B 型超声量化评估吞咽过程中的舌运动，因为大于 4 岁健康儿童的吞咽模式已成熟类似于成人的模式；应用 B 型超声联合 M 型超声模式在吞咽过程中测量颏舌骨肌的运动幅度和时间，以评估舌骨向前运动的范围；通过测量比较安静时与吞咽时舌骨 - 甲状软骨间距（hyoid-larynx approximation，HLA）的差值，衡量喉上抬的程度。研究提示吞咽障碍患儿的 HLA 差值明显较小，且与 VFSS 评分有良好的相关性，是超声评估吞咽功能的可靠指标。

（郑玉蔼　邱晒红　杨　雯　何　璐）

第六节 语言评估

语言是人类特有的某一群落或种族社会中共用以分享语义的遵循特定规则的符号系统，语言能力通常包括对符号的理解和表达能力，阅读和书写符号的能力。语言活动是人类高级的脑神经活动，语言是用以交换信息、交流情感的系统性工具，说话（口语）仅为语言表达方式的一种，语言表达还有书面语言、手语、肢体动作和表情等形式。语言交流障碍会对儿童的日常生活、学习和社会交往产生影响。因此，对儿童的语言能力进行评估、诊断、分型十分重要。

一、交流功能分级系统

交流功能分级系统（communication function classification system，CFCS）于2011年由美国学者Hidecker等创建，同年由广州市妇女儿童医疗中心徐开寿团队引进翻译。CFCS着重于评估脑瘫儿童的活动及参与水平，即关注交流的总体有效性而非交流方式。研究认为CFCS还适用于患有沟通障碍的学龄前儿童。CFCS将脑瘫儿童的日常交流表现分为五个等级（表2－29），所分析的交流方式包括但不限于言语、姿势、行为、目光注视、面部表情和辅助沟通系统，辅助沟通系统包括但不限于手语、图片、交流板、交流书以及通话装置，也称语音输出沟通辅具（VOCAs）/语言输出装置（SGDs）。CFCS一般由家长、照料者和/或熟悉儿童情况的专业人员进行评级，青少年/成年脑瘫患者可自行评级。CFCS的等级判定无须测试（图2－9），但不能取代标准的交流能力评估，评级应基于儿童当前功能，不需考虑儿童的实际年龄、感知、认知和/或动机因素。

表2－29 交流功能分级系统（CFCS）

级别	交流表现	描 述
Ⅰ	对于不熟悉和熟悉的对象，是有效的信息发送者和接收者	在大多数环境中，面对大多数人，能够独立进行信息发送者和信息接收者之间的角色转换。与不熟悉和熟悉的交流对象均可轻松交流，且速度适当。交流中的误解可以迅速被修正，不影响整体的交流效果
Ⅱ	对于不熟悉和/或熟悉的对象，是有效但是慢速的信息发送者和/或接收者	在大多环境中，面对大多数人，能够独立进行信息发送者和信息接收者的角色转换，但谈话速度较慢，可能因此增加交流互动难度。与不熟悉和熟悉的交流对象，可能需要额外的时间去理解信息、构建信息和/或修正误解。交流中的误解常会被修正，不会影响最终的交流效果

续表 2－29

级别	交流表现	描　述
Ⅲ	对于熟悉的对象，是有效的信息发送者和接收者	在大多数环境中，对于熟悉的交流对象，能够进行信息发送者和信息接收者的角色转换。对于大多数不熟悉的对象，交流不能持续有效，但是和熟悉的对象交流通常有效
Ⅳ	对于熟悉的对象，是不连贯的信息发送者和/或接收者	不连贯转换信息发送者和接收者的角色，这种不连贯可能见于多种交流角色，包括：①偶尔有效的信息发送者和接收者；②有效的信息发送者，但是有限的接收者；③有限的信息发送者，但是有效的信息接收者。对于熟悉的对象交流或有效
Ⅴ	对于熟悉的对象，是很少有效的信息发送者和接收者	信息发送和接收都有限。大多数人很难理解该患者的交流信息，患者也很难理解大多数人的信息。即使是和熟悉的对象交流也很少有效

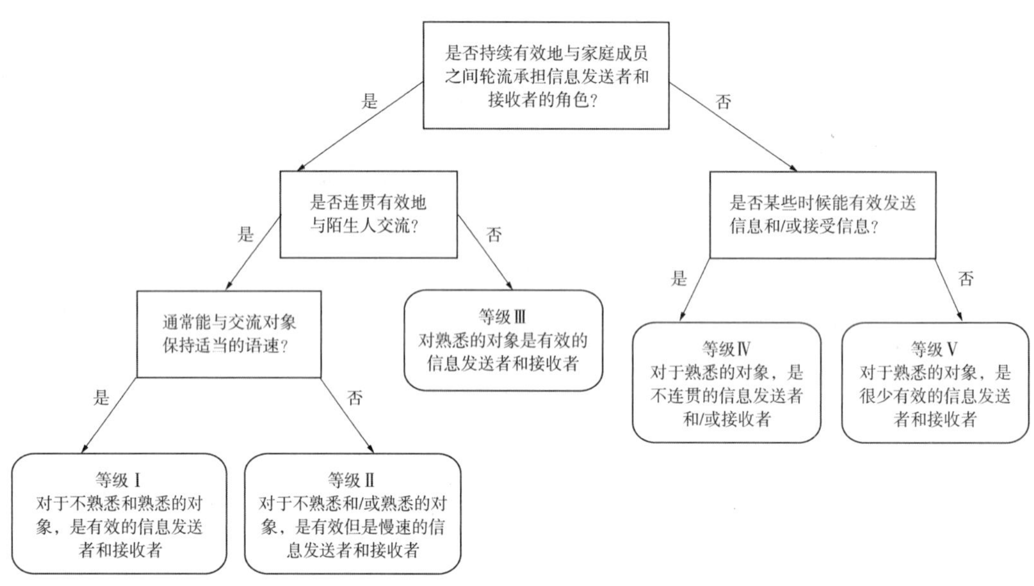

图 2－9　CFCS 的评级流程

如果一些交流表现同时跨越了几个等级，可能比较难以分级，这种情况下，选择与大多数场合中的日常表现最接近的级别，而非最佳交流表现。等级间的区分是基于信息发送者和接收者的角色表现、交流速度以及交流对象类型，不同级别之间的区别需牢记以下概念：①有效的信息发送者和接收者可以在信息的发出和接收之间流畅转换，并在需要澄清或修正误解时，采用适当的策略，例如重复、改述、简化、和/或扩展信息。为了加快交流速度，信息发送者可能使用不通顺、省略或简化的语句，尤其是使用 AAC 或与熟悉对象交流时。②交流中合适的速度，是指理解和表达信息的流利程度。交流中很少有中断，互相交流中等待时间很短，即为合适速度。③交流对象分为不熟悉对象及熟悉对象，前者是指陌生人或者虽然相识但是很少有交流的人，后者指亲戚、扶养人、朋友等，由于既往的了解和经历，这些人和患者的交流可能更有效。

二、S-S 语言发育迟缓评定法

S-S 语言发育迟缓评定法（sign-significate relations，S-S）是源自日本的儿童语言能力检查工具，1991 年经中国康复研究中心引进国内并根据汉语的语言特点和文化习惯进行了调整。该法适用于 1～6.5 岁由于各种原因引起的语言发育迟缓儿童，也可用于大于 6.5 岁但语言能力仍小于 6.5 岁的儿童，但不能评估因听力损失而导致的语言发育落后。S-S 法耗时短（10～20 min）、可操作性强、内容简洁、阶段划分明确，临床中广泛应用于儿童语言发育迟缓的诊断和分型。

S-S 法由符号形式与指示内容关系、交流态度、基础性操作三个子测试组成，分别对应语言行为的基础性（内容）、构造性（结构）和功能性（使用）三方面，其中符号形式与指示内容关系是 S-S 法的核心成分，包括从语言前阶段的符号形式到能够独立处理语言规则阶段的语言形式，具体分为 5 个阶段（表 2－30）；交流态度主要检查儿童在日常生活中与他人的交流关系和意愿，这部分能力与是否掌握言语符号无关；最后一个子测试检查儿童是否掌握与符号形式－指示内容关系密切相关的基础性操作，主要测试视觉和听觉信息的辨别、记忆、还原等基本的学习能力。S-S 法通过比对与实际年龄对应的语言水平，即可判断儿童的语言发育是否发育落后，若存在落后则可进一步分析迟缓的类型与程度，各阶段与年龄的关系（表 2－31）。需要注意 S-S 法判断临界与轻度语言发育迟缓的准确度欠佳，临床须要结合其他发育检查，综合分析做出正确诊断。

表 2－30　符号形式－指示内容关系的 5 个阶段

阶段	内容
1	对事物理解困难
2－1	事物的功能性操作
2－2	事物的匹配
2－3	事物的选择
3－1	手势符号
3－2	语言符号
4－1	两词句
4－2	三词句
5－1	主动语序
5－2	被动语序

表 2－31　符号形式－指示内容关系的阶段与年龄对照表

阶段	3－2	4－1	4－2	5－1	5－2
年龄	1.5～2.0 y	2.0～2.5 y	2.5～3.5 y	3.5～5.0 y	5.0～6.5 y

三、皮博迪图片词汇测试

皮博迪图片词汇检查（Peabody picture vocabulary test，PPVT）主要通过检查儿童的听觉词汇能力而判断其语言发育水平，具有内部一致性与重测信度高、耗时短（10～15 min）、测验简单、评分客观快速等特点，现更新至第五版 PPVT-V，我国内地使用的是中文版 PPVT-R（L 式词汇），适用于 3.5～9 岁儿童。测试时儿童可以用手势作答，所以也可用于因各种原因而丧失说话能力（如失语症）、表达能力薄弱（如听力损失、脑瘫、胆怯孤僻等）的儿童。中文版 PPVT-R（L 式词汇）共有 175 张图片，每张图片上画有 4 幅图画；测试时，评估者说出与图画相关的检测词汇，受试儿童从 4 幅图中选出词意最符合的图画即为答对，每答对一词记一分；从易到难排列测验图片，若连续 8 张图答错其中的 6 张，反应则要错误则需要终止测验；最后相加全部得分，把受试儿童的年龄转化成相应的词语能力（W-Ability）、量表分、智龄、智商和百分位，再与发育正常的同龄儿童比较，判断受试儿童的语言和智力发育水平。需要注意，临床中患儿易受“图片－词汇”测验的单一形式影响而无兴趣、不配合和注意力分散，影响测验结果；另外，测试仅涉及以名词、动词和描述性词汇为主的词汇理解能力检查，未考虑其他语言技能，因而不能系统完整地评价儿童的语言水平。

四、构音能力评估

构音是指声波经构音器官协调运动转变为言语声的过程，构音器官包括下颌、舌、唇、软腭等，各器官灵活协调的运动是产生清晰和有意义言语声音的必要条件。儿童一般在 6～7 岁时掌握母语的所有语音。构音障碍是指因构音器官的结构异常、功能障碍或未理解目标音位的发音特征引起的声韵调异常，言语可懂度及清晰度下降可能会影响儿童与他人交流的有效性。

儿童构音能力的评估程序包括：①收集一般资料，如出生史、发育史等。②检查构音器官（表 2－32），可先静态观察，再指示儿童进行唇、齿、舌、软腭及下颌等口腔运动，从而评价构音器官的形态结构以及运动速度、运动范围等。③评估构音/语音能力，包括收集语料、让儿童进行复述等，收集语料可通过询问儿童姓名、年龄、住址、家庭成员等问题，也可让儿童数数，叙述喜欢的电视节目/游戏、描述情景图片/绘本等进行；收集的语料可用于计算语音清晰度（表 2－33）、分析错误构音类型（表 2－34）等。④检查相关因素，如检查听力、语音辨别力、语言能力、智力水平、注意力等。⑤对比正常儿童的声母（表 2－35）、韵母和声调音位等，得出儿童构音能力的习得情况及水平，结合儿童的其他语言认知相关评估来综合分析与判断儿童发音错误的可能原因及类型。

表 2-32 构音器官检查

构音器官	形态	功能
口唇 下颌	对称性，闭合状态	开闭的程度和状态 龇牙、撅唇、咂唇的程度及速度
齿	咬合状态，牙齿缺损	咬合是否紧密，哪些牙齿缺损
舌	大小，对称性，有无不随意运动，有无萎缩	前伸后缩、上下左右活动的程度及速度
硬腭 软腭	是否存在腭裂或黏膜下腭裂，悬雍垂形态	发“a”时软腭上抬的程度
轮替运动	pa-ta-ka	快速重复的发某些音的能力 构音器官的灵活性与协调性

表 2-33 语音清晰度分级

准确率	严重度分级
85%～100%	轻度
65%～85%	轻中度
50%～65%	中度
<50%	重度

表 2-34 常见的构音错误类型

错误类型	说明	举例
省略	省略声母“l”	鹿（lu）-物（u）
置换	可以明确“x”音置换为“j”音	象（xiang）-酱（jiang）
歪曲	不能明确具体替换成哪个音	紫（zi）-（?）*
前置音化	以舌尖音替代其他音	哥（ge）-的（de）
后置音化	以舌根音替代其他音	刀（dao）-高（gao）
口唇化	以口唇音替代其他音	舞（wu）-捕（bu）
不送气化	以不送气音替代送气音	泡（pao）-抱（bao）
鼻音化	以鼻音替代非鼻音	酪（lao）-闹（nao）

注：* “（?）”表示不明确的替换音。

表 2-35 正常发育儿童的声母习得年龄

年龄	声母
6:1～6:6	c、zh、ch、sh
4:1～5:12	l、z、s、r

续表 2－35

年龄	声母
3：7～4：0	f、j、q、x
3：1～3：6	p、t、g、k、n
2：7～3：0	b、m、d、h

五、口吃评估

口吃是因神经发育障碍引起的复杂的言语运动控制缺陷，具体表现为起音困难、重复发音、言语中阻、拖长字音，并伴随着用力闭眼、伸舌、跺脚等逃避行为，以及替代口吃音节或词汇等回避行为。口吃是发生率和流行率较高的言语流畅性障碍之一，始发于学龄前阶段，随着年龄增长和神经发育完善，一部分口吃儿童可自发恢复，另一部分则会持续口吃。持续口吃可能会导致儿童产生社交恐惧，阻碍日常的沟通交往，造成严重的言语流畅度异常和心理情绪等问题。

口吃的评估程序包括：①问诊，了解儿童口吃发生的时间、口吃的持续时长、儿童语言发育的情况、儿童的家庭环境、口吃家族史等。②收集语言样本，可参照前面的语料收集。③对有阅读能力的儿童需增加朗读检查，如果儿童的阅读能力低于小学三年级，一般被视为没有阅读能力。儿童口吃常用的评估量表有：①口吃严重度评估工具第三版（stuttering severity instrument－3，SSI－3）适用于使用普通话的3～13岁儿童，通过评估口吃事件的发生频率、三次最长时间口吃事件的平均时长以及可观察到的身体伴随行为三方面来判断儿童口吃的严重程度。②口吃影响度评估量表（overall assessment of the speaker's experience of stuttering，OASES）适用于7岁以上儿童与成人，检查内容包括对口吃的看法、对口吃的反应、日常生活中的沟通困难以及对生活质量的总体影响四个部分，相较于口吃严重度评估，此量表从口吃者的角度来评价口吃，可更全面地了解口吃的复杂性及其对日常生活的影响。

（陈思露　张景博）

第七节　认知评估

一、智力评估

智力（intelligence）是“个人行动有目的、思维合理、应付环境有效的一种聚集的或全面的才能”。关于智力的本质，研究者们在以下方面达成共识：①抽象思考和推理能力；②学习能力；③适应环境的能力；④解决问题的能力。智力测验是对智力水平进行量化的心理测量工具。智商（intelligence quotient，IQ）是智力的数量化单位，是将受试者的测验分数基于同龄组的正常人群水平得到的标准分数，代表受试者的测验成绩在标准化样本的相对位置，并将此作为对受试者智力水平进行分级的依据。智力水平分级通常将 IQ 在智力均数（100）加减一个标准差（韦氏量表为 15，比纳量表为 16）的这一区间称为平均级或平常级，随后依次按与均数相差的标准差来划级。表 2－36 列出了韦氏智力量表智力水平分级标准。

表 2－36　韦氏智力量表智力水平分级标准

项目	评定情况							
标准差数	＞＋2SD	＋2SD～＋1SD	＋1SD～－1SD	－1SD～－2SD	－2SD～－3SD	－3SD～－4SD	－4SD～－5SD	＜－5SD
IQ 值	＞130	129～115	114～85	84～70	69～55	54～40	39～25	＜25
智力分级	超常	高常	平常	边界	轻度缺损	中度缺损	重度缺损	极重度缺损
人数（%）	2.28	13.59	68.26	13.59	2.14	0.18	0.01	＜0.001

（一）韦氏智力量表

韦氏智力量表（Wechsler intelligence scale）是目前世界上使用最为广泛的智力测验工具，可用于评价智力发育水平和诊断智力低下。中国修订韦氏幼儿智力量表（C-WYCSI）适用于 3 岁 6 个月～6 岁 9 个月幼儿，包括言语分量表、操作分量表 2 个分量表和 12 个分测验。总智商（FIQ）为受试者总智力估计值；言语智商（VIQ）和操作智商（PIQ）为受试者言语能力和操作能力估计值；分测验量表分反映了受试者各个方面的智力水平。韦氏儿童智力量表第四版（WISC-IV）中文版是目前中国内地最新、样本数最多、相对旧版常模更加可靠的测量智商标准，但需要注意的是，WISC-IV 的设计可用于听力障碍儿童，指导手册也说明了非言语量表对听力障碍儿童的适用性，但其效度研究没有包括听力障碍儿童的常模。WISC-IV 中文版的适用年龄为 6～16 岁 11 个月的儿童和少年，共有 10 个主要子测验（core subtests）和 5 个补充子测验（supplemental subtests），补充子测验用于提供额外信息，或者在主要子测验被错误施测时作为替补项目。完成主要子测验需要 65～80 min，完成补充子测验需要 10～15 min。WISC-IV 包括言语理解、知觉推理、工作记忆和加工速度四大分量表。言语理解量表包括类同、词汇、理解、常识和单词推理 5 个子项目。知觉推理量表包括积木、图形概念、矩阵推理和图画补缺 4 个子项目。工作记忆量表包括背数、字母－数字排列和算术 3 个子项目。加工速度量表包括译码、查找符号和删除图形 3 个子项目。全量表智商（full scale intelligence quotient）是一个可估计受试者总体智力水平的综合成绩，该得分是在合计各个分量表得分的基础上得出的结果。对于全量表得分而言，100 为平均分，标准差为 15，

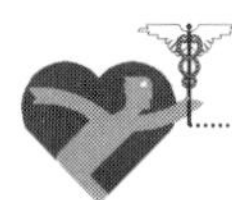

除了使用标准分，也可以用百分位数来描述个体的智力水平。WISC-IV 可以用于协助诊断受试者是否：①是天才儿童；②存在发展性障碍、智力落后、学习障碍、多动症、言语障碍、自闭症等疾病；③存在神经系统损伤、外伤性脑损伤等。WISC-IV 的优势不仅在于更新了常模，更在于将儿童智力的测量进一步细分到言语理解、知觉推理、工作记忆和加工速度四个更为具体的认知领域。更为细化的测量无疑为临床工作者提供更精确更具体的信息，同时也利于专业人员做出更准确的分析和判断。

韦氏智力量表测查的智力面广，将多种能力集中测验，从而可进行多层次能力差异性比较和进行智力结构的剖面分析，结果精确，是临床上最主要的智力测验。

（二）联合型瑞文测验

联合型瑞文测验（combined raven's test，CRT）是一种非文字的智力测验，内容为标准型渐进矩阵图，用于测验观察力及清晰思维的能力。每道测题由一张抽象的图案或一系列无意义的图形构成一个方阵，要求被测人从测试呈现的 6 小块（或 8 小块）供选择的截片中选择一块正确匹配整体结构的图片（图 2－10）。该测验侧重于测量抽象推理能力—类比推理。矩阵的结构越来越复杂，难度递增，所需的思维操作也从直接具象观察到间接抽象推理的渐进过程。该测验于 20 世纪 80 年代引进我国，经全国常模修订，适用范围扩大到 5～75 岁，既可做个别测试，也可做团体测试。测试时间 30～40 min，指导语简便，在第一单元开始时予以说明，待受试者理解后即可施测。该量表儿童常模分城市版和农村版两套，评分为二级评分，即答对得 1 分，反之为 0 分，最高 72 分。计分时将所得分数相加得到原始分，再根据儿童的实际年龄换算出量表分，最后求得 *Z* 值、百分位和智商。联合型瑞文测验是采用离差智商的计算法，但应测题形式不同于韦氏智力量表，故智商的分级标准也不同于韦氏智商。[比率智商的计算公式：智商 =（智力年龄/实际年龄）×100，离差智商表示被试者成绩偏离他自己这个年龄组平均成绩的数量（单位为标准差）]（表 2－37）。由于瑞文测验具有一般言语文字智力测验所没有的特殊功能，可以在语言交流不便的情况下实施，适用于各种跨文化的比较研究，省时省力，是大规模智力筛查的较理想工具。目前针对该测验还开发编制了自适应瑞文测验计算机软件，使这项测验更容易在临床开展。

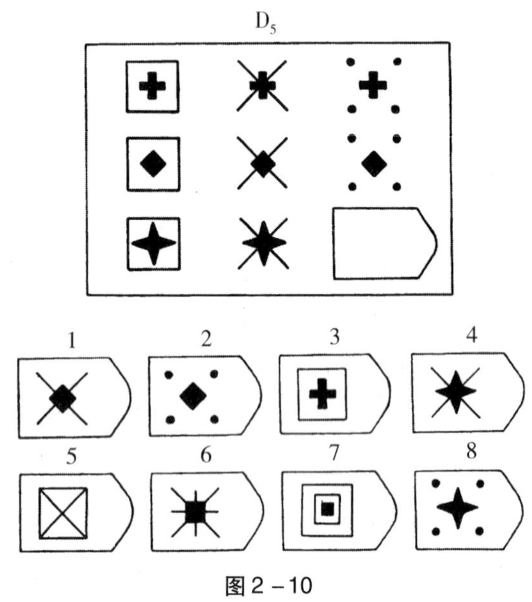

图 2－10

表 2-37 联合型瑞文测验智商分级标准

类别	IQ
极优	≥130
优秀	120～129
中上（聪明）	110～119
中等（一般）	90～109
中下（迟钝）	80～89
边缘	70～79
轻度	55～69
弱中度	40～54
智重度	25～39
极重	≤24

（三）绘人测验

绘人测验（human figure drawings，HFD）于 1926 年由美国学者 Goodenough 等首先提出，后经日本小林重雄的 50 分评价方法修订，我国学者在此修订了适用于 4～12 岁儿童的绘人测验常模，并提出在评分时尤其要注意人物的轮廓、形状、位置、比例和连接。HFD 施测简便，符合儿童情趣，易于评分，作为非言语测验目前广泛应用于儿童认知水平的诊断与评价。施测时给儿童出示一张 16 开白纸、一支铅笔和一块橡皮，要求儿童按自己的想象画出一个站立的人像，主试者对小儿说“我要求你画一个全身的人，可画任何一种人，但必须是全身的。可以画男人或女人，男孩或女孩”。注意不要让小儿画机器人、动画片里的人或唱戏跳舞的人，同时应防止小孩儿仿画墙上的肖像或书刊杂志上的人像。一般用时 5～10 min。测毕进行记分，再换算出智商。需要说明的是，儿童绘人能力主要决定于神经系统的成熟程度，而很少取决于绘人技巧。施测时须通过观察了解儿童的精细运动技能、视觉－运动空间能力、控制冲动的能力和情绪状态。观察要点有：①抓握铅笔或蜡笔，手和手腕运动是否轻松。②对称性。③线条闭合。④准确描绘。⑤变形。⑥对细节的注意（太小或太大）。⑦纸张空间的利用。⑧情绪状态，如高兴、悲哀、愤怒。⑨所绘人的特性或表现手法。⑩完成任务的坚持性。如果绘人测验出现绘图结构不良、细节不当或丢失细节、变形、潦草、随意改变构图等，都提示可能存在认知水平、视觉－运动能力、手眼协调、精细运动控制以及情绪等方面的问题。

二、注意力评估

注意是心理活动对一定对象的指向和集中，是伴随着感知觉、记忆、思维、想象等心理过程的一种共同的心理特征。注意有两个基本特征，一是指向性，指心理活动有选择地反映一些现象；二是集中性，指心理活动停留在被选择对象上的强度或紧张。指向性表现为对出现在同一时间的许多刺激的选择；集中性表现为对干扰刺激的抑制，其产生及其范围和持续时间取决于外部刺激的特点和人的主观因素。常见的注意力分类包括选择性注意、分散注意和持续注意。

（一）图片删除测试

修订版学龄前儿童图片删除测试/视觉消除任务（picture deletion task for preschoolers-modified，PDTP）用于评估儿童的选择性注意，测试要求被测儿童在随机呈现的图片中搜索目标和非目标的视觉图片，尽快找到和标记目标。测试阶段涉及 4 个任务：几何形状删除、猫删除、鱼删除和电机删除。整个测试阶段持续大约 10 min，包括一个辨别任务和两个删除任务。辨别任务用于确定儿童是否能够识别干扰项和目标项。在删除任务中，向儿童展示 15 张目标和 45 张非目标图片，顶部是目标示例，并要求儿童尽快标记目标图片，测试结果以完成速度及准确性为衡量标准。

（二）套瓦注意力多项参数测试

套瓦注意力多项参数测试（test of variables of attention，TOVA）用于评估持续注意力，适用于 4 ～ 80 岁，通过客观手段对注意力缺陷/多动障碍进行诊断和疗效判定。TOVA 刺激都为非语言型（采用两个简单图形或高低频声音），因此可减少文化背景、学业成就、学习能力障碍等可能对测试结果造成的影响。受试者在每次显示目标刺激时按下开关，测试软件自动记录受试者的反应、不反应以及反应时间等数据。临床使用中需注意智商、计算机游戏经验等潜在因素对结果的影响。

（三）数字划消任务

数字划消任务包括划掉 3 字、划掉 3 字前一位数字、划掉 3 字前一位 7 字、划掉 3 和 7 中间的数字及划掉 3 和 7 中间的偶数这五个部分，每个部分限时 2 min，根据粗分、失误分、总得分、失误率这四个指标来判断儿童的注意力水平。

三、记忆力评估

记忆力是识记、保持、再认识和重现客观事物所反映的内容和经验的能力。记忆是人对过去经历过的事物的反应，是对记忆最基本的也是被广泛接受的分类，根据记忆持续的时间将其分为三种不同的类型：感觉记忆、短时记忆和长时记忆，记忆功能是人脑的基本认知功能之一。

（一）韦克斯勒记忆量表

韦克斯勒记忆量表（Wechsler memory scale，WMS）是一个较为简单的记忆测验量表，包括常识、定向力、精神控制能力、逻辑记忆、数字广度、视觉记忆、成对词联想学习7个分测验，适用于7岁以上儿童。要求受试者先学习，随后做即时回忆、学习、测试回忆（表2－38）；评分时将10个分测验的粗分分别依据“粗分等值量表分表”转换为量表分，相加即为全量表分。将全量表分按年龄组查对“全量表分的等值记忆商表”，可得到受试者的记忆商（memory quotient，MQ），记忆商分7级，130以上为非常优秀、120～129为优秀、110～119为中上、90～109为中等、80～89为中下、70～79为差、69以下为很差，以此衡量记忆力。

表2－38　韦氏记忆量表测试项目及内容

测试项目	测试内容
经历	5个与个人经历有关的问题，如被试者的出生年月等
定向	5个有关时间和空间定向的问题
数字顺序关系	从1到100顺数 从100到1倒数 从1起累加，每次加3～49为止
再认	每套识记卡片有8项内容，呈现给被试者30 s后，让被试者再认
图片回忆	每套图片中有20项内容，呈现90 s后，要求被试者说出呈现内容
视觉再生	每套图片中有3张，每张上有1个或2个图形，呈现10 s后让被试者画出来
联想学习	每套图片卡上有10对词，读给被试者听，然后呈现2 s。10对词显示完毕后，停5 s，在读每对词的前一个词，要求被试者说出后一个词
触觉记忆	使用一副槽板，上有9个图形，让被试者闭眼用利手、非利手和双手分别将3个木块放入相应的槽中，再睁眼，将各木块的图形及其位置默画出来
逻辑记忆	3个故事包含14个、20个和30个内容，将故事讲给被试者听，同时让其看着卡片上的故事，念完后要求复述
背诵数目	要求顺序背诵3～9位数、倒序背诵2～8位数

（二）临床记忆量表

临床记忆量表是由中国科学院心理研究所编制和修订的适用于7～89岁的中国人的记忆功能评价量表，分甲、乙两套，每套分为有文化和无文化两部分，每套含5个分测验（表2－39）。将5个分测验的粗分换算成量表分，再得出记忆商，记忆商划分等级同韦氏记忆量表。

表2－39　临床记忆量表分测验项目及内容

分测验项目	内　容
指向记忆	包括两组内容，每组24个词，其中12个词属于同类要求识记，另12个词内容接近前者而非同类。将24个词混在一起播放后，要求说出识记的词。5 s后测验第二组词。按正确识记的数量记分
联想学习	包括容易和困难成对词各6对，以不同顺序呈现及测试3遍
图像自由记忆	每套各两组，每组15张刺激图片，内容为日常用品等类物体，以序列方式呈现
无意义图形再认	目标刺激为5种形式的无意义图形，每种各4张，然后混入同类型的图片20张，以随机顺序呈现，要求被试再认
人像特点联系回忆	看6张黑白人面像，同时告知其姓名、职业、爱好3遍。6张看完后，以另一种顺序呈现，要求说出各张人面像的3个特点

四、游戏技能评估

游戏技能与认知能力的发育密切相关，儿童在认知的不同阶段会呈现出不同的游戏表现（包括玩具兴趣的转移、玩耍方式的变化等）。早期游戏技能可分为三个阶段，包括感官探索游戏、功能性游戏（因果和关联）、假想性游戏（前期、中期和后期）。游戏技能是衡量儿童认知水平发育的重要指标，一般通过半结构化引导和自然情境下的行为观察进行。测试时需要依次呈现每个阶段对应的玩具类型并示范目标游戏行为，再观察儿童是否产生了动作模仿或者表现出创新玩法。

（一）感官探索游戏

处于这个阶段的儿童还没有对玩具产生强烈的兴趣，也不懂得如何正确地玩玩具，而是喜欢将玩具放进嘴巴里面吮吸，或用手反复挤压、敲击玩具，对玩具进行体验和探索。相较于玩耍的过程，他们更容易被玩具本身的特殊气味、视觉效果或触感吸引。

（二）功能性游戏

随着儿童逐渐理解不同玩具的特点和功能，他们开始使用更加恰当的方式玩耍，也就是传统意义的玩耍。因果游戏一般是儿童最先掌握的功能性游戏类型，该技能发展的核心是儿童是否具备理解事物间因果关系的能力。在因果游戏的基础上，儿童会进一步发展出关联游戏技能。关联游戏指的是在能够正确使用单个玩具的前提下，有意义地结合两种或两种以上的玩具或物品，理解物品间的关系。

（三）假想性游戏

假想性游戏也叫作象征性游戏，指儿童能够在游戏时想象自己是某一特定的人物，想象手中拿着某件物品或者假装做一件事情。此时儿童的认知发展进入到前运算阶段，他们具备了符号化功能，能够在大脑中建立符号来代替现实中的具体事物。初期的假想性游戏一般从模仿日常生活中常见的动作开始，并且仅限于对一个事件的想象。随着认知的发展，儿童可以在游戏中想象连续发生的多个事件。另外，儿童也逐渐能够脱离代表真实物品的玩具，使用视觉特征上相似的玩具进行想象，呈现出更加复杂的假想性游戏。在后期的假想性游戏中，儿童可以完全脱离具体的玩具，在自己的脑海中完成更加复杂的情节的构建。测试时需要注意观察儿童在游戏中可以想象的事件数量及进行想象的媒介（实物/玩具/其他相似物品/无须借助任何物品或玩具），综合考虑判断儿童假想技能的强弱。

象征性游戏测试（symbolic play test，SPT）就是一种通过观察儿童对代表日常物品的微型玩具的反应和玩耍方式，评价儿童游戏技能的测试方法。SPT 测试可以用来了解幼儿的早期概念形成和象征性思考能力水平，从而判断他们的智力和语言发育潜能。该测试也有助于区分哪些儿童已经在游戏中发展出一定的抽象思维，而哪些尚未具备理解和使用抽象符号的能力。SPT 测试的适用年龄为 1 ～3 岁，操作时间为 10 ～15 min。测试共包括 4 个独立的情境，每个情境配有 4 套微型玩具，施测者将这些玩具按照特定顺序呈现给儿童，并根据儿童自发的、非言语的游戏活动进行评分（表 2 -40）。

表 2 -40　SPT 测试评分要点

测试情境	评分要点
情境一	摆弄娃娃；关联勺子与杯子/碟子；喂/梳/刷自己/他人；喂/梳/刷娃娃；把杯子放在碟子上
情境二	摆弄娃娃；关联娃娃与床；关联毯子/枕头与床；把娃娃放到床上；正确使用枕头
情境三	关联刀/叉与盘子；关联刀/叉/盘子与桌子；关联桌布与其他物品；将娃娃放到椅子上；关联刀/叉/盘子与娃娃；关联椅子与桌子；关联娃娃与桌子；将桌布放到桌子上
情境四	向前移动拖拉机或拖车；关联木条与拖拉机/拖车/人；将人放到拖拉机或拖车上；将人放入司机的座位；排列拖拉机与拖车；连接拖拉机与拖车

五、执行功能评估

执行功能是复杂的认知能力，可通过目标识别、心理规划、行为组织、规划行动等实现目标。此外，执行功能还会影响情感、动机和社交技能。包括有效的规划、工作记忆、认知灵活性、抑制性控制、处理速度等。下面介绍几种临床上常用的执行功能评定方法。

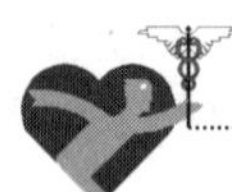

（一）执行功能行为评定量表

执行功能行为评定量表（behavior rating inventory of executive function，BRIEF）适用于5～18岁的儿童和青少年，评估其在日常生活中遇到的各种困难的执行功能行为。BRIEF的父母表格要求由过去6个月内与孩子有过近距离接触、熟悉孩子情况的父母填写，教师表格要求由过去1个月内在学校环境中与孩子有过长期接触的教师填写。使用软件计算BRIEF问卷所有量表的分数、百分位数和90%置信区间。解释分数时注意应在完整评估下解释结果，BRIEF得分高只能表明执行功能在特定领域的功能障碍程度更高。

（二）斯特鲁普色词测验

斯特鲁普色词测验（stroop color word test）以不同颜色书写代表颜色名称的名词时，被试者需克服字体颜色的影响，对这些名词进行命名。测验一般分成三部分：①对颜色点图的快速命名；②快速诵读代表颜色名称的名词；③呈现一组卡片，以代表颜色名称的名词用不同的颜色书写在卡片上。斯特鲁普色词测验是一种能力倾向测试，用于检测被试者区分颜色名称与实际颜色之间的能力，以及对代表颜色名称的名词快速诵读的能力。被试者受字体颜色影响的程度作为其认知控制力的指标。

（陈思露　张景博　何　璐）

第八节　营 养 评 估

一、儿科全面主观营养评估

儿科全面主观营养评估（subjective global nutritional assessment，SGNA）改良于全面主观营养评估（subjective global assessment，SGA），是一种综合的结构化营养评估方法，适用于出生后31天～17岁的患儿，包括以营养为中心的病史收集（如身高体重及变化情况、膳食摄入情况、胃肠道症状、与营养相关的活动能力、疾病的代谢压力）和以营养为中心的体格检查（如皮下脂肪流失、肌肉消瘦和与营养相关的水肿情况），评估时间为10～15 min。目前，SGNA是唯一将营养不良分类和临床结果联系在一起的营养筛查工具，在因急慢性疾病住院的儿童、门诊的脑瘫儿童人群中有良好的信效度。研究提示，脑瘫极少出现因营养不良相关的水肿，考虑设计更适宜的条目替换水肿这一条目。

SGNA的营养评估结果分为三个等级：营养正常、中度营养不良和重度营养不良，根据量表（表2－41）中多数项目的评价情况进行综合判定，具体评判标准如下：①营养正常/良好：在所有或多数项目中评分正常；或从问卷中发现中度营养不良的状态有明显的持续改善，这时尽管有一定程度的肌肉、脂肪储存、体重或摄入量的减少，也应评价营养等级为良好。②中度营养不良：在所有或多数项目中获得中等评价，存在从正常的营养状况向不好发展的趋势，且很大可能发展为重度营养不良。③重度营养不良：在多数项目中获得重度评分，且有进一步加重的趋势，几乎没有营养状况改善的迹象。

表2－41　SGNA评分表

<table>
<tr><th rowspan="2">营养相关病史</th><th colspan="3">SGNA 评分</th></tr>
<tr><th>正常</th><th>中度</th><th>重度</th></tr>
<tr><td>现在相对于年龄的身高（生长迟缓）
a）身高百分位：______□ ≥第3百分位
□ 稍低于第3百分位
□ 远低于第3百分位</td><td rowspan="3"></td><td rowspan="3"></td><td rowspan="3"></td></tr>
<tr><td>b）适当地考虑父母的中间身高？□ 是　□ 否
父母中间身高计算公式：女生＝[（父亲身高－13）＋ 母亲身高]/2；男生＝[（母亲身高＋13）＋ 父亲身高]/2；其中13 cm是男女身高的平均差距，此公式计算出小儿目标身高的中位水平，该值正负两侧的8.5 cm表示小儿成人后预期身高的第3～97百分位</td></tr>
<tr><td>c）线性生长：□ 遵从百分位曲线
□ 向百分位曲线上方移动
□ 向百分位曲线下方移动（逐渐或快速）</td></tr>
<tr><td>现在相对于身高的体重（消瘦）
理想体重＝__________kg；理想体重百分比：__________%
□ ＞90%　□ 75%～90%　□ ＜75%
理想体重是指根据百分位数图，与小儿身长/身高相同的年龄百分数的体重</td><td></td><td></td><td></td></tr>
<tr><td>非目标性的体重改变
a）线性体重：□ 遵从百分位曲线
□ 从较低向上超过百分位曲线≥1
□ 向下超过百分位曲线≥1</td><td rowspan="3"></td><td rowspan="3"></td><td rowspan="3"></td></tr>
<tr><td>b）体重减轻：□ ＜5%往常体重
□ 5%～10%往常体重
□ ＞10%往常体重</td></tr>
<tr><td>c）过去两周的变化：□ 无改变 □ 升高 □ 降低</td></tr>
</table>

<table>
<tr><th rowspan="2">营养相关病史</th><th colspan="3">SGNA 评分</th></tr>
<tr><th>正常</th><th>中度</th><th>重度</th></tr>
</table>

续表 2－41

<table>
<tr><td>膳食摄入是否充足
a）摄入：□ 足够
□ 不足－低热量
□ 不足－饥饿（例如，几乎什么都不吃）</td><td rowspan="3"></td><td rowspan="3"></td><td rowspan="3"></td></tr>
<tr><td>b）现在的摄入量与往常对比：□ 无改变 □ 增多 □ 减少</td></tr>
<tr><td>c）改变持续时间：□ <2 w □ ≥2 w</td></tr>
<tr><td>0 胃肠道症状（如呕吐、便秘、腹泻、腹胀等）
a）□ 无症状
□ 一个或以上症状；不是每天
□ 一些或所有症状；每天</td><td rowspan="2"></td><td rowspan="2"></td><td rowspan="2"></td></tr>
<tr><td>b）症状持续时间：□ <2 w □ ≥2 w</td></tr>
<tr><td>营养相关的功能活动能力
a）□ 无功能障碍，精力充沛，能进行适龄的活动
□ 耗费体力的活动受到限制，但在轻松的或坐着的情况下能够进行玩耍和/或学校活动；经常感到疲劳
□ 几乎无任何玩耍或活动，大于 50% 的清醒时间受限于床或椅；没有活力；经常睡觉</td><td rowspan="2"></td><td rowspan="2"></td><td rowspan="2"></td></tr>
<tr><td>b）过去两周的功能：□ 有改善 □ 无改变 □ 降低/障碍加重</td></tr>
<tr><td>疾病的代谢压力（压力描述参考表 2－42）
□ 无压力 □ 中等压力 □ 重度压力</td><td></td><td></td><td></td></tr>
<tr><td rowspan="2">体格检查</td><td colspan="3">SGNA 评分</td></tr>
<tr><td>正常</td><td>中度</td><td>重度</td></tr>
<tr><td>皮下脂肪流失（面颊、手臂、胸廓和臀部）
通过检查患儿脸、手臂、胸廓是否有清晰的骨骼和轮廓从而判定皮下脂肪流失情况：
□ 在大多数或所有部位没有流失
□ 在一些但不是所有部位流失
□ 在大多数或所有部位严重流失</td><td></td><td></td><td></td></tr>
<tr><td>肌肉消瘦（颞骨、锁骨、肩膀、肩胛骨、大腿、膝盖和小腿）
检查患儿的太阳穴、锁骨、肩、肩胛骨、大腿、膝盖和小腿是否有肌肉萎缩的迹象；锁骨、肩、肩胛骨和膝盖部位的突出或突出的骨骼结构，以及大腿或小腿的平坦或空心区域，提示肌肉消瘦。
□ 在大多数或所有部位没有消瘦
□ 在一些但不是所有部位消瘦
□ 在大多数或所有部位严重消瘦</td><td></td><td></td><td></td></tr>
</table>

续表 2－41

体格检查	SGNA 评分		
	正常	中度	重度
营养相关的水肿（按压足背远端骨表面 5 s） 按压足部拇指远端浅表面，判断是否存在水肿。 ☐ 无水肿　☐ 中度　☐ 重度			

中度或重度的疾病代谢压力可参考表 2－42。皮下脂肪流失检查方法为：检查患儿脸、手臂、胸廓是否有清晰的骨骼和轮廓从而判定皮下脂肪流失情况；肌肉消瘦情况检查方法为：检查患儿的太阳穴、锁骨、肩膀、肩胛骨、大腿、膝盖和小腿是否有肌肉萎缩的迹象；锁骨、肩、肩胛骨和膝盖部位的突出或突出的骨骼结构，以及大腿或小腿的平坦或空心区域，提示肌肉消瘦。营养相关的水肿检查方法为：按压足部拇指远端浅表面，判断是否存在水肿。

表 2－42　疾病代谢压力

中度代谢压力	重度代谢压力
常规手术（如肠小段切除）	主要器官外科手术（如胃、肝、胰、全胆囊切除术）
腹腔镜手术	大肠切除
探索性手术	外伤，多发损伤/骨折/烧伤
骨折	多器官衰竭
感染（如支气管炎、胃肠炎）	严重胰腺炎
压疮/褥疮性溃疡	严重败血症
	多重深度压疮/溃疡
	慢性疾病急性恶化
	恶性肿瘤治疗期
	获得性免疫缺陷综合征合并继发性感染
	甲亢

二、儿科营养不良筛查工具

儿科营养不良评估筛查工具（screening tool for assessment of malnutrition score，STAMP）由欧洲儿科胃肠肝病与营养学会在 2010 年推荐作为住院儿童营养风险管理和营养不良评分的工具，适用年龄为 2 ～ 17 岁，耗时 10 ～ 15 min，需要的工具包括 STAMP 筛查量表、临床诊断表、儿童生长发育评估量表、身高测量仪与体重秤。STAMP 是预测存在营养不良的风险，而不是评估营养状况，可同时筛查出营养不足和营养过剩儿童，在急重症及住院儿童中具有较高的敏感度和阳性预测值，且能预测无营养干预下的临床结局。但 STAMP 缺少主观评价内容，不适用于无法测量体质量和身高（长）的危重儿童。

STAMP 评估以下三方面：临床诊断（临床诊断是否与营养有关）、营养摄入情况、人体测量（根据生长曲线图或百分位表确定），总分≤1 分为营养不良低风险；2～3 分为营养不良中风险；≥4 分为营养不良高度风险（表 2－43）。

表 2－43　儿科营养不良评估筛查工具（STAMP）

病区		床号		住院号	
姓名		性别		年龄	
身高（cm）		体重（kg）		体重指数（BMI）	
临床诊断					

评估项目	分值	营养风险评估内容	合计
营养风险疾病原因评分	0	不存在	
	2	可能存在	
	3	肯定存在	
营养摄入风险评分	1	营养摄入良好	
	2	近 3 d 摄入量减少一半以上	
	3	近 3 d 无摄入	
生长情况评分	0	符合相似的百分位数	
	1	>2 个主百分位线	
	3	>3 个主百分位线	
总分	0～9	0～1：营养不良低风险 2～3：营养不良中风险 ≥4：营养不良高风险	

注：P97、P75、P50、P3 为主百分位线（即主轨道），大于 2 或 3 个主百分位线指在测量过程中出现生长曲线跨越 2 个或 3 个主轨道的情况。

针对不同营养风险的儿童，STAMP 给出了相应的治疗建议，如对于存在高度营养不良风险的患儿需要立即采取营养干预措施，建议咨询营养师并根据营养计划进行调整；对于存在中度营养不良风险的患儿建议监测 3 d 的营养摄入情况，3 d 后重测 STAMP，根据需要调整膳食摄入；而存在低风险营养不良的患儿，建议继续常规临床护理，每周重测 STAMP，根据需要调整膳食摄入。

三、Yorkhill 儿科营养不良评分

Yorkhill 儿科营养不良评分（pediatric Yorkhill malnutrition score，PYMS）适用于 1～16 岁儿童，有助于识别真正有营养不良风险的儿童，具有较高的敏感性和特异性，

操作简便，可在 10 ～ 15 min 完成评分。但 PYMS 不适用于无法测量身高（长）的患儿，因为没有身高（长）数据计算 BMI 值。PYMS 评估 4 个项目（表 2 – 44）：BMI（参考值见表 2 – 45）、近期体重减轻情况、营养摄入变化以及当前医疗状况对患者营养状况的预期影响，总分为 0 分即营养不良低风险；1 分为营养不良中风险，≥2 分为营养不良高风险。

表 2 – 44　Yorkhill 儿科营养不良评分（PYMS）

<table>
<tr><td>姓名</td><td></td><td>住院/门诊号</td><td></td><td>登记日期</td><td></td></tr>
<tr><td>性别</td><td></td><td>出生日期</td><td></td><td>年龄</td><td></td></tr>
<tr><td>体重（kg）</td><td></td><td>身高（cm）</td><td></td><td>BMI</td><td></td></tr>
<tr><td>临床诊断</td><td colspan="5"></td></tr>
<tr><td>项目</td><td>内容</td><td colspan="2">判断</td><td>分值</td><td>得分</td></tr>
<tr><td rowspan="2">1</td><td rowspan="2">BMI 低于参考值?</td><td colspan="2">否</td><td>0</td><td></td></tr>
<tr><td colspan="2">是</td><td>2</td><td></td></tr>
<tr><td rowspan="2">2</td><td rowspan="2">近期体重有无下降?</td><td colspan="2">否</td><td>0</td><td></td></tr>
<tr><td colspan="2">是
• 非有意控制的体重降低
• 衣服变宽松
• ≤2 岁，体重无增长</td><td>1</td><td></td></tr>
<tr><td rowspan="3">3</td><td rowspan="3">至少一周内进食量有无减少?</td><td colspan="2">否
正常</td><td>0</td><td></td></tr>
<tr><td colspan="2">是
至少一周内对比正常膳食减少</td><td>1</td><td></td></tr>
<tr><td colspan="2">是
至少一周内不进食或仅吃几小勺</td><td>2</td><td></td></tr>
<tr><td rowspan="3">4</td><td rowspan="3">接下来至少一周，孩子的营养状况会被疾病影响吗?</td><td colspan="2">否</td><td>0</td><td></td></tr>
<tr><td colspan="2">是
至少一周内
• 进食减少
• 能量需求增加
• 能量消耗增加</td><td>1</td><td></td></tr>
<tr><td colspan="2">是
至少一周内禁食或仅吃几小勺</td><td>2</td><td></td></tr>
<tr><td>总分</td><td colspan="4">项目 1 + 2 + 3 + 4 =</td><td></td></tr>
</table>

表2－45　BMI参考值

年龄/岁	1	2	3	4	5	6	7	8
男	15.0	14.5	14.0	13.5	13.5	13.5	13.5	13.5
女	15.0	14.0	13.5	13.5	13.0	13.0	13.0	13.0
年龄/岁	9	10	11	12	13	14	15	16
男	13.5	14.0	14.0	14.5	15.0	15.5	16.0	16.5
女	13.0	13.5	14.0	14.5	15.0	15.5	16.0	16.5

四、营养状况和生长风险筛查工具

营养状况和生长风险筛查工具（screening tool risk on nutritional status and growth，STRONGkids）是为住院儿童制定的营养筛查问卷，结合了体重减轻史、临床印象和与营养状况相关的问题，具有良好的信效度，是目前临床应用最广泛的营养筛查工具（表2－46），其操作非常简便，不需测量体重身高，适用于1月龄～18岁的住院儿童，特别是在ICU住院且因疾病或功能障碍等难以进行人体数据测量的儿童。

STRONGkids共包括4个问题，每个问题最高得分1分或2分，总分0～5分；总分0分者为低风险，1～3分为中风险，4～5分为高风险。结果若提示为中高风险，需立即行进一步的营养评估以确定营养不良的程度，并咨询医生和营养师获得营养干预建议；若结果为低风险，则需定期进行营养风险筛查和监测体重。

表2－46　STRONGkids量表

住院号/门诊号		姓名	
出生日期		性别	
年龄		登记日期	
临床诊断			
项目	内容	分值	得分
1	是否存在容易造成营养不良的潜在疾病或手术？ （神经性厌食、烧伤、支气管肺发育不良、腹腔疾病、囊性纤维化、早产（矫正年龄6个月）、慢性心脏病、传染病、肠炎、癌症、慢性肝病、肾病、胰腺炎、短肠综合征、肌肉疾病、代谢性疾病、创伤、精神障碍/迟钝、预期大手术或需要进行大手术）	是：2 否：0	
2	通过临床主观评估，是否存在营养状况不佳的情况？ （皮下脂肪流失和/或肌肉流失和/或面部凹陷）	是：1 否：0	

续表 2－46

住院号/门诊号		姓名	
3	是否存在以下其中一项? 最近1～3 d多次腹泻（每天次数≥5）和/或呕吐（每天3次以上） 最近1～3 d食物摄入量减少（非手术或其他原因的有意禁食） 预先进行的健康节食营养干预 因疼痛导致的食物摄入减少	是：1 否：0	
4	最近几周或几个月内体重减轻（所有年龄段）和/或体重无增长（年龄<1岁）	是：1 否：0	
总分			

五、人体测量学指标

营养评估的人体测量学是指观测或测量与营养状况和生长发育相关的人体特征状况，包括体重、身高（长）、头围、中上臂围、皮褶厚度等。WHO基于大样本儿童的人体测量学数据，结合健康儿童正常生长发育模式，拟出0～18岁儿童的生长曲线。根据儿童的人体测量学数据和年龄，参照生长曲线可获得对应的生长指标百分位，同时可通过计算该测量值偏离同年龄段中位数的距离，获得对应的生长指数Z评分。目前，通过人体测量学指标获得的BMI、生长指标百分位、生长指数Z评分等仍是评估儿童营养状况的主要方法。

1. 人体测量学指标获取

（1）体重。体重可反映能量的贮存情况，是儿童体格发育监测的基础指标之一。测量体重应采用可精确至0.1 kg的电子体重秤，测量3次，取平均值。测量过程中，儿童应穿着轻薄的上衣和短裤，脱掉鞋袜、帽子和其他配饰或医疗用具。测量时，儿童可取仰卧位、坐位和站立位等，若受测量条件限制，可由监护人等抱着儿童进行测量，然后再减去监护人的重量。

（2）身高/身长。0～2岁的儿童测量身长时，将儿童放在身长测量床上，头靠在固定床头板，儿童眼睛应直视上方天花板，后背沿着板子笔直，在测量期间尽量不改变位置，肩膀触及测量板，脊柱不应拱起。对膝盖施加轻微的压力，尽可能地将儿童的腿伸直，但不要用力过大以免造成伤害。2岁以内儿童的膝盖脆弱，易受伤，应使用最小的压力。测量过程中，医护人员握住儿童膝盖的同时，将踏板拉到儿童脚上。脚掌应平放在脚踏板上，脚趾指向上方。阅读测量结果，结果取小数点后一位（0.1 cm）。2岁以上的儿童测量身高时，脱鞋，站立在身高测量仪基板上，双脚稍微分开，头部、肩胛骨、臀部、小腿和脚后跟都应该接触垂直板，身体保持直立，眼睛直视前方。医护人员用另一手拉下测量活动板至儿童头顶，并压下头发高度。读取测量结果，结果保留小数点后一位，以厘米（cm）为单位记录患儿身高。

部分儿童受疾病影响，可能无法站立，甚至可能存在痉挛、挛缩、骨关节畸形等，导致无法达到标准的测量身高（长）的体位。这类患儿可通过测量肢体长骨的方法估算身高，但身高受遗传、种族、性别、疾病等因素影响较大，估算获得的身高往往作为参考值，应与其他营养相关的指标相结合并长期监测。脑瘫儿童是儿童肢体残疾的最主要人群，重度的脑瘫儿童更容易因肌张力和姿势异常导致无法测量准确身高，表 2－47 列举两条脑瘫儿童的身高估算公式。受人群数量、现今研究深度等因素限制，大量疾病缺乏特定的身高估算公式，此情况下可考虑参考正常儿童人群的身高估算公式。

表 2－47　儿童身高估算公式

序号	名称	公式	年龄（岁）	样本人群	地区
1	Stevenson 公式	身高＝(胫骨长度×3.26)＋30.8	2～12	脑瘫儿童	美国
2	Mahnon 公式	身高＝(胫骨长度×3.14)＋32.3	2～18	脑瘫儿童	马来西亚
3	Maria 公式	男：身高＝(2.73×坐位膝－脚跟高度)＋0.21 女：身高＝(2.88×坐位膝－脚跟高度)＋0.15	2～18	正常儿童	阿根廷

（3）头围。头围是额骨到头后部枕骨隆突围绕头部一圈的最大周长，一定程度上可反映大脑和脑内神经生长发育情况，3 岁以内的儿童需要常规监测头围。头围的测量方法是将软尺始端固定在小儿一侧眉弓上缘（眉毛正上方），软尺紧贴头皮，绕过耳朵上方和枕骨粗隆最突出点回至起点，测量最大周长。以 cm 为单位，精确到 0.1 cm，测量 3 次，取平均值。

（4）皮褶厚度。皮褶厚度是推断全身脂肪含量、判断皮下脂肪发育情况的一项重要指标，测量方法包括使用 X 光、超声波、皮褶卡钳等。使用皮褶卡钳测量上臂肱三头肌部（代表四肢）和肩胛下角部（代表躯体）的皮褶厚度是目前最常使用的方法。测量以毫米（mm）为单位，精确到 0.1 mm，测量 3 次，求平均值，每次测量提捏的手不松开。每次测误差值需小于 5%。

肱三头肌皮褶厚度：患儿自然直立位，测试者位于患儿后方，使用皮褶卡钳测量肩峰到尺骨鹰嘴（肘部骨性突起）连线中间部位，用笔标记，用左手拇指、食指和中指沿上臂纵轴方向在标记点下 1 cm 提捏起肱三头肌皮褶，注意需充分提捏到皮肤和皮下组织，但不能提捏起肌肉组织。测量前校准好卡钳，测量时卡钳一定要与上臂纵轴垂直，以免组织张力增加而影响测试的精度，卡钳需充分夹住皮下组织，卡钳固定 3 s 后立即读数。不能直立的患儿取平卧位，右前臂舒适地横置在胸前。

肩胛下皮褶厚度：患儿自然直立位，测试者用笔标记患儿肩胛骨下角下方 1 cm 处，用左手拇指、食指和中指与脊柱成 45°方向提捏皮褶，皮褶卡钳的钳口需与皮褶走向垂直，不能直立的患儿取自然坐位或辅助坐位。

（5）体重指数。体重指数（body mass index，BMI）是国际上常用的衡量身高和体重比例、人体胖瘦程度以及是否健康的标准之一，其计算公式为：BMI＝体重÷身高^2。

由于儿童处于生长发育阶段，因此用成年人的 BMI 划分标准来衡量儿童是不准确的。儿童的 BMI 需要结合年龄和性别来判断，通常称为以年龄为准的 BMI 指数（BMI-for-age）。

2．营养状况判定

WHO 将营养不良定义为人体摄入能量和/或营养物资不足、过剩或不均衡，包括营养不足、营养过剩和与微量元素相关的营养不良。狭义的营养不良仅指营养不足，也是目前国内人们所理解和广泛接受的营养不良，因此下文用营养不良指代营养不足。

获得人体测量学指标的原始数据后，通过查询生长曲线，可获得对应的生长指标百分位。早产的婴幼儿在纠正胎龄 40 w 前需采用 Fenton 生成曲线，纠正胎龄 40 w 后至 2 岁内可在计算纠正月龄后采用 WHO 儿童生长曲线。生长指标低于第 5 百分位为营养不良，其中 BMI 或体重 – 身高第 85 百分位至第 95 百分位之间（不含第 95 百分位）为超重，而 BMI 或体重/身高等于或大于第 95 百分位则为肥胖。定期的体检测量并绘制儿童的生长发育轨迹，不仅能通过对比标准生长曲线判断儿童的营养状况，还能了解儿童生长发育速率和趋势，及时发现是否偏离正常生长轨迹的正常水平，但是不能直观地判断营养不良或营养过剩的严重程度。

生长指标 Z 评分是计算生长指标偏离中位数的距离得到的标准差得分，WHO 推荐以此为判断儿童营养状况的标准。儿童生长指标 Z 评分包括体重/年龄 Z 评分、身高/年龄 Z 评分、体重/身高 Z 评分和 BMI/年龄 Z 评分。5 岁以内的儿童可计算获得以上 4 个 Z 评分，5～10 岁仅有体重/年龄 Z 评分、身高/年龄 Z 评分和 BMI/年龄 Z 评分，10～18 岁则只有身高/年龄 Z 评分和 BMI/年龄 Z 评分。体重/年龄 Z 评分过低为低体重（underweight），身高/年龄 Z 评分过低为生长迟缓（stunting），体重/身高 Z 评分过低为消瘦（wasting）。由于 WHO 推荐的营养不良判断标准仅有中度和重度的营养不良，不利于及时发现并尽早干预，因此美国肠内肠外营养学会发表的共识声明，将体重/身高或 BMI/年龄 Z 评分等于或低于 –1 定为轻度营养不良。生长指标 Z 评分可通过 WHO 开发的软件 WHO Anthro 和 WHO AnthroPlus 计算获得，营养不良诊断和分级标准见表 2 – 48。体重/身高 Z 评分和 BMI/年龄 Z 评分均是反映儿童的身体匀称性、肥瘦程度的指标，5 岁内的儿童需综合考虑体重/身高 Z 评分和 BMI/年龄 Z 评分，5 岁以上的儿童仅用 BMI/年龄 Z 评分判断，分级标准见表 2 – 49。需要注意的是，因身高与基因和家族遗传有关，患儿有可能同时出现身高/年龄 Z 评分偏低（生长迟缓）和 BMI/年龄 Z 评分偏高（超重或肥胖）的情况，此时应以 BMI/年龄 Z 评分为准。

表 2 – 48　营养不良分级标准

Z 评分	体重/年龄 Z 评分	身高/年龄 Z 评分	体重/身高 Z 评分	BMI/年龄 Z 评分
≤ –1	—	—	轻度消瘦	轻度营养不良
≤ –2	中度低体重	中度生长迟缓	中度消瘦	中度营养不良
≤ –3	重度低体重	重度生长迟缓	重度消瘦	重度营养不良

表 2-49　营养过剩分级标准

年龄	BMI/年龄 Z 评分（体重/身高 Z 评分）	
1～4 岁	>3	肥胖
	>2	超重
5～18 岁	>2	肥胖
	>1	超重

四、实验室指标

在营养评估的基础上，可结合血清总蛋白、白蛋白、前白蛋白、转铁蛋白和 25 羟-维生素 D 进行营养状况的辅助判断。

1. 血清总蛋白（total protein，TP）

血清总蛋白可分为白蛋白和球蛋白两类，在机体中具有重要的生理功能，是监测机体营养状态的重要指标，其降低可提示营养不良及消耗增加等。正常参考值为 65～85 g/L（化学法）。

2. 白蛋白（albumin，Alb）

白蛋白又称清蛋白，是由肝实质细胞合成，在血浆中的半寿期为 15～19 d，是人体血浆中含量最多且最主要的蛋白质，占血浆总蛋白的 40%～60%。白蛋白能维持血浆胶体渗透压的恒定，同时是人体内一种重要的营养物质，其降低可提示营养不良，并常见水肿。正常参考值为 40～55 g/L（化学法）。

3. 前白蛋白（prealbumin，PA）

前白蛋白是由肝细胞合成的蛋白质，是主要存在于血液中的运输蛋白，其主要生理功能是结合、运输维生素 A 和甲状腺素，临床上常用于反映肝功能损害及各种营养不良，是灵敏的营养蛋白质指标。因其电泳图谱位置位于白蛋白前而得名，其半衰期很短，仅约 1.9 d。因此，测定其在血浆中的浓度对于了解蛋白质营养不良、肝功能不全，比白蛋白和转铁蛋白具有更高的敏感性。营养不良负氮平衡时前白蛋白减少，其正常参考值为 200～400 mg/L（免疫比浊法）。

4. 转铁蛋白（transferrin，TRF）

转铁蛋白是血浆中主要的含铁蛋白质，负责运载由消化管吸收的铁和由红细胞降解释放的铁。以 TRF-Fe^{3+} 的复合物形式进入骨髓中，供成熟红细胞的生成。转铁蛋白可逆地结合多价离子，每一分子 TRF 可结合两个三价铁离子，血浆中 TRF 的浓度受铁供应的调节，缺铁时血浆中 TRF 浓度上升，因此临床上用于缺铁性贫血的诊断和治疗监测。而营养不良时 TRF 下降，可作为营养状态指标。正常参考值为 2.0～3.6 g/L（免疫比浊法）。

5. 25 羟-维生素 D（25-OH-VitD）

25 羟-维生素 D 是维生素 D 在体内的主要存在形式，维生素 D 不仅影响钙磷代谢，而且具有广泛的生理作用，是维持人体健康、细胞生长和发育必不可少的物质。25 羟 - 维生素 D 检查是检测血中维生素 D 的水平，是早期诊断佝偻病的依据，并且与维生素 D 缺乏的临床症状相关。参考值为 75 ～ 375 mmol/L。

（彭婷婷　周洪宇）

小　　结

儿童功能的发育往往是相互影响的结果，因此本章在详细介绍运动发育评估方法之余，也涵盖了儿童进食吞咽、认知功能、语言功能、营养相关的评估方法。发育评估是一个复杂而烦琐的过程，由于儿童的特殊性，发育评估需要康复专业人员给予更多的耐心与爱心，在评价过程中不断调整测试方法诱导受试儿童表现出真实的功能水平。评估能帮助康复专业人员明确患儿的关键问题所在，明确具体的落后领域，并根据评估结果提供针对性的个体化治疗方案，帮助家长在社区、家庭更好地开展康复治疗活动。同时，发育评估也可以帮助临床工作人员确定或者排除特定的问题，为他们提供相应的诊断信息。

第三章　康复评定

康复评定是儿童康复中最重要的内容之一，可客观地评价功能障碍的性质、部位、严重程度、发展趋势、预后和转归。康复评定是对患儿功能状况和潜在能力的判断，也是对患儿各方面功能状况的资料收集、量化、分析，并与正常标准进行比较的过程，可为诊断、治疗及修订治疗方案提供重要的参考依据。康复评定是长期的和定期的，至少应在康复治疗前、治疗中和治疗后各进行一次，在评定中需要认真细致地观察，客观准确地判断评定结果，以达到综合评价、指导康复计划制订的目的。

康复评定的目的：①对患儿身体功能，家庭状况，社会环境等信息进行收集，掌握患儿的具体功能障碍情况；②对患儿身体功能及能力进行量化；③分析患儿障碍程度与正常同龄儿童的差别；④为制订康复治疗方案提供依据；⑤对判定康复治疗效果提供客观指标；⑥为回归社会的最终目标提供依据。本章所述的康复评定内容主要包括肌张力、关节活动度、肌力、步态、坐位能力、平衡功能、日常生活能力等方面的内容。

第一节　肌张力与痉挛

肌张力指活动肢体或按压肌肉时所感到的阻力，常分为静止性肌张力、姿势性肌张力和运动性肌张力。一定的肌肉张力是儿童进行正常运动和日常生活活动所必须具备的基本条件之一，肌张力起着维持身体姿势的重要作用，肌张力亢进或低下可导致机体不能维持正常的姿势。而痉挛则是中枢神经系统受损后，多种调节机制异常而导致的肌张力增高的一种状态，其特征是速度依赖性的肌张力增高并伴随腱反射亢进。肌张力异常及肌肉痉挛可造成运动中主动肌群与拮抗肌群的协调功能受到影响，从而导致运动模式异常，严重的可导致软组织挛缩、骨骼畸形。常用以下方法进行肌张力与痉挛评定。

一、观察法

静止时可观察肌肉的形态、触摸其硬度，若肌张力增高，则肌肉较硬、相对丰满；若肌张力低下，则肌肉较软、松弛平坦。也可通过观察儿童主动运动中的姿势、协调性、流畅性等来了解儿童的肌张力状况，若运动僵硬、无力、姿势异常、运动不够流畅，则儿童的肌张力就可能存在异常。

二、关节活动夹角

1岁以内婴儿可采用关节活动夹角来判断肌张力。内收肌角，即将两下肢分开所得的角度。检查方法：患儿仰卧位，检查者握住患儿双膝，轻柔地把患儿双腿向两边打开，遇到抵抗即停止，固定，然后观察患儿两大腿间的角度（图3－1）。3个月以上婴幼儿内收肌角已大于70°，如还小于70°，并对分开有抵抗，说明内收肌张力升高。腘窝角，即腘窝的角度。检查方法：患儿仰卧位，一侧下肢伸直，检查者将另一侧小腿抬高，观察小腿与大腿构成的角度（图3－2）。3个月以上婴幼儿腘窝角已大于90°，如还小于90°，说明下肢屈肌张力增高。肌张力低下时，腘窝角大于170°。足背屈角，患儿仰卧位，检查者握住患儿足掌，将足背尽量向小腿方向靠近，观察足与小腿构成的角度（图3－3）。痉挛型脑瘫患儿多有尖足异常姿势，足背屈角大于90°。足跟耳试验，患儿仰卧位，检查者扶小儿足部，向同侧耳的方向尽量牵拉，注意不要令患儿骨盆离开桌面，观察足跟和髋关节连线的延长线与床面的角度（图3－4）。围巾征，小儿半卧位，握住小儿一手，横过胸前向对侧肩部尽量牵拉做围巾状，观察肘部与中线的关系，正常足月儿不能越过中线，4～6个月时可达中线，6个月以后超过中线。

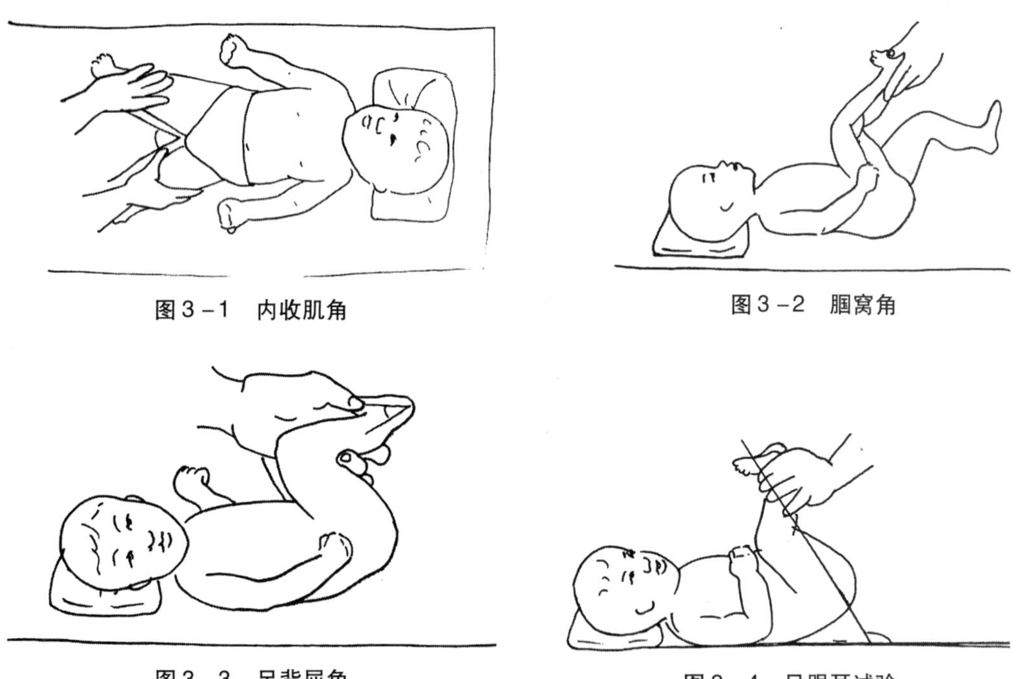

图3－1　内收肌角

图3－2　腘窝角

图3－3　足背屈角

图3－4　足跟耳试验

以上检查需要在安静清醒状态下进行，操作时用力不能过大，检查当中若患儿出现任何不适要立即停止，检查时要注意观察双侧有否出现不对称。不同月龄的婴幼儿关节活动度有不同标准，应与相应标准对比，才能做出正确判定。各月龄正常范围见表3－1，患儿的内收肌角、腘窝角及足跟耳角度大于表中数值时，提示肌张力偏低；小于表中数值时，提示肌张力偏高。足背屈角则相反，大于70°为肌张力增高，小于60°为肌张力减低。

表3－1　小于1岁儿童关节活动度评价表

月龄	内收肌角	腘窝角	足背屈角	足跟耳试验角度
1～3	40°～80°	80°～100°	60°～70°	80°～100°
4～6	70°～110°	90°～120°		90°～130°
7～9	100°～140°	110°～160°		120°～150°
10～12	130°～150°	150°～170°		140°～170°

三、主动或被动关节活动度

主动或被动关节活动度（active or passive range of motion，AROM/PROM）是指关节主动或被动运动时所通过的运动弧。一方面，可以观察肌张力增高的程度，若关节活动范围明显小于正常值，可判定肌张力增高明显，若关节活动范围明显大于正常值，可判定肌张力低下；另一方面，可以观察各关节有否因为肌张力增高而出现继发的关节挛缩、活动受限等。

四、改良 Ashworth 量表

改良 Ashworth 量表（modified Ashworth scale，MAS）作为中枢神经系统损伤导致肌张力增高的评定方法已获得广泛的认可，对疾病程度的评估和预后预测有肯定的临床应用价值。该表将肌张力分为0～4级六个级别，通过徒手被动牵伸受试肌肉所感觉到的肌肉阻力来确定测试肌肉的肌张力（表3－2）。测试时，要求在大约1 s内（通过默念“一千零一”衡量）完成整个牵伸动作。使用该量表检查患儿的肌张力时，一般以首次测量结果为准，因为在短时间内，持续测量同一肌群的肌张力，可能降低了该肌群的肌张力。

表3－2　改良 Ashworth 量表

等级	肌张力	标准
0	肌张力不增加	被动活动患侧肢体在整个范围内均无阻力
1	肌张力稍增加	表现为目标关节被动屈曲或伸展时，出现卡住感和释放感，或被动活动患侧肢体到终末端时有轻微的阻力
1＋	肌张力稍增加	被动活动患侧肢体时在前1/2ROM中有轻微的“卡住”感觉，后1/2ROM中有轻微的阻力
2	肌张力轻度增加	被动活动患侧肢体在大部分ROM内均有阻力，但仍可以轻松地进行被动活动

续表3-2

等级	肌张力	标准
3	肌张力中度增加	被动活动患侧肢体在整个 ROM 内均有阻力，被动活动比较困难
4	肌张力高度增加	患侧肢体僵硬，阻力很大，被动活动十分困难

五、改良 Tardieu 量表

改良 Tardieu 量表（modified Tardieu scale，MTS）是临床上另外一种用于评定痉挛的方法，有学者提出 MTS 可能比 MAS 更准确有效地评定肢体痉挛情况，更能体现痉挛的定义。

MTS 主要包括两大部分：肌肉反应特性 X 与肌肉反应角度 Y。该量表使用三个不同速度牵伸目标肌肉，分别是 V1－尽可能慢的速度（速度小于重力作用下肢体自然落下的速度），V2－在重力作用下肢体自然落下速度，V3－尽可能快的速度（速度大于在重力作用下肢体自然落下的速度）。一般临床常用 V1 和 V3 速度。肌肉反应特性 X 是一个 5 级别量表，它通过使用速度 V3 牵伸目标肌肉来感受肌肉的反应性（表3-3），如果肌肉反应大于等于 2，则认为存在痉挛。肌肉反应角度 Y 是通过使用不同的速度（V1、V3）被动活动目标关节，根据出现“卡住点”时所处角度（R1、R2）以及两个角度差（R2－R1）评定肌肉痉挛程度。MTS 测试时，首先用最慢速度 V1 牵伸目标肌肉，活动肢体至最大关节活动范围，记录慢牵角度 R2；接着用最快速度 V3 尽可能快地牵伸目标肌肉，活动肢体至出现“卡住点”，记录快牵角度 R1，同时记录肌肉反应特性 X 的评分。最后把 R2 与 R1 相减得出肌肉反应角度 Y。如果 Y 大于 10°，提示目标肌肉以痉挛为主；如果 Y 小于 10°，提示目标肌肉以挛缩为主。MTS 测试体位一般要求儿童取舒适仰卧位，头居中线位，双手自然放在身体两侧，下肢伸展，放松躺在治疗床上至少 5 min，以减少非对称性颈反射及情绪过于紧张或兴奋对评定结果的影响。

表3-3　改良 Tardieu 量表的肌肉反应特性 X

级别	肌肉反应的情况
0	在整个被动运动过程中无阻力感
1	在整个被动运动过程中感到轻度阻力，但无确定位置
2	在被动运动过程中的某一位置上突然感到阻力，然后阻力减小
3	在关节活动范围中的某一位置，给予肌肉持续性压力小于 10 s，肌肉出现疲劳性痉挛
4	在关节活动范围中的某一位置，给予肌肉持续性压力大于 10 s，肌肉出现非疲劳性痉挛

六、综合痉挛量表

综合痉挛量表（composite spasticity scale，CSS）可评定中枢神经系统损伤导致的踝跖屈肌群痉挛，具有内容简单明了，评定标准容易掌握，结果可靠等优点，重复测试信度良好（ICC 0.959～0.996）。评定内容包括跟腱反射、踝阵挛、踝跖屈肌张力三项检查（表3-4），涉及肌张力及神经反射，每次评定时患儿先卧位休息3 min，然后测试3次，测试间隔休息1 min。每次总的测试时间为4～5 min，由同一位医务人员完成。

表3-4　综合痉挛量表（CSS）

检查项目	0分	1分	2分	3分	4分
跟腱反射	无反射	反射减弱	反射正常	反射活跃	反射亢进
踝阵挛		无阵挛	阵挛1～2次	阵挛≥2次	阵挛持续超过30 s
	0分	2分	4分	6分	8分
踝跖屈肌群张力	无阻力（软瘫）	阻力降低（低张力）	正常张力	阻力轻到中度增加，尚可完成踝关节全范围的被动活动	阻力重度（明显）增加不能或很难完成踝关节全范围的被动活动

注释：①结果判断：0～6分 无痉挛；7～9分 轻度痉挛；10～12分 中度痉挛；13～16分 重度痉挛。

②跟腱反射：患儿仰卧位，髋外展，膝屈曲。检查者使踝关节背伸，保持胫后肌群一定的张力，用叩诊锤叩击跟腱。

③踝阵挛：患儿仰卧位，下肢放松，膝关节稍屈曲。检查者手托足底快速被动背伸踝关节，观察踝关节有无规律性屈伸动作。

④踝跖屈肌群张力：患儿仰卧位，下肢伸直放松，检查者被动全范围背伸患儿踝关节，感觉所受到的阻力。

七、Penn痉挛频率量表

用于评定患儿每小时双下肢痉挛出现的频率，了解患儿的痉挛程度（表3-5）。

表3-5　Penn痉挛频率量表

等级	标准
0分	无痉挛发作
1分	仅能通过刺激引起轻微痉挛发作
2分	痉挛发作每小时不足1次
3分	痉挛发作每小时超过1次
4分	痉挛发作每小时超过10次

八、每天痉挛频率量表

可用于患儿每天的痉挛频率的评定，具体见表3－6。

表3－6 每天痉挛频率量表

等级	标准
0分	无痉挛发作
1分	痉挛发作每天有1次
2分	痉挛发作每天有1～5次
3分	痉挛发作每天有5～9次
4分	痉挛发作每天超过10次，或持续的挛缩

九、高肌张力评估工具

高肌张力是指关节被动活动时，出现异常增加的阻力。痉挛、肌张力障碍、强直是神经学介导的三种高肌张力类型。目前已有多个量表可以用于痉挛或者肌张力障碍型高肌张力的轻重程度分级，如前文提及的改良 Ashworth 量表、改良 Tardieu 量表等，但没有区分高肌张力类型的量表，而高肌张力评估工具（hypertonia assessment tool，HAT）正是用于鉴别高肌张力类型的评估工具，具有简便性与鉴别性优点，中文版 HAT 的信度和效度指标满足心理测量学要求，可以有效测量中国脑性瘫痪儿童的高肌张力类型。

HAT 适用于4～18岁儿童，以肢体为单位进行检查，利用牵伸动作，或引导儿童进行特定的主动随意活动，或通过活动某个肢体时所受到的阻力以及判别观察到的肢体运动，从而确定高肌张力类型。HAT 共有7个项目，其中2个项目（项目3、项目4）检测痉挛，3个项目（项目1、项目2、项目6）检测肌张力障碍，2个项目（项目5、项目7）检测强直。各高肌张力类型的项目中至少一个项目得分为“1”，则可判断为该高肌张力类型；若同时存在一个以上类型的项目得分为“1”，提示存在混合高肌张力类型。如项目3和项目4（检测痉挛型高肌张力）其中一个项目得分为“1”，可判断为痉挛型高肌张力；如项目3与项目2（检测肌张力障碍）同时得分为“1”，则可判断为存在混合痉挛与肌张力障碍两个类型的高肌力。(具体见表3－7)

表3－7 高肌张力评估工具（HAT）－记分表

HAT 项目	评分（0＝阴性，1＝阳性）	高肌张力的类型
1. 通过触觉刺激其他躯体部位，被试肢体的不随意运动或姿势增加	0分＝没有观察到不随意运动或姿势 1分＝观察到不随意运动或姿势	肌张力障碍
2. 有目的地活动其他躯体部位，被试不随意运动或姿势增加	0分＝没有观察到不随意运动或姿势 1分＝观察到不随意运动或姿势	肌张力障碍

续表 3－7

HAT 项目	评分（0＝阴性，1＝阳性）	高肌张力的类型
3. 牵伸引起的速度依赖性阻力	0 分＝和慢速牵伸相比，快速牵伸时阻力没有增高 1 分＝和慢速牵伸相比，快速牵伸时阻力有所增高	痉挛
4. 存在痉挛卡住点	0 分＝无痉挛卡住点 1 分＝有痉挛卡住点	痉挛
5. 被动牵伸引起关节双向运动，阻力相等	0 分＝随意运动后肌张力无增加 1 分＝随意运动后肌张力增加	强直
6. 活动其他躯体部位，肌张力增高	0 分＝随意运动后肌张力无增加 1 分＝随意运动后肌张力增加	肌张力障碍
7. 被动运动后，肢体位置保持不变	0 分＝肢体回复（部分或者完全）到起始位置 1 分＝肢体保持于牵伸终末位置	强直

评分汇总	HAT 诊断	核对表	
肌张力障碍	项目 1、项目 2、项目 6 中至少有 1 项 1 分	是	否
痉挛	项目 3、项目 4 中，任一个或者两个全部 1 分		
强直	项目 5、项目 7 中，任一个或者两个全部 1 分		
混合	1 个或多个亚型（例如，肌张力障碍、痉挛、强直）		
HAT 诊断（填写所有适用的）			

十、肌张力障碍评估量表

肌张力障碍（dystonia）属于高肌张力的其中一种类型。BFMDRS 量表（Burke-Fahn-Marsden dystonia rating scale）是儿童常用的肌张力障碍评估量表，可用于原发性或继发性肌张力障碍，受测对象年龄无明显限制，目前在全球范围内应用广泛。该量表（表 3－8、表 3－9）由运动评分量表（movement scale）和功能障碍量表（disability scale）两个量表组成。运动评分量表总分为单项评分之和，满分 120 分，其中单项评分＝触发因子×严重程度因子×权重；功能障碍评分总分为单项评分之和，满分 30 分。

表 3－8　BMFDRS 记分表

姓名：＿＿＿＿＿　性别：□ 男　□ 女　病历号：＿＿＿＿＿＿＿

临床诊断：＿＿＿＿　出生日期：＿＿＿＿　评估日期：＿＿＿＿＿＿

评估人：＿＿＿＿＿　最终得分：＿＿＿＿

续表 3-8

第一部分　运动评分量表

项目	触发因子（0～4分）	严重程度因子（0～4分）	权重	分数
眼睛			0.5	
嘴巴			0.5	
言语/吞咽			1.0	
颈部			0.5	
右上肢			1.0	
左上肢			1.0	
躯干			1.0	
右下肢			1.0	
左下肢			1.0	
			总分	

注：单项评分 = 触发因子 × 严重程度因子 × 权重。

第二部分　功能障碍量表

部位	分数
言语（0～4分）	
书写（0～4分）	
喂养（0～4分）	
进食/吞咽（0～4分）	
个人卫生（0～4分）	
穿衣（0～4分）	
行走（0～6分）	
总分	

表 3-9　BMFDRS 评分表

第一部分　运动评分量表

（一）触发因子

	言语/吞咽	其他
0分	无	安静或活动时均无肌张力障碍发生
1分	单一或两种症状偶尔发生	特定动作时会出现肌张力障碍
2分	其中一种症状频繁发作，另外一种症状不会发生	许多动作都会出现肌张力障碍
3分	其中一种症状频繁发作，另外一种症状偶尔发作	身体远端主动运动或偶尔安静时出现肌张力障碍
4分	两种症状均频繁发作	安静时出现肌张力障碍

续表3－9

（二）严重程度因子

部位	0分（正常）	1分（轻微）	2分（轻度）	3分（中度）	4分（重度）
眼睛	无肌张力障碍	偶尔眨眼	频繁眨眼，无较长时间的眼睑痉挛性紧闭	较长时间的眼睑痉挛性紧闭，多数时间为睁眼状态	长时间闭眼，至少占清醒状态下的30%以上
嘴巴	无肌张力障碍	偶尔噘嘴或其他嘴运动	异常嘴运动时间小于50%	中度的肌张力障碍性运动或收缩大部分时间持续存在	严重的肌张力障碍性运动或收缩大部分时间持续存在
言语和吞咽	无肌张力障碍	言语表达易懂，偶尔哽噎发生	言语表达理解有些难度，频繁哽噎发生	言语表达难理解，不能吞咽固体食物	完全构音障碍，不能吞咽软的食物和液体
颈部	无肌张力障碍	偶尔出现肌肉抽动	明显斜颈，程度较轻	中度肌肉抽动	频繁肌肉抽动
上肢	无肌张力障碍	无临床意义	明显肌张力异常，无功能障碍	能够完成抓握和一些简单的手操作	不能够完成抓握
躯干	无肌张力障碍	弯曲，无临床意义	弯曲，不影响站立行走	弯曲，影响站立或行走	弯曲，不能站立或行走
下肢	无肌张力障碍	无功能障碍表现，无临床意义	行走自如，不需辅助	严重行走障碍，或需要帮助	受累侧腿不能站立、行走

第二部分　功能障碍量表

内容	0分	1分	2分	3分	4分	6分
言语	正常	轻微改变，易懂	理解有些困难	较难理解	几乎或完全构音障碍	—
书写	正常	轻微困难，能辨认	几乎无法辨认	无法辨认	无法抬臂、握笔	—
喂养	正常	需要特殊动作，能够独立完成	能够进食，但不能切割食物	只能用手进食	无法独立进食	—
进食/吞咽	正常	行动笨拙但能独立完成	完成某些动作需要帮助	完成多数动作需要帮助	完全需要帮助	—
穿衣	正常	笨拙，能够独立完成	完成某些动作需要帮助	完成多数动作需要帮助	完全需要帮助	—
行走	正常	轻微异常，不易察觉	轻度异常，表现轻微	明显异常	行走时需要帮助	无法行走，需轮椅辅助

（何　璐　韩明珊　严晓华）

第二节　关节活动度

关节活动度（range of motion，ROM）是指一个关节的运动弧度，亦称关节活动范围。关节活动度又分为主动关节活动度（active range of motion，AROM）和被动关节活动度（passive range of motion，PROM）。AROM 是指关节主动运动时所通过的运动弧，由肌肉主动收缩产生；PROM 是指关节被动运动时所通过的运动弧，完全由外力产生，无随意的肌肉活动。

影响关节活动度的生理因素主要有关节的解剖结构、肌肉力量、关节周围软组织的性质等。关节活动异常的原因有关节内因素，如结构异常、损伤、关节腔积液；以及关节外因素，如肌肉痉挛、周围神经损伤、软组织损伤及粘连等。

关节活动度评定是小儿神经康复中常用的评定方法，评定目的主要是：发现关节活动范围障碍的程度；根据整体的临床表现，分析可能的原因；为选择治疗方法提供参考；作为治疗过程中评定效果的手段。关节活动度评定适用于关节的水肿、疼痛，肌肉痉挛或短缩，关节囊及周围组织的炎症和粘连，皮肤瘢痕发生时；禁止用于关节脱位或骨折未愈合，刚经历肌腱、韧带、肌肉手术后，骨化性肌炎等。

一、关节的功能解剖与生物力学基础

（一）关节的解剖结构

关节的主要结构包含有关节面、关节囊、关节腔和辅助结构。

1. 关节面

每个关节至少有两个相互对应的关节面，构成关节的骨面光滑，由一层关节软骨覆盖。关节面的形状与关节的运动性质和范围有关。关节软骨表面光滑，敷以少量滑液，有一定的弹性，其作用是使关节面更为相互吻合、减轻关节运动时的摩擦、承受负荷及吸收震荡。

2. 关节囊

关节囊是由致密结缔组织形成的包囊，附于关节面周缘及附近骨上，密封关节腔。关节囊有内外两层，外层为纤维层，厚而坚韧，常在关节面附近与骨膜上附着，在某些部位增厚成为韧带以增强关节稳定性，有丰富的血管和神经；内层为滑膜层，薄而滑润，分泌滑液，可减轻关节的摩擦，利于运动灵活，营养关节软骨。

3. 关节腔

关节腔是由关节囊和关节面共同围成的腔隙，腔内有少量滑液，腔内为负压。

4．辅助结构

部分关节为适应特殊功能的需要而分化出一些特殊结构，如关节支持韧带、关节盘、关节盂缘和滑膜皱襞等。关节支持韧带在关节周围或关节内，由规则的致密结缔组织构成，可提高关节的稳定性，限制关节的异常活动。关节盘是指位于关节内两个关节软骨间的纤维软骨板，其周缘附于关节囊纤维层内面，可将关节腔分成两部分，但也有部分关节盘没有将关节腔分隔成两部分，如膝关节的纤维软骨半月板；关节盘可使两个相对的关节面吻合得更好，关节更加稳固，更好地缓和冲击和吸收震荡，以及更好地改善关节的运动形式和范围。关节盂缘是指附着在关节窝周边的纤维骨环，可加深关节窝，增大关节面，使关节更加稳固，如髋臼唇。滑膜皱襞，滑膜层连同纤维层褶成皱襞，向外反转，内含滑液与关节腔相交通，呈鞘状或囊状，位于肌腱的下方，可补充关节空隙和分泌滑液，起调节和润滑作用。

（二）关节的分类与运动

关节的运动通过关节轴线进行，按运动轴的数目和关节面的形状，可将关节分为三类：

（1）单轴关节。此类关节只有一个运动轴，仅能围绕此轴在一个平面上运动，包括滑车关节和车轴关节。前者关节面呈滑车状，只能绕冠状轴进行屈伸运动，如指间关节和肱尺关节。后者关节面呈圆柱形，常有一骨纤维环围绕圆柱形的关节面，使此关节沿垂直轴做旋前和旋后运动，如桡尺近侧和远侧关节。

（2）双轴关节。该类关节有两个互为垂直的运动轴，能在两个平面上运动。包括椭圆关节（如桡腕关节）和鞍状关节（拇指腕掌关节），都可做屈、伸、外展和内收运动。

（3）多轴关节。此类关节具有三个相互垂直的运动轴，可在三个平面上的进行运动，如可做屈伸、外展、内收、旋转等多方向的运动。包括球窝关节（如肩关节）、杵臼关节（如髋关节）和平面关节（如肩锁关节、腕骨和跗骨间关节，该类关节由于关节面曲度小，可视为球面无穷大，从而归为多轴关节）。

关节的运动模式包括屈、伸、内收、外展、内旋、外旋、内翻、外翻、背屈、跖屈、环转等。关节的运动与关节的形状有密切关系，主要有4种基本运动：

（1）滑动运动。关节面基本平坦，形态基本一致，两骨可以向各方向滑动，但活动范围甚小，如腕骨之间的运动。

（2）角度运动。多为两个长骨构成的关节，构成关节两骨的另一端彼此接近或远离，使两骨之间角度减小或增大。通常有屈伸和收展等运动形式。屈曲、伸展运动，关节沿冠状轴运动，使相关的两骨反向接近，角度减小时为屈曲，反之为伸展。内收、外展运动，关节沿矢状轴运动，使骨向正中线移动为内收，相反方向则为外展。

（3）旋转运动。骨环绕其自身垂直轴运动时称为旋转运动。骨的前面向内侧旋转时为内旋，相反则为外旋。在前臂，相应称为旋前和旋后。在下肢，足向内旋转，足底转向内侧为内翻；足向外旋转，足底转向外侧为外翻。

（4）环转运动。骨的近关节端在原位转动，远端则做圆周运动，即为环转运动。环转运动实质上为屈曲、外展、伸展和内收的依次连续运动，二轴（如腕关节）或三轴关节（如肩关节）都能做环转运动。

二、测量方法

根据检查部位，正确摆放受试者体位，各关节各个方向运动的活动范围测量都有规定相应的检查体位，一般情况下均应按要求操作，如因患者特殊情况有困难时，应在评价表格备注栏内加以说明。暴露被检查关节，触诊确定骨性标志。测量时，将量角器的轴心与关节的运动轴对齐，固定臂与构成关节的近端骨长轴平行，移动臂与构成关节的远端骨长轴平行（患者有特殊运动障碍时可作适当调整）。测量时确定关节活动的起点即“0°”位十分重要，一般除前臂旋转检查以手掌处于矢状面时为“0°”外，其余关节一律以肢体处以解剖位时的角度为“0°”。检查者应熟练掌握各关节测量时固定臂、移动臂、轴心的具体要求。此外，为了防止被测量关节运动时其他关节也参与运动，或是构成关节的远端骨运动时，近端出现固定不充分的现象，检查者应协助受试者保持体位的固定，应熟练掌握各关节运动时相应的固定方法（表3－10至表3－12）。健康儿童与青少年（3～19岁）常见关节活动度平均值见表3－13。被动运动关节时手法要柔和，速度缓慢均匀，尤其对伴有疼痛和痉挛的患者不能做快速的运动。关节被动活动正常而主动活动受限或不能，常为神经麻痹或肌肉、肌腱断裂所致；关节主动与被动活动均部分受限者为关节僵硬，主要为关节内粘连、肌肉痉挛或挛缩、皮肤瘢痕挛缩及关节长时间固定等所致；关节主动与被动活动均不能者为关节强直，提示构成关节的骨骼之间有骨性或牢固的纤维连接。关节活动超过正常范围，可见于肌肉弛缓性瘫痪、关节韧带松弛和关节骨质破坏等患儿。肢体关节范围的检查结果应进行健、患侧比较。如患儿存在关节活动受限的情况时，先测量主动关节活动范围，后测被动关节活动范围。测量工具有通用量角器、方盘量角器、电子量角器、皮尺或直尺等。

表3－10　上肢主要关节活动度的测量

关节	运动	受检体位	测角计放置方法			正常活动度（°）
			轴心	固定臂	移动臂	
肩	屈、伸	坐/立位 上臂置于体侧 肘伸直	肩峰	与腋中线平行	与肱骨纵轴平行	屈0～180 伸0～60
	外展、内收	坐/立位 上臂置于体侧 肘伸直	肩峰	与身体中线垂直	与肱骨纵轴平行	外展0～180 内收　0～75
	内旋、外旋	坐/立/仰卧位 肩外展90° 肘屈90°	鹰嘴	与腋中线平行	与前臂纵轴平行	各0～90

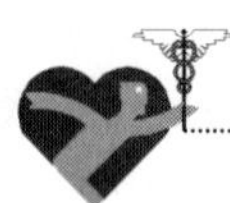

续表 3-10

关节	运动	受检体位	测角计放置方法			正常活动度（°）
			轴心	固定臂	移动臂	
肘	屈、伸	仰卧/坐/立位 臂取解剖位	肱骨 外上髁	与肱骨 纵轴平行	与桡骨 纵轴平行	屈 0～150 过伸 0～10
桡尺	旋前、旋后	坐位 上臂置于体侧 肘屈 90° 前臂中立位	尺骨 茎突	与地面 垂直	腕关节背面（旋前） 或掌面（旋后）	各 0～90
腕	掌屈、背伸	坐/立位 前臂完全旋前	尺骨 茎突	与前臂 纵轴平行	与第二掌骨 纵轴平行	掌屈 0～90 背伸 0～90
	尺偏、桡偏	坐位 屈肘 前臂旋前 腕中立位	腕背侧 中点	前臂背侧 中线	第三掌骨 纵轴	桡偏 0～25 尺偏 0～55
掌指	屈、伸	坐位 腕中立位	近节指骨 近端	与掌骨 平行	与近指骨 平行	伸 0～20 屈 0～90 拇指伸 0～30
指间	屈、伸	坐位 腕中立位	远节指骨 近端	与近节 指骨平行	与远节指骨 平行	近节指间 0～100 远节指间 0～80
拇指	内收、外展	坐位 腕中立位	腕掌 关节	与食指 平行	与拇指平行	0～60

表 3-11　下肢主要关节活动度的测量

关节	运动	受检体位	测角计放置方法			正常活动度（°）
			轴心	固定臂	移动臂	
髋	屈	仰卧/侧卧位 对侧下肢伸直	股骨 大转子	与身体 纵轴平行	与股骨 纵轴平行	0～135
	伸	俯卧，被测 下肢在上	股骨 大转子	与身体 纵轴平行	与股骨 纵轴平行	0～15
	内收、 外展	仰卧	髂前 上棘	左、右髂前上棘 连线的垂直线	髂前上棘至髌骨 中心的连线	各 0～45 内收 20
	内旋、 外旋	俯/仰卧，两小腿 于床缘下垂	髌骨下端	与地面 垂直	与胫骨 纵轴平行	各 0～45

续表 3－11

关节	运动	受检体位	测角计放置方法			正常活动度（°）
			轴心	固定臂	移动臂	
膝	屈、伸	仰卧/侧卧或坐在椅子边缘	股骨外踝	与股骨纵轴平行	与胫骨纵轴平行	屈 0～150 伸 0～6
踝	背屈、跖屈	仰卧 踝处于中立位	腓骨纵轴于足外缘交叉处	与腓骨纵轴平行	与第五跖骨纵轴平行	背屈 0～35 跖屈 0～70
	内翻、外翻	俯卧 足位于床缘外	踝后方两踝中点	小腿后纵轴	轴心与足跟中点连线	内翻 0～35 外翻 0～25

表 3－12　脊柱各节段关节活动度的测量

关节	运动	受检体位	测角计放置方法			正常活动度（°）
			轴心	固定臂	移动臂	
颈部	前屈、后伸	坐/立位 在侧方测量	肩峰	平行于前额面中心线	头顶与耳孔连线	前屈 0～80 后伸 0～90
	左、右旋	坐/立位于后方测量	头顶后方	头顶中心矢状面	鼻梁与枕骨结节的连线头顶中心	各 0～70
	左、右侧屈	坐/立位于后方测量	第 7 颈椎棘突	第 7 颈椎棘突与第 5 腰椎棘突的连线	头顶中心与第 7 颈椎棘突的连线	各 0～50
胸腰部	前屈、后伸	坐/立位	第 5 腰椎棘突	通过第 5 腰椎棘突的垂直线	第 7 颈椎与第 5 腰椎棘突的连线	前屈 0～45 后伸 0～30
	左、右旋	坐位 臀部固定	头顶部中点	双侧髂棘上缘连线的平行线	双侧肩峰连线的平行线	各 0～40
	左、右侧屈	坐/立位	第 5 腰椎棘突	两侧髂棘连线中点的垂线	第 7 颈椎与第 5 腰椎棘突的连线	各 0～50

表 3－13　健康儿童（3～9 岁）与青少年（10～19 岁）常见关节活动度（°）平均值

关节	运动	3～9 岁		10～19 岁	
		男孩	女孩	男孩	女孩
颈部	前屈	72	68	66	64
	后伸	82	80	67	73

续表 3－13

关节	运动	3～9 岁		10～19 岁	
		男孩	女孩	男孩	女孩
肩	内旋	67	67	62	66
	外旋	98	99	93	93
肘	屈曲	146	147	147	150
	伸展	7	7	4	7
髋	屈曲	133	133	120	124
	内旋	39	43	37	39
	外旋	32	32	31	31
膝	屈曲	145	144	140	142
	伸展	4	4	2	2
踝	背屈	33	31	32	31
	跖屈	63	63	58	63

（一）各主要关节活动度的具体测量方法

1. 肩关节活动度测量

（1）肩关节屈曲伸展活动度的测量方法：患儿站立位，双上肢自然下垂，要求患儿缓慢把上肢尽量往上举（前屈）或者尽量往后伸（后伸），检查者在侧面观察，量度患儿上肢起始位置与最终位置之间的夹角，如图 3－5 所示。

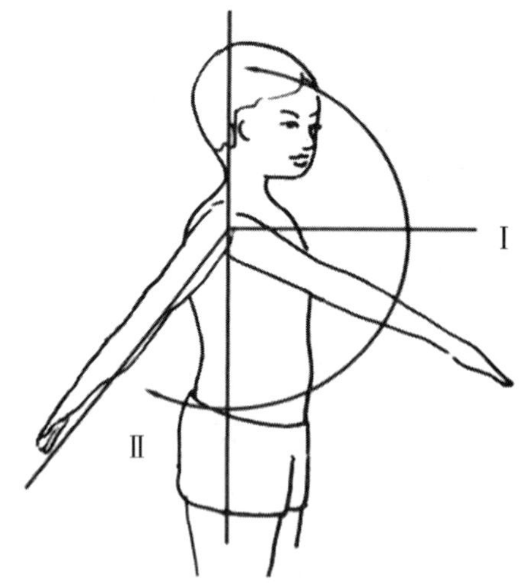

图 3－5　肩关节活动度测量

Ⅰ前屈　Ⅱ后伸

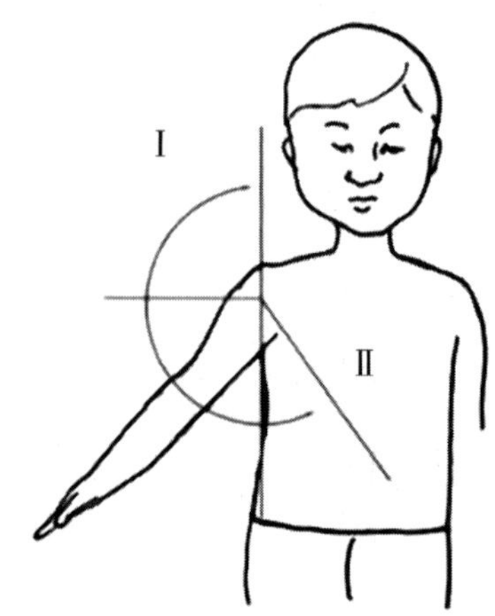

图 3－6　肩关节活动度测量

Ⅰ外展　Ⅱ内收

（2）肩关节外展内收活动度的测量方法：患儿站立位，双上肢自然下垂，要求患儿把上肢从旁边尽量往外打开（外展）或者尽量往里收（内收），检查者在患儿前方观察，量度上肢起始位置与最终位置之间的夹角，如图3－6所示。

（3）肩关节外旋内旋活动度的测量方法：患儿站立位，被检查侧上肢肩外展90°，肘屈曲90°，要求患儿把前臂尽量往上摆（外旋）或者尽量往下摆（内旋），检查者在患儿侧面观察，量度上肢起始位置与最终位置之间的夹角，如图3－7所示。

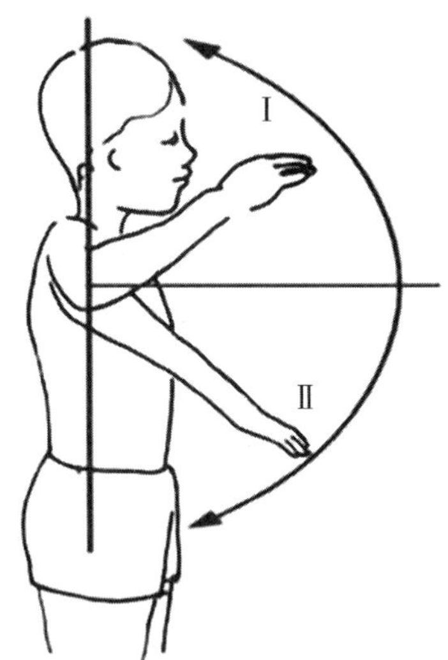

图3－7　肩关节活动度测量

Ⅰ外旋　Ⅱ内旋

2. 肘关节活动度测量

（1）肘关节屈曲伸展活动度的测量方法：患儿坐位或站立位，要求患儿前臂（或手掌）从前方做向上臂（或肩部）接近的运动（屈曲）或者前臂（或手掌）从屈曲位返回的运动。检查者在侧面观察，量度前臂与上臂之间的夹角，如图3－8所示。

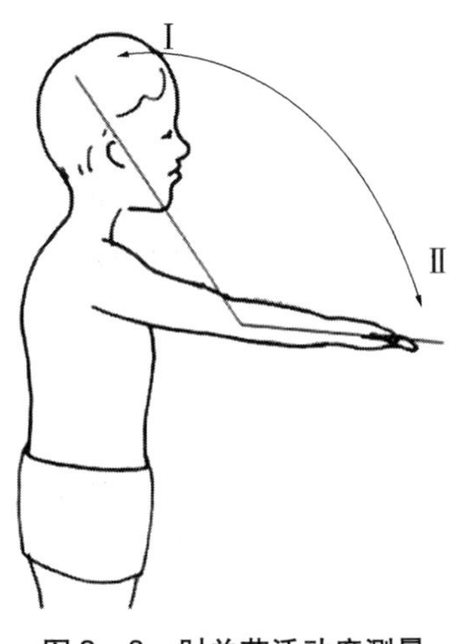

图3－8　肘关节活动度测量

Ⅰ屈曲　Ⅱ伸展

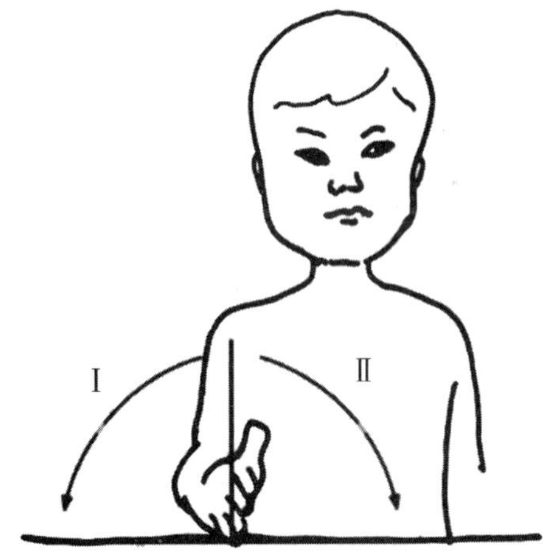

图3－9　前臂旋前旋后测量

Ⅰ前臂旋后　Ⅱ前臂旋前

（2）前臂旋前旋后活动度的测量方法：患儿坐位或站立位，肩部保持自然位置，肘屈曲90°，手掌竖立与地面垂直，让患儿旋转前臂做手掌向上（旋后）或向下（旋前）的动作，检查者在患儿前方观察，量度手掌起始位置与最终位置之间的夹角，如图3－9所示。

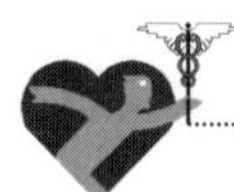

3. 腕关节活动度测量

腕关节背伸掌屈和桡偏尺偏活动度的测量方法：患儿坐位或站立位，屈肘90°，手掌摊平，保持前臂不动，背屈是手掌向上活动，掌屈是手掌向下活动，桡偏是手掌向拇指方向活动，尺偏是手掌向小指方向活动。检查者分别从手掌的侧方与正上方观察，量度手掌的活动范围，如图3－10所示。

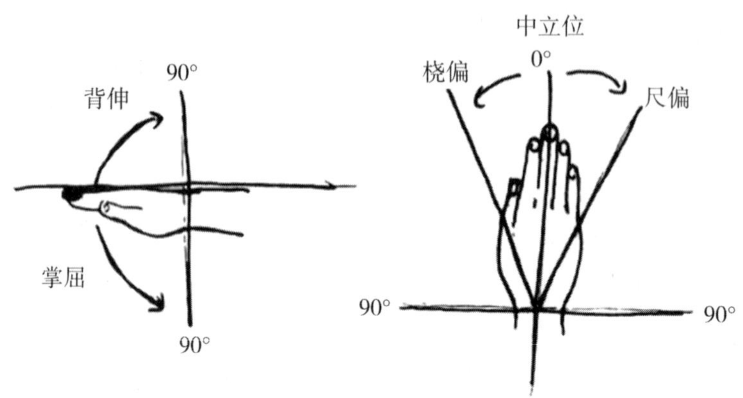

图3－10　腕关节活动度测量

4. 髋关节活动度测量

（1）髋关节屈曲伸展活动度的测量方法：检查髋关节屈曲时，患儿仰卧位，一侧下肢抬高，大腿尽量靠近腹部，注意髋部不要离开床面，允许屈膝，检查者在侧面观察大腿活动的角度，如图3－11所示。检查髋关节伸展时，患儿俯卧位，把一侧下肢尽量向上抬起，检查者在侧面观察大腿活动的角度，如图3－12所示。

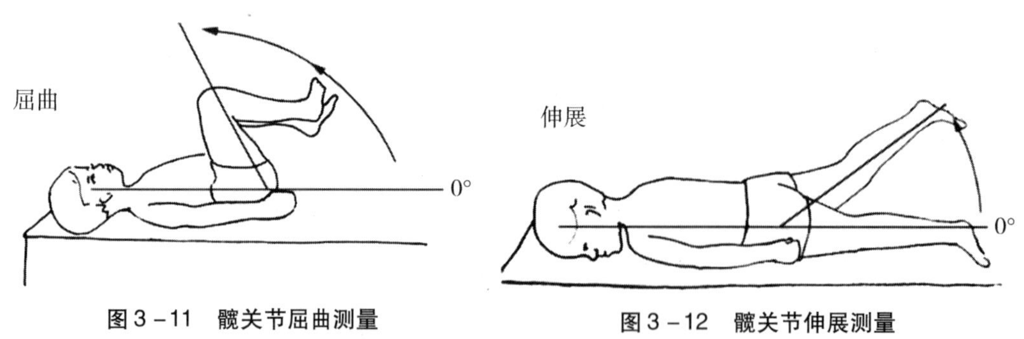

图3－11　髋关节屈曲测量

图3－12　髋关节伸展测量

（2）髋关节内收外展活动度的测量方法：患儿仰卧位，自然躺平，外展是下肢远离身体中线的运动，内收是下肢靠近身体中线的运动，如图3－13、图3－14所示。

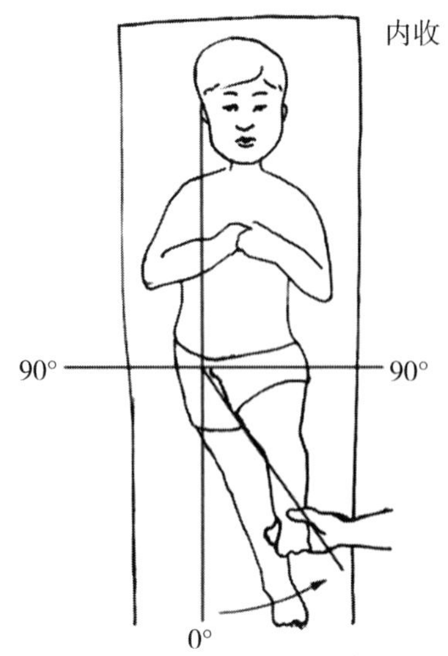

图 3-13 髋关节内收测量

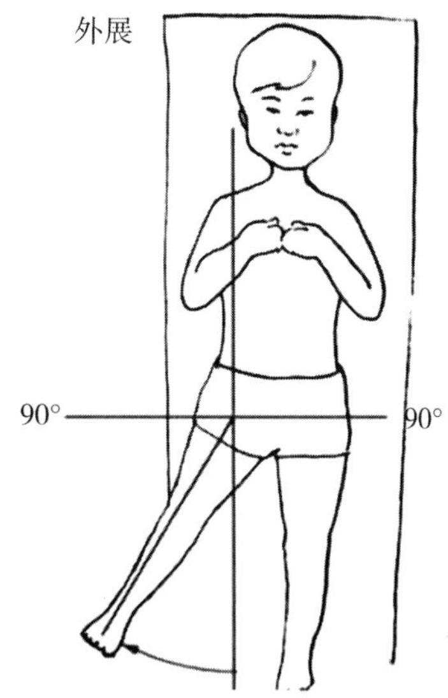

图 3-14 髋关节外展测量

（3）髋关节内旋外旋活动度的测量方法：患儿俯卧位，自然躺平，屈膝 90°，髋外旋是足跟做靠近对侧下肢的运动，髋内旋是足跟做远离对侧下肢的运动，如图 3-15 所示。

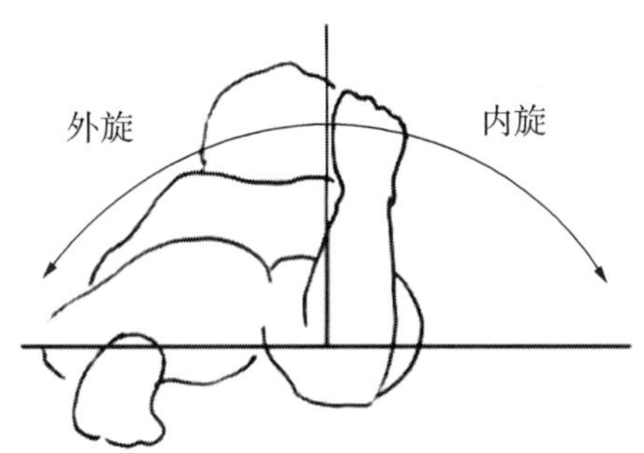

图 3-15 髋关节外旋/内旋测量

5. 膝关节屈伸活动度的测量方法

患儿俯卧位，自然平躺，把小腿抬高向大腿方向靠近（屈曲），或小腿做远离大腿方向的运动（伸展），检查者在侧面观察小腿移动的角度，如图 3-16 所示。

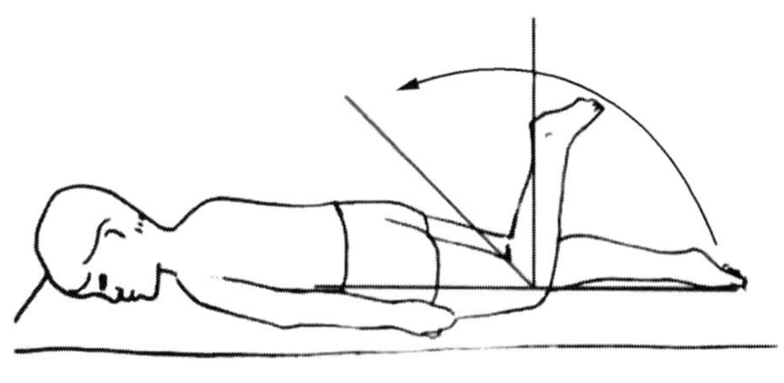

图 3-16 膝关节屈伸的测量

6. 踝关节背屈与跖屈活动度的测量

检查时，患儿仰卧位，下肢自然伸直，背屈是足尖做靠近小腿前面的运动，跖屈是足尖做离开小腿前面的运动，如图 3－17 所示。

测量结果记录：记录测量日期、肢体关节、AROM 和 PROM，记结果以°为单位，记录关节活动度，非正常伸展情况的记录，受限运动的记录，其他情况的记录。记录举例：肘关节屈曲（AROM/PROM）：左 90°/100°，右 140°/150°，若记录为膝关节 －20°，则表示膝关节过伸 20°，腕关节掌屈 15°～80°，腕关节伸展“无”。

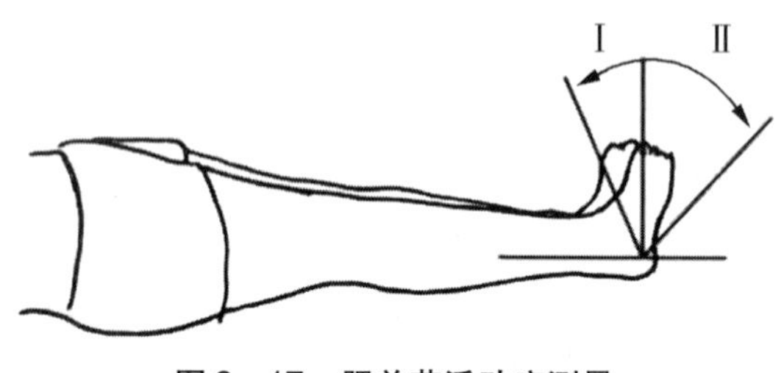

图 3－17　踝关节活动度测量

Ⅰ背屈　Ⅱ跖屈

肌肉短缩和关节活动度下降在脑瘫儿童中很常见，可能会导致患儿髋关节脱位、脊柱侧弯和肢体畸形等，进而影响患儿的站立、步行与跑跳等功能性活动。研究发现，2～14 岁脑瘫儿童髋关节外展的平均活动范围从 43°下降到 34°，7 岁后下降更为明显。髋关节外旋的平均范围从 57°下降到 40°，这种下降在 7 岁前更为明显，平均腘窝角从 162°降至 137°。

（徐开寿　严晓华　江敏婷）

第三节　肌　　力

肌力是指肌肉主动收缩产生的力量。影响肌力的因素包括肌肉横截面积、长度、肌纤维结构、运动单位募集、收缩速率和神经肌肉抑制情况等。肌力与肌肉耐力不同，肌肉耐力是指肌肉完成特定任务到其失败持续的时间。肌力评估可帮助诊断儿童骨骼肌肉系统相关疾病，如臂丛神经损伤、脑性瘫痪、脊髓炎、格林巴利综合征、神经肌肉疾病、骨折等常造成患儿肌力减弱，通过肌力评定，可判断其功能障碍的范围、程度，了解康复效果。

肌力评估包括徒手肌力检查、器械肌力评定、功能性肌力评估等。对于不能配合肌力测试的儿童及婴幼儿，可在不同的功能性活动（如抬头、翻身、蹲起）及体位下（如仰卧位、坐位），以玩具或食物诱导其肢体在水平面上或抗重力位下主动活动，评估其相应肌群的肌力。如患儿月龄较小、未有主动抓握意识，可利用其尚未完全消失的原始反射（如拥抱反射、非对称性紧张性颈反射、握持反射等），在诱发其原始反射的同时观察其肢体的主动运动，以评估其受累肢体的肌力。对于配合能力较好的患儿，可使用徒手肌力检查、肌力测定仪器及功能性肌力评估。

根据肌肉收缩形式可分为等长肌力评定、等张肌力评定和等速肌力评定（前两者为肌肉生理性收缩条件下的肌力评定，后者为借助器械时非自然的肌肉收缩条件下的肌力评定，在等速肌力评定时，尚可进行等速向心收缩肌力和等速离心收缩肌力评定）；根据评定部位分为四肢、躯干肌力评定以及对手部握力、捏力等的评定；根据评定的目的可分为爆发力、耐力等的评定。

一、肌肉的功能解剖与生物力学基础

肌肉的起、止点围绕关节分布于全身，肌的两端分别附于不同的骨。肌肉收缩时，会牵引它所附着的骨从而产生关节运动。通常将肌肉接近身体正中面的或接近肢体上端（近侧）的附着处，称为肌肉的起点或固定点，将另一端的附着处称为止点或动点。肌肉收缩时，常是起点不动而拉止点所附着的骨向起点运动。在实际生活中，肌的起、止点是可以互换的。

任何一个动作的执行都不是由一块肌肉完成的，而是由一组肌群共同参与完成。这些肌群分别越过关节的不同侧面，使关节有不同方向的运动，根据它们所发挥作用的不同，分别称为原动肌、拮抗肌、固定肌和协同肌：①原动肌，是指发起和完成一个动作的主动肌或肌群，如肱三头肌是伸肘的原动肌。②拮抗肌，是与原动肌功能相反的肌，如肘关节伸展时，肱二头肌使肘关节屈曲，肱二头肌为肱三头肌的拮抗肌。③固定肌，是固定原动肌起点的肌，它们可使原动肌工作得更有效，例如止于肩胛骨的肌肉收缩可固定该骨，从而有利于三角肌对肩关节的作用。④协同肌，是配合原动肌，随原动肌一同收缩，使其更好地发挥作用的诸肌；协同肌可位于原动肌的同侧，随原动肌一起收缩而产生相同功能，或随原动肌收缩，限制原动肌而产生不必要的运动。如肱二头肌使前臂旋后时，常伴有肱三头肌收缩以消除肱二头肌产生的屈肘运动。一般当负荷非常小的关节运动时，仅原动肌产生收缩。如果负荷逐渐增加，则固定肌会收缩，固定近侧关节；随着负荷的进一步增加，协同肌在运动时亦参与援助；当负荷过大时，拮抗肌也被调动起来固定关节。

运动系统的工作形式犹如杠杆装置，具有三种基本形式：①平衡杠杆运动，支点在重心和力点之间。如仰头和俯头是发生在寰枕关节的运动。②省力杠杆运动，重心位于支点和力点之间。如提起足跟时踝关节的运动。③速度杠杆运动，力点位于重心与支点之间。例如手持重物屈肘时肘关节的运动。省力杠杆由于动力臂大于重力臂，所以较省力，但运动幅度小。速度杠杆中，同样大小的肌，其止点距离关节（支点）近的动力臂较小，只能克服较小的重力，但运动幅度较大。

二、徒手肌力检查

徒手肌力检查（manual muscle test，MMT）是医务人员按照一定的标准，采用徒手，不使用任何仪器，观察患儿肢体主动运动的范围，以及感觉肌肉收缩的力量，来评价肌力的一种检查方法。此检查适用于具有配合能力的患儿，评估者在测试肌群远端施加反向阻力，嘱患儿主动活动测试肌肉，根据抗阻能力进行分级。徒手肌力检查基于八个原则，分别为正确摆位、稳定近端关节、向患儿演示测试方法、施加阻力、分级评估（通常从3级开始）、对比健侧肌力、保持客观及记录评估结果。常用肌力分级标准为Lovett 6级肌力分级法，根据受检查的肌肉或肌群的功能，使患儿处于适当的体位，然后观察患儿分别在不抗重力、抗重力或抗阻力的条件下做相应的动作，按照相应的标准将肌力分为6级（表3－14）。

表3－14　肌力分级标准

级　别	标　　准	相当正常肌力的百分比（%）
0	无任何肌肉收缩	0
1	有轻微收缩，但不能引起关节活动	10
2	在去除重力情况下可进行全范围关节活动	25
3	能抗重力下进行全范围关节活动，但不能抵抗阻力	50
4	能抗重力下进行全范围关节活动，并抵抗一定阻力	75
5	能抗重力下进行全范围关节活动，并抵抗充分阻力	100

徒手肌力检查时，不需特殊的检查器具，不受检查场所的限制，以其自身各肢体的重量作为肌力评价标准，能够表现出个人体格相对应的力量，主要指功能性肌力，比用测力计等方法测得的肌力绝对值更具有实用价值。徒手肌力检查应避免禁忌证，包括损伤急性期、关节脱位、骨折未愈合、骨化性肌炎、肌肉及关节感染性疾病、血友病、严重心肺功能障碍、骨质疏松等。评估过程应轻柔，避免产生疼痛及造成损伤；遵循评估原则及流程，并准确记录。但徒手肌力检查只能表明肌力的大小，不能表明肌肉耐力。

三、仪器肌力测定

在肌力较强时（超过3级），可采用专业的肌力测定仪器评定肌力。主要方法有握力、捏力、背拉力、手持式电子肌力测定仪和等速肌力测试仪等。肌力测定仪器具有较高可靠性、标准性。

（一）握力测试

握力测试主要用于测量手部和前臂肌肉的最大等长收缩肌力。握力对于任何用手抓握、投掷或举起动作都很重要。测试前准备包括向患儿解释测试程序，记录年龄、身高、体重、性别、优势手等基本信息，并校准握力计。测试时患儿上肢置于身体两侧，肘关节伸直，将握力计底座置于第一掌骨处（掌根），手柄置于 4 个手指中间。患儿以最大力量挤压握力计，保持约 5 s，用力握 3 次，取最大值。此过程中应避免身体及其他关节活动。采用握力计测试，以握力指数评定肌力。握力指数 = 握力（kg）/体重（kg）×100，握力指数的正常值为大于 50。中国 8～19 岁健康儿童的平均握力大小为男孩 22 kg，女孩 18 kg。

（二）捏力测试

捏力测试是一种手持式测试仪器，用于测量患儿手部力量，以初步评估手部功能障碍或创伤，并追踪随访患儿治疗效果。

患儿坐位，肘关节屈曲 90°，手臂内侧贴于躯干，前臂置于中立位。测试动作包括：侧捏（钥匙捏），将捏力计放于患儿食指和拇指桡侧间，并指引患儿用力捏；三点捏，将捏力计置于拇指与食指和中指指腹间，并指引患儿用力捏；两点捏（指尖对指尖），将捏力计置于拇指尖和食指尖之间，并指引患儿用力捏。每个测试重复 2～3 次，取最大值正常值约为握力的 30%。

（三）背拉力测试

采用拉力计测试，以拉力指数评定肌力。测试时两膝伸直，将把手调至膝盖高度，两手抓住把手，然后伸腰用力上拉把手，可测试 3 次，取最大值。拉力指数 = 拉力（kg）/体重（kg）×100，拉力指数正常值男性为 105～200，女性为 100～150。

（四）手持式电子肌力测定仪

手持式电子肌力测定仪（hand-held dynamometry，HHD），较多用于测定脑性瘫痪、中枢神经系统损伤后遗症患儿，有较好的精确性和信度。测定仪由主体和各类适配器组成，测试时主体与选定的适配器相连接，适配器直接与患儿被测的肌群接触，主体显示肌力测定结果，测试时采用肌力测试模式，输出结果可采用千克，测量范围 0～100 kg，刻度单位为 0.01 kg。在进行患儿的肌肉力量测定时，要注意患儿的姿势、测试仪放置的位置、患儿与测试者用力的方向，要求患儿有一定的理解能力。

（五）等速肌力测试仪

等速运动是在整个运动过程中运动速度（角速度）保持不变的一种肌肉收缩的运动方式。等速肌力测试需要借助特定的等速测试仪来完成，测定肌力时，先规定运动的角速度，然后将肢体或其他被测部分固定在仪器的传动杆或构件上，肢体运动时，带动

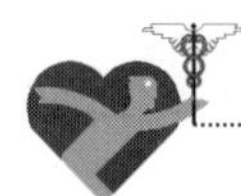

传动杆绕轴运动，力的大小即可用力矩表示出来。

等速肌力测试的评定参数主要有：肌力（力矩），根据不同部位设定角速度30°/s，让患儿用力做伸屈运动5次，测出5次峰值的平均值定为肌力；峰力矩（peak torque），为力矩曲线最高点所代表的力矩值，单位为牛·米（N/m）。达到峰力矩的时间，从肌肉开始收缩到达峰力矩所用的时间，反映肌肉爆发力的客观指标；耐力比（endurance ratio），反映肌肉连续重复收缩的耐力指标。

四、功能性肌力评估

功能性肌力评估可更好地描述肌力与功能障碍之间的相关性，主要以让患儿表现各种功能性动作，如坐位、站立、坐－站转移、行走、上下楼梯、跳跃时，记录并量化肌力表现。

1．站立提踵试验

站立提踵试验（standing heel-rise test）用于评估踝跖屈肌群肌肉力量，适用于部分肌力大于3级且功能较强的患儿，此类患儿进行徒手肌力检查较难提供足够的手动阻力。测试起始姿势为患儿光足站立，手指轻轻接触墙面维持平衡，肘关节轻屈曲，踝间距与髋同宽，膝关节伸展。患儿尽可能抬高足跟，记录最高位置并做标记。测试开始后，患儿每次将足跟抬高至最高位置，记录30 s内重复次数，如图3－18所示。

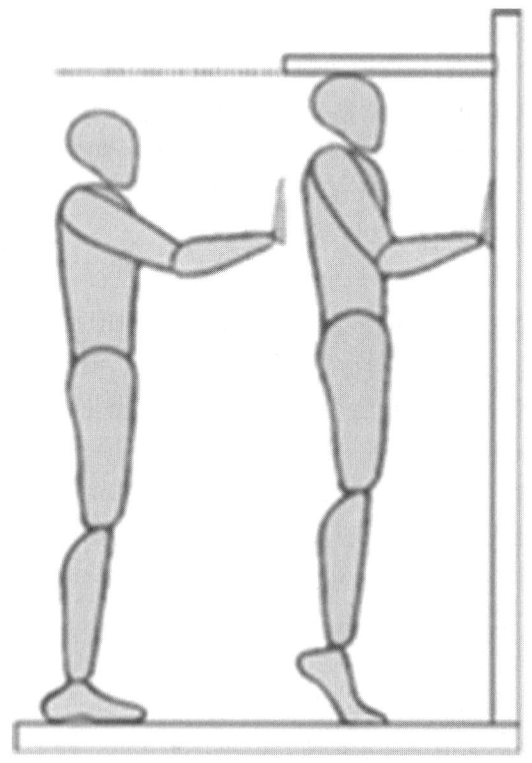

图3－18　站立提踵试验

患儿重复提踵次数可用于判断踝跖屈肌群的肌力及肌肉耐力。分数越高提示患儿具有良好的运动计划能力、肌肉力量、单侧负重支撑、平衡及协调能力。可通过双侧对比或与部分研究提出的健康儿童数据进行比较，7～9 岁健康儿童平均重复提踵次数为 18.8。

2．坐到站测试

坐到站测试（one-minute sit-to-stand test，1-MSTST）用于评估患儿股四头肌肌力。评估时患儿坐于无扶手的椅子，将手放在臀部，重复完全站起和坐下的动作，记录在 1 min 内完成的次数。测试过程中允许休息，但不可使用手臂代偿。评估结果为重复次数 × 体重（kg），用于估算股四头肌力量。

3．Gower 征

Gower 征是肌营养不良患儿的典型临床体征，用于评估患儿臀部和大腿肌肉力量。在仰卧位转移到站立时，患儿常以仰卧位 - 俯卧位 - 跪位 - 手支撑大腿 - 站立位模式进行转移。观察到 Gower 征提示患儿骨盆及近端髋部肌群无力，提示杜氏肌营养不良、脊肌萎缩症等疾病。

4．肌肉功能量表

肌肉功能量表（muscle function scale，MFS）用于评估颈部侧屈肌群的功能，常应用于斜颈患儿。该量表通过引出的头部侧方翻正反射，观察患儿头部中轴线与水平线的关系，从而评估对比颈部两侧侧屈肌群的肌肉力量。检查时评估者站立在镜前，扶抱患儿于胸前，使患儿背靠评估者而面向镜子，将患儿缓慢向左侧或者右侧倾斜至水平位置，于镜中观察患儿头部中线与水平线角度进行评分（表 3 - 15）。评估过程需注意患儿必须维持头部在某个位置达 5 s 以上，才能得到对应的分数，评分需左右两侧对比。0～1 岁不同月龄正常婴儿的参考值可用于进行临床数据对比，通常正常发育婴儿 2 月龄 MFS 平均得分为 1 分，4 月龄平均 2.6 分，6 月龄平均 3 分，10 月龄平均 3.4 分。

表 3 - 15　肌肉功能量表（MFS）

分数	描述
0 分	头部中线低于水平线
1 分	头部平于水平线
2 分	头部略高于水平线
3 分	头部明显高于水平线但在水平线与 45°夹角以内
4 分	头部在 45°～ 90°夹角之间
5 分	头部中线与水平线成 90°

五、注意事项

（1）检查前应向患儿及其家长说明检查目的、步骤、方法，取得患儿配合，必要时给予示范。检查时应注意双侧对比，并且观察患儿的整体情况，有无疼痛，能否理解指令要求等。

（2）采取正确的测试姿势，防止代偿。

（3）施加阻力时，要注意阻力的方向应尽可能与肌肉主动收缩产生肢体运动的方向相反，施加阻力的位置应在被检查肌群的远端。

（4）选择适当的测试时机，疲劳时、运动后、饱餐后或身体状况不佳时不宜进行。

（5）检查中如有疼痛、肿胀、活动受限、痉挛或挛缩等情况时，应在结果记录中注明。

（王筱玥　张　媛）

第四节　步态分析

步态（gait）是步行的行为特征，是一个人行走时的表现形式，又称行走模式。正常步态是通过骨盆、髋、膝、踝和足趾的一系列活动完成的，而躯干则基本保持在两足之间的支撑面上。正常步态应是平稳、协调、有节律的，两腿交替进行，是最节约能量的行走模式。步态的控制十分复杂，包括中枢命令、身体平衡和协调控制、全身各关节和肌肉的协同运动等，任何环节的失调都可能影响步态。步态分析是研究步行规律的评定方法，包括临床分析、运动学分析、仪器分析，可帮助我们了解儿童步态异常的关键环节、影响因素和临床康复疗效。

一、基本概念

（一）步行周期

人在行走时，完成一个完整步行过程所需要的时间，即从一侧足跟着地起到该侧足跟再次着地为止所需的时间称为一个步行周期（gait cycle）。在一个步行周期中，每一侧下肢都要经历一个与地面接触并负重的支撑相及离地腾空向前挪动的摆动相。支撑相指从足跟着地到足趾离地的过程，摆动相指从足趾离地到同侧足跟再次着地的过程。正常的支撑相约占整个步行周期的60%，摆动相约占40%，其比例约为6∶4。单足与地面接触并负重的时间称为“单支撑期”；体重从一侧下肢向另一侧下肢传递，双足同时与地面接触的时间称为“双支撑期”。一个步行周期中有两次双支撑期，随着步速的放慢，双支撑期时间延长。

每一个步行周期除分为支撑相和摆动相外，根据美国加利福尼亚州RLA医学中心的RLA分期方法，又分为首次着地（initial contact）、承重反应（load response）、支撑中期（mid stance）、支撑末期（terminal stance）、摆动前期（preswing）、摆动初期（initial swing）、摆动中期（mid swing）、摆动末期（terminal swing）。如图 3－19 所示。

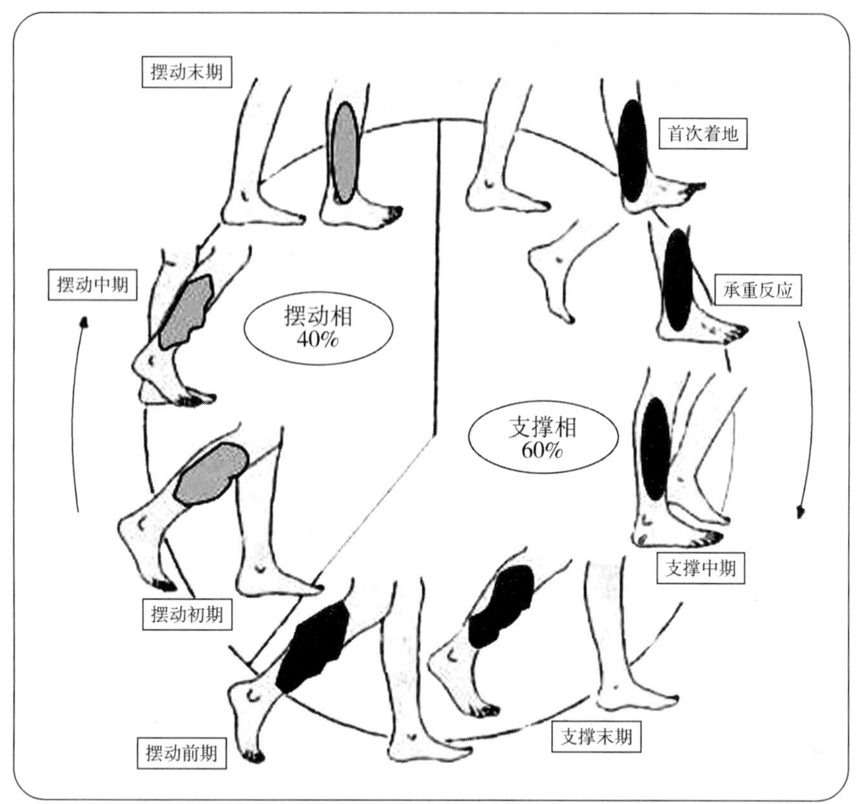

图 3－19　步行周期

（二）步长

行走时左右足先后着地时同一部位两点间的纵向直线距离称为步长（step length），以厘米（cm）为单位表示。步长与身高有关，身材越高步长越长。正常人步长为 50～80 cm。对于正常儿童，其步态到 7 岁左右才能成熟，整体步态相关参数才接近于正常人（如步长），而年龄越小下肢长度越短，步长越短。另外，步长的概念还可以时间来衡量，即迈一步所用的时间。正常人行走时左右侧步长及时间基本相等，反映了步态的对称性。

（三）跨步长（步幅）

行走时同侧足连续两次着地同一部位两点间的纵向直线距离称为跨步长（stride length），以厘米（cm）为单位表示。正常人跨步长（步幅）是步长的两倍，为 100～160 cm。

（四）步宽

行走时左右足先后着地时同一部位两点间的横向直线距离称为步宽（stride width），以厘米（cm）为单位表示。正常人为 5～11 cm。

（五）足角

行走时一侧足底中心线与前进方向之间的夹角称为足角（foot angle）。正常人约为 6.75°。

（六）步频

单位时间内行走的步数称为步频（cadence），以步/分为单位表示。正常人平均自然步速为 95～125 步/分。

（七）步行速度

单位时间内行走的距离称为步行速度（walking velocity），以 m/s 表示。正常人平均自然步速约为1.2 m/s，儿童约为1 m/s。步行速度与跨步长（步幅）和步频相关，跨步长（步幅）增加、步频加快、步行速度也加快，反之亦然。可让患儿以平常的速度步行3 m 或 10 m 的距离，测量所需的时间，采用以下公式：步行速度（m/s）＝距离/所需时间，计算出患儿步行速度，测试3 次，取平均值。

二、目测分析法

目测步态分析是用肉眼观察步行中人体运动的方式与姿势情况。检查者通过系统地对每一个关节或部位，即踝、膝、髋、骨盆及躯干等在步行周期的各个分期中的表现进行逐一分析，可以发现患者在步行中存在的各种异常（如足趾拖地、尖足、剪刀腿、蹲伏、划圈、膝关节内/外翻、髋关节抬高、躯干侧弯等）以及出现该异常的时间，观察顺序由远端至近端，即从足、踝关节开始观察，然后依次观察膝、髋、骨盆及躯干。在评定每一个部位时，应按步行周期中每一个环节的发生顺序进行仔细观察。如把首次着地作为评定的起点，首先观察矢状面，再从冠状面观察患者的行走特征。在矢状面观察时，要包括对双侧的观察。即从左侧和右侧、健侧和患侧分别进行观察。观察后还要分别就患者在负重、单腿支撑以及迈步几个环节中存在的主要问题进行归纳总结以便进一步分析异常的原因。

目测分析步态不需要价格昂贵的设备，仍然可以获得有关步态的特征性资料。但是，目测观察的结果具有一定的主观性，结果的准确性或可靠性与观察者的观察技术水平及临床经验有直接关系。因此，掌握目测步态分析技术，需要通过学习和培训，并在临床实践中不断积累经验。此外，患者的精力和体力都使其不可能耐受反复的行走直至检查者完成对步态的分析，检查者也难以准确地在短时间内完成多部位、多环节的分析。因此，有必要利用摄像机将行走过程记录下来，以便以后反复观看、细致观察分析，从而提高分析的客观性、可靠性。

目测法分析可结合医师评价量表（physician rating scale，PRS）进行步态分析（表3－16）。相比与其他量表（如观察步态量表、爱丁堡步态量表），PRS 在评估脑瘫儿童步态具有良好的信度和效度，且易于理解和使用，缩短了评估时间，适合不同临床经验水平的评估者。PRS 在使用时要求患儿至少行走 15 步的距离，然后由医务人员对其中 6 个步态周期进行分析。该量表最低分为 0，最高分为 14，总分越小越背离正常步态。此外，如果脑瘫儿童的两条腿都存在问题，评估者需要对左右侧下肢进行单独评分，最后取双下肢分数的平均值。

表 3－16　医师评价量表

步态组成	观察项目	得分
蹲伏	严重（ >20°，髋、膝、踝）	0
	中度（5～20°，髋、膝、踝）	1
	轻度（ <5°，髋、膝、踝）	2
	无	3
马蹄足	持续（固定挛缩）	0
	持续（动态挛缩）	1
	偶尔足跟着地	2
	足跟－足趾步态	3
后足部	足触地时内翻	0
	足触地时外翻	1
	足触地时偶尔中立位	2
	足触地时保持中立位	3
膝	膝反张 >5°	0
	膝反张 0～5°	1
	无膝反张	2
步速	非常缓慢	0
	变速	1
步态	尖足步态	0
	偶尔可足跟－足趾步态	1
	足跟－足趾步态	2

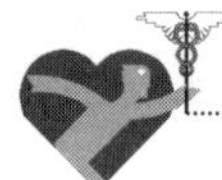

三、三维步态分析

三维步态分析是应用现代实验室所采用的数字化、高科技的步态分析系统，利用生物力学的概念和处理手段、运动解剖学知识和运动生理学知识等，借助现代计算机技术和图形图像技术，对人体行走的功能状态进行定量分析的方法。目前较先进的步态分析系统主要包括：①摄像机，一般配备 8 ～ 12 台，带有红外线发射源，固定于实验室的相应位置。②反光标记物，小球装粘贴在关节部位，有利于定位采集步行中运动参数的信息并进行分析。③测力台，可实时反映行走时地面的支撑反应力。④动态表面肌电图采集电极，固定在待检肌肉的表面，可动态观察步行过程中的肌电变化，检测步行时肌肉活动与步态的关系。⑤计算机分析系统，将摄像机、测力台和电极所采集到的数据进行三维分析，提供各种参数和图形。

三维步态分析法所采用的参数主要有时间距离参数、运动学参数、动力学参数、步行周期参数、肌电活动参数和能量代谢参数等。该方法可对步态进行深入细致的分析，可较好地鉴定步态异常程度，评定治疗效果，还可协助制订患儿的骨科手术方案。目前逐步应用于儿童康复界。

（杨旭博　严晓华）

第五节　坐位能力评估

坐位是人类活动非常重要的一个功能体位，进食、如厕、学习、玩耍、工作等日常活动中都需要用到。重度运动功能障碍的残疾儿童，往往难以维持坐位平衡，他们需要更多的姿势性支持才能保持坐位。坐位能力评估的关键就是评价患儿独立坐位的稳定程度，或者在支持坐位时所需要的扶持程度。目前可用于坐位能力的评估量表有坐姿姿势控制量表、脊柱校准运动范围量表、躯体控制测量量表、躯干控制的分段评估、神经运动功能障碍儿童坐位评估等，国际上最常用的是坐位能力评估量表（the level of sitting scale，LSS）。LSS 具有良好的重测信度（加权 Kappa = 0. 77）和评定者间信度（加权 Kappa = 0. 83）。坐位能力评估可以帮助治疗师准确评价患儿的坐位能力，从而指导临床康复，有利于治疗师与患儿、家属、其他治疗师进行有效交流，同时也有利于开展科研工作，如进行不同人群的坐位能力比较。

LSS 是目前国际上进行坐位能力评价的“金标准”，在“活动”领域（ICF-activity）对患儿的坐位能力进行分级。仅用于评价患儿当前的坐位能力，不对将来的坐位能力进行预测，也不讨论坐位能力的变化。LSS 能够直观地描绘患儿坐位能力的整体印象，是一个非等距的顺序（等级）量表，受试者非均匀分布于各级别。

LSS 从两个方面进行坐位能力评估，对于可以独立维持坐位的患儿，评价其独立坐位时的姿势稳定性；对于需要扶持坐位的患儿，评价其扶持坐位所需要的姿势性支持。LSS 类似于 GMFCS，都是对功能进行分级，但 LSS 着重对坐位的姿势控制能力进行分级，能够详细地描述 GMFCS 水平Ⅳ级和Ⅴ级儿童的坐位能力，所以临床上建议 LSS 与 GMFCS 结合使用。LSS 具体分为以下 8 个级别，具体如表 3－17 所示。

表 3－17　坐位能力评估量表（LSS）

级别	能　　力	详细描述
1	完全不能坐	受试者需要在两人或两人以上的扶持下才能维持坐位，或者在一人的扶持下维持坐位时间小于 30 s，受试者的躯干不能控制在骨盆上方（可能由于过高的肌张力，如伸肌痉挛；或者由于过低的肌张力；或者由于固定性畸形）
2	扶持头部及以下能坐	受试者拥有头部的屈伸、侧屈、旋转三维活动，头部位置由他人扶持，能维持坐位 30 s。受试者不能完成以上姿势，则评定为级别 1
3	扶持肩部或躯干能坐	肩部或者躯干位置由他人扶持时，受试者能维持坐位 30 s，同时可以独立屈伸、侧屈、旋转头部。出现以下任一情况，评定受试者坐位能力未达 LSS 级 3：即使肩部或者躯干给予扶持，仍不能维持坐位 30 s；不能在三维平面上独立保持头部与躯干的对线并达 30 s
4	扶持骨盆能坐	骨盆位置受他人扶持时，受试者能维持坐位 30 s，同时可以独立屈伸、侧屈、旋转头部，受试者的手臂可以放置在大腿上或者身体两侧。若出现以下任一情况，表明受试者坐位能力未达 LSS 级别 4：即使骨盆给予支持，仍不能维持坐位 30 s；不能在三维平面上独立保持头部与躯干的对线；骨盆扶持下，受试者仍向前方、侧方或者后方倾倒
5	能独坐，易倾倒	受试者能够独立维持坐位 30 s，不需要肢体或者躯干的配合活动以保持平衡；受试者能够在三维平面上独立保持头部与躯干的对线达 30 s；双手可以放置在大腿上或者身体两侧，允许上肢的支撑。若出现以下任一情况，表明受试者坐位能力未达 LSS 级别 5：不能独立维持坐位 30 s：不能在三维平面上独立保持头部与躯干的对线达 30 s；受试者向前方、侧方或者后方倾倒；受试者需要紧抓大腿或者床缘来维持坐位
6	能独坐，能向前倾斜	受试者身体能够向前倾斜并恢复至起始竖直坐位，躯干向前倾斜距垂直面至少 20°；受试者能够保持头部与躯干对线，或者轻度前屈；最理想状态是双手同时向前伸展，但是也允许单手向前伸展。若出现以下任一情况，表明受试者坐位能力未达 LSS 级别 6：身体向前倾斜时不能保持平衡，倾倒在前方、侧方、后方；身体向前倾斜后不能恢复至起始竖直坐位；身体向前倾斜时，不能在三维平面上保持头部与躯干的对线；躯干向前倾斜角度小于 20°
7	能独坐，能向侧方倾斜	受试者身体能够向侧方伸展（至少一个方向）并恢复至起始竖直坐位，躯干向侧方倾斜距离垂直面至少 20°；受试者能够保持头部与躯干对线，或者相对躯干的稳定；手臂可以向侧方伸展。若出现以下任一情况，表明受试者坐位能力未达 LSS 级别 7：身体向侧方倾斜时不能保持平衡，倾倒在前方、侧方、后方；身体向侧方倾斜后不能恢复至起始竖直坐位；身体向侧方倾斜时，不能在三维平面上保持头部与躯干的对线；躯干向侧方倾斜小于 20°

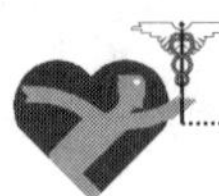

续表 3 - 17

级别	能　　力	详细描述
8	能独坐，能向后方倾斜	受试者身体能够向后方倾斜并恢复至起始竖直坐位，躯干向后方倾斜距离垂直面至少 20°；受试者能够保持头部与躯干对线，或者相对躯干的稳定；手臂允许向前方伸展。若出现以下任一情况，表明受试者坐位能力未达 LSS 级别 8：身体向后方倾斜时不能保持平衡，倾倒在前方、侧方、后方；身体向后方倾斜后不能恢复至起始竖直坐位；身体向后方倾斜时，不能在三维平面上保持头部与躯干的对线；躯干向后方倾斜小于 20°；受试者紧抓大腿或者床缘以保持平衡

注意事项：

（1）LSS 的检查时间需要 5 ～10 min，检查设备为检查床或普通椅子（支持平面要求比较硬实平坦）。进行 LSS 检查时，确定患儿使用正确的起始位置（端坐位，髋、膝关节屈曲，双侧大腿放置在支持面上，膝关节后方靠于床缘，双小腿悬空），提醒患儿尽可能坐直并保持头部竖直，使用计时器记录患儿的坐位时间可否达到 30 s。如果患儿有一定理解能力，向患儿叙述检查目的、过程，以利于测试进行。

（2）检查 LSS 1 ～4 级患儿时，检查者需要在患儿后方给予适当的支持以防止摔倒。检查 LSS 5 ～8 级患儿时，检查者在保证患儿安全的前提下，可以站在患儿前方进行观察，使用玩具诱导患儿向各个方向倾斜。

（林秋金　何　璐　张　静）

第六节　平衡功能评定

平衡是指人体处于某一种姿势或稳定状态以及不论处于何种位置，当运动或受到外力作用时，能自动地调整并维持稳定姿势的能力。人体平衡可以分为两类：静态平衡，即保持某种特定姿势稳定的能力；动态平衡，指人体在进行姿势转换运动或受外力干扰时能重新恢复稳定状态的能力。为了保持平衡，人体重心（center of gravity，COG）必须垂直地落在支持面上方范围内。支持面的面积大小和质地均影响身体平衡的稳定性即稳定极限。稳定极限（limit of stability，LOS）指人体在能够保持平衡的范围内倾斜时与垂线形成的最大角度，前后方向的最大倾斜角度约为 12.5°，左右方向为 16°，在这个近似椭圆形的范围内，COG 能够安全地移动而无须借助挪动脚步或外部支持来防止跌倒。当 COG 偏离并超出 LOS 时，正常儿童主要通过踝策略（ankle strategy）调整重心，保持身体稳定，而中枢神经系统损伤的患儿常因肢体痉挛、肌肉应答（muscle response）混乱、主动肌群与拮抗肌群共同激活（coactivation）过度和关节活动范围受限等因素，导致下肢所有关节同时激活，并主要是通过髋策略（hip strategy）来保持身体平衡。

通过平衡功能评定可判断患儿是否存在平衡障碍以及障碍的程度，对潜在的和亚临床平衡障碍提供有价值的临床资料，指导制订康复治疗计划，监测治疗效果。任何引起平衡功能障碍的疾患都有必要进行平衡功能评定，临床常见的疾患包括：中枢神经系统疾病，如脑瘫、脑外伤、脑炎后遗症、脊髓损伤等；耳鼻喉科疾病，如由前庭器官受损导致的眩晕症；骨科疾病，如下肢骨折及骨关节疾患、截肢、关节置换；影响姿势与姿势性控制的颈部与背部损伤以及各种涉及平衡问题的运动损伤、肌肉疾患及外周神经损伤等。

一、维持平衡的生理机制

人体姿势平衡的维持主要取决于正常的肌张力、适当的感觉输入、大脑的整合作用、交互神经的支配或抑制以及骨骼肌系统等多方面的综合作用。人体的姿势平衡依赖于中枢神经系统对视觉、本体感觉和前庭觉信息的协调和对运动效应器的控制。视觉系统提供周围环境、身体运动和运动方向的信息；本体感觉传递肌肉、关节、肌腱各有关效应器状态的信息；前庭系统是维持平衡、感知机体与周围环境相关的主要结构，它向中枢传递加速度信息，感觉头部在空间的位置；运动系统调节眼位保持清晰的视觉，调节有关的骨骼肌张力保持头位及正确姿势。各方面的信息传到中枢神经系统进行综合分析，经锥体束发出随意运动的冲动指挥肌肉－骨骼系统随时调节身体的重心和稳定性，从而保持人体的姿势平衡控制。

（一）躯体感觉系统

平衡的躯体感觉输入包括皮肤感觉（触觉、压觉）和本体感觉。在维持身体平衡和姿势的过程中，与支持面相接触的皮肤触觉、压觉感受器向大脑皮质传递有关体重的分布情况和身体重心的位置。分布于肌梭、关节的本体感受器则向大脑皮质输入随支持面的变化（如面积、硬度、稳定性以及表面平整度等）而出现的有关身体各部位的空间定位和运动方向的信息。正常人站在固定的支持面上时，足底皮肤的触觉、压觉和踝关节的本体感觉输入起主导作用，当足底皮肤和下肢本体感觉输入完全消失时，人体失去感受支持面情况的能力，姿势的稳定性立刻受到严重的影响。

（二）视觉系统

视觉系统在视环境静止不动的情况下可准确感受环境中物体的位置以及眼睛和头部的视空间定位。当身体的平衡因躯体感觉受到干扰或破坏时，视觉系统在维持平衡中发挥重要作用，通过颈部肌肉收缩保持头向上直立位和保持水平视线来使身体维持或恢复到原来的直立位，从而获得新的平衡。一般情况下，如果去除或阻断视觉输入，如闭眼或戴眼罩，姿势的稳定性将较睁眼站立时显著下降。但对于注意缺陷或自我控制力较差的儿童，闭眼或带眼罩时，其姿势稳定性可能较睁眼时提高。

（三）前庭系统

头部的旋转刺激了前庭系统中的两个感受器：上、后、外三个半规管内的壶腹脊，壶腹脊为运动位置感受器，能感受头部在三维空间中的运动角加/减速度变化而引起的刺激；前庭迷路内的椭圆囊斑和球囊斑，能感受静止时的地球引力和线性加/减速度变化引起的刺激。无论体位如何变化，通过头的调整反射改变颈部肌肉张力来保持头的直立位置是椭圆囊斑和球囊斑的主要功能，通过测知头部的位置及运动，可使身体各部分随头部做适当的调整和协调运动从而保持身体的平衡。在躯体感觉和视觉系统正常的情况下，前庭冲动在控制 COG 位置上的作用很小。只有当躯体感觉和视觉信息输入均不存在即被阻断或输入不准确而发生冲突时，前庭系统的感觉输入在维持平衡中才变得至关重要。

当体位或姿势变化时，为了判断 COG 的准确位置和支持面状况，中枢神经系统将三种感觉信息进行整合，这个过程被称为感觉组织，从而迅速判断哪些感觉所提供的信息是有用的，哪些是相互冲突的，从中选择出提供准确定位信息的感觉输入，放弃错误的感觉输入。

（四）运动系统在维持人体平衡中的作用

中枢神经系统在对多种感觉信息进行分析整合后下达运动指令，运动系统以不同的协同运动模式控制姿势变化，将身体重心调整回到原范围内或重新建立平衡。人体在对付外来干扰时会采用相应的对策或姿势性协同运动模式，即踝关节模式、髋关节模式及跨步动作模式。踝关节模式指身体重心以踝关节为轴进行前后转动或摆动，类似钟摆运动。当站立者的稳定性显著下降、身体前后摆动幅度增大时，为了减少身体摆动使重心重新作用到双脚范围内，人体通常采用髋关节模式，即通过髋关节的屈伸来调整身体重心和保持平衡。当外力干扰过大使身体晃动进一步增加时，重心超出其稳定极限，人体则采用跨步动作模式，自动地向用力方向快速跨出一步来重新建立身体重心支撑点，为身体重新确定站立支持面。在身体重心达到稳定极限时，为了防止跌倒，上肢、头部和躯干也参与到维持平衡的运动中即出现各种姿势反应：翻正反射和平衡反应。诱发出各种姿势反应的能力受当事者的经验、特定的感觉输入和干扰刺激以及身体在失平衡时的体位等多种因素影响。

二、评定方法

（一）儿童平衡反应的评定

平衡反应是儿童站立和步行的重要条件，多在立直反射后逐步出现和完善，并终生存在。完成平衡反应不仅需要大脑皮层的调节，还需要感觉系统、运动系统等综合作用。儿童平衡反应的发育过程请参考第一章内容，婴幼儿期平衡反应的检查方法具体如下（表3-18）。

表3-18 婴幼儿期平衡反应评定

平衡反应	检查方法	正常反应
1. 仰卧位倾斜反应 2. 俯卧位倾斜反应	于倾斜板上取仰卧位/俯卧位，上下肢伸展，倾斜板向一侧倾斜	头部挺直的同时，倾斜板抬高一侧的上下肢外展、伸展，倾斜板下降一侧的上下肢可见保护性伸展和支撑动作
3. 膝手位/四爬位反应	四爬位，检查者推动小儿躯干或将检测台一侧抬高使之倾斜	头部和胸廓出现调整，受力侧或检测台抬高侧上下肢外展、伸展，另一侧出现保护性伸展和支撑动作
4. 坐位反应	坐位，检查者用手分别向前方、侧方、后方推动小儿，使其身体倾斜	出现头部和胸部立直反应的同时，分别出现两上肢迅速向前方伸出；倾斜侧上肢立刻向侧方支撑，另一侧上肢有时伸展；两手迅速伸向后方做支撑动作
5. 跪位反应	跪立位，检查者牵拉小儿的一侧上肢，使之倾斜	头部和胸部出现调整，被牵拉的一侧出现保护反应，对侧上下肢外展、伸展
6. 立位反应	站立位，检查者用手分别向前方、侧方、后方推动小儿，使其身体倾斜	出现头部和胸部立直反应及上肢伸展的同时，分别出现腰部向前方、侧方、后方弯曲以及脚向前方、侧方、后方迈出一步

（二）平衡功能的简易评定

静态平衡功能评定可以在站立位或坐位进行。评定方法包括双腿站立、单腿站立、足尖对足跟站立、睁眼及闭眼站立，结果分析包括站立维持的时间以及身体重心自发摆动或偏移的程度。动态平衡功能评定包括稳定极限的测定和重心主动转移的能力。后者常通过观察功能活动如站起、行走、转身、止步和起步等进行评定。稳定极限测定可在站立位和坐位进行，要求被检查者有控制地将身体尽可能向各个方向（前、后、左、右）倾斜，当重心超出支持面范围时可诱发出上肢保护性伸展反应，可测量倾斜角度或最大倾斜时重心位置到支持面的距离。

（三）Berg 平衡量表

Berg 平衡量表（Berg balance scale，BBS）是目前国内外临床上应用最为普遍的平衡量表，儿科平衡量表（paediatric balance scale，PBS）是 BBS 的改良版，适用于轻度到中度运动障碍的学龄儿童。国外学者应用 PBS 评定 20 名 5～15 岁的轻度到中度运动障碍儿童的平衡功能，结果表明 PBS 的重测信度极高，ICC＝0.998，评分者间信度 ICC＝0.997，且 95% 可信区间集中，说明 PBS 在轻度到中度运动障碍的学龄儿童中具有良好的重复测试信度，能够可靠、有效地评价他们的平衡功能。PBS 在 BBS 的基础上，根据功能水平对测试项目进行了重新排序，降低了保持静态姿势的时间标准。PBS 有四级评分标准，将平衡功能从易到难分为 14 项，每项分为 5 级（即 0，1，2，3，4），总分最高为 56 分，最低为 0 分。单项评分级别囊括了定性、定量的分析，从无到有、从完成动作的质量两方面评分分析，可以精确地反映动作完成的变异性。每个项目有一次练习机会，若患儿因为难以理解指示而无法完成动作，可进行第二次练习。PBS（表 3－19）设计简单，易于掌握，无须特定设备，需时较少，应用方便。

表 3－19　儿科平衡量表（PBS）

完成的动作	得分标准
1. 从坐位到站起 ＊3 次尝试取最优	4 分：不用手扶能够独立站起并保持稳定 3 分：用手扶着能够独立站起 2 分：几次尝试后自己用手扶着站起 1 分：需要他人少量的帮助才能站起或保持稳定 0 分：需要他人中等或最大量的帮助才能站起来保持稳定
2. 从站立位坐下 ＊3 次尝试取最优	4 分：能最小量用手帮助安全地坐下 3 分：借助于双手能够控制身体的下降 2 分：需要用小腿的后部顶住椅来控制身体的下降 1 分：能独立地下，但不能控制身体的下降 0 分：需要他人帮助坐下
3. 转移 ＊3 次尝试取最优	4 分：稍用手扶着就能够安全地转移 3 分：绝对需要用手扶着才能够安全地转移 2 分：需要口头提示或监视才能够转移 1 分：需要一个人的帮助 0 分：为了安全，需要两个人的帮助或监视
4. 无支持站立（__）s ＊若能无支持站立 30 s，则无支持坐位满分，继续项目 6	4 分：能够安全站立 30 s 3 分：在监视下能够站立 30 s 2 分：在无支持的条件下能够站立 15 s 1 分：需要若干尝试才能无支持地站立达 10 s 0 分：无帮助时不能站立 10 s

续表 3－19

完成的动作	得分标准
5. 无支持坐位（__）s	4 分：能够安全地保持坐位 30 s 3 分：在监视下能够保持坐位 30 s 或需要上肢帮助保持坐位 2 分：能坐 15 s 1 分：能坐 10 s 0 分：没有靠背支持，不能坐 10 s
6. 闭目站立（__）s ＊3 次尝试取最优	4 分：能够安全地站 10 s 3 分：监视下能够安全地站 10 s 2 分：能站 3 s 1 分：闭眼不能站 3 s，但站立稳定 0 分：为了不摔倒而需要两个人的帮助
7. 双脚并拢站立（__）s ＊3 次尝试取最优	4 分：能够独立将双脚并拢并安全站立 30 s 3 分：能够独立将双脚并拢并在监视下站立 30 s 2 分：能够独立将双脚并拢，但不能保持 30 s 1 分：需要别人帮助将双脚并拢，但能够双脚并拢站 30 s 0 分：需要别人帮助将双脚并拢，双脚并拢站立不能保持 30 s
8. 两脚一前一后 站立（__）s ＊3 次尝试取最优	4 分：能够独立地将一只脚放在另一只脚的正前方且保持 30 s 3 分：能够独立地将一只脚放在另一只脚的前方且保持 30 s（注：步长需超过站立脚的长度，站立的宽度应近似于正常的步宽） 2 分：能够独立迈步并保持 30 s，或需要帮助将脚放在另一只脚前面，但能保持 30 s 1 分：需要帮助才能迈步，但能保持 15 s 0 分：当迈步或站立时失去平衡
9. 单腿站立 ＊3 次尝试取平均	4 分：能够独立抬起一条腿且保持 10 s 3 分：能够独立抬起一条腿且保持 5～9 s 2 分：能够独立抬起一条腿且保持 3～4 s 1 分：尝试抬起一条腿，不能保持 3 s 但能保持站立 0 分：不能够尝试此项活动或需要帮助以避免跌倒
10. 转身 360°（__）s	4 分：两个方向能只用 4 s 或更短的时间安全地转一圈（总共少于 8 s） 3 分：只能在一个方向用 4 s 或更短的时间安全地转一圈，转另一个方向用时超过 4 s 2 分：能安全地转一圈，但速度缓慢 1 分：转身时需要密切监护或言语提示 0 分：转身时需要帮助

续表 3－19

完成的动作	得分标准
11. 转身向后看	4 分：能够从两侧向后看，重心转移包括躯干旋转 3 分：躯干旋转下从一侧向后看，重心转移下从另一侧转到肩处，无躯干选择 2 分：转头到肩处，无躯干旋转 1 分：转身时需要监护，下巴转向超过到肩部一半的距离 0 分：需要帮助以避免失去平衡或跌倒，下巴转向少于到肩部一半的距离
12. 从地面拾起物品	4 分：能够安全而轻易地捡起橡皮擦 3 分：能够在监护下捡起橡皮擦 2 分：不能捡起但能够到达距离橡皮擦 2.5～5 cm 的位置且独立保持平衡 1 分：不能捡起并且当试图努力时需要监护 0 分：不能尝试此项活动或需要帮助以避免失去平衡或跌倒
13. 交替将一只脚放在凳子上（__）s	4 分：能够独立而安全地站立且在 20 s 内完成 8 个动作 3 分：能够独立站立，但完成 8 个动作的时间超过 20 s 2 分：在监护下不需要帮助能够完成 4 个动作 1 分：在较小帮助下能够完成 2 个动作 0 分：需要帮助以避免跌倒或不能尝试此项活动
14. 上肢向前伸展并向前移动 *3 次尝试取平均	4 分：能够向前伸出大于 25 cm 3 分：能够安全向前伸出大于 12 cm 2 分：能够安全向前伸出大于 5 cm 1 分：上肢可以向前伸出，但需要监视 0 分：试图前伸时失去平衡或需要外界支撑
总分：	

（四）改良的平衡错误评分系统

平衡错误评分系统（balance error scoring system，BESS）是评定平衡功能的工具，国外学者对评分者间的信度进行了研究，表明新手评分者的信度 ICC＝0.845，专家评分者的信度 ICC＝0.929，说明 BESS 具有良好的评估者间的可信度。而改良的平衡错误评分系统（modified version of the balance error scoring system，mBESS）不仅缩短了评估时间，而且将灵敏度提高了 8%，超过了标准的 BESS。

mBESS 分 3 种站姿测试，并按一定的顺序进行，即闭眼时双手扶住髂棘，分别进行双足并拢、单足站立（非惯用脚）以及两足前后站立（足跟到足尖，非惯用脚在后）测试，根据踢球的脚确定惯用脚。每种站姿的测试时间持续 20 s，记录录像，并基于 mBESS 的错误标准（表 3－20）进行评分，每次测试中出现的错误增加 1 个错误分数。

任何测试者在给定姿势下可能获得的最大错误分数为10，总分范围为0～30，分数越高表示姿势不稳定性越大。

表3-20 平衡错误评分量表（BESS）：错误类型

错误
1 双手离开髂棘
2 睁眼
3 迈步，绊倒或跌倒
4 髋关节屈曲或外展超过30°
5 前足或足跟抬起
6 离开原始站立姿势超过5 s

（五）平衡测试仪

随着力台技术的发展，力台被用于平衡功能评定，通过连续测定和记录身体作用于力台表面的垂直力位置可以确定身体摆动的轨迹，从而得以对身体自发摆动状况进行定量分析。采用重心记录仪等设备评定能够提供静态平衡功能的客观数据。当被检查者双脚按照规定的位置站在力台上时，力台通过压电晶体传感器将身体的压力信号即人体重心移动信号转换成电信号。信号经微机处理获得与重心摆动有关的多项指标，如重心摆动路线或轨迹及其长度、重心摆动的范围，并可根据偏移距离显示重心的位置等。采用平衡测试仪（balance performance monitor，BPM）评定时，让患儿脱鞋后按特定位置站立于传感器平台上，两眼平视前方，双上肢自然垂于身体两侧。每次测试时间为30 s，先后在睁眼和闭眼（带黑色眼罩）状态下各测试1次。根据国内外研究结果及其临床意义，主要分析以下测试参数：①重心分布（mean balance），即双下肢支撑身体重量的百分比，反映身体偏移情况；②轨迹长（path length），为人体重心在检测过程中的运动路线长度的总和，反映身体重心动摇大小的幅度；③外周面积（covered area），指人体重心运动轨迹所包围的面积，反映身体重心动摇大小的幅度；④摆幅指数（sway index），指摆动频率和幅度。这些影响平衡状况指标的测量参数就是反映身体稳定性的各项技术指标。

（六）评定时的注意事项

（1）测试前要明确告知患儿及家长相关注意事项。

（2）测试时保持环境安静，避免噪音和视觉干扰，勿与患儿交谈或提示。

（3）受试者不能安全独立完成所要求动作时，要注意予以保护以免摔倒，必要时给予帮助。

（黎月银　郭晓琳）

第七节　日常生活活动能力与生活质量

日常生活活动能力（activities of daily living，ADL）是指人们在家庭和社区活动的最基本的能力，是指人们在每日生活中，为了照料自己的衣、食、住、行，保持个人卫生整洁和进行独立的社区活动所必须具备的一系列的基本活动能力，是人们为了维持生存及适应生存环境而每天必须反复进行的最基本的、最具有共性的活动的能力。根据活动性质的不同可将ADL分成基本或躯体日常生活活动（basic or physical ADL，BADL or PADL）和复杂或工具性日常生活活动（instrumental ADL，IADL）。前者主要指每日生活中与穿衣、进食、保持个人卫生等自理活动和坐、站、行走等与身体活动有关的基本活动；后者主要是指人们在社区中独立生活所需的有一定难度的较高级的技能，如做家务、采购、骑车或驾车、处理个人事务等。

ADL的评定是了解功能障碍患儿身体功能、残存能力的重要评定方法之一，评定结果对确定患儿日常生活能否自理及自理的程度、制订和修订治疗计划、评定治疗效果、判定预后、安排学习等都十分重要。ADL评定主要通过量表法来评定，可采取直接观察法或间接评定法，具体评定时需要结合实际情况加以选择。直接观察法，即在患者实际生活环境中或功能评定时由检查者直接观察各项活动的完成情况，其结果可靠，但对体弱者常需分次检查，需要较多时间，而且有些动作，如穿脱内衣、大小便、洗澡等，不便于直接观察。间接评定法，即通过询问患者或家属来了解情况，实施较简单，但其准确性不如直接观察法。

世界卫生组织（WHO）认为生活质量是指生活于不同文化和价值体系背景中的个体对于其生活目标、期望、标准及其所关注问题相关联的生活状况的一种自我体验。WHO特别指出儿童的生活质量评价应包括家庭和社会关系领域、生理功能领域、心理功能领域、外表、对社会及物质方面的心理－社会关系及环境领域六个方面。儿童生活质量评价可全面了解患儿的健康状况及治疗效果，并且对临床治疗计划和治疗时机的选择也具有重要的指导意义。以下介绍几种常用评定方法。

一、儿童社会生活能力量表

儿童社会生活能力是指儿童与他人相处共同活动的能力及个人独立处理日常生活等方面的行为表现。随着医学模式从传统的生物医学模式向现代的生物－心理－社会医学模式转变，儿童社会生活能力作为健康概念的一个组成部分，越来越受到人们的重视。在生活环境日益复杂的现代化社会，儿童社会生活能力的强弱对评估其适应社会及正确地处理来自社会各方面问题的能力有着重要的意义。可采用左启华等修订的婴儿－初中生社会生活能力量表（日本S-M社会生活能力检查修订版）进行评定。该量表能较好地反映儿童的社会生活能力，具有较高的信度和效度，全量表共132项，分为6个领域：①独立生活能力（self-help），包括进食、衣服脱换、料理大小便、处理个人和集体清洁卫生情况等能力；②运动能力（locomotion），包括走路、上阶梯、过马路、串门、外出玩耍、到经常去的地方、独自上学、认识交通标志、遵守交通规则、利用交通工具到陌生地方等能力；③作业（occupation），包括抓握东西，写画，倒牛奶，准备和收拾餐具，使用糨糊，剪图形，开起瓶盖，解系鞋带，使用螺丝刀，使用电器，使用煤气炉，烧水，做菜，使用缝纫机，修理家具等；④交往（communication），包括叫名转头，说出所见所闻，交谈，打电话，会看并理解文字书，小说和报纸，写便条，写信和日记，查字典等；⑤参加集体活动（socialization），包括做游戏，同小朋友一起玩，参加班内值日，参加校内外文体活动，旅游等；⑥自我管理（self-di-ection），包括总想自己独自干，理解“以后”能忍耐、不随便拿别人的东西、不撒娇磨人、独自看家、按时就寝、控制自己不提无理要求、不说不应该说的话、不乱花钱、有计划买东西、关心幼儿和老人、注意避免生病、独立制订学习计划等。评定标准由低至高依次为极重度低下（≤5分）、重度低下（6分）、中度低下（7分）、轻度低下（8分）、边缘（9分）、正常（10分）、高常（11分）、优秀（12分）、非常优秀（≥13分）。

二、儿科残疾评定量表

儿科残疾评定量表（pediatric evaluation of disability inventory，PEDI）是专门针对功能障碍儿童而设计的日常生活活动能力评定量表，评估对象主要为6个月至7岁半的功能障碍儿童，以及日常生活能力低于7岁半正常儿童的较大年龄的患儿，可较好地评价患儿的自理能力、移动能力和社会技能。PEDI包括功能性技能、看护者帮助和调整两个部分，功能性技能部分主要用于反映患儿当前的功能水平，看护者帮助和调整部分主要用于反映患儿在完成复杂的功能活动时所需要的帮助量，从而确定患儿需要多少调整量来支持他们的行为活动。PEDI有197项功能性技能项目、20项看护者帮助和调整项目，功能性技能部分包含自理能力领域73项、移动领域59项和社会技能领域65项。自理能力领域主要有进食、梳洗、洗澡、更衣、如厕等，通过对食物形态的种类、进食用具的使用、饮料容器的应用、刷牙、整理头发、鼻腔护理、洗手、洗澡、洗脸、穿衣、扣绊、大小便控制等项目，来评估患儿的生活自理能力。移动能力领域主要有转移和户内外移动等，通过上厕所、坐椅子/轮椅、上车、上床、进浴缸，以及户内外移动的方法、距离、速度和上下楼梯等项目，来评估患儿的移动能力。社会技能领域主要有交流、社会交往、家庭和社区相关功能等，通过对语言、词义、句子、文章的理解，以及与外界接触、与同龄人玩耍、解决问题、操作物品、做家务、自我保护及社区相关功能等项目，来评估患儿的社会技能水平。看护者对患儿的帮助和调整项目，在自理能力领域通过进食、梳洗、洗澡、穿衣、如厕等项目来评价；移动能力领域通过坐椅子或如厕的转移、车内转移、床上移动或转移、出入浴缸、户内移动、户外移动、上下楼梯等项目来评价；社会技能领域通过功能性理解、功能性表述、相关问题解决、与同龄人玩耍、安全性等项目来评价。

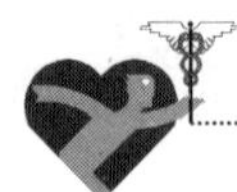

1. 评分标准

（1）基本技能（自理能力、移动能力、社会技能领域）：0 分，表示不能完成；1 分，表示可以完成。

（2）监护人帮助程度评分：5 分，表示完全独立；4 分，表示需要在监护人的监视下完成；3 分，表示需要监护人的少量帮助；2 分，表示需要监护人的中量帮助；1 分，表示需要监护人的大量帮助；0 分，表示完全需要监护人的帮助。

2. 日常生活环境改造程度评分

N：日常生活环境未加改造；C：以儿童为中心，对患儿日常生活环境进行改造，如给患儿配备儿童尺寸的匙羹、脚踩可冲水的马桶、有吸管的杯子等；R：需要使用简单的康复器械，如助行架、滑行板等；E：需要使用复杂的康复器械，如电梯、轮椅、触摸式扬声器。

三、功能独立性测量

儿童功能独立性测量（the functional independence measure for children，WeeFIM）主要的评估对象是 6 个月至 7 岁的正常儿童，以及 6 个月至 21 岁的功能障碍或发育迟缓者。该量表的评定内容有 18 个项目（表 3－21），量表包含自我照顾、行动能力、认知能力 3 个主要领域的评估，分为“依赖”和“独立”2 种主要功能水平，1 分为完全依赖，7 分为完全独立，得分越高即项目独立性越好，18 个项目最高分为 126 分，最低分 18 分。测试者可通过直接观察或询问患儿和照料者进行评价，已有研究证实 WeeFIM 总分、分组及各维度与适应商数（adaptablity quotient，ADQ）之间的总体相关系数为 0.751，可以有效反映儿童功能独立性水平，并具有较高的信度和效度。

表 3－21　功能独立性测评表

姓名：　　性别：　　年龄：　　病案号：

诊断：　　发病时间：　　入院时间：　　出院时间：

项　目		入院得分	4 w 末	10 w 末	13 w 末	出院得分	取得最高分时间（周数）
自我照顾	1. 进食						
	2. 梳洗						
	3. 洗澡						
	4. 穿上衣						
	5. 穿裤子						
	6. 入厕						
	7. 小便						
	8. 大便						

续表 3－21

项　目		入院得分	4 w 末	10 w 末	13 w 末	出院得分	取得最高分时间（周数）
行动能力	9. 椅子/轮椅转移						
	10. 如厕转移						
	11. 盆浴/淋浴						
	12. 使用轮椅平地行走/爬						
	13. 上下楼梯						
认知能力	14. 理解：听视						
	15. 表达：词语非词语						
	16. 社会交往						
	17. 解决问题						
	18. 记忆力						
总分		/126	/126	/126	/126	/126	

基本评分标准如下：

1. 独立：无须他人帮助，自己独立完成

（1）完全独立：该活动能在合理的时间内，规范地、安全地完成，无须修改活动，无须使用辅助设备或用具。（7 分）

（2）有条件的独立：在完成该活动时，需要辅助设备或用具，或需要较长的时间，或存在安全方面的顾虑。（6 分）

2. 依赖：需依赖他人帮助才能完成

1）有条件的依赖：

（1）监护或准备：需要有人在旁边监护、提示或规劝，或帮助准备必需的用品，或帮忙佩戴矫形器具。两人之间没有身体的接触。（5 分）

（2）少量帮助：需要他人接触身体帮助才能完成活动。但在完成过程中，自己能起 75% 以上的作用。（4 分）

（3）中等量帮助：需要他人接触身体提供更多的帮助才能完成活动。在完成过程中，自己仅能起 50%～75% 的作用。（3 分）

2）完全依赖：

（1）大量帮助：需要他人接触身体提供大量帮助才能完成活动。在完成过程中，自己仅能起 25%～50% 的作用。（2 分）

（2）完全依赖：只有在他人接触身体的帮助下，才能完成活动。自己能起的作用，仅在 25% 以下。（1 分）

四、整体活动表现问卷

整体活动表现问卷（ACTIVLIM-CP）用于评估2～18岁脑瘫儿童的整体活动表现。该问卷由父母打分，评价患儿在没有工具辅助或他人帮助的情况下进行活动时的困难程度，评估中允许使用任何策略或代偿，详见表3-22。在过去3个月内未尝试的活动被评为缺失值。该量表中部分项目与国内生活习惯不符，研究应用时应加以关注。

表3-22　整体活动表现问卷

项　目	不可能（0分）	困难（1分）	容易（2分）
1. 剪自己的脚指甲			
2. 用削皮器削土豆皮			
3. 包装礼物			
4. 解开衬衫/开襟衫的扣子			
5. 卷起毛衣的袖子			
6. 拉上裤子的拉链			
7. 拉上户外夹克的拉链			
8. 站立时用双手玩耍			
9. 穿袜子			
10. 把衣服晾在晾衣绳上			
11. 正确地清洗自己的上半身			
12. 上半身穿衣			
13. 把盘子放在橱柜里			
14. 在锁里转动钥匙			
15. 爬在小梯子上			
16. 操纵电动轮椅			
17. 上完厕所后穿好裤子			
18. 把自己关在一个封闭的空间里			
19. 把牙膏涂在牙刷上			
20. 提起一个购物袋（1 kg）			
21. 孩子在如厕活动上完全独立（穿衣、擦拭、冲厕所）			
22. 拧开瓶盖			
23. 打开牙膏管的盖子			
24. 骑三轮车			
25. 自己梳头			
26. 打开车门			

续表 3-22

项　目	不可能（0分）	困难（1分）	容易（2分）
27. 打开糖果的包装			
28. 从厕所里站起来			
29. 自己刷牙			
30. 用助行器或助行架走路			
31. 脱掉一件敞开的户外夹克			
32. 穿好魔术贴的鞋			
33. 从口袋里掏出硬币			
34. 打开和关闭水龙头			
35. 戴上帽子			
36. 自己擦鼻子			
37. 打开和关闭冰箱			
38. 掷骰子			
39. 把肉刺穿，然后用叉子把肉送到嘴里			
40. 吃一个三明治/一片面包			
41. 拿一个盛着土豆泥的勺子，把它送到嘴里（不掉下来）			
42. 开/关灯按钮（通用开关、电脑或电视电源开关）			
43. 脱下帽子			

五、儿童生活质量量表

儿童生活质量（quality of life，QOL）常采用 MOS-SF36（medical outcomes study，36-item short-form health survey）和 PedsOL（pediatric quality of life inventory）系列量表进行评价。

MOS-SF36 即为医学结局研究－简明调查，由 36 个条目组成健康问卷，内容包括躯体功能、躯体角色、躯体疼痛、总的健康状况、活力、社会功能、情绪角色和心理卫生 8 个领域。

PedsOL 系列量表包括普适性核心量表与特异性疾病模块，该量表主要用于调查最近 1 个月内某一事情发生的频率，包括儿童自评量表及家长报告量表。PedsOL 普适性核心量表用于测定儿童及青少年健康相关生活质量的共性部分，适合于社区和学校的健康儿童，也适合于患有各种急、慢性疾病的儿科患者，可用于不同人群的横向对比。PedsOL 特异性疾病模块针对特定疾病特有的表现而制定，敏感性更高，同时可用于疾病不同时期的纵向对比。普适性和特异性两套量表结合使用，可以组成一个完整的儿童生活质量测量系统。PedsOL 普适性核心量表与特异性疾病模块已被证明有良好的信度和效度。

PedsOL 普适性核心量表包括儿童自评和家长报告两种量表。儿童自评量表主要根据儿童各年龄段的认识发展水平和理解能力，对同一测评内容采取不同的方式提问，用第一人称表述，包括 5 ～7 岁、8 ～12 岁、13 ～18 岁年龄段 3 个量表。家长报告量表则与该年龄段儿童自评量表内容相对应，用第三人称表述，包括 2 ～4 岁、5 ～7 岁、8 ～12 岁、13 ～18 岁年龄段 4 个量表。各个量表所测评的内容基本相同，即每个量表有四个方面的内容，包括生理功能、情感功能、社会功能、角色功能。测量生理功能的 8 个条目构成生理领域，测量情感功能、社会功能和角色功能的 15 个条目构成心理领域。PedsOL 特异性疾病模块也包括儿童自评和家长报告两种量表。儿童自评量表包括 5 ～7 岁、8 ～12 岁、13 ～18 岁年龄段 3 个量表。家长报告量表包括 2 ～4 岁、5 ～7 岁、8 ～12 岁、13 ～14 岁年龄段 4 个量表。以 PedsOL3. 0 儿童癌症模块生活质量量表为例，该量表有八个方面的内容，共 27 个条目，即疼痛（2 个条目）、恶心（5 个条目）、操作焦虑（3 个条目）、治疗焦虑（3 个条目）、担忧（3 个条目）、认知问题（5 个条目）、外貌自我评价（3 个条目）、社交问题（3 个条目）。

PedsOL 每个条目的回答选项分 5 个等级，有 0，1，2，3，4 选项：0（100 分）表示“从来没有”，1（75 分）表示“几乎没有”，2（50 分）表示“有时有”，3（25 分）表示“经常有”，4（0 分）表示“一直有”。各方面的分数为所含条目分数的总和除以所含条目数，总表的分数为各条目分数的总和除以全量表条目数，分数越高，表明生活质量越好。见表 3 – 23、表 3 – 24。

表 3 – 23　PedsQL 家长调查表（2 ～ 4 岁）

下表中列出了一些可能会困扰您孩子的问题。请指出过去一个月中每个问题困扰您孩子的程度，并圈出相对应的数字：

	问　题	从来没有	几乎没有	有时有	经常有	一直有
生理功能	1. 行走有困难	0	1	2	3	4
	2. 跑步有困难	0	1	2	3	4
	3. 参加活跃的游戏或练习有困难	0	1	2	3	4
	4. 举重物有困难	0	1	2	3	4
	5. 洗澡有困难	0	1	2	3	4
	6. 帮忙收拾玩具有困难	0	1	2	3	4
	7. 受伤或疼痛	0	1	2	3	4
	8. 体力不佳	0	1	2	3	4
情感功能	1. 感到害怕或恐惧	0	1	2	3	4
	2. 感到悲伤或沮丧	0	1	2	3	4
	3. 感到气愤	0	1	2	3	4
	4. 睡眠不好	0	1	2	3	4
	4. 睡眠不好	0	1	2	3	4
	5. 担忧	0	1	2	3	4

续表 3-23

	问　题	从来没有	几乎没有	有时有	经常有	一直有
社交功能	1. 与其他孩子一起玩有困难	0	1	2	3	4
	2. 其他孩子不愿意和他/她玩	0	1	2	3	4
	3. 被其他孩子戏弄	0	1	2	3	4
	4. 不能完成同龄儿童胜任的事	0	1	2	3	4
	5. 与其他孩子玩时跟不上	0	1	2	3	4
学校表现	1. 与同龄人一样参加学校活动有困难	0	1	2	3	4
	2. 因感到不适耽误上课/日托	0	1	2	3	4
	3. 因看病或住院耽误上课/日托	0	1	2	3	4

PedsQL 家长调查表（5～12 岁）

	问　题	从来没有	几乎没有	有时有	经常有	一直有
生理功能	1. 步行 200 m 以上有困难	0	1	2	3	4
	2. 跑步有困难	0	1	2	3	4
	3. 参加体育运动或锻炼有困难	0	1	2	3	4
	4. 举重物有困难	0	1	2	3	4
	5. 自己洗澡或沐浴有困难	0	1	2	3	4
	6. 做家务，例如收拾玩具有困难	0	1	2	3	4
	7. 受伤或疼痛	0	1	2	3	4
	8. 体力不佳	0	1	2	3	4
情感功能	1. 感到害怕或恐惧	0	1	2	3	4
	2. 感到悲伤或沮丧	0	1	2	3	4
	3. 感到气愤	0	1	2	3	4
	4. 睡眠不好	0	1	2	3	4
	5. 担心有事将会发生在自己身上	0	1	2	3	4
社交功能	1. 与其他孩子相处有困难	0	1	2	3	4
	2. 其他孩子不愿和他/她做朋友	0	1	2	3	4
	3. 被其他孩子戏弄	0	1	2	3	4
	4. 不能完成同龄儿童胜任的事	0	1	2	3	4
	5. 游戏时跟不上其他孩子	0	1	2	3	4
学校表现	1. 上课时注意力不集中	0	1	2	3	4
	2. 丢三落四	0	1	2	3	4
	3. 学校活动中跟不上同龄人	0	1	2	3	4
	4. 因身体不适而缺课	0	1	2	3	4
	5. 因看病或住院而缺课	0	1	2	3	4

表3－24　PedsQL 儿童自评量表（5～7岁）

回想一下过去的几周你所做的事情，请仔细地听每个句子，告诉我，这些问题对你有多严重，并圈出相应的数字。

	问　题	从不	有时有	经常有
生理功能	1. 你步行有困难吗	0	2	4
	2. 你跑步有困难吗	0	2	4
	3. 你参加体育运动或锻炼有困难	0	2	4
	4. 你举大件物品有困难吗	0	2	4
	5. 你自己洗澡或沐浴有困难吗	0	2	4
	6. 你做家务有困难吗（例如收拾玩具）	0	2	4
	7. 你受伤或疼痛吗（哪里）	0	2	4
	8. 你曾经觉得太累不想去玩	0	2	4
情感功能	1. 你感到恐惧吗	0	2	4
	2. 你感到悲伤吗	0	2	4
	3. 你感到气愤吗	0	2	4
	4. 你睡眠不好吗	0	2	4
	5. 你担心有什么事将会发生在你身上吗	0	2	4
社交功能	1. 你与其他孩子相处有困难吗	0	2	4
	2. 其他孩子说他们不愿和你玩吗	0	2	4
	3. 其他孩子戏弄你吗	0	2	4
	4. 其他孩子能做你做不到的事吗	0	2	4
	5. 游戏时跟不上其他孩子吗	0	2	4
学校表现	1. 你在学校很难集中注意力吗	0	2	4
	2. 你丢三落四吗	0	2	4
	3. 你跟不上功课吗	0	2	4
	4. 你因感到不适而缺课吗	0	2	4
	5. 你因必须去看病或住院而缺课吗	0	2	4

PedsQL 儿童自评量表（8～12岁）

下表列出了一些可能会困扰你的问题。请指出过去一个月中每个问题困扰你的程度，并圈出相对应的数字：

	问　题	从来没有	几乎没有	有时有	经常有	一直有
健康和活动问题	1. 我步行 200 m 以上有困难	0	1	2	3	4
	2. 我跑步有困难	0	1	2	3	4
	3. 我参加体育运动或锻炼有困难	0	1	2	3	4
	4. 我举重物有困难	0	1	2	3	4
	5. 我自己洗澡或沐浴有困难	0	1	2	3	4
	6. 我做家务有困难	0	1	2	3	4
	7. 我受伤或疼痛	0	1	2	3	4
	8. 我体力不佳	0	1	2	3	4

续表 3-24

	问 题	从来没有	几乎没有	有时有	经常有	一直有
情感问题	1. 我感到害怕或恐惧	0	1	2	3	4
	2. 我感到悲伤或沮丧	0	1	2	3	4
	3. 我感到气愤	0	1	2	3	4
	4. 我睡眠不好	0	1	2	3	4
	5. 我担心有什么事会发生在我身上	0	1	2	3	4
与他人相处	1. 与其他孩子相处有困难	0	1	2	3	4
	2. 其他孩子不愿和我做朋友	0	1	2	3	4
	3. 其他孩子戏弄我	0	1	2	3	4
	4. 我不能完成同龄孩子胜任的事	0	1	2	3	4
	5. 游戏时我跟不上其他孩子	0	1	2	3	4
学校问题	1. 我上课时很难集中注意力	0	1	2	3	4
	2. 我丢三落四	0	1	2	3	4
	3. 我跟不上功课	0	1	2	3	4
	4. 我因身体不适而缺课	0	1	2	3	4
	5. 我因看病或住院而缺课	0	1	2	3	4

（徐开寿　郑子良　何昭瑶）

第四章　物理治疗与康复技术

第一节　肌肉牵伸技术

一、概述

牵伸技术是指运用外力（人工或机械/电动设备）牵伸短缩或挛缩组织并使其延长，做轻微超过组织阻力和关节活动范围的运动。其目的是增加关节周围软组织的伸展性和降低肌张力，增加关节的活动范围，防止发生不可逆的组织挛缩，预防或降低人体在活动或从事某项运动时出现损伤。

二、基本理论

（一）肌肉牵伸的基础

骨骼肌在人体内分布极为广泛，约占人体体重的40%。每块骨骼肌都由中间的肌性部分和两端的腱性部分构成。肌性部分主要由肌纤维组成，色红、柔软，具有一定的收缩和舒张功能。腱性部分主要由平行致密的胶原纤维束构成，色白、强韧而无收缩功能，位于肌性部分的两端，借肌腱附着于骨骼上。

牵伸训练能增加肌肉的柔韧性，维持并增加关节的活动范围，增加肌肉的弹性和肌肉－肌腱单位的长度。牵伸肌肉还能使肌肉－肌腱单位在其黏弹成分和收缩成分中贮存更多势能。

肌肉牵伸的机制非常复杂，目前还不完全清楚。该机制受肌梭和高尔基腱器控制和调节。肌梭平行于梭外肌纤维，而高尔基腱器位于与肌纤维相邻的肌腱上。肌梭的作用是侦测肌肉长度的改变，而高尔基腱器则是侦测肌张力的增高。肌梭反射能使肌肉收缩，而高尔基腱器反射则可抑制收缩并使肌肉松弛。

肌梭有两种：主要的和次要的。主要肌梭对肌肉拉长的速度改变（动态反应）和实际拉长量敏感。次要肌梭只对肌肉的实际长度变化（静态反应）敏感。因为静态反应弱而动态反应强，所以保持牵伸的速度缓慢可忽略动态反应，本质上不受肌梭的影响。相反，牵伸过程中肌肉张力的增高可激活高尔基腱器的松弛效应，加强牵伸作用。牵伸的各种方法和理论都有着共同的目标，即抑制技术的效应和增强高尔基腱器的效应，使肌肉松弛并进一步延长。

（二）肌肉牵伸的种类与方法

1. 被动牵伸

（1）手法牵伸，应用手法对发生紧张或挛缩的组织或活动受限的关节进行牵伸，通过控制牵伸方向、速度和持续时间，来增加伸展性、调节肌张力和关节活动范围，是最常用的牵伸技术。

（2）机械（电动）牵伸，指借助机械装置，以小强度的外部力量较长时间作用于缩短组织的一种牵伸方法。其牵伸力量通过重量牵引、滑轮系统或系列夹板而发生作用，强度超过手法牵伸。

（3）自我牵伸，是患儿自己完成的一种肌肉伸展性训练，牵伸力量为自身重量。

2. 主动抑制

主动抑制是指患儿在靶肌肉牵伸之前有意识地放松该肌肉，即抑制牵伸靶肌肉收缩。主动抑制技术只能放松肌肉组织中肌性部分，而对结缔组织和固定挛缩组织没有作用。

（三）肌肉牵伸作用

（1）增加或恢复关节的活动范围。

（2）防止组织发生不可逆性挛缩。

（3）改善关节周围软组织的伸展性，降低肌张力。

（4）预防或减少人体在运动时出现损伤。

（5）提高肌肉的兴奋性。

（四）肌肉牵伸程序

1. 治疗前评定

治疗前治疗师应首先对患儿进行评定，了解患儿关节活动范围受限的原因是由软组织引起还是关节本身所致。如果是由软组织伸展性不足引起，可用牵伸技术；如果是由主动肌力量不足引起，可用肌力增强技术；如果是关节本身的原因，可用关节松动术。

2. 制定目标并进行治疗

治疗前选定需牵伸的肌肉，选择最有效的牵伸方法，并向患儿及家长解释牵伸的目的与步骤，取得配合。患儿应尽量保持在舒适放松的体位，被牵伸部位处于抑制反射、易于牵伸的肢体位置，并充分暴露牵伸部位。牵伸前可先对局部进行热疗，以增加软组织的伸展性，降低发生损伤的可能。牵伸力量的方向应与肌肉紧张或挛缩的方向相反。先在关节可动范围内缓慢活动肢体到受限处，然后固定关节近端，牵伸远端，以增加肌肉长度和关节的活动范围。牵伸持续时间为每次 10 ～15 s，也可达 30 ～60 s，每两次之间要休息 30 s 左右。牵伸后可给予冷敷，以减少软组织疼痛。

3. 治疗后评定

牵伸后应感觉被牵伸部位关节周围软组织放松，关节活动范围改善，可有轻微疼痛感。若第二天被牵伸部位仍有肿胀和明显疼痛，说明牵伸强度过大，应降低牵伸强度或加大治疗时间的间隔。如果规范治疗 2 w 后无明显疗效，应重新评定，调整治疗策略。

（五）适应证、慎应证与禁忌证

1. 适应证

（1）预防由于固定、制动、废用造成的软组织短缩。

（2）治疗由于软组织挛缩、粘连或瘢痕形成，肌肉、结缔组织和皮肤缩短引起的关节活动范围降低以及日常生活活动功能受限。

（3）运动前后牵伸，可预防或减少人体在运动时出现的软组织损伤，减轻运动后肌肉疼痛。

2. 慎应证

脊髓损伤或肌肉严重无力患儿为维持关节的稳定性或使肌肉保持一定的力量，以增强功能活动而发生代偿性挛缩时，应慎用牵伸。

3. 禁忌证

（1）严重的骨质疏松。

（2）骨性限制关节活动。

（3）神经损伤或神经吻合术后 1 个月内。

（4）关节内或关节周围组织有炎症、结核、感染等，特别是在急性期。

（5）关节活动或肌肉被拉长时剧痛。

（6）新近发生的骨折、肌肉或韧带损伤，组织内有血肿或其他创伤体征存在。

（六）注意事项

（1）避免过度牵伸。

（2）避免牵伸水肿组织。

（3）避免过度牵伸肌力较弱的肌肉。

（4）避免牵伸过程中挤压关节。

三、临床应用——上肢肌肉牵伸技术

（一）肩部肌肉

由于活动肩关节的许多肌肉都附着在肩胛骨上，因此在被动牵伸肩部肌肉时必须固定肩胛骨以免牵伸力量转移到稳定肩胛骨的肌肉。肩胛骨固定是指保持肩胛骨在没有外展、外旋的位置上。此时，肩关节只能完成屈曲 120°、外展 120°的运动。只有在肱骨外旋时，才能完成全范围的活动。在肩部肌肉中，最容易产生紧张或挛缩的肌肉是那些防止肩关节全范围屈曲、外展和旋转的肌群，而那些防止肩关节内收的肌群则很少会发生紧张或挛缩。

1. 增加肩关节屈曲的活动范围

牵伸肌群：肩关节后伸肌群。

（1）手法牵伸。

患儿体位：仰卧位，上肢置于体侧放松。

治疗师体位：面向患儿足的方向站在牵伸一侧，上方手从上臂内侧握住肱骨远端的后方，下方手放在肩胛骨外侧缘固定肩胛骨。

牵伸手法：上方手将肱骨被动前屈到最大范围，以拉长肩关节后伸肌群（图 4－1）。

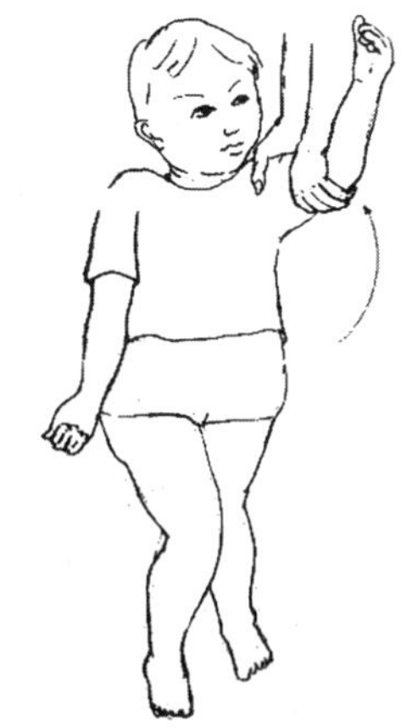

图 4－1　牵伸肩关节后伸肌群

（2）自我牵伸。患儿面向桌子而站，伸肘，前臂旋前，双手抓住桌沿，身体缓慢下蹲，以牵伸肩后伸肌群。

2. 增加肩关节伸展的活动范围

牵伸肌群：肩关节前屈肌群。

（1）手法牵伸。

患儿体位：俯卧位，上肢置于体侧放松。

治疗师体位：面向患儿足的方向站在牵伸一侧，上方手放在肩胛骨上固定肩胛骨，下方手从上臂外侧握住肱骨远端。

牵伸手法：下方手将肱骨被动后伸至最大范围，以拉长肩前屈肌群，注意固定好肩胛骨防止代偿运动（图 4－2）。

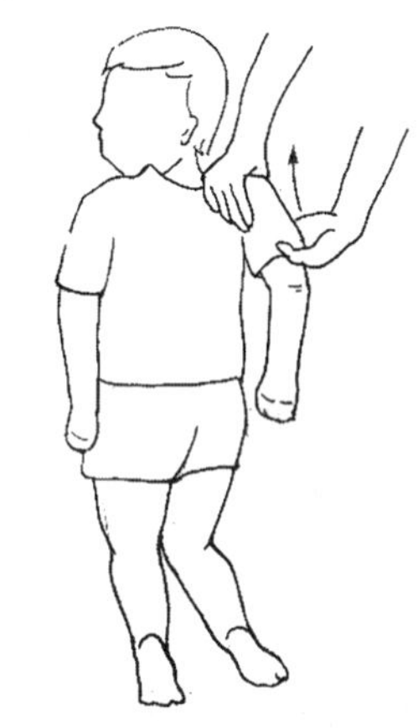

图 4－2　牵伸肩关节前屈肌群

（2）自我牵伸。患儿背对桌子而站，伸肘，前臂旋前，双手抓住桌沿，身体缓慢下蹲，以牵伸肩前屈肌群。

3. 增加肩关节外展的活动范围

牵伸肌群：肩内收肌群。

（1）手法牵伸。

患儿体位：仰卧位，上肢置于体侧放松，屈肘 90°，前臂中立位。

治疗师体位：面向患儿站在牵伸侧，上方手托住肱骨远端，下方手放在肩胛骨外侧缘固定肩胛骨。

牵伸手法：上方手将肱骨被动外展至最大范围，以牵伸肩内收肌群（图 4－3）。

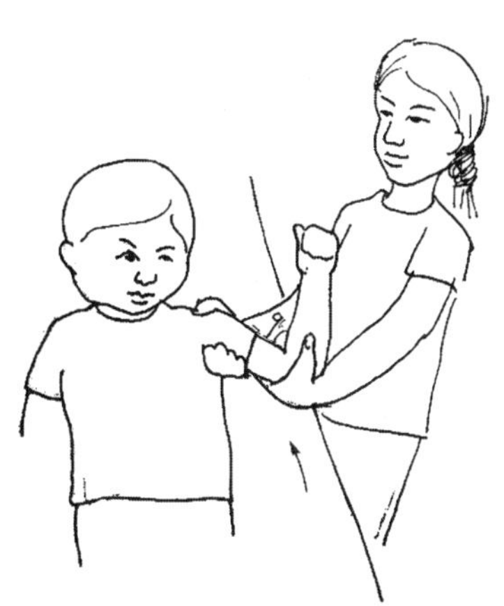

图 4－3　牵伸肩关节内收肌群

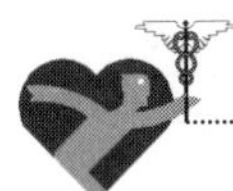

（2）自我牵伸。患儿侧对桌子而站，牵伸侧上肢伸肘，前臂旋前，手抓住桌沿，身体缓慢下蹲，以牵伸肩内收肌群。

4. 增加肩关节内旋的活动范围

牵伸肌群：肩外旋肌群。

（1）手法牵伸。

患儿体位：仰卧位，肩关节外展至90°，屈肘90°，前臂中立位，上肢放松。

治疗师体位：面向患儿站在牵伸一侧。内侧手握住肱骨远端，外侧手握住前臂远端。

牵伸手法：内侧手固定肱骨远端，外侧手移动前臂将前臂掌侧向床面被动运动至最大范围，使肩关节内旋，以牵伸肩关节外旋肌群（图4-4）。

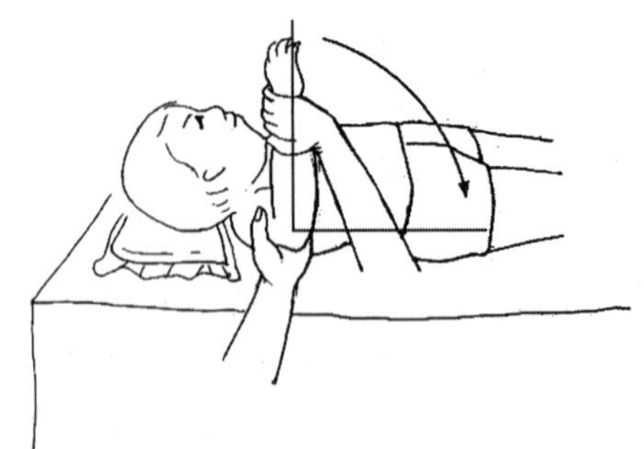
图4-4　牵伸肩关节外旋肌群

（2）自我牵伸。患儿侧坐桌旁，牵伸侧上肢屈肘90°平放在桌上，前臂掌侧向桌面运动，以牵伸外旋肌群。

5. 增加肩关节外旋的活动范围

牵伸肌群：肩内旋肌群。

（1）手法牵伸。

患儿体位：仰卧位，肩关节外展至90°，屈肘90°，前臂中立位，上肢放松。

治疗师体位：面向患儿站在牵伸一侧，内侧手握住肱骨远端，外侧手握住前臂远端。

牵伸手法：内侧手固定肱骨远端，外侧手移动前臂将前臂背侧向床面被动运动至最大范围，使肩关节外旋，以牵伸肩关节内旋肌群（图4-5）。

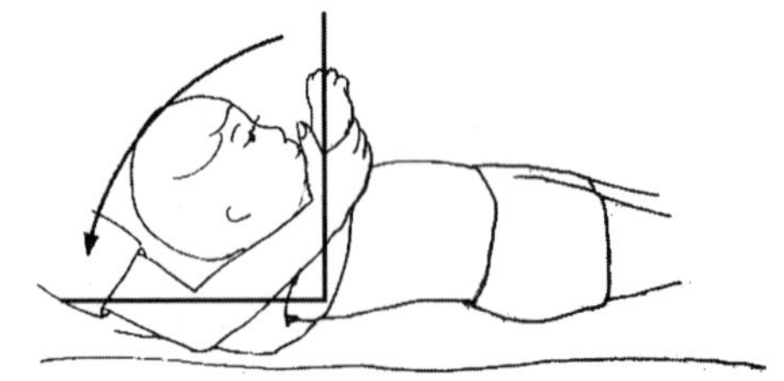
图4-5　牵伸肩关节内旋肌群

（2）自我牵伸。患儿侧坐桌旁。牵伸侧上肢屈肘90°平放在桌上，前臂背侧向桌面运动，以牵伸肩内旋肌群。

6. 增加肩关节水平外展的活动范围

牵伸肌群：胸肌。

（1）手法牵伸。

患儿体位：仰卧位，患侧肩部位于床沿，肩关节外展90°，上肢放松。

治疗师体位：面向患儿站在牵伸一侧。内侧手握住肱骨远端，外侧手握住前臂远端掌侧。

牵伸手法：双手将患儿上肢向地面方向被动运动至最大范围，以牵伸胸肌（图4-6）。

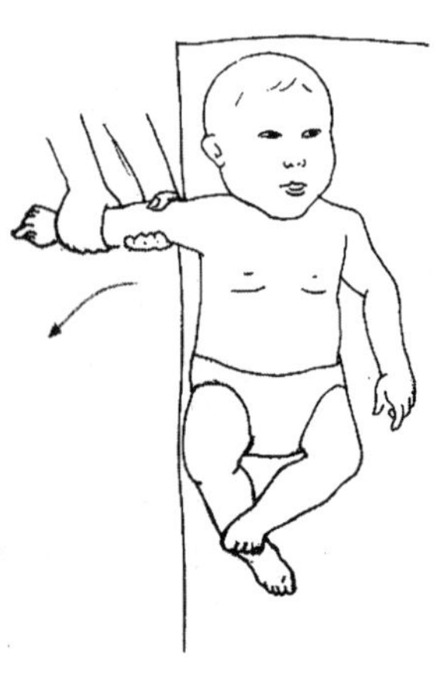
图4-6　牵伸胸肌

（2）自我牵伸。患儿坐位或站位，双手十指交叉放在头后部，先做深吸气，然后双肘关节用力向后运动，同时配合做吸气的运动。

（二）肘部肌肉

由于肘部肌肉起止点的差异，当前臂所处位置不同时，所牵伸的屈肘肌群也不同。因此，在牵伸屈肘肌群时，应分别在前臂旋前位、中立位和旋后位进行。此外，对肘部肌肉的暴力牵伸，很容易引起肌肉创伤，导致骨化性肌炎的发生。尤其是牵伸儿童的肘部肌群，手法更应轻柔缓慢，或应用主动抑制技术。

1. 增加肘关节伸展的活动范围

牵伸肌群：屈肘肌群（肱二头肌、肱桡肌、肱肌）。

（1）手法牵伸。

患儿体位：仰卧位，上肢稍外展放松。

治疗师体位：面向患儿头部站在牵伸一侧，内侧手放在肱骨近端，外侧手握住前臂远端。

牵伸手法：外侧手被动伸展肘关节至最大范围，以牵伸屈肘肌群。前臂旋后位时，主要牵伸肱二头肌；前臂中立位时，主要牵伸肱桡肌；前臂旋前位时，主要牵伸肱肌（图 4－7）。

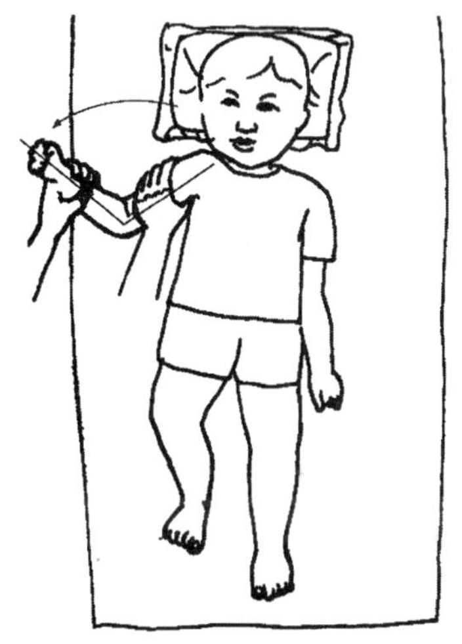

图 4－7 牵伸屈肘肌群

（2）自我牵伸。患儿面向肋木而站，双手握住扶手，上身后仰，借助上身重量牵伸屈肘肌群。注意在前臂不同位置牵伸屈肘肌群。也可双手握住肋木杠，双足悬空，借助身体重量牵伸屈肘肌群。

2. 增加肘关节屈曲的活动范围

牵伸肌群：伸肘肌群。

（1）手法牵伸。

患儿体位：仰卧位，上肢稍外展放松。

治疗师体位：面向患儿站在牵伸一侧，上方手握住前臂远端，下方手托住肱骨远端。

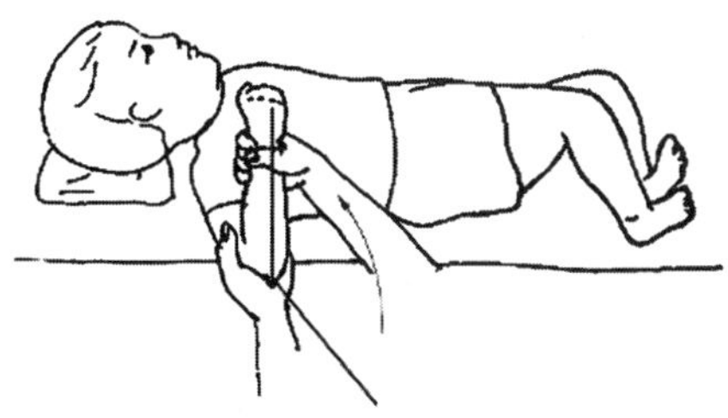

图 4－8 牵伸伸肘肌群

牵伸手法：上方手被动屈曲肘关节至最大范围，以牵伸伸肘肌群（图 4－8）。患儿也可取坐位，屈肩屈肘，手放在肩关节后上方。治疗者外侧手握住肘部向上牵伸做肩关节屈曲，内侧手握住腕部向下牵伸做肘关节屈曲。此法对牵伸肱三头肌长头的效果较好。

（2）自我牵伸。患儿俯卧位，前臂背侧和双手背接触床面，上身向前下方运动，同时屈肘，借助上身重量以牵伸肘肌群。患儿也可取坐位，在牵伸侧肘窝处放一毛巾卷，将肘关节支持在治疗床上，非牵伸侧手握住前臂远端，屈肘至最大范围。

3．增加前臂旋前和旋后的活动范围

牵伸肌群：增加旋前活动范围需牵伸旋后肌群，增加旋后活动范围需牵伸旋前肌群。

（1）手法牵伸。

患儿体位：仰卧位或坐位，患儿上臂放于桌面上，屈肘90°，上肢放松。

治疗师体位：面向患儿站在牵伸侧。上方手握住前臂远端掌侧，下方手握住肱骨远端予以固定。

牵伸手法：上方手握住前臂远端掌侧，做旋前或旋后至最大的活动范围。牵伸时，桡骨围绕尺骨旋转（图4－9）。

（2）自我牵伸。患儿牵伸侧屈肘90°，非牵伸侧手握住牵伸侧前臂的远端，旋前或旋后达到最大范围。

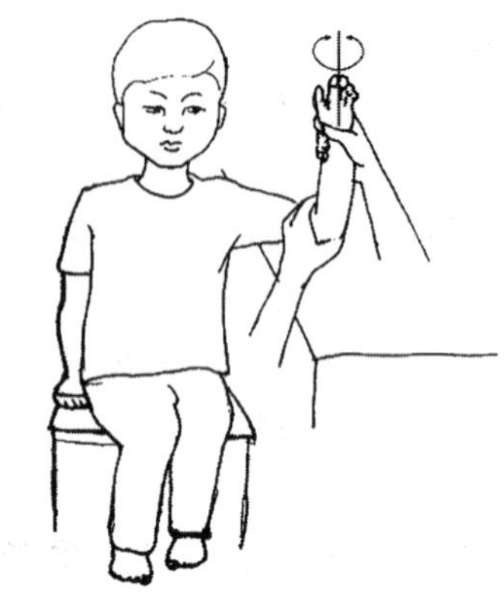

图4－9　牵伸前臂旋前、旋后肌群

（三）腕及手部肌肉

由于手的外在肌通过腕关节，可以影响腕的活动范围，因此在牵伸腕部肌肉时，牵伸力应接近腕关节，并嘱患儿手指放松。

1．增加腕关节背伸活动范围

牵伸肌群：屈腕肌群。

（1）手法牵伸。

患儿体位：仰卧位或坐位，上肢放在治疗床上，前臂旋前或中立位，腕伸出床沿，手指放松。

治疗师体位：面向患儿坐在牵伸一侧，上方手握住前臂远端固定，下方手握住患儿的手掌掌面。

牵伸手法：背伸患儿腕关节，并允许手指自然屈曲，使被动伸腕至最大范围，以（图4－10 Ⅰ）。

（2）自我牵伸。患儿双手手掌相贴放在胸前，手指向上，腕关节向下运动，注意保持手掌始终相贴，以牵伸屈腕肌群。也可以将手掌平放桌上，非牵伸侧手放在手掌上予以固定，前臂向背侧运动，以牵伸屈腕肌群。

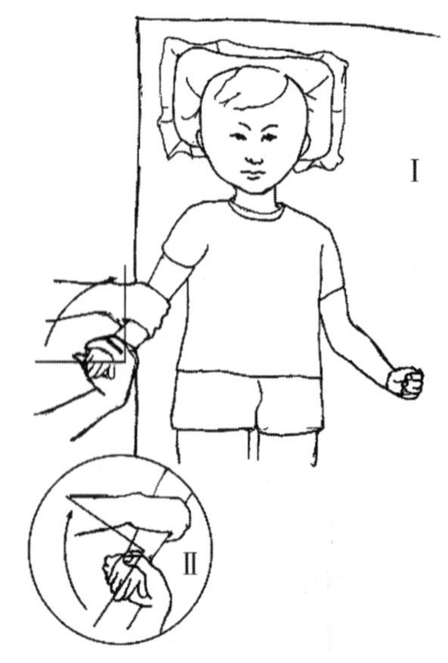

图4－10　Ⅰ牵伸屈腕肌群　Ⅱ牵伸伸腕肌群

2. 增加腕关节掌屈活动范围

牵伸肌群：伸腕肌群。

（1）手法牵伸。

患儿体位：仰卧位或坐位，上肢放在治疗床上，前臂旋后或中立位，腕伸出床沿，手指放松。

治疗师体位：面向患儿坐在牵伸一侧，上方手握住前臂远端固定，下方手握住患儿的手掌背面。

牵伸手法：屈曲患儿腕关节，并允许手指自然伸直，使被动屈腕至最大范围，以牵伸伸腕肌群（图4－10 Ⅱ）。

（2）自我牵伸。患儿双手手背相贴放于胸前，手指向下，腕关节向上运动，注意保持手掌始终相贴，以牵伸伸腕肌群。也可以将前臂掌侧放在桌上，手伸出桌沿，非牵拉侧手放在其手背并向下施加力量，以牵伸伸腕肌群。

3. 增加腕关节桡侧偏活动范围

牵伸肌群：尺侧肌群。

（1）手法牵伸。

患儿体位：坐位，前臂支持于治疗台上，手腕放松。

治疗师体位：面向患儿坐在牵伸一侧，上方手握住前臂的远端，下方手握住第五掌骨。

牵伸手法：上方手固定前臂的远端，下方手向桡侧偏，以牵伸尺侧肌群（图4－11 Ⅰ）。

（2）自我牵伸。患儿牵伸侧前臂旋前放在桌上，非牵伸侧手放在手背上固定，使腕关节被动桡侧偏至最大范围，以牵伸尺侧肌群。

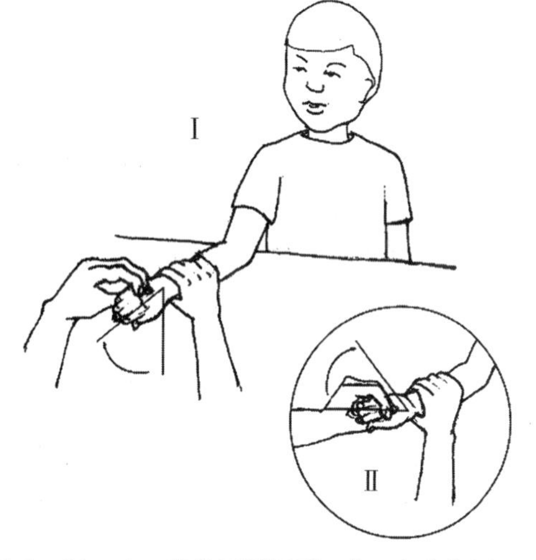

图4－11 Ⅰ. 牵伸尺侧肌群 Ⅱ. 牵伸桡侧肌群

4. 增加腕关节尺侧偏活动范围

牵伸肌群：桡侧肌群。

（1）手法牵伸。

患儿体位：坐位，前臂支持于治疗台上，手腕放松。

治疗师体位：面向患儿坐在牵伸一侧，上方手握住前臂的远端，下方手握住第二掌骨。

牵伸手法：上方手固定前臂的远端，下方手向尺侧偏，以牵伸桡侧肌群（图4－11 Ⅱ）。

（2）自我牵伸。患儿牵伸侧前臂旋前放在桌上，非牵伸侧手放在手背上固定，使腕关节被动尺侧偏至最大范围，以牵伸桡侧肌群。

5. 增加伸指活动范围

牵伸肌群：屈指肌群。

（1）手法牵伸。

患儿体位：仰卧位或坐位，牵伸侧上肢稍外展，屈肘90°，手指放松。

治疗师体位：面向患儿站在牵伸一侧，上方手握住前臂远端，下方手放在手指掌侧并与五指相接触。

牵伸手法：下方手被动伸腕至最大范围，再将手指完全伸直，以牵伸屈指肌群（图4－12）。

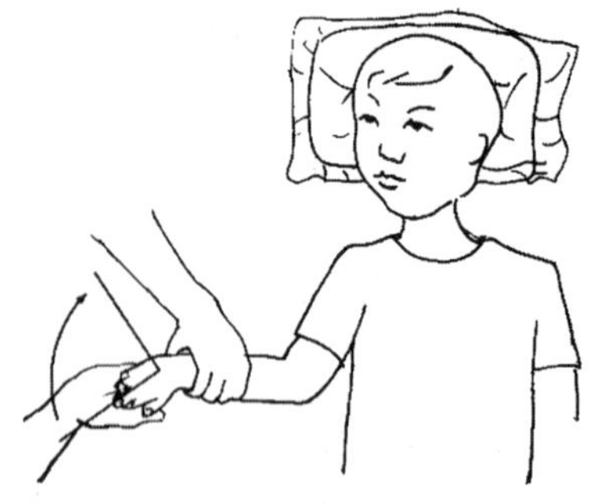
图4－12　牵伸屈脂肌群

（2）自我牵伸。增加掌指关节伸展时，牵伸侧四指并拢，非牵伸侧拇指放在牵伸侧背侧（掌指关节处），四指放在手指掌侧向背侧伸展，牵伸掌指关节屈肌群。增加指间关节伸展时，牵伸侧手指伸直，非牵伸侧拇指放在近端指骨背面，四指放在远端指骨掌面，同时牵伸近端及远端关节屈指肌腱。

6．增加屈指活动范围

牵伸肌群：伸指肌群。

（1）手法牵伸。

患儿体位：仰卧位或坐位，牵伸侧上肢稍外展，屈肘90°，手指放松。

治疗师体位：面向患儿站在牵伸一侧，上方手握住前臂远端，下方手握住手指。

牵伸手法：下方手被动屈腕至最大范围，再将手指完全屈曲（图4－13）。

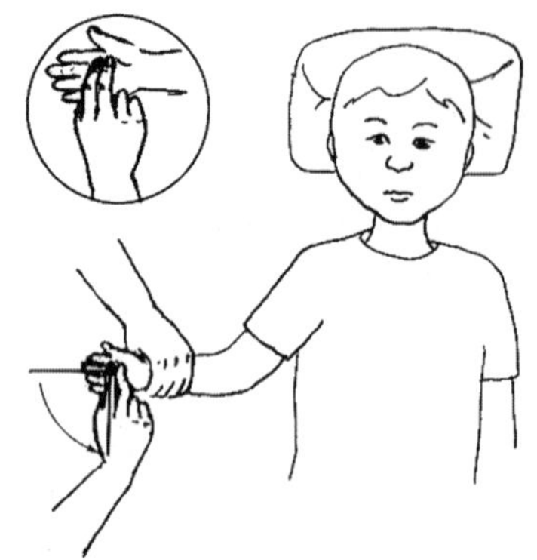
图4－13　牵伸伸指肌群

（2）自我牵伸。增加掌指关节屈曲时，牵伸侧手握拳，非牵伸侧手放在牵伸侧手背上（掌指关节处），将近端指骨向手掌方屈曲，以牵伸掌指关节伸肌群。增加指间关节屈曲时，牵伸侧手屈曲近端及远端指间关节，非牵伸侧手握住其手指背侧，同时屈曲近端及远端指间关节，以牵伸伸指肌腱。

四、临床应用——下肢肌肉牵伸技术

（一）髋部肌肉

由于髋部肌肉大多附着在骨盆或腰椎，在牵伸髋部肌肉时，容易引起骨盆的代偿运动，使得牵伸力量转移到腰部。因此，牵伸时必须固定骨盆，以使牵伸力量真正作用于髋部肌肉。

1．增加屈膝时的髋关节屈曲活动范围

牵伸肌肉：臀大肌。

（1）手法牵伸。

患儿体位：仰卧位，牵伸侧下肢稍屈髋屈膝，对侧下肢伸直平放于治疗床上并予以固定，双下肢放松。

治疗师体位：面向患儿站在被牵伸一侧，远端手握住足跟，近端手托住患肢股骨远端。

牵伸手法：双手托起牵伸侧下肢，同时被动屈曲髋关节和膝关节至最大范围。在牵伸过程中应注意固定非牵伸侧下肢，阻止骨盆向后方倾斜，使牵伸侧髋关节尽量屈曲以充分牵伸患侧臀大肌（图4－14）。也可一手固定非牵伸侧下肢，另一手置于牵伸侧下肢胫骨粗隆处被动屈曲髋关节和膝关节至最大范围。

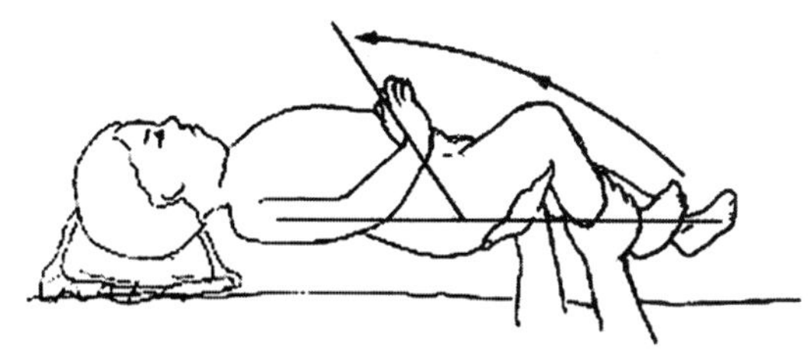

图4－14 牵伸臀大肌

（2）自我牵伸。患儿手膝跪位，臀部向后运动至最大范围，在腰部保持稳定的同时，上身尽量前倾，以牵伸伸髋肌群。

2. 增加伸膝时的髋关节屈曲活动范围

牵伸肌肉：腘绳肌。

（1）手法牵伸。

患儿体位：仰卧位，非牵伸侧下肢伸直并予以固定，牵伸侧下肢放在治疗师肩上，双下肢放松。

治疗师体位：面向患儿头部站在牵伸一侧，靠近该侧的肩部支撑牵伸侧下肢，双手放在股骨远端以固定股骨。

牵伸手法：保持牵伸侧膝关节伸直，同时尽量屈曲髋关节至最大范围（图4－15）。在牵伸过程中应注意固定非牵伸侧下肢，阻止骨盆向后方倾斜，使牵伸侧髋关节尽量屈曲以充分牵伸侧腘绳肌。屈曲髋关节之前，将髋关节外旋可使牵伸力量主要作用于内侧的半腱肌与半膜肌，将髋关节内旋可使牵伸力量主要作用于外侧的股二头肌。

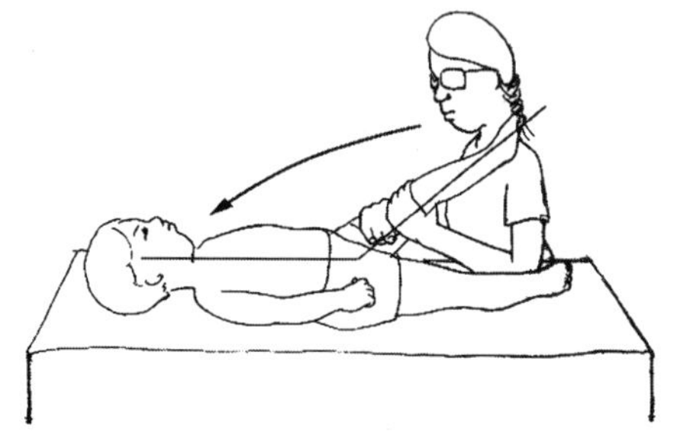

图4－15 牵伸腘绳肌

（2）自我牵伸。患儿面向桌子站立，非牵伸侧下肢单腿站立并保持伸膝，牵伸侧足跟置于桌面，双手按住膝关节保持其伸直，同时上身前倾，使胸部向大腿前侧靠近，以牵伸腘绳肌。

3. 增加髋关节伸展的活动范围

牵伸肌肉：髂腰肌、股直肌。

（1）手法牵伸。

患儿体位：俯卧位，牵伸侧下肢稍屈膝，非牵伸侧下肢伸膝，双下肢放松。

治疗师体位：面向患儿站在牵伸侧，上方手放在臀部固定骨盆，防止骨盆运动；下方手放在股骨远端托住大腿。

牵伸手法：下方手托起大腿离开治疗床面，后伸髋关节至最大范围，以牵伸屈髋肌群（图4－16）。患儿也可仰卧位，非牵伸侧下肢尽量屈髋屈膝，并自己抱紧，以稳定髋和脊柱，牵伸侧下肢悬于治疗床沿，治疗师面向患儿，一手固定其非牵伸侧下肢，另一手放在牵伸侧下肢股骨远端并用力向下按，使髋关节伸展至最大范围，以牵伸屈髋肌群。

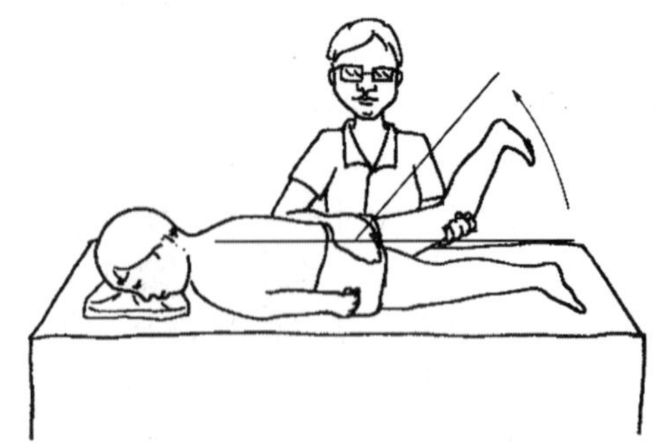
图4－16　牵伸髂腰肌、股直肌

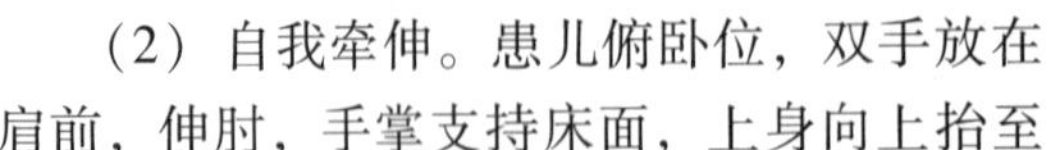

（2）自我牵伸。患儿俯卧位，双手放在肩前，伸肘，手掌支持床面，上身向上抬至最大范围，以牵伸屈髋肌群。患儿也可以站立位，双足分开，双手放在腰后，在保持双膝伸直的同时上身尽量后伸。患儿还可取前弓步，非牵伸侧屈髋、屈膝90°，牵伸侧下肢向后伸直，双手放在弓步腿的髌骨上方，挺胸，身体下压，以牵伸屈髋肌群，此方法同时还可牵伸非牵伸侧的伸髋肌群。

4．增加屈膝时髋关节伸展的活动范围

牵伸肌群：股直肌。

（1）手法牵伸。

患儿体位：俯卧位，牵伸侧下肢稍屈膝，非牵伸侧下肢伸膝，双下肢放松。

治疗师体位：面向患儿站在牵伸侧，上方手放在臀部固定骨盆，防止骨盆运动；下方手放在胫骨远端并尽量屈曲膝关节。

牵伸手法：下方手保持膝关节位置的同时上提大腿离开治疗床面，后伸髋关节至最大范围，不要使髋外展或旋转，使股直肌得到最大的牵伸（图4－17）。

（2）自我牵伸。患儿跪坐于双足跟，在腰部保持稳定的同时，上身尽量后仰，以牵伸股直肌。

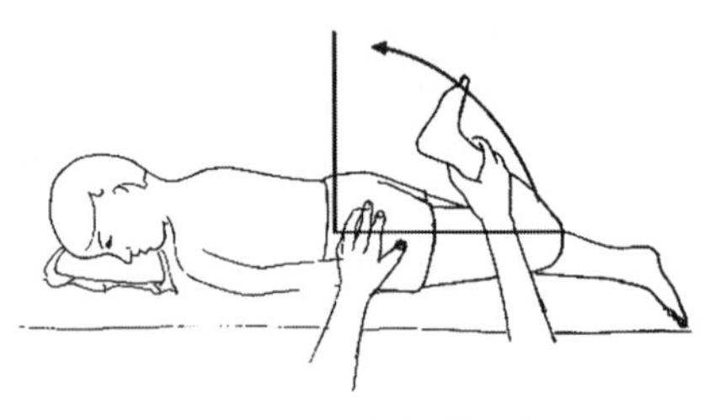
图4－17　牵伸股直肌

5．增加髋关节外展的活动范围

牵伸肌群：髋内收肌群。

（1）手法牵伸。

患儿体位：仰卧位，双下肢伸直放松。

治疗师体位：面向患儿站在牵伸一侧，上方手放在对侧大腿内侧，下方手从腘窝下托住牵伸侧大腿。

牵伸手法：上方手用臂和前臂支撑患儿大腿的远端，并按压对侧髂前上棘或保持对侧下肢轻度外展来固定骨盆，下方手尽可能外展牵伸侧髋关节至最大范围，以牵伸内收肌群（图4－18）。

（2）自我牵伸。患儿站立位，双腿尽量分开，牵伸侧下肢伸直，非牵伸侧下肢屈髋屈膝，缓慢向非牵伸侧转移身体重心至最大范围，保持上身正直，以牵伸髋内收肌群。

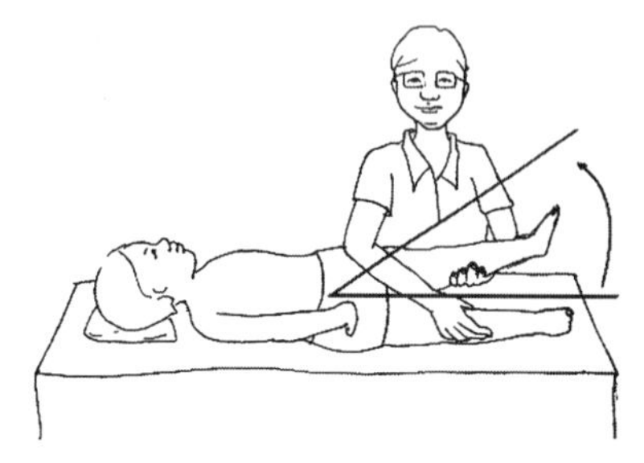

图4－18 牵伸髋收肌群

6．增加髋关节内收的活动范围

牵伸肌群：髋外展肌群。

（1）手法牵伸。

患儿体位：侧卧位于床边，牵伸侧在上。上方腿伸髋、屈膝，下方腿屈髋屈膝90°，双下肢放松。

治疗师体位：站于患儿的背后，上方手放在髂嵴上固定骨盆，下方手按在牵伸侧股骨远端的外侧。

牵伸手法：上方手按压髂嵴固定骨盆，下方手向下压大腿远端至最大活动范围，以牵伸髋外展肌群（图4－19）。

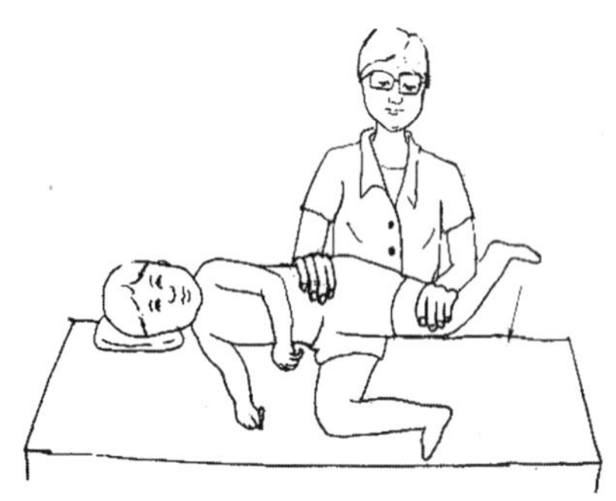

图4－19 牵伸髋外展肌群

（2）自我牵伸。患儿站立位，躯干向非牵伸侧侧屈，骨盆向牵伸侧移动至最大范围，以牵伸髋外肌群。

7．增加髋关节外旋的活动范围

牵伸肌群：髋内旋肌群。

（1）手法牵伸。

患儿体位：俯卧位，牵伸侧下肢髋关节中立位，屈膝90°，非牵伸侧下肢伸直，双下肢放松。

治疗师体位：面向患儿站在牵伸一侧，上方手放在臀部固定骨盆，下方手握住小腿远端外踝处。

牵伸手法：上方手固定骨盆，下方手将小腿向内转至髋部外旋最大范围，以牵伸髋内旋肌群（图4－20）。

（2）自我牵伸。患儿坐位，牵伸侧下肢屈膝，踝关节置于非牵伸侧大腿远端，双手放在牵伸侧大腿远端内侧，下压至最大活动范围，以牵伸髋内旋肌群。

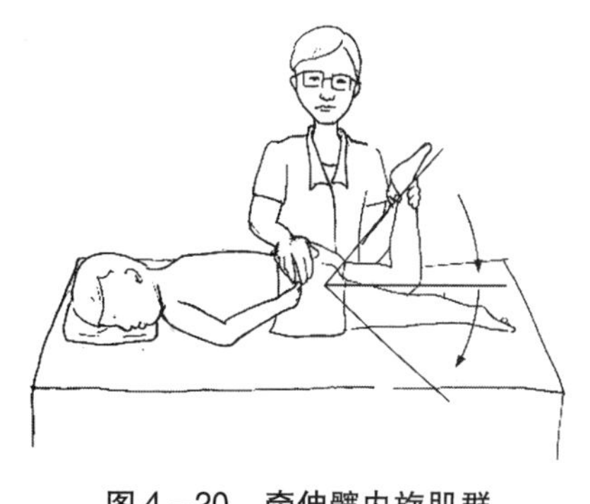

图4－20 牵伸髋内旋肌群

8．增加髋关节内旋的活动范围

牵伸肌群：髋外旋肌群。

（1）手法牵伸。

患儿体位：俯卧位，牵伸侧下肢髋关节中立位，屈膝90°，非牵伸侧下肢伸直，双下肢放松。

治疗师体位：面向患儿站在牵伸一侧，上方手放在臀部固定骨盆，下方手握住小腿远端外踝处。

牵伸手法：上方手固定骨盆，下方手将小腿向外转至髋部内旋最大范围，以牵伸髋外旋肌群（图4-21）。

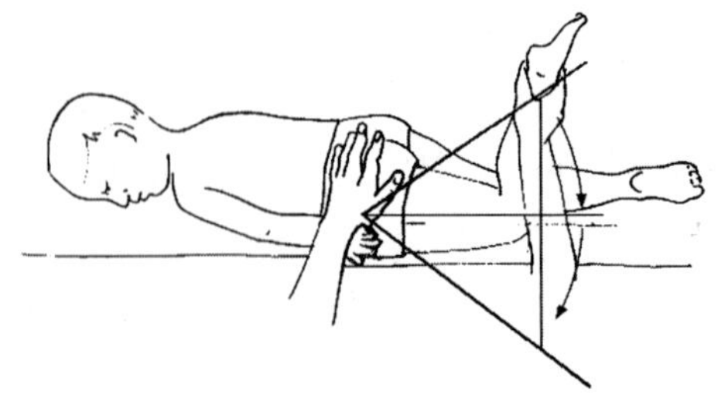

图4-21　牵伸髋外旋肌群

（2）自我牵伸。患儿仰卧位，牵伸侧下肢屈髋屈膝，非牵伸侧下肢伸直并稍外展，躯干、骨盆贴住床面不动，牵伸侧下肢膝关节向内下方床面贴近，活动至最大范围，以牵伸髋外旋肌群。

（二）膝部肌肉

1．增加膝关节屈曲的活动范围

牵伸肌群：伸膝肌群。

（1）手法牵伸。

患儿体位：俯卧位，牵伸侧下肢屈膝于床边，在大腿下垫一软枕，防止牵伸时髂前上棘和髌骨被挤压，非牵伸侧下肢伸直，双下肢放松。

治疗师体位：面向患儿站在牵伸一侧，上方手放在臀部固定骨盆，下方手握住小腿远端内外踝处。

牵伸手法：上方手在臀部固定骨盆，下方手被动屈膝至最大范围，以牵伸膝部伸肌群（图4-22）。患儿也可侧卧位，牵伸侧在上，屈髋90°，治疗师面向患儿站立，上方手放在牵伸侧大腿远端固定，下方手握住踝关节，朝大腿后部推小腿，使膝关节屈曲至最大范围，以牵伸伸膝肌群。

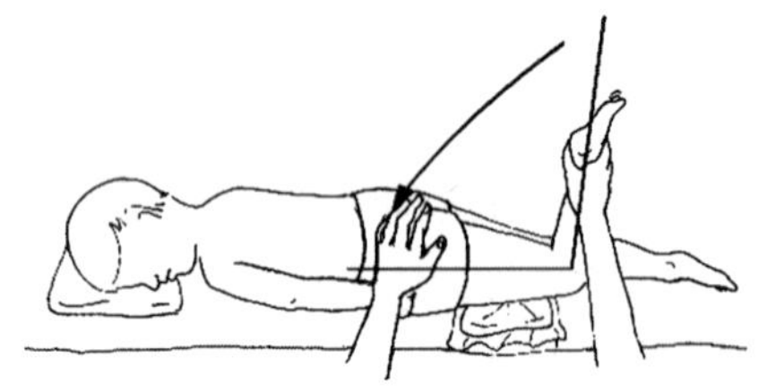

图4-22　牵伸伸膝肌群

上述两种体位，取侧卧位对增加屈膝0°～90°效果最好，俯卧位对增加屈膝90°～135°效果最佳。值得注意的是，在俯卧位操作至最大范围时，会造成股四头肌的被动不足。若屈膝动作过快，用力过大，很容易引起伸膝肌群过度牵拉，导致膝关节损伤和肿胀。

（2）自我牵伸。根据屈膝活动受限程度可取不同自我牵伸方法。如果屈膝明显受限（关节活动度，range of motion，ROM <0°），取仰卧位，牵伸侧下肢靠近床沿，大腿远端及以下伸出床面，保持骨盆贴于床面，在小腿远端放置沙袋，以牵伸伸膝肌群。如果屈膝中度受限（0° < ROM < 90°），可双手扶椅背，屈髋、屈膝下蹲，借助自身重量，牵伸伸膝肌群。如果屈膝轻度受限（ROM > 90°），牵伸侧下肢可放在较高的椅子上做屈髋、屈膝动作，双手握住椅背，身体向前倾，以牵伸伸膝肌群。

2. 增加膝关节伸展的活动范围

牵伸肌群：屈膝肌群。

（1）手法牵伸。

患儿体位：俯卧位，下肢伸直，在大腿远端、髌骨前面放一毛巾卷，以减少患儿髌骨挤压等不适，双下肢放松。

治疗师体位：面向患儿足部，站在牵伸一侧。上方手放在大腿后方，下方手握住小腿远端内外踝处。

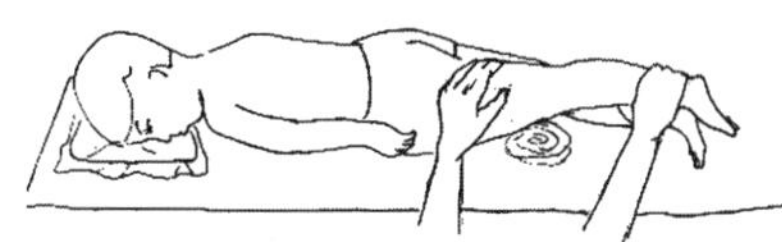

图4－23 牵伸屈膝肌群

牵伸手法：上方手固定股骨和骨盆，防止髋关节在牵伸过程中屈曲。下方手将小腿缓慢地向下压至最大伸膝范围，以牵拉膝关节屈肌群（图4－23）。

如果伸膝在活动末端受限，患儿可仰卧位，治疗师站在牵伸一侧，上方手或前臂放在髌骨上方固定大腿和髋部，阻止在牵伸过程中髋关节屈曲，下方手握住小腿远端踝关节上方，向上抬起小腿，治疗师双手反方向用力，以最大限度地伸展膝关节。

（2）自我牵伸。患儿坐在床沿，牵伸侧下肢伸膝于床上，非牵伸侧下肢放在地上，上身向前弯曲至最大范围，以牵伸屈膝肌群。

（三）踝与足部肌肉

1. 增加踝关节背伸的活动范围

牵伸肌群：踝跖屈肌群。

（1）手法牵伸。

患儿体位：仰卧位，膝关节伸直，双下肢放松。

治疗师体位：站立于牵伸侧下肢的外侧。上方手握住胫骨远端固定小腿，下方手握住足跟，前臂掌侧抵住足底，使踝关节在中立位。

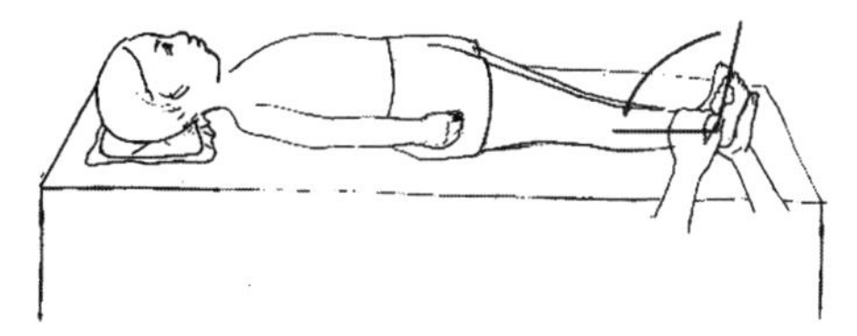

图4－24 牵伸踝跖屈肌群

牵伸手法：下方手将足跟向远端牵拉，前臂向近端运动，背伸踝关节。上述手法在屈膝时主要牵伸比目鱼肌，在伸膝时主要牵伸腓肠肌（图4－24）。

（2）自我牵伸。患儿可站在一楔形木块上，或足跟悬空站在楼梯台阶上，借助自身重量来牵伸腓肠肌。如需牵伸比目鱼肌，则患儿改为屈膝下进行上述牵伸。患儿还可取前弓步，非牵伸侧在前，屈髋、屈膝90°，牵伸侧下肢向后伸直，足尖朝前，双手放在弓步腿的髌骨上方，挺胸，腰部挺直，身体下压，利用自身体重下沉对踝跖屈肌群进行牵伸。治疗时必须感受到踝跖屈肌群紧张牵拉感，双足跟不能离开地面。

2. 增加踝关节跖屈的活动范围

牵伸肌群：踝背伸肌群。

患儿体位：坐位或者仰卧位，双下肢放松。

治疗师体位：站在牵伸侧下肢外侧。上方手托住胫骨远端固定小腿，下方手握住足背。

牵伸手法：下方手用力向下活动足至最大跖屈活动范围，使踝被动跖屈，以牵伸踝背伸肌群（图 4－25）。踝背伸肌的挛缩发生甚少，一般不需进行自我牵伸。

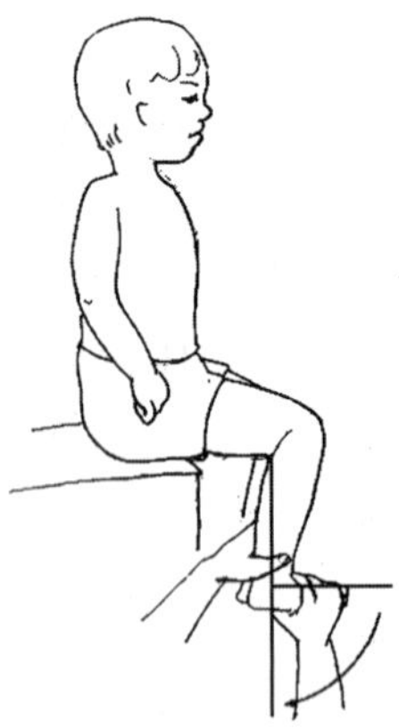

图 4－25　牵伸踝背伸肌群

3. 增加距下关节内翻、外翻的活动范围

牵伸肌群：内翻时牵伸外翻肌群，外翻时牵伸内翻肌群。

患儿体位：仰卧位，下肢伸直，双下肢放松。

治疗师体位：站立或坐于牵伸下肢的外侧。上方手握住内外踝下方的距骨处，下方手握住足跟。

牵伸手法：当牵伸外翻肌群时，将足跟向内转动；当牵伸内翻肌群时，将足跟向外转动（图 4－26）。

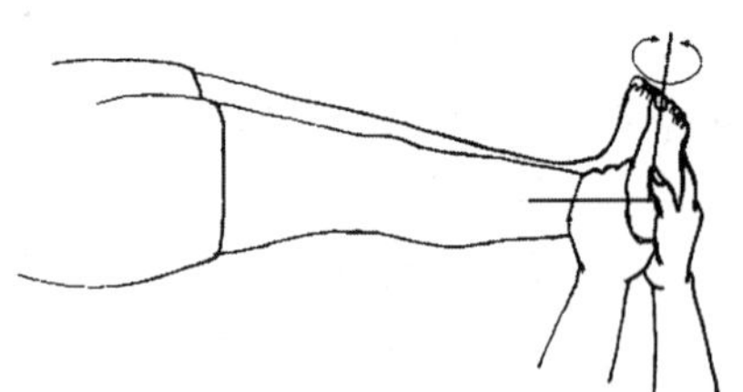

图 4－26　牵伸外翻肌群、内翻肌群

四、临床应用——脊柱牵伸技术

（一）颈部肌肉

1. 增加颈椎屈曲的活动范围

牵伸肌群：颈部伸肌群。

（1）手法牵伸。

患儿体位：仰卧位，全身放松。

治疗师体位：面向患儿站立。上方手放于患儿顶枕部，下方手放于胸骨上段。

牵伸手法：下方手固定躯干，上方手先做轻微颈椎牵引，然后带动头部轻柔地向上活动，使颈部屈曲达到最大的活动范围，以牵伸颈部伸肌群（图 4－27）。

（2）自我牵伸。患儿坐在靠背椅子上，双手十指交叉，放于枕部，缓慢屈曲颈椎至最大活动范围，以牵伸颈部后伸肌群。

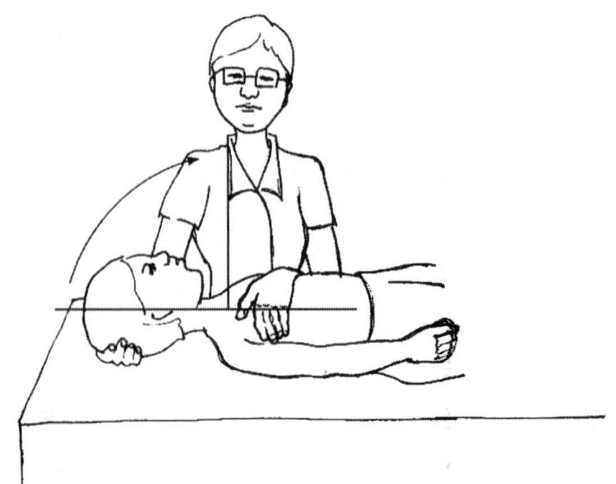

图 4－27　牵伸颈部伸肌肌群

2. 增加颈椎后伸的活动范围

牵伸肌群：屈颈肌群。

（1）手法牵伸。

患儿体位：仰卧位，全身放松，头部伸出治疗床外。

治疗师体位：面向患儿站立。上方手放于患儿下颌部，下方手放于后枕部。

牵伸手法：双手协同运动，先做轻微颈椎牵引，然后缓慢后伸颈椎至最大活动范围，以牵伸颈部屈肌群（图4－28）。

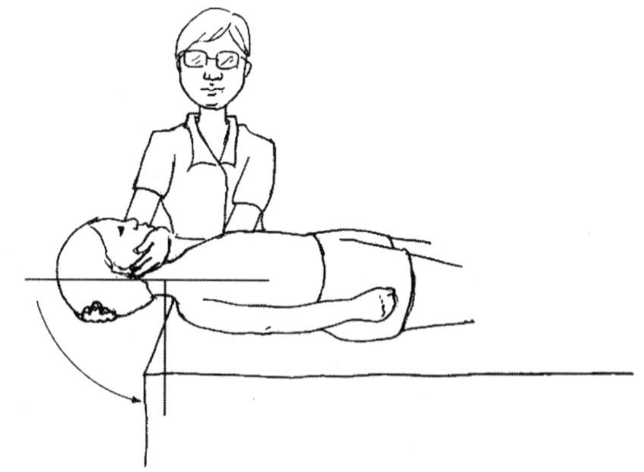

图4－28 牵伸颈部屈肌肌群

（2）自我牵伸。患儿坐在靠背椅子上，双手十指交叉，放于前额部，缓慢后伸颈椎至最大活动范围，以牵伸颈部屈肌群。

3. 增加颈椎侧屈的活动范围

牵伸肌群：颈侧屈肌群。

（1）手法牵伸。

患儿体位：仰卧位，全身放松，头部伸出治疗床外。

治疗师体位：面向患儿站立，上方手放于患儿后枕部，下方手放于同侧的肩部。

牵伸手法：下方手固定牵伸侧肩部，防止肩关节代偿运动；上方手轻缓地推动患儿头部向对侧，侧屈颈部至最大的活动范围，以牵伸颈侧屈肌（图4－29）。

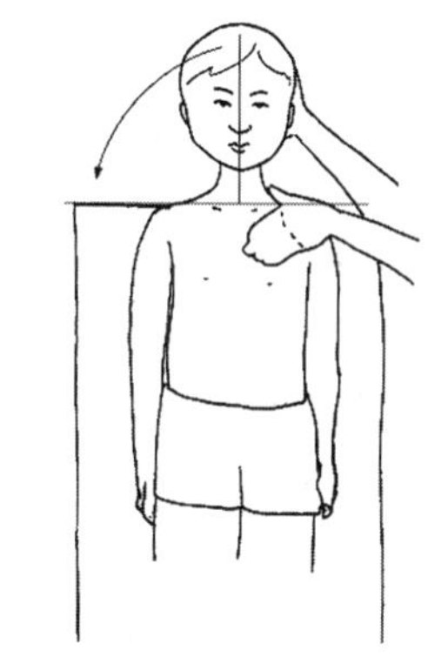

图4－29 牵伸颈部屈肌肌群

（2）自我牵伸。患儿坐在靠背椅子上，双上肢放松于躯干的两侧，颈部向一侧做侧屈运动，以牵伸对侧颈侧屈肌群。

（二）腰部肌肉

1. 增加腰椎后伸的活动范围

牵伸肌群：腰部屈肌群。

（1）手法牵伸。

患儿体位：站立位，头部向后地靠在治疗师的肩膀上。

治疗师体位：面向患儿站立在其身后，上方手放于患儿胸骨前，下方手放于腰骶部。

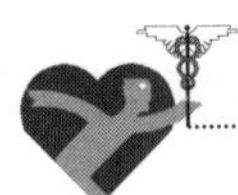

牵伸手法：下方手固定腰骶部，上方手在胸前轻轻向后推，牵拉腰屈肌群，使腰椎后伸达到最大的活动范围（图4－30）。注意动作应缓慢并给患儿足够的安全感。

（2）自我牵伸。患儿站立位，双手叉腰，做后伸腰运动至最大的活动范围，以牵伸腰部前屈肌群围。

2．增加腰椎前屈的活动范围

牵伸肌群：腰背部伸肌群。

（1）手法牵伸。

患儿体位：站立位。

治疗师体位：面向患儿站立在其身后。上方手放于患儿胸背部，下方手放于腹部。

牵伸手法：下方手固定下腹部，上方手在胸背部，轻轻向下压，牵拉腰椎伸肌群，使腰椎前屈达到最大的活动范围（图4－31）。

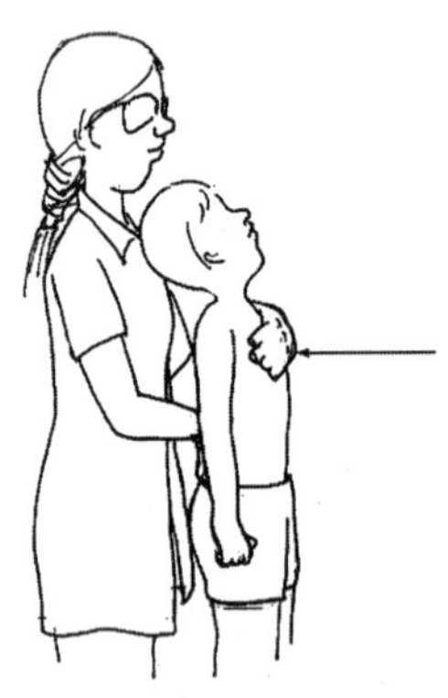

图4－30　牵伸腰部屈肌肌群

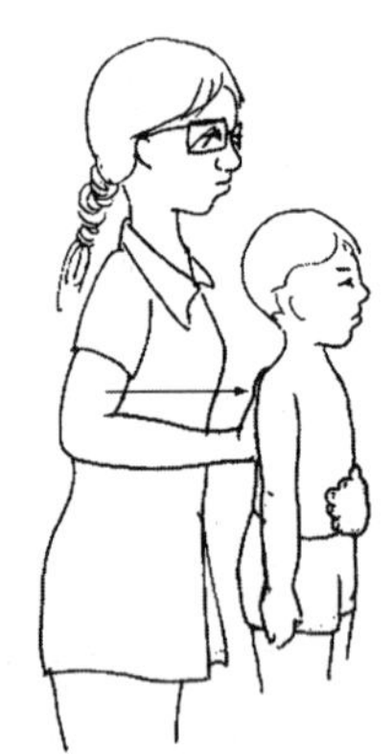

图4－31　牵伸腰背部伸肌肌群

（2）自我牵伸。站立位，双上肢放松于躯干的两侧，做腰椎前屈运动至最大的活动范围，以牵伸腰部后伸肌群。

3．增加腰椎侧屈的活动范围

牵伸肌群：腰部侧屈肌群。

（1）手法牵伸。

患儿体位：站立位。

治疗师体位：面向患儿站立在其身后。上方手放于患儿牵伸侧肩膀，下方手放于非牵伸侧髂部。

牵伸手法：下方手固定腰骶部，上方手在肩部轻轻向对侧推，使腰椎侧屈达到最大的活动范围，以牵伸同侧腰部侧屈肌群（图4－32）。

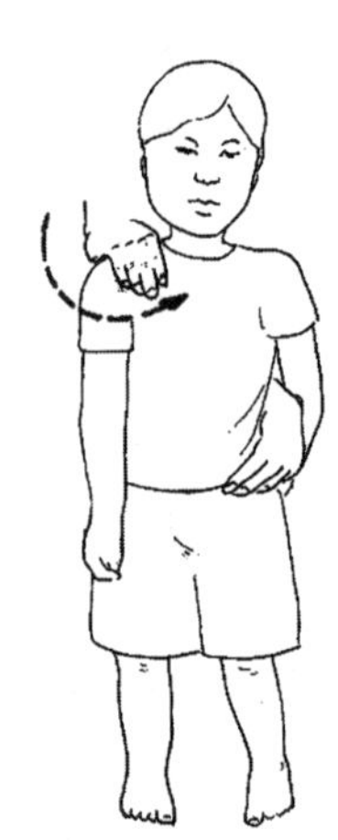

图4－32　牵伸腰部侧屈肌群

（2）自我牵伸。患儿站立位，牵伸侧手上举，非牵伸侧手叉腰，向对侧做腰部侧屈运动至最大的活动范围，以牵伸腰部侧屈肌群。

（叶正茂　徐开寿）

第二节 肌力增强技术

一、概述

肌力增强技术是一种用于维持及发展肌肉功能的专门性练习方法，在康复训练中应用尤为广泛。它包括传递神经冲动训练、助力训练、主动训练、抗阻训练及肌肉电刺激训练等。本节将主要介绍临床上常用的运动治疗技术。

二、基本理论

（一）肌力训练的基本原理

根据“超量恢复”的原理，肌肉或肌群做适当的练习后，可使肌肉产生适度的疲劳，在休息过程中，肌肉经过恢复阶段可达到超量恢复阶段，然后又回到运动前状态。如在超量恢复阶段进行下一次练习，可保持超量恢复不消退，并逐步积累。通过反复练习可使肌肉肥大、肌力增强。

目前研究发现，肌肉收缩的强度对肌力练习的效果起决定性影响，以最大收缩强度的40%强度收缩时，运动单元募集率较低，且主要募集Ⅰ型肌纤维，对增强肌肉耐力有效；强度增大时募集率增高，Ⅱa型、Ⅱb型纤维依次参与收缩，对增强肌力有效。对于肌力减弱患儿首先要求恢复肌力，而肌肉耐力则在日常生活及工作中也有较多机会得到锻炼。因此，肌力练习应从高强度收缩训练开始。

（二）影响肌力大小的主要因素

1. 肌肉的生理横断面

肌肉生理横断面越大，产生的肌力也越大。

2. 肌肉的初长度

在一定限度内，肌肉的初长度越长，所产生的肌力也就越大。当肌肉被牵拉长至1.2倍静息长度时，产生的肌力为最大。

3. 肌肉的募集

同时投入收缩的运动单位数量越大，肌力也越大。

4. 肌纤维走向与肌腱长轴的关系

一定的成角可增强肌肉的收缩力。

5. 肌肉的收缩方式及收缩的速度

向心性收缩、离心性收缩所产生的肌力不同。

6. 杠杆效率

肌肉收缩力受运动阶段杠杆效率的影响。

7. 年龄和性别

男性肌力比女性大，尤其以握力和垂直跳的力量最为明显。

8. 心理因素

在暗示、大声命令及有积极的训练目的时，患儿所发挥的肌力比自主最大收缩力大20%～30%。

（三）肌力减低的常见原因

1. 神经系统疾病

中枢神经系统或周围神经损伤，都会影响受损神经所支配肌肉的运动募集，导致肌力下降。

2. 失用性肌肉萎缩

肌肉萎缩是由于肌原纤维的减少而导致的肌纤维萎缩。主要原因有失用性肌肉萎缩、去神经性肌肉萎缩、缺血性肌肉萎缩、制动及无功能状态所产生的以生理功能衰弱为主要特征的综合征，主要表现为失用性肌肉萎缩，如由于心脑血管疾病后保持卧床而导致运动减少所产生的一系列障碍。

3. 肌源性疾病

肌源性疾病主要是因肌营养不良、多发性肌炎等疾病所致。进行性肌营养性不良主要表现为四肢近端与躯干的肌力下降与肌肉萎缩，多发性肌炎出现肌力下降的部位主要为四肢近端肌群，颈屈曲肌群、咽喉肌群等。

4. 年龄增加

儿童少年时期肌力随年龄的增长而增强。20～25 岁达最高水平。25 岁后随年龄的增大肌力将逐渐下降，其中下肢较上肢下降更快。

（四）肌力训练的基本方法

1. 传递神经冲动训练

传递神经冲动训练是引导患儿做主观努力，通过意念的方式，竭力去诱导瘫痪肌肉的主动收缩。此时患儿大脑皮质运动区发放的神经冲动，通过脊髓前角细胞向周围传递，使瘫痪肌肉逐渐恢复功能。这种主观努力可以活跃神经轴突流，增强神经营养作用，促进神经本身的再生。实际操作时，传递神经冲动训练可与被动运动结合进行。主要适用于肌力 0～1 级的患儿。

2. 助力训练

助力训练是在外力的辅助下，通过患儿主动的肌肉收缩来完成的训练。主要适用于当肌力较弱尚不能独自主动完成运动的部位，也就是当肌力恢复到 1 ～2 级时，应开始进行此类活动，以逐步增强肌力。在训练时要随着肌力的恢复不断地改变辅助的方法和辅助量。外力可由治疗师、患儿的健肢提供，也可由器械来提供。常用的器械训练为悬吊训练，利用绳索、挂钩、滑轮等简单装置，将运动的肢体悬吊起来，以减轻肢体的自身重量，然后在水平面上进行训练。器械训练还包括滑面上助力运动，即在光滑的板面上利用撒滑石粉或固定小滑车等方法减少肢体与滑板之间的摩擦力，以减轻肢体的自身重量，然后在水平面上进行训练，比徒手和悬吊的辅助方法难度有所提高。

3. 主动训练

主动训练是通过患儿主动的肌肉收缩来完成的训练。运动时既不需要助力，也不用克服外来阻力。训练中应采取正确的体位和姿势，将肢体置于抗重力位，并注意防止代偿运动的发生。主要适用于肌力达 3 级以上的患儿。另外，运动的速度、次数、间歇等要根据患儿的实际情况给予适当的指导。

4. 抗阻训练

抗阻训练是患儿在肌肉收缩过程中，需要克服外来阻力才能完成的训练。具体做法与助力训练的形式相同，利用徒手、滑车、重锤、重物、摩擦力等，但作用的方向相反。主要适用于肌力已达到 4 级或 5 级，能克服重力和外来阻力完成关节活动范围的患儿。

（五）按照肌肉收缩方式分类的肌力训练方法

1. 等张练习

等张练习又称动力性练习，即利用肌肉等张收缩进行的一种抗阻练习方式。典型的练习方法是直接或通过滑轮举起重物的练习，如举哑铃、沙袋或拉力器练习等。其特点是其所用重物产生的运动负荷不变，肌肉产生的最大张力也不变。但在一个动作完成过程中，关节处于不同角度时，肌肉收缩产生的最大力矩不同，所能克服的负荷也不同。为了完成全幅度运动，负荷不能太大，加之运动加速与减速时受惯性的影响，阻力矩不能经常与肌肉的最大力矩相称，使运动中阻力矩低于肌肉最大力矩，影响训练效果。

用等张练习增进肌力的关键在于用较大阻力以求重复较少次数的运动以引起肌肉疲劳，即大负荷少重复的原则。渐进抗阻练习法即为一种典型的等张训练，先测定肌肉重复 10 次等张收缩所能承受的最大负荷，称为 10RM（10 - repetition maximum），做 3 组各 10 次的运动练习，依次用 1/2、3/4 及全 10RM 值做运动负荷。前两组用作准备活动，第三组是主要练习，每组间休息 1 min。每周重复测定 10RM，以修正练习时的实际负荷量，使其随着肌力的增长而增加。尽管后来众多研究者对此练习方案进行修正，但并无形成统一的规范。大负荷、少重复的原则仍被普遍接受。

向心练习与离心练习：等张肌力练习时肌肉主动缩短，使肌肉的两端相互靠近者为向心练习；相反，由于阻力大于肌力，肌肉在收缩中被被动拉长，致使其两端相互分离者为离心练习。离心运动与向心运动同为日常活动所必需。以上下楼时支撑腿的股四头肌为例，上楼时为向心收缩，下楼时则为离心收缩。过多离心运动较易产生迟发性肌肉酸痛。各肌肉最大离心收缩产生的肌张力常大于最大向心收缩。但对离心练习的临床价值研究尚少。

2．等长练习

等长练习即利用肌肉等长收缩进行的肌力练习，由于不引起明显的关节运动，又称静力性练习。等长练习操作简便，可在肢体被固定、关节活动度明显受限制或存在关节损伤，如在软骨软化症或关节炎症等情况下进行。等长练习还可应用于预防肌肉萎缩或促进肌力恢复等，因此在康复治疗中应用广泛。等长练习的主要缺点是由于它是一种静力性练习，主要增强静态肌力，有显著的角度特异性，即只对增强练习角度附近约20°范围内的肌力有效，而对整个关节活动的肌力增强作用较弱。另外，等长练习对增强肌肉耐力作用不明显，并且对改善运动的精确性、协调性无明显帮助。

3．短促最大收缩练习

短促最大收缩练习是由等张收缩与等长收缩相结合的一种肌力练习方法，如在股四头肌练习时，先在等张抗阻伸膝后，再维持等长伸膝5 s，重复5次。其阻力酌情逐步增加。

4．等速练习

等速练习须用专门的等速练习器进行。运动时肢体带动仪器的杠杆环绕与关节运动轴心相一致的机械轴心运动，此机械轴心的旋转速度事先设定，运动中不能被超过，肢体运动达到设定的速度后即不能再产生加速度。而肌肉收缩产生的运动力矩由仪器产生同样大小的阻力矩加以抗衡。

5．上述几种肌力练习方法的比较

（1）等张练习。

优点：肌肉运动形式与日常活动的运动特点一致，可增强全关节活动范围内的肌力；可改善神经肌肉的协调性；且肌力随着阻力的不断增加而提高，同时能使动作涉及的较弱肌群得到锻炼。

缺点：一般比等长训练时间长，消耗的能量多，易使人疲劳；在活动范围内阻力矩与最大肌力矩不尽一致，影响练习效果；对有关节制动、运动时疼痛者不适宜；阻力选择不当时易造成肌肉酸痛或受伤。

（2）等长练习。

优点：适用于关节活动过程中有明显疼痛或关节制动的患儿；不需要特殊仪器和场地，容易操作。

缺点：缺乏关节活动，对改善肌肉的神经控制作用较少；主要增强在训练角度下及其周围约20°下的静态肌力；可引起血压增高，因此高血压、心脏病及动脉硬化者一般不宜进行。

（3）等速练习。

优点：集中了等长和等张训练的优点，使肌肉在各个角度收缩都能受到最大的阻力，从而提高训练效率；具有较好的安全性；能以不同的速度完成动作；可同时训练主动肌和拮抗肌；可做全幅度及短弧度练习。

缺点：需要受过培训的操作人员；仪器费用较高，不易普及。

（六）适应证与禁忌证

1．适应证

（1）失用性肌肉萎缩。

（2）关节源性肌肉萎缩。

（3）神经性肌肉萎缩。

（4）肌源性疾病时肌肉收缩功能异常。

（5）骨关节畸形。

（6）脊柱稳定性差。

（7）关节周围主动肌和拮抗肌不平衡。

（8）内脏下垂、尿失禁。

2．禁忌证

（1）全身有严重感染或高热患儿。

（2）严重的心脏病患儿。

（3）皮肌炎、肌炎发作期、严重肌病的患儿，不宜进行高强度或抗阻训练。

（4）局部有活动性出血，不宜进行局部肌肉训练，以免加重出血形成血肿。

（5）骨折后只行石膏外固定、骨折端尚未形成牢固骨痂时，不宜进行等张或等速肌力训练。

（七）注意事项

1．正确掌握运动量与训练节奏

根据疲劳和超量恢复的原理，无明显的疲劳就不出现明显的超量恢复。故每次肌肉练习应引起一定的肌肉疲劳。但过大的运动量可引起肌肉急性劳损，发生持续疼痛，应予以避免。同样重要的是掌握各项练习的节奏，要使下一次练习在上一次练习后的超量恢复阶段内进行，才能使肌力逐步增长。过于频繁的练习易使疲劳积累，导致肌肉劳损；间隔时间过长，超量恢复已消退，练习效果无从积累。临床上难以进行肌肉形态及生化观察，但可以通过肌力测试以判定是否处于超量恢复阶段。在超量恢复阶段可以见到肌力恢复并有增强。此外，练习者的自我感觉有参考价值，出现超量恢复时患儿应感觉疲劳完全消除，肌肉有力，对再次练习表现出较高的积极性。在较劳累的肌力练习后这种现象多在 48 h 后出现，故肌力练习多隔天进行，可视实际情况适当提前或延后。

2. 注意无痛练习

运动中出现的疼痛应视作引起或加重损伤的警告信号，必须避免。同时疼痛反射地引起脊髓前角细胞抑制，妨碍肌肉收缩，使练习无效。因此，应强调无痛练习。

3. 充分动员

肌力练习的效果与练习者的主观努力程度密切相关。练习前应使患儿及家长了解练习的作用和意义，消除其可能存在的疑虑，经常给予语言鼓励并显示练习的效果，以提高其信心和积极性。

4. 注意心血管反应

肌肉做等长收缩可引起心率及血压明显升高，其幅度与收缩肌肉的大小无关，而与收缩的强度占最大收缩的比值有关。有研究认为，这种现象是由于特殊的升压反射所致；也有人认为是由于运动中枢兴奋向血管运动中枢扩散所致。因此，有心血管系统疾病的患儿肌肉练习时应减少或避免等长练习及闭气用力，有严重心血管疾病者不宜进行较大强度的肌力练习。

5. 避免代偿运动的出现

治疗师应注意观察患儿动作是否正确，可用言语、手或固定带固定等方法，来抑制患儿出现代偿运动。

三、临床应用——增强上肢肌群肌力训练技术

肌力 0 ～ 1 级的患儿，建议使用传递神经冲动训练结合被动运动或肌肉电刺激。

（一）肩部肌群

1. 肩前屈肌群

原动肌：三角肌前部纤维、喙肱肌；辅助肌：肱二头肌、胸大肌。

（1）肌力 2 级。

患儿体位：健侧侧卧位，患侧上肢置于体侧，伸肘。

治疗师体位：立于患儿身旁，一手托住患儿的肘关节，另一手托住患儿的前臂。

方法：在训练的过程中治疗师帮助托起患侧上肢，不予前屈肩关节助力，要求患儿在矢状面内完成肩关节全范围屈曲（图 4－33 Ⅰ）。

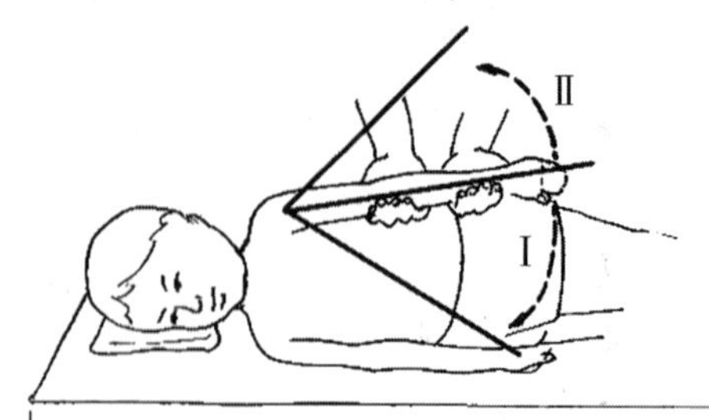

图 4－33　增强肩部肌群肌力训练

Ⅰ. 前屈　Ⅱ. 后伸 肌力 2 级

（2）肌力 3 级。

患儿体位：坐位，患侧上肢置于体

侧，伸肘。

治疗师体位：立于患儿身旁。

方法：患儿在矢状面内自主完成肩关节全范围屈曲（图4-34 Ⅰ）。

（3）肌力4～5级。

患儿体位：仰卧位，患侧上肢置于体侧，伸肘。

治疗师体位：立于患侧，一手握住前臂远端，另一手放在肱骨的远端。

抗阻力方法：治疗师在肱骨远端向下施加阻力，患儿抗阻力全范围屈曲肩关节（图4-35）。

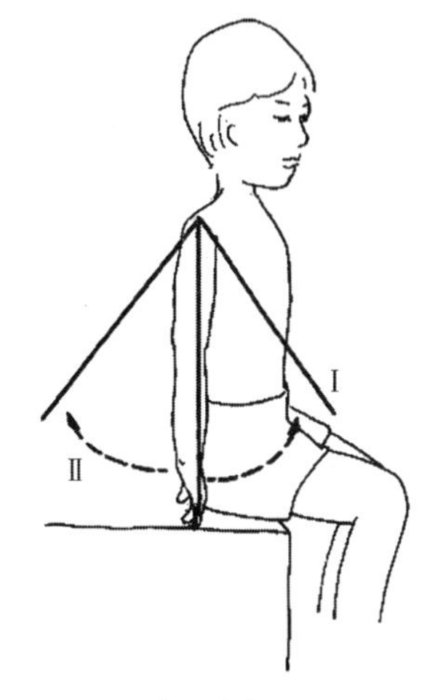

图4-34 增强肩部肌群肌力训练

Ⅰ. 前屈 Ⅱ. 后伸 肌力2级

2. 肩后伸肌群

原动肌：背阔肌、大圆肌、三角肌后部纤维；辅助肌：小圆肌、肱三头肌。

（1）肌力2级。

患儿体位：健侧侧卧位，患侧上肢置于体侧。

治疗师体位：立于患侧，一手托住患儿的肘关节，另一手托住患儿的前臂。

方法：治疗师帮助托起患侧上肢，不予后伸肩关节助力，要求患儿在矢状面内完成肩关节全范围后伸（图4-33 Ⅱ）。

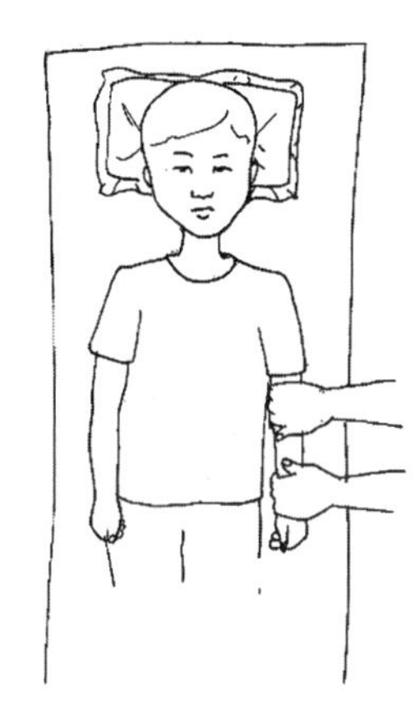

图4-35 增强肩部前屈肌群肌力训练

（2）肌力3级。

患儿体位：坐位，患侧上肢置于体侧，伸肘。

治疗师体位：立于患儿身旁。

方法：患儿在矢状面内自主完成肩关节全范围后伸（图4-34 Ⅱ）。

（3）肌力4～5级。

患儿体位：俯卧位，患侧上肢置于体侧，伸肘。

治疗师体位：立于患侧。一手放在肩后面，固定肩胛骨，一手放在肱骨远端。

抗阻力方法：治疗师在肱骨远端向下施加阻力，患儿抗阻力全范围后伸肩关节（图4-36）。

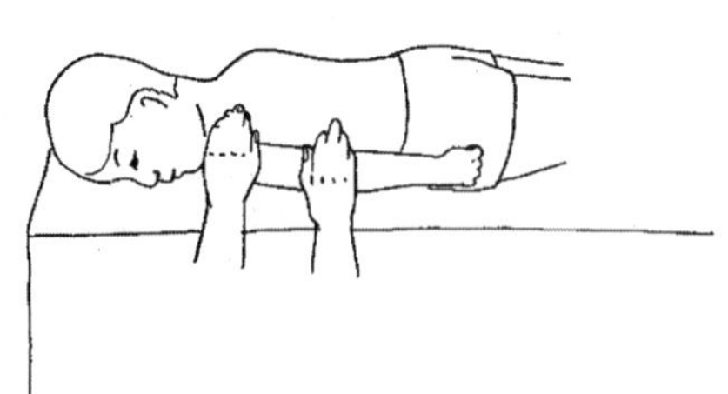

图4-36 增强肩后伸肌群肌力训练 肌力4～5级

3. 肩外展肌群

原动肌：三角肌中部纤维、冈上肌；辅助肌：三角肌前、后部纤维、前锯肌。

（1）肌力2级。

患儿体位：仰卧位，患侧上肢前臂中立位置于体侧。

治疗师体位：立于患侧，一手托住患儿的肘关节，另一手托住患儿的前臂。

方法：治疗师帮助托起患侧上肢，不予外展肩关节助力，要求患儿在额状面内完成肩关节全范围外展（图4－37）。

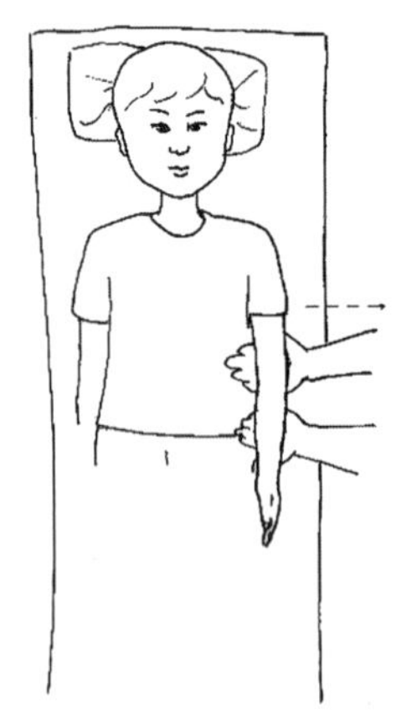
图4－37　增强肩外展肌群肌力训练肌力2级

（2）肌力3级。

患儿体位：坐位，患侧上肢置于体侧，伸肘。

治疗师体位：立于患儿身旁。

方法：要求患儿在额状面内自主完成肩关节全范围外展。

（3）肌力4～5级。

患儿体位：仰卧位，患侧上肢置于体侧，屈肘90°，前臂中立位。

治疗师体位：立于患侧，一手放在肱骨远端外侧，另一手握住前臂远端掌侧，以保持稳定。

抗阻力方法：治疗师在肱骨远端向内施加阻力，患儿抗阻力全范围外展上肢（图4－38）。

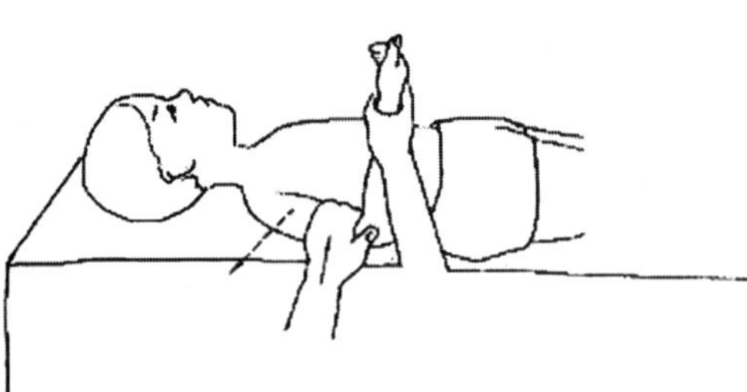
图4－38　增强肩外展肌群肌力训练肌力4～5级

4．肩内旋肌群

原动肌：肩胛下肌、胸大肌、背阔肌、大圆肌；辅助肌：三角肌前部纤维。

（1）肌力2级。

患儿体位：坐位，患侧肩关节稍外展，肘关节屈曲90°，前臂放在身前治疗床上。

治疗师体位：立于患侧，手握住患儿的肘关节，保持稳定。

方法：治疗师只帮助固定患侧上肢，不予内旋肩关节助力，要求患儿前臂向身体中线摆动，在水平面内完成肩关节全范围内旋（图4－39Ⅰ）。

（2）肌力3级。

患儿体位：俯卧位，患侧肩关节外展90°，上臂置于床面，前臂在床边自然下垂。

治疗师体位：立于患儿身旁。

方法：患儿前臂向后上方摆动，在矢状面内完成肩关节全范围内旋（图4－40Ⅱ）。

（3）肌力4～5级。

患儿体位：俯卧位，患侧肩关节外展90°，上臂置于床面，前臂在床边自然下垂。

治疗师体位：立于患侧，一手握住肘关节内侧，保持稳定，一手握住前臂远端（图4－41Ⅱ）。

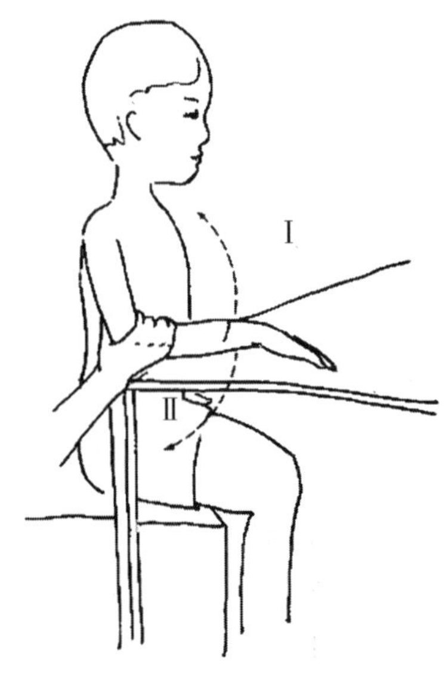

图4－39　增强肩内旋外旋肌群肌力训练
Ⅰ．肩内旋　Ⅱ．肩外旋 肌力2级

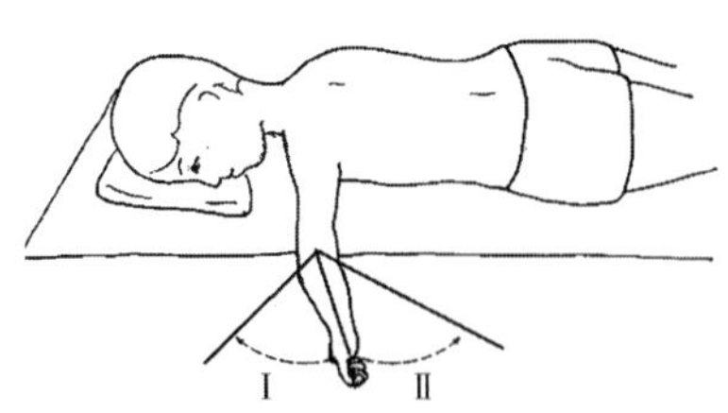

图4－40 增强肩外旋、外旋肌群肌力训练肌力3级

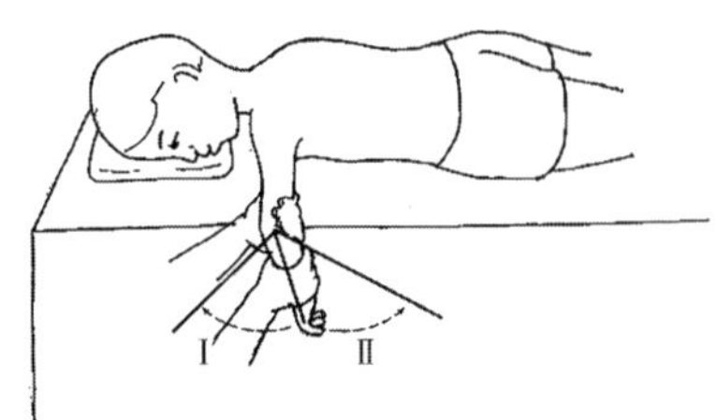

图4－41 增强肩内旋、外旋肌群肌力训练肌力4～5级

抗阻力方法：治疗师在前臂远端向下施加阻力，患儿抗阻力全范围内旋肩关节。

5. 肩外旋肌群

原动肌：冈下肌、小圆肌；辅助肌：三角肌后部纤维。

（1）肌力2级。

患儿体位：坐位，患侧肩关节稍外展，肘关节屈曲90°，前臂放在身前治疗床上。

治疗师体位：立于患侧，手握住患儿的肘关节，保持稳定。

方法：治疗师只帮助固定患侧上肢，不予外旋肩关节助力，要求患儿前臂向离开身体中线方向摆动，在水平面内完成肩关节全范围外旋（图4－39 Ⅱ）。

（2）肌力3级。

患儿体位：俯卧位，患侧肩关节外展90°，上臂置于床面，前臂在床边自然下垂。

治疗师体位：立于患儿身旁。

方法：患儿前臂向前上方摆动，在矢状面内完成肩关节全范围外旋（图4－40 Ⅰ）。

（3）肌力4～5级。

患儿体位：俯卧位，患侧肩关节外展90°，上臂置于床面，前臂在床边自然下垂。

治疗师体位：立于患侧，一手握住肘关节内侧，保持稳定，一手握住前臂远端。

抗阻力方法：治疗师在前臂远端向下施加阻力，患儿抗阻力全范围外旋肩关节（图4－41 Ⅰ）。

（二）肘部和前臂肌群

1. 屈肘肌群

原动肌：肱二头肌、肱桡肌、肱肌；辅助肌：前臂其他屈肌群。

（1）肌力2级。

患儿体位：仰卧位，患侧肩关节外展90°，置于外旋位。

治疗师体位：立于患侧，手固定患儿上臂。

方法：治疗师只帮助固定患侧上肢，不予屈曲肘关节助力。要求患儿前臂在台面上滑动，完成肘关节全范围屈曲（图4－42）。

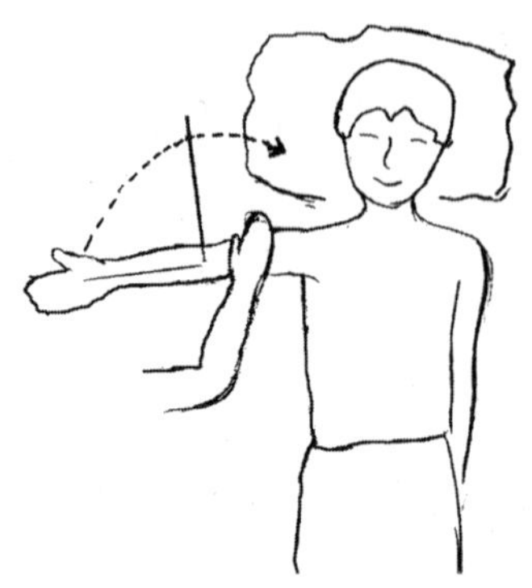
图 4－42　增强屈肘肌群肌力训练肌力 2 级

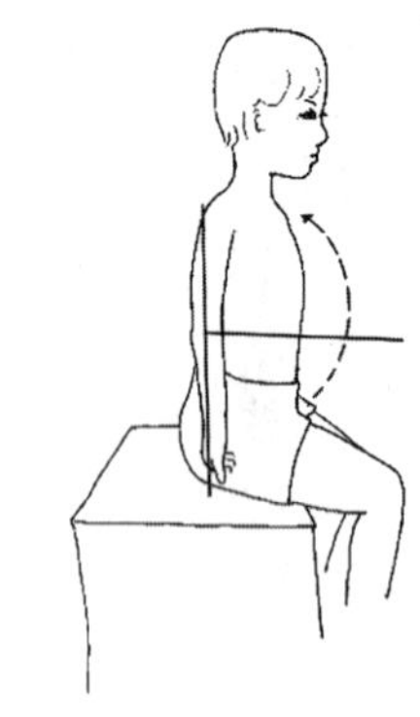
图 4－43　增强屈肘肌群肌力训练肌力 3 级

（2）肌力 3 级。

患儿体位：坐位，患侧上肢置于体侧，伸肘。

治疗师体位：立于患儿身旁。

方法：患儿前臂向前上方摆动，在矢状面内完成肘关节全范围屈曲（图 4－43）。

（3）肌力 4～5 级。

患儿体位：仰卧位，患侧上肢置于体侧，稍屈肘，训练肱二头肌时，前臂旋后；训练肱桡肌时，前臂中立位；训练肱肌时，前臂旋前。

治疗师体位：立于患侧，一手放在肩部，固定肱骨，一手握住前臂远端。

抗阻力方法：治疗师在前臂远端向足的方向施加阻力，患儿抗阻力全范围屈肘（图 4－44）。

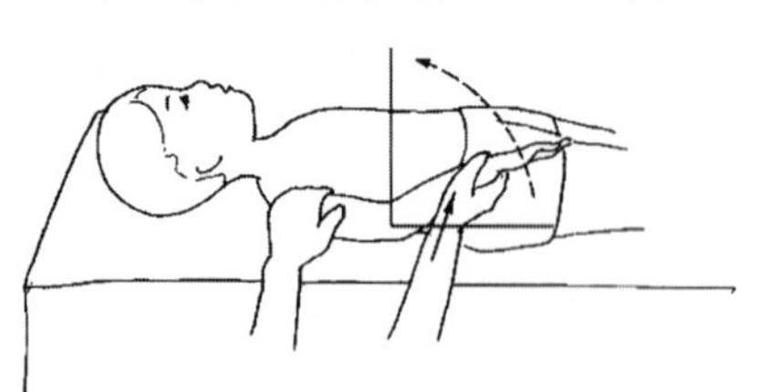
图 4－44　增强屈肘肌群肌力训练肌力 4～5 级

2. 伸肘肌群

原动肌：肱三头肌；辅助肌：肘肌、前臂伸肌群。

（1）肌力 2 级。

患儿体位：坐位，患侧肩关节外展 90°（台面与腋窝同高），肘关节屈曲约 45°置于台面上。

治疗师体位：坐在患儿侧后方，一手托住患儿的上臂远端，另一手握住患儿的前臂远端。

方法：治疗师只帮助固定患侧上肢，不予伸直肘关节助力，要求患儿前臂在台面上滑动，完成肘关节全范围伸展（图 4－45）。

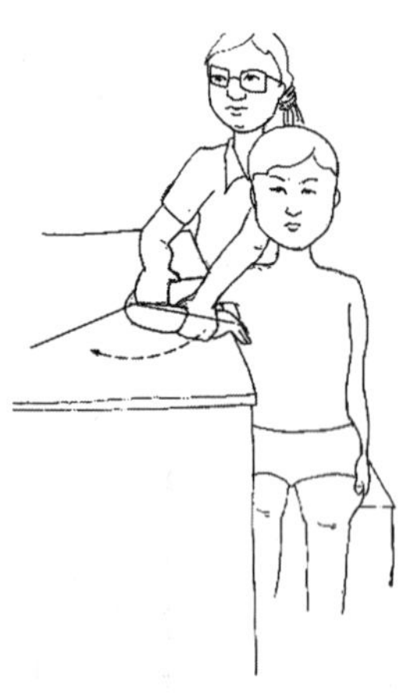
图 4－45　增强伸肘肌群肌力训练肌力 2 级

（2）肌力 3 级。

患儿体位：俯卧位，患侧肩关节外展 90°，上臂置于床面，前臂在床边自然下垂。

治疗师体位：立于患儿身旁。

方法：患儿前臂向外上方摆动，完成肘关节全范围伸展。

（3）肌力4～5级。

患儿体位：俯卧位，患侧肩关节外展90°，上臂置于床面，前臂在床边自然下垂。

治疗师体位：面向患侧而坐，一手放在肱骨远端背侧固定肱骨，一手握住前臂远端背侧。

抗阻力方法：治疗师在前臂远端背侧向下施加阻力，患儿抗阻力全范围伸肘（图4－46）。

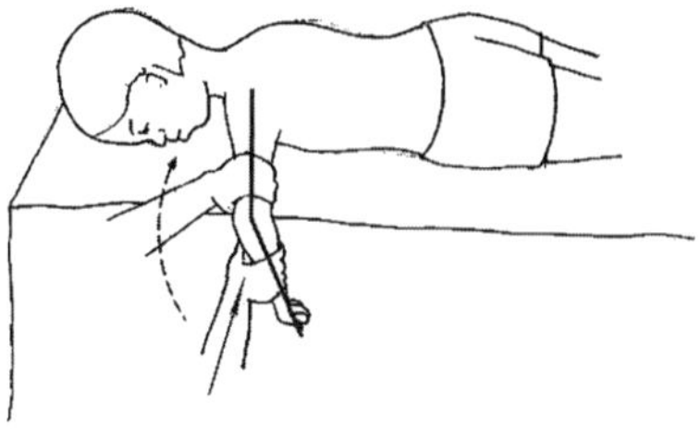

图4－46　增强伸肘肌群肌力训练肌力4～5级

3．前臂旋前/旋后肌群

原动肌：旋前肌群为旋前圆肌、旋前方肌；旋后肌群为肱二头肌、旋后肌；辅助肌：旋前肌群为桡侧腕屈肌；旋后肌群为肱桡肌。

（1）肌力2级。

患儿体位：俯卧位，患侧肩关节外展90°，上臂置于床面，前臂在床边自然下垂。

治疗师体位：立于患侧，手固定肱骨远端。

方法：治疗师只帮助固定患侧上肢，不予前臂旋前/旋后助力，要求患儿自主完成全范围旋前/旋后（图4－47）。

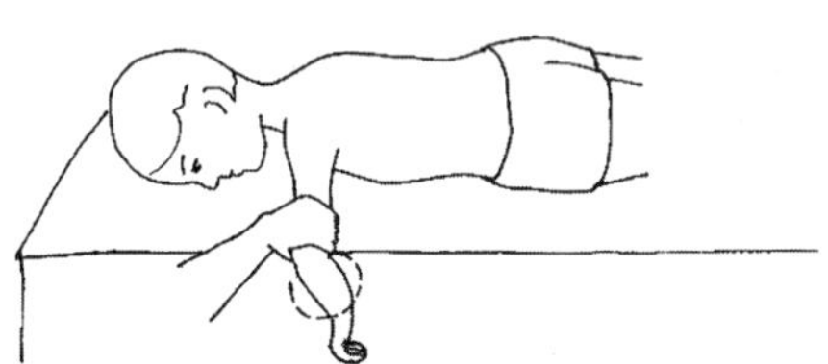

图4－47　增强前臂旋前/旋后肌群肌力训练肌力2级

（2）肌力3级。

患儿体位：坐位，患侧上臂置于体侧，肘关节屈曲90°，前臂旋后/旋前，手部放松。

治疗师体位：立于患侧，双手分别固定肘和前臂。

方法：治疗师只帮助固定患侧上肢，不予前臂旋前/旋后助力，要求患儿自主完成全范围旋前/旋后（图4－48）。

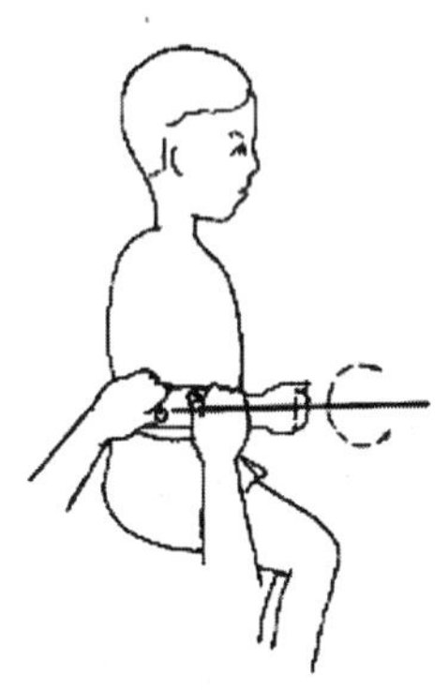

图4－48　增强前臂旋前/旋后肌群肌力训练肌力2级

（3）肌力4～5级。

患儿体位：仰卧位，患侧上肢稍外展，屈肘90°，前臂中立位。

治疗师体位：立于患侧，双手分别固定肘和前臂。

抗阻力方法：增加旋前肌群肌力时，治疗师向前臂背侧施加阻力。增强旋后肌群肌力时，治疗师向前臂掌侧施加阻力，患儿抗阻力全范围旋前或旋后（图4－49）。

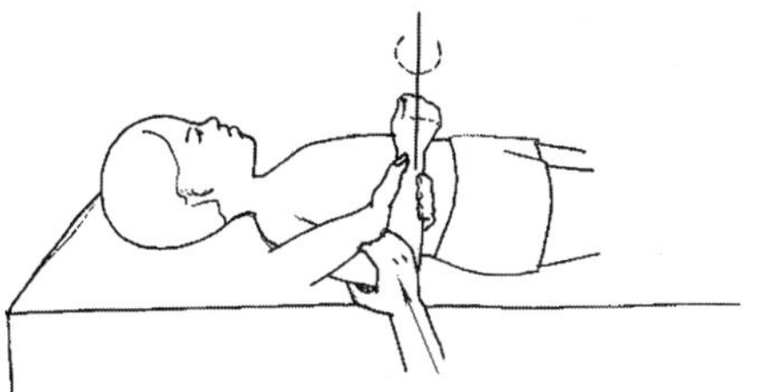

图4－49　增强前臂旋前/旋后肌群肌力训练肌力4～5级

（三）腕手部肌群

1. 屈腕肌群

原动肌：桡侧腕屈肌、尺侧腕屈肌；辅助肌：掌长肌。

（1）肌力2级。

患儿体位：坐位，患侧前臂中立位，置于治疗床上，手放松伸直。

治疗师体位：立于患侧，一手固定腕关节近端，另一手扶住手的掌指关节。

方法：治疗师只帮助固定，不予屈腕助力，要求患儿自主完成腕关节全范围屈曲（图4－50）。

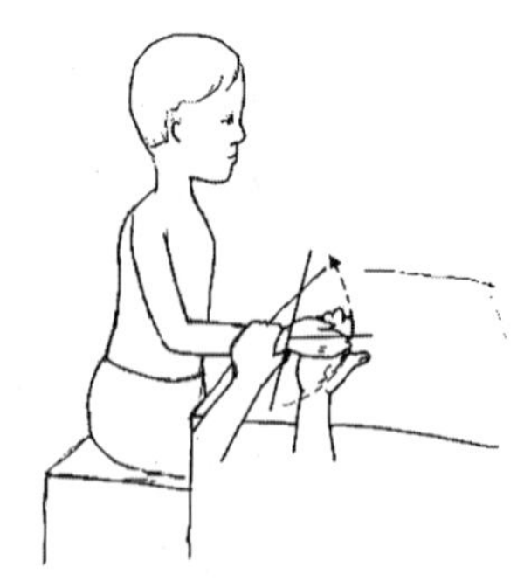

图4－50　增强屈腕、伸腕肌群肌力训练肌力2级

（2）肌力3级。

患儿体位：坐位，患侧前臂旋后位，置于治疗床上，手放松伸直。

治疗师体位：立于患儿身旁。

方法：患儿前臂背侧贴住床面，手背离开床面，完成腕关节全范围屈曲（图4－51）。

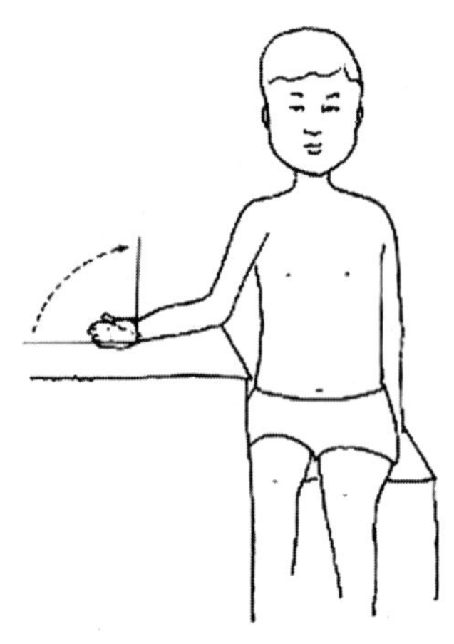

图4－51　增强屈腕肌群肌力训练肌力3级

（3）肌力4～5级。

患儿体位：坐在桌旁，患侧前臂旋后放在桌上。

治疗师体位：立于患侧，一手放在前臂远端掌侧，固定前臂，一手握住手掌。

抗阻力方法：治疗师在手掌处向桌面方向施加阻力，患儿抗阻力全范围屈腕（图4－52）。

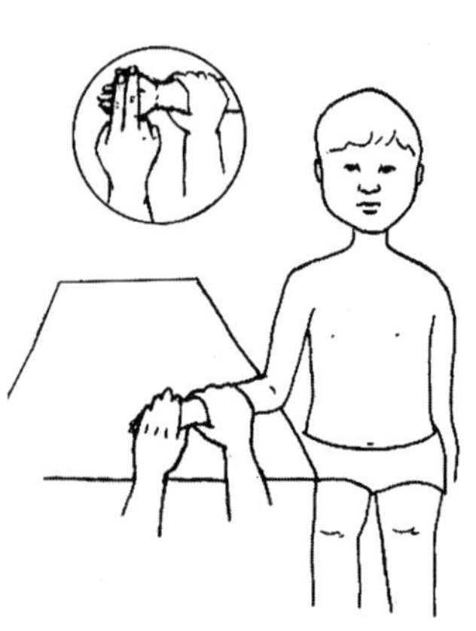

图4－52　增强屈腕肌群肌力训练肌力4～5级

2. 伸腕肌群

原动肌：桡侧腕长伸肌、桡侧腕短伸肌、尺侧腕伸肌；辅助肌：指伸肌、小指伸肌、食指伸肌、拇长伸肌。

（1）肌力2级。

患儿体位：坐位，患侧前臂中立位，置于治疗床上，手放松伸直。

治疗师体位：立于患侧，一手固定腕关节近端，另一手扶住手的掌指关节。

方法：治疗师只帮助固定，不予伸腕助力，要求患儿自主完成腕关节全范围伸展。

（2）肌力3级。

患儿体位：坐位，患侧前臂旋前位，置于治疗床上，手放松伸直。

治疗师体位：立于患儿身旁。

方法：患儿前臂掌侧贴住床面，手掌离开床面，完成腕关节全范围伸展（图4－53）。

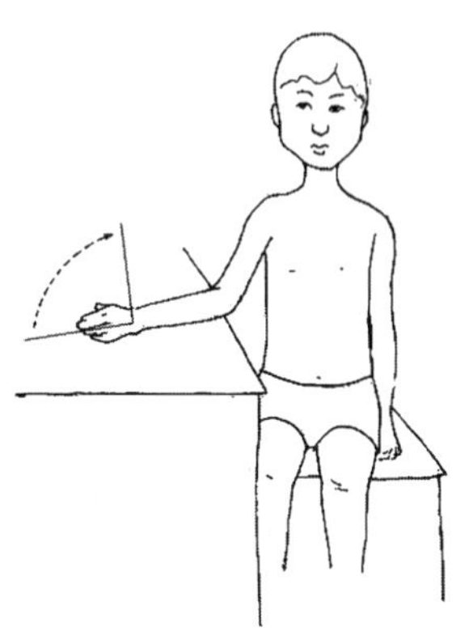

图4－53 增强伸腕肌群肌力训练技术肌力3级

(3) 肌力4～5级。

患儿体位：坐在桌旁，患侧前臂旋前放在桌上。

治疗师体位：面向患儿，一手放在前臂远端背侧，固定前臂，一手握住手背。

抗阻力方法：治疗师在手背处向桌面方向施加阻力，患儿抗阻力全范围伸腕。

3．屈掌指关节肌群

原动肌：蚓状肌、骨间背侧肌、骨间掌侧肌；辅助肌：小指短屈肌、指浅屈肌、指深屈肌。

(1) 肌力2～3级。

患儿体位：坐在桌旁，患侧前臂旋后放在桌上。

治疗师体位：立于患侧，一手握住掌骨，另一手握住指骨。

方法：治疗师只帮助固定，不予屈曲掌指关节的助力，要求患儿自主完成掌指关节全范围屈曲（图4－54）。

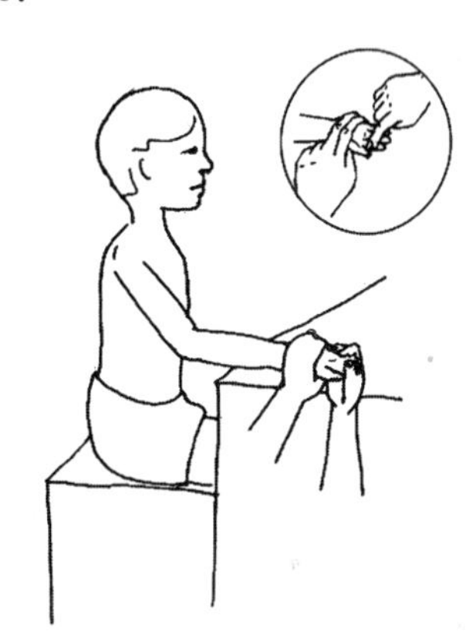

图4－54 增加屈掌指关节肌群肌力训练肌力2～3级

(2) 肌力4～5级。

患儿体位：坐在桌旁，患侧前臂旋后放在桌上。

治疗师体位：立于患侧，一手握住掌骨，一手放在近端指骨掌面。

抗阻力方法：治疗师在近端指骨掌面向下施加阻力，患儿保持指间关节伸直，抗阻力全范围屈曲掌指关节。

4．屈指肌群

原动肌：指浅屈肌（屈曲近端指间关节）、指深屈肌（屈曲远端指间关节）。

(1) 肌力2～3级。

患儿体位：坐在桌旁，患侧前臂旋后，腕呈中立位。

治疗师体位：立于患侧，一手握住指间关节近端，固定近端指骨；另一手握住指间关节的远端。

方法：治疗师只帮助固定，不予屈曲指间关节的助力，要求患儿自主完成指间关节全范围屈曲。

(2) 肌力4～5级。

患儿体位：坐在桌旁，患侧前臂中立位放在桌上。

治疗师体位：立于患侧，一手握住指间关节近端，固定近端指骨；另一手握住指间关节的远端。

抗阻力方法：治疗师在指间关节的远端向指背方向施加阻力，患儿抗阻力全范围屈曲指间关节。

5．对掌肌群

原动肌：拇对掌肌；辅助肌：拇长展肌、拇短展肌。

（1）肌力2～3级。

患儿体位：坐在桌旁，患侧前臂旋后放在桌上。

治疗师体位：面向患儿坐在桌旁，一手握住腕关节，固定上肢；另一手拇指和食指握住拇指或小指掌骨。

方法：治疗师只帮助固定，不予拇指或小指对掌的阻力，要求患儿自主完成拇指的全范围对掌（图4－55）。

（2）肌力4～5级。

患儿体位：坐在桌旁，患侧前臂旋后放在桌上。

治疗师体位：面向患儿坐在桌旁，双手分别握住拇指和小指掌侧。

抗阻力方法：治疗师在拇指和小指掌侧向外侧施加阻力，患儿抗阻力对掌（图4－56）。

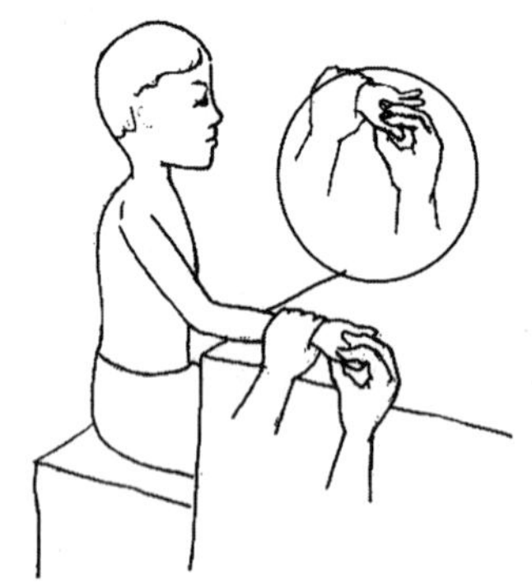

图4－55　增强对掌肌群肌力训练

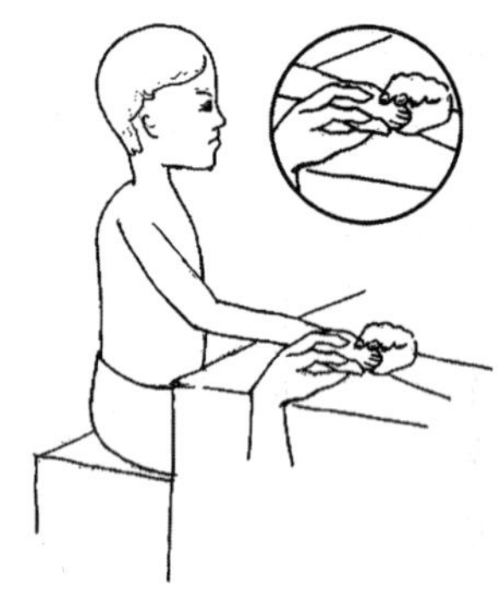

图4－56　增强对掌指关节肌群肌力训练肌力4～5级

四、临床应用——增强下肢肌群肌力训练技术

（一）髋部肌群

1．屈髋肌群

原动肌：髂腰肌；辅助肌：股直肌、缝匠肌、阔筋膜张肌、耻骨肌、短收肌、长收肌。

（1）肌力2级。

患儿体位：健侧侧卧位，健侧下肢伸髋，屈膝90°，患侧下肢稍伸直。

治疗师体位：面向患儿站立，一手托住踝关节，一手托住大腿远端及膝关节。

方法：治疗师只帮助托起患侧下肢，不予屈曲髋关节助力，要求患儿自主完成髋关节全范围屈曲（图4－57）。

（2）肌力3级。

患儿体位：坐位，屈髋屈膝，双小腿自然下垂。

治疗师体位：立于患儿身旁。

方法：患儿大腿上面向腹部靠近，在矢状面内完成髋关节屈曲（图4－58）。

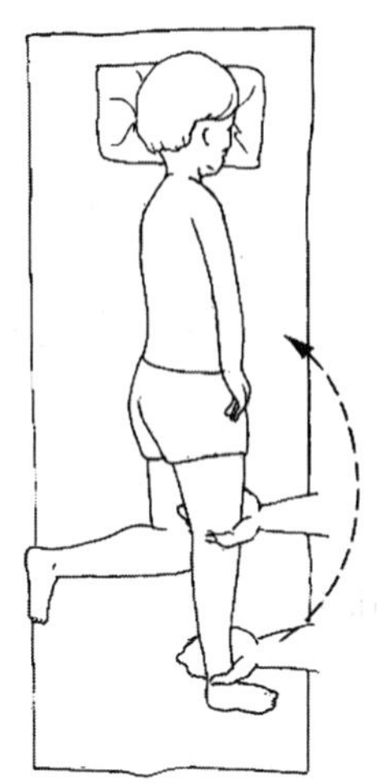

图4－57 增强屈髋肌群肌力训练

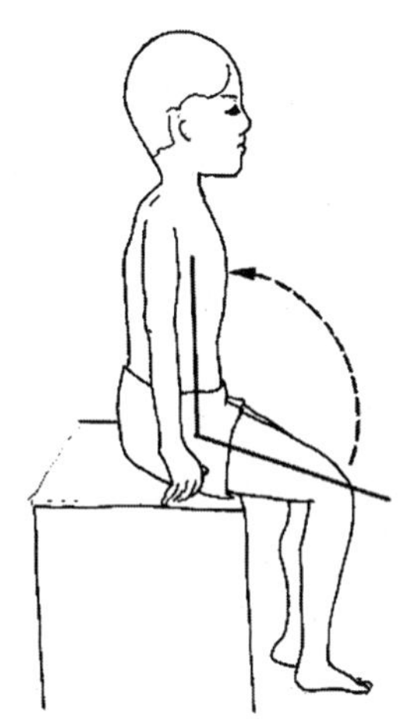

图4－58 增强屈髋肌群肌力训练肌力3级

（3）肌力4～5级。

患儿体位：仰卧位，下肢屈髋，屈膝。

治疗师体位：面向患儿站立，双手将下肢扶起，屈髋90°，膝关节自然屈曲，一手托住足跟及踝关节，一手放在大腿远端。

抗阻力方法：治疗师在大腿远端向足的方向施加阻力，患儿抗阻力全范围屈髋（图4－59）。

2．髋后伸肌群

原动肌：臀大肌、半腱肌、半膜肌、股二头肌。

（1）肌力2级。

患儿体位：健侧卧位，健侧下肢屈髋屈膝90°，患侧下肢稍伸直。

治疗师体位：站在患儿身后，一手托住足跟及踝关节，一手托住大腿远端。

方法：治疗师只帮助托起患侧下肢，不予伸髋关节助力，要求患儿自主完成髋关节全范围伸展（图4－60）。

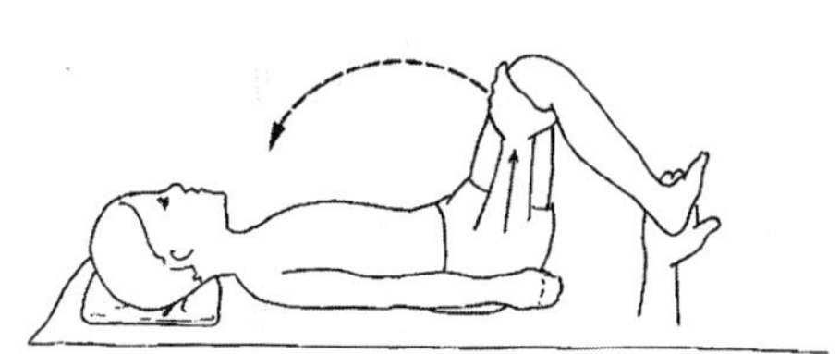

图4－59 增强髋后肌群肌力训练肌力4～5级

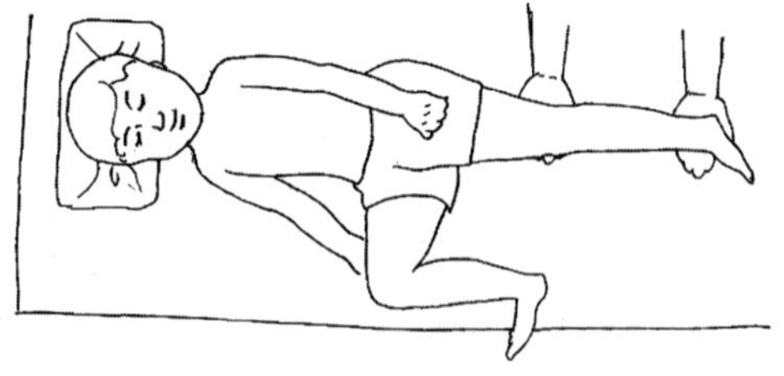

图4－60 增强髋后伸肌群肌力训练肌力2级

（2）肌力3级。

患儿体位：俯卧位，双下肢伸直。

治疗师体位：立于患儿身旁。

方法：患儿大腿离开床面向上运动，在矢状面内完成髋关节屈曲（图4－61）。

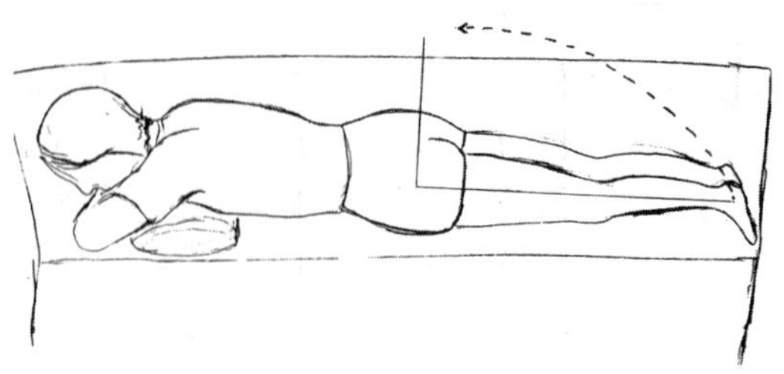

图4－61　增强髋后伸肌群肌力训练肌力3级

（3）肌力4～5级。

患儿体位：俯卧位，双下肢伸直。

治疗师体位：立于患侧，上方手及前臂放在臀部，固定骨盆，下方手放在大腿远端。

抗阻力方法：治疗师在大腿远端向下施加阻力，患儿抗阻力全范围后伸髋（图4－62）。

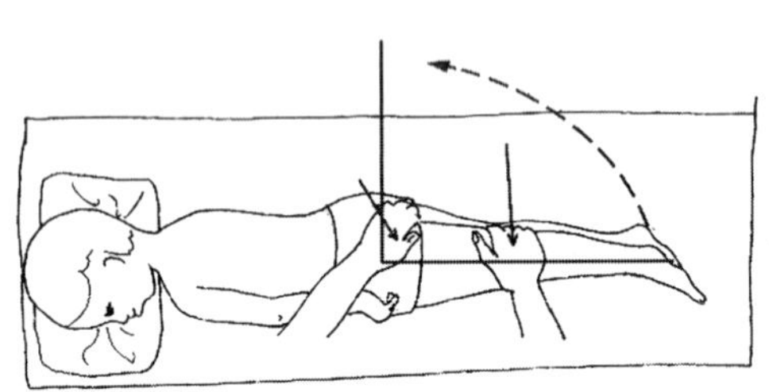

图4－62　增强髋后伸肌群肌力训练肌力4～5级

3．髋外展肌群

原动肌：臀中肌；辅助肌：臀小肌、阔筋膜张肌、臀大肌。

（1）肌力2级。

患儿体位：仰卧位，双下肢伸直。

治疗师体位：立于患侧，一手放在股骨远端后方，一手放在脚后跟处，托起下肢。

方法：治疗师只帮助托起患侧下肢，不予外展关节助力，要求患儿自主完成髋关节全范围外展（图4－63）。

（2）肌力3级。

患儿体位：健侧卧位，健侧下肢屈髋屈膝90°，患侧下肢稍伸直。

治疗师体位：立于患儿身旁。

方法：患儿大腿远离床面向上运动，在额状面内完成髋关节外展（图4－64）。

（3）肌力4～5级。

患儿体位：仰卧位，双下肢伸直。

治疗者位置：立于患侧，上手放在髂前上棘处固定骨盆，下方手放在大腿远端外侧。

抗阻力方法：治疗师在大腿远端外侧向内侧施加阻力，如果膝关节无疼痛，下方手也可放在外踝处并向内侧施加阻力，患儿抗阻力全范围外展髋（图4－65）。

4．髋内收肌群

原动肌：大收肌、短收肌、长收肌、耻骨肌、股薄肌。

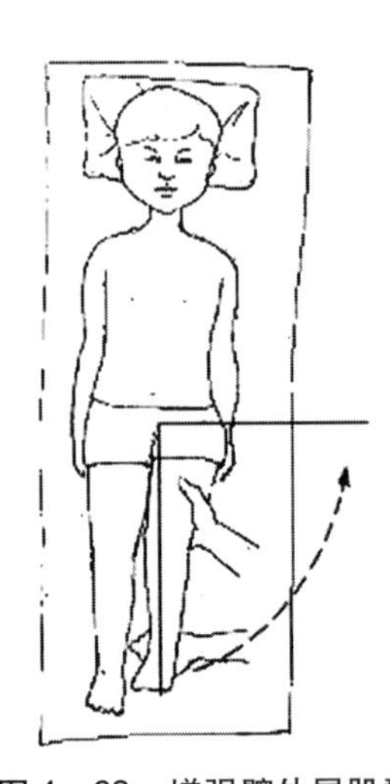

图4－63　增强髋外展肌群肌力训练肌力2级

（1）肌力2级。

患儿体位：仰卧位，健侧下肢髋关节外展25°，患侧下肢外展约30°。

治疗师体位：立于患侧，一手放在膝关节腘窝处，一手放在脚后跟处，托起下肢。

方法：治疗师只帮助托起患侧下肢，不予内收髋关节助力，要求患儿自主完成髋关节全范围内收（图4-66）。

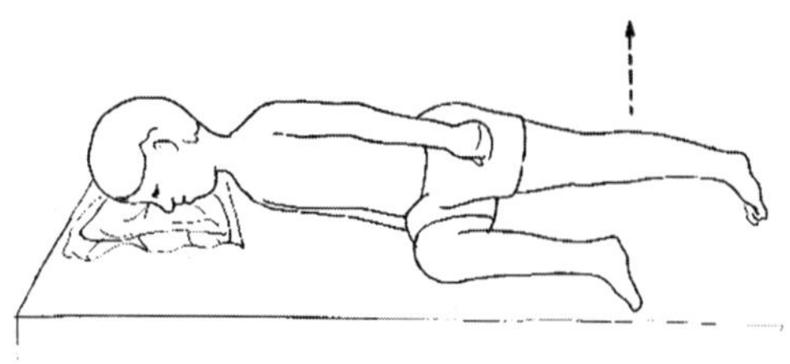

图4-64 增强髋外展肌群肌力训练肌力3级

（2）肌力3级。

患儿体位：患侧卧位，患侧下肢伸直，健侧下肢抬起并外展25°。

治疗师体位：立于患儿身旁。

方法：患儿大腿远离床面向上运动，在额状面内完成髋关节内收（图4-67）。

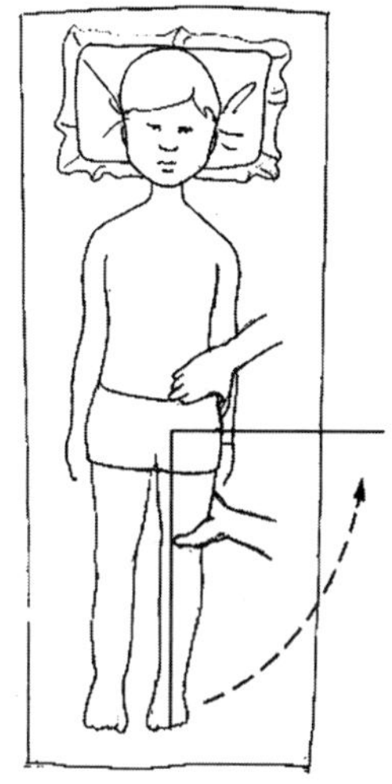

图4-65 增强髋外展肌群肌力训练肌力4～5级

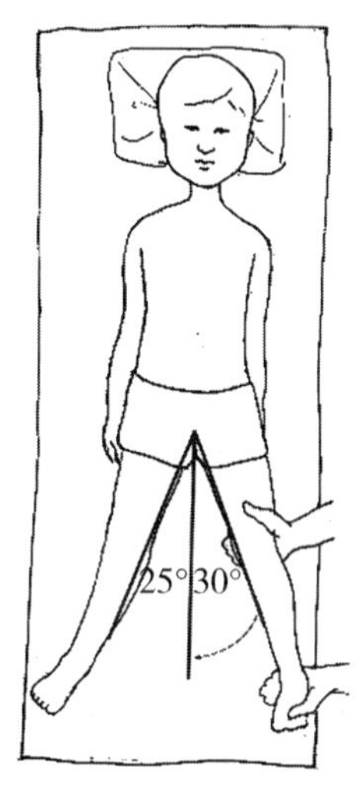

图4-66 增强髋内收肌群肌力训练肌力2级

（3）肌力4～5级。

患儿体位：卧位，健侧下肢髋关节外展25°，患侧下肢外展约30°。

治疗师体位：立于患侧，上方手放在髂前上棘固定骨盆，下方手放在大腿远端内侧。

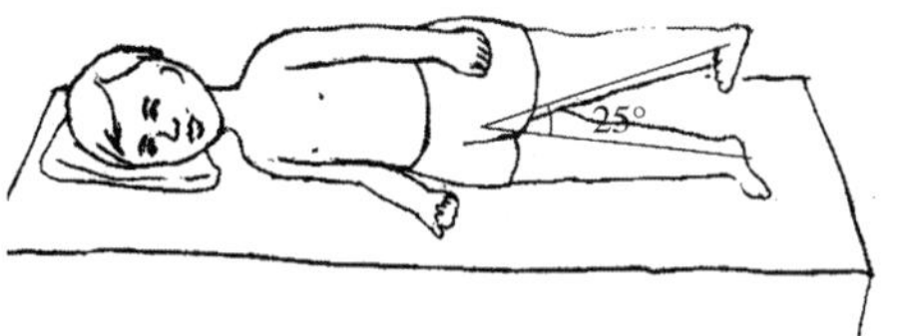

图4-67 增强髋内收肌群肌力训练肌力3级

抗阻力方法：治疗师在大腿远端内侧向外施加阻力（图4-68）。如果膝关节无疼痛，下方手也可放在内踝处并向外施加阻力，患儿抗阻力全范围内收髋（由外展位经中立位到内收位）。

5. 髋内旋/外旋肌群

原动肌：内旋肌群为臀小肌、阔筋膜张肌；外旋肌群为闭孔内肌、闭孔外肌、股方肌、梨状肌、上孖肌、下孖肌、臀大肌。

辅助肌：内旋肌群为臀中肌、半腱肌、半膜肌；外旋肌群为缝匠肌、股二头肌长头。

（1）肌力2级。

患儿体位：仰卧位，膝关节伸直位，髋关节外旋/内旋位。

治疗师体位：立于患侧，外旋时一手放在膝关节内侧，一手握住脚踝；内旋时一手放在膝关节外侧，一手握住脚踝。

方法：治疗师只帮助托起患侧下肢，不予内旋或外旋髋关节助力，要求患儿自主完成髋关节全范围内旋/外旋（图4－69）。

（2）肌力3级。

患儿体位：坐位，双小腿垂于治疗床，患侧大腿下方腘窝处垫一毛巾卷。

治疗师体位：立于患儿身旁。

方法：患儿小腿分别向外上方/内上方运动，完成髋关节的内旋/外旋（图4－70）。

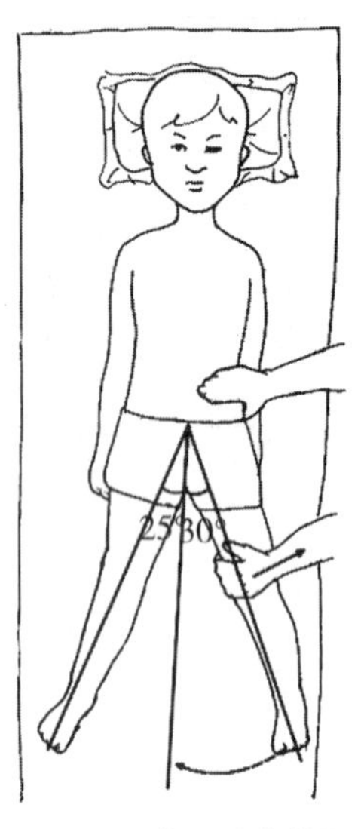

图4－68　增强髋内收肌群肌力训练肌力4～5级

（3）肌力4～5级。

患儿体位：坐位，双小腿垂于治疗床，患侧大腿下方腘窝处垫一毛巾卷。

治疗师体位：立于患侧，增强内旋髋肌群肌力时，内侧手放在膝关节上方固定股骨，外侧手握住外踝处并向内侧施加阻力；当增强外旋髋肌群阻力时，外侧手放在膝关节上方固定股骨，内侧手握住内踝处并向外侧施加阻力。

抗阻力方法：患儿抗阻力全范围内旋髋（小腿向外）或外旋髋（小腿向内）（图4－71）。

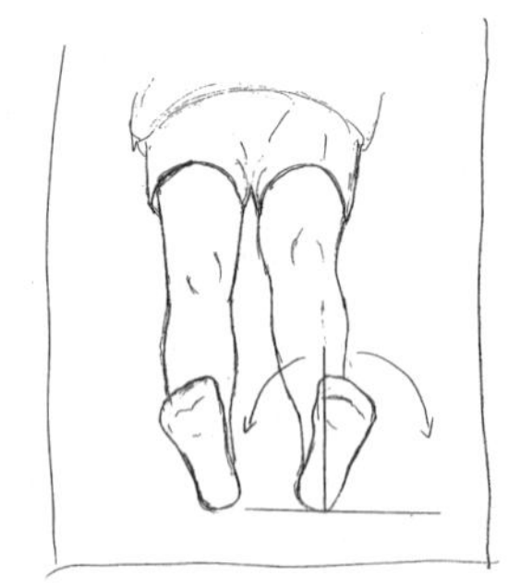

图4－69　增强髋内旋或外旋肌群肌力训练肌力2级

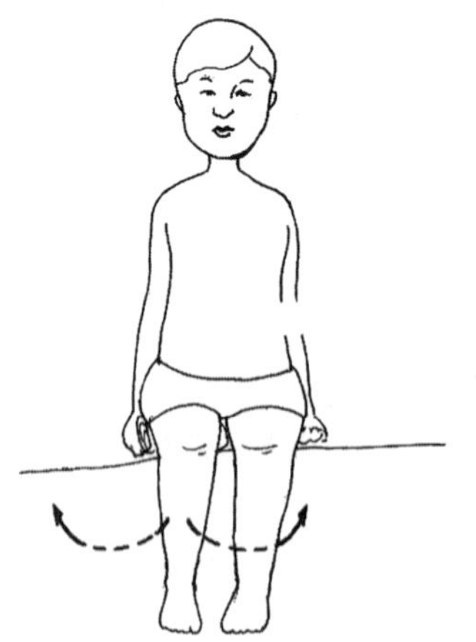

图4－70　增强髋内旋、外旋肌群肌力训练肌力3级

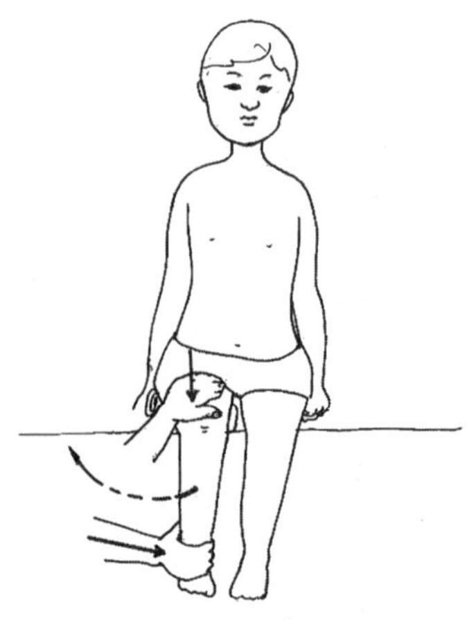

图4－71　增强髋内旋肌群肌力训练肌力4～5级

（二）膝部肌群

1．屈膝肌群

原动肌：股二头肌、半腱肌、半膜肌；辅助肌：缝匠肌、股薄肌、腓肠肌。

（1）肌力2级。

患儿体位：健侧侧卧位，双下肢伸直。

治疗师体位：立于患侧，一手托住固定大腿远端，另一手托住小腿远端。

方法：治疗师只帮助托起患侧小腿，不予屈膝关节助力，要求患儿自主完成膝关节全范围屈曲（图4－72）。

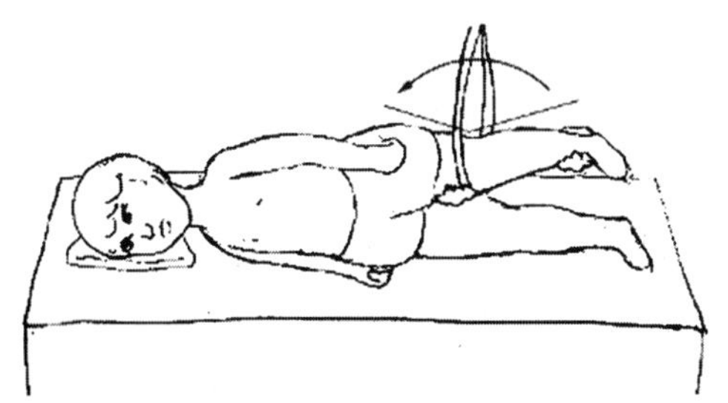

图4－72 增强屈膝肌群肌力训练 肌力2级

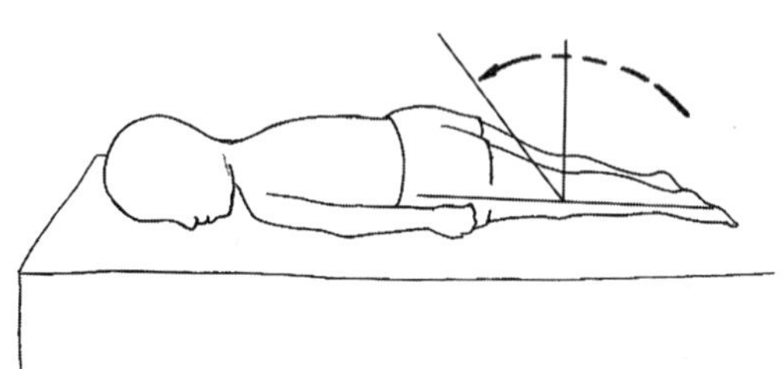

图4－73 增强屈膝肌群肌力训练 肌力3级

（2）肌力3级。

患儿体位：俯卧位，双下肢伸直。

治疗师体位：立于患儿身旁。

方法：患儿大腿贴住床面，小腿远离床面向上运动，在矢状面内完成膝关节屈曲（图4－73）。

（3）肌力4～5级。

患儿体位：俯卧位，双下肢伸直。

治疗师体位：面向患儿站立，上方手放在臀部固定骨盆，下方手放在小腿远端后侧。

抗阻力方法：治疗师在小腿远端后侧向下施加阻力，患儿抗阻力全范围屈膝（图4－74）。

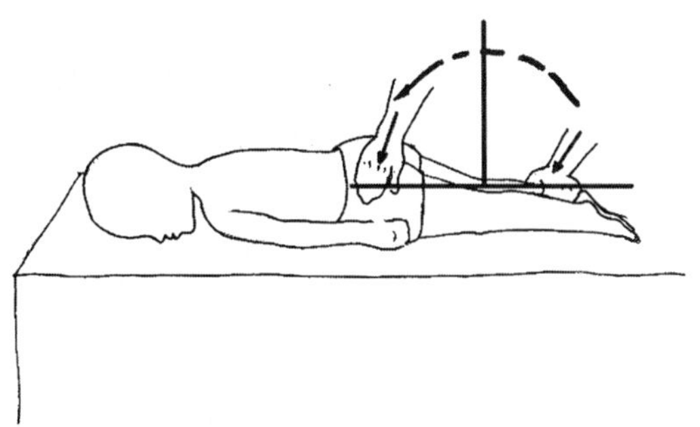

图4－74 增强屈膝肌群肌力训练 肌力4～5级

2．伸膝肌群

原动肌：股四头肌（股直肌、股中间肌、股内侧肌、股外侧肌）。

（1）肌力2级。

患儿体位：健侧侧卧位，患侧下肢的膝关节屈曲。

治疗师体位：面向患儿站立，一手托住固定大腿远端，另一手托住小腿远端。

方法：治疗师只帮助托起患侧小腿，不予伸膝关节助力，要求患儿自主完成膝关节全范围伸展（图 4 –75）。

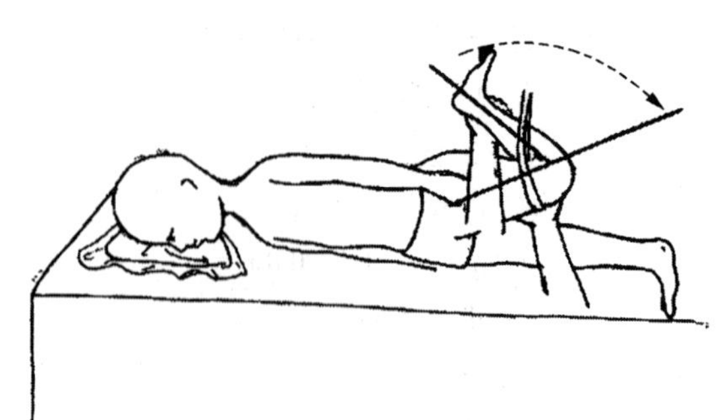

图 4 –75　增强伸膝肌群肌力训练肌力 2 级

（2）肌力 3 级。

患儿体位：坐位，双小腿垂于治疗床，患侧大腿下方腘窝处垫一毛巾卷。

治疗师体位：立于患儿身旁。

方法：患儿小腿向上方运动，在矢状面内完成膝关节伸展（图 4 –76）。

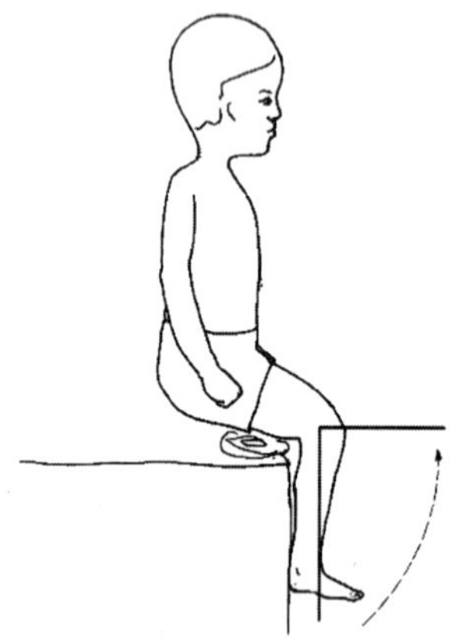

图 4 –76　增强伸膝肌群肌力训练肌力 3 级

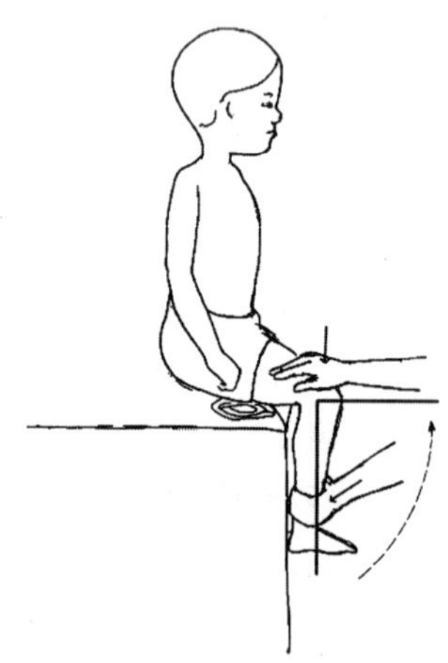

图 4 –77　增强伸膝肌群肌力训练肌力 4～5 级

（3）肌力 4～5 级。

患儿体位：坐位，双小腿垂于床沿，大腿下方腘窝处放一毛巾卷。

治疗师体位：面向患儿站立，上方手放在膝关节上方，固定股骨，下方手握住小腿远端。

抗阻力方法：治疗师在小腿远端前侧向后施加阻力，患儿抗阻力全范围伸膝（图 4 –77）。

（三）踝部肌群

1. 踝背伸肌群

原动肌：胫骨前肌。

（1）肌力 2 级。

患儿体位：侧卧位，患侧下肢伸直悬挂于训练吊带上。

治疗师体位：面向患儿站立，一手固定小腿远端，另一手握住足背。

方法：治疗师只固定小腿远端，不予背伸踝关节助力，要求患儿自主完成踝关节全范围背伸（图4－78）。

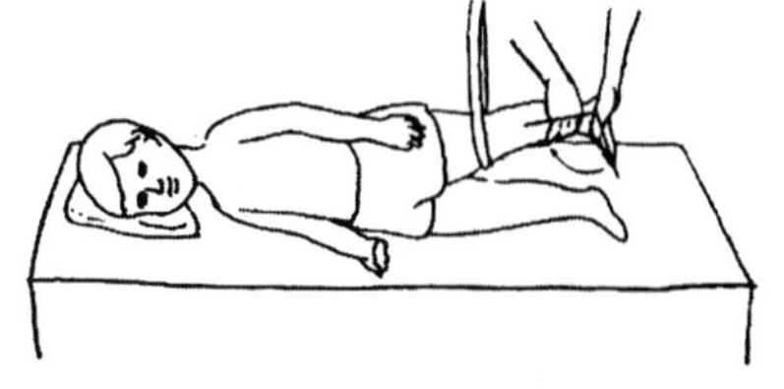

图4－78 增加踝背伸肌群肌力训练肌力2级

（2）肌力3级。

患儿体位：坐位，双小腿垂于床沿。

治疗师体位：立于患儿身旁。

方法：患儿自主完成踝关节全范围背伸（图4－79）。

（3）肌力4～5级。

患儿体位：仰卧位下稍屈膝（腘窝下垫一枕头），踝中立位。

治疗师体位：面向患儿站立，上方手放在小腿近端，固定胫骨，下方手握住足背。

抗阻力方法：治疗师在足背向足底方向施加阻力，患儿抗阻力全范围背伸踝（图4－80）。

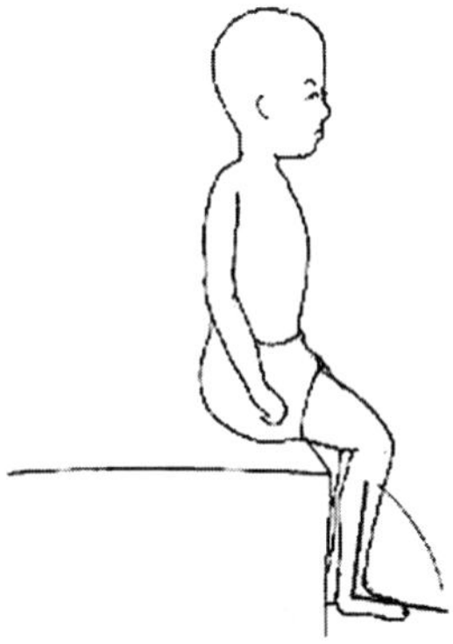

图4－79 增强踝背伸肌群肌力训练肌力3级

2．踝跖屈肌群

原动肌：腓肠肌、比目鱼肌；辅助肌：胫骨后肌、腓骨长肌、腓骨短肌、趾长屈肌、跖肌

（1）肌力2级。

患儿体位：健侧侧卧位，患侧下肢伸直悬挂于训练吊带上。

治疗师体位：立于患侧，一手固定小腿远端，另一手握住足背。

方法：治疗师只固定小腿远端，不予跖屈踝关节助力，要求患儿自主完成踝关节全范围跖屈（图4－81）。

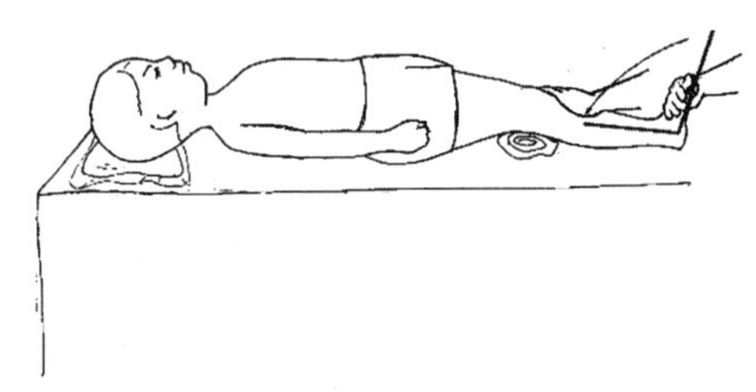

图4－80 增强踝背伸肌群肌力训练肌力4～5级

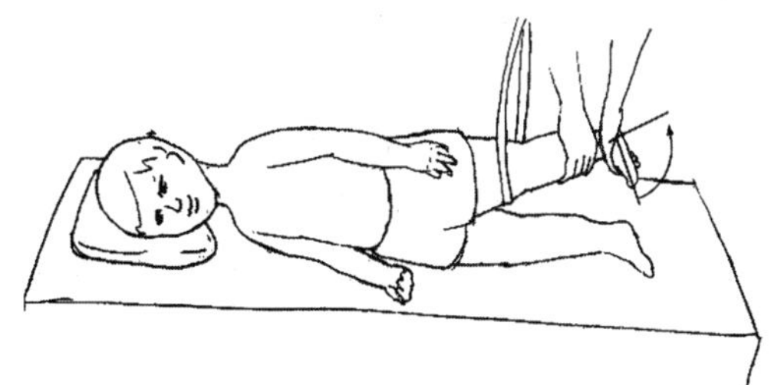

图4－81 增强踝跖屈肌群肌力训练肌力2级

（2）肌力3级。

患儿体位：俯卧位，足伸出治疗床外。

治疗师体位：立于患儿身旁。

方法：患儿自主完成踝关节全范围跖屈（图4－82）。

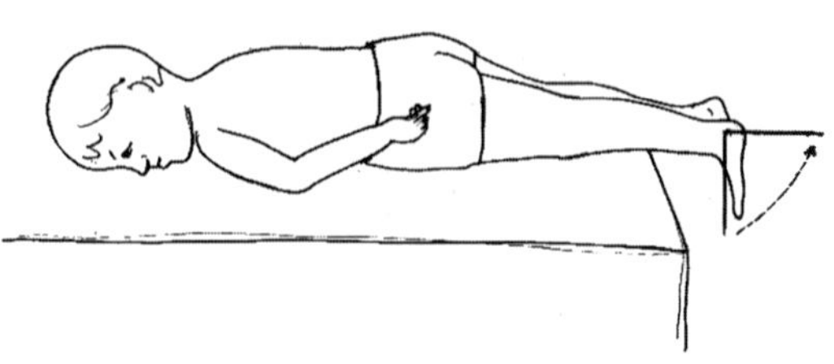

图4－82 增强踝跖屈肌群肌力训练肌力3级

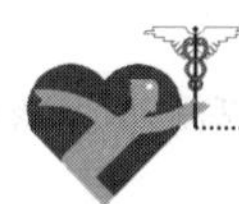

（3）肌力4～5级。

患儿体位：仰卧位，稍屈膝，腘窝下垫一枕头，踝中立位。

治疗师体位：立于患侧，上方手放在小腿近端，固定胫骨，下方手握住足跟，前臂掌侧抵住足底。

抗阻力方法：治疗师前臂掌侧抵住足底并向足背方向施加阻力，患儿抗阻力全范围跖屈踝（图4－83）。

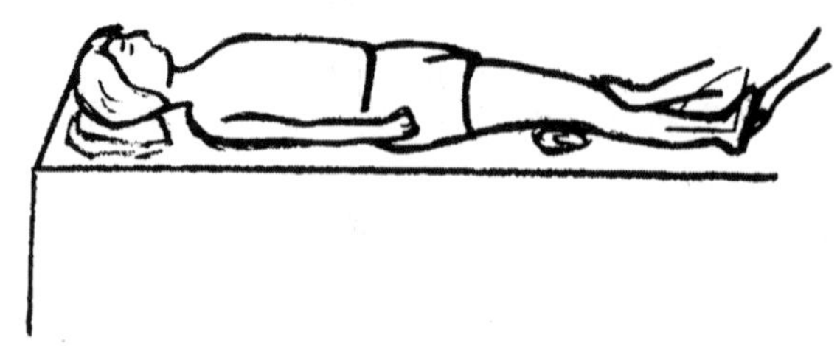

图4－83　增强踝跖屈肌群肌力训练肌力4～5级

注：跖屈肌群肌力训练也可以在站立位练习。患儿患侧单足站立，足跟抬起，保持片刻后放下，反复进行。

3．足内翻/外翻肌群

原动肌：内翻肌群为胫骨后肌；外翻肌群为腓骨长肌、腓骨短肌；辅助肌：内翻肌群为趾长屈肌、腓肠肌（内侧头）；外翻肌群为第三腓骨肌。

（1）肌力2～3级。

患儿体位：仰卧位，踝关节中立位（内翻）或轻度跖屈（外翻）。

治疗师体位：立于患侧，一手握住小腿远端固定在桌面，内翻时另一手握住足内侧缘，外翻时另一手握住足外侧缘。

方法：治疗师只固定小腿远端，不予内翻或外翻踝助力，要求患儿自主完成足的内外翻（图4－84）。

图4－84　增加距下关节内翻（Ⅰ）外翻（Ⅱ）肌群肌力训练肌力2～3级

（2）肌力4～5级。

患儿体位：坐位，小腿垂于床沿，足放在治疗者的大腿上。

治疗师体位：面向患儿坐位，一手握住小腿远端，当增强内翻肌群肌力时，另一手握住足的内侧缘并向下施加阻力；当增加外翻肌群肌力时，另一手握住足的外侧缘向下施加阻力。

抗阻力方法：患儿抗阻力全范围内翻或外翻踝（图4－85）。

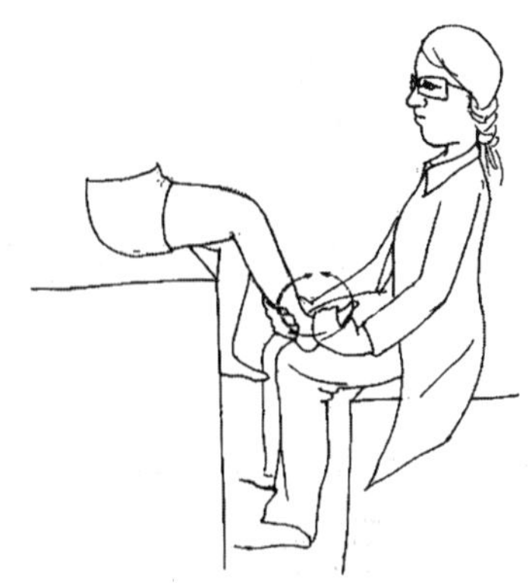

图 4－85 增强足内翻、外翻肌群肌力训练肌力 4～5 级

五、临床应用——增强头、颈和躯干肌群肌力训练技术

（一）颈部

1. 颈前屈肌群

原动肌：胸锁乳突肌；辅助肌：头长肌、颈长肌、前斜角肌、舌骨下肌群、中斜角肌、后斜角肌、头前直肌。

（1）肌力 2～3 级。

患儿体位：侧卧位，头下垫枕使头部保持水平，肩部放松。

治疗师体位：坐在患儿身后，一手托住患儿头部，一手固定患儿肩部。

方法：治疗师只固定患儿肩部，不予颈前屈动作助力，要求患儿完成颈前屈动作（图 4－86）。

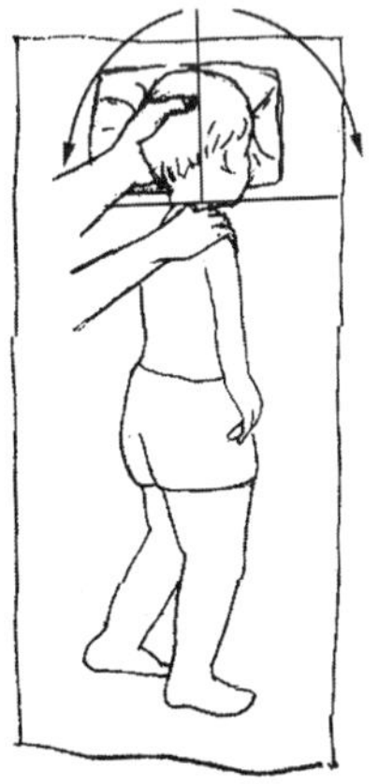

图 4－86 增强颈前/颈后肌群肌力训练肌力 2～3 级

（2）肌力 4～5 级。

患儿体位：仰卧位，头下垫枕使头部保持水平，肩部放松。

治疗师体位：面向患儿坐立在床边，一手固定患儿上胸部，一手置于患儿头前额部。

抗阻力方法：治疗师在头前额部向下施加阻力，患儿抗阻力做颈前屈动作（图 4－87）。

2. 颈后伸肌群

原动肌：斜方肌、头半棘肌、头夹肌、颈夹肌、骶棘肌、头最长肌、头棘肌、颈半棘肌；辅助肌：多裂肌、头上斜肌、头下斜肌、头后大直肌、头后小直肌、肩胛提肌。

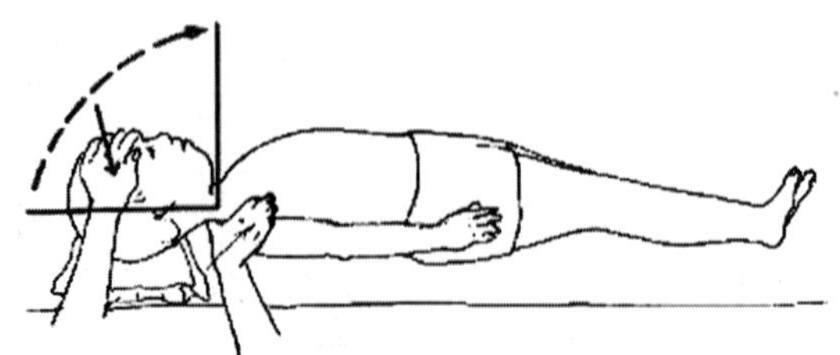
图 4－87　增强颈前屈肌群肌力训练肌力 4～5 级

（1）肌力 2～3 级。

患儿体位：侧卧位，头下垫枕使头部保持水平，肩部放松。

治疗师体位：面向患儿坐立，一手托住患儿头部，一手固定患儿肩部。

方法：治疗师只固定患儿肩部，不予颈后伸动作助力，要求患儿完成颈后伸动作。

（2）肌力 4～5 级。

患儿体位：俯卧位，肩部放松。

治疗师体位：面对患儿背部站立，一手固定患儿上背部，一手置于患儿头枕部。

方法：治疗师在头后枕部向下施加阻力，患儿抗阻力做颈后伸动作（图 4－88）。

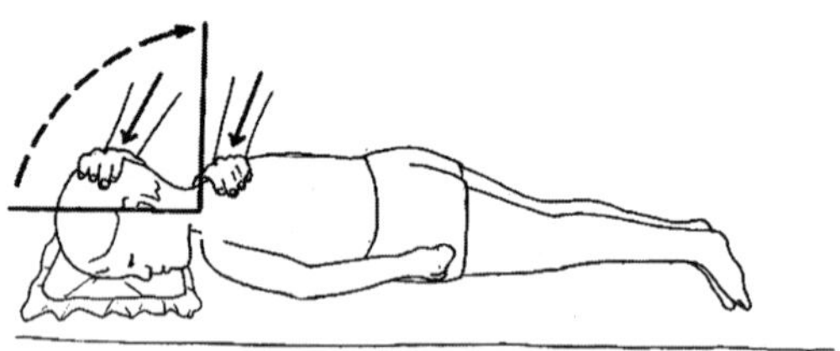
图 4－88　增强颈后伸肌群肌力训练肌力 4～5 级

（二）躯干

1. 躯干前屈肌群

原动肌：腹直肌；辅助肌：腹内斜肌、腹外斜肌。

（1）肌力 2～3 级。

患儿体位：仰卧位，下肢被固定，双上肢置于体侧。

治疗师体位：面向患儿坐立，一手托住患儿头部，一手固定患儿骨盆。

方法：治疗师只帮助固定骨盆，不予头、肩抬离床面动作的助力，要求患儿完成头、肩抬离床面的动作（图 4－89）。

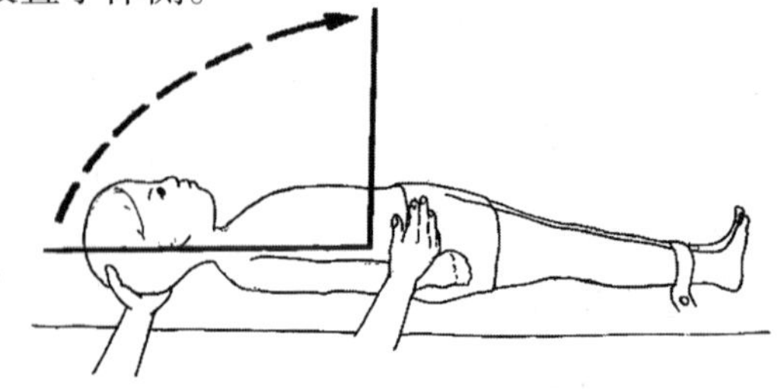
图 4－89　增强躯干前屈肌群肌力训练肌力 2～3 级

（2）肌力 4～5 级。

患儿体位：仰卧位，肩部放松。

治疗师体位：面向患儿站立，双手固定

患儿双侧大腿。

方法：患儿双手向前平举或双手抱头完成坐起动作（图 4 –90）。

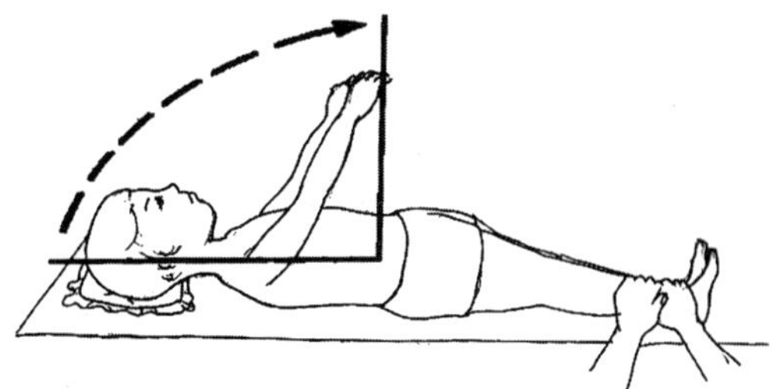

图 4 –90 增强躯干前屈肌群肌力训练肌力 4 ～ 5 级

2. 躯干后伸肌群

原动肌：骶棘肌、背髂肋肌、胸最长肌、背棘肌、腰髂肋肌、腰方肌；辅助肌：半棘肌、旋转肌、多裂肌。

（1）肌力 2 ～ 3 级。

患儿体位：俯卧位，下肢被固定，双上肢置于体侧。

治疗师体位：立于床边，一手压在臀部，一手托在患儿的上胸部。

方法：治疗师只帮助压住臀部，不予头、胸抬离床面动作的助力，要求患儿完成头、胸抬离床面的动作（图 4 –91）。

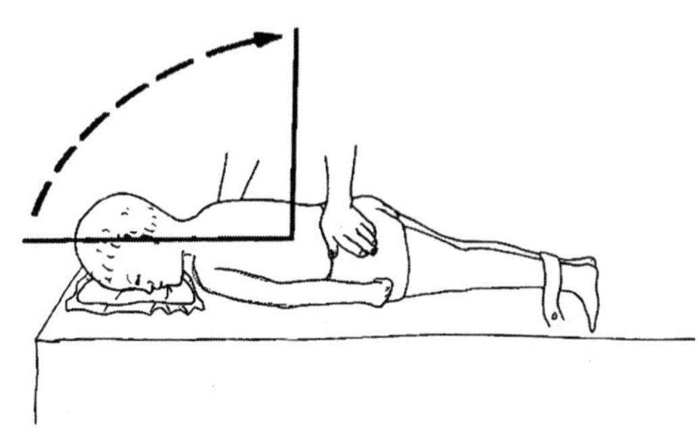

图 4 –91 增强躯干后伸肌群肌力训练肌力 2 ～ 3 级

（2）肌力 4 ～ 5 级。

患儿体位：俯卧位，下肢被固定，双上肢置于体侧，胸部以上在桌缘外。

治疗师体位：立于床边，一手压在臀部，一手放在患儿的上背部。

方法：治疗师在患儿上背部向下施加，患儿抗阻力抬起上身（图 4 –92）。

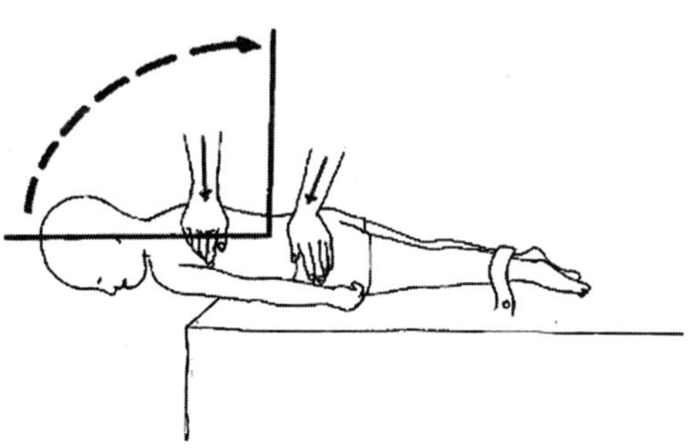

图 4 –92 增强躯干后伸肌群肌力训练肌力 4 ～ 5 级

3. 躯干旋转肌群

原动肌：腹外斜肌、腹内斜肌；辅助肌：背阔肌、半棘肌、多裂肌。

（1）肌力 2 ～ 3 级。

患儿体位：坐位，固定骨盆。

治疗师体位：坐在患儿身后，双手扶在患儿的双肩上。

方法：治疗师只提供保护，防止失平衡，不予上身向左右旋转的助力，要求患儿完成上身向左右旋转的动作（图 4 –93）。

（2）肌力 4 ～ 5 级。

患儿体位：患儿仰卧位，固定下肢，双上肢放置于体侧。

治疗师体位：坐在患儿身体一侧，双手固定患儿的双下肢。

方法：患儿努力双手抱头坐起，并向一侧转体，重复进行（图 4 –94）。

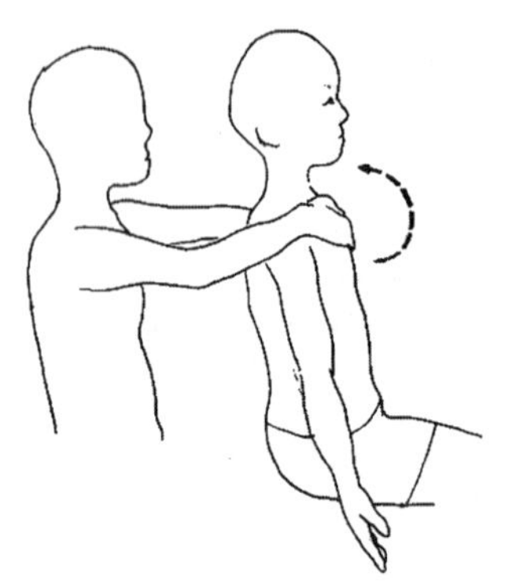

图 4－93　增强躯干旋转肌群肌力训练肌力 2～3 级

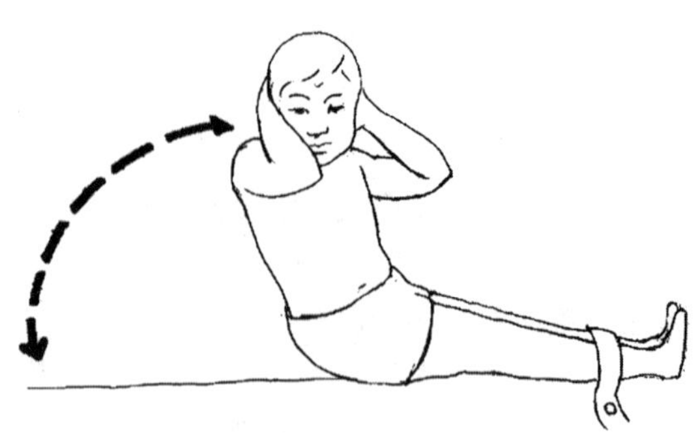

图 4－94　增强躯干旋转肌群肌力训练肌力 4～5 级

（叶正茂　徐开寿）

第三节　关节活动技术

一、概述

关节活动技术是指利用各种主动或被动方法来维持和恢复因组织粘连、肌肉痉挛等多种因素所导致的关节功能障碍的运动治疗技术。包括关节的主动活动、主动助力活动和被动活动技术。

二、基本理论

（一）关节活动的基础

关节运动时主要沿着 3 个相互垂直的运动轴进行，包括前屈－后伸、内收－外展、内旋－外旋等。例如：肩、髋关节等杵臼关节，具有 3 个运动轴，即在额状轴做屈伸运动，在矢状轴做外展和内收运动，在纵轴做内旋和外旋运动。正常各关节的运动均有一定的角度范围，此范围就是关节的活动范围。各关节都有其正常活动范围，这些正常活动范围根据个体、性别、年龄、职业、人种、运动史而有所不同。

（二）影响关节活动范围的因素

1. 生理因素

（1）骨关节因素。如构成关节的两关节面积大小的差别越大，关节活动的幅度越大；骨组织的限制也对关节活动范围具有一定的影响，如伸展肘关节时，会因关节形态而有骨与骨的接触，限制肘过伸的范围。

（2）周围软组织因素。如关节囊的厚薄、松紧度；关节韧带的多少与强弱；软组织的接触状况；拮抗肌的伸展性等。

（3）主动肌的肌力因素。主要影响关节的主动活动范围，对被动活动范围无影响。

2. 病理因素

（1）关节本身病变。例如，关节外伤后，关节内渗出或有游离体，造成关节活动受限；类风湿性关节炎、关节僵硬、异位骨化、骨性关节炎等，也会影响关节的活动范围。

（2）关节周围软组织因素。因制动、烧伤等引起的软组织挛缩可导致关节活动受限，影响关节的主动、被动运动范围；软组织疼痛也可导致活动范围的降低。

（3）肌力降低。中枢神经系统病变，周围神经损伤，肌肉、肌腱断裂等，使得主动肌肌力降低，导致主动活动范围减小，而被动活动范围通常不受影响。

（三）关节活动的技术与方法

1. 关节的主动活动

由患者受累关节自己主动完成的关节活动，可以促进关节囊及囊外软组织的血液循环，具有温和的牵拉作用，有助于保持和增加关节活动范围，但对于重度粘连和挛缩无明显治疗作用。最常用的是各种徒手体操。由治疗师根据关节受限的方向与程度，设计针对性动作，指导患儿进行个人练习或分组集体练习。

2. 关节的主动助力活动

（1）器械练习。借助杠杆原理，利用器械为助力，带动活动受限的关节进行活动。应用时治疗师根据治疗目的与患儿情况，选择相应的器械，指导患儿针对活动障碍进行训练。如肩梯训练、棒操训练等。

（2）悬吊练习。利用挂钩、绳索和吊带将要活动的肢体悬吊起来，使其在去除肢体重力的前提下进行主动活动，主要针对因主动肌肌力下降而导致的关节活动范围降低。

（3）滑轮练习。利用滑轮和绳索，以健侧肢体帮助患侧肢体进行活动。

3. 关节的被动活动

一种是由治疗师根据关节运动学原理，针对患儿活动障碍，在活动允许范围内完成关节各个方向的运动；另一种是借助外力或器具由患儿自己完成的被动运动，如关节功能牵引、持续性被动活动等。关节被动活动的作用主要是维持现有的关节活动范围，预防关节挛缩等。多用于肢体瘫痪、手术后早期或长期卧床患者的肢体活动。

（四）关节活动的末端感觉

治疗师在被动活动关节至终末端时会遇到关节周围软组织或骨的抵抗而使关节运动终止，应注意分辨这种感觉是正常末端感觉还是异常末端感觉。

1．正常末端感觉

（1）软组织被挤压感。如果关节两端肌肉比较丰富，当被动活动关节到末端时，软组织间相互接触，限制关节进一步活动，治疗师手感为一种软的感觉。如被动屈曲膝关节或肘关节时，肢体肌群的接触。

（2）硬而有弹性感觉。当被动活动关节到末端时，由于关节周围的肌肉、韧带或关节囊被牵拉，而出现此种感觉。若弹性感较强，则多为肌肉被牵伸，如膝关节伸展时被动背屈踝关节感受到的腓肠肌紧张。若弹性感较弱，则出现一种类似牵拉皮革的感觉，多为关节囊被牵伸，如被动伸展手指掌指关节时关节囊前部的紧张；或为韧带被牵伸，如前臂被动旋后时掌侧桡尺韧带、骨间膜的紧张。

（3）突然发生的坚硬感。当被动活动关节到末端时，骨与骨接触的感觉。如被动伸展肘关节时尺骨鹰嘴与肱骨鹰嘴窝的接触。

2．异常末端感觉

（1）松弛感。当被动活动关节到末端时无任何阻力，活动范围明显超过正常，常见于神经麻痹。

（2）坚硬感。运动终末有弹性感，或坚硬但有少许弹性感，常见于肌张力增加，肌肉、关节囊、韧带短缩。运动终止时突然的坚硬感，或粗糙关节面接触并移动的骨摩擦感，常见于骨软化症、退行性关节疾病、骨性关节炎、关节内游离体、骨化性肌炎、骨折等。

（3）虚性抵抗感：患儿因疼痛而在被动运动终止之前即要求停止运动，故未产生运动终末抵抗感，常见于急性滑囊炎、关节炎症、关节外脓肿、心理反应等。

（4）痉挛抵抗感：被动运动突然终止且有坚硬感，多伴有疼痛，常见于急性或亚急性关节炎、严重的活动性损伤或骨折，无疼痛的痉挛抵抗提示中枢神经系统损伤引起的肌张力增高。

（5）其他异常感觉：反跳感，如半月板损伤；泥泞感，如关节内积液等。

（五）适应证与禁忌证

1．适应证

（1）引起关节挛缩僵硬的伤病，例如，骨折固定后、关节脱位复位后、关节炎患儿（特别是类风湿性关节炎）。

（2）肢体瘫痪：如脑性瘫痪，脊髓损伤后的截瘫等。

（3）其他情况：患儿不能主动活动或需要完全卧床休息等。

2．禁忌证

（1）肌肉、肌腱、韧带有撕裂。

（2）骨折未愈合。

（3）肌肉、肌腱、韧带、关节囊或皮肤手术后初期。

（4）心血管病患儿不稳定期，如心肌缺血、心肌梗死。

（5）深静脉血栓。

（6）关节旁的异位骨化。

（六）注意事项

1. 熟悉人体运动学知识

在进行关节被动活动时必须熟练掌握关节解剖结构、关节的运动方向、运动平面及各关节活动范围的正常参考值，注意分辨并避免代偿运动的发生。

2. 早期活动

在不加重病情的情况下，尽早进行各关节的主被动活动。

3. 全范围活动

关节活动范围的训练应包括身体各个关节，并且每个关节必须进行全关节活动范围的活动。每次关节活动只针对一个关节，对于跨越两个关节的肌群，应在各个关节活动完成后，对该肌群进行肌肉牵伸训练，以免发生多关节肌的被动不足。

三、临床应用——躯干活动技术

（一）颈部

1. 主动运动

基本动作为颈部的前屈－后伸、侧屈、侧转活动。患儿坐位，分别做颈的各方向运动。练习时要求动作平稳、缓慢，每个关节均要完成全范围的活动。

2. 被动运动

患儿仰卧位，全身放松，头部伸出治疗床外，治疗师位于患儿头侧，双手固定其头部，保持患儿颈部中立位，依次完成颈部的前屈、后伸，侧屈，侧转活动（图4－95）。

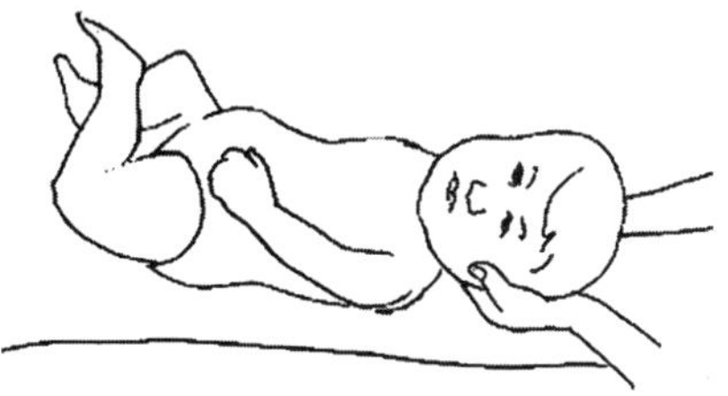

图4－95　颈部被动运动

（二）腰部

1. 主动运动

患儿站位，分别做腰部的前屈－后伸、侧屈、左右旋转活动。

2. 被动运动

患儿仰卧位，双下肢立膝位，治疗师一手置于患儿一侧胸大肌处，固定患儿上面的肩关节，另一手放在同侧骨盆部位，将骨盆向相反的方向旋转并停留数秒钟，以达到充分牵拉躯干的作用（图4－96）。

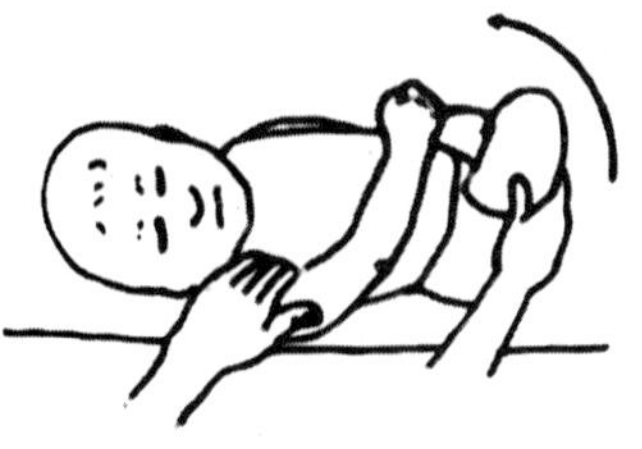

图4－96　腰部被动运动（1）

患儿侧卧位，上面的下肢膝屈曲，下面的下肢伸直，治疗师一手置于患儿该侧胸大肌处，固定患儿上面的肩关节；另一手放在同侧骨盆部位，使肩和骨盆向相反的方向旋转并停留数秒钟，以达到充分牵拉躯干的作用（图4－97）。

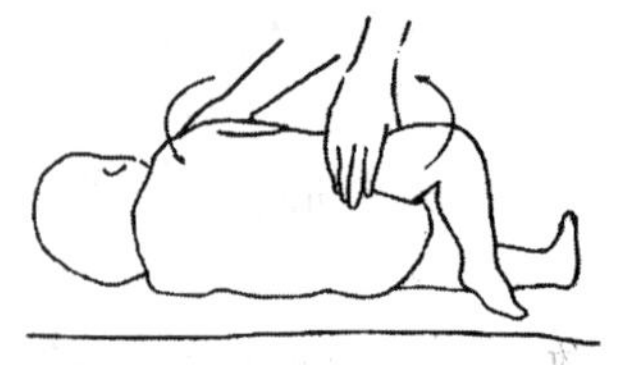
图4－97　腰部被动运动（2）

四、临床应用——上肢活动技术

（一）肩部关节

1. 主动运动

主动运动基本动作为肩关节的屈曲－伸展、内收－外展、内旋－外旋、水平内收－水平外展。练习时要求动作平稳、缓慢，每个关节均要完成全范围的活动。

2. 主动助力活动

主动助力活动常用的有器械练习和滑轮练习，此外，还包括肩轮、肋木、吊环等训练方法。

（1）悬吊。肩关节活动受限，训练时患儿坐在椅子上，头上方悬吊一滑轮，根据训练的目的，调整椅子的位置，使滑轮位于正前方、侧方或后方。欲进行肩关节屈曲训练时，将绳通过滑轮，绳索两端固定把手，滑轮位于正前上方，患儿双手握住绳两端的把手，利用健侧手向下的拉力，完成患侧上肢的屈曲运动。当训练肩关节外展时，可调整椅子的位置，使滑轮在患侧上肢的外侧上方，利用健侧上肢的拉力，完成患侧上肢的外展运动。

（2）体操棒等。可利用体操棒或体操绳进行训练。两手分别抓握体操棒或体操绳两端，利用健侧上肢的运动带动患侧上肢完成各种被动运动，扩大关节活动范围。

（3）肩梯训练。患儿靠近肩梯，增大肩关节屈曲活动范围，面向肩梯；增大肩关节外展活动范围，患侧肩靠近肩梯。利用手指向上方做攀爬动作，逐步扩大肩关节的活动范围。

3. 被动运动

（1）肩关节前屈。患儿取仰卧位，治疗师立于患侧，一手握住患侧腕关节处，另一手握住肘关节稍上方，然后慢慢把患儿上肢沿矢状面向上高举至最大范围（图4－98）。

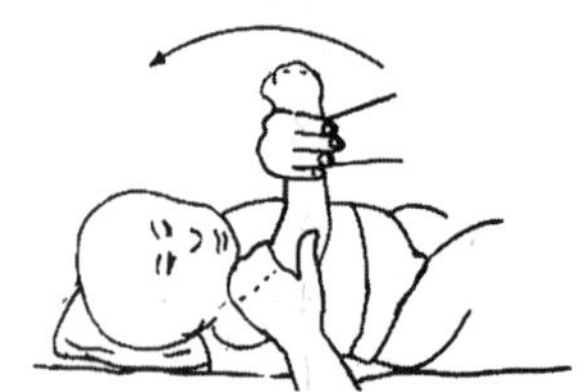
图4－98　肩部被动运动——肩关节前屈

（2）肩关节后伸。患儿取俯卧位，治疗师立于患侧，一手握住患侧腕关节处，另一手握住肘关节稍上方，然后慢慢把患儿上肢沿矢状面向上高举至最大范围（图4－99）。

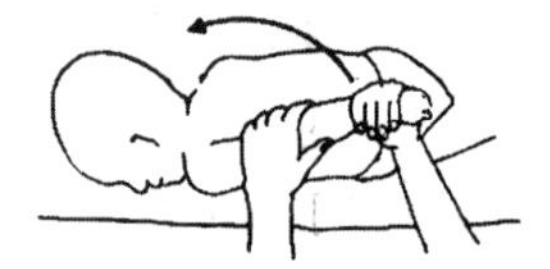
图4－99　肩部被动运动——肩关节后伸

（3）肩关节外展。患儿取仰卧位，治疗师立于患侧，一手握住患侧腕关节处，另一手握住肘关节稍上方，然后慢慢把患侧上肢沿额状面外展，但当患儿上肢被移动到外展90°时，要注意将上肢外旋后再继续移动直至接近患儿同侧耳部（图4－100）。

（4）肩关节水平内收和水平外展。患儿取仰卧位，患侧肩位于床沿，上肢外展 90°，治疗师立于患侧身体及外展的上肢之间，一手握住患侧腕关节处，另一手握住肘关节稍上方，然后慢慢把患侧上肢经由身体前方先做内收后做外展（图 4－101）。

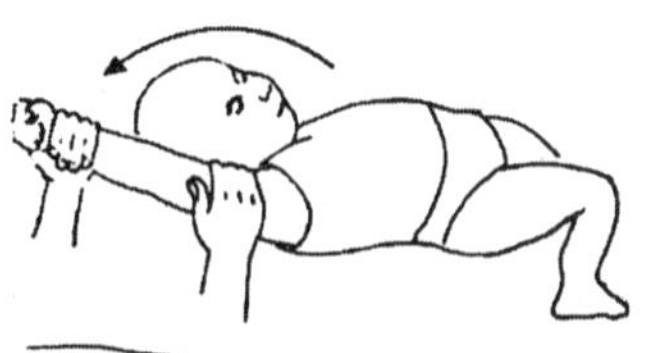

图 4－100 肩部被动运动—肩关节外展

（5）肩关节内外旋。患儿取仰卧位，患侧肩关节外展 90°，肘关节屈曲 90°，治疗师立于患侧，一手固定肘关节，另一手握住腕关节，以肘关节为轴，将患侧前臂在矢状面先后向头、向足方向运动，使肩关节被动外旋或内旋（图 4－102）。

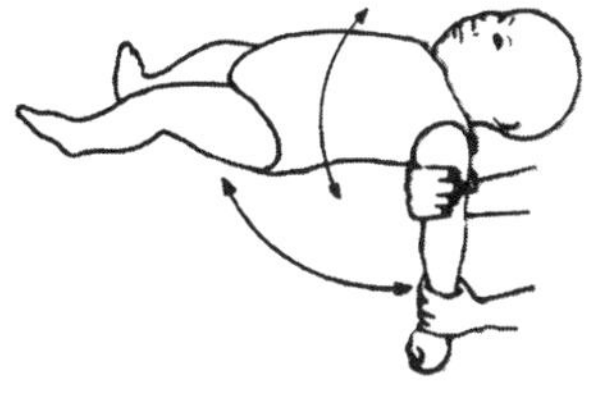

图 4－101 肩部被动运动—肩关节水平内收和水平外展

（6）肩胛骨被动活动。患儿取健侧卧位，患侧在上，屈肘，前臂放在上腹部。治疗师面对患儿站立，一手放在肩峰部以控制动作方向，另一手从上臂下面穿过，拇指与四指分开，固定肩胛骨的内缘和下角。双手同时向各个方向活动肩胛骨，使肩胛骨做上抬、下降、前伸（向外）、回缩（向内）运动，也可以把上述运动结合起来做旋转运动（图 4－103）。

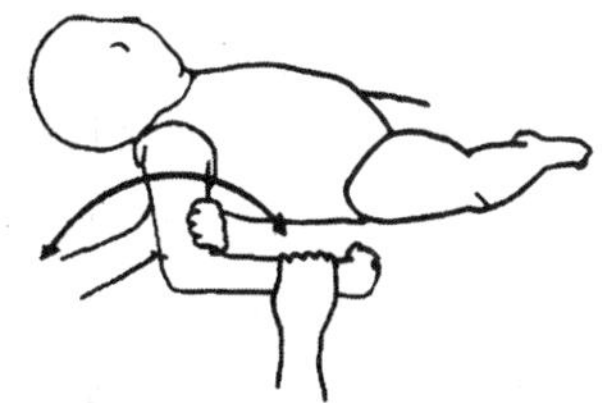

图 4－102 肩部被动运动—肩关节外旋、内旋

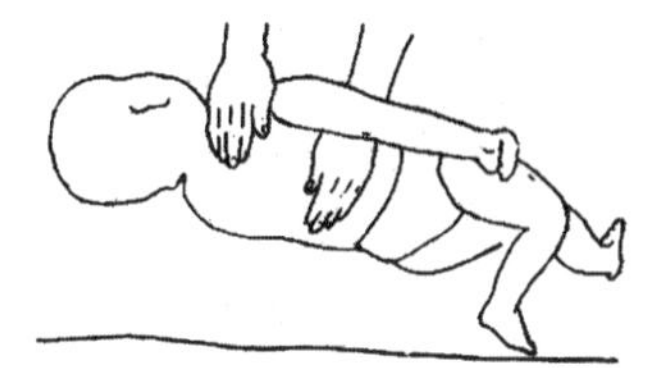

图 4－103 肩部被动运动—肩胛骨被动活动

（二）肘和前臂

1. 主动运动

主动运动基本动作为肘关节的屈曲－伸展、前臂旋前－旋后。患儿双手靠近身体，弯曲手臂触肩后再伸直。也可肘关节屈曲 90°，前臂置于桌面上，将手掌心向上和向下翻转。练习时动作要平稳，并且每个关节必须进行全范围的活动。

2. 主动助力活动

主动助力活动常用的有器械练习、滑轮练习和前臂旋转训练器等。

3. 被动运动

（1）肘关节屈曲和伸展。患儿取仰卧位，治疗师立于患侧，一手扶持患肢腕关节上方，另一手固定肱骨远端，然后慢慢把患儿前臂沿矢状面向上朝肩关节方向运动后再返回原位（图 4－104）。

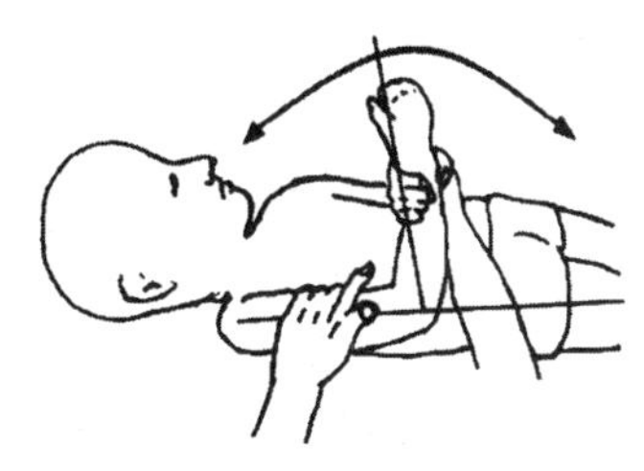

图 4－104 肘关节被动运动—屈曲和伸展

（2）前臂旋前－旋后。患儿取仰卧位，患侧肘关节屈曲90°，治疗师立于患侧，一手托住其肘后部，另一手握住前臂远端，沿前臂骨干轴线完成旋前、旋后动作（图4－105）。

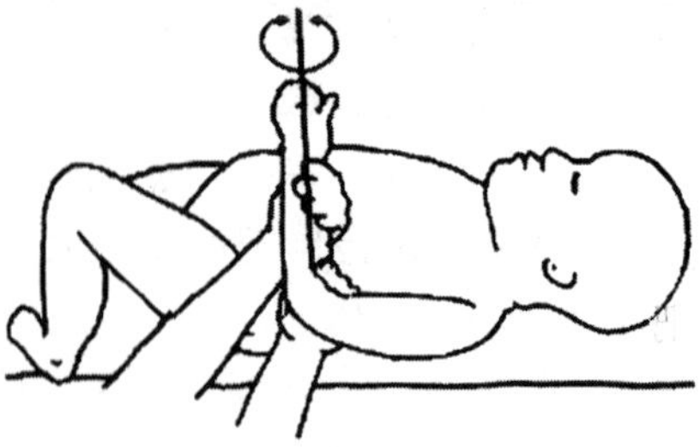

图4－105　前臂被动运动—旋前、旋后

（三）腕关节

1. 主动运动

主动运动基本动作为腕关节的掌屈－背伸、尺偏－桡偏。患儿可握住腕关节屈伸训练器，进行掌屈－背伸的训练。或在桌面上放置一个体操球，患儿将手置于球上，肩、肘关节固定，进行尺偏－桡偏的训练。

2. 被动运动

患儿取仰卧位或坐位，肘关节屈曲，治疗师一手握住患侧前臂远端，另一手抓握患侧手掌，做腕关节的掌屈－背伸、尺偏－桡偏动作（图4－106）。

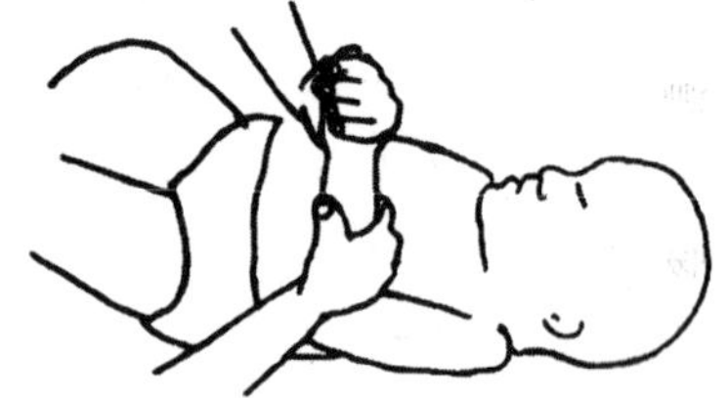

图4－106　腕关节被动运动

（四）手部关节

1. 主动运动

基本动作为掌指关节的屈曲－伸展、内收－外展，指间关节的屈曲－伸展，另外拇指还应完成对指动作。患儿可结合日常生活活动进行主动活动。

2. 被动运动

（1）掌指关节的活动。患儿取仰卧位或坐位，治疗师一手握住患侧掌部，另一手活动手指，分别做掌指关节的屈曲、伸展、外展、内收动作以及拇指的对指动作（图4－107）。

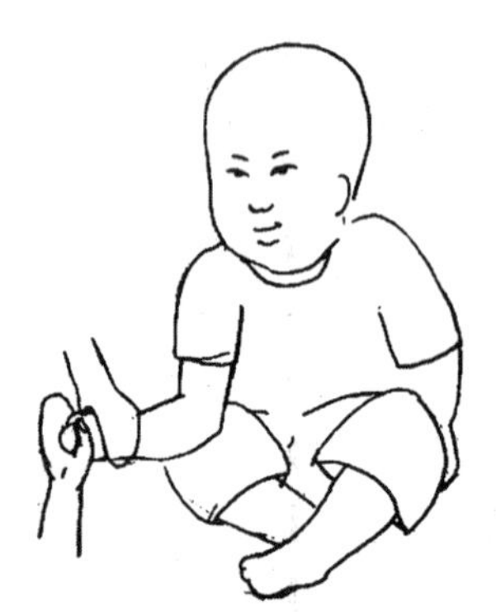

图4－107　手部关节被动运动

（2）指骨间关节的活动。患儿取仰卧位或坐位，治疗师一手握住患侧掌部，另一手活动手指，分别做近侧和远侧指骨间关节的屈曲、伸展动作。

五、临床应用——下肢活动技术

（一）髋关节

1. 主动运动

主动运动基本动作为髋关节的前屈－后伸、内收－外展、内旋－外旋。练习时要求动作平稳、缓慢，每个关节均要完成全范围的活动。

2. 主动助力活动

（1）髋关节屈曲训练。患儿取仰卧位，先将滑轮套带套在踝关节上方，再将绳通过滑轮上方，绳索两端固定把手，滑轮位于患儿正前上方，借助患儿双手握住绳两端的把手向下的拉力，完成髋关节的屈曲运动。也可以患儿取侧卧位，下方下肢稍屈髋屈膝，上方下肢放松伸直，将滑轮套带套在踝关节和大腿远端上方，再将绳通过滑轮上方，绳索两端固定滑轮套带，滑轮位于患儿上方下肢膝关节稍前上方，要求患儿用力屈髋，完成髋关节的屈曲运动。此时应注意避免患儿躯干及骨盆的摆动。

（2）髋关节内收、外展训练。患儿取仰卧位，先将滑轮套带套在踝关节，再将绳通过滑轮上方，绳索两端固定，患儿下肢在近似水平位进行髋关节内收、外展训练。

3. 被动运动

（1）髋关节前屈。患儿取仰卧位，治疗师立于患侧，一手托住腘窝部，另一手托住患侧足跟处，双手将患侧大腿沿矢状面向上弯曲，使大腿前部尽量接近患儿腹部（图4－108）。

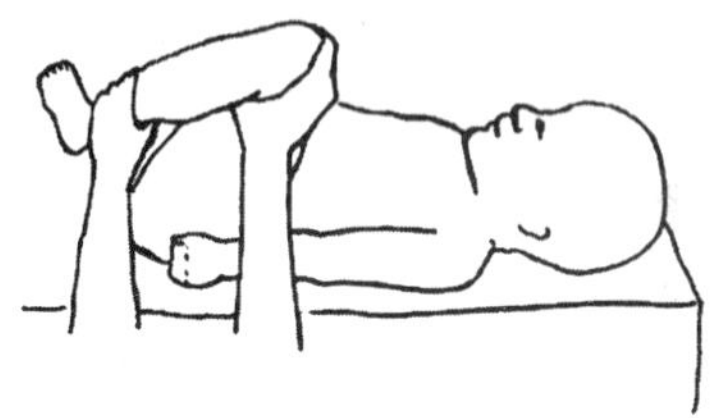

图4－108 髋关节被动运动—前屈

（2）髋关节后伸。患儿取俯卧位，治疗师立于患侧，一手从下方抓住患侧膝关节前部，另一手固定患儿骨盆，并用力向上方抬，被动伸展髋部。也可以要求患儿侧卧位，下方下肢稍屈髋屈膝，上方下肢放松伸直，治疗师站在患儿身后，一手放在上方下肢膝关节内侧托住下肢做髋关节后伸，另一手在骨盆处固定骨盆（图4－109）。

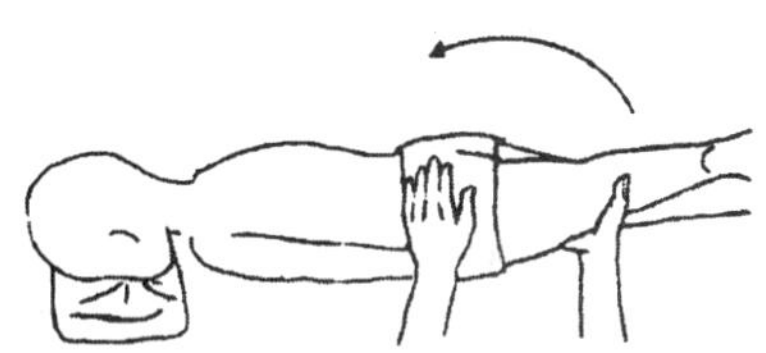

图4－109 髋关节被动运动—后伸

（3）髋关节内收、外展。患儿仰卧位，治疗师立于患侧，一手放在腘窝处托住大腿，另一手在踝关节后方托住小腿，在髋关节轻度屈曲的状态下，双手同时做下肢的外展动作，完成髋关节的外展，然后返回原来位置（图4－110）。

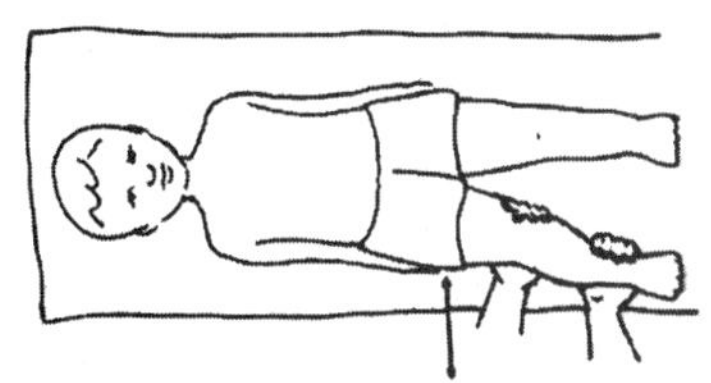

图4－110 髋关节被动运动—内收、外展

（4）髋关节内旋、外旋。患儿取仰卧位，下肢伸展位，治疗师立于患侧，一手固定患儿膝关节上方，另一手固定踝关节上方，完成下肢轴位的旋转，足尖向内侧为髋关节外旋，足尖向外侧为髋关节内旋（图4－111）。也可以让患儿屈髋屈膝各90°位，治疗师一手扶持患儿小腿近端，另一手固定足跟，以髋关节为轴，向内、外侧摆动小腿，完成髋关节的外旋、内旋。

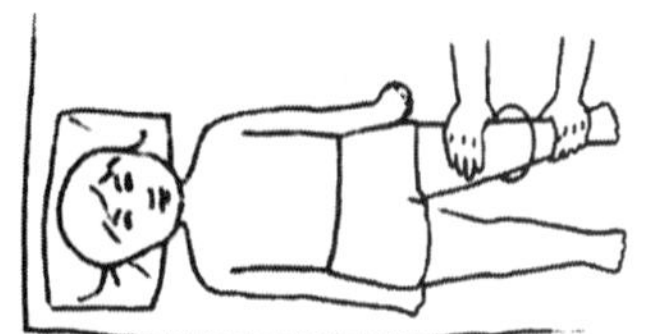

图4－111 髋关节被动运动—内旋、外旋

（二）膝关节

1．主动运动

主动运动基本动作为膝关节的屈曲－伸展。

2．主动助力活动

患儿取仰卧位，髋关节屈曲90°，先将滑轮套带套在踝关节上方，再将绳通过滑轮上方，绳索两端固定把手，滑轮位于患儿正前上方，借助患儿双手握住绳两端的把手向下的拉力，完成膝关节的伸展运动。

3．被动运动

患儿仰卧位，治疗师立于患侧，一手托住患儿腘窝，另一手握住踝关节，双手将患儿小腿在矢状面内向下弯曲，使小腿后部尽量接近大腿后部，然后返回原位，完成膝关节的屈曲、伸展（图4－112）。

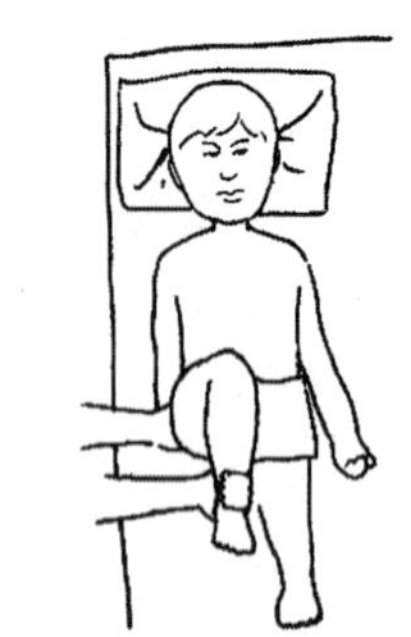

图4－112　膝关节被动运动——屈曲、伸展

（三）踝足关节

1．主动运动

主动运动基本动作为跖屈－背伸、内翻－外翻。

2．主动助力活动

患儿坐位，双足放在踝关节屈伸训练器上，用带子固定足前部，双手抓住助力杆做前后摇动。

3．被动运动

（1）踝关节背伸。患儿仰卧位，下肢伸展，踝关节中立位。治疗师立于患侧，一手固定踝关节上方，另一手掌心握住足跟，前臂掌侧顶住足底，在将跟腱向远端牵拉的同时，内收上肢，利用治疗师的前臂将足压向患儿头端。

（2）踝关节跖屈。患儿仰卧位，下肢伸展，踝关节中立位。治疗师立于患侧，一手固定患儿小腿远端，另一手置于距骨上方，下压足背，完成踝关节的跖屈（图4－113）。

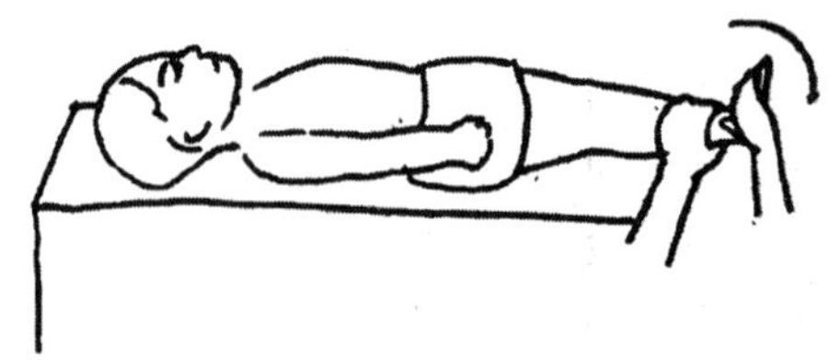

图4－113　踝关节被动运动—跖屈

（3）距下关节内翻、外翻。患儿仰卧位，下肢伸展，踝关节中立位。治疗师站在患足外侧，一手握住患儿小腿远端，另一手拇指和四指从下方分别握住足跟两侧，前臂掌侧接触足底，内翻时将足跟向内侧转动，外翻时将足跟向外侧转动（图4－114）。

（4）跗跖关节旋转。患儿仰卧位，下肢伸展，踝关节中立位。治疗师站在患足外侧，一手托住患儿足跟不动，另一手放在跗跖关节处，将跖骨先向足底方向转动，后向足背方向转动（图4－115）。

（5）跖趾关节屈曲、伸展。患儿仰卧位，下肢伸展，踝关节中立位。治疗师站在患足外侧，一手握住患儿跖骨不动，另一手放在近节趾骨处将足趾先后向足背和足底方向活动（图4－116）。

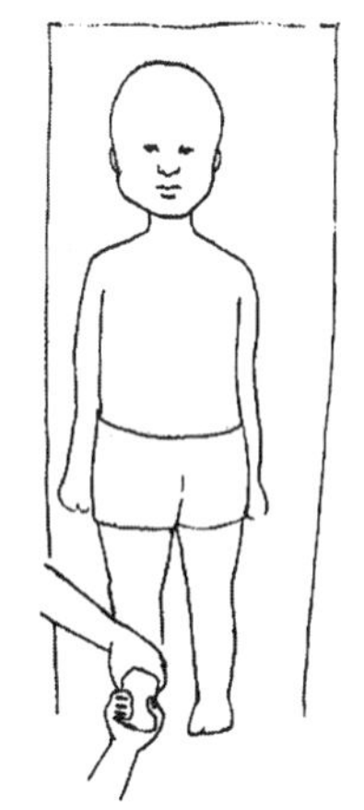

图4－114 距下关节被动运动—内翻、外翻

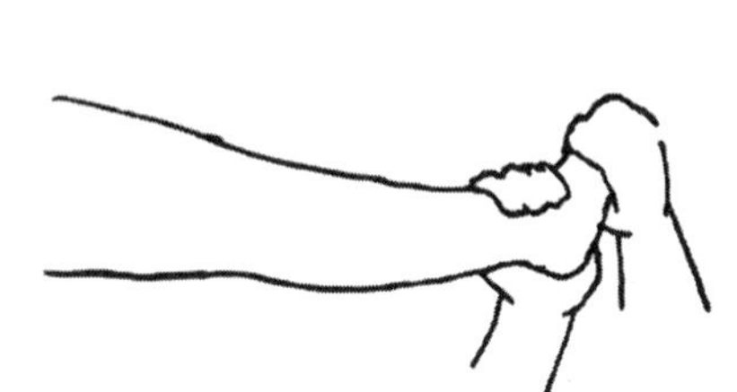

图4－115 跗跖关节被动运动—旋转

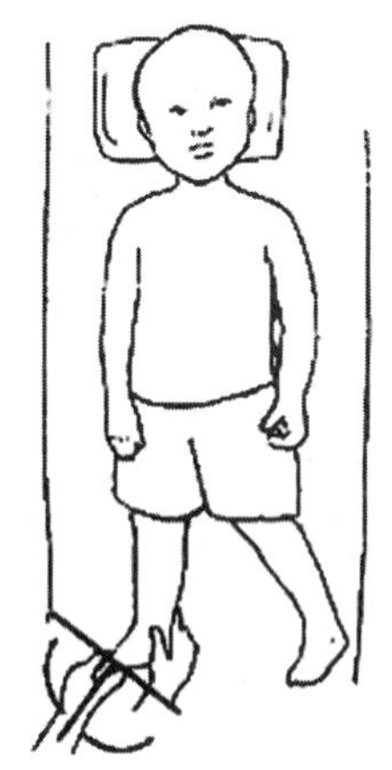

图4－116 跖趾关节被动运动—屈曲、伸展

六、临床应用——持续被动活动

持续被动运动（continuous passive motion，CPM）20世纪70年代初由加拿大骨科医生R. B. Salter等人经过一系列实验后提出，通过专用器械使关节进行持续较长时间的缓慢被动运动。主要用于防治制动引起的关节挛缩，促进关节软骨、韧带和肌腱的修复，改善局部血液淋巴循环，促进肿胀、疼痛等症状的消除，最终目的是配合肌肉功能练习等其他康复治疗，促进肢体功能恢复。

CPM最初用于膝关节人工关节术后，目前已扩大应用于人体大部分肢体关节。主要适应情况有：四肢骨折，特别是关节内或干骺端骨折切开复位内固定术后；关节挛缩、粘连松解术后；昏迷患儿用于维持正常关节活动度；关节成形术后，人工关节置换术后，韧带重建术后；创伤性关节炎、肩周炎、类风湿关节炎滑膜切除术后，化脓性关节炎引流术后；关节软骨损伤，自体骨膜或软骨膜移植修复术后。

CPM需要使用适用于具体关节的专用器械进行，关节活动幅度、速度和持续时间可酌情选择。活动幅度一般从无痛可动范围开始，以后酌情增加。根据仪器型号，所设定的运动速度也有一定差异。治疗时一般选择每分钟1个周期。根据治疗需要，使用时间不同。可以连续24 h或每次连续1 h，3次/d。疗程至少1 w或达到满意的关节活动范围。

在患儿损伤后早期，活动的速度宜慢，随后根据患儿的耐受程度和对治疗的反应逐渐增加活动的速度。选择运动的角度时要注意，早期要先从小角度开始活动，如20°～30°开始，以后逐渐增加，一般应控制在不引起患者疼痛的范围内进行活动。

（叶正茂）

第四节　限制-诱导运动疗法

限制-诱导运动疗法（constraint-induced movement therapy，CIMT）是20世纪50年代Taub等通过神经生理学研究发展起来的一种新的康复治疗方法，它的理论基础源于行为心理学、学习理论和神经可塑性理论，CIMT强调恢复（部分）受损功能，而不是代偿受损的技能。近10年，该技术在偏瘫型脑瘫患儿的应用越来越广泛，大多数研究显示CIMT治疗偏瘫患儿患手功能有较好的临床疗效。因此，对于偏瘫型脑瘫患儿，CIMT有希望成为一种非常有潜力的治疗患手功能障碍的干预手段。

一、概述

CIMT是指治疗不对称的肢体功能障碍，主要是上肢功能障碍时，使用特殊用具限制健手活动，诱导患手的各种活动，从而促进患手功能恢复的一种治疗方法。目前CIMT的形式多种多样，但都应该包括两个关键成分：①限制健手活动，不论限制设备与限制手段；②患手密集的结构化训练，不论类型。CIMT的常见形式有以下4种：①传统型CIMT。由Taub最早提出，用于治疗成人脑卒中的偏瘫。用于偏瘫型脑瘫患儿时，每天限制健手活动的时间是患儿清醒时间的90%，至少持续2 w，同时每天密集训练患手至少3 h。②改良型CIMT（modified CIMT，mCIMT）。具备限制与密集训练两个关键成分，但其他治疗参数不同于传统CIMT。变异的参数包括：限制健手用具类型，悬吊带（sling）、石膏固定（cast）、连指手套（mitt/glove）或者夹板（splint）；结构化训练的类型，塑形（shaping）、重复训练或者运动学习；治疗持续时间（每天训练时间）和持续周期（连续训练的周数）；训练地点，训练内容，训练提供者，家庭或夏令营训练，一对一或小组训练等。③综合型CIMT，以CIMT两个关键成分为基础，增加了不同程度的双手操作训练，该类型显著改变了CIMT的单侧性。④强制性使用（forced use treatment，FUT）。限制健手，而患手不需进行特殊的结构化训练。FUT与CIMT技术相关，但严格意义上不属于CIMT。目前，在偏瘫患儿中应用较多的是改良型CIMT，目的在于诱导患儿更好地配合治疗。近年，也有报道使用综合型CIMT治疗偏瘫患儿的双手功能。CIMT几乎不产生严重的副作用或治疗风险。临床随机对照研究已证实，相比传统作业治疗方法，CIMT在治疗偏瘫型脑瘫患儿的患手功能障碍方面具有明显优势，多种形式的CIMT都可以有效改善患手功能，治疗证据水平集中在Ⅱ级。

二、基本理论

（一）理论基础

20 世纪 50 年代，Taub 等将猴子前肢去传入神经，术后猴子便不会使用该侧肢体，而学会用健肢补偿失去的功能，即使功能开始恢复后，猴子还是继续使用健肢进行代偿，最终导致患肢不用，这种现象被称为“习得性不用”（learned nonuse）。Taub 等的后续实验发现对猴子的健肢限制一段时间，且同时对患肢加入“塑形”技术后，猴子才会将使用患手的运动技能转换到自然环境中去。“塑形”指的是让患肢进行集中、大量、重复的活动以重建功能性运动技能，可以有效促进偏瘫型脑瘫患儿患手学习并掌握新技能。由于大脑结构可不断重组以适应环境要求，同时脑皮质中运动与感觉区定位的大小取决于其功能的使用情况，而 CIMT 强调反复训练以重建功能性活动，因此认为患手功能的恢复是其他脑区功能激活的结果，神经可塑性在康复训练过程中起重要作用。

（二）作用机制

中枢神经系统可塑性的形成与脑内潜伏通路和突触的启用、失神经过敏等密切相关。相关研究证明，“习得性不用”除了阻止个体在脑损伤后重新使用患手以外，还会导致支配患手的皮质感觉、运动区域面积缩小，而 CIMT 中密集、大量、重复的患手练习，可以有效诱导皮质重塑和适应性重组。因此，考虑 CIMT 是通过以下两个机制使患肢出现持续使用：①逆转“习得性不用”，使患手使用得到阳性强化，从而逆转了在急性期或亚急性期所形成的使用健手的现象；②使用 - 依赖性皮层重组（use-dependent cortical reorganization），通过持续、重复练习，增加患手使用，诱导对侧大脑半球皮质支配患手的区域扩大，同时使同侧皮层出现支配患手的新募集。只要治疗强度和持续时间达到产生“临界质量（critical mass）”的量，就可以使支配患手的皮质区域足够大，从而得到重新控制患手的能力。此外，持续反复地使用患手可增加神经元兴奋性，使相应脑皮质区域在一定刺激下更易诱发运动的发生，同时直接影响 α - 运动神经元，加强肌肉对运动单位的募集。

另外，还有研究发现，间质细胞源性因子 - 1（stromal cellderived factor - 1，SDF - 1）、Nogo - 蛋白受体（Nogo receptor）、Rho 激酶（Rho kinase）可能是 CIMT 促使脑缺血后神经再生的重要分子。

三、临床应用

CIMT 在儿童中的应用也需要坚持限制、诱导两个关键成分，即①限制健手；②患手进行密集、重复的结构化训练。对于儿童而言，选择合理的时机、优化 CIMT 方案可以提高支配患手的备用通路的发展，优化发展运动潜能。Taub 还提出可以把运动训练融入富有趣味性的游戏活动中，并设计成可以在家庭环境练习、由家长训练的活动，治疗师每周进行电话随访以监督治疗的开展。

（一）CIMT 适用人群

1. 患儿年龄

CIMT 最初主要应用于年龄在 2 岁以上的儿童中，儿童上肢功能的快速发育期开始于 3 岁前，他们的抓握力矩发育协调性在 8 岁时与成人相似，之后一直到青少年时期只出现轻微的发育；同时经颅磁刺激研究显示儿童的手功能在 10 岁左右达到与成人类似的运动模式；再者，考虑 2 岁以上偏瘫儿童一般具有一定站立步行能力与认知功能，可以配合指令并参与训练。

2014 年 Linda Pax Lowes 等人首次尝试将 CIMT 应用于 2 岁以内的偏侧脑瘫婴幼儿，近年来也有少量研究报道了婴幼儿友好型 CIMT（Baby-CIMT）的安全性和有效性。研究提示 Baby-CIMT 可改善偏侧脑瘫婴幼儿上肢功能，并且其效果优于 Baby-massage 和传统康复训练。但 CIMT 应用在 2 岁内的偏侧脑瘫婴幼儿资料仍然较少，关于 Baby-CIMT 的最佳限制方式、干预剂量等仍未达成共识，并且现有研究暂未阐明 Baby-CIMT 对神经可塑性及脑部受损区域功能重组的影响，因此需要更多的研究进行深入的探讨。

2. 患手功能程度

与健手功能差异为 20%～80%；同时，从完全屈曲位开始，患手腕关节可以背伸 20°以上，掌指关节伸展达到 10°以上。

选择适宜的目标人群是最大化 CIMT 疗效的关键。对于重度手功能障碍如没有腕指关节主动活动的偏瘫患儿，虽然也有研究认为可以适用 CIMT，但应该降低训练难度，避免患儿由于不能完成训练任务而感到沮丧。

（二）排除标准

挛缩或者痉挛导致的重度关节活动受限；重度的平衡、站立步行功能障碍；严重的认知障碍；严重的不可控制的医疗问题，如癫痫发作期等。

（三）限制健手工具的类型

可以随时解除，透气性佳，舒适感好的可调节性限制手套。建议限制腕指关节活动为主，使站立步行平衡能力欠佳的患儿在紧急情况下可以使用健手维持平衡，避免摔倒受伤。有报道指出，使用石膏长时间固定健手容易导致患儿沮丧，因而会影响他们进食、如厕等平时能够独立完成的活动，加重患儿对限制健手的抗拒心理。基于现有研究，推荐使用软质手套或定制的改良型限制性手托对 2 岁内的偏侧脑瘫婴幼儿的健手进行限制。

（四）CIMT 训练强度

每天非连续性限制健手6 h，连续2 w；限制期间对患手进行结构化训练，每天3 h，每周5 d，连续2 w。对于两岁以内的患儿，每天至少限制健手并配合“塑形”训练患手1 h，限制和训练应选择在患儿清醒的时段。治疗12个月左右后需要考虑再次进行CIMT训练。目前研究提示，CIMT后患手功能的改善效果最长可以维持1年。

（五）结构化训练类型

结构化训练可以使用“塑形”技术、重复训练或运动学习等方法，关键是训练手的操作，或提高患儿用手玩耍的能力。应该根据患手的功能程度进行相应方案的设计，训练内容和目标应与正常手功能发育里程碑相结合，随着患手功能的改善，训练目标应从基础的患侧肩、肘关节的控制性，患侧腕背伸的活动范围，逐步提高至更精细的手部活动，如各种抓握、对指动作，甚至细化于更复杂的功能性活动，如控制腕关节背伸同时进行的手指活动，前臂旋后同时进行腕、指的活动等。训练活动包括手部运动操、球类游戏、棋盘游戏、拼图、保龄球、纸牌游戏、画画、书写和进食等。一旦目标运动能够顺利完成，就通过改变对时空精确度的要求以提高难度。在整个训练过程中，注意通过口头表扬和玩具给予患儿正面的强化刺激。另外，有研究提示，增加双手操作训练可能更有效地促进患手作为辅助手的功能提高。

（六）选择合适的评价工具监控 CIMT 疗效的转化性

使用双手操作性量表，如辅助手评定（assisting hand assessment，AHA）评价患手功能的提高可否转化为双手操作能力的改善；使用父母问卷，如儿童活动日志问卷（pediatric motor activity log，PMAL）评价偏瘫患儿的日常生活能力的改善程度。需要注意的是，CIMT的治疗核心是提高患手使用的自发性，而所有临床测试仅能提供患儿有意识使用患手的表现情况。因此，也可以考虑在国际功能残疾健康分类（International Classification of Functioning，ICF）框架下对偏瘫患儿患手的结构与功能、手部活动度和参与能力进行全面评估，如在单手操作、双手协作等评估基础上增加患儿社会生活能力和家长感知情况的评价，表面肌电检测患手活动情况等，以更好地评价CIMT的临床疗效。

四、注意事项

应用CIMT治疗偏瘫患儿的患手功能，可能产生皮肤过敏和行为问题等不良反应。因此，限制方式的选择是使不良反应最小化的关键，良好的限制工具应该是既舒适透气又简单实用，重点是达到友善地限制健手的目的，能得到患儿及其家庭的社会心理认同，而且方便穿戴，能够减少患儿跌倒损伤的风险。CIMT的动物实验提示，限制健手

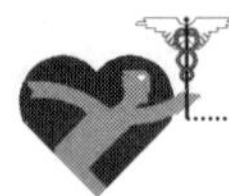

后患手所获得的功能需要转换才能应用在自然环境中。因此，CIMT 的治疗十分强调在家庭环境中开展，只有把患儿的自然生活环境作为干预的首选处所，才能使患儿的功能在实际生活情景中得到更多的实践，理论上才能更好地体现 CIMT 技术的临床实践效能，同时也利于家长对治疗的配合。

CIMT 可以有效提高偏瘫型脑瘫患儿的患手功能，治疗证据水平高，可以把该技术推广应用在脑外伤、脑炎后遗症、臂丛神经损伤的偏瘫患儿人群中。在遵循偏瘫患儿康复指引的基础上，CIMT 应作为常规疗法在偏瘫患儿中推广应用。但目前 CIMT 儿童临床应用研究所涉及的治疗参数差异性太大，因此，现阶段还没有证据显示不同治疗参数对治疗效果的影响如何，比如什么形式的 CIMT 治疗效果最佳，什么类型和多大剂量的训练能够取得最好的功能改善等问题，还需要进一步深入研究。

（何　璐　程亚慧　周洪宇）

第五节　神经调控技术

一、概述

世界神经调控学会（International Neuromodulation Society，INS）将“神经调控技术（neuromodulation）”定义为利用植入性或非植入性技术、电或化学手段改善患者生活质量、提高神经功能的一项技术。无创神经调控技术（noninvasive brain stimulation，NIBS）作为一种无痛、无损伤、轻度副作用的非侵入式物理治疗手段越来越受到青睐，在成人精神、心理障碍治疗中发挥的积极作用已经得到了临床与实证的检验，这为将其引入儿童康复治疗提供了可靠的依据。目前临床上常用的无创神经调控技术主要包括经颅磁刺激和经颅直流电刺激，多应用于患有脑性瘫痪、注意缺陷多动障碍、孤独症谱系障碍、精神障碍、语言迟缓和抽动障碍的儿童中。

二、基本理论

（一）经颅磁刺激（transcranial magnetic stimulation，TMS）

根据电磁感应原理，由储能电容向刺激线圈快速放电，产生的脉冲磁场将磁信号透过颅骨传递，在刺激部位产生感应电场，产生一系列的生理生化反应。TMS 的磁信号可以无衰减地刺激到神经元，产生兴奋或抑制作用。根据刺激模式，TMS 分为单脉冲 TMS（single TMS，sTMS）、成对 TMS（paired TMS、pTMS）、深部 TMS（deep TMS，dTMS）、重复 TMS（repetitive TMS，rTMS）和 θ 爆发刺激（theta burst stimulation，TBS）模式。

其中TBS依据刺激间隔时间不同可分为间歇性复合刺激（intermittent TBS，iTBS）和连续性复合刺激（continuous TBS，cTBS）。临床最常用的是rTMS，在神经元的不应期也可以进行刺激，从而产生累积效应，能调节皮质兴奋性，实现皮质功能的区域性重建。rTMS在刺激后30～60 min内仍然存在这种效应，称为刺激后效应。刺激频率可分为高频和低频，小于1 Hz为低频（抑制作用），大于1 Hz为高频（兴奋作用）。rTMS主要有以下4种功能：①调节大脑皮层的兴奋性；②调节脑部和神经递质的分泌（如谷氨酸、γ－氨基丁酸、5－羟色胺、多巴胺）；③一定程度地修复未完全受损的神经细胞；④促进神经因子的分泌；⑤调节脑部血流量。

（二）经颅直流电刺激（transcranial direct current stimulation，tDCS）

tDCS利用恒定的弱直流电（1.0～2.0 mA）对神经元膜电位进行阈下调节并改变大脑皮质兴奋性。tDCS由阴、阳两个表面电极构成，称为极性特征。不同的参数设置（如极性、刺激部位、电流强度和刺激方式等）可产生不同的生物学效应。tDCS同样存在刺激后效应，其效应时间可长达1 h。tDCS主要有以下3种功能：①膜电位极化的改变，阳极的直流电刺激促进神经元电位去极化，增加皮质兴奋性，而阴极则相反。②突触重塑：直流电刺激皮层神经元后可引起突触重塑，突触效能增强后提高神经通路的信号转导效率，进而提高认知功能。③功能连接：tDCS能够调节受刺激皮层和与之相联系的脑区功能连接，增强神经环路的认知加工能力。

三、临床运用

由于NIBS是对大脑的特定区域进行非侵入性刺激，因而常常需要对大脑皮层进行定位，常用的定位技术主要有以下3种：①解剖部位定位，临床上最常用的定位方法，一般利用脑电图10－20定位系统（electroencephalogram 10/20 system）或头颅部位识别进行定位，操作简便且经济适用。②光学跟踪MRI导航定位，采用动态光学跟踪定位系统，配合磁共振检查，在整个操作过程中提供三维动态影像，使定位更加准确，但整体操作较为烦琐且价格昂贵。③机器人导航定位，预先设置刺激点，机器人会自动定位、跟踪、监测并调节线圈的最佳位置，但价格昂贵。

（一）脑性瘫痪

有研究推荐rTMS治疗脑瘫证据水平为B级，虽暂未推荐具体方案，但其有效性已得到证实。此外，TMS在脑瘫的临床诊断、评估及预后中发挥着重要的作用。通过sT-MS和pTMS可获得皮质脊髓束和脑功能的相关参数，其可用来研究皮质脊髓束的投射方式、发育程度和大脑皮质可塑性等。《儿童脑性瘫痪经颅磁刺激治疗专家共识》提出，大于2岁各分型、分级脑瘫患儿均可应用TMS治疗并从中获益，小于2岁的患儿应慎用，如必须使用，则需要听力保护。其推荐每次治疗时间为20 min，每天治疗1次，每周 5 ～ 7 次，4 ～ 6 w 为 1 个疗程，间歇 1 ～ 2 w 后开始下一疗程。rTMS 可改善脑瘫患儿的粗大、精细运动功能及平衡能力、缓解痉挛、控制不随意运动、提升认知和语言功能、改善吞咽功能等。此外，rTMS 可联合限制 - 诱导运动疗法、核心肌力训练、虚拟现实训练、针灸等多项干预措施治疗脑瘫，提高康复疗效。刺激部位大多选用初级运动皮层（M1）区，但由于脑区间复杂的相互作用机制，而且目前关于不随意运动型、共济失调型和混合型脑瘫的研究较少，相关参数的设置暂未明确。

痉挛是脑瘫最常见的症状之一，也是 tDCS 应用于脑瘫的关键靶症状。目前 tDCS 的操作多将阳极放在 M1 上，阴极放在眶上区域。电流强度范围为 0.3 ～ 2.0 mA（最常见的是 1 mA），持续时间长达 20 min。研究发现，tDCS 可改善偏瘫患儿的上肢痉挛，提高肩外展被动活动度；tDCS 可改善共济失调型脑瘫患儿的平衡功能，增加行走速度。阳极 tDCS 联合虚拟现实训练可使痉挛型双瘫患儿运动皮层可塑性显著改变，运动诱发电位的振幅增加，对步速和粗大运动功能产生更积极的治疗效果。目前利用 tDCS 治疗脑瘫的研究较少，但其耐受性良好，可作为辅助治疗或联合治疗的应用，值得进一步探索。

（二）孤独症谱系障碍（autism spectrum disorder，ASD）

有研究发现 ASD 患儿的神经微柱结构发育异常，以额叶皮层较为典型，低频 rTMS 可刺激并修复这一结构，明显改善 ASD 患儿多种任务下的注意选择、面部识别和视听觉的统合能力。rTMS 治疗 ASD 多选择背外侧前额叶（dorsolateral prefrontal cortex，DLPFC）为靶点，也有刺激内侧前额叶（mPFC）、顶叶（PC）和颞上沟（STS）等。研究发现，阴极 1 mA tDCS 刺激患儿左侧 DLPFC，可提高其社会交往能力且效果持续 6 个月；阳极 0.4 mA 刺激患儿左侧 DLPFC，可改善其语法使用障碍和运动规划能力；这可能与 tDCS 能够重新配置 ASD 患儿的大脑网络，调节其功能连接模式的非典型性，降低其大脑的慢波段等作用相关。可见，tDCS 治疗 ASD 受刺激强度、频率和极性等不同参数的影响，目前还需要更多研究对定位、频率、有效性等进行验证。

（三）注意力缺陷与多动障碍（atention deficit hyperactivity disorder，ADHD）

低频 rTMS 可通过对运动皮层的抑制作用，恢复抑制控制缺陷的皮层功能，改善多动、冲动等症状；高频 rTMS 作用于皮层运动区或 DLPFC 可诱导调节内源性多巴胺释放到尾状核，增加皮质的兴奋性，提高额部脑功能，改善注意力缺陷。ADHD 儿童的 rTMS 治疗，目前多为低频治疗，且联合治疗效果优于单一药物治疗。

tDCS 治疗 ADHD 患儿最常见的靶区是 DLPFC 和额下回（inferior frontal gyrus，IFG），而阳极 tDCS 是最常用的方案。tDCS 刺激前额叶可增加 ADHD 患儿通常减少的纹状体多巴，增加 ADHD 患儿的功能性脑连通性，影响与工作记忆表现相关的整个神经网络。阳极 tDCS 刺激左侧 DLPFC，可改善 ADHD 患儿的注意力、反应速度、认知灵活性、工作记忆准确性以及抑制控制功能。

（四）多发性抽动综合征（Tourette syndrome，TS）

TS临床特征为慢性、波动性、多发性运动肌的快速抽搐，并伴有不自主发声和语言障碍，以肢体抽动及喉中发出怪声或口出秽语为主要临床表现。可能与皮质－纹状体－丘脑－皮层环路的功能障碍有关。使用rTMS、tDCS均可引起相应区域的血氧水平依赖改变，主要机制主要有：①减少区域内的皮层兴奋性，如补充运动皮层（supplementary motor area，SMA）和初级运动皮层（primary motor cortex，PMC）；②增加抑制回路的参与，增加皮层区域和相关更深结构之间的连通性。应用rTMS、tDCS可能改变皮质区域兴奋/抑制的平衡，改善TS患者的症状。

研究发现，对TS患儿的双侧SMA或双侧顶叶进行rTMS刺激后，耶鲁综合抽动严重程度量表评分显著降低。目前关于tDCS治疗TS患者的相关研究很少，有限的证据表明，tDCS可使TS患儿的抽动频率降低，但同rTMS一样，仍需大样本的临床试验。

（五）癫痫

低频rTMS能降低大脑皮质兴奋性，从而抑制癫痫的发生。有研究发现，0.5 Hz TMS虽然没有改变癫痫发作频率，但减轻了发作严重程度（脑电图尖棘波明显减少），说明rTMS对癫痫所致的脑损伤有神经保护作用。

tDCS治疗癫痫的基本原理主要是应用阴极刺激促使皮质神经细胞超除极，抑制局部痫样放电，从而达到减少临床癫痫发作的目的。对于药物难治性的痉挛发作癫痫患儿，双侧顶区的tDCS治疗可能减少发作频率。从目前的研究来看，一般采用阴极刺激癫痫放电的峰值点，刺激强度为1～2 mA，单次治疗时间多为20 min，患儿经过治疗后发作均较前有不同程度的改善，并且耐受性良好。根据现有的证据，tDCS可以有效控制癫痫发作和减少异常癫痫样异常放电，然而由于其刺激的靶点局限于皮质，故对大脑深部位置的病灶疗效欠佳。

（六）其他

1. 抑郁症（major depressive disorder，MDD）

MDD在中国儿童和青少年群体中的患病率已达1.3%，且不易被诊断，易诱发患儿自杀，严重威胁到儿童的身心健康。目前，以神经调控技术为代表的物理治疗也逐渐地被临床采纳与应用。神经影像学提示，抑郁症患者的认知和情感障碍可能是由于前额叶认知和情感功能区活动不平衡所导致，主要体现在其左侧DLPFC代谢减退、右侧DLPFC代谢亢进。应用rTMS可增强患者左侧DLPFC兴奋性，抑制患者右侧DLPFC兴奋性。rTMS在儿童抑郁症治疗与康复中已经形成了较为成熟的体系，疗效也在临床上得到了认可。tDCS在儿童抑郁症治疗中的应用仍旧处于摸索阶段，其应用在成人患者中的治疗方案可尝试被借鉴至儿童或青少年患者中，但刺激强度、治疗时长、靶点定位等需做调整。

2．广泛性焦虑症（general anxiety disorder，GAD）

GAD 是儿童情绪障碍中的常见类型，患儿多表现为注意力难以集中，学习成绩下降，并可能伴有疲倦、胃痛、心动过速等其他症状。放松训练可对 GAD 患儿取得满意疗效，加用 rTMS 治疗，其疗效优于单纯药物治疗和放松训练。

3．强迫症

强迫症影响全球 1%～3% 的儿童，目前较少有明确指南或共识推荐使用 TMS 治疗儿童/青少年强迫症患者。强迫症患儿边缘回、额叶和颞区的活动水平在情绪处理过程中显著增加，近期的研究中更是强调了颞区与儿童强迫症的关系，提示应进一步探索儿童/青少年强迫症的 rTMS 治疗方案，评估 TMS 用于治疗低龄患儿的安全性、耐受性和疗效。

4．儿童精神分裂症（childhood-onset schizophrenia，COS）

COS 患儿起病于 13 岁之前，是致残率较高的精神障碍。tDCS 可显著改善成年精神分裂症患者的幻听、阴性症状及认知功能等，但能否改善儿童少年精神分裂患者的症状并不确切。有研究利用高精度 tDCS 在左颞顶叶连接部位予以 2 mA 阴极刺激，发现对患有持续性幻听的精神分裂症患儿有较好的临床疗效，其中一例 16 岁受试者幻听症状评估分数减少 65%，且表现出良好的耐受性。

5．阅读障碍（dyslexia）

阅读障碍是学龄儿童常见的发育行为问题之一，个体没有明显的感觉障碍、认知缺陷、神经系统障碍，但存在阅读困难，阅读成绩明显低于相应年龄应有水平，现阶段主要干预方式为阅读训练。目前的研究探索了 tDCS 刺激左右顶颞区或联合行为干预对患者阅读功能改善的影响，tDCS 联合阅读训练对罹患阅读障碍的儿童和少年有长期的积极作用，效果可达治疗结束后 6 个月，可能机制为 tDCS 可调节突触可塑性，从而持续性改善患者阅读能力。tDCS 不同极性刺激对阅读能力可产生截然相反的影响，左顶颞区阳极/右顶颞区阴极的 tDCS 刺激可使阅读精确性明显提升，而左顶颞区阴极/右顶颞区阳极组的阅读错误增加。

四、注意事项

（一）安全性和耐受性

神经调控技术应用的绝对禁忌证是有人工耳蜗或颅内植入物，因其可受激发产热造成组织损伤，甚至可能发生移位和退磁。相对禁忌证包括：颅内压增高、颅内感染和出血性疾病的急性期、癫痫病史（谨慎使用高频强刺激）等。TMS 的最强磁场是 1.5～2 T，远远低于 MRI 和其他临床研究扫描 3T 的磁场强度。虽然 TMS 与 MRI 相比靶目标更局限，但磁场体积小，且随距离增加成倍地减小，因此使位于线圈厘米之外的组织不受影响。TMS 设备的基本要求也表明，单个或成对脉冲不会损伤脑组织。此外，还应注意以下问题：①囟门未闭的脑瘫患儿皮层兴奋性较高，治疗时不适感增加、配合度较差。即使患儿大于 2 岁，若囟门未闭也应慎重使用 TMS。②脑瘫合并癫痫并不罕见，对可疑癫痫发作的患儿，应进行大于等于 30 min 清醒 + 浅睡眠期的常规脑电图筛查。符合癫痫诊断的患儿建议先行抗癫痫治疗，待病情稳定后再应用 TMS 治疗。

tDCS 安全性的研究发现其主要副作用是刺痛（28.6%）、瘙痒（28.6%）、急性情绪变化（42.9%）和烦躁不安（35.7%），其中大部分为轻度。也有研究预估 2 mA 的电流儿童也能够很好地耐受。目前有关 tDCS 对脑瘫患儿康复效果的研究最长的时间仅仅 6 个月，无法探明其是否存在更深入的、潜伏的、长期的对大脑有害的神经生物学影响。

（二）设备和操作

需要注意的问题主要有：①参数设置，与治疗时程和功效有关的参数设置及评价应根据患儿的临床表现和功能障碍。②靶点定位，导航定位准确但较烦琐，脑电帽定位简单却粗糙，特异性欠佳。在临床上选择何种定位方法以提高 TMS 刺激部位的准确性和操作的简便性仍值得思考。③要扩大神经调控技术的临床应用，还有赖于该技术本身的深化和完善，如优化线圈结构、改善聚焦性能、提高神经刺激的定位精度，减少异常副刺激等。

（三）总结

TMS 是一种相对有噪声的设备，而 tDCS 是一种便携式的、安静的、经济的设备。目前，无创神经调控技术在国内外已广泛应用于各种神经精神类疾病，且取得了较好的疗效，但仍存在一些不足：①这两种刺激技术只能到达皮层，而深部的脑区却不能进一步触及，仍需要相关研究进一步深入。②相关刺激治疗的作用机制仍需进一步研究，一些疾病的治疗有效性仍存在争议，最佳刺激参数和大脑刺激部位仍未确定。③各个研究者所进行的试验对象较少，相关疾病的评估量表各异，使用的仪器型号不统一。④该技术不可能在所有症状领域取得显著改善，部分研究的安慰剂疗效不能排除，大型、多位点、双盲、假对照试验仍需进行，以便对疾病的神经生理学异质性有更深入的了解，从而确定合适的治疗方案并使临床效果最大化。

总体而言，与成人相比，儿童的大脑处于一个发育阶段，其可塑性十分强大。无创神经调控技术在儿童康复治疗应用中的意义是难以估量的。随着技术的不断发展，更具有价值的治疗方案将被开发，其优势也将被更全面地展现。

（王文达　张　静）

第六节　生物反馈疗法

一、概述

生物反馈疗法（biofeedback therapy，BFT）是一种无痛、非损伤和非药物性的治疗方法，主要是通过生物反馈训练建立新的行为模式，将正常的无意识的生理活动置于意识控制之下，实现有意识地控制生理活动和腺体的分泌。通过学习达到随意调节自身躯体机能，从而消除病理过程、恢复身心健康。

二、基本理论

1．生物反馈

生物反馈在神经学上是指大脑中枢根据来自神经末梢感受器的传入冲动，调整身体运动器官的活动与动作。例如，温度变化时引起的出汗反应，身体受伤时或不舒适时引起的痛反应，光线加强、减弱时瞳孔的调节，这些都是反馈过程。

2．生物反馈疗法

生物反馈疗法是通过把人体内生理活动信息用现代电子仪器予以描记，并将这些生理信息放大显示出来，转换为声、光、图像等反馈信号，患儿可根据这些反馈信号，有意识地学习调控自己的内脏功能和身体功能，达到调整机体功能的目的。建立生物反馈需要转换信号的电子仪器与人的意识参与这两个必要条件。

三、临床应用

生物反馈在医学上的应用可以分为两大类：一类是利用反馈仪的信号来补充、完善体内的反馈通路，以加强对骨骼肌运动的调节能力和内脏器官活动的随意性调节；另一类是间接作用，即通过反馈训练，改变个体的行为模式，以起到抗应激的作用。运用于生物反馈治疗的设备有肌电反馈仪、皮肤湿度反馈仪、皮电反馈仪、脑电反馈仪和脉搏反馈仪等。仪器的操作者需经过专业训练，以保证结果的可靠性和科学性。

生物反馈训练是通过影响整个应激系统而发挥其抗应激作用的，适用于长期、过强应激反应而形成的疾病。如在脑瘫康复中，肌电反馈训练肌肉力量、耐力，可缓解痉挛，提高运动功能；基于游戏的内隐式生物反馈可改善脑瘫患儿步行时的小腿肌肉激活模式；机器人步行训练中施加抵抗踝跖屈的力联合足底压力生物反馈能改善踝关节肌肉募集。可采用生物反馈训练的儿科疾病包括：脑外伤、面瘫、痉挛性斜颈、儿童多动症、孤独症谱系障碍、排尿功能障碍和大便失禁、紧张性头痛、癫痫、磨牙症、书写痉挛、言语失用症、不良习惯（异食癖、咬指甲等）等。

在实施生物反馈疗法前，须向患儿及家属解释清楚治疗方法和目的，使患儿了解仪器安全可靠，治疗中并无电流通过躯体，也无任何其他危险，此疗法主要依靠自我训练来控制体内机能，仪器监测与反馈只是初期帮助自我训练的手段，而不是治疗的全过程。以下通过最常用的肌电生物反馈为示范，列举生物反馈疗法的基本治疗步骤：

（1）在安静、光线柔和、温度适中的治疗室内，患儿取舒适坐位，全身肌肉放松，调整呼吸。反馈仪放在患儿前方小桌上，可以清楚地看到或听到仪器所发出的肌肉放松的指示信号。第一次治疗时，治疗者要亲自在旁指导，使患儿学会体验头部肌肉放松程度与反馈信号变化的关系，了解到自己的意念活动可以影响体内生理信息的变化，从而集中注意力，主动积极地参与治疗中。

（2）第一次治疗与以后每次治疗前的 5 min，记录安装电极所获基线数据或检查患儿自我训练所获成绩。

（3）训练患儿收缩与放松前臂肌肉，或训练面部肌肉活动，然后一一放松，指导患儿观察表面肌电显示仪上图形变化及方向，与此同时，倾听反馈音调变化并理解其信号的含义。

（4）要求患儿根据自动提示，进行主动肌肉收缩与放松训练，适时给予正性鼓励与奖励，例如用“好”“不错”等词加以肯定，或以言语表扬给予强化，还可以对正确的反应许以物质奖励，强化其行为。但患儿在未学会之前，反馈仪中显示出失败信号时，则应发出安慰的指导语。根据患儿耐受情况确定治疗时间。

（5）治疗师要注意调节反馈信号及阳性强化的阈值，使患儿获得自控生物指标的阳性信号占 70%，阴性信号占 30% 左右。当阳性信号达 90% 以上甚至 100% 时，即提高阈值的标准要求；当阳性信号只在 50% 左右时，降低阈值标准的要求，使训练循序渐进。

（6）每次练习的 20 ～ 30 min 内，反馈信息可中途关闭，只在开始与结束时检查肌电指标，练习完毕，指出所获成绩，布置家庭作业并提出下次实验室练习任务。

（7）每次治疗结束后，让患儿做几次肢体屈伸运动。

（8）治疗的一个疗程约 10 次，可以每周 2 次，其余 5 d 都在自己家里练习；亦可在开始治疗时每周 4 次，以后每周 1 次，巩固并随访疗效，持续 3 个月到半年。

（9）如果通过多次练习，生物反应指标无明显变动，应该与患儿交谈是否已了解练习的目的与方法；如果不是理解与技术中的问题，应考虑另择反馈性生物指标。

四、注意事项

（1）应事先告知患儿及家属可能出现一些暂时性的躯体感觉，如四肢沉重感、刺痛感、各种分泌的增加、精神不振、飘浮感等，以免引起家属不必要的恐慌和焦虑。

（2）与医院里常用的治疗仪不一样，生物反馈仪不能直接治病，它只是告诉你身体的状态，改变或维持这种状态需要患儿主动寻找适当的方法。

（3）并非所有控制失调性疾病都能使用生物反馈来治疗，只有因反馈联系障碍所导致的控制失调性疾病才能用生物反馈术治疗。也就是说，只有反馈仪信号能可靠地反映控制失调状态的那些疾病，才能作为矫治对象。

（4）操作者需经过专业训练，以保证结果的可靠性和科学性。

（徐开寿　张　静　严晓华　何昭瑶）

第七节　电　疗　法

应用电来治疗疾病的方法称为电疗法（electrotherapy）。电疗法按照所应用电流的不同频率分为三大类：①低频电疗法，采用频率为 0 ～ 1000 Hz 的电流，包括感应电疗法、经皮电神经刺激、神经肌肉电刺激、功能性电刺激、电兴奋疗法、间动电疗法等。②中频电疗法，采用频率为 1 ～ 100 kHz 的电流，包括等幅中频电疗法、调制中频电疗法、干扰电疗法、音乐电疗法、波动电疗法等。③高频电疗法，采用频率在 100 kHz 以上的电流，包括短波疗法、超短波疗法、分米波疗法、厘米波疗法、毫米波疗法等。其他电疗法包括静电疗法和高压交变电场疗法等。

一、低频电疗法

（一）基本理论——低频电参数及其意义

1. 交流电

交流电指电流的方向与强度不断地随时间而发生变化的电流。

2. 脉冲电流

脉冲电流指电流或电压按一定规律反复地在一电位水平瞬间出现，然后瞬间消失的电流。

3. 常见低频电流波形

常见低频电流波形如下，①正弦波：波形呈正弦规律变化的电流。②方波：将直流电不断通断所获得的波形呈矩形或正方形的电流。③三角波：波形缓升缓降呈三角形的电流。④调制波：一种频率较高的电流的幅度和频率，随着一种频率较低的电流的幅度变化而改变，称为调制。受控制的电流（即频率较高的电流）称被调波，控制电流（即频率较低的电流）则称调制波。⑤梯形波：波形类似等腰梯形的电流。

4. 波宽（$t_{宽}$）

方波的波宽是指脉冲的持续时间，三角波的波宽是指脉冲上升的时间。

5. 脉冲上升的时间（$t_{升}$）

脉冲上升的时间指脉冲电流从脉冲起点上升至波峰顶点的时间。

6. 脉冲下降的时间（$t_{降}$）

脉冲下降的时间指脉冲电流从波峰顶点下降至脉冲终点的时间。

7. 有效波宽

三角波的有效波宽为上升（$t_{升}$）与下降时间（$t_{降}$）波宽之和。梯形波的有效波宽为上升时间（$t_{升}$）、平顶部分时间与下降时间（$t_{降}$）的波宽之和。

8. 脉冲间歇时间（$t_{止}$）

脉冲间歇时间指脉冲电流停止的时间，即脉冲周期减去有效波宽的时间。

9. 通断比（ratio）

通断比指脉冲电流持续时间与脉冲间歇时间的比值。

10. 占空比（duty cycle）

占空比又称占空系数、占空因数，为脉冲电流持续时间与脉冲周期的比值，通常用百分比来表示。

（二）基本理论——生理和治疗作用

1. 兴奋神经肌肉

低频脉冲电流的方向和强度不断发生变化，可刺激细胞膜，使细胞膜通透性发生变化，膜内外的离子浓度和电位改变，破坏膜的极化状态，引起除极化，形成动作电位，发生兴奋，引起肌肉收缩。

2. 促进局部血液循环

50 Hz 电流作用于人体时可较好地促进局部组织血液循环。其作用机制包括轴突反射、P 物质与乙酰胆碱的释放、组织胺的释放、肌肉代谢产物的产生，以及抑制交感神经等。

3. 镇痛

低频脉冲电流具有即时和累积性镇痛作用，其中即时镇痛作用的机制主要有以下 4 种。

（1）闸门控制学说。低频脉冲电流的作用为非痛性刺激，经感觉神经粗纤维传至脊髓；因粗纤维的兴奋阈低、传导速度快，兴奋传导至脊髓后使脊髓后角胶质细胞兴奋，关闭疼痛的闸门；细纤维兴奋阈高、传导速度慢，它所传导的痛觉冲动传入受阻，从而达到镇痛目的。

（2）体液机制。低频脉冲电流刺激人体时，神经系统释放出内源性吗啡样物质（脑啡肽、内啡肽）而引起镇痛效应。

（3）皮层干扰假说。低频脉冲电流刺激与痛觉冲动同时上传到皮层，在皮层互相干扰而引起镇痛效应。

（4）累积性镇痛作用。低频脉冲电流多次治疗后的镇痛作用与血管扩张反应减轻局部组织的缺血和酸中毒、降低组织间水肿的张力、加速致痛物质与代谢产物的排出、营养改善等有关。

（三）临床应用——经皮电神经刺激

经皮电神经刺激（transcutaneous electrical nerve stimulation，TENS）是将电极放在皮肤表面，通过低频脉冲电流刺激神经纤维，达到治疗目的，广义上任何利用表面电极的电刺激都可以称作 TENS。

1. 治疗作用

（1）缓解各种急慢性疼痛。不同参数的电流的镇痛作用略各有不同。一般来说，兴奋神经粗纤维最适宜的电流是频率 100 Hz、波宽 100 μs 的方波。不同类型仪器输出电流的参数不同，镇痛的速度、时间和强度不同。通用型治疗仪输出频率 75 ～ 100 Hz、波宽 10 ～ 150 μs 的电流，镇痛作用较快但短暂；针刺型治疗仪输出频率 1 ～ 10 Hz、波宽 150 ～ 500 μs 的电流，镇痛作用较慢，但持续时间较长；暂时强烈刺激型仪器输出频率 150 Hz、波宽大于 300 μs 的电流，镇痛作用较深，但较短暂。电流强度对镇痛的效果影响大，低强度的电流无法激活足够数量的感觉神经粗纤维。因此，治疗中应尽可能将强度设定在患儿的最大耐受水平，即主观感觉舒适的最大强度。

（2）兴奋神经肌肉组织。TENS 对于运动神经有兴奋作用。1 ～ 10 Hz 的频率可以引起肌肉的单个收缩；20 ～ 30 Hz 可引起肌肉的不完全性强直收缩；40 ～ 50 Hz 可引起肌肉的完全性强直收缩。

（3）促进局部血液循环。

（4）促进骨折、伤口愈合。

2. 治疗技术

（1）设备。一般经皮神经电刺激治疗仪为微型仪器，单通道或双通道输出两种，可随身佩戴。还有大型 TENS 仪器，有 4 ～ 8 个以上通道输出，供医院集中使用。采用粘贴型一次性电极。

（2）操作方法。治疗时将 2 个电极对置或并置于痛点、穴位、运动点、神经走行部位或神经节段。根据治疗需要选择电流频率、波宽、治疗时间。一般每次 20 ～ 30 min，每日 1 ～ 2 次，可较长时期连续治疗。

（3）注意事项。治疗前，先检查皮肤状态，避免在破损皮肤的表面进行电刺激；治疗时，先施以弱电流消除儿童恐惧，再将电流调到治疗量；治疗过程必须有家长和医护人员监护。

（4）经皮电神经刺激在临床上主要应用于脑瘫、颅脑外伤等中枢神经系统损伤儿童，促进其肌肉收缩、痉挛缓解以及骨关节、软组织的炎症与疼痛消散和镇痛；禁用于植有心脏起搏器者和颈动脉窦部位。

（四）临床应用——神经肌肉电刺激

应用低频脉冲电流刺激神经肌肉引起肌肉收缩的治疗方法称为神经肌肉电刺激

（neuromuscular electrical stimulation，NMES）。刺激失神经肌肉的疗法称为失神经肌肉电刺激，亦称电体操疗法。刺激痉挛肌及其拮抗肌的疗法称为痉挛肌电刺激（即为 Hufschmidt 电刺激）。

1. 治疗作用

（1）加速神经再生和传导功能恢复，促使失神经支配肌肉恢复运动功能。

（2）肌肉收缩的泵效应可改善肌肉本身的血液循环，减轻失水和代谢紊乱，防止、延缓或减轻失用性肌萎缩和挛缩的发生，抑制肌肉纤维化和硬化。

（3）对痉挛肌的拮抗肌进行刺激，引起拮抗肌收缩，使痉挛肌张力下降。

（4）先后对一组痉挛肌和拮抗肌进行刺激时，可使痉挛肌与拮抗肌的肌张力达到平衡（痉挛肌电刺激疗法）。具体机制为：电刺激作用于痉挛肌时，痉挛肌进一步强烈收缩，为避免收缩过于剧烈引起肌肉损伤，高尔基感受器被兴奋冲动传入脊髓，经中间神经元传至相应的前角细胞，反射性地引起痉挛肌本身的抑制，从而缓解痉挛；电刺激作用于拮抗肌时，通过交互抑制作用（即某块肌肉兴奋时，其拮抗肌将受到抑制，如屈肌兴奋收缩时，对应的伸肌被抑制伸展），可使痉挛肌松弛。

（5）刺激平滑肌可提高张力。

2. 失神经肌肉电刺激治疗技术

（1）设备。采用能输出三角波、方波的低频脉冲电疗仪，电流频率 0.5～100 Hz，波宽 1～1000 ms，脉冲上升和下降时间均可调，电流输出强度 0～100 mA，调制频率 1～30 次/分。有的仪器有自控断续装置。最好能采用一次性电极。

（2）治疗参数。低频脉冲电流中的方波具有兴奋正常神经肌肉的作用。若用三角波刺激正常神经肌肉，要引起同样的肌肉收缩反应，其电流强度要比方波大 3～6 倍。失神经肌肉的适应能力低于正常肌肉，进行电刺激时往往需要采用强度变化率低的三角波，这样就会只引起病患肌肉收缩，可以避免刺激正常肌肉和感觉神经。肌肉失神经程度不同时，电刺激引起肌肉收缩所需的电流阈值也不同，所以进行神经肌肉电刺激前，应先确定病变程度，以选用合适的电流参数。对已进行强度－时间曲线检查的失神经肌肉进行治疗时，可根据检查的结果确定失神经病变的程度，选定治疗电流的参数。曲线最低点所对的时限为脉冲前沿应有的宽度，曲线最低点所对的强度为合适的刺激强度。未曾进行强度－时间曲线检查的失神经肌肉治疗时可参考（表 4－1）选择脉冲参数。刺激平滑肌时常采用 $t_{升}$ 较大（100～300 ms）、$t_{降}$ 较大（80～150 ms）、频率为 0.5～1 Hz 的三角波。

表 4－1 失神经肌肉电刺激可参考的电流脉冲参数

失神经程度	$t_{宽}$（ms）	$t_{升}$（ms）	$t_{降}$（ms）	$t_{止}$（ms）
神经失用而肌肉无失神经	1	1	0	20
轻度失神经	10～50	10～50	1	50～150
中度失神经	50～150	50～150	30～100	500～1000
重度失神经	150～300	150～300	100～200	1000～3000
极重度失神经	400～600	400～600	200～300	1000～5000

（3）操作方法。患儿取舒适体位，肌肉放松，暴露治疗部位，确定需要刺激的运动点。需要注意的是，随着病情的好转或变化，运动点的位置也会发生改变，需要改变刺激的部位。选好电极和衬垫。电极放置方法主要有两种：①单极法。一个直径 3 cm 左右的电极与衬垫为主极，连接阴极，置于患肌的运动点上。另一个直径 15 ～ 20 cm 的电极与衬垫为辅极，连接阳极，置于颈背部（上肢治疗时）或腰骶部（下肢治疗时）。一般阴极作为主极，只有在阳极通电收缩大于阴极通电收缩时才用阳极作为主极。②双极法。取两个电极置于受累肌肉的肌腹两端，近端电极为阳极，远端电极为阴极。开始治疗时，按照治疗前确定的电流参数，缓慢调节电流强度，以引起明显可见的肌肉收缩（但不强烈）且无明显的皮肤疼痛为度。过强的电流刺激不但会引起患儿疼痛，而且肌肉在收缩时伴有僵抖，收缩先强后弱，治疗后仍有僵硬不适感。每次电刺激宜分段进行，一般先刺激 3 ～ 5 min，肌肉收缩 10 ～ 15 次，休息 10 min 后再刺激，如此反复 4 组，达到总共收缩 40 ～ 60 次。失神经严重者在治疗时，开始只能使其每分钟收缩 1 次，每次治疗收缩 10 ～ 15 次。病情好转后，肌肉兴奋的阈值降低，需调节改变电流的波宽和强度。必要时再做一次强度—时间曲线检查，重新确定治疗参数。病情好转后肌肉不易疲劳，可逐步增加肌肉收缩的次数，达到每组 20 ～ 30 次，缩短休息时间，延长刺激时间，使总收缩次数达到 80 ～ 120 次。一般每天治疗 1 ～ 3 次，15 ～ 20 d 为一疗程。

（4）失神经肌肉电刺激在临床上主要应用于下运动神经元损伤，如臂丛神经损伤、腓神经损伤后肌肉失神经支配、失用性肌萎缩；禁用于植有心脏起搏器的患儿以及痉挛性瘫痪等。

3. 痉挛肌电刺激治疗技术

（1）设备与治疗参数。采用能先后输出两路方波的低频脉冲电疗仪，频率 0.66 ～ 1 Hz，波宽 0.2 ～ 0.5 ms，均可调。两路脉冲电流的延迟时间为 0.1 ～ 1.5 s。

（2）操作方法。治疗时采用 4 个小电极，A 路输出的 2 个电极置于痉挛肌两端肌腱处，B 路输出的 2 个电极置于拮抗肌肌腹的两端。选用两路频率与波宽相同的电流。调节电流输出后，A、B 两路电流先后交替出现，电流强度以引起患儿肌肉明显收缩为度。治疗时间每次 15 ～ 20 min，每日 1 次，一般 20 ～ 30 d 为一疗程。

（3）痉挛肌电刺激在临床上主要应用于脑瘫、脑外伤或脊髓损伤后的痉挛性瘫痪、多发性硬化等；禁用于肌萎缩硬化症、多发性硬化进展期等。

（五）临床应用——功能性电刺激

功能性电刺激疗法（functional electrical stimulation，FES）是利用一定强度的低频脉冲电流，通过预先设定的刺激程序来刺激已丧失功能的器官或肢体，以所产生的即时效应来代替（或纠正）器官或肢体功能的治疗方法。功能性电刺激主要有如下 4 种用法：①人工心脏起搏器通过电刺激心脏以补偿病态窦房结综合征、房室传导阻滞患儿所丧失的心搏功能；②刺激膈神经以调整呼吸功能；③刺激膀胱有关肌肉以改善排尿功能；④应用功能性电刺激来补偿或纠正肢体的功能。本节内容主要为在运动功能康复治疗中，应用功能性电刺激来补偿或纠正肢体的功能。

1. 治疗作用

功能性电刺激所刺激的肌肉在解剖上具备完整的神经支配，但是失去了应有的收缩功能或失去了中枢神经的支配（如脑或脊髓损伤），其特点是可以产生即刻的功能性活动，如脑瘫患儿手部肌肉在受到刺激时，可以产生即刻的抓握动作，患儿的腿部肌肉在受到刺激时，可以产生行走动作等。同时也刺激了传入神经，经脊髓投射到高级中枢，促进肢体功能的重建以及心理状态的恢复。那些虽然也能引起肌肉收缩但没有出现功能性活动的电刺激，不能称为功能性电刺激。功能性电刺激在肌肉功能恢复治疗中的作用主要有：①刺激神经元引发肌肉收缩，②缓解肌肉痉挛，③改善中枢神经系统对运动功能的控制能力。

2. 治疗技术

（1）设备与治疗参数。采用多通道、能输出低频脉冲电流的电刺激器。脉冲电流为方波或其他波形、波宽 0.1 ～ 1 ms，脉冲波组宽度可达 1.8 s，频率 20 ～ 100 Hz，各通道的治疗参数可以分别调节。治疗时可按照某动作时各肌群收缩的程序，使各通道按相应程序同时或按一定延时先后刺激不同的肌群，使动作更完善。根据需要，也可将刺激电极与电池植入体内，由微机控制，进行长期应用。

（2）操作方法。按要求放置电极，与治疗器的各通道连接好。开始时每次刺激 10 min，每日数次；随着功能的恢复，逐渐延长刺激时间，调节电流参数，最后过渡到自主活动。

（3）功能性电刺激在临床上主要应用于脊髓损伤与脑瘫的站立步行与上肢功能障碍，马尾或脊髓损伤后的排尿功能障碍，高位脊髓损伤后的呼吸功能障碍等；禁用于植有心脏起搏器者的患儿，意识不清、软组织挛缩畸形、下运动神经元受损、神经应激性不正常的患儿也不宜应用。

二、中频电疗法

（一）基本理论——中频电参数及其意义

1. 载波

在调制波中，被低频调制的中频振荡，用于载送、传递低频信号的波形。

2. 调幅

振幅调制简称为“调幅”，是使载波按照所需传送信号变化规律的调制方法。

3. 调幅波

载波经调幅后称为调幅波。

4. 调频波

载波经调频后称为调频波。

5．差拍

差拍指两种不同频率的交流电互相重叠时，合成后的电流的频率称为差拍。

（二）基本理论——生理和治疗作用

1．能克服组织电阻，作用深度大于低频电

人体对低频电的阻抗较高，随着电流频率的增高，人体的电阻逐渐下降。人体对4000 Hz电流的阻抗约为50 Hz电流阻抗的1/77。中频电流易于通过人体，所能达到的组织作用深度也较深。人体具有电容特性，频率较高的电流较容易通过电容，中频电比低频电更容易通过电容。

2．不发生电解

中频电流作用于人体时，每一个周期的正半周与负半周内，组织内的离子都向不同方向往返移动，不能移到电极下引起电解，故电极下没有酸碱产物产生，皮肤也不会受到电解产物刺激。极少数患儿在中频电疗后出现组织损伤，可能由于电流过大、电极衬垫不平或皮肤破损而致电流密集于局部，产生热烫伤，而不是因为电解所致的电烧伤。

3．对运动神经兴奋作用不明显

周围运动神经每兴奋一次后都有一个持续1～2 ms的绝对不应期，在此期间不论给予多大强度的刺激都不能引起再兴奋。两次电流刺激间隔大于等于1 ms（电流频率小于等于1000 Hz时）才能引起第二次兴奋，中频电流的频率大于1000 Hz（振荡间隔小于1 ms），故往往不能引起周围神经的兴奋和肌肉的收缩。然而，中频电刺激也具有综合效应，即综合多个周期连续作用并达到足够强度时也能产生可传播的兴奋，可引起一次肌肉收缩。

4．对感觉神经没有强烈刺激，而镇痛作用较明显

感觉阈以上的中频电刺激时只有轻微的震颤感，电流强度增大时有针刺感，无明显不适和疼痛，持续刺激时针刺感逐渐减弱，电流强度很大时才出现束缚感。强度大的中频电流刺激引起肌肉收缩时比低频电刺激时的感觉舒适得多，如以6000～8000 Hz电流刺激时肌肉收缩阈值明显低于痛觉阈值，肌肉收缩时无疼痛感。

5．改善局部血液循环和消炎

中频电刺激后，毛细血管数局部开放增多，局部血液循环改善，促进代谢，可使水肿消散，加快致痛物质和炎症产物排出。

6．软化瘢痕、松解粘连

中频电刺激可改善细胞膜的通透性，扩大细胞或组织间隙，促进营养物质和代谢产物的流通，从而具有软化瘢痕、松解粘连的作用。

7．低中频电组合的理化作用

调制中频电流、干扰电流和音频电流等，没有低频电刺激作用表浅、皮肤刺激大、有电解作用等缺点，却同时兼有低频、中频电的优点和作用，如电流波形、频率、幅度

不恒定和变化多，治疗时患儿不易产生耐受性。

（三）临床应用——等幅中频电疗法

采用 1000 ～ 20000 Hz 的等幅正弦电流治疗疾病的方法称为等幅正弦中频电疗法，即音频电疗法。

1. 治疗作用

（1）镇痛。2000 Hz 等幅电流作用于人体后痛阈明显上升，但单次治疗的镇痛作用维持时间不长，电流强度增大常引起肌肉收缩和不适感，不易耐受，而 6000 ～ 8000 Hz 电流刺激时，肌肉收缩阈值和痛觉阈值分离，肌肉收缩时无疼痛感，故镇痛时常采用较高频率的电流。

（2）促进血液循环。加快浸润吸收，有利于消散炎症、镇痛和神经血管功能的恢复。

（3）软化瘢痕、松解粘连。音频电疗的最突出作用是可使瘢痕颜色变淡、质地变软、缩小变平，还可使粘连松动解离，血肿、硬结消散软化，以及能够明显缓解瘢痕所引起的疼痛、瘙痒等症状。

2. 治疗技术

（1）设备。采用能输出 2 ～ 10 kHz 等幅正弦电流的电疗仪。电极最好为一次性电极。

（2）操作方法。将电极对置或并置于治疗部位。治疗时间 20 min/次，1 ～ 2 次/天，20 ～ 30 次/疗程。

（3）注意事项。治疗时电极下不应有疼痛感，若出现疼痛，可能为电极与皮肤接触不良，电流集中于某一点所致，应予以纠正。等幅中频电疗仪不能与高频电疗仪同放一室，更不能在同一条电路上。

（4）临床上主要应用于瘢痕、关节纤维性强直、术后软组织粘连、肌肉纤维化、炎症后浸润硬化、注射后硬结、血肿机化、狭窄性腱鞘炎、肌纤维组织炎、关节炎、肱骨外上髁炎、神经炎、神经痛等患儿。禁用于恶性肿瘤、炎症急性期、出血倾向、局部金属异物、置有心脏起搏器者、心区、对电流不能耐受者等。

（四）临床应用——调制中频电疗法

调制中频电疗法又称脉冲中频电疗法。调制中频电流的低频调制波频率为 1 ～ 150 Hz，波形有正弦波、方波、三角波、梯形波、微分波等，中频载波频率多为 2 ～ 8 kHz。调制中频电流因调制方式不同，可分为以下 4 类：①连续调制波，调幅波连续出现；②间歇调制波，调幅波与等幅波交替出现；③断续调制波，调幅波与断电交替出现，断续出现调幅波；④交频调制波，两种不同频率的调幅波交替出现，为频率交替变化的调幅波。各种调制波以正半波或负半波的形式出现，各种调制波有不同的调幅度，调幅度为0时，中频电流没有调制，为等幅中频电流，没有低频成分。调幅度逐渐增加时，调制中频电流中的低频成分逐渐增大，刺激作用也逐渐增强。

1. 治疗作用

（1）镇痛。以调幅度为50%的100 Hz连调波的效果最好，变调波也有较好的镇痛作用。

（2）促进血液循环。断调波与连调波能较好地加强局部血液循环。

（3）促进淋巴液回流。间调波与变调波能促进淋巴回流。

（4）锻炼骨骼肌。断调波可引起正常肌肉和失神经肌肉收缩，并可防止肌肉萎缩。

（5）提高平滑肌张力。连调波与间调波可提高胃肠、胆囊、膀胱等内脏器官的平滑肌张力。

（6）消散炎症。调制中频电可促进慢性非化脓性炎症消散。

（7）神经调节。调制中频电作用于颈交感神经节可以改善大脑的血液循环，作用于脊髓下颈、上胸段可以改善上肢、心脏的血供，作用于腰段可以改善下肢的血供。

2. 治疗技术

（1）设备。采用调制中频电疗仪，能输出多种调制波形与各种调幅度的低频调制中频电流、有导电橡胶电极。电脑中频治疗仪应用微机与数控技术，内存多个按不同需要编制的多步程序处方，不必逐个参数调节，操作简单，但不能自由选择参数。

（2）操作方法。治疗时根据病情需要选定治疗部位、治疗处方，按患儿耐受来调节电流强度。

（3）临床上主要应用于周围神经损伤、失用性肌萎缩、面神经麻痹、颈椎病、骨性关节炎、肱骨外上髁炎、肌纤维组织炎、腱鞘炎、瘢痕、粘连、血肿机化、注射后硬结等。

三、高频电疗法

（一）基本理论——高频电参数及其意义

1. 等幅振荡电流

振荡电流在传播中因能量得到持续补充而不会耗尽，各质点振荡的能量保持稳定，振荡幅度没有变化。

2. 减幅振荡电流

振荡电流在传播中因能量持续消耗而耗尽，各质点的振荡能量和振荡幅度均逐渐减少，以致最后消失。

3. 传导电流

传导电流指电荷在导体中流动传导所产生的电流。

4. 位移电流

位移电流指偶极子内束缚电荷位置移动所产生的电流。

5. 介电常数

介电常数表示某介质加入电场后对电场影响的程度。真空的介电常数为1，空气的介电常数约等于1，一般物质的介电常数为40～100，皮肤的介电常数为10～20，含水量少的组织（如脂肪、骨骼等）的介电常数小于10。

（二）基本理论——生理和治疗作用

1. 对人体组织的穿透深度较深

人体对高频电的电阻和容抗均低于低频电和中频电，高频电易于通过人体电容，作用较深，其中共鸣火花疗法只达表皮，中波达皮下，线圈场短波达浅层肌肉，电容场超短波达深层肌肉和骨，分米波达深层肌肉，厘米波达皮下与浅层肌肉，毫米波只达表皮，但通过组织中大分子的谐振传送可产生远位效应。

2. 温热效应

中波、短波、超短波、分米波、厘米波疗法均可产生明显的温热效应，效应机制包括高频电流与电场作用于人体时产生传导电流、欧姆损耗而产热，产生位移电流、介质损耗而产热，以及涡电流因欧姆损耗而产热。

3. 非热效应

应用小剂量的短波、超短波、分米波、厘米波、毫米波治疗产生非热效应，此时组织温度不升高，但会造成细胞内离子、偶极子高速移动，细胞膜上带电离子浓度、细胞膜通透性发生改变，从而形成一系列生物学效应。电磁波频率越高，其非热量效应越明显。

4. 对神经系统的作用

小剂量短波和超短波可降低感觉神经的兴奋性，提高痛阈，并可促进受损周围神经的再生和传导功能的恢复。中小剂量超短波作用于头部时可能出现嗜睡等现象；大剂量超短波则可使脊髓膜血管通透性增高，可能导致颅内压增高。作用于神经节段、反射区及交感神经节部位可调节其所支配的相应区域神经、血管和器官的功能。

5. 对血液和造血器官的作用

中小剂量短波、超短波、分米波、厘米波作用于人体后，短时间内周围血液中白细胞总数增多，中性白细胞数增多。小剂量超短波有刺激骨髓造血的功能，毫米波有保护骨髓造血的作用。

6. 对生殖器官的作用

大剂量超短波、分米波、厘米波可使雄性动物睾丸发生坏死、退行性变，精子生成减少并有活动障碍，使雌性动物生育能力受损并发生早产和流产。

7. 对眼的作用

大剂量分米波、厘米波作用于眼部时易出现晶体混浊而致微波性白内障。毫米波辐射眼部则可能引起角膜上皮和基质的损伤，较大功率辐射还可引起虹膜炎和晶体混浊。

（三）基本理论——安全防护

高频电属于非电离辐射，对人体无明显伤害作用，但长期在高频电环境中的人员可能出现头痛、头晕、乏力、失眠、嗜睡、情绪不稳、记忆力减退、心慌、心律不齐、食欲减退、周围血液白细胞总数减少等现象。高频电的频率越高、功率越大，距离越近时对人体健康的影响可能越大。这些反应多属于可逆性的，可恢复正常，不会对大脑、心脏等器官造成器质性损伤。临床上为避免高频电对人体健康的不良影响，可采用如下安全防护措施：高频电疗仪器单独设于一室，室内环境避免潮湿，减少室内金属物品，以减少对高频电磁波的反射，降低室内高频电疗仪的密度；不使用漏能超过国家标准的仪器；增加高频电疗仪与常驻工作人员的直线距离；避免高频电对眼和睾丸部位的大强度辐射；妊娠期间不接受高频电疗，不在高频电环境中工作；治疗操作时不使辐射器空载或对着周围环境的人员；必要时建立屏蔽室；密切接触大强度微波者可戴微波防护眼睛或穿微波防护服；必要时请劳动卫生部门对环境中的高频电磁波辐射强度进行监测。

（四）临床应用——超短波疗法

应用超短波电流治疗疾病的方法称为超短波疗法。超短波的波长为 1 ～ 10 m，频率为 30 ～ 300 MHz。

1．治疗作用

超短波作用于人体时由于传导电流、欧姆损耗与位移电流、介质损耗，可引起明显的温热效应，作用可达深部肌层与骨。使用电容场法对脂肪层产热较多，使用线圈场法时浅层肌肉产热较多。

（1）改善局部血液循环。适宜剂量超短波所致的温热效应可通过轴突反射引起毛细血管、小动脉扩张，局部血液循环改善，组织营养增强，水肿消散，代谢产物清除。

（2）镇痛。适宜的温热效应可提高痛阈，干扰痛觉传入中枢；血流加速可改善缺血缺氧，加快清除病理产物和致痛物质；水肿减轻还可使组织张力降低。上述效应均可减轻疼痛。

（3）消散炎症。中小剂量超短波可以促进渗出吸收、水肿减轻和炎症产物排出，对炎症有良好的疗效，尤其对急性化脓性炎症的疗效显著，但在早期采用大剂量治疗则可引起肿痛加重。

（4）加速组织再生修复。中小剂量超短波可加快局部血液循环，改善组织营养，提高酶活性，增强氧化过程，并促进细胞的有丝分裂、肉芽组织和结缔组织生长加快，促使组织修复、伤口愈合。大剂量则抑制组织生长。

（5）缓解痉挛。中等强度的温热效应可通过降低神经兴奋性，减少痉挛肌肉的过度活动，缓解痉挛。

（6）调节神经功能。超短波可调节相应区域神经、血管和器官的功能，中小剂量可加速神经纤维再生，但过大剂量可抑制再生。

（7）调节内分泌腺和内脏器官的功能。超短波作用于肾上腺，可调节肾上腺皮质的功能，使皮质激素的合成增多；作用于肾区，可增加尿液的分泌；作用于胃肠，可调节胃肠运动与分泌的功能。

（8）抑制和杀灭肿瘤细胞。肿瘤细胞周围的 S 期和 M 期细胞以及乏氧细胞对热敏感，一般温度达 42.5 ℃以上即可抑制肿瘤细胞生长、分裂与繁殖，热疗与放疗、化疗综合应用时可产生相加、互补和协同作用，提高治疗肿瘤的效果。

2. 治疗技术

（1）设备。采用能输出波长 7.7 m、频率 38.96 MHz，或波长 6 m、频率 50 MHz 的超短波治疗仪。用于小部位的治疗仪的功率为 50 ～ 80 w，用于大部位或较深部位的治疗仪的功率为 250 ～ 300 W，用于恶性肿瘤的治疗仪的功率为 1 kW。脉冲超短波治疗仪的脉冲波组持续时间为 10 ～ 100 ms，脉冲周期为 1 ～ 10 ms，脉冲重复频率为 100 ～ 1000 Hz，脉冲峰功率为 1 ～ 20 kW。

（2）操作方法。电容电场法治疗时的电极放置常采用对置法和并置法。①对置法，将两个电容电极相对放置于治疗部位的两侧或上下，人体作为介质处于高频电容场中，作用较深而集中。②并置法，将两个电容电极并列放置于治疗部位的同侧，作用面积大，但较表浅。电容电场法治疗时，作用不够均匀，脂肪层产热多，通过加大电极与皮肤的间隙，可减轻脂肪过热的现象。电极与皮肤保持一定距离时，作用较深；电极直接与皮肤接触时，作用表浅且容易烫伤皮肤。

（3）剂量分级与调谐法。目前，主要根据患儿的温热感觉程度进行治疗剂量分级：①无热量（Ⅰ级剂量），无温热感，在温热感觉阈下，适用于急性炎症早期、水肿显著、血液循环障碍部位；②微热量（Ⅱ级剂量），有刚能感觉的温热感，适用于亚急性、慢性疾病；③温热量（Ⅲ级剂量），有明显而舒适的温热感，适用于慢性疾病、急性肾功能衰竭；④热量（Ⅳ级剂量），有刚能耐受的强烈热感，适用于恶性肿瘤。

治疗时应依照治疗仪输出功率、病灶部位深度与患儿温热感觉，通过调整治疗部位电极与皮肤之间的间隙来调节治疗剂量。微热量治疗时，小功率治疗仪起浅作用时，电极皮肤间隙应为 0.5 ～ 1 cm，深作用时为 2 ～ 3 cm；大功率治疗仪起浅作用时电极皮肤间隙为 3 ～ 4 cm，深作用时为 5 ～ 6 cm。无热量与温热量治疗时适当加大或减小间隙，不得按照治疗仪工作时电流表的读数或氖灯光的亮度来划分与调节治疗剂量。

调节治疗仪的输出时不管应用何种治疗剂量，都必须使治疗仪的输出谐振，即调谐。调谐就是调节治疗仪的电容或电感，使治疗仪输出电路的振荡频率与治疗仪内振荡电路的振荡频率一致，发生谐振，振荡最大，输出电流最大。如果治疗仪的输出不谐振，采用退谐法（如调节电流表读数）调节剂量，则会增加振荡电路上的电能消耗，这样既影响振荡管的寿命，又可造成能量不能充分输出，影响治疗效果，同时还增加了振荡电路向四周空间发射的电磁波，使环境的电磁波污染和干扰加重。治疗时由于患儿体位移动、电源电压不稳定等原因，输出电路会出现失谐，因此操作者应注意观察，及时调谐。治疗中患儿的温热感超过治疗要求的剂量等级时，应降低电压或增加电极与皮肤间隙而不得采用退谐方法降低电流表读数、通过减弱氖光灯亮度来减少输出强度。

（4）治疗操作。接通电源，治疗仪预热 2 ～ 3 min，选好电极，按要求将电极放置于治疗部位，按治疗剂量要求、病灶部位深度，调节电极与皮肤的间隙，将输出钮调至“治疗”挡，再调节“调谐”钮，使电流表指针上升达到最高的谐振点，用氖光灯在电极旁测试时亮度达到最亮。

急性炎症与损伤的早期应采用无热量、短时间（8 ～ 10 min）的治疗。急性炎症与损伤的吸收恢复期或慢性期则应采用微热量、10 ～ 15 min 的治疗，一般每日或隔日 1 次，10 ～ 15 次为 1 个疗程。

（5）注意事项。严格执行前述电疗安全技术要求，治疗所用电极的面积应稍大于患者部位的面积。电容电场法治疗时，对置的两个电极之间的距离不应小于一个电极的直径；斜对置的两个电极靠近电力线集中处，易形成短路，影响作用深度和均匀度。电极应与皮肤表面平行，并保持一定的间隙，作用较均匀和较深；两个电极与皮肤之间间隙相等时作用较均匀，否则电力线将集中于间隙小的部位；对表面凹凸不平的部位治疗时应加大电极与皮肤的间隙，否则电力线将集中于隆突处，容易引起烫伤。两个电极应等大，否则电力线将集中于小电极下；如病变在一侧，需要集中治疗，在病变侧使用小电极。两边肢体同时治疗时，应在两边肢体骨突起接近处垫以毡垫，以免电力线集中于骨突起处而致作用不均匀或造成烫伤。两个电极并置时电极皮肤间隙不宜过大，以免电力线散向四周空间而不能通过人体；并置的两个电极间距离应大于两个电极与皮肤间隙之和，但不应大于电极的直径，以免电力线分散，影响作用的强度与深度；两个电极间距亦不应小于 3 cm，以免电力线集中于两极间最近距离处，形成短路而使病患部位处接受的电力线减少。

治疗时两条输出电缆应互相平行且远离。更不得交叉相搭，以免交搭处形成短路，烧坏电缆，减少交搭处远端输送给患儿的能量。电缆亦不得打圈，因打圈处形成一个线圈，导线内有高频电流通过时，打圈处由于电磁感应而产生反向电流与磁场（即感抗），会减弱或抵消电缆内原有的高频电流而减少治疗剂量。头部一般不宜采用大功率治疗仪进行大剂量治疗，以免引起颅内血管扩张充血、增高颅内压、刺激半规管引起头晕或损伤眼角膜与晶体。低龄儿童进行超短波治疗时，应严格控制或适当减少治疗剂量，不应以患儿的温热感为依据。

（6）临床应用：①适应证。软组织、五官、内脏、骨关节的炎症感染，关节炎、扭挫伤、神经炎、神经痛、胃十二指肠溃疡、慢性结肠炎、肾炎、骨折愈合迟缓、颈椎病等。②禁忌证。恶性肿瘤（热量短波、超短波治疗与放疗、化疗联合应用时除外）、活动性出血、结核病、局部金属异物、植入心脏起搏器、心肺肾功能不全、颅内压增高、青光眼、妊娠等。③慎用证。结缔组织增生性疾病（如瘢痕增生、软组织粘连、内脏粘连等），以免刺激结缔组织增生，不利于疾病的恢复。

（徐开寿　严晓华　郑子良）

第八节　座椅技术

一、概述

座椅（seating），也称为座椅系统（seating system），或者姿势控制系统（postural control system），是一种具有特殊功能的椅子，主要针对不能独立维持坐位的重度运动功能障碍患儿，如重度脑瘫、脊肌萎缩症、脊髓损伤、肌营养不良等。近年，座椅技术不断发展已成为康复治疗的又一个有效选择，它为重度运动障碍患儿提供了最适合的辅助坐位支持，从而帮助他们维持舒适正确的竖直坐位，促使活动功能最大化。

（一）座椅的作用

座椅在ICF框架的三个方面直接或者间接地影响重度运动功能障碍患儿的健康、功能和生活质量。在“身体功能和结构”方面，座椅可以改善患儿的肌肉张力，呼吸、进食能力，避免发生呼吸、消化系统的并发症；提高躯体力量和控制力，促进骨骼对称性发育，防止关节挛缩；增加坐位舒适感和持续时间。在“活动”方面，座椅提高了患儿的运动控制能力，扩大了患儿的视线范围，增加了他们玩耍、学习的机会；提高双手操作物品的灵活性，加强自我护理能力，从而促进日常生活能力发育和完善，同时也利于家长对患儿的照顾。在“参与”方面，座椅促进认知功能、社会交往能力发育，提高患儿的可动性，促进患儿尽早融入社会。座椅是重度运动功能障碍患儿获得独立的关键。

（二）座椅的治疗目标

座椅的三大目标：预防、纠正、适应（异常姿势关节变形压力问题）。预防是座椅技术的第一阶段，特别是以下患儿：年龄较小的智力障碍患儿、近期颅脑损伤的患儿、患有导致残疾的慢性疾病患儿、临床症状随着年龄的增加而变化的患儿都需要及早进行干预，从而防止不良坐姿对患儿肌肉骨骼系统的不良影响。纠正是指把患儿的不良坐姿往好的方向矫正，尽可能避免不良坐姿所致的继发性功能障碍。而适应往往是座椅技术的最后阶段，因为此时患儿的骨骼变形已经固定，适应可以让患儿的坐位更舒适，个人护理更容易，并维持较长时间的功能性活动。这三大目标并非孤立的，也不是按顺序的，对于某些患儿可能需要同时实施这三大目标的治疗。

二、基本理论

良好的座椅，可以同时解决姿势控制与压力分布这两大问题。姿势控制是指控制身体或者身体节段在支持面上保持稳定，同时这个稳定姿势能够允许功能最大化而能量消耗最小化。姿势控制是神经系统和肌肉骨骼系统复杂调配结果，它是以正常姿势张力为基础的。姿势张力是指整个身体各个方面的张力合成而不是单指某块肌肉、某一关节的张力，这些张力在身体某个需要稳定的部分是增高的，而在身体某个需要活动的部分是降低的。正是这些相互矛盾的作用力的张弛，奠定了身体平衡的基础，座椅的设计正是按照力学原理设计的。姿势控制的关键是骨盆的稳定，因此，稳定中心/近端才可以改善不良的姿势控制。重度运动功能障碍患儿正是缺乏良好的近端稳定性，导致肢体功能障碍，例如近端稳定性差，患儿不能独自坐在桌旁，双手就不能解放出来，患儿就不能进行书写、进食等活动。压力分布是指重力在负重平面上的平均分配，压力分布对于以下患儿尤为重要：①不能独立进行重心调整的患儿；②不能感受压力或者疼痛感觉异常的患儿；③由于骨盆前倾、髋关节脱位身体非对称性的患儿。

座椅技术是指根据正常坐姿的特点，设计具有特殊坐位支持系统的专用功能椅，为残疾患儿提供最适合的竖直坐位支持。国内学者徐开寿、麦坚凝、何璐等研究设计的“一种可调式坐姿矫正椅”（国家实用新型专利，专利号 ZL2014201200104）可较好地满足该要求。完整的座椅应该包括核心的姿势控制系统以及框架支持移动系统，座椅可以理解为具有良好姿势支持的特制轮椅。姿势控制系统包括坐垫、背垫、头垫、胸垫、大腿垫、大腿外展垫、脚垫、骨盆固定带、肩部或者上胸部固定带（图 4－117）。移动系统包括可以移动的底坐框架、手推把、制动装置、扶手、托盘等。

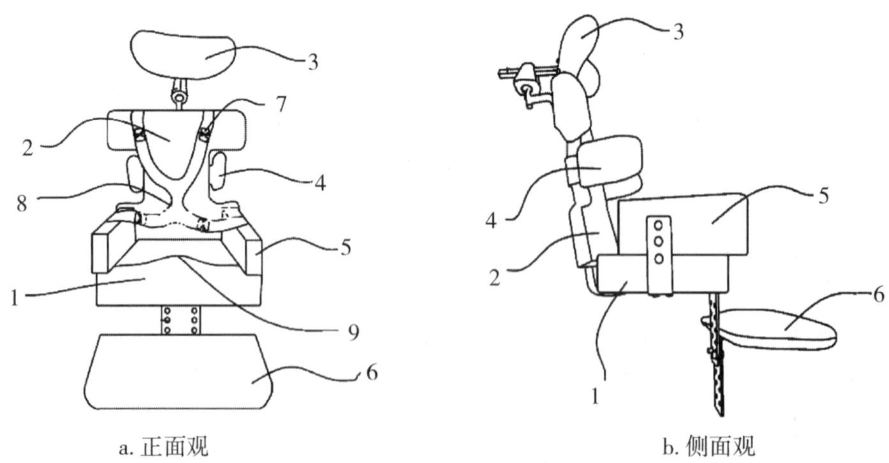

a. 正面观　　b. 侧面观

图 4－117　座椅结构图

（图示：1－坐垫　2－背垫　3－头垫　4－胸垫　5－大腿垫　6－脚垫　7－肩部固定带　8－骨盆固定带　9－分腿垫）

三、临床应用

准确、详细、全面地评估座椅使用者的功能障碍情况，是为特殊患儿配合最适宜座椅的关键。

（一）患儿功能情况的评估

患儿功能情况的评估包括以下几点：

1. 收集患儿的基本资料、健康状况、家庭社区环境

判断疾患是稳定的还是进展的；患儿用药、治疗、手术史；癫痫发作的类型和频率；使用何种矫形器；呼吸、吞咽功能，了解是否有胃食道反流；皮肤健康情况等。残疾程度，如运动功能、感知觉功能、使用座椅时间、自理能力、移动能力和方式、交流方式、智力、社会交往能力、兴趣等。家庭社区环境，如生活轨迹，家、学校、社区的通道尺寸，残疾人设施等信息。以上信息有助于确定座椅的类型、尺寸以及配件种类和配合方式。

2. 观察患儿是否有异常运动模式

是否出现动作过多，如不随意运动、痉挛、震颤（共济失调），动作过少（痉挛、肌张力低下），检查患儿肢体肌张力，进行各大关节主被动活动度检查。

3. 观察评价患儿的异常坐姿

首先，需要了解什么是正常的坐姿。维持正常坐位姿势的关键是维持骨盆的稳定，身体其他部位都是根据骨盆位置调整的，当骨盆维持中立位时，身体其他部位就更容易达到中立位姿势。正常坐姿（图 4－118）包括以下要素：①重力平均分布在两侧的坐骨结节；②两侧髂前上棘平衡对称；③髂前上棘与髂后上棘平衡对称；④躯干竖直位；⑤头部在中线，保持平衡与躯干对线；⑥髋、双腿分开（距中线 5°～8°）；⑦膝关节屈曲 90°左右，踝关节中立位；⑧肩自然放松，双手自由活动与工作。其次，判断患儿属于何种异常坐姿。临床常见的异常坐姿包括：①骨盆的前倾、后倾、倾斜、旋转（图 4－119 a～d）；②髋关节脱位（图 4－120）；③剪刀腿，双侧髋关节内收内旋，使两侧大腿过度靠近，像剪刀一样，常见于肌张力过高的患儿（图 4－121 a）；④青蛙腿，双侧髋关节过度外展外旋，形成如青蛙一样的坐姿，常见于肌张力过低的患儿（图 4－121 b）；⑤各种类型的脊柱侧弯（图 4－122）；⑥风摆腿（windswept position），双腿同时侧向身体的一侧等。最后，判别患儿的异常坐姿是可以纠正还是已经固定成形。最后，根据以上观察信息，设计针对性的座椅。正确判断患儿的异常坐姿十分重要，这将决定座椅采用哪种姿势性支持，作用是预防，是纠正，还是

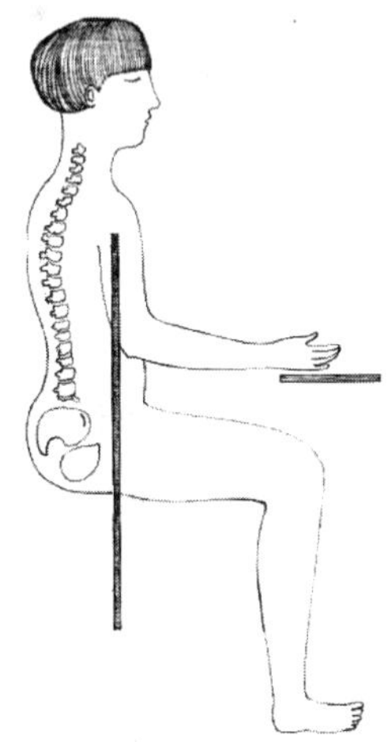

图 4－118　正常坐姿

适应这些异常姿势或者关节变形等问题。

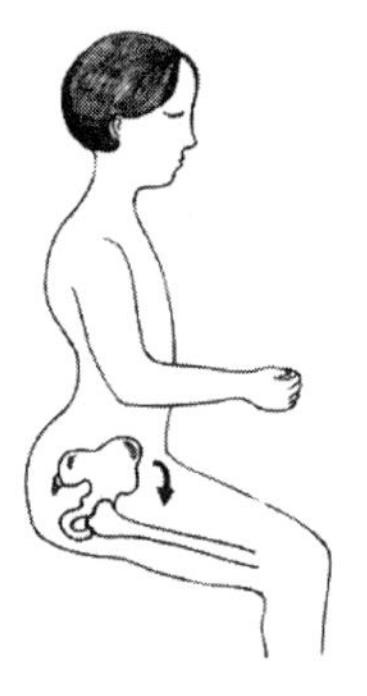
a. 骨盆前倾

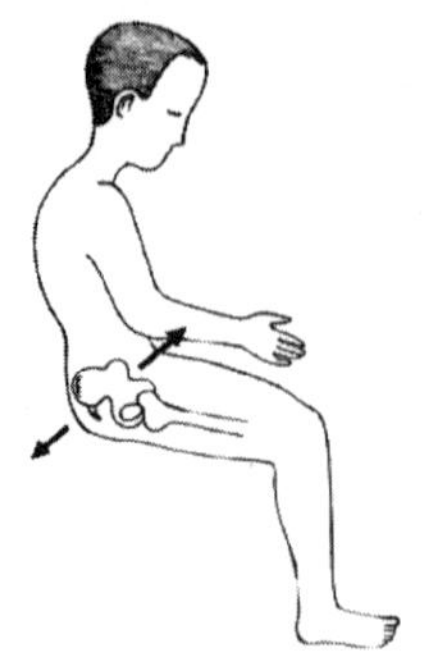
b. 骨盆后倾

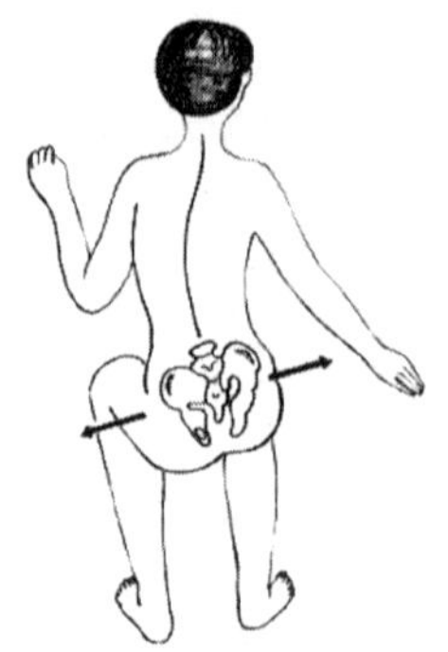
c. 骨盆倾斜

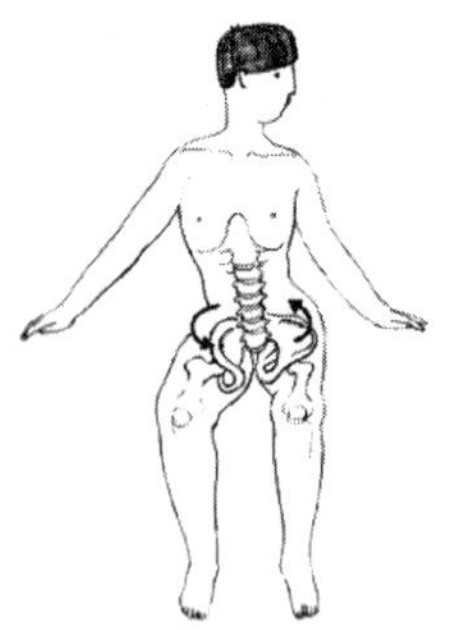
d. 骨盆旋转

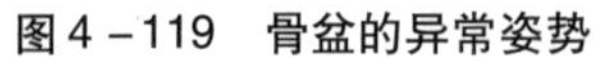
图 4－119　骨盆的异常姿势

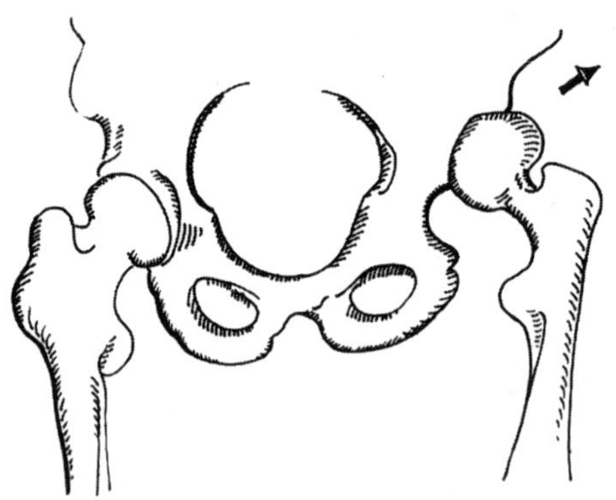
图 4－120　髋关节脱位

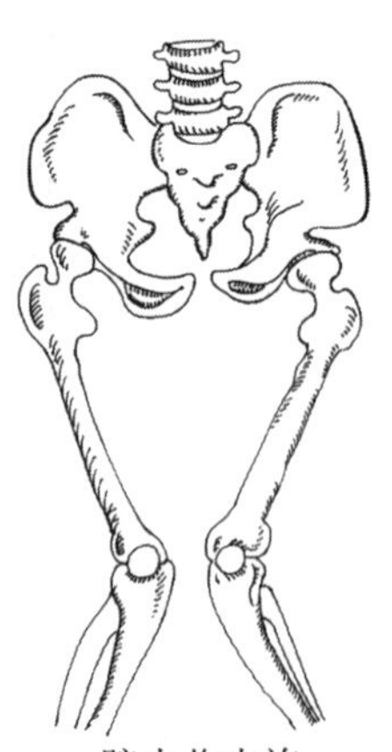
a. 髋内收内旋

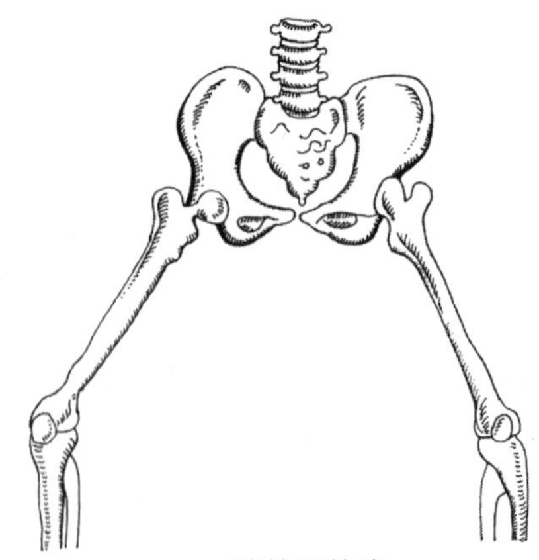
b. 髋外展外旋

图 4－121　髋关节异常姿势

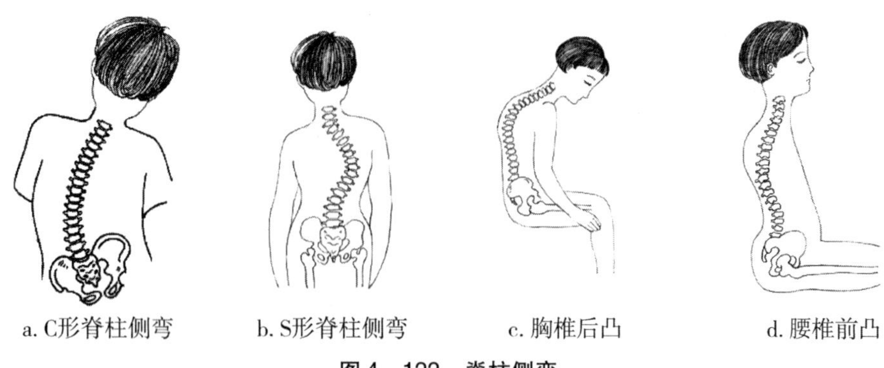

图 4－122 脊柱侧弯

4. 使用坐位功能评估量表（LSS）

评估患儿的坐位能力，参见本书第三章第五节“坐位能力评估”。

5. 量度患儿身体数据

量度患儿身体数据，作为制作座椅及其配件的技术依据，监控生长发育情况，左右两侧数据对比以监测身体的对称性。测量测序是先仰卧位、后坐位，注意比较左右两侧的数据以判别是否有不对称。测量规范如下（图 4－123）：

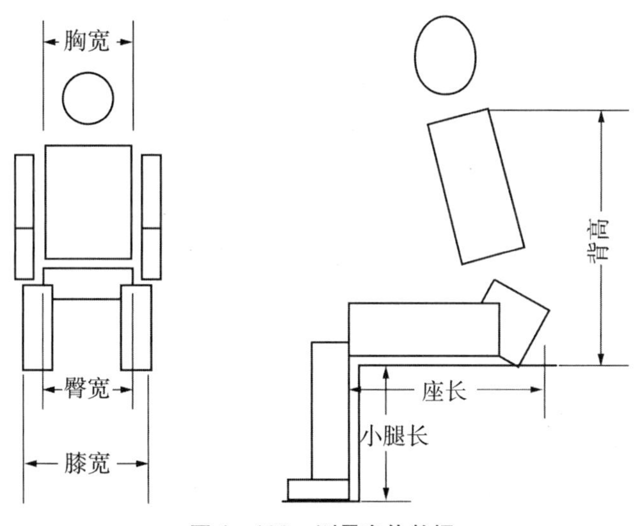

图 4－123 测量身体数据

（1）小腿长，从腘窝至足跟底，仰卧位测量时需要屈曲髋、膝关节 90°。记录左右两侧数据。

（2）座长，从腘窝至骨盆后。仰卧位测量时需要屈曲髋、膝关节 90°。记录左右两侧数据。

（3）背高，从坐骨结节至肩关节顶部。记录左右两侧数据。

（4）左右两侧髂前上棘之间的距离，该数据可为骨盆固定带的位置、宽度提供参考。

（5）骨盆宽度，骨盆最宽处的左右距离。

（6）胸部宽度，胸部最宽处的左右距离，一般在腋下平面进行量度。

（二）配备座椅

（1）骨盆前倾、后倾患儿：可调整靠背、坐垫、靠背与坐垫角度、倾斜等使骨盆保持竖直中立位姿势；骨盆倾斜患儿：可调整骨盆侧面和下方支撑、大腿垫；骨盆旋转患儿：可增加一定角度的固定带、髂前上棘下横杆、大腿固定支撑等。

（2）躯干向前曲或后伸患儿：可调节靠背、坐垫、倾斜、靠背与坐垫角度、H 型带；躯干侧凸患儿：可增加躯干侧方支持、三点控制；躯干旋转患儿：可用牵拉带以对角线方式通过躯干，躯干前方固定支撑物。

（3）具有一定步行能力的脑瘫患儿，随着年龄的增加，他们的身高体重也在增加，这将导致他们在独立步行过程中能量的消耗也越来越大，这对长距离的移动十分不利。当他们 5 ～ 7 岁时，可能需要借助座椅来帮助他们更好地移动。由于他们具有较好的头部、躯干控制能力和上肢功能，他们的座椅一般只需配备结实的坐垫、背垫、骨盆固定带；部分坐位功能较差的患儿需要增加胸垫、肩部固定带来帮助躯干竖直；除非患儿需要使用座椅进行长距离转运，否则一般不配备头垫。如果患儿的认知功能较好，建议使用患儿可以自己推行的座椅系统（底座框架较轻，容易折叠；后轮较大，有手动圈；使用大码或中码的前轮，以方便转向移动）；脚垫、扶手均可以收起，患儿可以利用扶手的帮助从座椅上站起。如果患儿的认知功能较差，切记配备良好的固定系统，避免患儿在独立坐时轮椅移动摔倒；考虑配备头垫、餐盘，方便患儿长时间使用进行功能活动，如参加手工课、进食、短时间休息等。

（4）坐位非独立的脑瘫患儿需要一个可以倾斜的底座，方便座椅整体向后倾斜让患儿在座椅上休息并减轻疼痛。需要配备头垫、胸垫、大腿垫、大腿外展垫、骨盆固定带、肩部或者上胸部固定带、扶手、餐盘等；脚垫不需要设置成可收起；底座的前轮建议使用小码的，方便照顾者推行。

（5）脊髓损伤或者脊肌萎缩症的患儿，由于其智力、上肢功能是正常的，一般使用患儿可以自己推行的座椅系统（底座框架较轻，容易折叠；后轮较大，有手动圈；使用大码或中码的前轮，以方便转向移动）；配备结实的坐垫、背垫、骨盆固定带；根据患儿的躯干控制程度配备胸垫。需要注意的是，坐位时受压危险区包括：坐骨结节、尾骨、耻骨联合、骶骨和股骨大转子、严重脊柱侧凸时的肋骨或后凸时的椎骨等，可应用压力图和压力测量系统调整座椅配件达到分散压力预防褥疮。肌肉系统疾病患儿由于病程发展，功能障碍可能出现进一步加重的趋势，表现为躯干控制差、上肢肌力下降等，这时可能需要更轻的手动轮椅框架或者使用电动轮椅。

四、注意事项

座椅设计是没有统一处方的，每个患儿都是唯一的，每张座椅都需要独立设计制作。设计座椅时，需要考虑患儿、家长的需求，座椅设计与患儿的整体康复目标一致。

座椅不是单次的快速建造，它应具有可调节功能，可以随着患儿功能的变化而调整，而且可以随着患儿的生长发育而“生长发育”。例如，座椅的各个配件可以自由组合，可以调整位置、支持框架为伸缩式，可以自由升降、轻松移动，方便适应不同能力、不同体形、不同时期患儿的需要。治疗师应该监控影响患儿坐位功能的各种因素，定期随访，调整座椅结构，使座椅应用达到最佳效果。座椅适用范围广、使用方便、作用良好、结构简单，利于家长使用，并且能够避免颈椎扭曲和脊柱弯曲，减轻腰椎压力，有利于长期保持正确的坐姿，促进身体健康发育。座椅是重度运动功能障碍患儿进行社会生活的非常重要的辅助设备。

（林秋金　何　璐　严晓华）

第九节　矫　形　器

一、概述

历史上，矫形器被称为夹板（splint）和支具（brace），现在统称为矫形器。最早的夹板用于固定、治疗肢体的骨折。早在公元前370多年前，西方医学之父就提出了超关节固定骨折的原则。早年用于制造矫形器的材料有木材、皮革、金属等。我国相传在明代已经应用了腰柱（一种木制围腰）。中医骨伤科应用小夹板治疗骨折更是历史久远的。近代随着高分子材料学、生物力学、电子学等高科技的迅速发展，以及康复医学发展的需要，矫形器的制造、装配、临床应用技术都有了快速发展，并逐渐形成了由专用材料、部件、设备供应厂商、工业化生产厂家装配服务构成的完整的一条龙服务体系。

二、基本理论

矫形器（orthosis）是用于改变神经肌肉和骨骼系统的功能特性或结构的体外装置。随着各项康复医学技术、现代材料学、生物力学的发展，使现代矫形器开发、制造、装配都有了很大进步，同时矫形器技术和服务工作的发展又促进了康复医学的发展。

（一）治疗作用

矫形器的治疗作用主要表现在：能固定特定的脊柱和四肢关节，缓解痉挛，止痛，减轻肢体局部承重，促进炎症消退、病变或骨折愈合，限制关节的异常活动，矫正畸形或预防畸形的发展，改善肢体功能，利用牵引装置缓解神经压迫，解除肌肉痉挛。概括地说，矫形器的基本功能是纠正异常姿势或者改善运动障碍所导致的残疾程度，包括稳定、支撑、助动、矫正、保护五个方面。

（二）基本功能

矫形器的基本功能包括：①稳定与支持功能；②固定和保护功能；③预防、矫正畸形功能；④减轻轴向承重；⑤改进功能；⑥产生动力功能。常见儿童矫形器可以根据使用部位划分为脊柱矫形器、下肢矫形器、上肢矫形器。

（三）命名原则

脊柱、下肢矫形器的命名是以矫形器所跨越的关节所定的。例如，跨越踝关节和足部的矫形器称为踝足矫形器（ankle-foot orthosis，AFO）；需要特指某一作用，一般在矫形器名称前加上修饰语，例如地面反作用力踝足矫形器（ground reaction ankle-foot orthosis，GRAFO），是特指在站立相防止膝关节屈曲的踝足矫形器。上肢矫形器除了使用关节命名外，如腕部矫形器，还会以其功能命名，如休息位手部矫形器等。

（四）适配流程

在选择矫形器前，需先对患儿进行康复评估，了解基本资料、病史、功能状况（运动、心肺、皮肤、营养、疼痛、视力与听力、日常生活活动）等，并与家长共同制定矫形器目标。之后确定矫形器的作用，测量身体数据，完成矫形器的制作。在制作之后，患儿需试戴矫形器，以确定是否达到效果、舒适度以及有无不良反应。通常矫形器需定期调整，以确保达到最佳临床效果（图 4 – 124）。

三、临床应用

（一）脊柱矫形器

脊柱矫形器的作用主要是限制病变脊柱的随意运动，辅助稳定病变关节，减少椎体承重，减轻局部疼痛，促进病变愈合，矫正和防止畸形发展，体现为支撑、固定、矫正和保护四大康复功能。

1. 脊柱侧弯的脊柱矫形器

儿童脊柱矫形器主要用于纠正各种原因导致的脊柱侧弯，是在脊柱凸侧给予支持以逐渐矫正脊柱变形，维持脊柱的生物力学平衡。一般由高温热塑板材经加温软化后在石膏阳型上塑形而成，包括密尔沃基矫形器（Milwaukee）、波士顿矫形器（Bosten Type）、色努矫形器（Cheneau Type）等。

密尔沃基矫形器（Milwaukee）由骨盆托包容、前支条、后支条、胸椎和腰椎压力

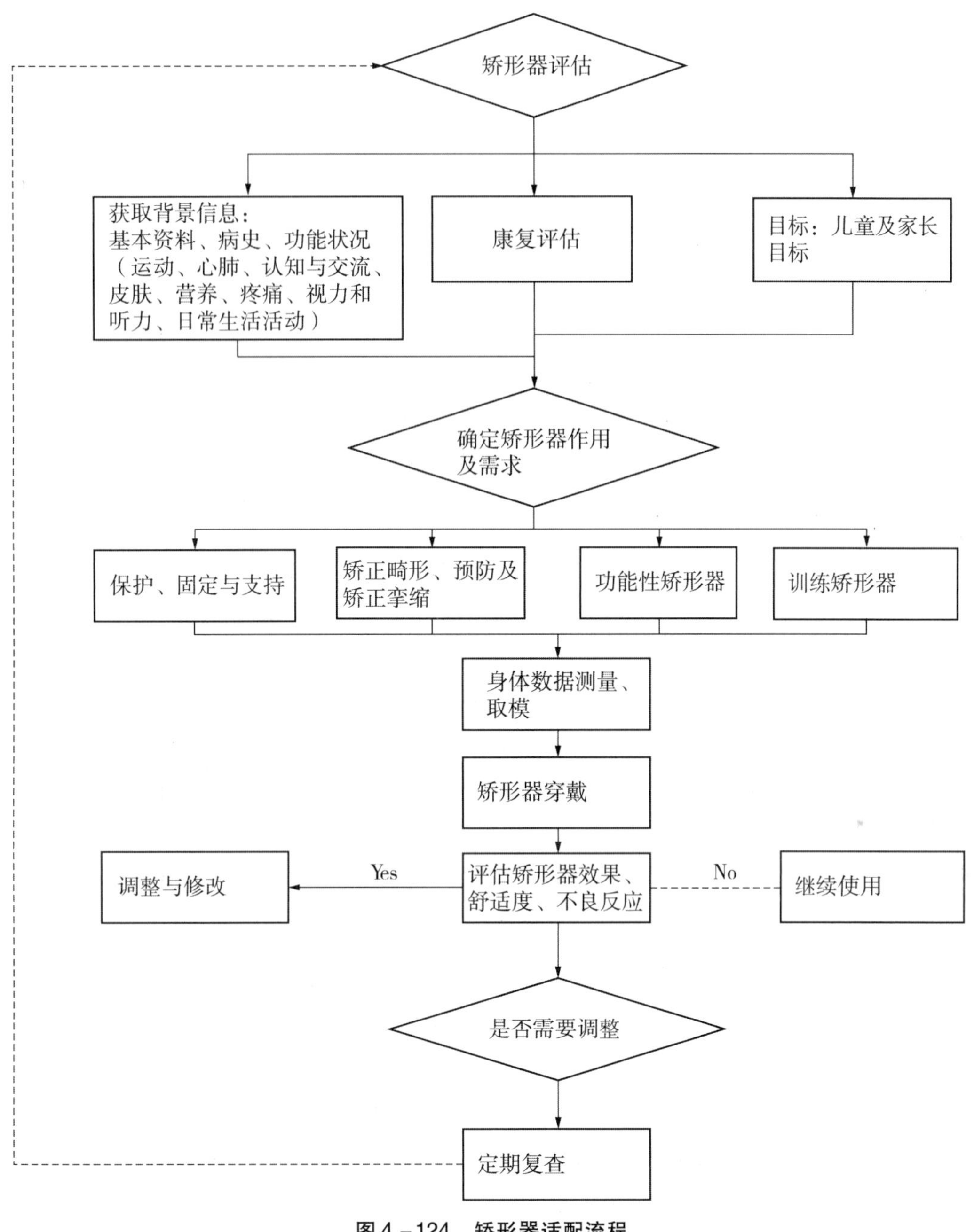

图 4－124　矫形器适配流程

垫及带有枕骨托和喉部托的颈环等结构组成，可以安装肩部及腋下压垫，控制颈椎的侧向偏移，适用于高胸段（T_6以上）、胸颈段的侧向弯曲的矫正和较严重的颈椎侧凸术前辅助治疗，主要适用于发育期原发性脊柱侧弯、科布角（Cobb's）20°～50°的青少年。其缺点是，颈环或喉托结构引起患儿颈椎活动受限，对患儿日常生活活动的限制较大，穿戴外露影响外观。

波士顿矫形器（Bosten Type）采用模塑成形的预制产品，根据需要裁剪粘贴压垫而

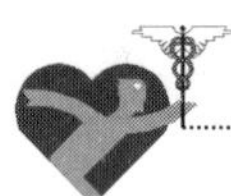

成。开口在后侧，以尼龙搭扣带系紧。一般不包括上胸段及颈椎段，但在应用中可以安装支条和颈环。波士顿矫形器的生物力学特点是：具有较大的腹部压力以减少腰椎前凸，并使脊柱产生轴向牵引力；利用三点力矫正原理矫正冠状面腰椎弯曲；斜位的压垫起到针对椎体扭转的矫正作用。适用于发育期特发性脊柱侧弯，Cobb 角小于 50°，顶椎在腰椎和下胸椎段的脊柱侧弯。

色努矫形器（Cheneau Type）是一种全塑矫形器，结构前侧开口，具有系列的针对脊柱侧突弯曲和扭转的三维压力垫和较大的释放空间，通过压力垫和释放空间引导患儿的脊柱运动、呼吸运动和脊柱伸展，是一种主动式的抗旋转脊柱侧突矫形器。它不仅适用于矫正侧弯顶椎 T_6及以下，科布角 20°～50°，尚处于发育期的特发性脊柱侧弯患儿，还适用于其他原因的脊柱侧弯的保守治疗。

2. 脑性瘫痪的脊柱矫形器

缺乏步行能力的四肢型脑瘫患儿随着年龄的增加会合并脊柱侧弯，但是这种原因所导致的脊柱侧弯往往不能通过脊柱侧弯矫形器得以纠正，因此，此类患儿的脊柱矫形器主要起提供坐位支持的作用，常用的是软性胸腰骶矫形器（soft thoracolumbar sacral orthosis，TLSO），使用金属支撑外包柔软塑料，穿戴方便。矫形器表面的柔软材料能够提高敏感皮肤的耐受性，并且降低了胸腰段的压力。特别适用于需要使用各种椅子的脑瘫患儿。

双瓣胸腰骶矫形器（bivalved thoracolumbar sacral orthosis，Bivalved TLSO），用于纠正脑瘫患儿的驼背变形（kyphosis）。矫正脑瘫患儿的驼背变形需要较大力量，因此该矫形器使用高温热塑板制作，矫形器的前部向上至胸锁关节下方，向下至髂前上棘，从而在脊柱后方提供较大的压力，促使脊柱前伸而矫正驼背。

3. 颈围

颈围的形式多种多样，主要用于先天性肌性斜颈患儿，纠正其颈部的患侧侧屈与健侧旋转畸形。考虑患儿的耐受性、家长穿戴的方便程度，一般建议婴儿期使用软性斜颈矫形器（图 4－125 a），大年龄段患儿使用刚性斜颈矫形器（图 4－125 b）。

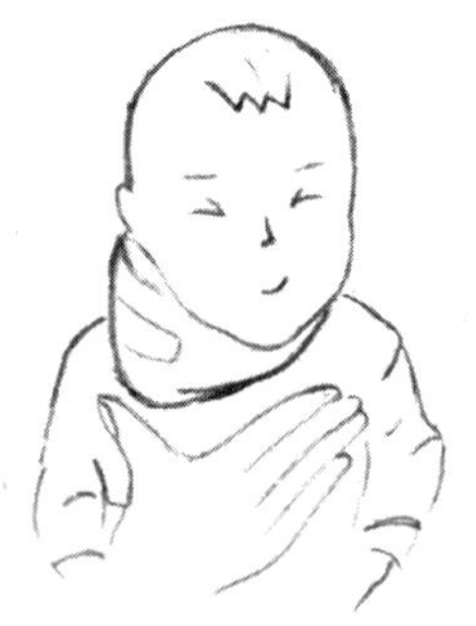
a. 软性斜颈矫形器

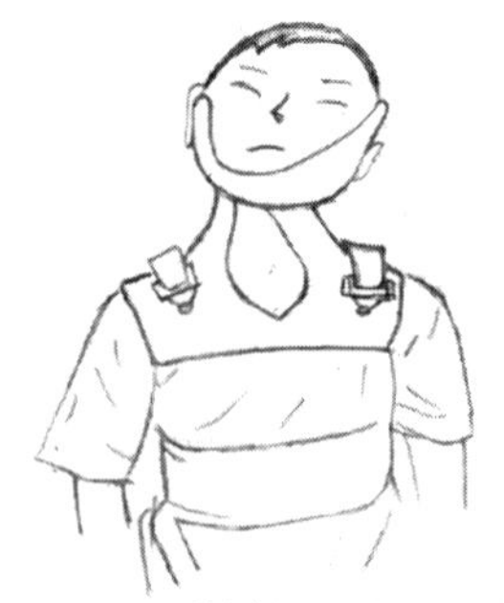
b. 刚性斜颈矫形器

图 4－125　斜颈矫形器

（二）下肢矫形器

下肢矫形器主要作用是协助支撑体重、辅助肢体功能、预防和矫正畸形。有下述3种类别：

1. 弹性绷带

使用弹性绷带固定于AFO近端内侧，绕行于大腿前方，固定于腰带外侧位置，用于纠正轻度髋内旋步态。

2. 膝踝足矫形器（knee-ankle-foot orthosis，KAFO）

膝踝足矫形器包括自由运动膝铰链KAFO（free knee hinge），允许膝关节自由屈曲但限制膝伸展，适用于膝过伸合并膝部疼痛的脑瘫患儿；可调节膝关节角度膝铰链KAFO（step-lock or dial-lock knee hige），可以根据患儿的耐受性逐渐增加膝关节的伸展角度，使膝关节尽可能伸展并保持伸展状态，适用于膝关节屈曲挛缩，腘绳肌松解术后，或者作为夜间牵伸矫形器，起持续牵伸屈膝肌群的作用。

3. 踝足矫形器（ankle-foot orthosis，AFO）

（1）静踝AFO（solid AFO），在踝关节、小腿前方分别有魔术贴固定，固定踝关节在中立位，稳定踝与足，支持站立，预防关节挛缩，提高踝关节稳定性。适用于儿童肌张力高、踝关节过度活动、关节僵硬畸形等。缺点为不允许任何踝关节活动，因此限制足跟着地到离地的顺滑过程。

（2）动踝AFO（hinged AFO），是增加了可活动踝关节的静踝AFO，允许踝关节部分背屈与跖屈。适用于具有一定扶持步行或独走能力的运动障碍患儿，也适用于由于腓肠肌痉挛或股四头肌无力导致膝过伸的患儿（设定动踝固定在背屈5°，可以在站立相时促使膝屈曲，从而纠正膝过伸）。但动踝AFO不适合严重足内外翻以及蹲伏步态的脑瘫患儿，因为增加了距下关节的活动，可能加重足内外翻变形。

（3）地面反作用力AFO（ground reaction AFO，GRAFO），用于纠正膝屈曲导致的蹲伏步态，要求患儿膝关节完全伸展时，踝关节可以被动纠正于中立位（踝关节屈曲90°）。它有4种类型：小腿前方魔术贴固定带加宽的静踝AFO，适用于体重在25 kg以下的脑瘫患儿；小腿前方低温热塑板固定的静踝AFO，适用于体重大于25 kg的患儿；动踝地面反作用力AFO（articulated ground reaction AFO），全包裹足掌位置与小腿前方，足后部与小腿后方完全镂空，由于足后部没有承托，不适用于合并足内外翻的患儿；小腿后方至足跟部增加限制带的动踝AFO，限制一定程度的踝背屈，适用于体重小于20 kg的低龄患儿。

（4）足部包裹的AFO（wrap-around AFO），使用较薄的热塑板材制作，包裹范围较大，对局部皮肤压力较小，可以较好地矫正异常的足部姿势，如纠正前足内收外展，后足内翻外翻等足部变形。

（三）上肢矫形器

上肢矫形器是为肩、臂、肘、腕和手部设计的矫形器。可以改善脑瘫患儿特别是四肢瘫和偏瘫患儿的肘、腕屈曲挛缩变形，起持续牵伸挛缩肌肉、促进肌肉生长的作用，一般建议最好每天持续使用4～8 h。对于非脑瘫患儿，上肢矫形器一般用于骨折后的关节固定或桡神经损伤后的腕关节功能位维持。儿童常用上肢矫形器包括：

（1）前臂旋后变形矫正带。使用布料魔术贴制作半掌套，从手背起始经前臂尺侧、前面、桡侧、背面绕行于肘关节前面。

（2）手休息位或者功能位矫形器。用于前臂骨折后或者腕关节屈曲挛缩变形明显的脑瘫患儿。

（3）腕手矫形器（wrist hand orthosis，WHO）。可以分为固定性矫形器、活动性矫形器和拇指对掌矫形器。由低温热塑板或铝合金、皮革制成，可辅以弹簧圈和橡皮筋等。可用于限制腕关节背屈或内收，使拇指保持对掌位，适用于对掌功能障碍的患儿，使偏瘫型脑瘫患儿使用患手取物时更好地控制腕背屈与拇指外展（图4－126）。

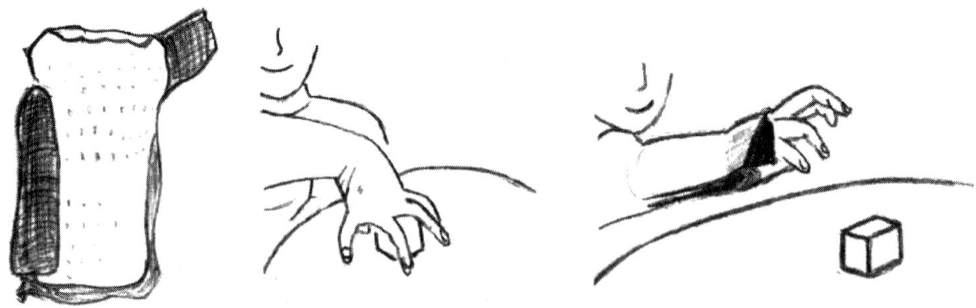

a. 腕指手套　　b. 患儿取物时腕关节背屈不充分　　c. 腕指手套可以帮助患儿在主动取物时维持腕背屈

图4－126　腕指手套及其应用

（4）拇指外展手套。用于矫正单纯拇指内收的患儿（图4－127）。

（5）限制性手套。国内学者徐开寿、何璐等研究设计了该限制性手托（国家外观设计专利，专利号ZL201130220309.9，图4－128），可用于限制偏瘫型脑瘫患儿健手的活动，从而诱导和促进患手的主动活动。限制性手套由前后两部分组成，使用小螺丝固定，避免患儿自行解除限制，相较其他如限制工具如三角巾、夹板、石膏等，具有更好的限制性与透气性，而且便于携带与穿脱，临床应用较广。

四、使用注意

正确穿戴矫形器可提高矫形效果。穿戴时需要将肢体完全贴合矫形器内部然后固定应力最大关节处的魔术贴（下肢如踝关节、上肢如腕关节），再固定其他的魔术贴，保

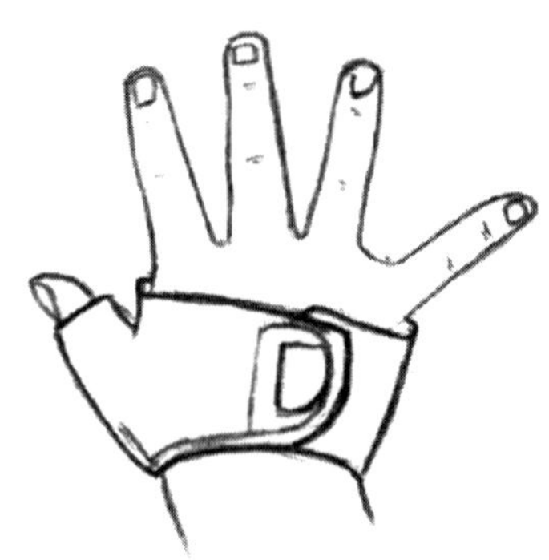

图 4－127　拇指内收的患儿使用拇指外展手套

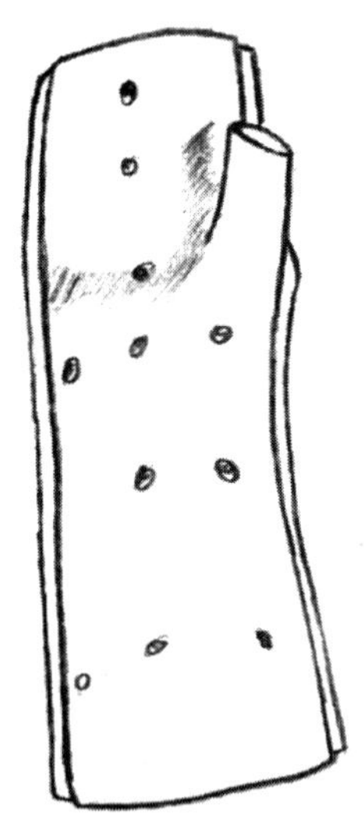

图 4－128　限制性手托

证矫形器提供足够的支持力度，若佩戴后过于松弛，则达不到矫形效果。穿戴矫形器后需密切观察患儿皮肤情况，包括皮肤压红、破损，出现皮肤破溃表示矫形器压力较大；同时需关注患儿是否存在身体任何部位麻木、疼痛、无力，呼吸与心肺功能是否正常；且矫形器的使用寿命不宜过长，需定期调整与更换。

（王筱玥　何　璐　徐开寿）

第十节　辅助器具

一、概述

辅助器具也称为自助具，是指为了提高运动障碍或残疾儿童的自身活动能力，使其能较省力、省时地完成一些原来无法完成或很难完成的日常生活活动，增加其生活独立的辅助器具。辅助器具主要与上肢功能和日常生活活动有关。它的使用不仅是一种积极的治疗手段，还有助于树立儿童返回社会的信心。

二、基本理论

辅助器具的作用包括：代偿肢体没有的或发育不完全而丧失的功能；增大关节活动范围使活动简便、省时、省力；便于单手活动以克服双手操作的困难；对肢体和关节辅以支撑以维持其功能；代偿视、听功能并增强视觉和听觉能力。

在儿童配备辅助器具前，需进行基本资料采集，包括儿童病史、手术史、运动功能、认知与交流功能、皮肤、营养、疼痛、日常生活能力等信息。同时，需考虑儿童使用辅助器具的环境，如家中、学校、社区，因此需对儿童生活环境、活动环境进行评估与测量。同时，儿童及其照顾目标也是重要考虑的因素之一，重症儿童使用辅助器具可预防继发性肌肉骨骼畸形、提高社会参与、减少照顾负担、提高日常生活能力；对于轻症儿童使用辅助器具可改善其运动功能、日常生活能力、提高独立性等。

三、临床应用

辅助器具根据其功能分类如下。

（一）轮椅

1. 独立推进式轮椅

独立推进式轮椅指通过独立操作自我推动的轮椅，需患儿具有较好的上肢控制能力。

2. 辅助推进式轮椅

在室内长距离行走、户外、斜坡等易导致疲劳的地形可使用辅助推进式轮椅（assisted propulsion），此类轮椅使用电池系统为每个车轮增加动力，从而使行驶距离更长。

3. 倾斜空间轮椅

此类轮椅为倾斜空间轮椅（tilt-in-space wheelchairs），允许位置变化与压力释放，改善进食和呼吸功能，降低骨盆下方的压力，并通过保持头部直立改善视知觉。适用于头部和躯干控制不良、肌肉骨骼严重损伤、耐力差的儿童。

4. 电动轮椅

电动轮椅适用于较为虚弱的患儿，可使用手指活动控制电动轮椅。

（二）移动辅助设备（ambulatory assistive devices）

1. 步行辅助器（walker）

步行辅助器用于辅助人体支撑体重、保持平衡和行走，是一种三边形（前面和左右两面）的金属框架，一般用铝合金材料制成，自身轻，可将儿童保护在其中，一般在前侧的框架下带有脚轮。步行器可帮助支持体重以便于站立或步行，其支撑面积大、稳定性好，适用于立位平衡和下肢肌力较差的儿童，特别在开始学习步行的脑瘫儿童中应用广泛，它还有一个优点是解决儿童上厕所困难。

2. 步行训练器（gait trainer）

步行训练器适用于能够通过下肢负重在辅助下进行重心转移的儿童，其在头部、胸部、髋部、上肢、下肢提供支撑，良好对位对线并防止受伤。滑轮可提供制动系统，防止后倾，滑轮的阻力可控制行走速度，其固定的方向可使儿童稳定直线行驶。

3. 拐杖（crutches）

拐杖适用于需要外部支持以保持平衡的儿童，需儿童前臂和手支撑来控制设备。

（三）生活辅助器具

1. 衣着类辅助器具

（1）穿衣棍：用木棒制成，一端装上倒钩，另一端装上胶塞，使外衣易于脱离肩部，适于上肢关节活动受限儿童。

（2）尼龙搭扣：可以代替衣服的纽扣，方便手指不灵活的儿童扣衣扣。

（3）系扣钩：是一头系环的小木棍，把系环穿过扣门，钩住扣子后再从扣门拉出，用于手功能障碍者系扣动作。

（4）拉锁环：是穿入拉锁拉舌孔的大环，便于儿童拉动拉锁。

（5）穿裤辅助器具：将裤腰张开挂在一大圈环外的几个钩上，圈的开口向后，以便退出，将双下肢套入裤腿后，拉动大圈提上裤子。

（6）穿袜辅助器具：可以用一张硬壳纸或软胶与两条绳带制成。

（7）穿鞋辅助器具：如鞋拔。

（8）弹性鞋带：能轻松紧鞋带的扣子。

2. 梳洗修饰类辅助器具

（1）长柄梳子、长柄牙刷、长柄海绵刷：在梳子、牙刷和洗脸（澡）海绵上绑上木条作为手柄，方便上肢关节活动受限的儿童更容易触摸到难以够着的地方。

（2）剪指甲辅助器具：在指甲钳底部加上吸盘以固定在台上，并加长加粗手柄。

（3）双环毛巾：将毛巾两端加上环形物，可以方便儿童更容易抓握毛巾。

（4）肥皂手套、洗澡手套：像手套那样直接套在手上就可以打肥皂和洗澡，儿童不必抓握。

（5）洗澡椅：椅子垫上海绵，底部可以疏水，高度可以调节。

（6）防滑地胶：置于湿滑地面防止滑倒，便于运动障碍的儿童在浴室内安全地移动。

3. 厕所用具

加高坐厕的高度，使髋、膝关节屈伸障碍的儿童易于坐下和站起。

4. 转移辅助器具

安装在厕所、走廊和楼梯两旁的扶手、绳梯、帆布扶手、转移滑板、轮椅等，一切方便儿童起身、移动的工具。

5. 饮食类辅助器具

（1）各类防滑装置：加装在餐具底部，防止餐具滑动移位。

（2）免握餐具：如调羹的手柄部加上大环，把环套在手掌上使用，不需用手指抓握餐具。

（3）加大手柄的餐具：在餐具手柄上捆上海绵以加粗手柄，方便抓握。

（4）改良饮水杯：加厚杯口边缘，便于咬合困难的儿童喝水；使用缺口杯，或加装可以调节高度与角度的吸管固定器，避免儿童喝水时头过度后仰；使用双耳杯，适用于单手稳定性和协调性较差的儿童。

（5）轮椅夹杯及台面：轮椅夹杯是指夹在轮椅扶手的杯子，方便轮椅使用者喝水；轮椅台面是固定在轮椅扶手上的桌面，便于儿童在轮椅上进食、书写与手功能训练。

6. 书写辅助器具

（1）加粗笔：在笔杆上绑上橡皮圈、卷上泡沫胶、穿上乳胶、结上小横杆，或套上训练用高尔夫球，或用弹性布条固定，或用黏土成形固定柄，等等，都可以加粗笔杆，方便握持有困难的儿童使用。

（2）使用免握笔：将笔套在附于自动粘贴带上的小带中，再绑于手掌上，可帮助手指对掌障碍的儿童书写。

（3）电子交流辅助设备：例如触摸屏幕、小型手提式计算机等。

辅助器具的选用以实用、可靠和经济为原则，最好是方便购买，易清洁、易保存、易维修，安全可靠。辅助器具的使用与制作一定要遵循如下原则：达到某一使用目的，能改善儿童的生活自理能力；简便、易制作、易操作、易清洁；美观、坚固、耐用、使用方便；具有可调节性，以方便儿童长期使用。

（王筱玥　何　璐）

第十一节　肌内效贴技术

一、概述

肌内效贴技术是一种利用弹性贴布直接贴在体表以达到增进或保护肌肉骨骼、缓解疼痛和促进运动功能恢复的非侵入性治疗技术。最早由日本的加濑建造（KensoKase）博士于1973年始创，在国内外运动医学界应用十分普遍。近年来，肌内效贴逐渐广泛应用于神经系统疾病的康复领域中，以促进运动功能的恢复。目前，该技术已延伸至儿童康复领域，得到很好的应用经验，其使用越来越广泛。

二、基本理论

尽管关于肌内效贴技术用于改善相关功能障碍的治疗机制研究尚不充分，但在临床应用方面国内专家已达成一定共识。肌内效贴技术主要是利用特殊材质的肌内效贴布作用于皮肤表面，通过其产生的张力性、方向性、稳定性及延展性来影响筋膜、肌肉及其他软组织，以起到保护关节、放松肌肉、促进循环等功效。在临床实践应用中，不同的裁剪形状、尺寸大小、施予外力大小、回缩方向及重叠贴扎方式，所起的效果均不相同。其中，贴布的弹力是起临床治疗作用的重要因素。在儿童康复应用中，该技术主要用于调整肌张力、增加肌肉力量、促进感觉输入等。近年来，有研究表明，多种颜色鲜艳贴布的色彩刺激，以及不同形状的贴扎方式，都能对儿童疗效产生积极作用。

（一）治疗作用

1. 改善肌肉张力

当贴布的自然回缩方向与被贴扎的肌肉收缩方向相反，即贴布的锚位于肌肉的止点，其余贴布朝肌肉走向贴至肌肉起点位置时，可适当放松被贴扎肌肉与筋膜，改善肢体痉挛。在脑性瘫痪应用研究，主要起到缓解痉挛肌肌张力、改善手功能，以及异常步态的作用。

2. 调整肌肉力量

通过贴扎促进感觉输入，激活相应肌肉、肌群，改善筋膜流动，协助肌肉收缩，达到训练效果。可用于中枢神经系统疾病，如脑性瘫痪，以及周围神经损伤的疾病，如新生儿臂丛神经损伤、腓总神经损伤等。不少研究已证实肌内效贴技术在脑性瘫痪儿童下肢应用可加强薄弱肌肉的力量，支撑及稳定关节，提高下肢步行能力等。

3. 改善运动及姿势控制

通过贴扎调整主要控制姿势动作的肌群张力来促进肌肉协调能力，或利用加大张力的贴扎方式将关节固定在对线良好的位置，提供局部关节本体感觉输入，以矫正姿势。例如，矫正姿势性斜颈、足内外翻等。

肌内效贴技术可对运动系统产生积极影响，促进轻中度脑瘫患儿的精细和粗大运动功能发育。多项研究表明该技术可改善脑瘫患儿的坐位及站立姿势控制能力和稳定性等。

4. 减轻疼痛

通过肌内效贴技术缓解疼痛已经得到许多临床研究证实，其镇痛机制有两种，一是合适的触觉对皮肤产生感觉刺激，可缓解疼痛等不适；另外，通过抑制相关信号传递到脊髓水平，从而减轻疼痛。二是肌内效贴产生的皱褶能增加皮下间隙，促进局部血液和淋巴循环，减少致痛物质，由此达到减轻或消除疼痛。有研究表明，该技术可有效缓解脑瘫患儿跟腱延长术后运动性疼痛，且十分安全，无副作用。

5. 改善肿胀，促进血液及淋巴循环

肌内效贴作用于皮肤所产生皱褶来增加皮下间隙，并具有方向性，可改变皮下筋膜与组织液的流向趋势，有效改善局部循环。无拉力的贴扎可在贴扎延续期间产生持续而有益的刺激，可有效地消除淋巴水肿。

6. 增加本体感觉

肌内效贴可增加皮肤感觉输入，刺激关节的机械感受器，改善其位置觉，并帮助皮肤机械感受器刺激肌梭或高尔基腱器官，从而增加本体感觉和肌肉力量控制。

（二）贴布常用剪法

有“Ⅰ”型、“Y”型、“X”型以及爪型4种类型。常见的贴扎方法主要有：急性肿胀性贴扎（爪型）、慢性疼痛贴扎（Ⅰ型）、应力性痛点贴扎（X型、U型）、增加肌力贴扎（Ⅰ型、Y型）。

三、临床应用

（一）脑性瘫痪

绝大部分脑瘫患儿常存在痉挛、肌肉力量差以及姿势控制困难等问题，这些都是引起脑瘫患儿运动障碍最常见的原因。例如，持续存在的小腿三头肌痉挛、胫前肌力量弱通常使踝关节背屈活动受限，临床上表现为尖足；内收肌、腘绳肌痉挛临床上常表现为“剪刀腿”，这些异常姿势常常影响儿童正常的站立、步行及跑跳能力。脑瘫患儿手部肌肉的痉挛常表现为前臂旋前、腕屈曲、拇指内收，严重影响患儿日常生活、学习和社会参与能力。另外，脑瘫患儿的多组肌群力量的长期失衡，还有可能导致软组织、关节挛缩、骨骼畸形等二次损伤出现。肌内效贴的不良反应少，贴扎简单，贴布颜色丰富多样，能提高患儿兴趣，使其积极主动配合训练。因此，应用肌内效贴技术治疗脑瘫患儿，可以达到缓解痉挛、改善异常姿势、协助较弱肌群收缩、缓解运动性疼痛，提高参与积极性等目的。临床上，还需配合肢体功能训练以及姿势控制训练，以获得更好的治疗效果。以下简单介绍肌内效贴在脑瘫患儿的应用。

1. 缓解髋内收肌群痉挛

缓解髋内收肌群痉挛的目的是放松髋关节内收肌群，使用“Y”型贴布，贴扎时让患儿仰卧位，外展髋关节至最大角度，把贴布锚固定于股骨内侧髁上方，尾部贴布以自然拉力包覆大腿内收肌群，向耻骨及坐骨粗隆方向贴上（图4－129）。

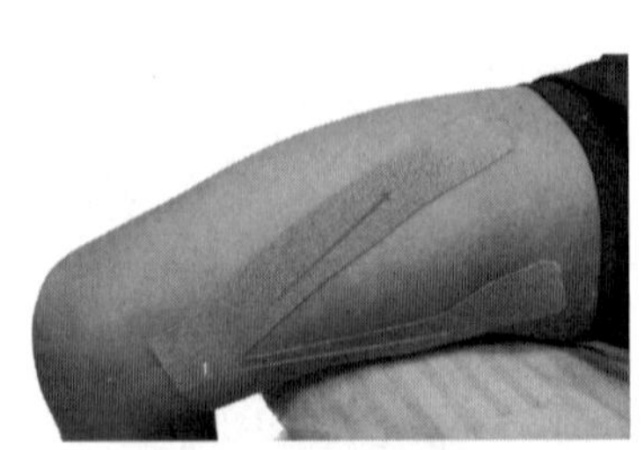

图4－129　肌内效贴缓解脑瘫患儿髋内收肌群痉挛

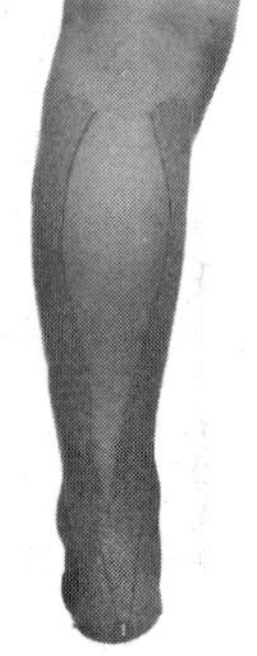

图4－130　肌内效贴改善脑瘫患儿尖足姿势

2. 改善尖足异常姿势

改善尖足异常姿势的目的是放松小腿三头肌群，使用“Y”型贴布，贴扎时让患儿在俯卧位，背屈踝关节至最大角度，把贴布锚固定在足跟底部，尾部贴布以自然拉力包覆腓肠肌肌腹两侧向上至腘窝贴上（图4－130）。

3. 纠正足外翻

贴扎时维持患儿膝关节伸展，先用第一条“Ⅰ”型贴布，锚固定于小腿内侧中段，踝摆位为足内翻，以自然拉力贴扎于足外侧，尾部贴布向内踝延伸，止于足外侧，再把第二条“Ⅰ”型贴布锚固定在胫前肌肌腹上，踝关节摆位足内翻，使用“Ⅰ”型贴布螺旋贴扎，尾部贴布向足弓延伸，止于足弓内侧（图4－131、图4－132）。

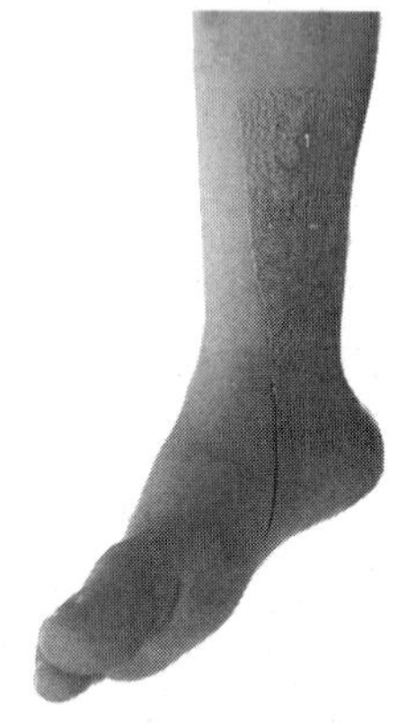

图4－131　第一条贴布纠正足外翻

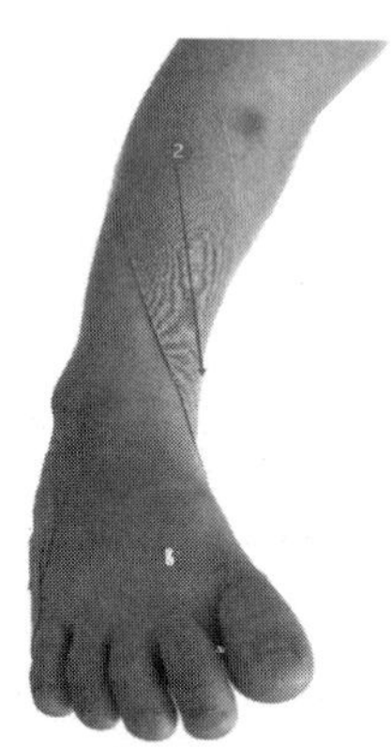

图4－132　第二条贴扎纠正足外翻

4. 纠正足内翻

使用第一条“Ⅰ”型贴布锚固定于小腿外侧，踝关节摆位于足外翻，以自然拉力沿腓骨长肌至外踝，止点在足弓内侧，再使用第二条“Ⅰ”型贴布，把贴布锚固定于胫前肌肌腹，踝摆位为足外翻位，以自然拉力贴扎于足内侧，尾部贴布向外踝延伸，止于足内侧中段（图4－133、图4－134）。

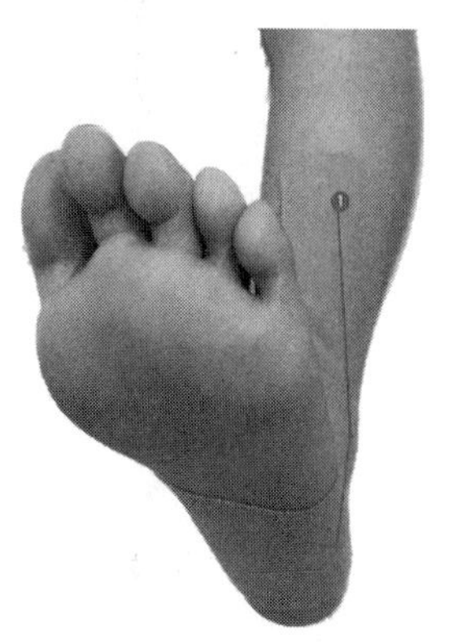

图4－133　第一条贴扎纠正足内翻

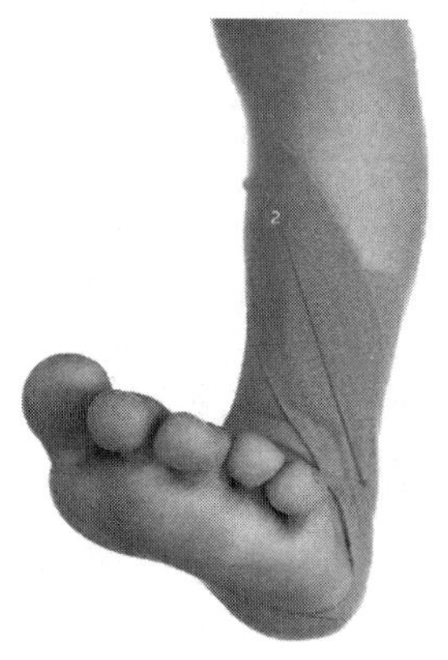

图4－134　第二条贴扎纠正足内翻

5. 促进胫前肌力量

使用“Y”型贴布（根据肢体大小适度裁剪贴布尺寸），患儿摆位为伸膝，踝背伸至最大角度，把贴布锚固定于胫骨上缘，以自然拉力沿胫前肌走向贴上，尾部贴布以自然拉力往足背贴至跖趾关节（图4－135）。

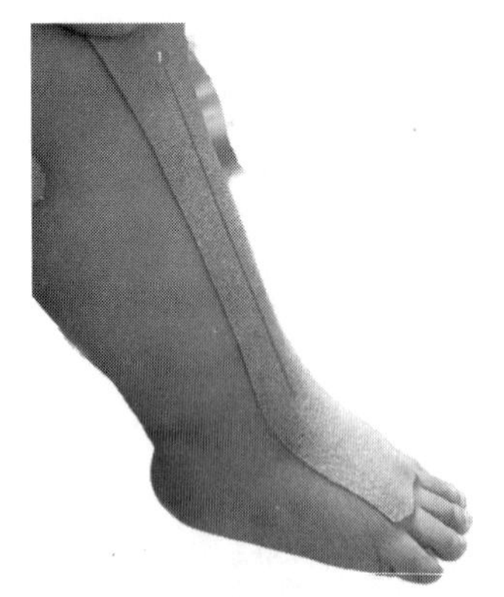

图4－135　贴扎促进胫前肌力量

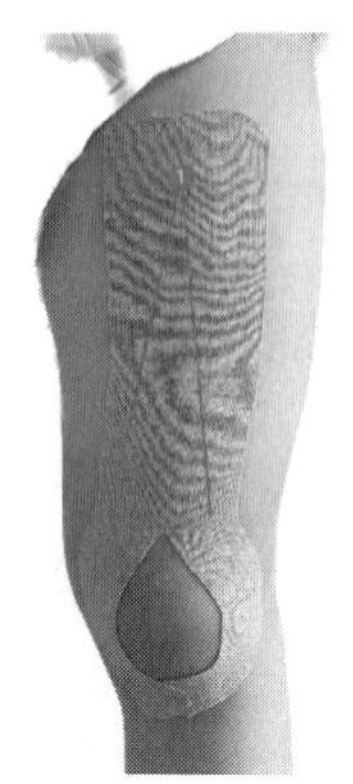

图4－136　贴扎促进股四头肌力量

6. 促进股四头肌力量

使用“Y”型贴布，患儿摆位为伸膝，把贴布锚固定于股四头肌肌腹，以自然拉力贴至髌骨上方，尾部贴布以自然拉力包覆髌骨两侧至胫骨粗隆会合（图4－136）。

7. 促进拇指外展

使用“I”型贴布（根据肢体大小适度裁剪贴布），患儿将虎口打开至最大角度；第一条“I”型贴布锚固定于前臂远端桡侧，尾部贴布以自然拉力分别往拇指外侧延伸；第二条“I”型贴布锚固定于第一拇指掌骨，环绕大拇指贴于拇短伸肌（图4－137、图4－138）。

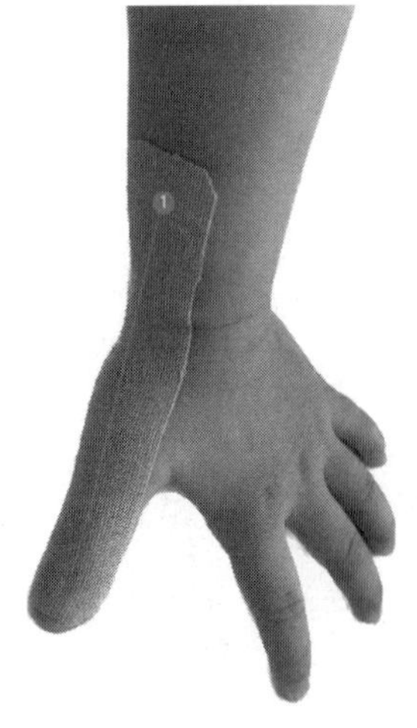

图4－137　第一条促进拇指外展

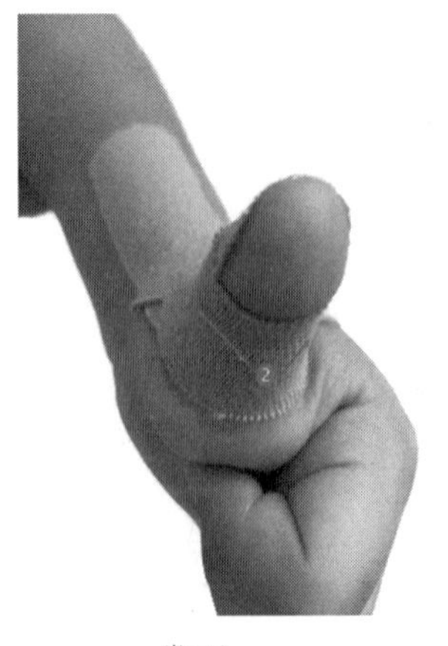

a. 掌面

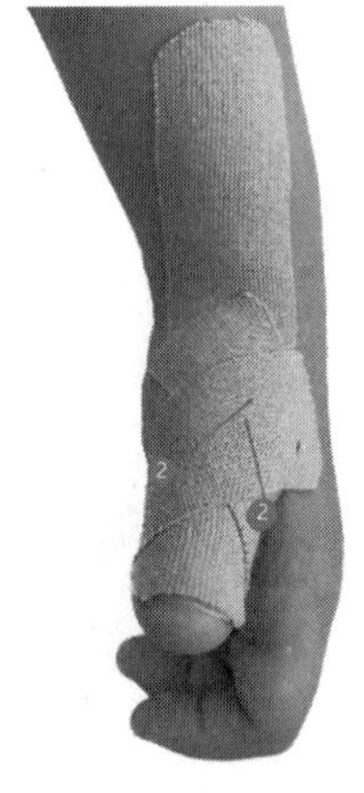

b. 背面

图4－138　第二条再次促进拇指外展

8. 纠正前臂旋前

使用“I”型螺旋贴布，上肢摆位前臂旋后，贴布锚固定于肩峰，以自然拉力螺旋贴扎于上臂内侧经过鹰嘴，尾部贴布桡侧茎突上方（图4-139）。

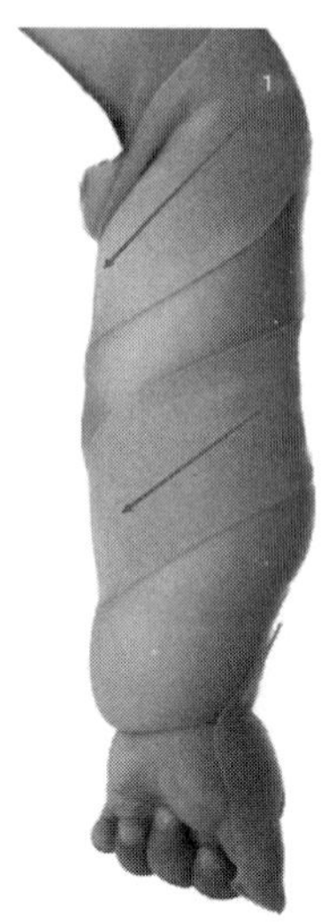

图4-139 贴扎纠正前臂旋前

（二）新生儿臂丛神经损伤

新生儿臂丛神经损伤是一种牵拉性损伤，发病率为0.5‰～5‰。根据臂丛神经受损部位与临床症状进行分类，可以分为Erb麻痹（受损神经为C_5～C_6，占60%）、扩展的Erb麻痹（C_5～C_7，20%～30%）、下臂丛（C_8～T_1，1%）及全臂丛神经损伤（C_5～T_1，15%～20%）等。除下臂丛神经损伤仅有手内在肌和指屈肌功能受限外，其余损伤类型儿童的肩肘外展外旋功能均受限；而扩展的Erb麻痹与全臂丛损伤类型的儿童腕背伸等功能亦受到限制。这些遗留的不同障碍程度的周围神经损伤后遗症，对于儿童手功能发育以及日常生活能力均有很大的影响。应用肌内效贴技术，可以协助患手的较弱肌群收缩，维持关节活动范围，防止关节挛缩，避免上肢异常姿势出现，但需要配合上肢功能训练以达到最佳效果。以下简单介绍肌内效贴技术在臂丛神经损伤的应用。

1. 引导三角肌收缩

目的是促进三角肌收缩，使用“Y”形贴布，肩部摆位于肩外展位，把贴布锚固定于斜方肌处，尾部贴布以自然拉力包覆三角肌，止点在三角肌粗隆下沿（图4-140）。

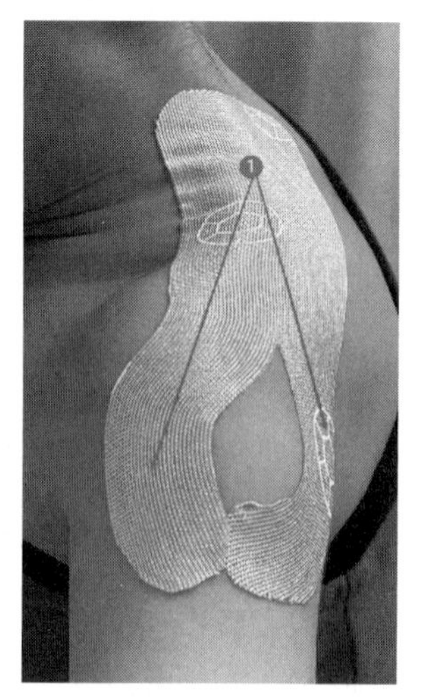

图4-140 贴扎促进三角肌收缩

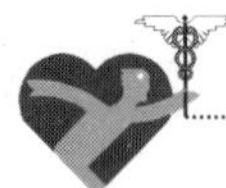

2. 改善腕尺偏、腕下垂异常姿势

目的是促进腕桡偏，使用“Ⅰ”形贴布，贴扎体位是患手拇指外展，锚固定于前臂近端桡侧，以自然拉力向拇指延伸，效果不理想时，可重复贴扎两次（图4－141）；使用“Ⅰ”形贴布，锚固定前臂中部腕伸肌肌腹上，腕关节摆位于腕背伸位，尾部贴布以自然拉力跨过腕关节，止于掌骨处贴上，以改善腕下垂（图4－142）。

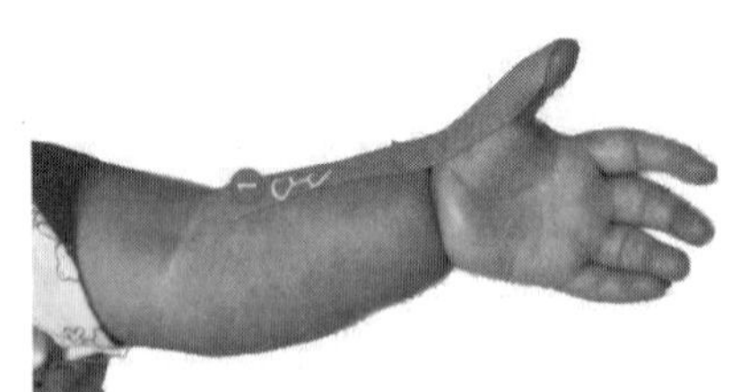

图4－141　贴扎纠正尺偏

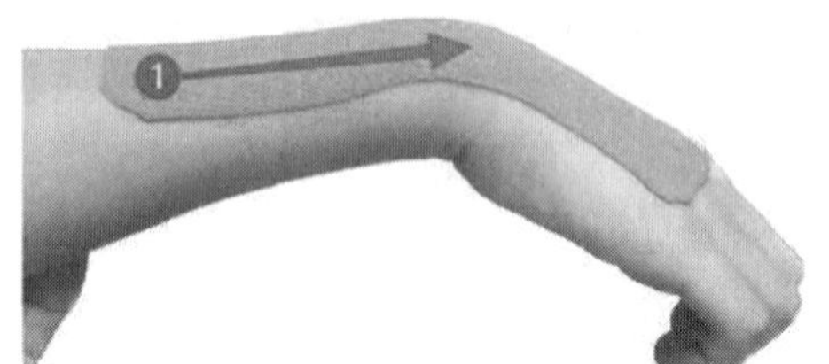

图4－142　贴扎纠正腕下垂

（三）先天性肌性斜颈

先天性肌性斜颈（congenitalmusculartorticolis，CMT）是一种常见的小儿肌肉骨骼疾病，在出生时或婴幼儿早期可观察到颈部姿势明显的畸形，由一侧胸锁乳突肌纤维化及缩短导致。研究报道CMT的发病率为0.3%～1.9%，超过80%的斜颈婴幼儿存在不同程度的颅面部不对称及斜头畸形。如果在CMT早期未采取积极的治疗，畸形将不断加重，并可出现颈椎发育异常，产生不可逆的后果。

目前，国内外研究发现在早期及时发现并进行物理治疗干预，可让绝大多数婴儿避免手术治疗。应用肌内效贴技术，可以提高颈部侧屈肌群力量，改善斜颈。以下简单介绍肌内效贴技术在先天性肌性斜颈的应用。

（1）贴扎于斜方肌、斜角肌，目的是促进健侧斜方肌、斜角肌收缩，使用“Y”形贴布，把贴布锚固定于肩峰处，患儿摆位为头向健侧侧屈，尾部贴布以自然拉力贴扎于斜方肌，止于枕骨粗隆；以自然拉力贴扎于斜角肌，止于胸锁乳突肌止点外（图4－143①）。

（2）贴扎于健侧胸锁乳突肌，目的是促进健侧胸锁乳突肌收缩，使用“Ⅰ”形贴布，充分暴露胸锁乳突肌，患儿头向患侧上方看，贴布锚固定于胸锁前韧带，尾部贴布以自然拉力于胸锁乳突肌止点处贴上（图4－143②）。

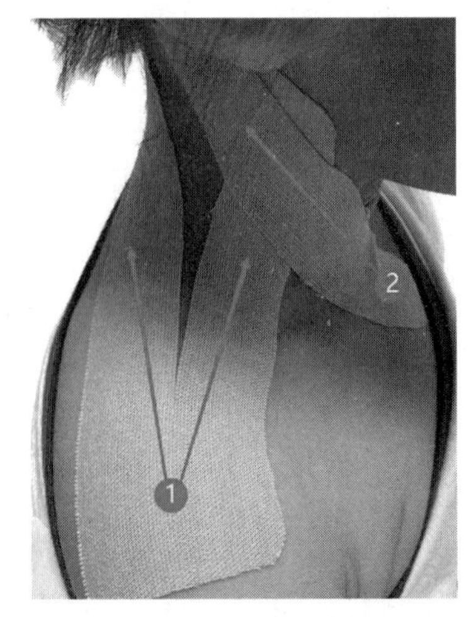

图4－143　①贴扎促进健侧斜方肌、斜角肌收缩，②贴扎促进胸锁乳突肌收缩

（四）运动损伤

急性扭伤是运动中最常见的运动损伤之一，
以运动中最为常见的急性踝关节扭伤为例，如果在急性期治疗不当，可导致滑膜炎、肌腱病、关节僵硬、肌无力、关节不稳、持续性疼痛和肿胀等。调查显示在踝关节扭伤后，60%患者在伤18个月内的复发率增加。踝关节扭伤造成的肿胀是最需要重视的症状之一，它与炎症有关，并且是运动康复进程的限制因素。肌内效贴贴扎后产生持续而有益的刺激，使皮肤产生褶皱能提起局部皮肤，增加皮下间隙，促进局部血液与淋巴循环，减少导致疼痛的刺激物质。儿童踝关节扭伤在临床上常见，因此，为大家介绍急性扭伤的贴扎方法。

踝关节痛点止痛，使用爪型贴扎方法，把贴布的锚固定在踝关节肿胀上方靠近淋巴处，基底段以自然拉力包裹肿胀处，尾部固定于肿胀处下方，促进踝关节血液循环，以达到消肿的作用；使用“X”型贴扎方法，找出踝关节痛点，将剪成“X”型贴布撕开后，将中段拉紧，锚固定于痛点处，两头以自然拉力贴于皮肤上（图4－144）；保持踝关节的稳定性，使用“I”型贴扎方法，贴布中段为锚固定于足弓部，踝关节摆位处于背伸，两端以自然拉力向内、外踝，尾部固定于小腿远端（图4－145）。

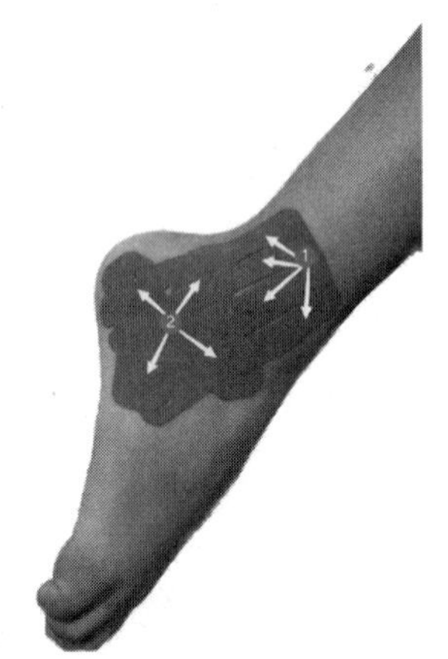

图4－144 ①贴扎爪型消肿，②X型止痛

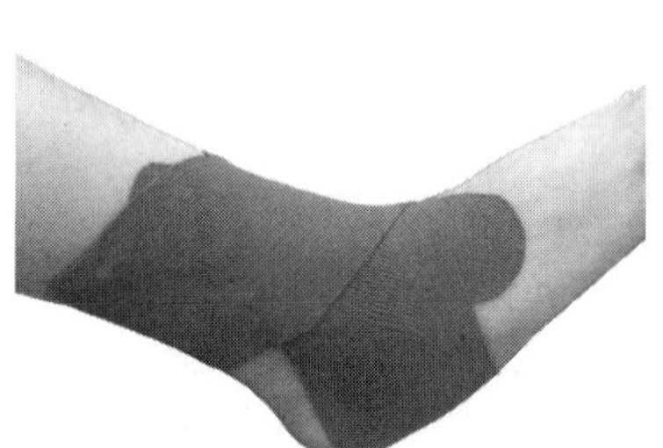

图4－145 贴扎稳定踝关节

四、注意事项

（1）使用贴布时需注意贴布与皮肤的清洁、凝胶的附着以及拉力的控制，这些均会直接影响贴布使用的效果。

（2）由于儿童皮肤较娇嫩，不易耐受，容易过敏，因此在贴布之前必须使用一小块贴布贴于儿童上臂内侧10～30 min，如无皮肤敏感现象才可使用。使用前应将贴扎部位清洁干净，去除皮脂及皮屑。可使用肥皂水清洗或酒精棉擦拭干净。

（3）使用贴布过程中应注意保持凝胶的干净，减少手对贴布的不必要的接触。贴布贴在身体部位需要完全与皮肤密合，可用手轻轻抚平贴布，确保贴布与皮肤紧密粘着。由于儿童感觉与成人不同，故建议贴布使用自然拉力即可。

（4）撕除贴布时应一手按住皮肤，另一手顺着毛发生长方向小心撕下，避免过度牵拉皮肤。撕除贴布后可涂乳液保护皮肤。

（5）肌内效贴是一种辅助技术，结合康复训练，可达到事半功倍的效果。

（邱晒红　严晓华　江敏婷　何　璐）

第十二节　传统康复治疗技术

一、概述

中医传统康复疗法是以中医基础理论为核心，以整体观、辩证观、功能观和正气观为核心，采用中医传统疗法对残疾者或功能障碍者进行康复活动的治疗方法。它随着中医学的建立和发展而产生，散见在历代养生康复和临床各科医籍之中。经过数千年的实践和总结，中医传统康复医学形成了完整的理论和治疗体系，传统的康复治疗技术主要有推拿、针灸、牵引、拔罐、药浴等。

二、基本理论

（一）中医传统康复疗法的基本内容

1. 阴阳五行学说

（1）阴阳学说。阴阳学说是在“气”的基础上建立起来的，与气一元论紧密地结合在一起，是中国古代朴素的对立统一理论。阴阳是标示事物状态特征的范畴，一是代表两种对立的特定属性，二是代表两种对立的特定的运动趋向或状态。阴阳的对立消长是宇宙的基本规律。如《易传》说：“一阴一阳之谓道。”（但是阴阳范畴不仅具有对立统一的属性，而且还具有另外一些特殊的质的规定，属于现代辩证法的矛盾范畴。）

（2）五行学说。五行学说是中国古代朴素的普通系统论。中医学运用五行学说，从系统的整体观点观察事物，认为任何一个（类）事物的内部都包含着具有木、火、土、金、水5种功能属性的成分或因素，并且木、火、土、金、水这五个方面按照一定规律相互联系，形成这一事物的整体功能结构。五行结构系统，通过与反馈机制相似的生克乘侮关系，保持系统的稳定性和动态平衡，从而论证了人体局部与局部、局部与整体之间的有机联系，以及人与环境的统一，即人体是一个统一整体的整体观念。五行学说的朴素的系统观念是现代系统理论的原始形态，在最一般的原则上与现代系统论相一致。但五行学说是一种朴素的系统理论，不可能像现代系统论那样更科学地阐明所有系统结构的一般关系和一般规律。

2. 脏象经络

脏象、经络、气血津液等学说是中医学关于正常生命现象的理论知识。其中脏象学说是中医理论体系的核心。

（1）脏象学说。脏象学说是研究人脏腑活动规律及其相互关系的学说。它认为人体是以心、肝、脾、肺、肾五脏为中心，以胆、胃、小肠、大肠、膀胱、三焦六腑相配合，以气、血、精、津液为物质基础，通过经络使内而脏腑，外而五官九窍、四肢百骸，构成一个有机的整体，并与外界环境相统一；它是中华民族劳动人民和医学家，通过长期对人类生命活动的观察研究和防病治病的实践，并以阴阳五行理论为指导，逐步形成和发展起来的学说，对中医诊治与预防疾病、养生与康复有重要的指导意义。中医脏腑概念虽然包含解剖学成分，但主要是一个标示各种整体功能联系的符号系统，是人体整体的功能模型，主要是阐述其生理功能和病理现象，因而不能与现代解剖学的同名脏器完全等同。

（2）气血精津液学说。气血精津液既是脏腑功能活动的物质基础，又是脏腑功能活动的产物。气血精津液学说主要探讨生命的物质组成以及生命活动的物质基础。泛言之，气血精津液学说应包含于脏象学说之中。

（3）体质学说。体质学说是研究人类的体质特征、类型和变化规律，及其与疾病的发生、发展关系的学说。体质是人体在遗传性和获得性基础上表现出来的功能和形态上的相对稳定的固有特征，与健康和疾病有着密切关系。

（4）经络学说。经络学说是研究人体经络系统的组成、循行分布及其生理功能、病理变化以及指导临床治疗的理论。经络是人体运行气血的通道，纵横交贯，网络全身，将人体内外、脏腑、肢节连成为一个有机的整体。

脏象学说、气血精津液学说、体质学说和经络学说相互包容渗透，互为补充，形成了传统医学对生命规律的独特的、精辟的认识。

（二）传统康复治疗的基本观点

1. 整体康复

中医学把人体内脏和体表各部组织、器官看成一个有机的整体，认为机体整体统一性的形成是以五脏为中心，配以六腑，通过经络系统“内属于脏腑，外络于肢节”的作用而实现的。人体生命活动的要素是形体和精神，两者互根互用，不可分离。同时认为四时气候、地区方域、周围环境等因素对人体生理病理有不同程度的影响，既强调人体内部的统一性，又重视机体与外界环境的统一性，这就是中医学整体观念的主要内容。

肢体、官窍局部的功能障碍常与人体其他部位甚至全身的脏腑功能状态有关，因

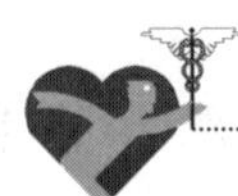

此，在康复过程中，对局部的功能障碍也应从整体出发，采取全面的康复措施。形体的功能障碍往往伴有精神心理问题，而精神心理方面的异常也会影响形体功能障碍的康复，因此在传统康复技术治疗形体时，也要重视精神情志方面的“调神”康复。

同时，环境、气候、温度等条件的变化也会直接或间接影响机体的康复，因此，康复治疗要因地制宜，采取适宜的康复措施。另外，人与社会也是一个不可分割的统一整体，应该利用社会的积极因素促进残疾者的康复，涉及教育、职业、经济、福利生活条件改善等方面内容。

2．辨证康复

中医治疗疾病方法的选择与应用，离不开辨证论治。在中医康复学中，这些方法多数同样适用于功能障碍的改善，因此辨证是康复的前提和依据。在中医康复临床过程中，辨证包含对内在生理功能障碍的辨识，而生理功能障碍的改善与外在形体及行为障碍的改善有因果关系。因此，通过辨证论治改善造成各种功能障碍的内在原因，体现了中医学“治病求本”和整体康复的原则，这是中医康复学的又一特色。

3．功能康复

康复学以功能障碍为作用对象，因此，功能康复是其主要治疗目的。在中医康复中“形神合一”是功能康复的基本原则。中医认为神是生命活动的主宰，形神合一构成了人的生命。《淮南子·原道训》曰：“夫形者生之舍也，气者生之充也，神者生之制也。”功能康复即训练“神”对“形”的支配作用。如导引、运动训练、气功等方法，形与神俱的康复方法。如偏瘫运动功能的丧失，就是神对肢体的主宰作用的丧失，强调主动运动训练的重要性，与现代康复学的运动再学习的指导思想完全相同。

4．综合康复

中医学在漫长的发展过程中，经过历代医家的发展和完善，由简单到复杂，创造了多种多样的治疗和养生康复的方法。各种方法均具有不同的治疗范围和优势。将这些办法综合起来，发挥各自的优势、以取得好的疗效是中医学的特色之一。

5．正气为本

中医学认为，正气旺盛是人体阴阳调和、形神统一、脏腑经络功能正常、气血充盛、卫外强固的征象。《素问·刺法论》载有“正气存内，邪不可干”，《素问·评热病论》载有“邪之所凑，其气必虚”。中医传统康复重视扶正，通过扶正祛邪恢复体内阴阳平衡，达到康复目的。而且正气为本的思想对于疾病的发展和继发症的预防是至关重要的，甚至可预防病残的发生，体现了中医“未病先防，已病防变”的康复观。

三、临床应用

在历代医家的努力下，中医康复学的内容不断得到完善，康复方法不断得到补充，其中包括大量的药物疗法和非药物疗法。如中药疗法、针灸疗法、按摩疗法、熏洗疗法、运动疗法等。这些方法都是以中医学理论为指导的，与现代康复方法相比，独具特色而历经实践检验，是行之有效的治疗方法。以下简要介绍临床广泛应用的几种方法。

（一）针灸

针灸疗法在中医康复理论的指导下，以经络腧穴为基础，通过不同的刺灸方法，调整人体阴阳盛衰、脏腑功能，促进患儿身心功能恢复，具有疏通经络、调理气血、扶正祛邪的作用。方法简便、安全、无副作用，易为家长与患儿接受。它包括针刺和灸法，针刺又包括头针、体针、耳针、穴位注射、电针等。

1. 头针疗法

1）头针疗法的概念与作用：头针，又称头皮针，是在头部特定的穴线进行针刺来防治疾病的一种方法。本法是在传统针灸理论的基础上结合现代医学知识创用的。它可促进轴突的侧枝再生，修复受损神经纤维，反射性地增加皮层相应部位的血流量，改善皮层缺血缺氧状态，以减轻组织损伤、协调肌张力，使肢体肌力、肌张力和肢体功能得以改善或恢复。

2）头针疗法的适用证：主要是脑源性疾病，如中枢神经系统感染后遗症、脑血管意外、脑性瘫痪、癫痫、失语、皮层性多尿等。

3）头针疗法的取穴：根据国际标准化头针定位。

（1）额中线：在额部正中，属督脉，自神庭穴向前，透过前发际，沿皮刺1寸。主治神志病和头面病。

（2）额旁1线：在额中线外侧，直对目内眦，属足太阳膀胱经，自眉冲穴向前，透过前发际，沿皮刺1寸。主治心、肺病证。

（3）额旁2线：在额旁1线外侧，直对瞳孔，属足少阳胆经，自头临泣穴向前，透过前发际，沿皮刺1寸。主治脾、胃、肝、胆病证。

（4）额旁3线：在额旁2线外侧，自足阳明胃经头维穴之内侧0.5寸处，向前透过前发际，沿皮刺1寸。主治肾、膀胱病证和生殖器官病证。

（5）顶中线：头顶部正中，属督脉，自前顶穴至百会穴，沿皮刺1.5寸。主治腿、足病证（如瘫痪、麻木、疼痛）以及脱肛、遗尿、眩晕、头痛等。

（6）顶颞前斜线：从顶中线的前神聪穴，沿皮刺向题部的悬厘穴。贯穿督脉、足太阳膀胱经、足少阳胆经、足阳明胃经、手少阳三焦经。由上至下，分别主治下肢病、上肢病和面部瘫痪。

（7）顶颞后斜线：从顶中线的百会穴，沿皮刺向颞部的曲鬓穴。贯穿督脉、足太阳膀胱经、足少阳胆经、足阳明胃经、手少阳三焦经。由上至下，分别主治下肢病、上肢病及头面感觉异常。

（8）顶旁1线：在顶中线旁开1.5寸，自通天穴沿皮向后刺1.5寸，属足太阳膀胱经。主治腰、腿、足瘫痪、麻木和疼痛等。

（9）顶旁2线：在顶旁1线外侧，距顶中线2.25寸，自正营穴沿皮向后刺1.5寸，属足少阳胆经。主治肩、臂、手瘫痪、麻木和疼痛等。

（10）颞前线：在颞部两鬓内，自颔厌穴至悬厘穴，属足少阳胆经、手少阳三焦经。主治头面部病证，如瘫痪、麻木、疼痛、失语、牙病等。

（11）颞后线：在颞部耳上方，自率谷穴至曲鬓穴，属足少阳胆经。主治耳聋、耳鸣、眩晕等。

（12）枕上正中线：在枕部，为枕外粗隆上方正中的垂线，自强间穴至脑户穴，属督脉。主治眼病和腰脊痛等。

（13）枕上旁线：在枕上正中线旁开0.5寸，与枕上正中线平行，属足太阳膀胱经。主治眼病和腰背痛等。

（14）枕下旁线：在枕外粗隆下方，旁开枕外粗隆1寸，自玉枕穴至天柱穴，属足太阳膀胱经。主治小脑疾病所致平衡障碍、后头痛等。

4）头针疗法的针刺方法：选用28～30号长1寸的毫针，针体与头皮成15°～30°角快速进针，刺入帽状腱膜下，将针与头皮平行推进一定深度，根据病情和患儿体质，留针0.5～4 h。在留针期间，捻针3次，每30 min捻针一次，每次捻针3～5 min，速度180～200转/分。

5）头针疗法的疗程与疗效：每日针一次，每针10次，休息10 d，针刺30次为一疗程。

6）头针疗法的注意事项。

（1）婴儿囟门未合时，慎用此法。

（2）头部有严重皮肤病和手术瘢痕、溃疡处，不宜用此法。

（3）癫痫大发作时，要注意保护，以免折针。

（4）出血性中风患儿应慎用此法，即使要用，亦需严密观察，防止病情复发。

（5）痉挛型、手足徐动型患儿不宜采用强刺激。

（6）若针刺后，患儿异常姿势有加剧者，应停用。

（7）头针留针期间，应加强肢体的功能锻炼，重症患儿可做被动活动。

（8）由于头皮血管丰富，因此起针速度应快，针孔用干棉球按压数秒，避免出血。

不宜在过于饥饿的情况下治疗，极个别患儿可发生晕针，表现为面色苍白、四肢发凉、出冷汗、异常哭闹，出现这种情况，应立即拔针，让患儿平卧休息，给予相应的对症处理即可。

2. 体针疗法

1）体针疗法的目的与作用：用毫针刺激躯体及四肢的穴位，可以改善神经、肌肉的血供，通过针感的传导以达到疏通经络、调整肢体功能、协调肌张力的目的。

2）体针疗法的适应证：脑性瘫痪及中枢性瘫痪、周围神经损伤性肢体瘫痪等。

3）体针疗法的穴位配伍原则：根据病情局部取穴、远端取穴、循经取穴与辨证取穴相结合，可采用表里经配穴、俞募配穴、子母配穴、原络配穴、抑木扶土配穴等，也可选用四肢特定穴或经验穴。

4）体针疗法的针刺方法：根据病情灵活取穴，得气后采用补泻手法，速刺或者留针，也可加用电针或给予艾灸。

5）体针疗法的疗程与疗效：每日针刺1次，每针10次，休息10 d，共针30次为一疗程。

6）体针疗法注意事项。

（1）对于体质虚弱的患儿，每次针刺穴位不宜过多，根据病情可不留针或短时间留针。

（2）痉挛型患儿不宜采用强刺激手法，手足徐动型患儿不宜用电针。

（3）留针期间，注意让患儿保持安静，不能乱动，防止断针、弯针、滞针的发生。

（4）电针刺激量应从小到大，根据每个患儿的体质、敏感度而定。

（5）不宜在过于饥饿的情况下治疗，极个别患儿可发生晕针，表现为面色苍白、四肢发凉、出冷汗、异常哭闹，出现这种情况，应立即拔针，让患儿平卧休息，给予相应的对症处理即可。

3. 水针疗法

1）概念：水针疗法是以中医基本理论为指导，通过激发经络、穴位的治疗作用，结合近代医药学中的药物药理作用和注射方法而形成的一种独特疗法。具体方法是在经络、腧穴、压痛点或皮下反应物上，注射适量的药液以治疗疾病。本法又称腧穴注射疗法、穴位注射疗法。由于应用药液剂量较常规小，故又名小剂量药物穴位注射。采用麻醉性药物（如普鲁卡因）者，则称为穴位封闭疗法。

2）作用：一方面，针刺和药物作用直接刺激了经络上的穴位，可产生一定疗效；另一方面，穴位注射后，药物在穴位处存留的时间较长，故可增强与延长穴位的治疗效能，并使之沿经络循行以疏通经气，直达相应的病理组织器官，充分发挥穴位和药物的共同治疗作用；另外，药物对穴位的作用亦可通过神经系统和神经体液系统作用于机体，激发人体的抗病能力产生出更大的疗效。

3）注射用药：凡可肌肉注射的药物，都可用于水针疗法。常用的中药注射液有：当归、红花、复方当归、板蓝根、徐长卿、灯盏花、补骨脂、肿节风、柴胡、鱼腥草、复方丹参、川芎等；西药有25%硫酸镁、维生素B1、维生素B12、维生素C、维生素K3、0.25%～2%盐酸普鲁卡因、阿托品、利血平、安络血、麻黄素、抗生素、胎盘组织液生理盐水等。

4）水针操作方法。

（1）器械：经消毒的注射器和针头，1 mL、2 mL、5 mL、20 mL注射器，一般穴位用牙科5号针头，4～6号普通针头，深部注射可用9号长针头。

（2）选穴处方：根据病情选择有效主治穴位。选穴要精练，一般以2～4个为宜，并选择肌肉较丰满处的穴位，也可选择阿是穴，或触诊时触到的结节、条索状的阳性反应。

（3）剂量：应根据药物说明书规定的剂量，不能超量。做小剂量注射时，可用原药物剂量的1/5～1/2。一般以穴位部位来分，头面部可注射0.3～0.5 mL；耳穴可注射0.1 mL，四肢可注射1～2 mL，胸背部可注射0.5～1 mL，腰臀部可注射2.5 mL；如用5%～10%葡萄糖液可注射10～20 mL。

（4）操作：患者取舒适体位，用经过严密消毒所需的注射器和针头，抽好药液，穴位局部消毒后，右手持注射器，对准穴位（或阳性反应点），快速刺入皮下，然后缓慢进针，得气后回抽无血，即可将药液注入。

（5）疗程：急症每日1～2次；慢性病一般每日或隔日一次，5～10次为一疗程。

5）水针疗法注意事项。

（1）注意药物的性能、药理、剂量、性质、有效期、配伍禁忌、副作用及过敏反应。凡能引起过敏反应的药物，必须先做皮试。副作用严重的药物不宜采用，刺激性强的药物应慎用。

（2）颈项、胸背部注射时切勿过深，药物也必须控制剂量，注射宜缓慢。避开神经干，以免损伤神经。

（3）避开血管，注射时回抽有血，应重新注射。一般药物不能注入关节腔、脊髓腔。若药物误入关节腔，可致关节红肿、发热、疼痛；若药物误入脊髓腔，有损伤脊髓的可能，严重者可导致瘫痪。

（4）使用穴位注射法前，应注意药物的有效期，不要使用过期药物，并注意检查药液有无沉淀、变质等情况，若已变质即应停止使用。

（5）注射器、针头及注射部位要严格消毒。

（6）小儿过度疲劳或出现发热等身体不适时不宜注射。

（二）推拿

推拿，又称按摩、按蹻、乔摩，是指在中医基本理论（尤其是经络瑜穴学说）的指导下，通过在人体体表一定的部位施以各种手法，或配合某些特定的肢体活动来防治疾病的一种方法，具有疏通经络、滑利关节、调整脏腑气血功能，以及增强人体抗病能力等综合效应。

1. 健脾益气按摩法

1）目的：运动障碍患儿多伴有营养不良，健脾益气按摩手法可以消食和中、调节阴阳、理气血、和脏腑，改善胃肠蠕动及吸收功能，从而提高患儿体质。

2）适应证：对于各型运动障碍患儿伴有营养不良者皆可使用本法。按摩部位常选腹部、背部及手和腿部的相关穴位。

3）常用手法。

（1）摩腹：患儿取仰卧位，术者用一手四指指腹或全掌着力于前腹壁，以脐部为中心顺时针旋摩 5 min，此法能健脾和胃，常与捏脊、按摩足三里合用，作为小儿保健手法。

（2）分推腹阴阳：患儿取仰卧位，术者用双手拇指自剑突下分沿肋弓下缘分推 100～200 次，或自肋弓下缘分推至脐部两侧 5～10 次，此法适用于消化不良、夜啼、腹胀等。

（3）推揉中脘：患儿取仰卧位，术者用指端或掌根按揉中脘穴称揉中脘。用掌心或四指旋摩中脘穴称摩中脘。用食指、中指自喉下直推至中脘称推中脘，又称推胃脘。揉 100～300 次，摩 5 min，推 100～300 次。此法能用于小儿食欲不振、食积、嗳气等。揉摩中脘能健脾和胃、消食和中，多与按揉足三里、推脾经合用。

（4）补脾经：术者用大拇指旋揉患儿拇指罗纹面 100～200 次，此法能健脾和胃、补气血，用于脾胃虚弱、气血不足所致的食欲不振、肌肉消瘦、消化不良等。

（5）推胃经（补胃经）：术者用拇指旋揉患儿拇指近端指节 100～200 次，此法能健脾胃、助消化，常与补脾经、摩腹、按揉足三里合用。

(6) 补肾经：术者用拇指向心性直推患儿小指罗纹面，此法可补肾经，有补肾益脑、温养下元之功，可用于先天不足、久病体虚的运动障碍患儿。

(7) 捏脊：患儿取俯卧位，术者双手食指紧贴皮肤向上推，拇指向下按压。沿督脉由下（长强穴）至上（大椎穴）缓慢推拿共 7 次。推至脾俞、肾俞穴时进行点压数次，以健脾益肾。此法有调阴阳、理气血、和脏腑、强身健体的功能，主要用于小儿先天不足、体质虚弱、颈软不能竖头、腰背软弱不能独坐等。多与补脾经、摩腹、按揉足三里合用。

4）疗程：以上各法，每次 15～20 min，每日 1～2 次，10 d 为一疗程。

5）注意事项。

（1）按摩必须将手指甲剪短并修理圆滑以免划伤患儿。

（2）以上按摩手法适用于 5 岁以下的小儿，3 岁以内疗效较好，1 岁以内疗效更好。

（3）手法要注意操作方向、次数、频率和强度。

2. 上肢瘫痪者增加以下项目

1）按揉肩髃穴、肩髎穴、肩臑穴、曲池穴，医者用拇指分别按住患儿肩髃穴、肩髎穴、肩臑穴、曲池穴做按揉，每穴 1 min。

2）拿上肢，医者用拇指和其余 4 指对称用力，拿患儿的上肢，自肩部至腕部，自上而下，3～5 次。

3）搓上肢，医者用两手掌夹住患儿肩关节，做环状搓动，然后徐徐向下至手臂改为前后搓动至腕部，约 1 min。

3. 下肢瘫痪者增加以下项目

1）按揉环跳、居髎、承扶、委中等穴。医者用拇指分别按住患儿环跳穴、居髎穴、承扶穴、委中穴、阳陵泉穴、解溪穴做按揉，每穴 1 min。

2）医者用补法施于患儿的臀部及下肢后侧，并配合下肢后伸的被动运动，约 1 min；然后是患儿腹股沟处及下肢前侧，配合髋关节前屈的被动运动，约 1 min，再操作患儿臀及下肢外侧部，约 1 min。

3）摇髋关节。医者用双手扶住患儿双膝，使患儿屈髋屈膝，然后做顺时针方向及逆时针方向的摇动，各 3～5 次。

4）摇踝关节。医者用一手托起患儿足跟，另一手握住患儿足趾部，稍用力做拔伸动作，并在拔伸的同时做环转摇动，3～5 次。

4. 脊柱棘突两侧节段性按摩法

1）目的：节段性按摩的主要作用是反射性地刺激脊髓的节段性装置（感受装置包括皮肤的一定区域，如肌肉、韧带、肌腱的感受器），使其和脊柱肌的营养和血供同时得到改善，同时亦能间接影响中枢神经系统活动，达到促大运动（坐、站、爬、行）恢复的目的。

2）适应证：痉挛型和弛缓型。上肢痉挛性瘫按摩颈、胸部，下肢痉挛性瘫按摩腰骶部。弛缓型，调节反射发育缺陷以及脊柱后凸、侧凸和其他情况可根据部位选择相应的治疗区域或按摩脊柱全长。运动障碍的节段型按摩部位是沿脊柱从骶部到颈部的按摩，同时也按摩肩胛外缘、臀部、肩胛周围和肋间隙。

3）常用手法包括移动法、钻法、锯法、牵拉法、震颤法。

4）疗程：以上每种手法治疗3～5次，每次20～30 min，每日1～2次，3～6个月为一疗程。

5）注意事项。

（1）按摩必须将手指甲剪短并修理光滑以免划伤患儿。

（2）按摩时应在按摩部位及双手沾些滑石粉以减轻摩擦。

（3）在治疗过程中，应随时注意患儿对手法治疗的反应，若有不适，如刺激性紧张、哭闹等，应及时进行调整。

（4）体质虚弱，或极度疲劳，或过饥过饱者应慎用。

四、注意事项

（一）正视疾病，乐观面对

患病并不可怕，可怕的是自我意识不断加压。乐观、正确地面对疾病，积极树立战胜疾病的信心，才能在整个康复治疗过程中占据主导地位。

（二）不急不躁，循序渐进

康复是有规律的，是一个循序渐进的过程。患儿家长一定要有足够的耐心，并树立康复信心，一步一个脚印陪伴患儿向前走。患儿的心理调节直接影响疾病的发展和转归。积极情绪可使人精神振奋，提高康复治疗效果；而消极情绪若长期存在，会延缓或间断康复治疗进程。

（三）相信科学，不偏听偏信

患病初，患者和家属急切的心情可以理解，但是盲目求医拜神往往会贻误最佳治疗时机。患儿尽早到正规医院接受专业的、系统的康复治疗，才能获得最大的治疗效果，少走弯路。

（四）科学饮食，减少外感

康复治疗过程中，患儿应该注意饮食调节，应在医师的指导下以少食多餐为主，适当摄入水果等。饭菜应清淡、少油腻、易消化。注意阴阳平衡，减少外感概率，以免中断康复治疗进程，影响康复治疗效。

（五）准确辨证，恰当治疗

准确运用中医方法辨证论治，恰当选择治疗方法，不能把所有方法同时实施。特别要将康复训练渗入生活细节中。家庭康复训练要在康复治疗师的指导下开展，避免因错误的康复运动以及过度疲劳而影响正常康复进程。

（六）融入社会，平衡心态

鼓励患儿与其他小儿交流、游戏，以获得更多动力和锻炼机会，在社会交往活动中逐渐建立患儿的社会适应能力和健康的心态。应以功能目标为导向，不能把康复治疗作为生活的主体。

（张 静 李金玲）

第十三节 康复机器人技术

一、概述

机器人是可“重复编程、基于传感器的机械电子系统”，可以完成对人类活动有益的某些特殊工作。近年来，随着机器人技术的迅猛发展，机器人在康复医学领域中的应用逐渐成为研究热点。康复机器人是医疗机器人的一个重要分支，随着研究和使用的深入，人工智能康复机器人有望简化治疗师与患儿“一对一”的繁重治疗过程，帮助更多功能障碍儿童恢复或代偿部分功能，提高其生活质量。

康复机器人（rehabilitative robot）是近年来出现的一种新型机器人，用于帮助残疾儿童与存在功能障碍儿童解决生活中活动困难、完成康复训练、改善生活状态等，从而提高他们的生活质量。该康复技术的最大优势是可以通过机器带动肢体进行大量、稳定的重复训练，精确、客观地制定训练与运动参数，提供实时视、听、触觉等感觉反馈，刺激并重建肢体运动的神经控制，从而促进脑功能重组。同时，康复机器人在控制、检测和分析方面有较大的优势，可以积累大量的数据，将有利于康复治疗师认识训练的参数和康复效果之间的关系，从而更好地指导临床，帮助残疾儿童或存在功能障碍儿童达到改善肢体功能的目的，可以较好地满足感觉、运动、学习的需求。

二、基本理论

康复机器人作为一种新型的智能化医疗设备，可弥补传统治疗方法的不足，引导残疾儿童或功能障碍儿童进行高强度、重复、标准化的运动训练以增强其运动功能，早日回归日常社会生活。近年的研究提示，密集性、重复性、目标导向性的运动再学习训练是改善脑瘫儿童运动功能的要条件。同时，丰富的环境刺激有利于脑损伤后神经元网络的重组和运动单位的发育。机器人辅助疗法基于运动再学习及丰富环境刺激理论而建，通过诱导儿童在有限的时间内完成大量的任务；通过趣味性极高的人机互动提高儿童的主观能动性，促使儿童积极主动地参与训练；在训练过程中提供各种视觉、听觉、触觉等感觉反馈；适时协助，简单化任务，使儿童尽可能主动地参与并完成任务；最终达到脑功能重组的目的，从而提高儿童的运动能力。康复机器人可以精准、密集、重复训练，不受外界环境、人为因素的影响。目前临床训练项目包括步行训练、手臂运动训练、颈部运动训练等。

康复机器人分为康复训练机器人与辅助型康复机器人两种。康复训练机器人主要是利用机器带动肢体协助完成各种特定的康复训练，此技术重点是诱导患儿的参与，进行结构化功能训练，促使训练内容向日常生活能力、具体功能转化。辅助型康复机器人的作用是代偿，即帮助功能障碍患儿完成各种动作，使患儿具有独立活动、生活、学习的能力，从而达到更好地融入社会、提高生活质量的最终目标，如智能轮椅、智能假肢及导盲机器人等。

康复机器人与传统的治疗相比较，具有以下优点：①可以精准、密集、重复训练，这是康复机器人的最大优势。②趣味性强，能够更好地调动患儿的积极性与参与性。神经心理学研究显示，与正常儿童相比，发育性障碍儿童参与各种游戏的积极性较低而且较被动，在长时间的认知与运动训练中的积极参与性最低。因此，如何在长期康复中维持儿童的积极参与性是儿童康复训练中的一个难点，而康复机器人技术的应用可以较好地解决该问题。通过虚拟现实技术的应用，康复治疗师可以丰富治疗环境，增加训练的趣味性，极大地提高儿童的积极性，诱导其主动参与训练。③实时记录并提供详细、客观、准确的评价和治疗参数，根据评价、训练参数与康复效果关系的客观数据，康复治疗师可以优化训练参数，从而制订最佳的训练方案。④提供实时反馈，通过实时反馈训练过程中肢体的各种信息，帮助康复治疗师及时调整并优化训练方案。

三、临床应用

1. 上肢康复机器人

上肢康复机器人运用计算机技术实时模拟人体上肢运动规律，在虚拟环境中有针对性地对上肢进行高强度、重复性的功能康复训练。上肢康复机器人依据机械结构可分为末端牵引式上肢康复机器人与外骨骼式上肢康复机器人。①末端牵引式上肢康复机器人主要是将儿童的手或前臂与机器人连接，以机器人运动带动儿童肢体进行平面运动，帮助其上肢功能恢复。InMotion2 机器人是最早报道的儿童康复机器人，用于改善偏瘫型脑瘫患儿患侧肩肘的运动功能，临床应用疗效明显。REAPlan 上肢康复机器人主要协助患儿在水平面移动上肢。训练内容可以是丰富的游戏项目，也可以是最基础的 ADL，如简单的够杯子动作，因此可以设置具体的训练内容为密集、目标导向性、必要时有协助的动作任务，同时提供实时反馈。有研究显示，REAPlan 上肢机器人助动训练可以有效改善脑瘫患儿上肢活动的运动指数、动作流畅性与手的灵活性。②外骨骼式上肢康复机器人的最大优点是与人体的上肢结构类似，具有与上肢各关节相匹配的关节轴，可固定上肢姿势，从而帮助儿童完成单个关节或多个关节的复合运动，从而达到精准康复。研究提示 Gloreha Sinfonia 外骨骼式上肢康复机器人可有效改善脑瘫儿童上肢活动的协调性。

2. 下肢康复机器人

下肢康复机器人主要分为固定式康复训练机器人和移动可穿戴式康复训练机器人。固定式康复训练机器人主要由减重装置和电动活动平板组成，能够满足儿童原地减重步态康复的需求。Walkbot_K 是世界首台可自动调整腿部长度的儿童专用下肢康复机器人，在步行时利用踝关节驱动电机为脑瘫儿童提供最佳的踝关节运动轨迹，有利于改善其步态模式（见图 4 - 146）。移动可穿戴式康复训练机器人主要利用自平衡技术或支撑设备，实现对下肢各关节的聚焦控制，有利于脑瘫儿童行走。WAKE-UP 是一种可穿戴式膝踝关节外骨骼康复训练机器人，其模块化的设计和控制，可在步行时将脑瘫儿童的膝踝关节放置于正确位置，纠正其异常步态。

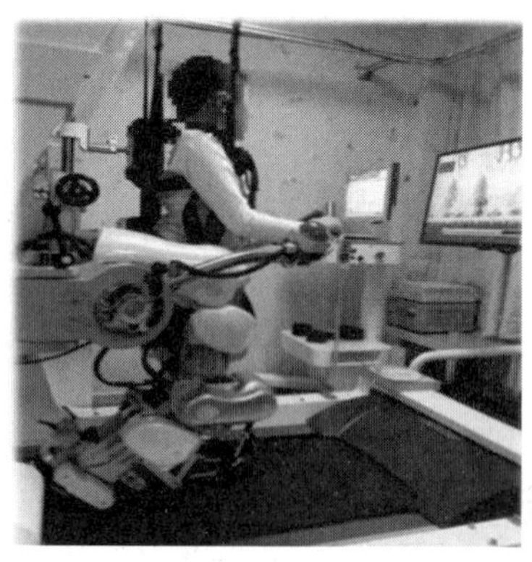
图 4 - 146 Walkbot_K

近年有研究显示机器人步态训练疗法（robot-assistedgait training，RAGT）可以有效改善脑瘫患儿的平衡能力，缓解肌肉痉挛，提高患儿的步行能力。如传统的减重步行训练平台（body weight-supported treadmill），可以提高痉挛型双瘫患儿的步行速度、步行时间、步行功能以及步行运动指数。但有学者质疑减重平台的实用性，因为与力量训练相比，特别是基于家庭的减重步行训练平台并未能有效改善患儿的参与性和患儿对其步态的自我满意程度。因此，Schroeder 等人使用通过外骨骼辅助驱动进行下肢步态训练的减重平板系统（Lokomat）治疗痉挛型双瘫的脑瘫患儿，发现不同年龄段的痉挛型双瘫患儿在粗大运动功能、“活动”与“参与性”方面都有改善；而且在“活动”方面，年龄较小、损伤程度较轻的患儿相对有更好的“活动”功能。减重步态训练系统既昂贵又耗时，目前仍需更多的研究以协助制定具体的治疗参数，如适宜年龄、功能障碍严重程度、治疗强度等，以及进一步了解其最佳效能比。

3. 智能轮椅

智能轮椅主要用于辅助残疾儿童和功能障碍儿童的日常生活和学习工作，补偿他们弱化的机体功能。智能轮椅是结合电动轮椅与智能机器人优点的特殊轮椅，它不仅可以作为代步工具，而且还可以利用特殊机器手臂帮助残疾儿童完成简单的日常活动，是让患儿实现动起来、走出去的重要康复手段。智能轮椅能使残疾儿童重新获得自理能力，帮助他们找回自立、自尊的感觉，从而达到融入社会的最终目标。

四、注意事项

儿童康复机器人以其趣味性强、精准康复等优点，正逐渐被越来越多的儿童及其家长所接受。但要注意，临床治疗中并不能机械地应用康复机器人进行乏味重复的肢体运动，治疗师需要结合目标导向性的任务促进患儿把新掌握的肢体动作功能化，并把患儿在医院训练中所学习的新技能转化成日常生活活动能力，最终提高患儿的社会参与性。目前仍缺乏探讨儿童康复机器人临床疗效的高质量的随机对照研究，具体的治疗方案、参数、适用人群还需更多的研究证据支持。

（杨旭博　江敏婷　何　璐　严晓华）

第十四节　虚拟现实技术

一、概述

虚拟现实（virtual reality，VR）技术利用计算机创造多场景虚拟环境，让用户在虚拟环境实时获得视觉、听觉、触觉等多感觉的真实反馈，从而帮助用户进行功能性运动以达到功能重建的目的。虚拟现实技术系统一般由三个部分组成，包括外部设备（用于连接用户与虚拟环境的视、听、触觉等设备）、内部设备（用于追踪用户的位置及动作的数据手套、手柄等设备），以及如软件设备（用于创造虚拟环境的图像及人物建模）。依据用户的参与形式与沉浸程度，虚拟现实技术分为非沉浸式虚拟现实技术、沉浸式虚拟现实技术、增强型虚拟现实技术和分布式虚拟现实技术。虚拟现实技术具有三大特性：沉浸性（immersion）、交互性（interaction）和构想性（imagination），即“3I”特性。①沉浸性是指用户在虚拟现实场景中产生身临其境的感觉，如同处于真实世界中。②交互性是指用户与虚拟环境中各种对象的相互作用，即用户对虚拟环境中的物体进行操纵并得到多种感觉的反馈。③构想性是指用户沉浸于虚拟环境中获取新的知识，提高其构想能力。

虚拟现实技术在20世纪90年代被应用于儿童康复中，其最大优势创制了虚拟互动的环境，给予儿童一系列的视、听、触等多感官的刺激，从而促进脑功能重建。同时，虚拟游戏/日常等场景设计可适应不同儿童的特殊需求，充分调动其积极性，主动进行重复性、密集性的康复训练，达到提高残疾儿童感知及运动能力的目的，进而帮助其更好地适用日常社会生活环境。

二、理论基础

近几年研究提示，重复性、密集性的运动训练对于神经系统受损儿童诱导大脑重塑及功能恢复至关重要。虚拟现实技术可依据神经受损儿童的运动认知水平制定个性化、目标性、有趣性的训练任务，使其在虚拟环境中进行重复性、密集性的运动训练，从而促进脑功能的重塑。此外，虚拟现实技术可随时收集儿童在训练时对于目标任务完成难易程度的反馈，随时调整任务以保持儿童的自主参与训练的积极性，主动参与的积极性提高可在一定程度上激活大脑神经递质通路来触发思维过程，从而帮助脑功能重塑。同时，多感觉的丰富刺激可有助于神经系统受损儿童的大脑区域之间的连接与功能恢复，虚拟现实技术利用视、听与触觉等多感觉的刺激，提高脑神经活跃程度，促进脑功能重塑。

虚拟现实技术相比传统的康复治疗具有以下优势：①多感觉反馈，虚拟现实技术可同时刺激儿童的视、听与触觉等多个感觉系统，提高患儿参与任务的积极性。②趣味性高，虚拟现实技术创造性贴近自然、个性化的训练环境，并给予儿童多感觉的刺激，提高儿童主动参与的积极性，保持其能够进行长期性、密集性、重复性的训练。③安全性高，虚拟现实技术可创建日常生活环境，如超市、马路等传统康复较难建立的干扰性场景，使儿童在日常环境康复训练时避免出现危险。④依从性高，虚拟现实技术提供有趣的多场景游戏，有利于儿童保持较高的依从性。

三、临床应用

（一）非沉浸式虚拟现实技术

非沉浸式虚拟现实技术起源于视频游戏，其主要利用电子屏幕、鼠标、键盘等电子设备，使用户与电子屏幕的环境进行交互从而完成康复训练。日本 Nintendo Will 是目前临床应用最为广泛的一种非沉浸式虚拟现实技术。Nintendo Will 开发了一系列的虚拟现实运动游戏，如拳击、棒球、网球等，通过模拟真实运动场景，达到提高儿童运动功能。研究表明，Nintendo Will 疗法在改善脑瘫患儿的站立平衡能力方面优于传统疗法。非沉浸式虚拟现实技术的购置成本较低、使用方便灵活、可远程操作、应用广泛，但使用功能较为单一，用户的带入感较差。

（二）沉浸式虚拟现实技术

沉浸式虚拟现实技术利用立体或头盔显示器将用户与现实环境完全阻隔，置身于三维空间的虚拟环境中，并利用数据手套等设备给予用户视、听与触觉的反馈。相比于非沉浸式虚拟现实技术，沉浸式虚拟现实技术的沉浸度更高，更能使用户置身于虚拟环境中。美国 Oculus Quest、韩国 Gear VR 与中国 HTC Vive 均为沉浸式虚拟现实设备，用户利用头戴式显示器与手柄等设备，沉浸于虚拟现实环境中进行康复训练，从而促进脑功能重塑。研究提示利用沉浸式虚拟步态训练，可改善脑瘫患儿的异常步行模式。

四、注意事项

虚拟现实技术以其趣味性强、精准康复、多感官反馈等优点，正逐渐被越来越多的儿童及其家长所接受。但要注意，临床治疗中并不能一味在虚拟现实环境中进行长期、重复、密集性的训练，治疗师需要将儿童在虚拟环境中学习的新技能转化成日常生活活动能力，最终提高患儿的社会参与性。目前仍缺乏探讨儿童虚拟现实技术临床疗效的高质量的随机对照研究，具体的治疗方案与参数还需更多的研究证据支持。

（杨旭博　张　静）

第十五节　体外冲击波治疗技术

一、概述

体外冲击波疗法（extracorporeal shock wave therapy，ESWT）具有非侵入、安全、有效的特点，通过力－化学信号转导对人体产生多种生物学效应：修复重建组织损伤、松解组织粘连、扩张血管和血管再生、镇痛及神经末梢封闭、高密度组织裂解、控制炎症及感染。该技术已在临床治疗领域广泛应用，可用于治疗骨折延迟愈合、慢性软组织损伤性疾病、神经系统疾病后遗症造成的肌肉痉挛和挛缩、骨折固定后关节挛缩、肌肉拉伤，具有止痛、促进骨和软组织修复、消除肌肉痉挛、改善局部代谢的效果。

二、基本理论

体外冲击波是一种机械性脉冲压强波，通过介质（如空气或气体）传导而产生，使介质快速或极速压缩，从而引起介质的压强、温度和密度等物理性质跳跃式改变，将气动产生的脉冲声波转换成精确的弹道式冲击波。

1. 冲击波的物理学特性

冲击波的物理学特性为：①机械效应，冲击波在进入人体后会引起组织界面处的加压和撤压，从而产生牵张效应。②空化效应，冲击波作用下，液体中存在的微小气泡会发生振动。当冲击波强度超过一定阈值时，这些气泡会快速扩大和崩溃，产生高压和温度变化。③热效应，冲击波在传播过程中会产生振动能量，这些能量会被组织吸收，导致局部温度升高。

2. 冲击波波源的产生方式

冲击波波源的产生方式为：①液电式冲击波源；②压电晶体冲击波源；③电磁式冲击波源；④气压弹道式冲击波源。

3. 冲击波波源的传递形式

冲击波波源的传递形式可分为聚焦式、发散式、平波式、水平聚焦式等。聚焦式冲击波和水平聚焦式冲击波主要用于治疗骨不连、骨折延迟愈合、成人股骨头坏死等成骨障碍性疾病，以及位置较深的骨软骨损伤性疾病。发散式冲击波主要用于治疗慢性软组织损伤性疾病、浅表的骨和软骨损伤疾病，以及缓解肌肉痉挛。平波式冲击波主要用于治疗位置较浅的慢性软组织损伤性疾病、伤口溃疡和瘢痕等问题。

4. 体外冲击波能量选择

为了提高体外冲击波疗法的治疗效果，需要选择合适的治疗部位和能量水平。能量过低则不能达到治疗效果，而过高则会产生不良反应。根据设备制造商提供的参数范围，能量分为低、中、高 3 个能级，并可换算为能流密度：低能量范围为 0.06 ～0.11 mJ/mm^2，中能量范围为 0.12 ～0.25 mJ/mm^2，高能量范围为 0.26 ～0.39 mJ/mm^2。

三、临床运用

体外冲击波治疗在临床上广泛应用，本章节将重点介绍冲击波作为物理治疗技术在儿童康复领域的临床应用：缓解肌肉痉挛和治疗骨折不愈合。

1. 缓解肌肉痉挛

冲击波的具体机制尚不完全清楚，但可能涉及多个方面的联合作用。首先，冲击波刺激血管内皮细胞产生一氧化氮，这种化学物质在神经肌肉功能中发挥重要作用，有助于血管扩张，改善血液循环。其次，体外冲击波通过机械刺激缓解肌肉痉挛。此外，冲击波对去神经电位有影响，减轻肌肉痉挛程度。最后，冲击波改善局部微循环，促进新血管生成，减轻肌肉紧张感，有效缓解肌肉痉挛症状。尽管具体机制尚待进一步研究，但冲击波治疗显示出潜力，可作为一种安全有效的治疗方法。适用于 2 岁以上儿童，常见治疗位置为小腿三头肌和腘绳肌，常规治疗参数为 1.5 ～2.0 bar、5 ～10 Hz，每组肌群 1500 ～2000 次，每周 1 ～2 次，治疗时需避开主要神经血管位置。

2. 治疗骨折不愈合

研究表明，利用发散式体外冲击波在超声引导下治疗儿童前臂骨折延迟愈合可取得良好效果。治疗参数：能流密度由低到高为 0.1 ～0.3 mJ/mm^2，频率由高到低为 8 ～5 Hz，每周 1 次，治疗位置为骨折线附近，单次治疗 6000 次，治疗时应避开骨骺和主要神经血管位置。体外冲击波可用于治疗 3 岁以上儿童骨折不愈合，其治疗效果与骨折部位、类型、断端间隙大小、稳固性等因素有关。尽管冲击波治疗显示出潜力，但在骨折不愈合的情况下，外科手术仍是首选治疗方法。

3. 禁忌证

禁忌证包括：①出血性疾病——因凝血功能障碍可能导致局部出血，在未治疗、未治愈或不能治愈的出血性疾病患者中不建议使用 ESWT；②治疗区域存在血栓——这种情况下不应使用 ESWT，因为它可能导致血栓栓子脱落，引起严重后果；③严重认知障碍和精神疾病患者。

4. 相对禁忌证

相对禁忌证包括：①严重心律失常患者；②血压控制不佳且严重高血压患者；③安装心脏起搏器患者；④恶性肿瘤已多处转移患者；⑤感觉功能障碍患者；⑥痛风急性发作患者。高能聚焦式冲击波治疗机使用时为相对禁忌证，而低能量冲击波治疗机则不完全受到这些禁忌证的限制。

5．局部因素禁忌证

局部因素禁忌证包括：①肌腱、筋膜断裂及严重损伤患者；②关节液渗漏患者，因为可能会加重关节液渗出；③治疗部位存在骨骺。

6．体外冲击波疗法不良反应

体外冲击波疗法不良反应包括：①治疗部位局部瘀紫、点状出血，通常在治疗结束后几天内自行消散；②治疗部位疼痛；③接触性皮炎等皮肤反应。

体外冲击波在成人慢性软组织损伤、骨折延迟愈合和肌肉痉挛的治疗中表现出良好的效果。这些疾病在儿童中也很常见，但是对于儿童领域的冲击波治疗，研究仍处于初级阶段，其作用机制尚不清楚，且缺乏统一的治疗参数标准。因此，需要进一步深入研究这方面的内容。

四、注意事项

在使用体外冲击波治疗技术时，需要注意以下三个方面：①治疗前需要进行全面的评估，明确治疗的禁忌证和治疗部位；②治疗过程中需要根据患者的症状和病情进行个体化治疗，调整治疗参数；③治疗后需要进行有效的康复训练；在治疗时患儿会因疼痛而哭闹，需注意安抚。

（黄晓茵　何　璐）

第十六节　肉毒毒素治疗技术

一、概述

A 型肉毒毒素（botulinum neurotoxin A）用于处理脑瘫患儿肢体痉挛已 20 多年，大量研究和临床实践已证明 A 型肉毒毒素肌肉注射是一种安全有效缓解痉挛的方法。根据毒素抗原的不同，肉毒毒素分为 A、B、C、D、E、F 和 G 7 个亚型，它们的细胞内靶点蛋白及其实质有不同的分化潜能，它们都可阻止乙酰胆碱的释放。其中，A 型肉毒毒素的结构和功能已较清楚，目前临床应用最广。目前中国市场上 A 型肉毒毒素主要有 2 种制剂：中国的衡力和美国的保妥适。虽然其治疗原理相同，但在提纯方法、配方组成、稳定性、实际使用临床效果，甚至副反应、抗体产生的情况等方面仍有一些差异。

二、理论基础

肉毒毒素是肉毒梭菌在生长发育过程中产生的一种细菌外毒素，属于高分子蛋白神经毒素，通常以一种复合体形式存在，即神经毒素和血凝素或非血凝活性蛋白的复合体，也叫前体毒素（progenitor toxin）。肉毒毒素的生物学活性与它的空间结构有关，血凝素在保持毒素三维结构及稳定性上起着重要作用。

治疗用A型肉毒毒素主要作用于周围运动神经末梢，即神经肌肉接头处，通过裂解SNAP－25而阻滞外周胆碱能神经末梢突触前膜乙酰胆碱的释放，从而引起肌肉松弛性麻痹。主要经历四个步骤：①快速、特异、不可逆地与突触前神经表面受体结合；②毒素被摄入细胞的囊泡；③毒素通过囊泡膜释放入胞浆中的毒素移位；④毒素激活蛋白分解过程，使乙酰胆碱释放受阻。SNAP－25是一种影响神经末梢内囊泡与突触前膜顺利结合并促使乙酰胆碱释放的必需蛋白质。肉毒毒素抑制乙酰胆碱释放是暂时性的，有研究显示神经介质的释放被抑制一段时间后，通常在28 d内，神经末梢开始“芽生”而与终板重新形成连接，表明神经末梢功能开始修复，至新发芽神经功能的恢复需要大约90 d，从而重新建立一个功能神经肌肉接头，恢复神经支配肌肉的功能。A型肉毒毒素对于乙酰胆碱的合成或贮存并无影响，对突触前膜也没有破坏作用，因此，临床应用安全性较好。当肌肉过度活动重新出现时，重新注射往往是必要的。

鼠腓肠肌注射放射性^{125}I标记的治疗用A型肉毒毒素的药物分布学研究表明该毒素在肌肉中弥散速度慢，但全身代谢迅速并很快随尿排出。鼠腓肠肌中的放射性标记物以半衰期约10小时的量递减。放射性物质在注射点与大分子蛋白结合，而在血浆中与小分子蛋白结合，表明作用底物的全身代谢迅速。注射后24 h内，60%的放射性物质随尿液排出。毒素可由蛋白酶分解，而分子成分则可通过正常代谢途径再循环。治疗剂量的A型肉毒毒素全身分布很少。应用单纤维肌电图技术进行的临床研究表明，远离注射位点的肌肉神经电生理活动增加，但不伴有任何临床症状和体征。

三、临床应用

（一）肉毒毒素治疗的目标

痉挛是上运动神经元损伤的阳性表现之一，其特征是速度依赖性的肌张力增高并伴随腱反射亢进，是肌肉牵张反射所致，其阴性表现有肌无力、选择性运动控制能力丧失、感觉障碍和肌肉力量不平衡等。脑性瘫痪患儿的肢体痉挛可引起关节活动范围受限、主动与拮抗肌群肌力不协调、尖足或划圈等异常步态、运动控制能力差、运动能力落后等；并且在运动速度、协调和流畅性等方面也影响较大；严重的可导致软组织挛缩、关节畸形等。

治疗患儿痉挛的技术选择受很多因素影响，包括年龄、药物剂量、痉挛频率、组成、代谢，治疗的依从性和随访限制，不良反应以及可能的药物相互作用，患儿对治疗的反应，并发症（例如癫痫发作），以及经济费用等。非药物治疗和药物治疗（通过口服、非胃肠注射或者鞘内注射）对患儿痉挛的缓解都有作用。物理治疗、作业治疗、矫形器和阶段性石膏也是整个治疗计划的重要部分。肉毒毒素注射已经成为治疗方案的重要组成部分，特别是对痉挛和肌张力障碍，虽然肉毒毒素不能直接作用于中枢神经系统的基本病理改变，但能明显改善运动障碍的症状，提高其运动功能。

对患儿有效的评估是决定治疗目标的第一步。评估患儿以确定哪个症状明显地影响功能、步态、日常生活活动、舒适或者护理，以及患儿是否有肌肉骨骼固定变形的危险，并且治疗目标要与 GMFCS、MACS 相匹配。例如，如果痉挛影响了功能或者有可能导致肌肉骨骼的变形如挛缩，临床专业人士应该与患儿及其家属讨论肉毒毒素治疗是否可达到他们所确定的目标，如果不行，可否选择其他可利用的治疗方案。

肉毒毒素注射的目的主要是降低患儿痉挛肌肉的过度活动，创造一个时间窗以提高其运动和活动表现能力。治疗目标包括降低肌张力，增加功能能力，改善关节活动度、步态、卫生状况，以及进行症状管理（包括疼痛管理，改善外观，保持皮肤的完整性，通过缓解痉挛使长期畸形最小化和增加关节活动度，提高矫形器佩戴的耐受性）。

（二）肉毒毒素治疗的评估

在考虑注射 A 型肉毒毒素之前，相关专科医生和康复治疗师应组成一个多学科小组对患儿的肌张力、痉挛程度、关节活动度和运动功能进行全面评估，以确定 A 型肉毒毒素治疗是否适合，并提供可供测评疗效的基线情况。评估方法可参考 2001 年 WHO 修订的 ICF（internatioanl classification of functioning，disability and health）所推荐的三个独立但又相互关联的功能活动维度：身体结构与功能（身体维度）、活动度（个体维度）和参与性（社会维度）。选择的评估工具要求能够明确区分机械源性的固定挛缩和神经源性的高肌张力（如痉挛、肌张力障碍和强直）。目前常用工具包括高肌张力评估工具、改良 Tardieu 量表、改良 Ashworth 量表、座椅和姿势评估、社会生活能力等（见本书第三章）。肌张力测评推荐使用改良 Ashworth 量表，但因改良 Ashworth 量表是在单一速度下操作，不能正确区分、描述和衡量痉挛，且效度有限，故不建议使用该工具评估痉挛。而对痉挛程度的测评推荐应用改良 Tardieu 量表。A 型肉毒毒素注射前应至少选择一项身体结构 & 功能方面的评定（与注射部位、技术有关，以确定哪块肌肉有痉挛），以及一项功能性活动和参与性表现的评估方法（与治疗目标、满意度和后续治疗相关，以确定治疗效果如何），以达到全面准确评估的目的。

（三）肉毒毒素治疗的临床应用选择

肉毒毒素要成功地应用于患儿，首先要对患儿进行准确的康复评定和运动分析，了解患儿的痉挛、功能障碍状况以及家长的需求，选择通过肉毒毒素注射能够有利于达到康复目标的病例，确定靶肌群和注射剂量，选择适宜的定位技术，引导肉毒毒素注射到靶肌群，同时确定注射后的康复治疗计划，以及观察不良反应。

A 型肉毒毒素肌肉注射的选择是基于特殊存在的症状，如异常的姿势、关节活动度受限、临床畸形等。A 型肉毒毒素注射的禁忌证为：已知对 A 型肉毒毒素及配方中任一成分过敏者；神经肌肉接头传递障碍性疾病，如重症肌无力或肌无力综合征患儿，发热期或 1 w 内使用奎宁、氨基糖甙类抗生素、吗啡，严重肝肾功能不全等。A 型肉毒毒素注射的慎用证为：固定挛缩（软组织短缩、骨骼畸形等），对苯酚或乙醇阻滞没反应，过敏或哮喘史，缺乏目标，小于 2 周岁的儿童等。

（四）肉毒毒素的注射剂量

对于注射剂量的选择，推荐 A 型肉毒毒素（保妥适）每次注射最大总剂量为小于 400 U 或在 16 U/kg；每次大肌肉注射的最大剂量为 6 U/kg，每次小肌肉注射的最大剂量为 2 U/kg，每个注射位点的最大剂量为 50 U。此外，A 型肉毒毒素（衡力）每次注射的最大总剂量应小于 400 U 或小于 12 U/kg，临床随访研究进一步证实该剂量范围内 A 型肉毒毒素（衡力）的安全系数较高。与此同时，在进行 A 型肉毒毒素治疗时应考虑患儿肢体痉挛的严重程度和治疗目标，靶肌肉的大小、部位和神经肌肉接头的分布情况，以及之前接受 A 型肉毒毒素注射的反应（这点尤为重要，需要记录既往注射情况，包括体重、注射部位、药量等信息，这些往往是该项治疗能够获得临床收益的关键）和相关危险因素，并且应根据患儿每千克体重来计算总剂量。如果有假性球麻痹症状和体征、吞咽困难和呼吸问题等危险因素，应减少总剂量或避免使用。值得一提的是各 A 型肉毒毒素产品间的剂量不能相互换算，故在提及注射剂量时一定要注明所用产品的品牌。

（五）肉毒毒素的定位与注射技术

A 型肉毒毒素主要作用于神经肌肉接头结合区，抑制突触前膜释放乙酰胆碱，从而引起肌肉松弛性麻痹。从其作用机制可知，如果要发挥肉毒毒素注射的最大疗效，应把肉毒毒素注射到靶肌肉，并且尽可能多地把肉毒毒素注射到或接近靶肌肉的神经肌肉接头结合区。肉毒毒素的定位技术包含两个层次，第一层次的定位技术为寻找患儿的靶肌肉，第二层次的定位技术为寻找患儿靶肌肉运动点或神经肌肉接头结合区。大部分肢体的大肌肉通过表面解剖标志和触诊的结合很容易找到。下肢的腓肠肌、髋内收肌和上肢的肱二头肌最容易找到。肉毒毒素的定位技术主要有手法（palpation）、经皮或肌内电刺激（electrical stimulation）、超声（ultrasound）和肌电图（electromyography）定位技术，这 4 种定位技术都要求操作人员熟练掌握运动解剖学知识和运动分析技能。

手法定位技术的特点主要为：应用方便，无疼痛，患儿依从性好，非常经济，耗时少，一般 10 min 以内就可以完成定位；其准确性主要与操作人员的临床经验有比较大的关系，并且小、长、薄或者处于深层的肌肉就比较难定位准确。经皮电刺激定位技术的特点主要为：应用方便，比较经济、耗时少，一般 15 min 以内，能比较准确找到靶肌肉的运动点（motor point）与亚运动点（submotor point），易于推广，所需仪器低频电刺激仪为临床上普遍应用的理疗设备；深层肌群难以应用，并且患儿有轻微不适感。肌内电刺激定位技术的特点主要为：准确性较好，较多应用于前臂、手部等靶肌肉的寻找；定位时需要较好的依从性，比较痛苦。超声定位技术的特点主要为：准确性较好，特别适于深层的靶肌肉（如髂腰肌和胫后肌）；但其对操作人员的技术要求高，技术操作非常复杂，常需要超声专业人员的协助，耗时比较长，一般要 1 h 以上，并且很难找到靶肌肉的运动点或神经肌肉接头的高密度区域，患儿还需有良好的依从性和认知能力（或者要接受全身麻醉）。肌电图定位技术的特点主要为：准确性较好，特别适应于解剖关系复杂的精细肌肉；该技术对操作人员技术要求高，操作非常复杂，常需要神经电生理的专业人员协助，耗时比较长，一般要 1 h 以上，并且在定位过程中，患儿比较痛苦，常需要接受麻醉，因而增加风险。故后两者在学龄前小龄患儿中较难应用。

目前采用何种定位技术争论较多，没有统一的意见，并且这方面的研究报道也非常少。作者认为在临床实践中选择适宜定位技术的主要依据有：该定位技术能够提高肉毒毒素注射的效力，减少其不良反应，在儿童患者群体的应用，更重要的是需参考患儿的认知水平、功能状况及其家长需求，以及在繁忙的临床工作中能够提高工作效率等因素。

大部分肉毒毒素注射在没有广泛感觉麻痹的门诊患者可以执行，意识镇静甚至广泛感觉麻痹的患者也可以执行。如果这些患儿对这个过程非常担心或者累及不同肌肉，抗焦虑药物例如咪达唑仑可以口服或者黏膜吸收或者经直肠吸收，局部利多卡因制剂如 EMLA 能在注射前应用于注射部位，局部喷雾剂（例如氯乙烷）可以在注射前冷却皮肤。虽然注射可能会引起一些疼痛如皮肤刺伤，但很少出现肌肉或皮肤注射后疼痛。注射后，提醒患儿尽可能多地利用患肢，因为这样通过主动使用可以增加药物在运动终板的吸收。

四、注意事项

（一）肉毒毒素注射后功能康复

肉毒毒素注射后 4 ～ 12 w 内，必须保证物理治疗和作业治疗的实施，具体方案的选择取决于儿童及其家人的治疗目标、存在的主要症状和损伤的严重程度，以及是否需要应用康复技术获得新技能，或者采用补偿性技术改变任务或环境需求以成功达到治疗目的。肉毒毒素注射后的康复治疗计划主要通过制定治疗性训练（therapeutic exercise）方案来实施，常用的技术包括：软组织牵伸、抗异常模式的体位性治疗、调整肌张力技术、功能性运动强化训练、肌力和耐力训练、平衡和协调控制、物理因子辅助治疗、应用矫形器等。康复治疗原则为：

（1）针对不同患儿的不同表现，实施个体化、反复强化训练（主动运动为主）。

（2）强调家长的参与，实践证明，家长能否主动采用治疗并在非治疗时间之外（或家中）积极配合治疗是康复是否有效及其效果大小的关键。

（3）训练内容由易到难，治疗量由小到大。

（4）对姿势异常或控制困难的患儿，以改善异常的姿势和运动模式为主，促进正常的姿势发育和运动控制，在平衡主动肌和拮抗肌之间肌张力的同时，注意必要的肌力训练和体能训练。

（5）对年长患儿则以实际生活技能训练为主要目标。

（6）有选择性运动控制能力和轻微挛缩的儿童，在注射后 1 ～ 3 w，可应用连续的矫形器直至剩余的挛缩被纠正。在这个阶段，儿童必须能够忍受穿戴矫形器（如踝足矫形器）；同时在这个时期，必须检查矫形器是否合适，以及有否达到生物力学对线，有需要的时候需做适当的改变或调整。

（二）肉毒毒素治疗的安全性与耐受性

肉毒毒素用于脑瘫患儿治疗将近 20 年的经验证明这是一种安全有效的治疗方法，该药物的局部应用、药效的暂时性和可逆性的特点有助于提高它的安全性。局部副作用是肉毒毒素在靶肌肉或临近肌肉过度活化的结果。全身性副作用是毒素在远部肌肉或器官的作用，包括口干、复视、吞咽困难和构音障碍等。流感样综合征、疲劳、小局部皮肤反应、注射部位疼痛等副作用与肉毒毒素活化机制和注射技术相关，通常是可以忍受或者通过剂量减少来处理的。在临近非注射肌肉和注射肌肉都可能出现肌肉放松。肉毒毒素注射的局部不良事件发生率为 0 ～ 30%，通常很轻微并具有自限性，2 ～ 3 w 可得到解决，其表现包括疼痛、肿胀、瘀伤和局部无力等。肉毒毒素注射的全身性不良反应可从注射后即刻至数周出现，但极少发生，其表现包括恶心、乏力、膀胱失禁或功能紊乱、流感样症状和皮疹等，注射时麻醉可能会增加全身性不良反应的发生。重症患儿则有更大的风险，需减少注射剂量。

在使用肉毒毒素治疗前，应该让儿童及其家长了解肉毒毒素注射的潜在风险和不良反应，以及在整个注射过程中的风险，并给家长提供一份书面的对于肉毒毒素注射后可能出现的有利/不利情况的解释说明，同时要签署知情同意书。教会家长辨别吞咽困难、发音困难、呼吸困难或呼吸性窘迫等症状，既往无研究报道肉毒毒素注射出现上述症状，但若注射后出现这些症状，应及时就医。李金玲等的研究认为，中国的衡力和美国的保妥适都具有相对较好的安全性，并且注射后不良事件的发生在脑瘫患儿中相似，这在临床上对于药物的选择有一定的指导意义。肉毒毒素注射后 1 ～ 3 w 内应复诊，并监测 4 ～ 6 个月，了解疗效及康复治疗执行情况，以及判断是否需要再次注射。如果注射无效，应仔细寻找原因，无效的普遍原因有病例和肌肉选择不当、剂量应用和注射位置不准确、目标确定不实际等。

随着 A 型肉毒毒素耐受性的发展，注射后无肌肉放松和/或萎缩的表现可能发生。抗体介导的耐药性的发生率为 3% ～ 10%。用最小必需剂量来产生临床显著的作用，减少频繁的治疗次数可以减少抗体的发展。对于重复注射 A 型肉毒毒素无反应的儿童，最大的原因是持续挛缩的发展，而不是抗体介导的神经毒素的耐药。如果肉毒毒素注射有治疗价值，间隔 3 ～ 6 个月以上，就可再次注射。从长远来看，儿童对肉毒毒素注射会出现继发性无效，其原因包括出现固定挛缩、肌肉纤维化或肉毒毒素中和抗体。

（徐开寿　唐红梅　李金玲）

第十七节　营养干预技术

一、概述

营养干预技术是指为改善营养状况所采取的措施。当儿童处于生长发育的关键时期，营养对于儿童的体格发育、心理与认知状况等方面均十分重要。当患儿出现营养不良时，应选择适宜的营养干预技术，以进行有效的营养干预并改善患儿营养状况。儿童营养不良包括营养低下和营养过剩两种情况。营养低下的主要特征为体重下降、渐进性消瘦、水肿或皮下脂肪减少，常发生于脑瘫、脊髓性肌萎缩症、肌营养不良、进食及吞咽障碍等疾病。营养低下主要由能量摄入不足和/或消耗过多造成，因此，这类患儿的营养干预原则为增加蛋白质和能量的摄入及积累。反之，营养过剩往往由能量摄入过多和/或消耗不足造成，常见于 Prader-Willi 综合征患儿、管饲喂养儿等，此类患儿应增加能量消耗并减少能量摄入。

二、临床运用

1. 营养低下儿童的营养干预

（1）日常膳食宣教。指导患儿及家长日常膳食应营养均衡不挑食，食物应多元化，如粥、汤、瘦肉、水果、蔬菜、干果等；推荐定期行膳食调查并评估矿物质、微量元素和维生素摄入情况。对于维生素 D 缺乏的患儿，推荐多摄入奶制品、豆制品；当食物来源的钙摄入不足时，可考虑使用适宜剂量钙补充剂（有高钙血症或高钙尿症者禁用），同时增加户外活动及日晒。

（2）高能量密度配方肠内营养干预。高能量密度配方（high calorie density formula）奶粉是比早产儿配方和普通配方能量密度更高的一种特殊医学配方奶粉，其能量密度为 100 kcal/100 mL，同等摄入量，高能量密度配方可多提供 1/3 的蛋白质和能量。对于胃肠道功能良好的患儿，考虑使用整蛋白型高能量密度配方，这类配方奶粉成分为完整蛋白质，口感更佳；而对于存在胃肠道功能障碍（如腹胀、腹泻、呕吐、便秘及胃食管反流等）的患儿，建议使用肽类型高能量密度配方，这类配方的蛋白质预先经过水解，因此更易吸收和耐受，减少了患儿胃肠道负担。研究提示，高能量密度配方在脑瘫、早产、危重症、先天性心脏病患儿使用的安全性良好，可有效改善其营养状况。

（3）吞咽与进食功能训练。吞咽与进食功能障碍可影响患儿营养状况，对于存在吞咽与进食功能障碍的患儿应针对性对吞咽与进食功能进行训练。对于咀嚼功能障碍的患者，建议改变食物质地为软食、半流食、流食，使用增稠剂可避免误吸。同时，需要专业康复评估明确患儿吞咽障碍程度，并制定对应的康复方案，如进行咀嚼肌功能训练以及舌肌运动训练等。

（4）胃肠道功能障碍干预。①对于存在胃排空延迟和胃食管反流的患儿，建议少食多餐，减少餐中过多水分摄入，适当增稠食物；进餐后保持直立，避免饭后立即平卧，对于不便维持直立体位的患者，床头应持续抬高30°以上，避免睡前进餐；避免进食可诱发胃食管反流的食物（比如巧克力、咖啡、酸性食物、辛辣食物）。②对合并难治性胃食管反流的患儿，在评估其获益大于手术和麻醉风险后，在胃造口术的同时进行“Nissen 胃底折叠术”。③对于长期存在便秘的患儿，少食饱和脂肪酸含量较高的食物比如肥肉、肉汤、动物内脏，充分饮水以软化大便（正常儿童每日所需水量为小于 1 岁 110～155 mL/kg、1～4 岁 100～150 mL/kg、4～7 岁 90～110 mL/kg、7～13 岁 70～85 mL/kg、大于 13 岁 50～60 mL/kg），同时，增加膳食纤维摄入，推荐摄入量为年龄 +5～10 g/d。经上述饮食干预仍无法缓解便秘时，可使用缓泻剂、微生态制剂等药物。

（5）管饲喂养。患儿有以下情况考虑管饲喂养：①通过吞咽造影检测证实患儿有吸入风险；②进餐时间明显延长；③有吞咽障碍或者经口摄食严重不足，难以满足生长和发育需求；④生长迟缓，即年龄比身高低于第 5 个百分位数；⑤体质量增长不良，即体质量不增长大于 3 个月（2 岁以内）或年龄别体质量下降大于 2 个主百分位区间（2 岁以上）。但需注意的是，鼻胃管或鼻腔肠管为短期选择，存在反流风险者建议使用鼻腔肠管，长期不能充足喂养或使用呼吸肌者需要通过胃造口或空肠造口手术，以减少胃食管反流及吸入性肺炎的发生。

（6）肠外营养。肠外营养指营养物质通过中心静脉导管或周围静脉途径输注以纠正或预防营养物质缺乏的通路。对于胃肠功能暂时性或永久性障碍、无法消化吸收或使用食物的患者，可考虑使用补充性肠外营养。

2. 超重或肥胖儿童的营养干预

应适当限制患儿的能量摄入，培养正确的饮食习惯，保证日常膳食平衡。在减重的同时，需最大限度地保证关键营养素的摄入。适当增加有氧运动，以增加能量消耗。此外，需监测生化指标（包括血脂、血糖和尿酸），防止相关代谢性疾病发生。

三、注意事项

对于中至重度营养不良的儿童，营养补充需谨慎，需定期监测电解质，包括磷、钾和镁。同时，临床需要结合儿童疾病情况、体格测量和自身的膳食习惯给予更有针对性的个性化指导。

（彭婷婷　韩明珊）

第十八节　语言认知与吞咽治疗技术

一、基于感觉输入的早期干预技术

（一）概述

基于感觉输入的早期干预是指在神经高度可塑的时间窗，即出生后 2 年内，特别是生后 1 年内进行丰富的感觉输入干预，以避免或减轻在神经发育起源出现紊乱而导致发育异常的方法。目标是强化儿童已获得的能力，最大限度地减少发育延迟，治疗已出现的缺陷和/或障碍，防止功能退化，促进整体功能发展。

（二）基本理论

儿童身处环境的许多方面都影响着其语言、认知和社会情感的发展。在生命的第一年内，感觉信息在所有的发展领域都发挥着重要作用，治疗师及家长应在此时间窗内积极地为儿童提供丰富的环境刺激。新生儿虽然尚未开始使用语言交流，但他们擅长使用其他的方式表达自己的想法和需求。治疗师要帮助家长意识到儿童有意交流的信号，包括发声、眼神注视、手势和身体动作，并通过模仿、示范和扩展儿童的自主发声和其他非言语信号，加强多方面的感觉输入和反馈。研究显示，亲子互动的数量、对儿童交流的反应、语言输入的数量和质量以及语言学习支持策略的使用都会对儿童语言和沟通的发展产生积极影响。

（三）临床应用

1．0～2 m

此月龄内的儿童可以注意到人脸，开始出现追视并能识别一定距离内的人，会对重复不变的活动表现出无聊或厌倦。家长可以在儿童清醒时间内时常出现在其面前进行唤名或逗引；给儿童进行有节奏的抚触；让儿童趴在母亲的身前以增加除仰卧位以外的体位体验；在儿童发出声音时，对其微笑并表现出兴奋，也可用清晰的语言模仿其声音；在儿童眼前 15～20 cm 处展示黑白卡，引导其注视卡片并进行小范围内的追视；开始帮助儿童养成日常习惯，如晚上睡得比白天多，规律化作息时间。

2．3～4 m

此月龄内的儿童开始仔细观察人脸，可以从左到右追视移动的物品，并识别一定距离内熟悉的人和物体；会表现出开心和难过，并会回应他人的情感；出现最初的手眼协调能力，表现为看见玩具会伸手去够取。家长可以时常竖抱起儿童（适当托住儿童的头颈部）或在儿童清醒时将其置于俯卧位，以增加不同姿势下的感觉体验；此时的适龄玩具有拨浪鼓和彩色卡片，可以利用拨浪鼓发出的声音、家长的呼名声或彩卡来吸引儿童在不同体位下的追声、追视反应；家长应保持微笑和愉快的状态，时常对儿童说话，模仿儿童的声音，为其朗读或唱歌；将玩具放在儿童附近，这样他就可以够到玩具或用脚踢，或直接将玩具放在儿童手中并帮助其握住、摆在面前看；继续帮助儿童建立规律的饮食和作息习惯。

3. 5 ～6 m

此月龄内的儿童开始环顾周围的事物，并尝试够取可触及范围内的物品，对环境充满好奇心，喜欢将物品放入嘴巴。家长可将玩具放在儿童够不到的地方，鼓励儿童主动地转换姿势去够取，并适当扶抱着儿童于地板上玩耍；每天和儿童一起看五颜六色的图画书，读书给他听，如赞美表扬他，或重复他的声音，并用这些声音说出简单的字词；家长还应学习读懂儿童的情绪，如果儿童表现为开心，家长可以重复当下的动作或行为逗引儿童继续发笑，如果儿童表现为哭闹，则要停下并安慰他。

4. 7 ～9 m

此月龄内的儿童会注意物品掉落的过程，寻找隐藏的物品，喜欢玩躲猫猫的游戏。随着粗大运动的发展，此时家长应为儿童提供足够的空间，让他们在安全的地方活动和探索；并与其进行一些交互性游戏，如来回滚动小球，并说“现在到你推啦”；通过推动玩具车、在容器内拿出或放入积木来向儿童教授因果关系；向儿童表达你希望他出现的行为，如“把玩具给妈妈”“你现在该坐下了”；当儿童指着某样东西时，可以和他谈谈他想要什么，提高儿童的表达欲望，如“那有个车车，宝宝想要车车”；在儿童的注视下将玩具藏起来，并问他“玩具去哪里啦？宝宝去找出来”。

5. 10 ～12 m

此月龄内的儿童开始用不同的方式探索物品，如摇动、敲击、丢，会模仿手势动作如再见，在听到常见物品的名称时，能看向正确的图片或物品。此时可以有多个家庭成员参与到儿童的日常照护当中，鼓励儿童去适应不同的照顾者；对于儿童出现的不好行为，家长应坚定地说“不可以”等禁止性命令；相反，当儿童表现良好时，也应给予积极的反馈如拥抱、亲吻和表扬；此时的适龄玩具有积木、笔和纸、形状匹配板、能创造出声音的小乐器或锅碗瓢盆，以及其他需要双手进行操作的玩具；除了每天给儿童讲故事书，还可以鼓励儿童自己翻书看，开始时可轮流进行翻书；和儿童一起听歌，并做出简单的舞蹈动作，帮助儿童一起做；在儿童的所说、试图说的或所指的基础上做延展，如当儿童指着一辆卡车说“chē”或“车”，家长就说“是的，那是一辆蓝色的大卡车”；或给儿童描述自己正在做的动作，如“妈妈正在用毛巾洗手”。

（四）注意事项

早期干预应在婴幼儿发育系统可塑性的关键时期内尽早开始，并进行基于循证的规范化管理。实施干预的场所不应只局限在医院内，更多地应在家庭等自然生活环境中进行，并且需要重复地练习以达到熟练和功能独立。早期干预的目标设定应针对具体的任务和情景，选择与目标任务及儿童当前技能水平相匹配的玩具及互动方式，并保持一定的挑战性，允许家长和儿童在实践中的试错性学习。

二、基于任务导向的认知疗法技术

（一）概述

认知是认识和知晓事物的过程，认知功能是指获取知识、处理信息以及推理和解决问题的能力，具体包括感知、学习、记忆、注意力和执行功能等。例如，接听语音电话，首先涉及感知（听到语音铃声），其次需要做出决定（接或不接），最后还要具备良好的语言能力（理解对方说的话和表达自己的想法）。儿童的认知功能会经历不同的发展阶段，当儿童与周围环境互动时，他们会不断地累积新的知识，对世界的运作方式做出新的发现，这使儿童能够以新的、更复杂的、更成熟的方式思考。若儿童的认知功能发展出现问题，则会影响他们掌握、储存和/或使用信息的能力，从而导致一系列的学习问题。基于任务导向的认知疗法技术是建立在以儿童为中心的实践理念之上，尊重儿童的选择以提高儿童的治疗动机，结合儿童认知落后的方面，有针对性地选择适合儿童的目标任务。在治疗过程中儿童不断地发现问题并解决问题，逐渐发展出适合自己的认知策略。

（二）基本原理

基于任务导向的认知疗法技术并不是关注认知功能障碍本身，而是在儿童的“认知”基础上不断发展出适合儿童的认知策略，从而促进儿童在日常生活与学习任务中的表现。基于任务导向的认知疗法技术包括四层框架。

1．习得技能

儿童在进行目标活动时不断习得解决问题的技能，使儿童能更好地完成目标任务。

2．使用认知策略

在训练的过程中儿童逐渐学会了一种基于整体的问题解决策略，使他们能够发现和确定存在的问题及可行的策略，并教导儿童使用这些策略来完成他们的目标任务。

3．泛化

一旦儿童掌握了完成目标活动所需的认知技能与策略，训练的重点就要转移到治疗情境之外的场合中，促进技能与策略在家庭和学校场景中的运用。

4．学习迁移

在训练过程中只练习并完成有限的目标活动，而训练的最终目的是儿童将习得的技能与策略运用在各种任务中，有能力分析、处理并解决日常生活中的新任务。

（三）临床应用

1. 适用人群

基于任务导向的认知疗法技术适用于存在认知障碍的儿童。

2. 治疗目的

儿童发展出适合自己的问题解决策略及行为习惯，从而更好地完成目标任务，并将此策略应用到其他活动中去。

3. 基于任务导向的认知疗法技术

包括以下五个步骤：

（1）选择任务：儿童自己或与父母/老师/治疗师一起选择在日常生活中、学习中和/或游戏中想要或期望完成的任务。治疗师使用 Bayley 婴幼儿发展量表、韦氏智力量表来评估儿童的认知水平，结合加拿大作业表现测量表（COPM）以及日常生活日志来帮助儿童选择目标任务。以儿童的需求来确定目标任务，可增强儿童在治疗过程中的参与程度，这又能进一步促进治疗的结果。

（2）任务表现分析：治疗师将任务分解，通过直接观察记录儿童在任务中的表现，引导儿童发现问题并建立认知策略来弥补问题表现与成功完成任务之间的差距。任务表现分析的目的是分析儿童在执行任务的过程中哪里出了问题，而不是去发现儿童的能力缺陷。如儿童仿搭积木（图 4－147、图 4－148）过程中评价儿童的认知功能则需要观察儿童在哪个表现中出了问题（积木摆放不稳、积木颜色选择错误），而不是去关注儿童哪些能力不行（上肢控制能力不足、匹配能力差）。

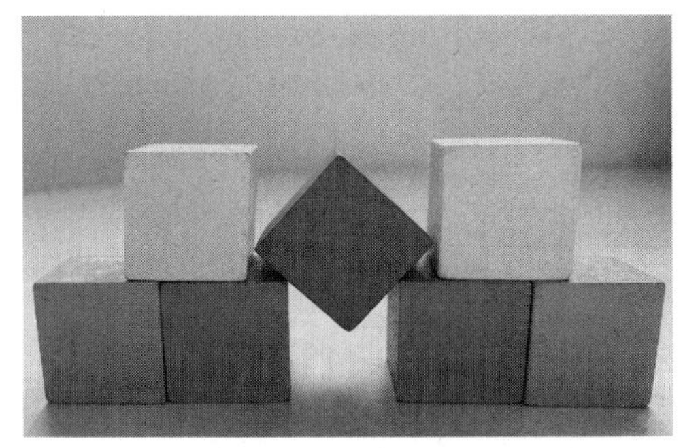

图 4－147 儿童仿搭积木 1

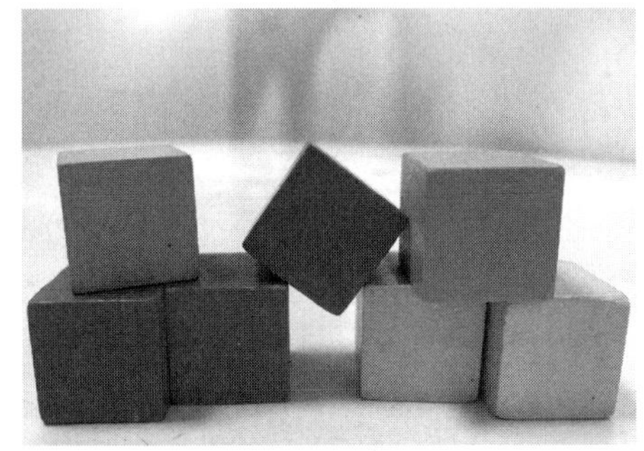

图 4－148 儿童仿搭积木 2

（3）使用认知策略：认知策略被定义为个人处理任务的方法，包括儿童在计划、执行以及评估任务表现时的思考和行为。认知策略包括以下两种：①整体策略：儿童在治疗师的引导下，通过确定目标（我想做什么?）、制订计划（我该怎么做?）、执行任务（完成任务!）以及检查计划是否有效（我的计划实践得如何? 需要修改我的计划吗?）来逐步完成目标任务（图 4－149）；②特定策略：根据不同儿童、不同任务和不同环境制定有针对性的策略，策略可应用在以下几个方面：身体姿势（小明走路时将膝盖抬高）、注意力（小丽写字时专注于纸上的横线）、任务的规则（汉字“中”的长竖在中间而不是两边）、任务的调整（为了减少疲惫提高数学学习的质量，小红在一天内完成一半算术题，剩下一半第二天完成）、助记符（小娜把汉字“山”想象成一座山峰）。儿童使用认知策略来解决任务表现中存在的问题，在此过程中儿童逐渐发展出适合自己的问题解决策略，最终实现独立应用此策略的目标。

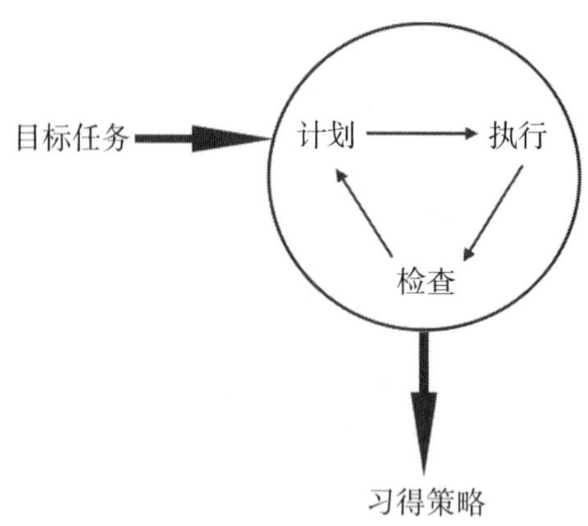

图 4－149　认知策略

（4）监测与评估：通过目标任务评分表（图 4－150）来监测每天的任务表现，衡量目标任务完成的进度，对比训练前后的任务表现。

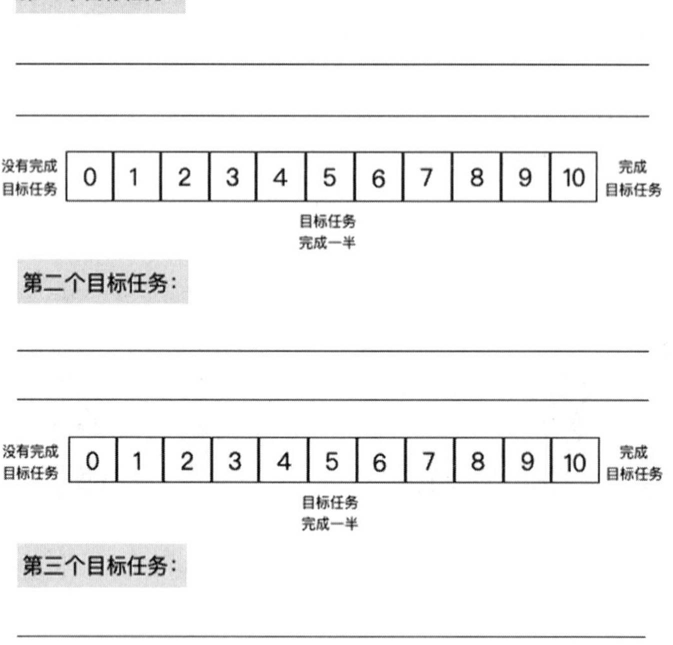

图 4－150　目标任务评分表

（5）泛化与转移：儿童将习得的认知策略应用于治疗环境外的场景如家庭、社区和/或学校，通过选择和任务相匹配的认知策略，适当调整策略以适应在日常活动中的运用。

（四）注意事项

总的来说，成功的基于任务导向的认知疗法离不开儿童积极主动地参与、治疗师的正确引导以及父母的支持。在任务的选择上要考虑儿童的兴趣及选择，以儿童的观点来确定目标任务范围，这有助于增强儿童在整个治疗过程中的积极性。在干预的过程中治疗师不要直接告诉儿童他们的问题在哪，而是通过提问的方式来帮助儿童思考和分析问题，引导儿童自己去发现完成任务时出现的问题并思考解决方案，这样才能达到真正的训练目的。父母和其他重要照护者的参与在技能泛化和转移方面起着重要的作用，鼓励父母和照护者尽可能多地参与到儿童的训练中，以帮助儿童将习得的认知策略应用于家庭、学校和/或社区环境，为日后的生活、学习以及社会交往打下良好的基础。

三、基于情景刺激的语言治疗技术

（一）概述

基于情景刺激的语言治疗技术是结合视觉场景提示（visual scene displays，VSD）、游戏与文化介入（play and culture intervention，PCI）、社交故事法（social story，SS）等而设计的语言治疗技术，旨在提高儿童的语言理解及其语言在实际生活情景中的应用。一般由基线评估、目标设定、训练内容、情景设置、角色设置以及调试与配合这六个部分组成。语言发育迟缓患儿在语言习得过程中主要有如下特点：①视觉倾向性，语言发育迟缓患儿视觉学习能力较听觉学习能力好，更容易通过视觉刺激获取信息、习得语言。②前语言技能发展不平衡，患儿在婴儿期，常表现出与同龄儿不同的前语言技能，如安坐能力欠佳、好动冲动、无法持续注意、缺乏眼神接触、工具性操作技能低下、较难建立共同关注、较少观察他人的行为，从而缺乏沟通、分享及表达等。③多为机械记忆，难以将习得语言泛化到不同场景、不同语境、不同对象中灵活使用，故时有出现鹦鹉学舌、答非所问及刻板使用的情况。

（二）基本理论

基于情景刺激的语言治疗技术的核心为视觉情景提示，包括布置结构化环境、视觉提示、程序卡等方面，这是基于语言发育迟缓儿童的视觉学习优势。该技术由基线评估、目标设定、训练内容、情景设置、角色设置以及调试与配合这六个部分组成。基线评估的主要目的是确定儿童语言发育水平及强弱项；目标设定是基于儿童能力、设定儿童最近发展区内的语言目标，应具体到情境、句子、词汇，甚至是发音；训练内容应当包含语言的理解与表达；情景设置不拘泥于治疗室内，可在多个日常生活情景下进行，如进食、洗漱、购物、游戏等；在有需要时应当设置提示者，提示者在治疗过程应当及时辅助儿童应答，并在儿童掌握训练内容后逐渐撤销辅助；调试及配合则强调以儿童兴趣为中心，包括及时根据儿童的反馈调整训练难度及内容和选择合适的强化物。

（三）临床应用

1. 适用人群

基于情景刺激的语言治疗技术适用于具备一定程度前语言技能的发育迟缓患儿，其须具备一定的工具性操作能力、有较长时间的共同关注及持续注意能力、存在沟通欲望。语言发育迟缓检查法（sign-signature，S-S）显示患儿交流态度至少在Ⅰ群，语言理解水平至少为2-1事物的功能性操作阶段。若患儿有听力问题，则需要佩戴助听器，能正常接收听觉语言信息，方可采用此项技术进行语言治疗。而本技术不适用用于存在严重沟通障碍的中度-重度孤独症谱系障碍、全面发育迟缓、重度精神发育迟缓等患儿。

2. 需要的工具及场地

基于情景刺激的语言治疗技术的核心为视觉情景提示，往往需要日常实际生活情景为主要训练场景，因而其训练场地并不限于语言治疗室，也可为家居环境、社区、学校等。由于需要多个场地和情景模拟，在地理位置移动较少的情况下，一般需要借助场景卡、情景卡、表达卡、故事绘本、过家家系列工具等的辅助，或采用高科技的辅助，如情景提示屏。对于言语表达较少甚至无表达的儿童，可考虑使用替代性辅助性沟通系统（augmentative and alternative communication，AAC）来辅助完成表达。

3. 技术设置

（1）基线评估。基线评估的形式可有多种，其主要目的是确定儿童语言的强项及弱项，用于指导后续的治疗，如在词汇量大、句子表达少的情况下，则训练重点在于扩展表达范围；若词汇量少、表达少的情况下，则训练重点在于诱发及辅助表达、扩展词汇量上。因此，在进行基线评估时可考虑多个量表或方法相结合，如结合S-S法里的语言发展阶段、Bayley婴幼儿发育量表里的接受性语言及表达性语言分量表、韦氏幼儿智力量表里的语言理解指数，以及其在日常生活中的语言使用等综合判断患儿的语言能力，使其各项能力的评估精细化。

（2）目标设定。在完成基线评估后，可进行目标设定，一般包括短期目标和长期目标。短期目标的周期为单次情景训练，因而短期目标应细化，如掌握哪几个词汇（如苹果、香蕉、梨等）、在此情景内学会哪句客套语（如谢谢、没关系、对不起等）、对某几个句子学会回应等（如你今年几岁等）；而长期目标的周期应视儿童的能力来决定，但应与短期目标相对应，如掌握哪些类别的词汇（如水果类、动物类等）、在某几个场景里会说客套语（如路上遇到朋友、接受了别人的帮助等）、对某些类型的句子学会回应等。

（3）训练内容。一般而言，训练的内容需要包含语言的理解与表达，即使是无表达的儿童，治疗者也应辅助其完成表达，要在每次训练中向儿童明确语言的使用是基于理解与表达的，而不仅仅是听或看。此外，每次训练的内容应尽量细化，如词汇方面应细化到哪几个词、指令重复几次、需要怎样的表达回应等（表4－2）。

表4－2 治疗室模拟购买东西训练计划表

基线评估情况	理解图片词汇，但熟悉度不足；会模仿单字词，但较难完成自发命名；沟通欲望较强，喜欢糖果
基线评估结果	s－s法：理解为3－2，表达为3－1
长期目标	熟练掌握常见水果的图片词汇，能准确点出并自发命名
短期目标	熟练掌握苹果、香蕉、葡萄，并模仿命名，尝试自发命名
训练内容	理解：拿卡片/模型（苹果、香蕉、葡萄）。 表达：仿说“果”、“蕉”、“葡”，自发命名“葡”
情景设置	小小店员（水果店）
训练工具	店面：桌子、店面画板。 水果（苹果、香蕉、葡萄）：图片、模型。 钱：糖果
角色设置	店员：儿童 买家：治疗师 提示者：家长
调试与配合	根据儿童的接受度增加或减少词汇数目
训练反馈	5次治疗后，患儿可仿说20个水果词汇，可自发命名5个水果词汇

（4）情景设置。通常情景设置为常用的日常生活场景，如家居生活里的起床、吃饭时间、来客人了、亲子游戏等；社区生活里的购买东西、见到熟人、问路、搭乘交通工具等；校园生活里的请教问题、发生冲突、集体游戏等。

（5）角色设置。在训练伊始，儿童一般作为指令的执行者、对话的回应者，此时需要一个人作为指令及对话的发出者，在条件允许的情况下，其实需要第三个人作为提示者来延续情景的进行以及辅助儿童完成无法表达或回应的部分。提示者一般在儿童身后，以被动的形式提示或辅助儿童，在进行情景延续时，提示者的位置可机动。

（6）调试与配合。由于发育问题，儿童并不会对每个训练情景都感兴趣，因此每个情景都需要在训练的过程中不断调试加入儿童感兴趣的内容，以及训练的强化物。训练的进行除了儿童配合外，也许要提示者适时给予提示，治疗师及时予以反应来配合完成训练。

4．训练模式

基于情景刺激的语言治疗技术训练模式较多，若按训练的地点来区别，可分为治疗室训练模式和生活环境训练模式。

（1）治疗室训练模式（以购买东西为例）：在每次进行情景刺激前应设定训练计划表。表4－2展示的是治疗室模拟购买东西的情景训练，在这个情景里患儿为店员，治疗师为买家，通过发出相关指令来引导小儿识物认物。在小儿能认识图片的情况下，可使用店面画板（图4－151），将图片置于画板上，以平面的形式来进行游戏。具体的训练流程参见图4－152，其中红色为表达的部分，绿色为动作。

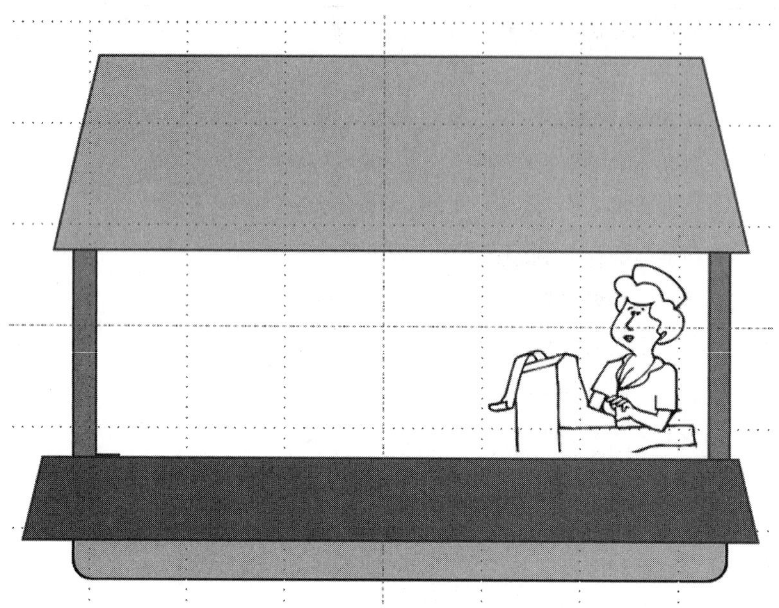

图4－151　使用店面画板

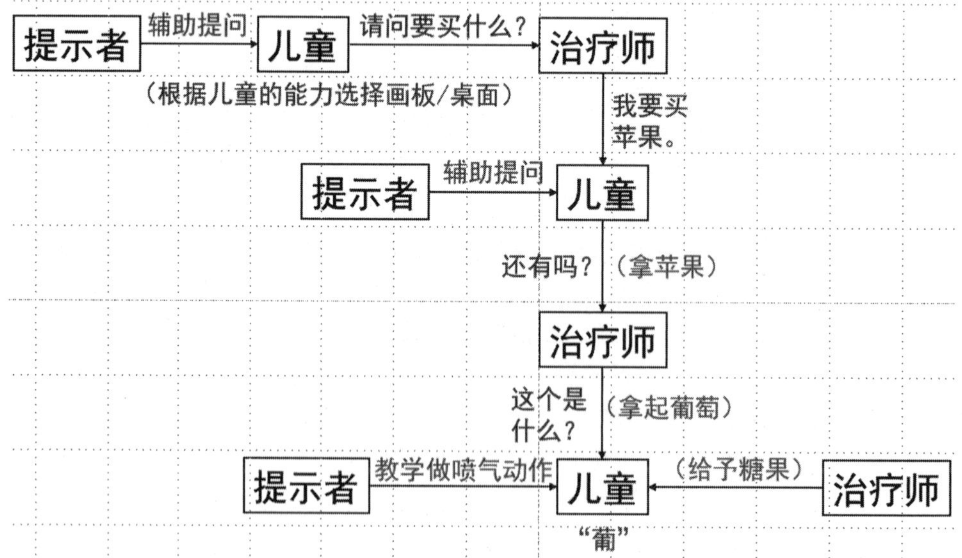

图4－152　治疗室训练流程

（2）生活环境训练模式：生活环境训练模式可选择的环境较多，如超市、便利店、动物园、植物园、游乐场、菜市场等。在选择训练场地及情景时，治疗师及家长都应充分考虑儿童各方面的情况，尽量做到诱惑少、练习度高、易于泛化。我们以水果店为例，展示其训练计划表（表4－3）。

表4－3　水果店购买水果训练计划表

基线评估	理解图片词汇，但熟悉度不足；会模仿单字词，但较难完成自发命名；沟通欲望较强，喜欢糖果
基线评估结果	s－s法：理解为3－2，表达为3－1
长期目标	熟练掌握常见水果的图片词汇，能准确点出并自发命名
短期目标	熟练掌握苹果、香蕉、葡萄，并模仿命名，尝试自发命名
训练内容	理解：图片与实际物品匹配（苹果、香蕉、葡萄）。 表达：仿说“果”、“蕉”、“葡”，自发表达“葡”、“买”
情景设置	水果店买水果
训练工具	店面：水果店。 水果：水果店的水果、图片（苹果、香蕉、葡萄）。 强化物：糖果（作为购买成功的奖励）
角色设置	店员：水果店店员 买家：儿童 提示者：家长
调试与配合	根据儿童的接受度辅助完成表达及购买
训练反馈	

5．参数设置

目前关于语言治疗参数的文献报道较少，其治疗效果也因治疗的形式、内容、持续时间等而有所不同，一般而言，对于早期的语言治疗效果，一对一语言治疗课优于小组课，专业人士及受过训练的家长优于非专业者。此外，持续治疗的时间至少为8 w，每周3～5次为宜。此外，患儿的持续注意时间较短，且注意力转移困难，一般建议单个情景训练时长为15～20 min，可短时间间隔休息后再继续训练，练习时任务不宜过多，一般1～3个为宜，可根据患儿的具体情况进行调整。

（三）注意事项

注意事项包括：①日常性：采用日常生活情景为主要的活动背景，以日常交流活动内容为训练的主要内容，选用接近现实生活的训练材料，如实物、模型、照片、图片等。②传递性：此项技术旨在提高儿童的语言理解及其语言在实际生活情景中的应用，重在语言的应用以及交流策略，因此能传递信息的交流手段都可以考虑，如口语、手势语、交流板等。③反馈与调整：反馈除了指治疗师对训练整体的反馈，也包括患儿对训练的反应，治疗师应根据患儿的情况进行适时的调整。④安全性：开始前要了解患儿原发病及并发症等。要注意患儿的身体情况，包括疲劳表情、注意力、安坐时间等，若训练时如发现与平时状态不同绝不要勉强训练。⑤综合性：对于语言发育迟缓的患儿，除了采用本技术及传统的语言治疗技术，也可考虑加入非侵入性脑刺激技术（如经颅磁刺激、经颅直流电刺激等）等新兴的辅助技术进行治疗，以增强治疗的效果。

四、基于日常生活的执行功能训练

（一）概述

执行功能是帮助个体专注、自制、记忆、分析、组织、决定、策划及行动等一系列认知及心理过程，良好的执行功能使我们能够按时完成工作、在需要时寻求帮助、有序排队等待结账等。完成日常生活活动离不开执行功能，如儿童在玩集体游戏时需要使用注意力及工作记忆去记下游戏规则、使用抑制力去控制自己的情绪及冲动行为，有时需要使用认知灵活性与简单的组织计划能力去应对游戏中的变动。基于日常生活的执行功能训练将帮助儿童选择与运用相应的执行功能，从而更好地完成学习任务、集体游戏、整理房间等日常生活活动。

（二）基本原理

建立儿童的执行功能技巧就如新建一座高楼大厦，建筑工人需要叠起棚架去支撑。起初可以采用这些框架去帮助儿童使用及建立执行功能技巧，然后逐步提高目标并减少提示与帮助，让儿童逐渐学会安排及处理自己的事情。以收拾玩具为例，最初教导孩子玩完收拾好，之后教导儿童按类收拾，之后利用一些图案提示孩子，也可以改变收拾的方法，最后让儿童按自己的方式收拾好。执行功能技巧需要不断练习，才能在日常生活中更好地发挥出来。

（三）临床应用

1. 适用人群

基于日常生活的执行功能训练适用于存在执行功能障碍的儿童。

2. 治疗目的

为执行功能障碍儿童提供系统化的训练，强化其执行功能，掌握实际可行的策略从而更好地应对在日常生活和学习上遇到的困难。

3. 基于日常生活的执行功能训练

包括以下三个步骤：

1）建立框架。为儿童提供系统全面的指导框架，在进行计划时需注意以下几个重点：

（1）治疗师通过系统评估，协助儿童了解自己的强弱项及需求，进行客观分析，共同制定清晰、明确的目标。

（2）跟从指定步骤即回顾、检查、预设和计划来完成活动。在训练过程中治疗师要协助儿童回顾先前确立的目标，检查进展情况、逐步做出改善，接着与儿童一起预设新的目标及可能会面对的困难，最后帮助儿童计划达成目标的具体方法、并引导儿童把目标活动细分成清晰可实行的步骤。

（3）外在提示可协助儿童更有系统地思考和组织，并能改善在活动中的表现、使儿童更有效率地完成目标活动，可运用的提示工具如表格、计时器、提示卡等，

2）提供支持。治疗师需了解儿童的需要，从而提供合适的支持与帮助，协助他们进行计划并作出改善，以达至预期的目标。有效地支持需注意：

（1）治疗师与儿童建立信任及正面的关系，这样的关系既能提高儿童的热情及信心，又能鼓励他们表达个人想法，更加积极主动地计划并达成目标。

（2）避免使用引导性的语言为儿童做决定或代替他们解决问题，也需避免将自己的期望强加于儿童身上。相反，治疗师需鼓励儿童自行检视自身的需求、表达他们期望改善的地方及提出解决方法，这样才能引发他们的学习动机并主动作出改善。

（3）提供清晰的指导，避免使用专业术语或超出儿童理解能力的词汇，通过直接及清晰的指导，明确阐述指导计划的目的以及每一个步骤，协助儿童逐步达成目标。

3）给予反馈。治疗师根据客观的资料数据，给予儿童具体的意见及回应，从而让他们了解自己的进展、对自己的表现作出反思。明确、正面和即时的反馈能使儿童清楚地知道自己做得理想和不理想的地方，协助儿童自行找出改善方法。正面的反馈能促进治疗师与儿童之间的正面互动关系，有助于建立彼此间的信任。给予反馈需注意以下几个重点：

（1）倾听。治疗师以耐心及接纳的态度去倾听儿童的想法与期望，鼓励他们表达个人意见、说出自己的感受，让他们感到受尊重而不是被批评。治疗师可用自己的话简单扼要地概述儿童所表达的内容、并给予评价，让儿童知道治疗师在认真聆听他们的想法。

（2）有效提问。有效的提问能诱发儿童自我反思，帮助儿童更加了解自己的情况，从而更有针对性地计划下一步行动。在提问时需避免封闭式问题，如“是或不是”，这类型问题可能会阻碍儿童自我反思，治疗师需提出能启发思考的开放性问题，如“什么是可以考虑的、如何完成、为什么这样做”等，从而引导儿童思考如何改变目前的情况。

（四）注意事项

在执行功能训练过程中治疗师与儿童需建立信任及正面互动的关系，帮助他们提升学习动机和自信心，从而增强儿童的自主学习能力和自我管理能力。执行功能训练的成效，除了需要治疗师与儿童的努力外，更有赖于家长及学校老师的支持与配合，让学生在训练之外的时间及场合中运用教授的执行功能技巧来处理日常生活中遇到的困难。

（陈思露　刘泽帆　张景博　洪小霞）

第十九节　水　疗　法

一、概述

水疗法是利用各种不同成分、温度、压力的水，以不同的形式作用于人体，从而缓解症状或障碍，达到防治疾病的方法。水疗法具有趣味性、有效性、安全性，且历史悠久，早在公元前就有关于热浴疗效的记载。古罗马统治时期，水疗法得到极大推崇，我国最早在《黄帝内经》中就有热汤洗浴的记载。

二、基本理论

（一）水的物理化学性质

（1）水具有较大的热容量（比热为1）并有较大的热传导性，约为空气的33倍。由于其易于散热和吸取热量，故水对于气温和体温都有调节作用，可对机体产生温热或寒冷等温度刺激。

（2）水具有较大的可塑性，可任意改变其形态，可以与身体各部分密切接触，是传递刺激的理想介质，所以可利用水进行各种方法的治疗。

（3）水本身具有静态力学与流体力学的作用，水的浮力、压力以及通过人工加压产生的冲击力，均可对机体产生机械力刺激作用。

（4）水是最常用的良好溶媒，可溶解多种药物，故可用以进行各种矿泉及药水浴，给予机体化学性刺激以达到治疗目的。

（二）水疗法的作用因素

1. 温度刺激作用

温度可影响机体的各种理化过程，一切生命活动都需要在一定的温度范围内进行。不同温度、作用面积、作用时间等都会引起人体各种不同的反应，例如水温与皮肤温度的差距越大、作用的面积越大，治疗反应会越强烈；即使同一温度作用于人体，由于作用时间的长短不同，其反应也将发生质的变化，如冷刺激，短时间为兴奋，长时间则导致麻痹；作用于体表的不同部位，反应亦会有所不同。

2. 化学刺激作用

水可以溶解多种化学物质或药物来加强水疗法的作用。化学药物等可以通过皮肤的毛囊、皮脂腺、汗腺等人口直接作用于人体，避免药物对胃肠道的直接刺激。

3．机械刺激作用

水的静压力作用在各种浸浴疗法中被广泛应用，可以改善血液、淋巴循环，帮助呼吸，加强气体代谢。水的冲击作用，在扩张血管、改善血液循环的同时，对神经系统也有较强的兴奋作用。借助水的浮力，可使在陆地上无法完成的站立或步行变得容易，从而进行各种水中体操活动。

（三）水疗法的临床分类

1．按温度划分

冰水浴：0℃～4℃；冷水浴：5℃～25℃；低温水浴：26℃～32℃；不感温水浴：33℃～35℃；温水浴：36℃～38℃；热水浴：39℃～42℃；高热水浴：≥43℃。

2．按水的成分划分

分为海水浴、淡水浴、温泉浴、药物浴（西药浴及中药浴）、矿泉浴、气水浴。

3．按水的形态划分

分为冰水浴（冬泳）、水浴、气浴。

4．按作用部位划分

分为全身浴及局部浴。全身浴包括全身擦浴、全身浸浴、全身冲洗浴、全身淋浴、全身包裹浴。局部浴包括局部擦浴、局部冲洗浴、手浴、足浴、坐浴、半身浴。

5．按作用方式划分

分为擦浴、冲洗浴、浸浴、淋浴、湿包裹以及其他特殊浴疗法。

6．按水压力划分

低压浴：1 个大气压；中压浴：1～2 个大气压；高压浴：2～4 个大气压。

三、临床应用

随着水疗康复专业的发展和相关专业水疗设备设施的推广使用，水疗法在儿童康复中发挥着越来越重要的作用。水环境和水中活动对儿童具有天然吸引力，因而水中运动治疗的趣味性较强，儿童主动参与的积极性更高、依从性更强、治疗体验更好。

（一）水疗专项技术

1．水中运动法

即利用水的温度、浮力及静压作用来进行各种功能训练，以达到治疗目的方法。水疗法提供了重力减少的环境和感官体验，由于浮力的作用和关节受到的压力减小，以及水的温热刺激和水波冲撞的机械刺激，有利于患儿痉挛状态的缓解，减轻运动疼痛，同时也可促进肌张力低下患儿的肌肉收缩。在水中对患儿进行各种姿势和动作的训练，不仅可以促进正确姿势的维持和调控，提高稳定和协调能力，而且可以增强体质，改善血液循环，调节患儿的情绪状态，促进患儿的智能及生长发育。水中运动法包括水中力量训练、水中步行训练、水中平衡训练及呼吸训练等，适用于脊髓性肌萎缩症、脑瘫、创伤性脑损伤、肌营养不良和骨骼肌肉障碍等疾病。

（1）水中力量训练：由于水具有黏滞性，所有水中的主动运动都会产生阻力，且阻力与运动速度呈正相关关系，即水中的运动速度越快，产生的阻力越大。治疗师可根据患儿所需的运动量调节其运动速度，从而调节阻力；患儿也可根据自身情况进行自我调节；可以利用橡皮手掌或脚掌增大与水的接触面积，从而增加水的阻力；还可以利用水球训练臂的推力。

（2）水中步行训练：让患儿进入水中，站立在步行双杠内，通过不同水深调节浮力的大小，水位越高，减重越多。水位齐胸骨剑突水平，可减重60%～70%。让患儿在水中扶双杠移动下肢，活动量以患儿耐受为原则，并注意保护；水中步行时间不宜过长，应循序渐进；若患儿在水中出现不适，立即停止训练。

（3）水中平衡训练：让患儿站在步行双杠内，水深以患儿能站稳为准；操作人员从不同方向向患儿推水作浪或用水流冲击，使其平衡受干扰；让患儿对抗水浪及水流的冲击，保持身体平衡。训练过程中注意保护患儿安全，避免发生意外。

2. 浸浴法

是临床上最常见的一种被动水疗方法，指的是让患儿身体浸入水中进行治疗的方法。温水浸浴的治疗作用为放松肌肉、缓解痉挛、减轻疼痛。不感温浸浴有明显的镇静作用，可用于缓解肌肉、关节疼痛以及神经性疼痛。浸浴可引起心肺功能变化，因此禁用于心功能不全以及有出血倾向的患儿。浸浴法种类有全身浸浴法、半身浸浴法和局部浸浴法 3 种。浸浴法在儿童康复中的应用并不多，虽然有放松肌肉及缓解痉挛的作用，但是作用并不明显，其疗效远不如其他治疗方法，如肉毒毒素注射。

3. 气泡浴法

是将浴水中的气泡作用于人体，对人体产生细微按摩作用及冷热温度差的作用，可以松解结缔组织，促进血液循环，增强机体代谢，缓解关节僵硬，改善关节活动度。

4. 超声波水疗法

以水作为媒介，将超声波通过水作用于人体的治疗方法称为超声波水疗法。适用于神经系统疾病，如脑瘫、脑血管意外后遗症、癫痫、脑挫伤、急性脊髓炎等，骨关节肌肉系统疾病，如四肢骨折愈合不良等。禁用于临床各学科危重症，如恶性肿瘤、心肾功能不全、活动性肺结核、恶病质、身体极度衰弱、消化道大面积溃疡、各种出血倾向、渗出及化脓性疾病、严重皮肤疾病等。

（二）水疗法在儿童康复中的应用

1. 水疗法在脊髓性肌萎缩症（spinal muscular atrophy，SMA）中的应用

SMA 的主要临床表现为肌无力、肌萎缩、关节挛缩和骨骼畸形，常累及全身多个

系统，影响呼吸功能。借助水的浮力作用及悬吊装置，可使 SMA 患儿在陆地上无法完成的站立和步行变得容易，对挛缩的关节也有所帮助。此外，静水压力可压迫胸部、腹部，使呼吸有某种程度上的困难，患儿需用力呼吸来代偿，既锻炼了呼吸肌又调节了气体的代谢。但通常 SMA 患儿体力较差，治疗时间应较短，并关注患儿疲劳程度，防止意外发生。

2. 水疗法在脑瘫中的应用

水的特性为脑瘫患儿提供了理想的活动环境，不仅能减重还能保护关节。患儿以集体课或一对一的形式参加水中治疗，先穿戴游泳圈入水适应 5min ~ 10min，尽可能让家长参与其中，增加亲子互动的机会。治疗师以口令指导和节律性儿歌组织患儿进行集体运动，如围成圆圈做左右转动、包围分散、躯体旋转等活动，后期根据不同年龄、不同运动程度和认知水平加入针对性的个性化的水中运动训练，主要包括肢体伸展、肢体控制、水中旋转、划水游泳等。

3. 水疗法在创伤性脑损伤（traumatic brain injury，TBI）中的应用

TBI 是一种常见的中枢神经系统损伤，常引起运动功能障碍、肌力和肌张力改变等。初期，即使伴有意识障碍创伤较重的患儿也可进行水疗法，通过 Watsu 技术，即一种在温水（35℃）中进行的被动水疗形式，旨在放松、缓解疼痛和给予安全感，结合水流刺激不仅可以帮助促醒，还可以防止压疮、肺感染等并发症的发生；恢复期，水疗法可以针对性的应用于降低肌张力、改善关节活动度、促进运动、步行训练等。部分患者可能进行气管切开手术，注意在封堵气切之后再进行水疗法。

（三）水疗法的禁忌证

传染病（乙肝、丙肝等）；深静脉血栓；开放性伤口；皮肤完整性差；机械通气；高热；感染；体温调节障碍；不可控的频繁癫痫大发作；严重心血管疾病、心肺功能不全；严重出血倾向；严重异位骨化、骨质疏松；严重营养不良等疾病均不适用于水疗法。

（四）注意事项

在进行水疗法前，需要对患儿进行全面的临床评定及康复评定，排除禁忌证以及可能出现的危险因素，还应进行水温和水质安全监测。治疗前，患儿需排空二便。治疗中，若患儿出现不适，如恶心、胸闷、呼吸急促、头晕、冷汗等，或临床症状加重、突发其他疾病，或家属主动要求停止，则应马上停止水疗法。

（严晓华　黎月银　刘力茹）

第二十节 神经发育疗法

一、概述

神经发育疗法（neuro - developmental therapy，NDT），是用来改善脑损伤后肢体运动功能障碍的一类康复评定与治疗技术，其典型代表为 Bobath 技术、Brunnstrom 技术和 Rood 技术等，其中 Bobath 疗法是英国物理治疗师 Berta Bobath 和其丈夫 Karel Bobath 合作，于 20 世纪 40 年代和 50 年代初提出用于治疗小儿脑瘫和成人脑卒中后偏瘫的治疗技术，主要通过抑制异常姿势、病理性反射或异常运动模式，尽可能诱发促进正常运动，从而达到治疗和康复的目的，并在以后又不断修改、发展和完善。

二、基本理论

（一）神经和肌肉的可塑性

神经可塑性是神经系统的一种适应能力，也是神经系统自我调节组织和功能的能力，是功能恢复的关键因素，也是患儿运动学习的基础。神经可塑性包括：大脑皮层功能重组、树突发芽和突触发生，涉及突触效率和神经元结构的变化。肌肉可塑性的改变包括肌纤维大小、分布，肌小节数量、长度和肌细胞外成分的改变。现代 Bobath 疗法认为治疗时应利用多种感觉输入、重复运动和体位模式等加强突触再生，增强其功能连接，以促进患儿正常运动的恢复。

（二）运动学习

运动学习是体现练习和经验效果的学习过程，必须遵循主动参与、有意义的目标和重复练习等原则，特定类型的重复练习和反馈有利于患儿运动技能的获取、保留和转移。Bobath 疗法提出针对脑瘫患儿的干预目标是促进其在日常生活活动中的最大参与，强调患儿应在不同环境中通过正确的肌肉激活模式和感觉输入完成不同的运动学习，且运动学习表现的提高不仅仅局限于重复练习，还应同时考虑到感知和认知需求。

三、临床应用

（一）反射性抑制手法

1. 反射性抑制伸展姿势手法

适用证：适用于不随意运动型与痉挛型的头背屈、全身呈明显伸展姿势，或者呈非对称性紧张性颈反射姿势，严重呈角弓反张的脑瘫患儿。

抑制手法：使患儿呈自然的仰卧状态，治疗师跪坐在患儿足下方，用一手先屈曲后头侧的下肢于患儿腹部，然后再屈曲前头侧的下肢于患儿腹部，使患儿两下肢屈曲后固定在治疗师胸前。治疗师再用双手握住患儿双手，使其内收内旋后固定于患儿胸前，然后治疗师用一手托起患儿后头部，用另一手固定患儿双手，使患儿呈坐位，坐在治疗师的双侧大腿上，这时患儿头前屈，膝关节、髋关节屈曲，形成一个全身屈曲状态。

2. 反射性抑制屈曲姿势手法

适用证：适用于全身屈曲姿势的脑瘫患儿，或者患儿头前屈、脊柱弯曲成拱背状，或受紧张性迷路反射影响，臀高头低、脊柱伸展不充分的患儿。

抑制手法：首先使患儿呈俯卧位，双上肢向前方伸展，头与脊柱形成一条直线。为了加强效果，治疗师可用双手按在患儿背部，一手向头部方向，一手向尾部方向按压晃动，使患儿脊柱得到充分伸展。然后治疗师移到患儿身体一侧（以右侧为例），将右手从患儿胸前伸到左上肢处，握住左上肢轻轻拖起，治疗师的左手放在患儿臀部上方起固定作用，这时右手轻轻摇动，左手用力按压，使屈曲的躯干逐渐伸展。

（二）关键点的控制

Bobath 疗法中治疗师通过操作患儿身体的某些部位，从而达到抑制痉挛和异常姿势反射，促进正常姿势和运动的目的，这种操作称为关键点的控制。将这些被操作的部位称为关键点，这些部位多从身体的近端开始，包括头部、躯干和胸骨中下段的中间关键点，肩部和骨盆的近端关键点以及上肢的拇指和下肢的拇趾的远端关键点三个部分。针对患儿的情况，将这些点组合起来，在仰卧位、俯卧位、四点爬位、站立位等各种体位中运用。患儿上肢屈肌张力高时，治疗师通过控制拇指（远端关键点）来缓解痉挛。治疗师一手握住患手拇指，使其呈外展、伸展位，另一手握住其余四指，持续牵伸片刻即可缓解手指痉挛。当患侧下肢肌张力较高时，治疗师可将患者的踝关节背屈和外翻作为远端关键点进行控制，缓解下肢较强的伸肌痉挛，包括踝关节的跖屈、内翻。对于躯干肌肉痉挛的患儿，可通过对胸骨柄的控制来缓解肌张力。患儿坐位，治疗师位于患儿身后，双手放在胸骨柄的中下段，操作时，指示患儿身体放松，治疗师双手交替把患儿向左右及上下缓慢拉动，做出“8”字形柔和的弧形运动，重复数次，直至患儿躯干出现张力的缓解。

（三）叩击法

叩击法是通过刺激浅表感受器及固有感受器来提高肌紧张的手法。根据叩击作用的目的，可以将叩击法分为以下 4 种。

1. 抑制性叩击

通过小范围的反复轻轻叩打，激活痉挛肌的拮抗肌群，使之产生痉挛拮抗肌的相反抑制作用。例如，肱二头肌痉挛肘关节屈曲时，治疗师可一手在肘部下方支撑，另一手以很小力量叩击患儿肱二头肌明显收缩处，逐渐使肱三头肌收缩，使肘关节由肱二头肌收缩的屈曲状态变为伸展状态。

2. 压迫性叩击

压迫性叩击可起到对抗重力和维持姿势的作用，适用于不随意运动型脑瘫或共济失调型脑瘫。治疗时患儿多取坐位，两手在前方支撑。治疗师可在患儿后方，从肩部向下给予压迫性叩击，先向下压迫，然后再松开，一压一松反复进行，使肩关节肌肉收缩，维持对称的姿势。

3. 交互性叩击

交互性叩击是利用相反神经支配刺激建立平衡反射的手法，适用于不随意运动型脑瘫及平衡功能障碍的患儿。治疗师用一手叩击患儿身体一定部位，使其身体失去平衡，出现向前、向后、向左、向右倾斜，然后再用另一手叩击患儿身体的另一侧，使之又恢复平衡。

4. 轻抹（扫）叩击

轻抹（扫）叩击是沿着想要诱导出运动的方向，在一定肌肉相对应的皮肤上给予轻抹（扫）刺激，使这个特定肌群收缩产生运动，使主动肌与拮抗肌发生协同作用。

四、注意事项

（1）治疗应遵循患儿的生长发育规律，循序渐进地进行训练。

（2）鼓励患儿及家属，给予必要的解释和心理支持，获得患儿的积极配合。

（3）Bobath 疗法并不是一种标准化的治疗技术，治疗师在应用时应了解患儿的活动水平、身体构造和功能状况，进行运动分析，找出最明显的功能障碍，以此为目标进行干预，通过持续评定患儿的反应来评价干预的效果，再修订治疗目标及改变干预策略。

（4）目前 Bobath 疗法对脑瘫的治疗无循证医学证据，特定任务训练、目标导向性训练、跑步机训练、行为观察疗法、双手协作训练和限制－诱导运动疗法等对脑瘫患儿来说可能是更好的选择。原因包括：①Bobath 疗法通过重新定位伸展肢体来减少反射亢进，提供了一个局部模式来降低痉挛的方法，但在长期的中枢性痉挛中，局部效应不会转变成降低状态。②与其他治疗技术相比，Bobath 疗法不仅负担与成本更高，而且起效较慢。③目前并没有实质证据支持抑制原始反射模式能促进运动发育这一观点。

（赵静谊）

第二十一节　感觉统合训练技术

一、概述

（一）基本概念

感觉统合（sensory integration，SI），简称“感统”，是指大脑将身体上的各种感觉器官（如眼睛、耳朵、鼻子、皮肤、肌肉、关节等）从环境中获取的信息进行组织、分析和综合处理，并作出正确的应答，使个体在外界环境的刺激中和谐有效地运作。它是儿童发育的重要基础，其关键期在 7 岁以前。如果大脑对感觉信息的整合发生了问题，不能够做出适当的反应，人的机体就不能有效和谐地运作，即产生了失调，此时大脑的高级认知活动如注意力、组织力、控制力、协调力、感受力及判断力等都会受到影响，出现一系列行为和功能障碍。这种情况称为感觉统合失调，主要发生在脑干。

感觉统合训练是根据儿童的神经需要，引导对感觉刺激作出适当反应的训练。此训练关键是给予儿童前庭、本体感觉、触觉及视觉等多种刺激，并与运动相结合。感觉统合训练的主要目的有：

（1）向儿童提供充分感觉信息，帮助开发中枢神经系统统合能力。

（2）帮助儿童调节感觉信息，对于感觉过敏者进行感觉抑制，感觉不良者增加感觉输入。

（3）帮助儿童对感觉刺激作出比较有结构的反应，最终增强组织能力、学习能力、集中注意的能力。

（二）感觉统合失调的临床表现

儿童出现感觉统合失调时，会对情绪、行为、言语发育、运动功能发育、学习能力都有一定的影响，表现如下：

1．前庭平衡功能失常

前庭平衡功能失常表现为多动不安、走路易跌倒、注意力不集中、上课不专心、爱做小动作、调皮任性、兴奋好动、容易违反课堂纪律、容易与人冲突、爱挑剔，很难与其他人同乐，也很难与别人分享玩具和食物，不能考虑别人的需要。有些儿童还可能出现语言发育迟缓，说话词不达意，语言表达困难等。

2. 视觉感不良

表现为尽管能长时间地看动画片、玩电动玩具，却无法流利地阅读，经常出现跳读、漏读、多字或少字；写字时偏旁部首部颠倒，做作业时丢字、落字、串行，甚至不认识字，学了就忘，不会做计算，常抄错题、抄漏题等，有的儿童一看书写字就会感到眼酸头痛。

3. 听觉感不良

听觉过滤能力差的儿童，无法适当过滤环境中不重要的听觉刺激，所以常被不重要的或不相干的听觉刺激所干扰，导致注意力分散。表现为对别人的话总是过耳不入，听而不见，丢三落四，经常忘记老师说的话和留的作业，好像没听见或听不懂大人所说的话。

4. 触觉过分敏感或过分迟钝

触觉防御过当的儿童，常常如惊弓之鸟，任何细微的刺激都会引起反应，忙于应付各种触觉刺激，而无法集中注意力。触觉依赖的孩子，得不到满足时，常有不安全感、沮丧等不良情绪。对正常、细微的触觉刺激过于敏感，常有过分的反应，导致这些孩子易与人冲突，人际关系很差。害怕陌生的环境、紧张、孤僻、不合群，吮手、咬指甲、爱哭、爱玩弄生殖器等、过分依恋父母、容易产生分离焦虑，或过分紧张、爱惹别人、偏食或暴饮暴食、脾气暴躁，易哭或好攻击别人的情况都是触觉障碍的常见表现。

5. 痛觉过分敏感或过分迟钝

表现为冒险行为，自伤自残，不懂总结经验教训。或者少动，孤僻，不合群，做事缩手缩脚、缺乏好奇心，缺少探索性行为。

6. 本体感失调

如果平衡感、触觉、前庭觉不良，本体感便很难健全发展。一般表现为无法判断视觉空间，在人多的地方，方向感差，常有迷失的感觉，容易走失，不能玩捉迷藏，闭上眼睛容易摔倒，站无站姿、坐无坐相，容易驼背、近视，过分怕黑、恐高。患儿会缺乏自信、消极退缩、笨手笨脚等。也会因太靠近人或碰撞他人，而造成人际关系的严重不良。

7. 动作协调不良

表现为动作协调能力差，手脚笨拙，走路容易摔倒，不能像其儿童那样会滚翻、骑车、跳绳和拍球等。

8. 精细动作不良

不会系鞋带、扣纽扣、用筷子，手脚笨拙，手工能力差等。

以上这些问题会造成儿童学习和交往的障碍。由于大脑的协调性差，其注意力和记忆力、言语表达及人际交往受到影响，进而影响儿童的学习、生活与运动，妨碍正常的成长发育。

一般来说，70% 的儿童在 3 岁前就可以完成感觉统合过程，在身体、大脑和感官之间建立起协调的关系。10%～30% 的儿童存在感觉统合失调，在这一过程发展缓慢并出现种种问题，导致学习困难的发生。虽然，随着儿童年龄的增长，这种障碍在 18 ～ 25

岁不治而愈。然而人的生命中最重要的学习阶段在0～12岁间，由于感觉统合失调存在，可能使这些儿童、青少年错失掌握知识的大好时机。如在学龄期，感觉统合失调患儿就会在学习能力和性格等方面表现出不同程度的障碍，与其他正常儿童相比，他们在学习能力方面可能显得十分笨拙，人际关系敏感或社交退缩、心理素质差，并有可能因为这一连串障碍导致学习生活的挫折，进而影响他们日后一辈子的生活。因此，现在的研究认为，需要尽早针对感觉统合失调障碍进行系统治疗。

根据感觉统合失调儿童感觉和运动发展的情况，选择适当的活动进行学习训练，会对儿童的感觉信息输入和整合失调起积极的治疗作用，并能促进儿童整个神经系统的成熟，这就是感觉统合治疗。

二、基本理论

感觉统合理论是美国南加州大学 Jean Ayres 教授将神经生理学与发展心理学相结合的基础上发展起来的。该理论提出，人体的运动、感觉与认知功能发展，是与大脑成熟进程并进的。来自人体的内外刺激，经过感官接受，先由脑干担任主要统合任务，继而逐渐由大脑皮质统合，发展学习能力。人体通过视觉、听觉、触觉、本体感觉与前庭感觉等五种最基础的感觉，与外界接触，向大脑传递刺激。首先由低层次的脑干及内耳前庭平衡系统来处理这些感觉信息，再随着脑的成熟，这些信息由高层次的大脑皮质进行有效的统合，从而形成运动－知觉－认知功能的高层次行为模式。该行为模式可以对事物产生一个全面的、完整的认识，指挥机体去完成各项活动。

感觉统合训练通过各种专门的器械，在有计划、有指导、有针对性的游戏运动中，给儿童输入较强的感觉刺激，诱发顺应性反应，增强和改善大脑的整合功能。反复多次的训练后，能使患儿的中枢神经系统对各种感觉信息的整合得到改善，对感觉统合失调所带来的问题起到一定的治疗作用。通过前庭功能的促进，改善触觉过分防御症状，增进了本体感觉的建立和恢复，从而更有效地促进了大脑的发育，开发了智力潜能，提高了学习能力、身体协调能力、生活自理能力和社会交往能力等等，使儿童各方面的潜质都得到了充分的开发。

三、临床应用

（一）适应证

目前感觉统合训练主要适用于孤独症谱系障碍、智力障碍、注意力缺陷多动障碍、语言发育迟缓、学习障碍等疾病中，可改善患儿粗大和精细运动技能、前庭平衡功能以及功能性活动，如参与运动游戏，提高运动表现；改善患儿感觉加工能力，如视觉运动、视觉认知及触觉功能（如触觉定位），以及降低感觉防御性；改善患儿的沟通能力和学习能力，如提高口头表达、写作、语言、学习和认知能力等；改善患儿的行为表现，如减少冲动多动、减少刻板行为、减少攻击与自残等问题行为、改善睡眠质量、提高对食物的接受度、提高家庭活动参与度等。

（二）评估

儿童感觉统合训练首先需检查和诊断儿童的感觉统合失调程度和智力水平，找出其根本的原因。感觉统合评估需要结合运动功能评估、治疗测试及既往病史等进行综合分析。可以根据其行为的临床表现及标准化量表评估进行。

1. 直接观察儿童的身体及行为表现

由于儿童的任何表情、动作都在反映其身体及神经组织的需要，观察者要安静而客观检视儿童的行为，可以直接了解导致障碍的原因以及障碍的程度。该方法的准确性较高。

2. 标准化量表评估

目前国内用于评估感觉统合的标准化量表是儿童感觉统合能力发展评估量表。该量表主要是由父母针对儿童行为填写，针对前庭、触觉、本体感、学习能力及大龄儿童的5项问题进行评估，可以准确判断儿童感觉统合的相关情况。然而由于填写者理解程度问题，常会有偏差，因此需要结合其他测评结果。

（三）训练方式

感觉统合训练通过一些特殊研制的器具，以游戏的形式让儿童参与，提供前庭、本体和触觉刺激的活动。目前，感觉统合治疗可分为综合性感统治疗和基于焦点感觉的治疗。这些活动可以训练儿童的手、眼、脑等身体各器官的协调性，使他们能集中精力在一定的时间内完成特定任务，训练对感觉输入做出适应的反应，即成功的有组织的反应。治疗师在训练中要指导儿童主动参与各种活动，重点应放在自动的感觉过程上，而非指导儿童如何作反应。不断推陈出新，通过新设计的活动逐渐增加对儿童的要求，训练患儿有组织的反应和更成熟的反应。在一个学习活动中，涉及的感觉系统越多，学习的效果越好。以下是具体的训练方法。

1. “羊角球”

儿童双手紧抓球上的两个“羊角”，坐在球上借助弹力向前跳动。有利于强化身体双侧配合、平衡反应及视觉运动协调，对空间知觉、重力感觉和运动企划的养成帮助很大。适用于身体协调不良、多动、自闭症等。

2. 滑板

滑板的速度冲击感可以促成前庭神经和脑干体系的活跃化。增强斜度和速度感，可以统合紧张性迷路反射，手部、肩部同时收缩对本体感和身体形象的塑造帮助很大。此项活动对儿童整体感觉统合的发展极为有利。滑板游戏中，可根据实际情况设计不同的游戏内容，可以选择俯卧的飞机起飞式，练习颈部力量和前庭，也可以选择乌龟仰躺式练习后背力量，还可以借着墙壁来个青蛙蹬腿，练习腿部力量。儿童可以不断体验新刺激，在刺激中体验快乐开发大脑。

3. 平衡板

站立在平衡板上左右摇动、做动作或者拍小皮球等，有助于平衡反应的反射感觉统合，对前庭固有平衡的建立帮助很大。适用于多动症、身体协调不良儿童。

4. 梯子

儿童站在梯子两侧、单侧及间隔中间踏行，对树立正确的空间知觉及身体控制能力、固有感觉和运动企划能力、平衡反应、视觉 - 运动协调、双侧协调等都有很大帮助。适用于身体协调不良、自闭症患儿。

5. 独脚凳

开始时由治疗师扶儿童坐上独脚凳到学生自己坐上去，双手松开不歪倒，坚持时间逐渐加长。当儿童平衡感逐步加强后，可开始适当难度的训练了，在独脚凳上做抛球、接球练习，要求尽量抛得准，接得好，不失球，不歪倒。可以训练平衡协调能力，提高感觉统合能力。

6. 大笼球

开始时治疗师按住儿童腰部在大笼球上来回按摩，增加安全体验和愉悦感。在逐渐适应后，在治疗的保护下，儿童可以在大笼球上下跳动，这些动作逐渐完成后，试着让儿童趴在球上，双手拉孩子脚踝，让他们抬起头来做一些抓东西或者投篮练习。可以通过俯卧位、仰卧位、坐位等不同体位训练前庭功能。

7. 集体训练项目

可以设计集体训练项目，让儿童可以学会正确地评价他人和评价自己、学会等待和谦让、学会互助和原谅、学会竞争和合作、学会关心和善待他人、学会约束和反省自己、学会承受挫折、学会与人分享等。儿童在自然的意愿中接受挑战，在难度中共同进步，一点点增进良好行为的出现率。

治疗环境可以影响治疗效果，儿童第一次进入治疗室时，不免有陌生、紧张、疑虑甚至被动或排斥的心理，感觉统合失调儿童的动作行为更易直接受感官的影响，治疗室的环境设计要符合儿童心理，治疗设施搭配得当，消除儿童的恐惧感。同时治疗师需密切观察儿童的反应，调动儿童的积极性，可以从做游戏开始治疗，引发儿童的兴趣，提高参与热情。

四、注意事项

感觉统合训练方法简单，易学易练，但必须按疗程严格进行，训练时间要恒定，并要有足够的强度。特殊训练要根据儿童的个体特点，因材施教，充分发挥儿童的主观能动性，不能固守教条。

感觉统合训练中应该遵循的原则是：

（1）让儿童体验到游戏、玩乐，而不是被动地进行感觉统合训练，训练时尊重他

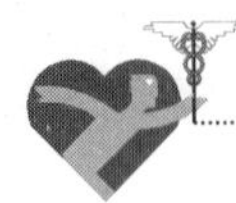

们的个性，鼓励他们有自己的想法，我想玩什么，我愿意怎样玩，在保证安全的前提下不压制、不束缚。

（2）激发儿童进行感觉统合训练的兴趣，不必强迫，让儿童自主地玩，游戏中、游戏后都有相应的奖励，让儿童体验成功的快乐。

（3）以儿童为主，享受儿童对感觉统合训练的选择，感觉统合训练过程中让儿童多一点成功的体验，可以帮助训练更好地完成。

（4）感觉统合训练内容要因人而异，了解每个儿童的特点和习性，制订不同的长短期训练计划，使每个儿童在自己的发展区中获得最大的进步。

（5）治疗师要有足够的耐心和爱心，不要因为儿童可能听不懂或不会表达，而放弃训练。在反复训练中增强记忆，取得进步。治疗师在训练中起积极的带领作用，设计游戏，教儿童如何参与游戏，同时要充当安全保护者和游戏协调员的角色。

（刘泽帆　严晓华　何　璐）

第二十二节　引导式教育

一、概述

引导式教育（conductive education，CE）起源于20世纪40年代，由匈牙利学者Petö Andras教授所创建，是一种用于各种运动功能障碍者的教育训练系统。引导式教育主要通过不断调动运动功能障碍者主动运动的积极性，促使其运动功能、言语功能、认知功能、社交等全面发展。该方法是目前世界上公认治疗脑瘫最有效的方法之一。

二、基本理论

功能障碍患儿常因学习适应能力低下，出现各种功能障碍症状。引导式教育认为功能障碍患儿可通过学习获得适当的功能，其中有没有主动学习的意愿极为重要。在功能障碍患儿学习过程中，引导式教育通过引导员引导和创造最佳的环境，通过适当的方式来调动患儿潜力，激发其兴趣与参与意识，自主地完成各项课题，从而提高患儿的学习与适应能力，达到改善功能障碍并获得适当的功能。

引导式教育并非单纯康复治疗方法，而是一个教与学的统一过程。Petö主张对功能障碍患儿进行全面的康复训练，强调各种训练治疗和教育应由同一个人在同一个环境中给予，这个人被称为引导员。

引导式教育注重在多种课题体验中积累并逐步提高功能障碍患儿的认知、日常生活活动、人际交往等能力，并促进其人格形成。为提高患儿信心，引导式教育把一些复杂的、难以完成的基本动作拆成一系列细小的步骤。如在引导功能障碍患儿完成喝水这一课题时，首先给予他指令，由大脑的传入、传出系统的调节而形成了一个有效作用的调节环：欲喝—面前放置的水杯—伸手到杯—握杯，这一连串的动作在手握住杯时结束；下面的一连串动作是：杯拿到口边—水入口—咽下。这些动作中每一步都是一个课题，由引导员制定这些课题，设定一定的方式诱导患儿完成，等患儿基本掌握之后再连起来在日课中进行序列训练。在不断教与学的互动过程中达到促进大脑的协调与康复，要注意的是，设置的课题内容要与患儿当地、民族的习惯相适应。

引导式教育的最终目的是改善异常的功能使之趋向正常，是对功能障碍患儿综合的康复手段，是提高患儿对生物学的、社会的适应和学习的治疗体系。

三、临床应用

（一）引导式教育的几个重要因素

1. 引导员

引导员是引导式教育体系的核心人物，是一个观察员、策划者、融汇者、激情者和执行者，必须要有耐心，肯总结，有乐于尝试的态度，懂得欣赏和保持敏锐的触觉。因此，引导员需要具备多方面才能，除治疗师角色外，同时担任教师、护士、心理师等各种身份。引导员指挥着本组整体，并建立适合活动的条件，与每个孩子建立密切的联系，要了解每个患儿完成动作的能力，观察他的进展，相应地修改训练方案。引导员要确保习作是有目标的，图4－153。

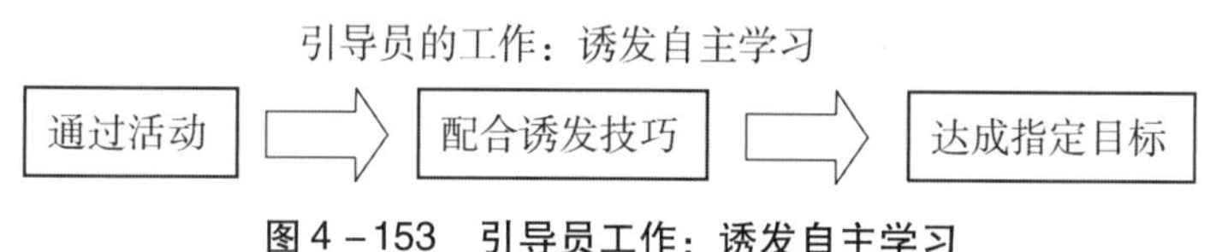

图4－153　引导员工作：诱发自主学习

2. 节律性意向

节律性意向是引导式教育采用的一种诱发技巧之一，它是通过语言来诱发动作的，所以要根据孩子的能力编写。节律是指动作的节拍。意向是指一个人想要达到的某一个目标，当把这个意向用语言说出来，从而建立了语言和动作的连贯性。引导员可以通过重复动作、数数字、有节奏地朗诵古诗、念儿歌、唱歌、游戏、拍手、踩脚和传球等方式来调节。例如：诱发患儿双脚放平的功能。引导员放平自己的双脚，同时发出指令“我放平双脚”，患儿跟着并高喊“我放平双脚”，然后引导员大声喊“1、2、3、4、5”，患儿跟着喊“1、2、3、4、5”。在这里“我放平双脚”语言指令是意向，数数字“1～5”为动作的节奏。这种有节律的数数可以给儿童提供节奏感，对提高运动协调能力至关重要。节律性意向不仅可以增强儿童对声音的感觉，还可使孩子进行主动活动，帮助调和及统筹整个小组的活动。

3. 引导式诱发

引导式教育主张功能障碍患儿应该学会主动解决自己的问题，变被动为主动。通过一定的科学手段引导功能障碍患儿产生预设的动作反应，并使其主动、相对独立地完成这些动作，以满足个人生理及社会需要的能力称为引导式诱发。

引导式诱发方法多样，包括工具诱发、情境诱发、语言（节律意向性口令）诱发等。例如，利用梯背椅推动行走，孩子可掌握抓握、放松、伸直手肘、放平双足等技能，这是应用了工具诱发；再如孩子早上起床，看见床上被子便产生掀掉被子的意图，在这里床上被子就是诱发的情景。引导员必须掌握正常动作的基本模式，再去设定孩子应达到的目标，利用环境设施和小组动力诱发学习动力；以娱乐性、节律性意向性激发孩子的兴趣及积极参与意识，最大限度地调动患儿自主运动的潜力去迎接挑战，解决他们所面临的实际问题。

4. 环境与工具

工具和环境设施是引导式教育的一个重要组成部分，有助于功能障碍患儿的康复。

（1）环境要求：安静、明亮、舒适，可布置壁画和背景音乐，营造轻松愉快的学习环境。如有可能，甚至可设置多种实景的情景训练场所。注意尽量减少不必要的物件，避免分散孩子注意力。

（2）引导式教育的训练工具最常用的是木条台、梯背椅，其特殊设计能够方便进行抓握和日常运动训练。另外，较为常用的还有座椅、木棍、塑胶圈、镜子等。运用它们可帮助功能障碍儿童进行抓握、放松、坐直、站立、步行、学习穿衣、吃饭、刷牙和洗脸等训练。如应用木条台和梯背椅可以组合由坐位到站位，再到练习行走起步；应用梯背椅、楼梯、平行杆和地梯等组合成练习障碍行走的通道。各活动场所外走廊墙上应安栏杆便于患儿扶走移动。

5. 习作程序

习作程序是将复杂的功能活动，如洗漱、进食等分解成简单动作来进行训练，待功能障碍患儿基本掌握后再连起来在日课中进行序列训练。每个动作都是一个习作部分，训练过程中将这些习作部分用节律性、意向性口令贯穿起来，组成一个引导课题。每天进行的包括躺卧习作程序、手部习作程序、坐到站习作程序和行走习作程序等。习作程序是日课的基础，要求个体根据自己能力学习拆解功能活动，并组合起来，用于日常活动中。

（二）引导式教育的实施

1. 分组、评估和记录

一般年龄和障碍类型或病情严重程度相似的分为一组。引导员要对每个孩子的运动功能（大运动和精细动作）、生活自理能力、语言能力、社交能力和学习情况等进行全面的详细的评估，制定长短期目标，以利于进行针对性个别辅导和集体学习训练。训练过程中，每个患儿每天都必须有记录，每周一小结，每月一大结，每半年进行测试性评估，以了解进步情况、教学和训练效果，进而修订长短期目标或进行再分组。

2. 制定课程

引导者根据各组的不同特点和目的，制定一定的课题，将这些课题有机地串联起来，形成一连串的日课。首先考虑解决的是日常生活动作的课题如：洗漱、就寝、就餐、穿脱衣物、排泄和洗浴等。课程制定必须要与患儿功能水平相适应，尽可能让患儿独立完成。

3. 实施课程

引导式教育强调的是每日 24 小时的严密训练，患儿每日从起床开始至入睡，有机地用各种课题活动使患儿沉浸在全天的治疗中，即使是就寝也是以治疗组为单位，患儿尽可能自立安排寝具、换睡衣服和摆放衣物等。

课程实施过程中，引导员要通过节律性意向口令等去调节患儿运动节奏的快慢，使大多数儿童适应学习动作节奏。每个课程尽量让患儿亲身去反复体验应用，并逐渐学会控制自己的动作。在完成每个动作后，引导员需要及时给予表扬，增加孩子的成就感。

（三）日课

引导式课程的内容可以是练习析解习作程序，也可以是习作程序组合起来的系统性练习。在引导式教育的实施过程中，孩子接受引导式教育课程训练从早晨起床开始到晚上睡眠才结束，这一整天的引导式教育课被称为引导日课。日课课程设计一定要依据小儿神经发育模式，重点解决孩子目前最迫切需要解决的功能障碍，同时学龄期儿童还需要将文化课纳入计划中。

日课内容可以是练习习作程序。引导员一定要清楚这个治疗班学过了哪些课题，哪些课题已经达到目标及每个患儿的具体情况，只有这样才能制定出适合的日课。下面介绍一个日课范例：

7：30～8：30　起床、在床边用厕、移动至木条台穿衣和做牵伸
8：30～9：30　向餐桌移动、早餐
9：30～10：30　步行到课室，卧位、坐位课题
10：30～11：00　上厕所、休息、茶点，变换场地
11：00～12：00　立位、步行课题
12：00～13：00　向餐桌移动、午餐
13：00～14：00　午休
14：00～15：30　学龄儿、幼儿园授课
15：30～16：00　间餐
16：00～17：00　桌上的上肢、手的功能训练课题以及与语言有关的课题
17：00～17：30　向餐桌移动（步行或借助轮椅/助力椅移动）
17：30～18：30　晚餐、上厕所、个人卫生

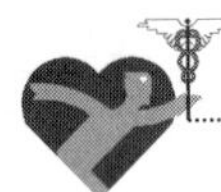

18：30～19：30　洗浴、换衣服、娱乐活动

19：30～20：00　听（讲）故事、就寝

通过这一天的日课，患儿在学习的氛围中度过，会逐渐养成有规律的生活习惯及清洁卫生的习惯。每周的教育课程要照顾到幼儿园和小学的课业。

日课的内容和顺序需根据各类治疗组的实际情况制定治疗程序和课题内容。要考虑到患儿相应年龄能达到的技能水平，制定的课题要尽量使每个患儿都能完成。日课中的各个课题必须互相关联、互相促进。日课的时间要根据性质与患儿的耐受能力而不同，如站立与步行的日课短可 20 min、长可达 90 min。

总结日课需要注意以下四点：

（1）日课应是一个连续的流程，要有节奏。引导者要时时想到如何从一个课题向下一个课题过渡，日课不可中途停滞和中断。日课不是一个平淡如水的流程，而是在引导者的努力下、形成一种抑扬顿挫的生动活泼的场景。日课可在齐喊 1、2、3、4、5 的节奏中延长动作时间，小龄患儿也可以歌声表达这种节奏。

（2）日课的各个部分间要有机结合，引导员要善于观察治疗组中各个患儿的情况，把各种问题刻在脑海中，然后组合到连续的课题中去，比如说当患儿写字时，引导员必须想到与这一姿势运动有关的因素：有坐位平衡与姿势、上肢与手的控制、手和眼的协调等。哪一项有问题都会影响写字的动作，所以在各日课中都要学习这些课题，只有这些已获得的机能有机结合才能达到写字的目的。学习掌握课题要由易到难，在较易完成的场面上完成。如穿裤子，常人是坐位或立位进行，患儿开始时可卧位或坐位完成，后续再到立位完成。

（3）引导员要动态地观察治疗组中的每个患儿，掌握每个患儿应该组成什么样的课题。引导者必须掌握患儿的日课在什么样的场合、用什么样的课题、以什么形态来组合。并根据具体情况给予必要的语言引导和实际援助。同时，要观察患儿有何变化，一定要发现患儿学会以前不能做的动作。这里要特别提出的是，一定要多给患儿表扬与鼓励，这样对向新的目标挑战的患儿来说，是给予了一个极大的动力，给予了学习课题的信心。引导者的观察不能只限定在运动技能方面，在日课流程中也要注意到患儿的健康状态与情绪，脸色有否异常、发热与否、排泄状态、食欲和会话等。

（4）日课的程序，日课不是每天单调的相同的程序。引导者要制订周密的计划，需要将计划书写出来，并要根据情况不断改变这一计划，计划一般包含课题、如何准备、进行顺序以及对每个患儿需要特别注意的地方等内容。

（四）注意事项

（1）家庭和社区对待功能障碍儿童要像对待健全儿童一样，给予关爱。节假日要带他们去游玩，让他们多接触社会，进行社交训练。

（2）在训练中要显示爱心、耐心和细心，反复多次进行教学和练习，循序渐进，巩固所学内容。

(3) 要结合日常生活活动进行训练。让患儿从早到晚有机会参与有意义的活动，将训练内容贯穿在日常生活活动中。

(4) 鼓励患儿尽量主动参与各种训练，强调要尽可能让患儿自己做，家长不要代替完成，促使患儿建立训练的自信心。

(5) 可以通过游戏的方式进行训练，使患儿在轻松愉快的氛围中学习。

（张　媛）

第二十三节　高压氧疗法

一、概述

高压氧疗法（hyperbaric oxygen therapy，HBOT）是在超过一个标准大气压的环境中吸入纯氧气的一种治疗方法。近几十年，高压氧临床医学发展较快，作为一种治疗手段，已成为现代医学的一部分，治疗范围涉及临床医学各学科。医学界对其在复苏、抢救、治疗、康复等方面的独特疗效日渐重视。

二、理论基础

（一）高压氧治疗疾病的原理

1. 增加机体的氧含量

①血中的氧含量增加：高压氧下吸入纯氧，血液中的氧气分压增加，大量的氧气溶解在血液中，血液带入缺血组织的氧量增加。②组织中的氧含量增加：生理研究证明，组织毛细血管或静脉血的氧张力和氧含量相当于该组织的氧张力和氧含量。经测定常温常压下平均每千克组织含氧 13 mL，而在 0.3 MPa 下吸氧，平均每千克组织含氧量可达 52 mL。③血氧弥散距离增加：通常脑的毛细血管网的平均距离约为 60 μm。正常情况下人脑灰质毛细血管的弥散距离的有效半径约为 30 μm，而在高压氧下可达 100 μm。在炎症、外伤、烧伤等情况下，组织细胞水肿，细胞与毛细血管间距加大，在常压下吸氧满足不了组织细胞的氧供，特定高压氧的应用可使上述缺氧情况全部避免。

2. 血管收缩作用

高压氧有 α - 肾上腺素样的作用，可使血管收缩，减少局部的血容量，有利于脑水肿、烧伤或挤压伤后的水肿减轻。需注意的是，虽然局部的供血减少，但通过血液带入组织的氧量却是增加的。

3. 加快创伤修复

体内氧浓度的提高可以增加活性氧和活性氮的产生，进而促进新血管、基质形成和减少炎症反应。

4. 压力作用

体内的气泡在压力升高时，其体积会缩小，有利于气泡溶解在血液中。可用于治疗气栓症、减压病。

5. 抗菌作用

高压氧不仅抗厌氧菌，也抗需氧菌。厌氧菌需在无氧或氧分压较低的环境中才能生长，氧分压增高时，其生长便受到抑制。

6. 能增加某些抗生素的抗菌作用

高压氧可增加血－脑屏障的通透性，HBO 与某些抗生素合用，可增强对颅内感染的疗效。

7. 清除作用

体内大量的氧可以加速体内其他有害气体的消除，如 CO、CH_4、Cl_2和 N_2等。

（二）治疗技术

1. 设备要求

维持高压氧治疗环境的特殊设备，称加压舱，即通常所说的高压氧舱。高压氧舱根据其规格和不同适应人群，分为大型压力舱、单人舱和婴幼儿高压氧舱。

2. 治疗方法

（1）大型压力舱。适用于青少年和成人。患者在医护人员陪同下进入，经由独立氧气罩吸入不同浓度压力的氧气。在治疗的过程中，病患多半吸入纯氧，但会有周期性的中断以避免氧气毒性的发生。

（2）单人舱。只能容纳一位患者，医护人员无法陪同进入，这种压力舱整个充满氧气，患者不需要戴氧气面罩。在治疗过程中会有耳朵不适，如耳鸣，可经由腹部加压闭气法来减缓症状，与大型压力舱一样，适用于青少年和成人。

（3）婴幼儿高压氧舱。婴幼儿对高压氧的治疗环境要求非常严格，其在治疗时间、治疗压力、加压或减压的速度及治疗方案上与成人存在较大差异，因此不能直接应用成人氧舱来治疗疾病。专门研制的婴儿高压氧舱舱体是由一个不锈钢支架支撑的耐压玻璃圆通体构成的，其供氧方式采用医用纯氧直接输入舱内，进气排气同时进行，动态置换舱内气体，有效地控制 CO_2浓度，保证舱内婴儿自由地吸入高浓度的氧气，使缺氧的脑细胞组织恢复活力。婴幼儿高压氧舱可以形成一个人工的婴儿急救和治疗环境。治疗过程中，医护人员透过玻璃筒体能直接对婴儿进行监护，可随时根据婴儿状况适时适量给氧或者进行加压减压，调整治疗方案，如有不适，医护人员可以随时停止供氧，打开舱门，抱出婴儿。

三、临床应用

1. 儿童高压氧治疗的适用证

（1）高压氧舱在新生儿及婴幼儿疾病的主要适用证有：新生儿缺氧缺血性脑病，颅内出血，新生儿窒息，肺透明膜病，新生儿核黄疸，新生儿破伤风，新生儿坏死性小肠结肠炎和脑性瘫痪。

（2）高压氧舱在儿科疾病的主要适用证有：小儿癫痫，急性脑水肿，化脓性、结核性、病毒性脑炎，感染中毒性脑病，颅脑损伤，面神经炎，格林－巴利综合征和病毒性心肌炎等。

（3）气栓病、减压病。

（4）各种中毒，如CO中毒、CO_2中毒、硫化氢中毒、氢化物中毒、氨气中毒、光气中毒、农药中毒、化学药物中毒等。

（5）溺水、窒息、电击伤、麻醉意外以及其他原因引起的脑缺氧、脑水肿。

（6）皮肤移植、断肢（指）再植术、骨筋膜间隔区综合征、术后伤口不愈、骨愈合不良、挤压伤、放射线造成的软组织坏死、放射性骨髓炎、放射性膀胱炎、放射性直肠炎、坏死性蜂窝织炎、坏死性筋膜炎、坏死性肌炎。

（7）中心性视网膜脉络膜炎、突发性耳聋、牙周炎、口腔溃疡。

（8）严重难以治疗的贫血等。

2. 禁忌证

未经处理的气胸、严重肺气肿、心动过缓、未控制的癫痫、上呼吸道感染、活动性出血。

3. 高压氧治疗的副作用

常规的高压氧治疗，不会产生副作用，如果工作人员操作不当，不按操作规程办事，擅自改变治疗方案，可产生严重后果。主要副作用有氧中毒、气压伤和减压病。

四、注意事项

（1）高压氧不是一个固定的模式，压力不同，吸氧浓度不同，治疗效果不同；不同的疾病可能选择不同的治疗压力和吸氧方式。对于新生儿和婴幼儿群体，还需考虑年龄、体重等因素来设计高压氧的模式。

（2）高压氧很少用于单独治疗疾病，常结合药物和其他治疗手段。

（3）每种疾病都有其最佳治疗时机，每种疾病何时开始治疗十分关键，在最佳治疗时机期间，疗效较好，远离了最佳治疗时机，疗效可能受影响较大。

（4）不同的疾病要选择不同的治疗时程，每种疾病治疗多长时间，要根据该种疾病的性质和患者的个体差异而定。

（郭晓琳）

第五章　神经肌肉骨骼障碍

第一节　脑性瘫痪

一、概述

脑性瘫痪（cerebral palsy）简称脑瘫，是一种终身性疾病，是继脊髓灰质炎得到控制后导致儿童肢体残疾的最常见原因，随着患儿生长发育，其功能障碍还可能产生不同类型、不同程度的继发性损害，给家庭和社会带来沉重的负担。近 20 年来，一方面，由于产科技术、围产医学、新生儿医学的发展，高危新生儿特别是有神经损伤的低体重早产儿存活率提高；另一方面，由于许多高危因素仍然难以防治，脑瘫的发生率不仅没有下降，反而有上升趋势，为 2‰～3.5‰。流行病学调查发现：早产儿脑瘫的发生率几乎是足月儿的 50 倍，缺氧缺血性脑病中 17.95% 出现脑损伤的表现，其中主要是脑瘫，约为正常儿的 40 倍；脑瘫患儿中，男性略多于女性，两者的比值在 1.13：1～1.57：1 之间；出生体重越低，患脑瘫的可能性越大；早产儿发病明显高于足月儿；多胎儿比单胎儿发病率高；母亲年龄大于 40 岁以上者，小儿患脑瘫的概率较高，母亲分娩次数大于 5 次以上者发病率也高。有研究显示脑瘫患儿中，可能有 1/3 的患儿不能行走，1/4 的患儿存在沟通困难，3/4 的患儿经受疼痛，1/4 的患儿患有癫痫，1/4 的患儿存在行为问题，1/2 的患儿患有智力障碍，1/10 的患儿有严重的视力损伤，1/4 的患儿有膀胱控制障碍，1/5 的患儿存在睡眠障碍，1/5 的患儿有流涎问题。

二、病因

脑瘫是由多种病因引起的综合征，病因尚不明确，一般认为是多种危险因素所致，主要有早产、低体重、脑缺血梗死、窒息、宫内感染、高胆红素血症、新生儿痉挛和新生儿脑血管障碍等。

其病理生理改变与病因有关。各种先天因素所致的脑发育障碍，可见脑部有弥漫性病变、不同程度的脑萎缩、脑室扩大、神经细胞减少和胶质细胞增生等；早产儿缺血缺氧性脑病时可引起室管膜下出血、脑室白质软化和脑贯通畸形；足月儿缺血缺氧性脑病时可引起栓塞样改变，脑坏死多见于皮质深层或白质内，逐渐形成瘢痕性脑回，或软化形成囊样改变；有的还可见到髓鞘发育不良，内囊部位的神经纤维组织受累，以及基底节病变等。

三、临床表现

脑瘫的致病因素很多，其脑部受到损害的时期和部位也不一样，因此，脑瘫患儿的临床表现也多种多样，并且其临床表现还会随着年龄的增长，以及脑瘫共患病（如癫痫、行为异常）等因素的影响，其临床表现也可能随之改变。

各类型脑瘫患儿一般都具有如下 5 种临床表现：

1. 粗大运动和（或）精细运动发育落后

粗大运动和（或）精细运动发育落后主要表现为里程碑式的动作发育落后、不对称，如抬头、翻身、坐位、爬行、姿势转换、站立与步行、抓握、捏功能、手眼协调性等发育落后。

2. 运动模式异常

运动模式异常主要表现在运动中姿势不正常，其运动的速度、流畅性、协调性等运动质量也受到较大影响。

3. 主动运动减少

主动运动减少主要表现为四肢的自主运动减少。

4. 肌张力异常

肌张力异常常表现为肌张力增高、减低或不稳定。

5. 反射异常

反射异常表现为原始反射延缓消失或持续存在，保护性反射减弱或不出现。

脑瘫的临床表现与患儿的运动障碍特征密切相关，国际上根据脑瘫运动障碍的特征常将脑瘫分为痉挛型（spastic）、不随意运动型（dyskinetic）、共济失调型（ataxic）和混合型（mixed）。或者根据受累的肢体将其分为偏瘫（hemiplegia）、双瘫（diplegia）和四肢瘫（quadriplegia），其中偏瘫和双瘫患儿较多，分别占脑瘫儿童的 39% 和 38%。

国内常将脑瘫分为以下 6 种类型：①痉挛型四肢瘫，以锥体系受损为主，四肢受累程度相当，肌张力均增高，牵张反射亢进。该类儿童常表现为上肢屈肌张力增高，肩关节内收，肘关节屈曲，前臂旋前，腕关节屈曲，大拇指内收，手指屈曲，难于打开，双上肢向身体中线活动困难。下肢大腿内收，髋屈曲，膝反张或屈曲挛缩，踝跖屈，足外翻或内翻。病情较重的患儿，俯卧位时，抬头困难，髋膝屈曲，呈“头低臀高”姿势；仰卧位时，头后仰，常挺肚子。这类儿童因长期处于肌群力量失调状态，随着年龄增长，还会出现关节挛缩和骨骼畸形，如跟腱短缩、髋关节脱位和脊柱侧弯等。②痉挛型双瘫，症状同痉挛型四肢瘫，主要表现为双下肢功能障碍。上肢受累较轻，或功能基本正常。坐位时，喜欢跪坐或弓背坐，站位时，常有髋屈曲，膝反张或屈曲，尖足；步行时，常有肌肉紧张步态，如“剪刀腿”、尖足或蹲伏步态（crouch gait）等。③痉挛型偏瘫，症状同痉挛型四肢瘫，表现在一侧肢体的受累。一般具有良好的步行能力，有一侧尖足或足内翻步态，单侧上肢功能障碍较显著，生活中喜欢用健侧肢体。④不随意运动型，以锥体外系受损为主，主要包括舞蹈样手足徐动（chroeo-athetosis）和肌张力障碍（dystonia）。该型最明显特征是非对称性姿势，头部和四肢出现不随意运动，即进行某种动作时常夹杂许多多余动作，四肢、头部不停地晃动，难以自我控制。该型肌张力可高可低，可随年龄改变。腱反射正常、紧张性迷路反射阳性、非对称性紧张性颈反射阳性。静止时肌张力低下，随意运动时增强，对刺激敏感，表情奇特，挤眉弄眼，颈部不稳定，构音与发音障碍，流涎、摄食困难。⑤共济失调型，以小脑受损为主，主要特点是由于运动感觉和平衡感觉障碍造成不协调运动。为获得平衡，两足左右分开相距较远，步态蹒跚，方向性差。运动笨拙，不协调，可有意向性震颤及眼球震颤。闭目难立征阳性，指鼻试验阳性，腱反射正常。⑥混合型，具有两型以上的特点，多为痉挛型与不随意运动型混合。

四、诊断和预后

脑瘫的诊断主要依据病史及体格检查。病史中首先要了解有无引起脑瘫的危险因素，详细询问患儿的发育过程，特别是里程碑式的动作发育有无落后，运动模式有无异常，注意了解患儿的发病时间及病情进展情况，其症状一般在婴儿期出现。体格检查时，要重点检查患儿的运动功能水平、运动模式有否异常、运动发育是否均衡和对称、关节活动范围、肌张力、神经反射，以及双侧是否对称等。CT、MRI、脑电图等神经影像学及电生理检查不能作为脑瘫诊断的依据，但可协助了解脑瘫的病因和判定病情，以及了解是否合并癫痫等。

脑瘫的具体诊断条件如下：

（1）引起脑瘫的脑损伤为非进行性，并且引起运动障碍的病变部位在脑部，“脑”是脑干、间脑、端脑、小脑及其神经联络的总称。

（2）脑瘫的致病因素及其继之的脑异常发育或病理损害过程，发生在生命周期非常早期阶段，症状在婴儿期出现。

（3）脑瘫一定以运动残损为主导，只是残损临床表型可不同，如肌痉挛、肌张力异常、共济失调、平衡功能缺陷、随意运动功能缺陷等；然而，对于诸多伴发症，如癫痫、智力缺陷、感觉障碍、认知障碍、语言障碍、行为异常、精神障碍等，则可能发生，也可能不发生。

（4）脑的早期发育异常和损害是“静止的”，即不再进一步恶化，其障碍将静止性伴随脑瘫患儿终生，但其临床表现并不是静止不变的，并且随着生长发育，患儿由于肌群之间力量不均衡、痉挛肌群与骨骼生长速度不一致、生物力学对线不佳等，还可能有肌腱挛缩、骨关节畸形和疼痛等继发临床表现。

在诊断脑瘫时，还需与下述疾病鉴别：发育迟缓、神经肌肉系统疾病、智力低下、脑白质营养不良、先天性代谢病、先天性韧带松弛症等。

有研究提示半数以上的脑瘫患儿可应付基本的日常社会生活，幼儿期社会生活能力接近正常的脑瘫患儿约占75%，随着年龄增长，其社会生活能力有明显提高，但与正常同龄儿童相比，其差距却更加明显。活动受限程度越重的患儿，社会生活能力表现越差。偏瘫型脑瘫、GMFCS Ⅰ级水平的患儿社会生活能力接近正常的约占80%，具备与同龄儿一起在常规学校就读的能力。患儿的 GMFCS 分级水平与其社会生活能力呈负相关，活动受限程度越重，社会生活能力表现越差。另外，还有研究提示，GMFCS Ⅰ级患儿可能在 1 ～1.5 岁间可独立步行，Ⅱ级患儿可能在 4 岁左右具备步行能力；若患儿在 2 岁时无法独坐或独立翻身，则其具备步行能力的可能性极低。

五、康复评估

康复评估可对脑瘫患儿功能状况和潜在能力进行判断，可为患儿的诊断、治疗及修订治疗方案提供重要的依据。康复评估应遵循世界卫生组织推荐国际功能分类（international classification of functioning，disability and health，ICF）的核心要素，主要从患儿身体、个体和社会水平三个层面对其功能进行评估与分级，具体包含有身体结构、功能、活动和参与能力，以及环境因素和个人因素等。

康复评估内容主要包括发育水平、粗大运动、精细运动、肌力、肌张力及痉挛、关节活动度、运动及步态分析、平衡协调性、姿势与反射、日常生活能力及生活质量、言语能力、心理测验等。以下介绍几种常用的评估方法。

1. 粗大运动

可采用粗大运动功能测评量表（GMFM）结合粗大运动功能分级系统（GMFCS）进行评估（详见本书第二章第三节）。国外学者 S. E. Hanna 于 2009 年报道中度至重度的脑瘫患儿在一定的年龄段，其运动功能存在不同程度的倒退现象，GMFCS 水平Ⅲ级的患儿在 8 岁左右、GMFCS 水平Ⅳ级的患儿在 7 岁左右、GMFCS 水平Ⅴ级的患儿在 6 岁 10 个月左右开始出现运动功能下降，但轻度的脑瘫患儿（GMFCS 水平Ⅰ级和Ⅱ级）的运动功能和技巧却一直在提高。

2. 精细运动

可采用手功能分级系统（MACS 或 mini-MACS）对患儿的手功能障碍水平进行严重程度分级，然后根据患儿受累肢体选择适宜的标准化评估工具进行细化评估（见第二章第三节）。

3. 肌力

可采用徒手肌力检查、仪器肌力测定进行评估（见第三章第三节）。

4. 肌张力及痉挛

可先采用观察法整体感觉患儿的肌张力状况，1 岁以内患儿可采用关节活动夹角（如内收肌角、腘窝角和足背屈角等）判断患儿的肌张力，大于 1 岁的患儿可采用主动或被动关节活动度针对性判断患儿的目标肌群肌张力有否升高，同时还可采用改良 Ashworth 量表、改良 Tardieu 量表和高肌张力评估工具（HAT）等判断患儿肢体有否痉挛，以及其痉挛程度（见第三章第一节）。

5. 关节活动度

采用量角器进行测定，通过关节活动度的评估，可判断患儿关节活动范围障碍的程度，以及是否有选择性运动控制能力等。

6. 运动及步态分析

可采用目测法结合医师评价量表（PRS）对患儿进行运动及步态分析，条件允许还可采用三维步态分析、摄像等客观地评定患儿的运动模式、步行功能和运动质量等（见第三章第四节）。

7. 平衡功能

通常采用Berg平衡量表和平衡功能测试仪对患儿进行平衡功能评估（见第三章第六节）。

8. 姿势与反射

脑瘫患儿常有姿势与反射异常，常用检查方法主要有观察法和实验室评定等，主要观察患儿的卧位、坐位、跪位、站位、翻身、爬行、步行和抓握等姿势和运动模式，来了解患儿的姿势异常状况、运动模式有否异常，软组织有否出现挛缩，运动是否对称，以及其运动模式与姿势的变化趋势，原始反射是否残存，保护性反应是否延迟出现等。

9. 日常生活能力及生活质量

可采用社会生活能力量表、儿科残疾评定量表（PEDI）、功能独立性测评量表（WeeFIM）、脑瘫患儿生活质量量表等方法评定脑瘫患儿的日常生活能力和生活质量（见第三章第七节）。

10. 言语能力

可通过与患儿交谈、游戏，让患儿阅读、书写，以及采用量表对脑瘫患儿的言语能力进行评定。

11. 心理测验

可采用韦氏智力量表对患儿进行智力测试，根据患儿的不同行为表现，可采用艾森克个性问卷、儿童气质量表、Achenbach儿童行为量表、Conners父母症状问卷、ASD行为评定量表等对患儿的心理行为进行评估。

12. 其他

全身运动（GMs）质量评估可用于预测高危新生儿的运动发育结局，目的达到量表（goal attainment scale，GAS）可用于评价康复疗效，Zancolli分级系统可用于评价脑瘫患儿手部的功能障碍状况，父母调查问卷（parent questionnaire）可用于评价父母对患儿的整体评价等。

六、康复治疗

对于脑瘫，目前并没有较好的预防和完全治愈的医疗手段，康复治疗是改善脑瘫儿童功能障碍的关键。目前，针对脑瘫的评估方法和康复治疗技术非常多，但在临床实践应用中缺乏系统化、规范化的指引，并且单一的干预手段往往不能达到期望的康复效果，通常需要联合或综合性的康复治疗方案。事实上，我们不能使受损伤的中枢神经系统恢复到正常，但可使大多数脑瘫患儿残疾程度最小化，尽量使他们融入正常的社会生活，当然，也有一些病例的干预效果极其有限。因此，针对不同预后的脑瘫患儿应设定相应的康复目标：①GMFCS Ⅰ级患儿一般预后较好，在接受科学的医疗干预后，通常可在1.5～2.0岁时独走，认知水平与同龄儿童相比无明显差异，具有室外步行和跑跳能力，可正常进行社会生活，包括入幼儿园、上学和工作。②GMFCS Ⅱ级患儿一般在4岁以内能够独走，可在室内行走和扶持上下楼梯，应尽可能地促进其独立进行日常生活、尽可能参与同龄人的社会生活，包括入学幼儿园、常规学校和进行室内工作，同时也需防止或减少继发性损伤。③GMFCS Ⅲ级患儿通常需要依靠辅助技术进行移动，其运动功能发育水平到高峰期后很可能会出现下降，应帮助其在尽可能少的帮助下站立、步行以及体位转移，并且减少或防止继发性损失，在尽可能少的帮助下进行日常社会生活，与他人有较好的交流能力。④GMFCS Ⅳ级的患儿几乎不具备有意义的步行能力，通常需要使用儿童推车、轮椅进行移动，在他人协助下进行体位转换和转移，其目标主要在于促进其头控和躯干抗重力对线能力，在他人辅助下进行简单的社会活动，愿意且有机会与他人进行交流，并且减少继发性损伤。⑤GMFCS Ⅴ级患儿头部控制功能差，难以依靠辅助技术改善其极差的运动功能，应帮助他们在有良好的姿势辅助控制设备如座椅、站立架及电动轮椅等的帮助下，可进行自主活动及便于日常护理，同时减少继发性损伤或降低其损伤程度，如关节挛缩、肌肉萎缩、骨关节畸形、髋关节脱位、脊柱侧弯和心肺功能障碍等。

1. 功能性活动训练

1）头部控制训练。

（1）俯卧抬头训练。患儿在俯卧位下抬头时，为抵抗头部重力，其胸锁乳突肌及颈后肌群等收缩，同时借助上肢来支撑部分躯干的重力。如图5-1所示，可先通过外力辅助患儿抬高头部，同时注意激活相应的颈部肌群，并且正确摆放上肢的位置（利用前臂支撑，肘关节在肩关节前方），然后再逐渐减少外力辅助，从而达到自身控制头部的目的。头部控制运动的发育不仅依靠患儿颈部肌肉力量、肌张力，还与患儿运动的主动性相关，因此在进行训练时，应在患儿的前方，借助玩具等物品，吸引其主动抬头，从而更快地达到训练效果。此外，可借助Bobath球等工具，以增强患儿在不稳定平面上的头部控制能力。

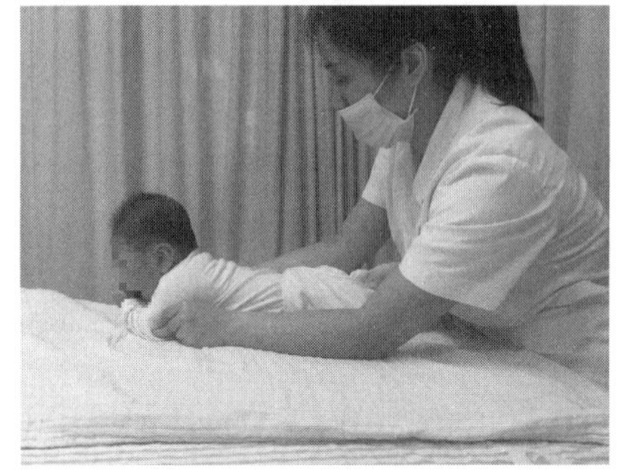

图5-1 俯卧位抬头

（2）仰卧拉起训练。头部控制差还可能表现在被抱起时会出现头后坠，因此头部前屈活动和颈前部肌群的力量也需要加强训练。仰卧拉起的动作需要颈部、上肢及腹部肌肉的收缩，因此该项训练可以增强头部及躯干的控制能力。如图5-2所示，治疗师可以通过牵拉患儿肩部或上肢以辅助其头部及躯干稍抬离床面，以激活相应的肌肉，并用声音、玩具等方式吸引患儿主动抬起头部及躯干。可以嘱咐患儿家属在日常生活中进行此项训练，通过仰卧拉起至坐位后再抱起患儿。

（3）坐位下竖直头部训练。如图5-3所示，患儿可坐在治疗师的双腿上，治疗师的双手扶患儿腰部，通过往左、右、前、后方向倾斜患儿躯干，引导其头部主动向反方

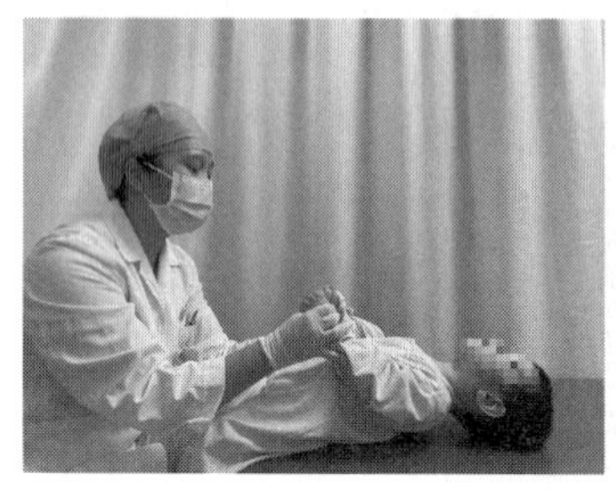
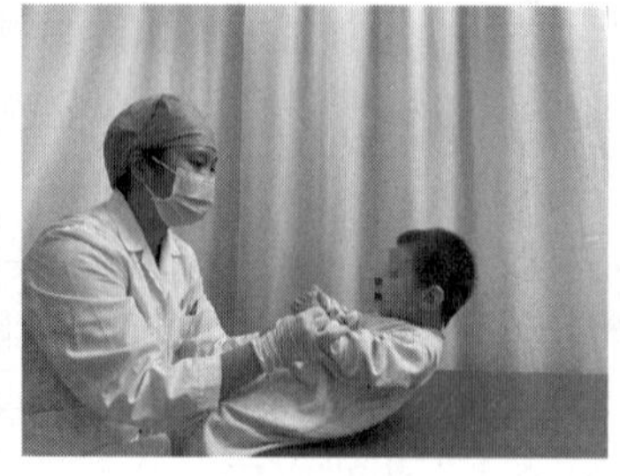
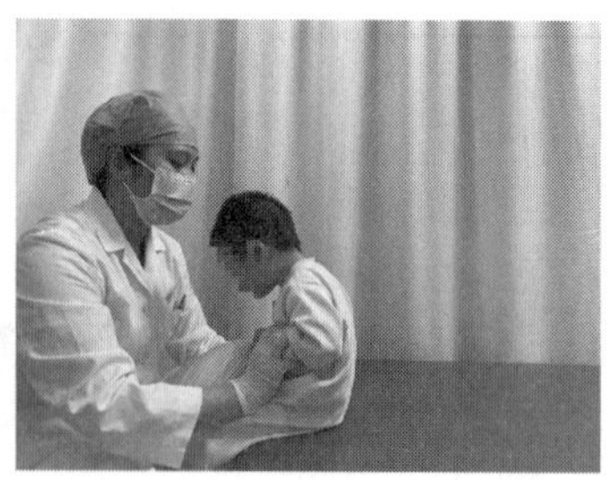

图5－2　仰卧拉起

向运动，以达到竖直头部的动作。

2）翻身训练。翻身是婴幼儿最早出现的体位转换，即从仰卧位到俯卧位的相互转换，训练重点主要在于躯干和头部的力量与控制。如图5－4所示，以向左侧翻身为例，治疗师可先将患儿左侧上肢上举，屈曲右侧下肢，同时借助骨盆带动躯干向左侧旋转，并带动右侧上肢向左侧运动，完全翻至俯卧位时注意引导患儿充分前屈双上肢，避免压迫肩关节。患儿清醒时，多在俯卧位下玩耍，有助于增强上肢力量和促进爬行能力。翻身训练中躯干旋转的动作可以改善脑瘫患儿因高肌张力导致的角弓反张等异常姿势。

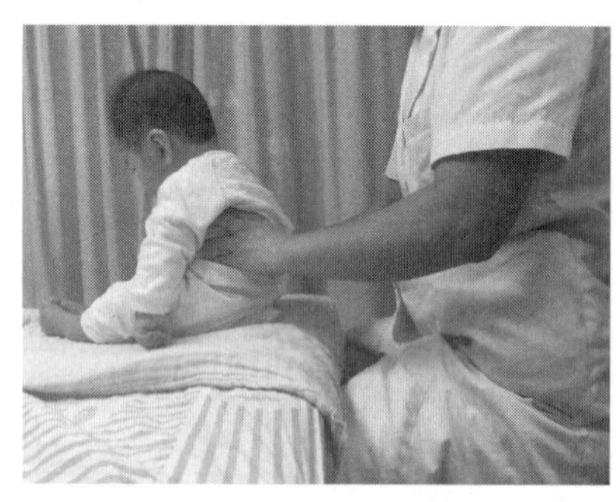

图5－3　坐位下竖头

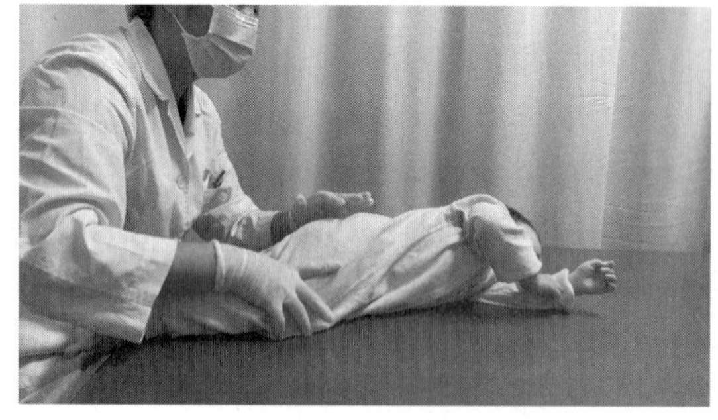

图5－4　翻身

3）独坐训练。良好的坐位能让患儿视野更加宽广，增加与他人互动的机会，解放双手，从而增加其对不同活动的参与度。对于所有类型的脑瘫儿童，维持良好的坐位至关重要，尤其是GMFCS Ⅳ级和Ⅴ级的脑瘫儿童，辅助维持坐位能促进其日常生活活动和社会参与能力，从而提高生活质量。

如图5－5所示，患儿盘腿坐于床面，治疗师辅助患儿肘关节伸展，使之双手支撑于床面，逐渐减少辅助，促进患儿独立支撑坐的能力。随后逐渐过渡到单手支撑坐和完全独坐。训练时，可以用玩具、声音等诱导患儿主动抬头和伸展脊柱，促进其腰部控制的能力发育。治疗师应叮嘱家长增加患儿在日常生活中维持坐位的机会，如在儿童餐椅上做互动游戏、进食等。

4）坐位平衡训练。如图5－6所示，治疗师可让患儿在坐位下往不同的方向伸手够物，也可以将玩具等物品从患儿的一边向另一边移动，让患儿在上肢发生持续移动时维持坐位平衡。治疗师还可以让患儿坐在平衡板或Bobath球上，使之向不同方向倾倒10°～20°，引导其躯干往相反方向移动以维持平衡。

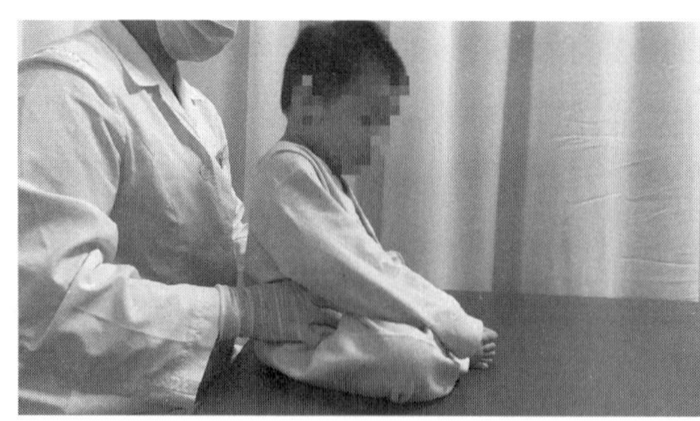
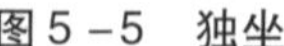

图5-5　独坐

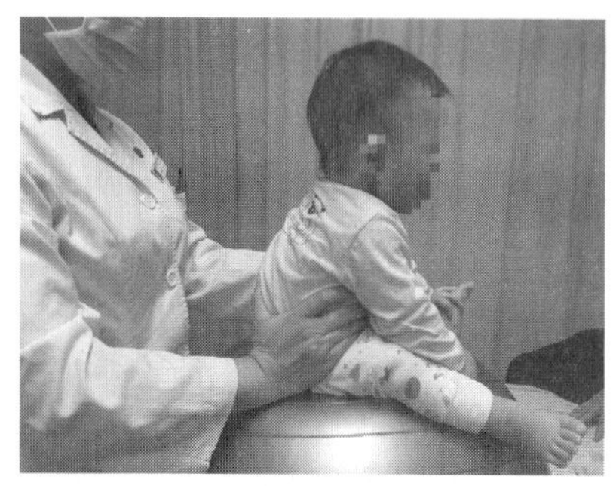

图5-6　坐位平衡

5）卧位与坐位的相互转换。对于能维持坐位的脑瘫儿童，可进行卧位与坐位间的相互转换（图5-7）。此项训练的关键在于上肢支撑和维持躯干稳定的能力。因为在进行卧位和坐位的体位转换时，患儿需要借助上肢的支撑来抵抗部分的体重，并在躯干维持稳定时转移重心，从而完成体位转换。

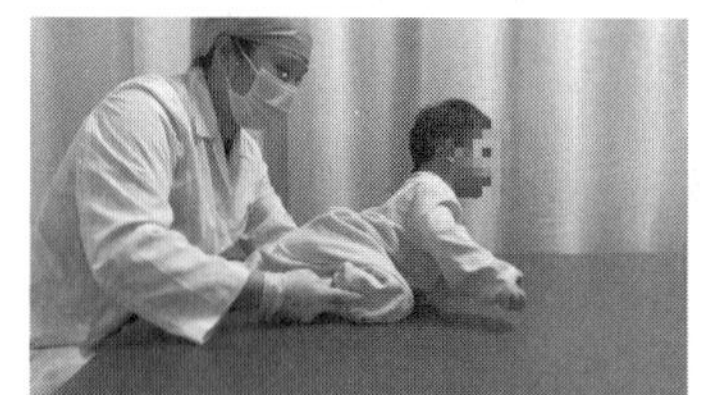
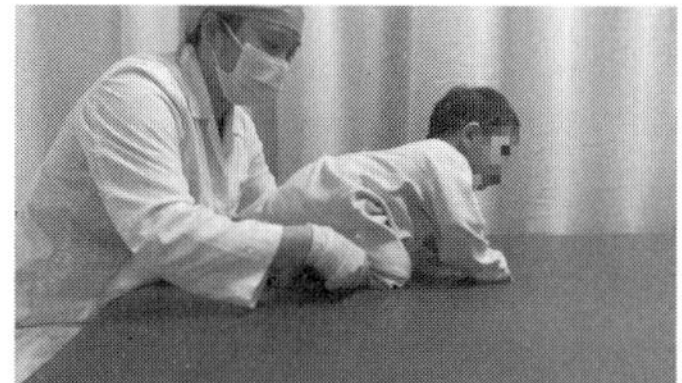
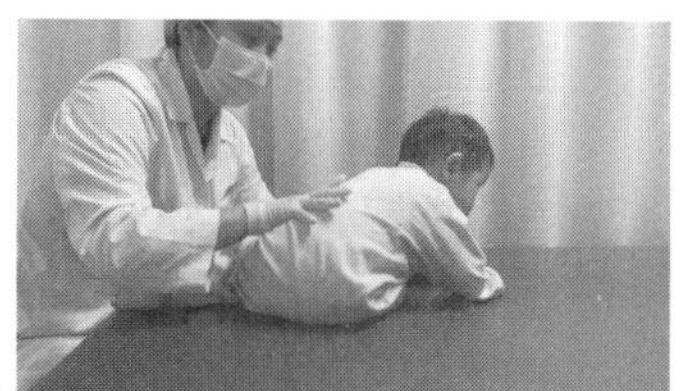
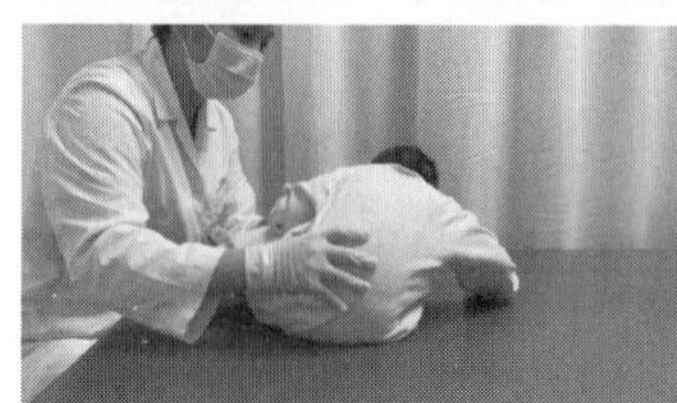
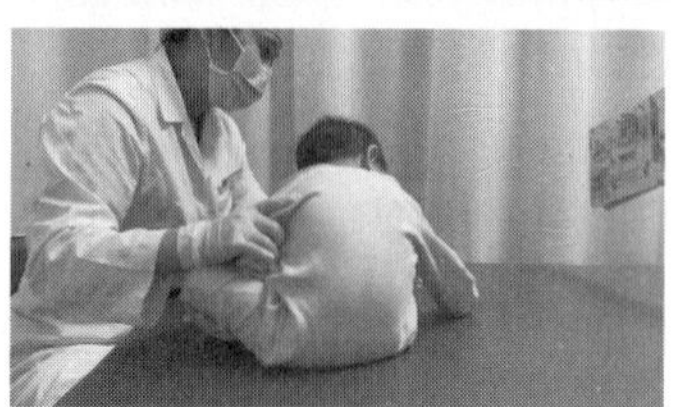

图5-7　卧位与坐位的转换

患儿盘腿坐于床上，治疗师可引导患儿双手向前支撑于床面，然后从患儿髋部辅助其重心向前移动，转换至四点跪位再到俯卧位。当患儿仰卧时，治疗师引导患儿翻身至俯卧位，然后辅助其肘关节伸展、双手支撑身体抬离床面，再辅助其双下肢屈髋屈膝，呈短暂的四点跪位后，治疗师从患儿髋部辅助其身体重心向后移动，使之转变成坐位。患儿亦可从仰卧位直接转换成坐位，此时治疗师可引导患儿一侧肘关节伸展并用手部支撑身体，再牵拉对侧上肢以引导其用力向上抵抗自身重力，从而转变成坐位。

6）腹爬。在肌肉力量还未能完全支撑自身体重时，爬行能让患儿的活动性增强。正确的爬行不仅让患儿的移动能力增加，还能增强四肢及躯干的肌肉力量以及促进四肢的协调运动。患儿可以通过爬行探索四周环境，亦有助于认知等功能的发育。

如图5-8所示，患儿可俯卧于床或硬度合适的平面。若患儿上肢能主动前伸，治疗师可屈曲患儿一侧下肢，诱导患儿下肢向后蹬；若患儿上肢前伸的主动性较差，治疗师可辅助患儿一侧上肢前伸，并且对侧下肢屈曲，同时刺激患儿前伸侧上肢的肩胛下角，并推动屈曲侧下肢前进。爬行时，双侧肢体交替进行，身体往前移动。爬行取决于获得训练的机会以及使用手、膝支撑和交替移动能力。因此，治疗师应嘱咐家长多在日常生活中利用患儿喜欢的物品，让患儿产生主动爬行的动力，增加患儿爬行的机会。增加上肢支撑的训练有助于爬行的发育，包括前臂支撑和直臂支撑。

7）四点支撑与四点爬。四点爬需要较强的肌肉力量，因此在进行四点爬训练前，应先进行四点支撑训练，患儿能在四点跪时维持身体平衡，才能更灵活地完成四点爬的动作。

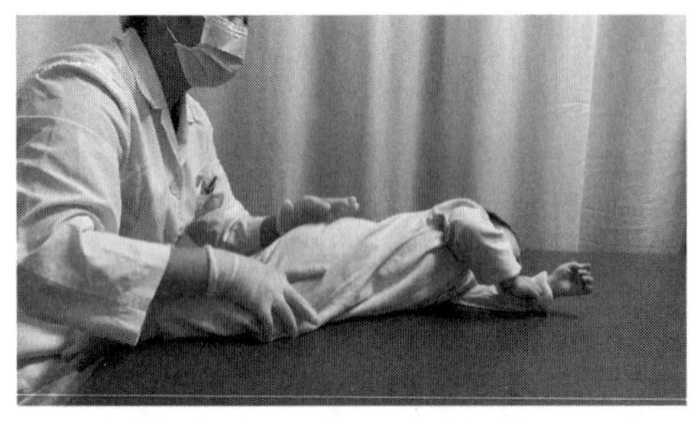
图5－8　腹爬

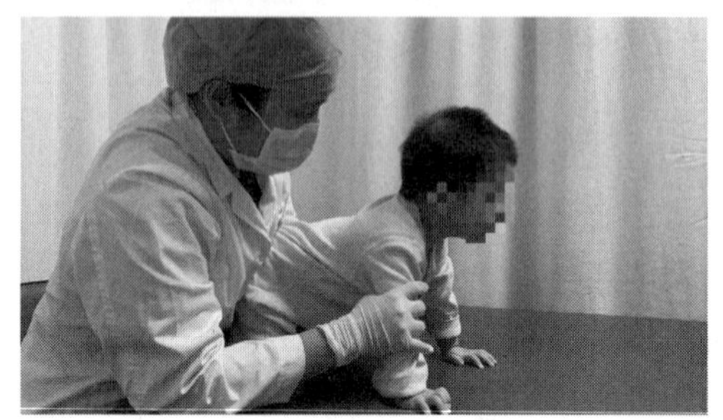
图5－9　四点支撑

（1）四点支撑如图5－9所示，患儿俯卧，治疗师辅助患儿的髋、膝关节屈曲至90°左右，此时患儿的腹部抬离床面，然后治疗师辅助患儿两侧肘关节伸展，并且双手张开撑于平面上，呈四点跪位。家长可用玩具在患儿的前、侧方吸引其伸手够物，产生重心转移，以训练其该体位的平衡能力，并为后续的四点爬训练做准备。

（2）四点爬如图5－10所示，患儿呈四点跪位，治疗师可给予患儿躯干一定的辅助，如双手托住患儿的腹部或使用稳固的布带托起患儿的腰腹部，同时引导患儿以双侧肢体交替运动的方式向前爬行。

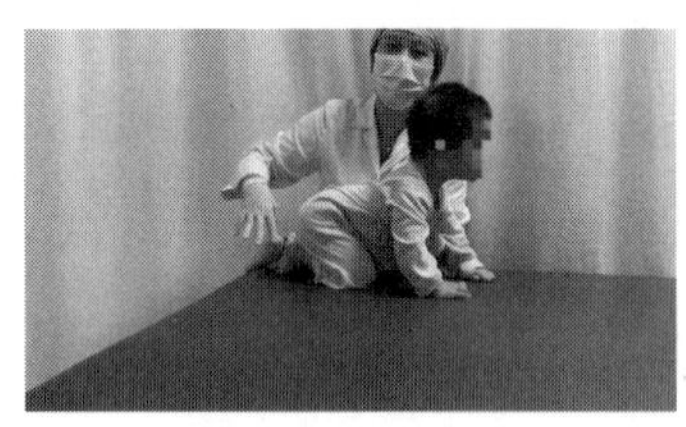
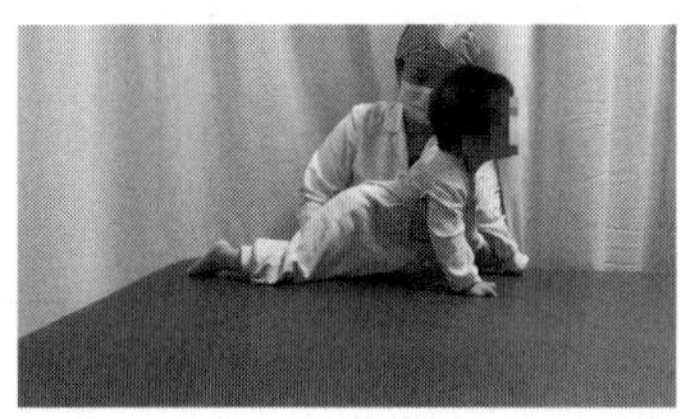
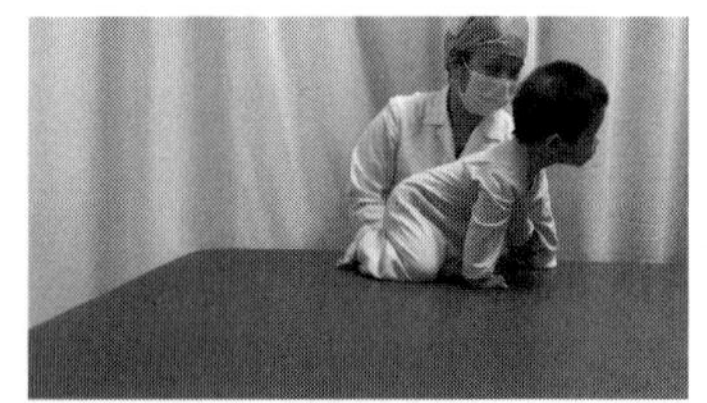
图5－10　四点爬

8）独站。独站和维持站立平衡是步行的前提，通过站立训练可以增强脑瘫儿童下肢力量，促进其步行能力的发育，以提高其移动能力和对活动的参与。

站立时，患儿需要利用下肢的支撑抵抗身体的重力，以维持头、躯干和下肢竖直的姿势，因此下肢的力量和骨盆的控制是关键。治疗师在进行独站训练前可先加强脑瘫儿童髋部周围肌群和下肢肌群的力量。

（1）搭桥如图5－11所示，患儿仰卧位，双膝屈曲，双足踩于床面，治疗师固定患儿双下肢以避免代偿，同时引导患儿将臀部抬离床面。代偿动作仍较明显时，可让家长辅助固定患儿的肩膀。在进行搭桥运动训练时，患儿髋关节主动伸展，其腰部及臀部肌群收缩，可以提高患儿髋部后侧肌群的力量，以增强站立时骨盆的稳定性。治疗师可引导患儿在臀部抬离床面时保持动作 10 s 左右，从而增强对髋关节运动的控制；还可以以单侧下肢支撑、在患儿腹部增加负重的方式，增大搭桥运动的难度，而且单桥运动有助于偏瘫型脑瘫儿童增强患侧下肢的力量。

（2）直跪如图 5－12 所示，患儿双膝屈曲 90°跪于床面，治疗师辅助患儿伸展髋关节，并维持其躯干竖直，家长可在患儿前方鼓励其向前方看，引导患儿主动竖直躯干。在维持直跪动作时，患儿需要伸展髋关节并借助下肢的力量以维持身体平衡。

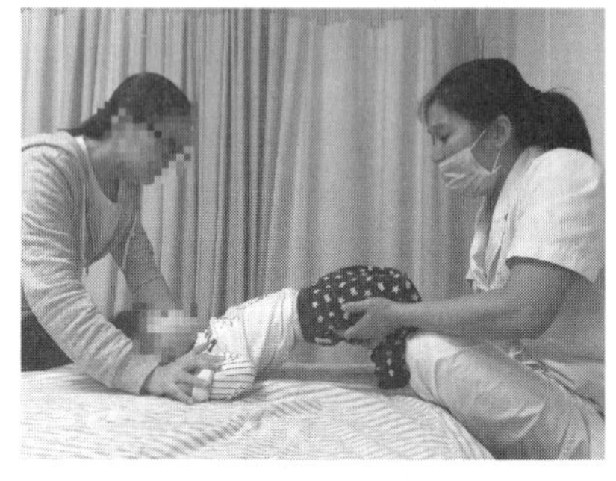

图 5－11　搭桥

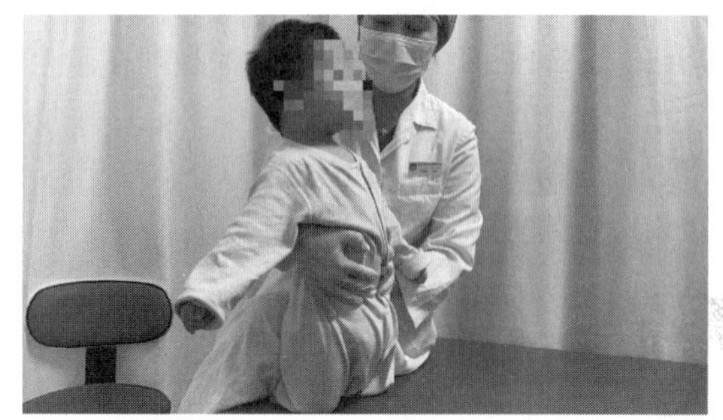

图 5－12　直跪

（3）半跪如图 5－13 所示，以右侧为例，患儿右侧下肢伸髋屈膝跪于床面，左侧下肢屈髋屈膝，左侧足部踩于床面，治疗师辅助患儿躯干维持稳定。半跪动作不仅在直跪的基础上加大了对骨盆控制的难度，还能加强偏侧下肢的力量，同时半跪也可以是从坐到站的过渡动作。

（4）站立时下肢主要肌群的力量训练站立时，患儿为髋和膝关节伸展、骨盆中立位的状态，因此站立训练结合臀中肌、臀大肌、股四头肌的力量训练会更快达到训练效果（见第四章第二节）。

（5）独站如图 5－14 所示，患儿伸髋、伸膝，双足与肩同宽站于地面，治疗师在患儿骨盆或双膝处给予保护性辅助。在完全独站前，治疗师可以在患儿前方放置一平面，让患儿扶物站立，然后借助玩具等物品，吸引患儿伸手够物，从而逐渐过渡到完全独站。

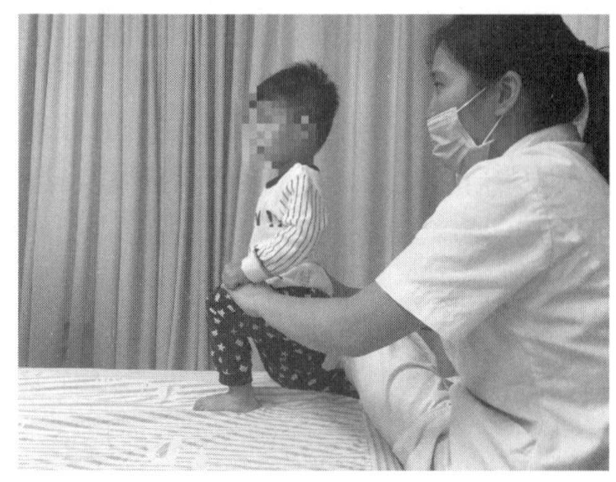

图 5－13　半跪

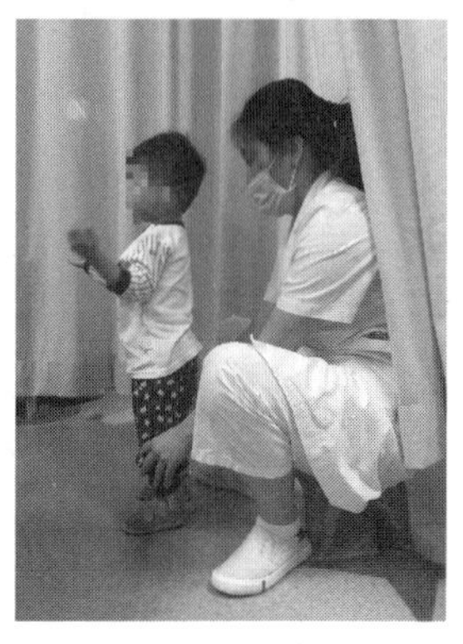

图 5－14　独站

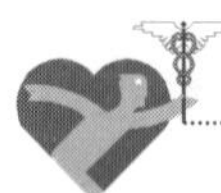

9）站立平衡。如图5－15所示，治疗师可让患儿在独站下，向左、右或前方伸手够物，以训练其站立位下的自动态平衡。也可以让患儿站在平衡板上，治疗师通过控制平衡板使患儿向前、后、侧方倾斜，从而训练其在不稳定平面下的站位平衡。还可以与患儿进行抛接球等游戏，将站立平衡训练与日常生活相结合。

10）坐位与站位的相互转换。从坐到站的转换，关键动作在于膝关节伸展的过程，因此股四头肌的力量尤为重要。治疗师可以先让患儿练习蹲起，使其获得相应的运动经验，同时增强股四头肌的力量，然后再结合日常生活活动来开始坐起的训练，如从椅子上坐起或从地板上坐起等。

（1）蹲起如图5－16所示，治疗师在患儿的后方扶持其双膝以辅助进行蹲下和站起的动作。在引导患儿站起的过程中，治疗师应注意让患儿的踝关节充分背伸（踝背屈约75°），重心前移（双膝稍超过足尖），躯干伸展（产生与重力相反的向上的力），让患儿以最省力的方式进行蹲起训练。

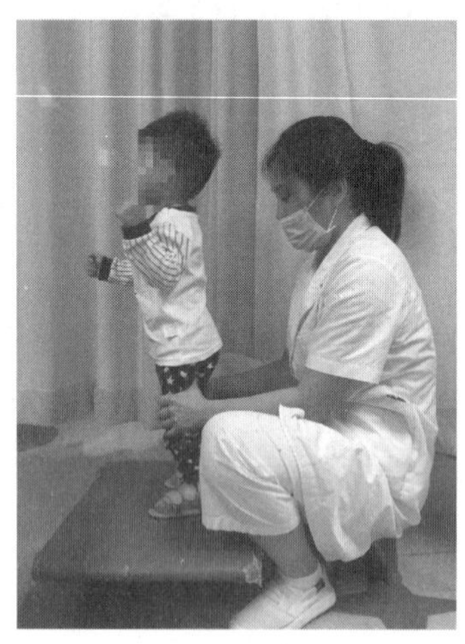

图5－15　站位平衡

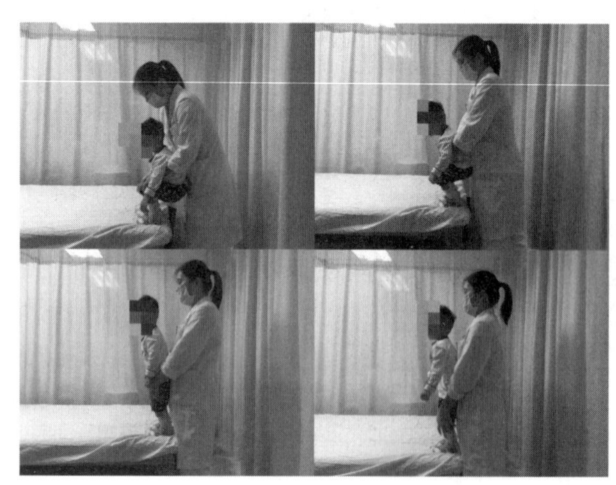

图5－16　蹲起

（2）坐站转换如图5－17所示，治疗师可让患儿坐在高度合适的椅子上（髋、膝屈曲90°，双足能踩到地面），同时控制患儿的踝关节使之充分背伸，并引导其重心前移，完成坐起的动作。在双足能踩于地面的前提下，椅子越高，患儿就越容易完成坐起的动作，治疗师可通过调整椅子的高度来改变训练的难度。对于从地面坐起，治疗师主要是引导患儿正确的运动顺序。治疗师可辅助患儿从坐位转换成四点跪位，引导患儿扶住前方的固定物，进一步转换成直跪，后为半跪，最后站起。从站到坐的过程，股四头肌离心收缩，所需力量的要求更高。治疗师可先扶持患儿双手或让患儿扶住椅子两旁的扶手，同时固定其膝、踝的相对位置，缓慢地控制重心下降，完成坐下的动作。

11）步行训练。步行是一项相对复杂的运动，以正确的步态步行能减少脑瘫儿童的耗能以及对骨关节的损伤。步行训练可先从扶物侧行、扶物前行开始，逐步过渡到独立步行。

（1）扶物侧行如图5－18所示，患儿面向与其胸部水平的床沿或横木站立（必要时应穿戴矫形器），治疗师双手握住患儿双膝或小腿中部，并辅助其向侧方迈步。可嘱

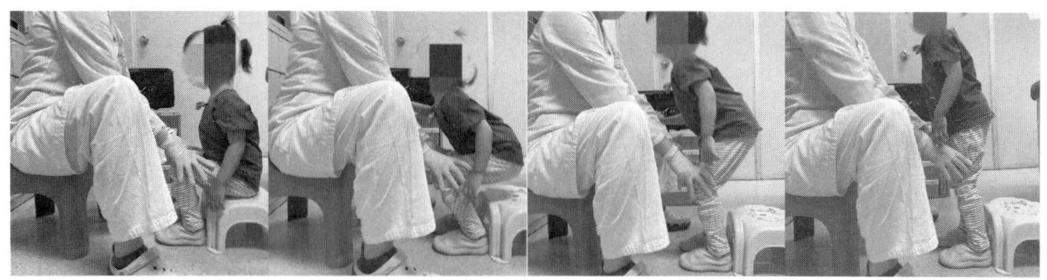

图5－17　坐站转换

咐家长用玩具在患儿侧方吸引其主动迈步。站立位下进行侧方抬腿（臀中肌的力量训练）有助于促进患儿主动向侧方迈步。

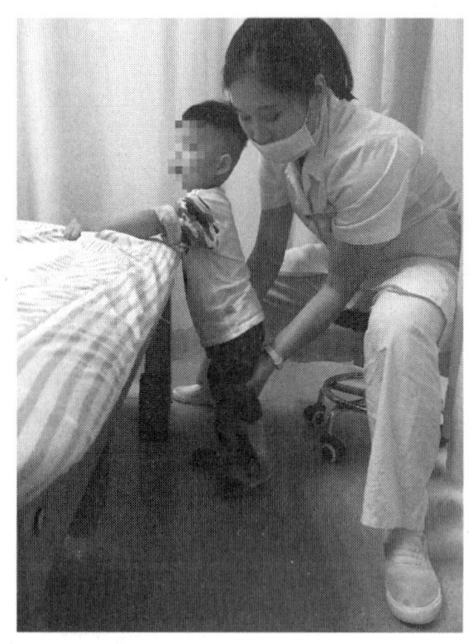

图5－18　扶物侧行

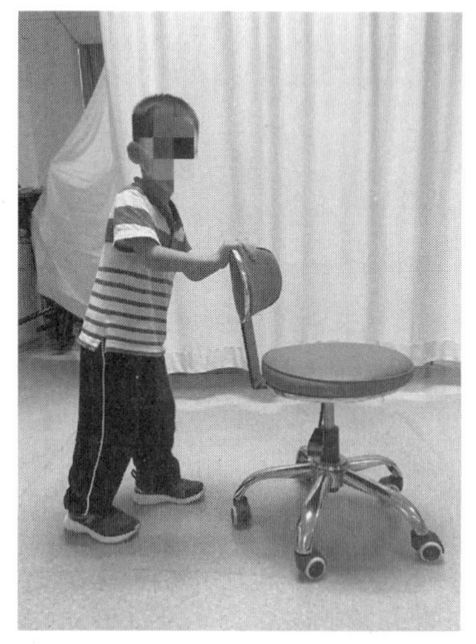

图5－19　扶物前行

（2）扶物前行如图5－19所示，患儿借助助行架或由家长扶持双手站于水平面（必要时穿戴矫形器），治疗师双手分别握住患儿双膝或小腿中部以辅助其抬腿，引导患儿双侧下肢交替向前迈步。治疗师应注意观察患儿在步行时躯干有无因家长的牵拉而过度前倾，导致重心前移，应及时纠正。另外，应尽可能设计不同的环境来鼓励患儿自发移动，如围绕家具迈步、推着小车行走等。治疗师亦可借助机器人辅助步行训练等设备，让患儿在机器人的辅助下采用正确的步态进行步行训练，以达到更佳的效果。

（3）独走。进行独走训练时，治疗师在患儿后方给予保护性辅助，并引导患儿迈步，嘱咐家长在患儿前方（距离的长短视患儿能力而定），鼓励患儿走向家长。同时，注意引导患儿躯干竖直、上肢交替摆动，并鼓励患儿目视前方。

12）上下台阶。上下台阶运动在于患儿抬高一侧下肢（屈髋、屈膝、踝背伸）及单侧下肢负重的能力，因此治疗师可让患儿先进行跨越障碍物、单腿负重及跨单级台阶的训练。

（1）跨越障碍物如图5－20所示，治疗师可在水平面上设置连续的障碍物（高度应低于患儿的双膝），引导患儿抬高一侧下肢以跨过障碍物。脑瘫儿童常因小腿三头肌痉挛，出现尖足，而被障碍物绊倒，因此在训练前应先做好小腿三头肌的牵伸、胫前肌的力量训练以及穿戴下肢矫形器。

（2）单腿负重如图 5 - 21 所示，患儿站立于平面，治疗师屈曲患儿一侧下肢，使之对侧下肢负重。治疗师可给予负重侧下肢适当的辅助，或嘱咐家长在患儿前方稍扶持双手。

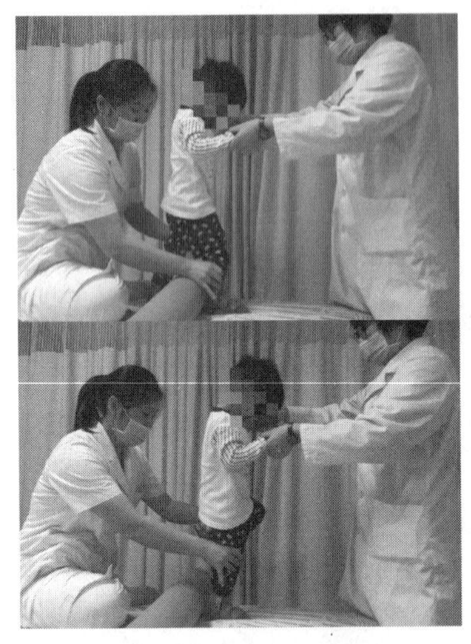

图 5 - 20　跨越障碍物

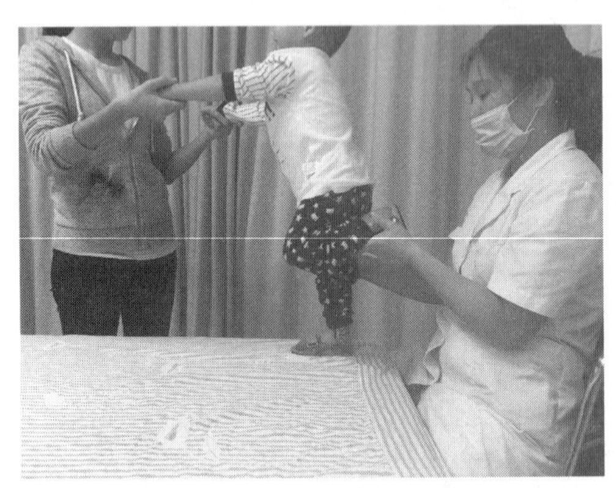

图 5 - 21　单腿负重

（3）单级及多级台阶训练。在进行多级台阶训练前，可在单级台阶上进行多次重复练习。以右侧为例，患儿面向台阶站，治疗师于患儿后方，辅助其右侧下肢抬高和左侧膝关节伸展，嘱咐患儿右侧膝关节用力伸展，再有控制的屈曲，以重复进行上台阶的运动。后续则逐步过渡至多台阶的训练，治疗师应引导患儿下肢交替上下台阶。

13）跑跳等更高级的运动技能训练。对于 GMFCS Ⅰ 和 Ⅱ 级脑瘫儿童，其运动功能可以通过训练发展至跑、跳等更高级的运动技能。治疗师可嘱咐家长在日常生活中多提供跑跳训练的机会，例如双足离地跳、双足交替跳、慢速跑等，为以后更好地适应学校生活和社会做准备。

2. 限制 - 诱导运动疗法

偏瘫约占脑瘫的 1/3，是脑瘫常见的类型之一，主要后遗症是单侧的上肢功能障碍。偏瘫患儿日常活动中通常使用健侧上肢，导致患侧上肢“习得性不用”。限制 - 诱导运动疗法（CIMT）治疗偏瘫患儿患手功能有较好的临床疗效，有较强的证据支持，可作为偏瘫患儿上肢功能障碍的干预策略，具体操作见第四章第四节。

3. 力量训练

过去认为力量训练会导致脑瘫患儿痉挛加重，使运动受损。近期研究表明痉挛与肌力下降都是上运动神经元损伤的表现，在同一肌肉上可能并存，功能与肌力、痉挛二者均相关。影响脑瘫患儿肌力降低的主要因素有：①肌肉因素（肌肉的生理横截面、肌纤维类型），肌肉横截面与肌力成正比，制动造成的肌肉萎缩最突出特征是横截面减少；肌纤维分类Ⅰ型、Ⅱa型和Ⅱb型，Ⅱb型肌纤维产生的肌力最大，Ⅱa型次之，Ⅰ型最低，但肌肉耐力大小和持续运动的能力则相反。有研究证明脑瘫患儿Ⅱb型肌纤维有一定程度的发育不良。②神经因素（运动学习和募集、抑制性反射），肌力训练后短期内就可提高肌力，而此时肌肉横截面并没有特殊的变化，研究提示这一时期的改变主要是通过运动学习的途径，促进运动神经元募集增加，协调性收缩能力改善，从而提高肌力；抑制性反射为保护性反射之一，疼痛时肌力降低，就是抑制性反射的作用，去除抑制性反射的诱因，就可以增加肌力。抑制性反射是肌梭内牵张感受器传入冲动介导，通过不抗阻或者非力量性训练提高肌力的重要机制，就是降低抑制性反射的作用。脑瘫患儿由于运动模式异常，其运动神经元的募集能力明显受限。③力学因素（力量-速度关系、肌纤维走向与肌腱长轴的关系、长度-张力关系、杠杆作用、力的传递、弹性储备和恢复），肌肉收缩的初长度与肌力成正比，初长度过长反而降低肌力，产生最大肌力的初长度稍长于静息状态肌肉长度（例如，腕关节背伸20°～30°时，抓握肌力大）；结缔组织对力的传递可以随着训练的增加而提高，从而增加肌肉力量，韧带损伤或者疤痕化（弹性降低）导致肌力下降，脑瘫患儿的软组织挛缩会影响力的传递。弹性储备是指主动牵张后出现突然肌肉缩短收缩的现象，肌肉收缩前牵张可以增大肌力，机理可能与肌肉横桥和结缔组织的顺应性有关。向心性运动后立即进行离心性运动，可增加肌力，是由于向心性收缩增加弹性储备，纵跳时用屈膝屈髋可增加弹跳力。袋鼠奔跑时利用这一机制，大大降低能量消耗。采用闭链式与开链式结合的力量训练方法对脑瘫患儿的疗效较好。脑瘫患儿由于生物力学对线（alignment）关系不佳，造成肌肉收缩功能不够理想。④心理因素，患儿自我感觉良好、自信时，力量测试结果较佳，但脑瘫患儿由于功能受限，到一定年龄时，其心理会受到一定的影响。

脑瘫患儿的肌力明显低于同龄人，关节周围的所有肌肉都会出现明显的肌力降低，随着年龄的增长，其差距与同龄儿越明显。脑瘫患儿肌力减弱可导致关节稳定性差、动力下降，主动肌群与拮抗肌群协同收缩更加明显，加剧其力量不均衡，从而导致骨骼肌肉难题和功能障碍更明显。有研究报道力量训练对脑瘫患儿的运动功能和生活质量的提高及其预后都有非常积极的作用。

力量训练应遵循抗阻训练和超量恢复原则，靶肌肉要有适度的疲劳和适宜训练频度，其肌力才能得到提高。根据不同的目标，采用不同的训练方法，若以提高肌力为主，则采用较高负荷，较少重复次数（3～8次）；若以提高耐力为主，则采用较低负荷，较多重复次数（8～20次）；组间要适当休息，每周3 d，连续6 w左右。脑瘫患儿常用的力量训练方法主要有主动运动、等张运动、等速运动。等张运动又可分为向心性收缩、离心性收缩。根据肢体远端是否闭合又可分为闭链与开链式力量训练。

力量训练要成功地应用，首先要进行运动分析（movement analysis），了解患儿运动模式，确定哪组肌群痉挛或无力，了解主动与拮抗肌群协调状况，准确识别导致患儿功能障碍的关键点，正确选择合适的靶肌肉，才能达到较好的疗效。常选择痉挛肌群的拮抗肌，作为靶肌肉进行力量训练，例如伸肘肌、前臂旋后肌、腕伸肌、伸髋肌、髋外展肌群、伸膝肌群、足背伸肌群等。但痉挛肌群如小腿三头肌、髂腰肌等对患儿的步行功能、步态也起到非常关键的作用，因此相关痉挛肌群也需要进行力量训练。设计力量训练计划时，要避免加重力量不均衡和软组织挛缩。从安全角度考虑，力量训练一定要在医务人员或家长的监督下进行，不要让患儿独自一个人训练。

患儿若能够理解力量训练计划，疗效才可达到或接近最佳，一般要求患儿3岁以上，力量训练效果较好。对肌群至少有部分随意控制能力的患儿，可采用开链或闭链式等张训练、等速训练，对肌群无随意控制能力的患儿，可采用神经肌肉电刺激、协同运动模式（synergistic movement patterns）等进行训练。对有步行能力，GMFCS水平Ⅰ～Ⅲ级的脑瘫患儿，力量训练可直接提高相应功能；对无步行能力，GMFCS水平Ⅳ～Ⅴ级的脑瘫患儿，力量训练可提高其上肢活动、体位转移、娱乐活动等多方面能力。同时，力量训练可加强肉毒毒素注射、矫形手术、选择性脊神经后根切断术（SPR）、巴氯酚泵（ITB）等的治疗效果。针对性的训练计划和时间表，对力量训练效果的保证也是非常关键的。

等张力量训练能够使肌力和功能得到中等到大的改善，且在随访期能维持；步态改善是小到中等，在随访期有部分减退。有研究发现等速训练可增强肌力，但是对步态和功能改善不明显，在随访期部分丧失。力量训练可能会促进低年龄组儿童的运动发育，延缓青春期的恶化。如果没有更多的限制性障碍，力量训练可以改善脑瘫患儿的步态。

有氧代谢的低负荷、多次重复的力量训练则对脑瘫患儿的身体机能有益无害，非常安全。但负重训练不要过度，杜绝使用大强度，不尝试最大负荷强度的练习，严格按照训练目的规范其练习的动作，尽量避免发育中的肌肉骨骼结构受到损害。力量训练要循序渐进，练习形式上要多样化，每次训练的时间不要太长，避免长期训练同一组肌群。肌肉酸痛、僵硬时，训练计划应及时修改。合并癫痫患儿应慎重，咨询小儿神经专科医生。力量训练不良反应少见，偶有肌肉或关节疼痛。

4. 神经调控技术

神经调控技术在临床上常用的有重复经颅磁刺激（rTMS）和经颅直流电刺激（tDCS）（见第四章第五节）。

目前针对偏瘫患儿运动障碍的rTMS治疗方案有：①使用低频（<1 Hz）的rTMS刺激健侧大脑半球的运动皮质区（M1）；②使用高频（≥ 1 Hz）的rTMS刺激患侧大脑半球的运动皮质区。研究表明，rTMS似乎可以通过改变两个半球的皮质兴奋性，纠正半球间抑制（interhemispheric inhibition，IHI）失衡，从而改善患侧的肢体运动功能，但是从循证医学的角度看，目前仍然缺乏足够的证据支持。

tDCS是通过恒定的微弱直流电（1～2 mA）作用于大脑皮质，进而调节神经细胞的活性。研究表明，初级运动皮层（M1）的阳极tDCS刺激可以改善痉挛型脑瘫患儿上肢痉挛状况，提高手功能，结合步行训练可以改善脑瘫儿童的步行和平衡功能；对小脑区进行阴极tCDS刺激，配合等速肌力训练可以改善共济失调型脑瘫患儿的平衡功能；对Broca区进行阳极tDCS刺激，配合言语训练可使痉挛型脑瘫患儿获得辅音的正确率以及音素模仿的次数增多。

5. 电疗

神经肌肉电刺激（NMES）可强化脑瘫患儿所特别缺乏的肌纤维类型。对正常肌肉经电刺激募集肌纤维的研究已证实，电刺激可反转随意收缩时的募集顺序，即在电刺激引起的收缩中，Ⅱ型纤维先于Ⅰ型纤维被募集。脑瘫患儿的肌肉与正常发育儿童的肌肉相比，Ⅰ型纤维占优势，而缺乏Ⅱ型纤维。电刺激有募集脑瘫患儿已萎缩的Ⅱ型纤维的潜能。

经皮电神经刺激（TENS）应用于脑瘫患儿主要作用为刺激肌肉收缩和缓解痉挛。功能性电刺激（FES）应用于脑瘫患儿的作用主要有：①刺激神经元引发肌肉收缩；②缓解肌肉痉挛；③改善中枢神经系统对运动功能的控制能力。

NMES 在治疗脑瘫患儿时，常选择如下部位：胫前肌、股四头肌、臀大肌、腕伸肌、肱三头肌、后背部肌肉，用于改善肌肉功能。文献报道 NMES 治疗参数一般为频率 45～50 Hz，脉宽为 100～300 μs，刺激强度以引起肌肉明显收缩为限，波升（ramp up）时间为 0.5～2 s，通电/断电时间比（on/off times）为 1∶1，10～15 次为一个疗程，每周 3～5 次。用于缓解脑瘫患儿肢体痉挛时，常采用痉挛肌治疗仪（Hufschmidt 电刺激）进行治疗，其参数为：无极性双向不对称方波，频率为 0.66～1 Hz，脉冲周期为 1～2 s，脉冲宽度为 0.1～0.5 ms（常采用 0.3 ms），两路输出延时时间为 0.1～0.5 s（A 先），输出强度以引起肌肉明显收缩为限（0～10 mA）。其特点为波宽和频率相同，使二者交替收缩；两路电流可单独调节，前后错开的时间也可以调节。缓解痉挛时首选采用交替刺激，次选采用单独刺激拮抗肌。脑瘫患儿常需要进行电刺激以缓解痉挛的肌群有：小腿三头肌、大腿内收肌、腘绳肌、腕屈肌群、前臂旋前肌群和拇收肌。

6. 神经发育疗法

神经发育疗法（NDT）治疗必须是以功能性任务为导向，以患儿的自发性任务为基础。当前有研究显示神经发育疗法治疗脑瘫的性价比较低，然而对于婴幼儿期的中重度脑瘫患儿，仍不失为一种有效的治疗技术。具体应用应注意：①神经发育疗法是以解决问题为核心的治疗技术，根据患儿的年龄和认知水平，最大限度地提高脑瘫患儿的功能独立性。②康复评价要关注患儿整体的运动功能和限制，并贯穿在整个治疗过程。③在治疗进程中，患儿的功能限制是动态变化的。④治疗必须主动积极地与功能目标相对应，可应用适宜的手法引导患儿运动，辅助患儿达到功能目标。⑤患儿和家长主动积极的实践是取得成功的关键。⑥必须掌握儿童的正常运动发育进程，及异常运动模式出现的控制机理。⑦运动和感觉处理是相互联系的，在治疗时要把它们紧密结合。⑧在选择治疗策略时，神经发育疗法提供的是弹性指南。

7. 引导式教育

引导式教育（CE）着眼于发育的所有方面，如运动、认知、交流、心理和日常生活能力，总的目标是提高患儿的社会生活功能，特别适应于视听觉功能没有严重受限、没有不可控制的癫痫、没有精神疾病、能够听从指令的脑瘫患儿（见第四章第二十二节）。

8. 肉毒毒素注射治疗

局部肉毒毒素注射在改善脑瘫患儿肢体痉挛方面疗效显著。目前有强有力的证据（A 级水平）表明肉毒毒素注射可缓解脑瘫患儿的下肢痉挛，提高上肢目标性运动技能，改善马蹄足，短期延缓髋脱位；有良好的证据（B级水平）表明肉毒毒素注射可缓解上肢痉挛，增加下肢的关节活动度和肌肉长度，提高粗大运动功能。其治疗安全有效，特别是注射剂量不超过推荐剂量时，不良反应相对温和且持续时间较短（见第四章第十六节）。

9. 康复工程技术（矫形器、座椅、辅助用具）

矫形器、座椅和辅助用具的使用可极大地促进脑瘫患儿的功能和生活独立，同时对患儿的肌肉骨骼的继发性改变也有较好的预防和矫正作用。常用的有踝足矫形器（AFO）、腕手矫形器（WHO）、座椅、站立架、髋外展矫形器、鞋垫、助行器、步行器、轮椅和日常生活自助具等。此外，功能电刺激装置可改善脑瘫患儿的言语障碍和吞咽困难。随着电子计算机人工智能技术、微纳米和生物材料技术的发展，康复工程技术在脑瘫患儿的应用前景将更加广阔。

10. 作业治疗

脑瘫患儿的作业治疗是指应用有目的、经过选择的作业活动，如手功能训练、ADL训练、玩耍、学习或职前训练、辅助具及环境改造等，以增强患儿躯体、心理、社会功能，恢复或改善其日常生活技能以及学习、劳动能力，达到最大的生活自理，同时使患儿可以更好地学习，以及进行社会生活。治疗计划包括针对缓解痉挛、提高手功能和日常生活活动能力、配置适当的矫形器的建议和治疗。治疗方法包括目标导向性运动、牵伸、力量训练、协调性训练和特定任务训练等。根据个体的目标设定和临床推理，针对性地采用这些个体化的作业治疗方法。

11. 针灸推拿

中国传统康复疗法，如针灸、推拿、埋线、穴位注射和中药等，在国内应用较广，均有不同程度的疗效。

12. 替代治疗

对于轻到中度的青少年脑瘫患儿，可通过增加富于游戏、娱乐和竞赛性的活动来补充正规的物理治疗与作业治疗，从而能更好地增加患儿与同龄儿交往的能力，以及培养患儿自身的个人爱好。如水疗（见第四章第十九节）、治疗性骑马、武术、瑜伽、空手道、舞蹈、摔跤、广播体操和音乐课等。脑瘫患儿一般都会很有兴趣学习和从事这些替代治疗，他们认为这是娱乐和游戏不是治疗。这些替代治疗可根据脑瘫患儿的个体状况，进行环境、方法和设备等方面的针对性调节，从而更好地帮助儿童，以及提高患儿的功能性运动技巧和社会技能。

13. 外科手术

外科矫形手术主要有肌肉、肌腱切断术，肌腱延长术，肌腱移位术，骨矫形术等，其手术简单，可重复，对脑瘫患儿的肢体固定畸形有显著疗效。选择性脊神经后根切断术和周围神经缩小术治疗痉挛型脑瘫，短期可较彻底缓解肢体痉挛，但远期疗效有待评价。外科手术不能治愈脑瘫，手术后患儿还是脑瘫，其病变还在脑部，并且静止性伴随患儿终生。外科手术治疗脑瘫是一个非常复杂的系统工程，其疗效受多方面因素影响，如过早进行矫形手术，会影响软组织与骨骼的匹配生长发育，不仅会影响疗效，而且还会对患儿的远期发育和功能改善造成不良影响。外科手术必须严格掌握手术指征，同时配合功能训练，如果条件允许，应尽可能延缓外科矫形手术，才能达到比较满意的疗效。

14. 康复管理

对脑瘫患儿进行有效长期的适宜合理化康复和管理，可极大地减轻家庭和社会压力，提高患儿的生活质量。

患儿在家里需要长期进行康复训练，并且需要把康复训练紧密结合到日常生活，如早上起床时，鼓励患儿坐在床边穿衣服，吃饭时，鼓励患儿自己走到餐桌，洗澡时，鼓励患儿自己走入浴室等。患儿如果对其他活动有兴趣，可推荐参加弹钢琴、小提琴、治疗性骑马、游水等，可加强患儿所需要功能的活动。患儿上学时，特别需要一个良好的坐位姿势，同时桌子的高度也需要针对性设计。但是，如果坐位姿势保持太久，也可能造成髋关节和膝关节屈曲挛缩，所以在教室里要定期活动身体，如站立、步行、关节活动和牵伸等，上体育课时要注意运动的安全性和运动方式的选择。

脑瘫患儿随着成长，越来越渴望加入周围环境和同龄人的活动中。在青少年时期，患儿对校园活动和社区生活都非常有兴趣，期望通过这些活动得到更多的自信和独立，但对部分青少年脑瘫患儿（特别是 GMFCS 水平Ⅲ～Ⅴ级的脑瘫患儿）来说，很难达到这个目标，并且这些患儿更加认识到自身的功能限制，及其对自己、家庭和朋友的影响。青少年时期是人体生长发育的高峰期，但对脑瘫患儿来说，由于骨骼的生长速度快于肌肉，就有可能导致软组织挛缩和骨骼进一步畸形。并且随着患儿身高和体重的不断增长，其能量消耗不断增长，有氧活动和日常生活活动的耐力开始显著下降。此阶段的患儿对个人隐私开始越来越重视，往往不喜欢求助别人，而喜欢自己进行个人卫生护理。该时期要特别注意防止肌肉骨骼的改变影响患儿的步行与活动能力，同时要注重提高患儿的日常生活功能和生活技巧。该年龄段的脑瘫患儿由于较少有机会进行社会化的生活，或与同龄人交际，势必会影响患儿的社会情感发育。所以，医务人员和社会工作者应尽可能通过各种方法培养患儿的自立、自信和自尊。

脑瘫患儿不仅需要在医疗机构得到康复治疗，还需延伸到家庭、社区和学校。在我国，社区和学校康复还是一个新课题，要推广普及社区和学校康复并使之可持续发展，还存在许多问题和困难，并且在绝大多数偏远地区，康复医疗资源缺乏，患儿不能享受到相应的康复服务。为了实现偏远地区的脑瘫患儿可享受到专业化的康复服务及培训基层医疗单位的目标，可把专科医院、基层单位和脑瘫家庭有机地串联在一起，使有限的医疗资源最大化使用，因此，非常有必要建立科学合理的脑瘫康复管理系统和网络平台。可采用机构医院－社区医院－残联－家庭－学校相结合的康复模式，定期培训社区医院、残联和学校的工作人员及家长，建立起脑瘫转介咨询服务系统，使脑瘫患儿能同时得到功能康复、教育、医疗保健和社会能力等全方位的服务，以最大限度地使脑瘫患儿得到全面康复，从而早日参与学校活动和社会生活。

七、小结

脑瘫是终身性疾病，为运动和姿势发育性永久障碍，随着年龄的增长，其体重和身高不断增加，能量消耗也伴随增加，以及肌肉痉挛和运动模式异常的长期存在，容易导致骨骼畸形、关节劳损、疲劳和慢性疼痛，从而可能会加大患儿与同龄人的差距。因此，在为脑瘫患儿选择康复治疗策略时，必须有长远和综合的考虑，要考虑到让治疗尽可能融入其日常的社会生活中，使患儿有更多机会参与到同年龄段正常儿童的社会生活中，从而可使患儿掌握更多的社会生活技能。并对家长做好宣教工作，让家长能积极主动地配合康复。目前用于治疗脑瘫的康复技术非常多，并且作用方式不同，如某些康复技术可能只是缓解痉挛，或者提高肌力，或者改善其功能。但是，脑瘫的康复治疗方法和方案的选择并不是采用“大范围”和“流水线”的方式，使用几乎所有的方法和技术，而是通过康复评定（治疗前、治疗中和治疗后进行）了解脑瘫患儿功能障碍状况、发育水平、预后、家长愿望及需求等，找出脑瘫患儿存在的主要问题和需要优先考虑的问题，采用当前有效性证据水平高、性价比高、以家庭和患儿为中心的适宜康复技术，从而制订针对性强且细致的康复治疗计划和策略，以达到提高患儿功能和社会生活能力的康复目标。

八、范例分析

范例一

患儿，女，2 岁 9 个月，脑瘫（痉挛型双瘫）。患儿为孕 28 w 早产儿，出生体重 1 kg，有窒息史。3 月龄头颅 MRI 结果示“考虑缺血缺氧性脑病，双侧半卵圆中心多发软化灶形成，右侧侧脑室旁和右侧半卵圆中心见散在脑渗血改变”，5 月龄复查头颅 MRI 结果示“右侧侧脑室旁条状 T2WI 低信号，与前片对比，考虑出血后遗改变”。患儿出生后即发现四肢肌张力明显增高，运动发育明显较同龄儿落后。有牛奶蛋白过敏史，预防接种史不详，无手术史及外伤史，无类似家族史。患儿父母的运动能力正常，受教育程度良好，患儿与父母、爷爷奶奶一起生活。

患儿 6 月龄时首次至康复科进行诊治，发现双下肢肌张力明显增高，俯卧位非对称性抬头 45°内，仰卧位非对称性紧张性颈反射阳性，未能翻身，扶持坐位下头部控制差。即时对患儿行早期干预，康复目标主要为抑制异常运动模式、降低四肢肌张力、促进头控、翻身和精细功能的发育。康复方案包括头控训练、前臂支撑、翻身、双手中线位运动、视听觉刺激、牵伸跟腱、姿势设定、皮肤感觉刺激、按摩和被动运动、神经肌肉电刺激等。康复治疗每天 1 次，每次 60 min，每周 5 次，连续 2 w，同时指导家长行家庭康复。之后家长在家行康复治疗，嘱其每 6 w 定期复查，以便调整康复方案。

患儿 11 月龄时确诊为脑瘫（痉挛型双瘫），主要依据包括早产低体重缺氧病史、明显的运动发育迟缓、下肢肌张力明显增高、下肢运动模式异常及 MRI 结果。康复评定结果：GMFM－88 项得分 22.43，GMFCS 水平Ⅳ级，下肢 MAS 得分为髋关节 2 分、膝关节 2 分、踝关节 3 分。康复目标调整为促进坐位、爬行和扶站能力的发育，防止跟腱挛缩，降低双下肢肌张力。因患儿下肢肌张力过高且未能独坐，我们除常规的康复治疗外，予配备座椅促进其坐位能力的发育，以便患儿坐在座椅上可解放双手有利于手功能的发育。同时，给予佩戴 AFO 使患儿踝关节保持功能位（每次 1～2 h，每次使用间隔半小时，睡觉时若不影响睡眠可常规使用）以防止跟腱挛缩并进行扶站训练。患儿1岁8月龄时可跪坐和腹爬，1岁10月龄时可扶站。

患儿2岁时，下肢肌张力仍明显增高，尖足，双膝过伸，GMFM－88的D、E功能区得分13.94，GMFCS水平Ⅲ级，下肢MAS得分为髋关节1.5分、膝关节1分、踝关节2分，髋关节正侧位X线示髋关节结构正常。康复目标主要为改善尖足和膝过伸、缓解小腿痉挛、促进姿势转换和扶站与步行能力的发育、防止跟腱挛缩。康复方案包括应用A型肉毒毒素注射双小腿三头肌以缓解小腿痉挛，A型肉毒毒素注射后行2 w以下功能性强化训练：按摩（2 min）、下肢被动运动（每个关节重复10次）、牵伸跟腱和大腿内收肌（每次20 s，重复10次）、爬障碍物（3～5 min）、坐位训练（不同坐位姿势，如端坐位、盘腿坐和跪坐，视觉刺激在正前上方，5 min）、BOBATH球上俯卧背伸（2 min）、蹲起（脚尖在膝后面，10个/组，2组/次，2～3次/天）、直跪（30秒/次，10次/天）、扶持站立与步行训练（5～10 min）、搭桥、姿势设定（双髋分开）、配备座椅和AFO（不影响睡眠时，睡觉时可使用）、神经肌肉电刺激（痉挛肌治疗仪：双小腿）、小脑顶核电刺激（脑循环）、抗重力位运动（躯干保持竖直位）等，之后行家庭康复训练。患儿2岁3月龄时，尖足步态得到矫正，同时给予加强不同高度平面扶站与步行、单手扶站、侧走等功能性训练。

患儿2岁6月龄时，盘腿坐困难，大腿内收肌张力明显增高，不佩戴AFO扶行时有剪刀腿步态，GMFM－88的D、E功能区得分22.44，GMFCS水平Ⅲ级，下肢MAS得分为髋关节2分、膝关节1分、踝关节1分，Gesell测试发育商得分61分，社会生活能力测试得分8分（提示轻度缺陷），患儿的认知、语言和社交行为能力稍落后于同龄正常儿，复查头颅MRI结果示“脑室旁白质软化症”。应用A型肉毒毒素注射双大腿内收肌以改善剪刀腿步态和缓解大腿内收肌痉挛。患儿2岁8月龄时，下肢MAS得分为髋关节1.5分、膝关节1分、踝关节1分，跟腱长度保持良好，剪刀腿步态得到矫正，佩戴AFO时可独站数秒，可拉扶稳固支持面站起并扶着侧走（偶尔需要家人协助）。

本例患儿为较严重的痉挛型双瘫患儿，经过以家庭为中心的康复治疗后，患儿运动能力和运动姿势得到较明显的改善，GMFCS水平也从Ⅳ级降至Ⅲ级，没有出现继发性的肢体畸形，并且其有较多机会与同龄健康儿童一样进行类似的社会生活。对于其跟腱长度、髋关节发育状况仍需密切追踪随访，需定期进行康复评定和调整康复策略，以防止或减缓肢体继发性畸形的发展，进一步促进其步行和社会生活能力的提高。将来患儿很可能需要使用辅助器械行走，应尽可能使患儿有更多机会过上类似同龄健康儿童的社会生活。

范例二

患儿，女，10岁9个月，脑瘫（右侧偏瘫）。患儿为孕39 w时因“胎动减少”急诊剖宫产儿，出生体重2.3 kg，出生后血红蛋白低，颅内出血史，曾于新生儿重症监护治疗。患儿出生后不久发现右肢肌张力明显增高，右侧肢体自主活动较少，运动发育明显较同龄儿落后。无食物药物过敏史，预防接种史不详，无手术史及外伤史，其堂兄弟有类似运动障碍史，其父表弟脑出血后出现癫痫发作。患儿父母的运动能力正常，受教育程度良好，患儿与父母、爷爷奶奶一起生活。

患儿5月龄时起首次至康复科进行诊治，体格检查发现右侧肢体肌张力明显增高，俯卧位非对称性抬头45°内，未会翻身，提示粗大运动发育落后于同龄儿童。即时对患儿行早期干预，康复目标主要为抑制异常运动模式、降低右侧肢体肌张力、促进头控、翻身和精细功能的发育，康复方案包括头控训练、前臂支撑、翻身、双手中线位运动、视听觉刺激、牵伸跟腱、姿势设定、皮肤感觉刺激、按摩和被动运动、神经肌肉电刺激等，康复治疗每天1次，每次60 min，每周5次，连续2 w，同时指导家长行家庭康复，之后家长在家行康复治疗，嘱其每6 w定期复查，以便调整康复方案。

患儿1岁半可独走，3岁可跑跳，与同龄儿童玩耍交流可，喜用左手，右手主动活动性差，常呈腕屈曲位。康复评定结果：Carrol量表左手得分95，右手得分40，九孔测试法结果：左手2分16秒，右手7 min，GMFCS水平Ⅰ级。康复目标调整为纠正右手异常姿势，提高右手功能。予以按摩，被动运动，右上肢支撑，右手腕伸肌力量训练，右手精细功能更训练（如捡豆子、翻书、对指、按按钮、插棍子等）。

患儿4岁时，右下肢肌张力可见增高，尖足，GMFM－88得分97.34，GMFCS水平Ⅰ级，MAS得分为右肘关节1分、右腕关节1分、右踝关节1.5分。复查头颅MRI结果示“左基底节、左岛叶及左颞叶软化灶”。康复目标主要为防止右跟腱挛缩，促进肢体对称性发育，提高右上肢主动运动性及使用技巧。康复方案包括：右小腿三头肌注射A型肉毒毒素，按摩，被动运动，右侧胫前肌、股四头肌、臀中肌、腕伸肌、拇展肌肌力训练，右侧搭桥，右下肢蹲起，右下肢单腿跳，右上肢支撑，交替上台阶，右上肢强制性使用训练，牵伸痉挛的肌群、斜板牵伸、单腿负重，配合局部神经肌肉电刺激：右侧腕伸肌、拇展肌、股四头肌、胫前肌，手功能训练（双手协调性训练，如抛球、接球、体操棒），佩戴右AFO（不影响睡眠时，睡觉时可使用）。

患儿7岁时，右侧肢体肌张力仍明显增高，步行时右足内收内翻，右前臂旋前，GMFM－88得分95.84，GMFCS水平Ⅰ级，MAS得分为肘关节2分、腕关节1分、髋关节1分，膝关节1.5分，踝关节1.5分。与人交流可，社会生活能力测试得分10分（正常水平），患儿的认知、语言和社交行为能力与同龄正常儿差别不大，复查MRI结果示“左基底节、左岛叶及左颞叶软化灶，与前片对比，范围大致同前，病灶周围胶质增生减少，左岛叶及左颞叶脑实质略小于对侧”。康复方案调整后，包括应用A型肉毒毒素注射右胫骨后肌、内侧腓肠肌、内侧腘绳肌、右前臂旋前圆肌、旋前方肌、肱桡肌以改善上肢姿势及足内翻内收步态，A型肉毒毒素注射后行2 w以下功能性强化训练：牵伸上述痉挛肌群，右足主动背伸外展运动，主动牵伸右腘绳肌，右上肢强制性使用训练（左手佩戴限制性手托），右侧肢体力量训练，单腿站立，单腿跳，右侧搭桥，运动技巧训练（游泳、溜冰等），佩戴右改良AFO（睡觉时使用），右手对指操，右上肢主动关节活动，局部神经肌肉电刺激：右腕伸肌、肱三头肌、腓骨长短肌、胫前肌。患儿8岁时因右肘屈曲畸形明显，再次予A型肉毒毒素注射肱二头肌、肱桡肌，后一直予家庭为中心康复治疗，每年返院复查1～2次。

本例患儿为较轻的痉挛型右侧偏瘫患儿，GMFCS水平Ⅰ级，经过以多次院内康复及多年家庭为中心的康复治疗后，患儿运动能力和运动姿势得到较明显的改善，没有出现继发性的肢体畸形，康复结果与家长期望一致。对于其跟腱长度、右上肢使用状况仍需密切追踪随访，需定期进行康复评定和调整康复策略，以防止或减缓肢体继发性畸形的发展，进一步促进其运动技巧和右上肢功能的提高，目前患儿已过上类似同龄健康儿童的社会生活，并且在学校表现良好。

范例三

患儿男，5 岁 4 个月，脑瘫（不随意运动型）。患儿为足月顺产儿，有高胆红素血症史。患儿出生后 7 月龄仍不会抬头，运动发育明显较同龄儿落后，1 岁 5 月大时诱发电位检查示双侧 90 dB 及 105 dB 刺激，各波未分化，提示双侧听觉重度异常。无药物食物过敏史，预防接种史不详，无手术史及外伤史，无类似家族史。患儿父母的运动能力正常，受教育程度良好，患儿与父母一起生活。

患儿 7 月龄时首次至康复科进行诊治，确诊为脑瘫（不随意运动型），主要依据包括高胆红素血症史、明显的运动发育迟缓、四肢肌张力不稳定、不随意运动增多和四肢运动模式异常等。体格检查发现四肢肌张力不稳定，紧张时明显增高，不会抬头，仰卧位非对称性紧张性颈反射阳性，未能翻身，双手取物欠佳。GMFM－88 得分为 10.69 分，GMFCS 水平Ⅴ级，即时对患儿行早期干预，康复目标主要为抑制异常运动模式、降低四肢肌张力、促进头控、翻身和精细功能的发育，康复方案包括头控训练、前臂支撑、翻身、双手中线位运动、视听觉刺激、牵伸跟腱、姿势设定、皮肤感觉刺激、按摩和被动运动、神经肌肉电刺激等，康复治疗每天 1 次，每次 60 min，每周 5 次，连续2 w，同时指导家长行家庭康复，之后家长在家行康复治疗，嘱其每 6 w 定期复查，以便调整康复方案。

患儿 8 月龄时可抬头，尚不会翻身，1 岁时康复评定结果：GMFM－88 项得分 16.22，GMFCS 水平Ⅳ级，下肢 MAS 得分为髋关节 2 分、膝关节 2 分、踝关节 2 分。康复目标调整为促进抑制不随意运动、降低四肢肌张力，促进翻身、坐位和精细功能的发育。因患儿下肢肌张力过高且未能独坐，我们除常规的康复治疗外，予配备座椅促进其坐位能力的发育，以便患儿坐在座椅上可解放双手有利于手功能的发育。同时，给予佩戴 AFO 使患儿踝关节保持功能位（每次 1～2 h，每次间隔 1 h，睡觉时若不影响睡眠可常规使用）以防止跟腱挛缩并进行扶站训练。患儿 1 岁 5 月龄时翻身，可主动伸手向物，但抓不稳。

患儿 2 岁 9 月龄时，因双侧听觉传导通路受损，发音较少，常流涎、喝水易呛咳及吞咽咀嚼功能欠佳等症状，予吞咽功能评定及语言评定，S－S 法语言发育检查结果显示交流态度良好，言语模仿能力欠佳，语言发育迟缓，存在构音障碍，并嘱其回家进行语言及吞咽训练，包括构音器官灵活度训练（舌操、砸唇、吹、弹舌等）、结合场景或实物学习，扩展及强化目标词汇，学发单音、叠音及象声词等。大运动方面尚未会腹爬，俯卧位可短暂直臂支撑，康复方案除前述外，加入爬行训练。

患儿 4 岁时可四点爬，可扶床边走数步，康复目标主要为促进姿势转换和扶站能力的发育、防止跟腱挛缩。康复方案包括按摩（2 min）、下肢被动运动（每个关节重复 10 次）、爬障碍物（3～5 min）、坐位训练（不同坐位姿势，如端坐位、盘腿坐和跪坐，视觉刺激在正前上方，5 min）、BOBATH 球上俯卧背伸（2 min）、蹲起（脚尖在膝后面，10 个/组，2 组/次，2～3 次/天）、直跪（30 秒/次，10 次/天）、扶持站立与步行训练（5～10 min）、搭桥、姿势设定（双髋分开）、配备座椅和 AFO（不影响睡眠时，睡觉时可使用，自备）、神经肌肉电刺激（TENS：胫前肌、股四头肌、腕伸肌）、抗重力位运动（躯干保持竖直位）等，之后行家庭康复训练。患儿4岁5月龄时可独走2～3步，同时给予站立与步行训练、单手扶站、侧走等功能性训练。现可独走20～30 m，可自行蹲下站起玩耍及拾物，GMFM－88 得分 37.44，GMFCS 水平Ⅲ级，康复方案加入步行技巧训练（转身往回走、上斜坡）、扶持上下台阶、行走不平整路面、ADL 训练、双手协作训练及手精细功能训练（对指、捡珠子、翻书、插棍子、搭积木等），穿戴矫健鞋。现患儿基本理解能力可，可执行简单指令，可通过手势和简单音进行表达。

本例患儿为较严重的不随意运动型脑瘫患儿，经过以家庭为中心的康复治疗后，患儿运动能力和运动姿势及语言发育得到较明显的改善，GMFCS 水平也从Ⅴ级降至Ⅲ级，没有出现继发性的肢体畸形，并且其有较多机会与同龄健康儿童一样进行类似的社会生活。对于其跟腱长度、髋关节发育状况仍需密切追踪随访，需定期进行康复评定和调整康复策略，以防止或减缓肢体继发性畸形的发展，进一步促进其步行和社会生活能力的提高。将来患儿很可能需要使用辅助器械行走，应尽可能使患儿有更多机会过上类似同龄健康儿童的社会生活。

（徐开寿　邱慧莹）

第二节　高危新生儿

一、概述

高危新生儿（neonates high risk）是指在胎儿期、分娩时、新生儿期受到各种高危因素的影响，已经发生或可能发生危重疾病而需监护的新生儿。随着新生儿重症监护室（neonatal intensive care unit，NICU）的设立和各种生命支持技术的发展进步，高危新生儿的抢救成功率与存活率明显提高，但仍面临较大的发育风险。NICU 不适宜的环境及干预措施，可能影响高危新生儿相关疾病的发生、发展、结局以及各器官的发育成熟程度，因此现代 NICU 的治疗理念已从单纯救治高危新生儿性命，转向重视早期抢救兼改善远期预后的新模式，即在确保高危新生儿生命体征稳定的前提下，实施减少高危新生儿应激反应、促进疾病康复与生长发育的干预策略。

二、高危因素

1. 母亲因素

孕母年龄大于40岁或小于16岁，孕母合并甲状腺功能异常、中度以上妊娠期高血压综合征、糖尿病、感染、慢性心肺疾病、吸烟、吸毒或酗酒史，孕母为 Rh 阴性血型，曾有死胎、死产或性传播疾病史等。

2. 胎儿期因素

孕母早期有先兆流产、反复流产、贫血、妊高征、孕期感染（TORCH）；孕母在怀孕期间曾接触放射线、有害化学物质或药物等；胎儿出现宫内窘迫、胎儿宫内发育迟缓，胎盘发育不良、前置胎盘、胎盘早剥、脐带异常（脐带过短、脐带扭曲成麻花状等）、羊水量过少、羊水早破、羊水污染等。

3. 分娩期因素

产时窒息、脐带绕颈，难产、手术产、急产、产程延长，分娩过程中使用镇静或止痛药物史。

4. 新生儿期因素

多胎儿、早产或低出生体重、小于胎龄儿、巨大儿，先天性畸形、缺氧缺血性脑病、颅内出血、脑室周围白质软化、新生儿黄疸、新生儿肺炎、感染性疾病、寒冷损伤等。

三、诊断和预后

具有一种或一种以上高危因素，并曾在 NICU 进行治疗的新生儿均为高危新生儿，其出现后遗症的概率较高，40% 的高危新生儿会遗留神经系统发育障碍，表现为肌张力过高或过低；10% 的高危新生儿会有较严重的后遗症，表现为脑瘫、脑积水、癫痫和视听觉功能障碍等。高危新生儿的预后取决于高危因素和在 NICU 期间所受到的影响，NICU 既是一个保障高危新生儿生命的环境，也是一个会对高危新生儿产生不良影响的环境，这些不良影响可能对高危新生儿的远期预后起关键性作用。

四、康复评定

在 NICU 接受治疗的高危新生儿可能仍处于生命体征不稳定的状态，当康复治疗师介入高危新生儿治疗时，首先要对高危新生儿的整体情况有个全局的了解，评估的内容需包括：

（1）母亲的孕期情况、出生史、现病史、家庭史等，现病史能够帮助治疗师系统地了解高危新生儿现时的医学状态。

（2）高危新生儿的心血管系统情况，可帮助了解其他系统的健康状况，特别是中枢神经系统、呼吸系统、消化系统等。

（3）高危新生儿的进食及营养情况，有助于判断高危新生儿的觉醒时间以及生长发育状况。

（4）特别关注高危新生儿呼吸支持的方式，以了解高危新生儿对治疗的耐受性。

（5）关注影响预后的高危因素，如感染、代谢障碍、高胆红素血症、遗传问题、先天畸形、癫痫、脑室出血、外科问题等。

（6）与管床护士充分交流，了解高危新生儿对护理操作过程的耐受程度，哪些护理措施可能导致高危新生儿应激反应增高，哪些措施可以帮助高危新生儿放松；高危新生儿的状态变化情况，如何时睡眠、何时清醒、何时哭闹等，这些信息有助于治疗师调整干预手段。

（7）观察高危新生儿的环境信息，如床的位置、空间，灯光明暗度，环境声音大小等。

（8）最重要的一点，应密切留意高危新生儿的状态，以及对外界的反应，注意需要区分各系统的稳定状态和高压状态（表5－1）。

表5－1　高危儿在稳定和高压状态的表现

子系统	稳定状态	高压状态
自主	平稳，规律呼吸	呼吸停顿、急促、喘息
	红润稳定的肤色	皮肤苍白，发绀，通红，或者出现斑点，口周发黑
	稳定的消化能力，二便正常	进食后可以出现打嗝、嘟哝声、呕吐、咳嗽
运动	平滑、可控的姿势控制和肌张力 头部与四肢平滑的活动，如手指足趾轻微收缩活动，手至口动作，抓握，握持反射等	躯干、四肢、脸部无力 不断变化的肌张力 躯干、四肢肌张力增高 躯干四肢不协调的整体活动
行为状态	清楚明确的睡眠状态 清醒时有多种多样的面部表情，并表现出专注力	睡眠：颤动，忽动忽停的活动，不规律的呼吸，啜泣声，鬼脸，烦躁 清醒：眼皮眨动，目光呆滞，不自然的表情，凝视，恐慌，面具脸，哭声微弱

六、康复治疗

NICU高危新生儿的康复治疗主要以环境调整为主，在保证高危新生儿生命体征稳定的前提下，应用提高自我调节能力，提供适龄和促进生长发育的康复策略。

1．环境控制

控制NICU的光线和声音，以减少不必要的刺激和压力。每个温箱都设置专门隔光的布帘，为高危新生儿提供一个相对暗的模拟子宫的环境休息；控制各种声音音量，如建议医务人员降低交谈音量，各种仪器会根据高危新生儿的情况设定合理的报警范围，一旦报警会立即处理减少报警声响时间，为高危新生儿提供一个安静的环境。

2．建立昼夜交替时间

建议把NICU晚上的灯光调至最暗，关门、移动、说话声音动作都放至最轻，尽量不在晚上时间安排非紧急的治疗和护理。

3. 促进高危新生儿自我安抚的策略

（1）使用安慰奶嘴提供非营养性吸吮，帮助高危新生儿进行自我安抚。

（2）给予良好的体位支持以维持稳定的状态。良好的体位支持的原则是，维持头颈部的对线，促进肢体躯干的对称性发育，引导手至口，手眼协调、够物等动作，模拟婴儿在子宫的姿势，并定时调整重心，还需要根据高危新生儿的耐受程度调节各种体位支持的时间。高危新生儿由于高肌张力、重力、缺乏子宫包容等因素影响，容易出现过伸的姿势，这样的姿势特别容易导致呼吸肌疲劳，因此需要定时调节高危新生儿的体位姿势，保持头型对称发育，促进肺部气体交换，诱导抗重力运动，促进肌肉骨骼系统发育，避免褥疮，提高自其我安抚能力，维持并延长其稳定状态。

在高危新生儿身体条件允许的前提下，建议最好使用俯卧位，支持性俯卧位的要点是：轻薄的海绵卷垫于胸部下方，以促进胸部抬起、肩袖带内收、颈部对线。另外，使用海绵卷垫于髋关节下方，促进下肢屈曲并靠近躯干，使用硬实的海绵卷圈在高危新生儿周围以保持上述姿势。使用俯卧位的好处包括促进气体交换、大脑静脉回流，降低颅内压，促进自我安抚能力，延长睡眠状态，改善行为组织能力的自我调节能力。但各种插管或者建立脐动静脉通道的高危新生儿不适合使用俯卧位。良好侧卧位的维持可以帮助高危新生儿的呼吸运动，因为水平面的呼吸运动去除了重力影响，而且侧卧位能够更好地促进对线以及躯干四肢的对称性发育，诱导手至口动作。一般使用左侧卧位避免胃食道反流（GER），使用右侧卧位促进胃排空。仰卧位是保障高危新生儿生命的最安全体位，它有效避免了婴儿猝死综合征的发生，由于头部在中线，能够促进颅骨成型，避免胸锁乳突肌长度发育不对称，而视线向上，可以帮助高危新生儿更好地探索世界，并与他人交流。但仰卧位的设置是最具挑战的，因为仰卧位下重力作用大，更容易使高危新生儿出现过伸的不良姿势，因此良好的仰卧位需要更多的支持性帮助。可以使用硬实的海绵卷围在高危新生儿身体周围，或者使用包被包裹高危新生儿，维持上肢下肢屈曲靠近躯干，手在脸或者口附近，或者双手靠近盖着脸部的姿势。对于进行过外科手术的高危新生儿，如先天性心脏病、先天性食道闭锁、气管食管瘘的高危新生儿，对线以及对称姿势的维持更为重要，因为术后伤口以及日后伤口疤痕的影响，外科手术后的高危新生儿更容易出现非对称性姿势从而影响运动功能的发育。

（3）强调父母的参与，使用温柔的扶抱、摇抱等肌肤接触，提高足月高危新生儿自我安抚的能力。

4. 促进高危新生儿觉醒的策略

去除包裹物，温柔的声音刺激、低强度的照明、触觉刺激、海绵球洗澡、袋鼠式怀抱、视听觉追踪刺激、换尿布等操作，诱导高危新生儿觉醒。

5. 喂养的介入

有研究提示，孕龄小于 35 ～ 36 w 的早产儿还未学会如何自主吸吮。高危新生儿一般都会合并进食困难，早产是导致这一并发症的最主要原因，孕龄越小的早产儿越容易出现严重的进食困难，这可能是神经系统不成熟和在子宫经历的时间较短导致的。其他影响进食的疾病有先天性食管闭锁、食管气管瘘、先天性心脏病等。高危新生儿特别是早产儿会有更多不规则的吮吸脉冲、无力的吮吸、吸吮 – 吞咽 – 呼吸不协调、较少的摄入量，但却消耗与体重相比更多的能量。由于耗能过大，以及周围环境的过强刺激，高危新生儿在进食过程中容易出现呼吸暂停、心动过缓、血氧饱和度降低等危险。因此，需要针对高危新生儿的进食特点进行干预与进食环境的调节，具体操作请参考本章吞咽功能障碍一节。

6. 营养管理

高危儿生命早期营养支持对后期健康至关重要。由于高危因素的存在，这些高危儿常常需要特殊的营养干预来促进其生长发育。一些常见的方法包括母乳喂养、高能量配方奶、静脉营养和肠内营养。为了确保营养支持的有效性和安全性，医护人员需要密切监测这些婴儿的生长曲线和生理参数，并根据营养干预目标的设定进行调整，详见本书第四章。

7. 重视高危新生儿的疼痛护理

尽量减少疼痛性操作，必要时使用药物治疗。

8. 其他对症措施

如怀疑神经系统损伤的高危新生儿可能出现肌张力增高的表现，对此在良好姿势控制的基础上进行肌肉牵伸，使用夹板等措施维持肌肉长度与关节活动度；曾经接受外科手术治疗的高危新生儿有可能出现疤痕挛缩，需要早期进行相关肌肉关节的牵伸，以避免肉芽组织过度增生；如合并臂丛神经损伤，先天性多发性关节挛缩，先天性骨骼关节畸形的高危新生儿，建议使用夹板、肌效贴等方法尽可能维持受累关节的关节活动度。

9. 家庭教育

做好父母的健康宣教工作，尊重家长的意见，并给予家长一定的情感支持，帮助家长适应角色转变，也为出院后对高危新生儿的照护建立基础。帮助家长了解正常新生儿的发育顺序，高危新生儿的发育状态以及现状和预后；指导家长如何观察高危新生儿对外界的反应，使用何种自我调节策略；鼓励父母参与照顾高危新生儿，若高危新生儿仍在危重期，家长可轻声对其说话；高危新生儿病情稳定后，治疗师指导和鼓励家长进行部分护理，如换尿布、喂奶、袋鼠式护理等。袋鼠性护理，要求家长与高危新生儿使用肌肤接触性的搂抱，让家长把仅穿尿布的高危新生儿抱于衣服下，可以促进高危新生儿行为的稳定成熟，增进父母与儿女之间的互动交流。

10. 提供住院时和出院时的评估服务

高危新生儿在生命体征等方面稳定后，治疗师需要进行生理状态和神经行为发育水平方面的评估，早期 NICU 高危儿评估的意义在于指导早期康复干预，以改善功能和预后，也为预测远期预后提供临床依据。高危新生儿出 NICU 前治疗师参与制订出室方案，并在出室后提供随访，包括定期的检查、评估和干预，其内容也包括调整家庭环境对高危新生儿的影响。同时，需要根据高危新生儿的状态改善情况、个体的差异和发育的不同时期所出现的问题，对治疗计划进行修订。

七、小结

随着 NICU 设备与技术的更新与提高，NICU 的治疗理念在不断改变，康复治疗师在 NICU 的职责任务也随之发生变化。随着人们对高危新生儿发育模式、环境医学调整、新生儿护理个体化、家长参与重要性的不断深入了解，NICU 越来越需要康复治疗师早期介入以促进高危新生儿的生长发育。为了满足这个需要，介入 NICU 的康复治疗师需要深入了解各种高危因素对新生儿的影响，胎儿与婴儿的发育行为特点，高危新生儿的转归和预后等，同时治疗师还需要多与高危新生儿家庭沟通，了解高危新生儿家庭的照顾与情感压力，起到沟通 NICU 医务人员与高危新生儿家庭的桥梁作用。

八、范例分析

范例一

患儿，女，2 个月（孕龄 34 w），因经口喝奶量少，喝奶时间过长要求康复科会诊。患儿为第 4 胎第 2 产，胎龄 26 +1 w，试管婴儿，因“母亲妊娠糖尿病、双胎妊娠、孪生胎儿流产”顺产，出生体重 850 g。无胎膜早破，羊水清，出生无窒息，出生后 1 – 5 – 10 min Apgar 评分为 10 – 8 – 9 分。出生后即出现气促，呼吸困难明显，三凹征，自主呼吸弱，予以气管插管后出现呼吸暂停收入 NICU。诊断：早产儿，超低出生体重儿，新生儿感染，新生儿呼吸窘迫综合征，新生儿贫血，凝血功能障碍，颅内出血（脑室内出血），甲状腺功能低下症，卵圆孔未闭，血小板减少症，低蛋白血症，败血症，颅内感染？新生儿支气管肺发育不良，吞咽功能障碍。

康复评估：患儿神志清楚，呼吸稍促，易激惹，非对称性紧张性颈反射阳性，头部喜转向右侧，清醒状态下逗引未见主动头部旋转；吞咽功能检查，留置胃管，口腔结构未见明显异常，口唇闭合不佳，吸吮力弱，吸吮呼吸节奏失调，经口喝奶量 20 min 10 mL，需要分 3 次进食。

康复治疗目标：提高吞咽功能能力，改善激惹状态。

康复治疗方案：①吞咽功能训练，口周皮肤、口腔黏膜感觉刺激，吞咽肌群按摩，非营养性吸吮，引导患儿在对线、屈曲的良姿位下喝奶训练。②良姿位的摆放，增加患儿肢体的对称性，如交替使用侧卧位、仰卧位；模拟子宫环境，减少激惹状态，促进患儿自我稳定。③设置昼夜交替时间，在晚上调暗患儿保温箱周围的光线，减少非必要医疗刺激，促进患儿适应外界环境。④促进父母参与照顾，康复治疗安排在探视时间进行，指导家长摆放良姿位，引导家长使用袋鼠性护理，增加患儿与母亲的接触与交流。⑤短时多次播放患儿母亲怀孕时使用的胎教音乐，改善患儿与母亲分离的焦虑。

康复治疗两周后，患儿每次经口喝奶量增加至 20 mL，喝奶时间控制在 15 min 内，两周体重增加了 250 g；易激惹状态改善，哭闹减少，四肢对称性增加；逗引时头部能够自主向左侧旋转 45°；对母亲的呼唤有反应，偶见微笑表情。

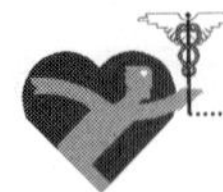

范例二

患儿，男，出生史：G3P2，胎龄 36 +4 w，外院顺产出生，羊水清，胎膜早破 1 h，生后 1 –5 –10 min Apgar 评分不详，出生体重 3. 35 kg。因查巨细胞病毒阳性转至我院 NICU 住院治疗。头颅 MRI + 增强：双侧颞叶囊状影、脑白质及基底节区豆状核异常信号改变，考虑先天性 TORCH 感染（巨细胞病毒）所致可能性大。诊断为巨细胞病毒病、新生儿黄疸、早产婴儿、中央型房间隔缺损、听觉异常、脑室扩张、脑钙化。

康复评定：患儿现矫正 7 d，头不居中，头控欠佳，颈部 PROM 可，上肢紧张，手握拳，下肢不支撑。左斜头；TIMP 评分：37 分，5th～10th。康复治疗方案：①运动训练：四肢按摩及皮肤感觉刺激、四肢被动运动及拇指外展、头部控制训练、抓握训练、双手中线位活动；②丰富亲子互动，注意视线交流、与人互动、丰富环境刺激、视听觉追踪训练；③姿势调整：睡姿调整。

治疗 2 个月后，患儿现矫正矫正 1 m 24 d，TIMP 评分 52 分，10th～25th，Bayley Ⅲ：粗大运动：标准分 8 分，平常水平；精细运动：标准分 9 分，平常水平；认知：标准分 9 分，平常水平；理解性语言：标准分 7 分，平常水平；表达性语言：标准分 9 分，平常水平。患儿现各方面均达同龄儿童水平，定期随访。

范例三

患儿，男，家长发现患儿 1 月余大时无明显诱因抽搐 2 次，表现为右上肢抖动，伴右上肢肌张力增高，流涎，目光呆滞，左侧肢体张力正常，持续约 3 min，可自行缓解，缓解后精神稍倦。服用德巴金治疗后未再抽搐。体格检查：神清，反应一般，生命体征平稳。辅助检查：左额顶叶交界区局部巨脑回畸形，符合神经元移行障碍 MRI 表现。诊断为高危儿（右侧偏瘫）。

康复评定：患儿现 4 m 25 d，四肢肌张力高，右侧显著。GMs，表现为右侧上肢活动多样性、流畅性差，属不安运动缺乏。Bayley Ⅲ：粗大运动：标准分 3 分，非常落后；精细运动：标准分 5 分，轻度落后；认知：标准分 6 分，轻度落后；理解性语言：标准分 6 分，轻度落后；表达性语言：标准分 6 分，轻度落后。

康复治疗目标：调整四肢肌张力，促进粗大运动和认知语言发育。康复治疗方案：①运动训练。被动活动、牵伸痉挛肌肉、俯卧抬头、翻身、头控训练（竖直位）、右手主动活动、双手中线位活动。②认知语言训练。亲子互动，引导对视、多逗笑、逗引发声、丰富互动游戏、丰富环境刺激、丰富感觉输入、追视、追听。

治疗 3 个月后，患儿各方面功能均表现进步，Bayley Ⅲ：粗大运动：标准分 5 分，轻度落后；精细运动：标准分 6 分，轻度落后；认知：标准分 7 分，低于平常；理解性语言：标准分 6 分，轻度落后；表达性语言：标准分 8 分，平常水平。

（何　璐　黄晓茵）

第三节 先天性肌性斜颈

一、概述

先天性肌性斜颈（congenital muscular torticollis，CMT）是一侧胸锁乳突肌先天性纤维化挛缩所致头颈部向患侧偏斜，同时伴有颜面部不对称的儿童骨关节肌肉畸形常见病，发病率为0.3%～3.92%，共患髋关节发育不良、跖骨内收的发病率较高。

二、病因

CMT病因至今尚不明确，有多种学说：子宫内拥挤学说、宫内或围产期筋膜间室综合征后遗症学说、胸锁乳突肌胚胎发育异常学说、遗传学说、胸锁乳突肌血肿学说等。患儿多有胎位不正或难产病史，臀位产的发生率为20%～30%，分娩时难产率高达30%～60%。有学说认为，宫内持续的颈部侧屈和旋转或难产时胸锁乳突肌的损伤导致静脉闭塞，引起胸锁乳突肌的纤维化，是该病最常见的致病原因之一。

三、临床表现

CMT患儿出生后头颈部喜向患侧倾斜，下颌转向对侧。肿块型斜颈患者可在患侧胸锁乳突肌内触及肿块，两侧颜面部发育多不对称，健侧饱满，患侧窄平。患侧胸锁乳突肌早期表现为椭圆形或梭形肿块，质地硬，位于胸锁乳突肌的中下段，肿块表面皮肤正常、表面不红、皮温不高、无压痛、可随胸锁乳突肌移动，肿块在一定时期内会逐渐增长，生后3 w明显，生后1月达最大，其最大直径范围为1～3 cm，后多数肿块可逐渐消失，出现肌肉增粗、增厚，最后形成纤维化条索。

部分患儿可合并斜头畸形、发育性髋关节发育不良、运动发育迟缓等。如果不予及时治疗，患儿双侧颜面部不对称会进一步加重，甚至出现继发性斜视、颈椎活动受限、颈椎侧凸畸形、前中斜角肌挛缩、颈动脉鞘及血管缩短、胸椎代偿性侧凸。继发性畸形会随着年龄的增加而加重，进一步影响患儿身心健康。

CMT按照胸锁乳突肌变性程度，可分为三型：①纤维型，以纤维组织为主，胸锁乳突肌中下段部分或全部由纤维组织代替，镜下可见多量纤维组织增生；②肌肉型，以肌肉为主，胸锁乳突肌增粗、变短，镜下见少量纤维组织；③混合型，纤维组织和肌肉共存。

根据胸锁乳突肌受累的程度，CMT还可分为三类：①胸锁乳突肌可触及肿块，此型最常见，胸锁乳突肌肿块通常在1岁之内消退，会遗留纤维瘢痕；②胸锁乳突肌内未触及肿块，但可触及胸锁乳突肌明显紧张挛缩或呈条索状增厚；③姿势性肌性斜颈，胸

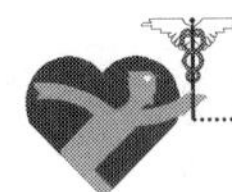

锁乳突肌内未触及挛缩及肿块，仅有头部偏斜。

四、诊断和预后

1. 诊断与鉴别诊断

根据CMT患儿典型病史、体检可触及胸锁乳突肌局部肿块、超声检查可见胸锁乳突肌包块，单侧CMT诊断容易。CMT患儿多有难产、臀位产、出生体重过大、多胎史，其母孕期多有羊水过少、胎动减少史。若双侧CMT缺少明显的头部倾斜表现，诊断较困难，患儿多表现为双侧颈部活动受限，一侧受累更重，常伴有短头畸形。

CMT需与以下疾病鉴别：①先天性骨性斜颈，颈椎半椎体、齿状突畸形、颈椎间融合、颅底凹陷等先天性骨性畸形可引起斜颈、颈部活动受限。其胸锁乳突肌无肿块，X线、CT或MRI检查可鉴别。②眼性斜颈，屈光不正、斜视、上斜肌麻痹、外直肌麻痹，眼球震颤症等可引起斜颈，视力矫正后斜颈可消失。眼科视力检查可鉴别。③局部感染，颈淋巴结炎、咽喉炎、扁桃体炎、中耳炎等，由于局部炎症刺激，软组织充血、水肿，颈椎韧带松弛，导致寰枢椎旋转移位，可引起斜颈。一般该型患儿发病年龄较大，有局部感染病史，伴颈部淋巴结肿大。炎症消除后，斜颈即可消失。④寰枢椎脱位，可引起斜颈，多伴有颈部旋转活动受限，但胸锁乳突肌正常，X线检查可鉴别。⑤脊髓灰质炎，脊髓灰质炎可致一侧胸锁乳突肌瘫痪，引起斜颈，该病常有多处肌肉瘫痪、关节畸形。⑥婴儿良性阵发性斜颈，是一种婴儿期自限性疾病。表现为周期性斜颈，女性多于男性。发作持续时间10 min到10 d，缓解期2～4 w，可反复发作，2～5岁后逐渐减轻，无后遗症。⑦神经性斜颈，后颅窝肿瘤、脊髓空洞等也可引起斜颈，同时有运动功能障碍、反射异常，MRI检查可鉴别。⑧习惯性斜颈，心理因素或姿势异常引起的斜颈，习惯性斜颈的诊断需要排除其他器质性疾病。

2. 预后

CMT若早期诊断，早期采取手法、牵伸、磁贴治疗、家庭体位矫治等康复治疗，约80%的病例预后良好。若患儿颈部活动度活动受限小于30°、面部对称或存在不明显不对称，则康复治疗预后更佳。

五、康复评估

美国物理治疗协会（American Physical Therapy Association，APTA）的《先天性肌肉性斜颈物理治疗循证临床实践指南》提出，对于怀疑或确诊存在CMT的患儿，需记录家长或照顾者对患儿的照顾情况，包括喂养方向的偏好、患儿睡姿、日常俯卧位的时间。应检查其姿势，以及针对不同年龄特点，检查支撑或无支撑下仰卧、俯卧、坐位及站立时身体的对称性。需观察患儿皮肤完整性、颈部和臀部皮肤褶皱的对称性，检查头骨形状和颅面对称性；需进行运动发育对称性和发育里程碑的评定，并筛查是否存在髋关节发育不良或脊柱不对称。

CMT 的康复评估多通过胸锁乳突肌的触诊、颈部关节活动度、超声检查、表面肌电图检查等进行。胸锁乳突肌的触诊无挛缩和颈部关节活动度双侧一致，是保守治疗有效性的根本体现。

1. 关节活动度与外观评估

（1）颈部活动度。观察头部旋转下颏至中线的距离，应用量角器测定颈部关节活动度，包括被动侧屈、被动旋转活动度的评定。需要注意的是，3 岁以下儿童的正常颈部被动侧屈角度为 65°～75°，正常颈部被动旋转角度为 100°～110°，而大年龄儿童的正常颈部被动侧屈角度为 45°，正常颈部被动旋转角度为 90°。当颈椎旋转受限度数，小于 10°为轻，10°～25°为中，大于 25°为重。

（2）头部歪斜。观察头偏离中线的距离，观察偏离度数，小于 30°为轻，30～45°为中，大于 45°为重。

（3）面部不对称。测定两侧眼外眦至口角的距离差，小于 1 cm 为轻，1～2 cm 为中，大于 2 cm 为重。根据评定结果判断治疗效果，正常或无异常为优，轻为良，中为可，重为差。

2. 超声检查

（1）颈部超声检查。可用于 CMT 辅助诊断，以证实胸锁乳突肌肿块的纤维性变性及损伤，同时与肿瘤、囊肿等其他肿块相鉴别，在 CMT 的诊断、预后评估及病情动态观察等方面有重要作用。超声检查无须镇静，能提供可靠和动态的信息，可作为早期诊断和随访的方法。

正常胸锁乳突肌声像图表现为纵切面显示呈带状，中间略突出，内部由许多肌肉条纹组成，条纹排列自然有序；横切面呈透镜状，中间见网状、线状分隔及点状高回声。CMT 患儿超声像图表现为患侧胸锁乳突肌中下段呈梭形增粗，内部探及肿块回声和/或肌肉条纹增粗、变短、扭曲、甚至中断。

S. F. Tang 等根据高分辨率超声图像将胸锁乳突肌肿块的纤维变性分为 4 种类型，Ⅰ型：胸锁乳突肌存在局限性肿块。Ⅱ型：未探及明显肿块，但查及弥散性的回声点，肌束膜的排列不规则的出现。Ⅲ型：整个胸锁乳突肌弥散性的超声回音增强，几乎无低回音可见。Ⅳ型：受累胸锁乳突肌的增强回声带。Ⅰ型和Ⅱ型均可经非手术治疗痊愈，而大多数Ⅲ型或Ⅳ型则需手术治疗，尤其是Ⅳ型几乎均需手术治疗。除此之外，6 月龄以下还需进行髋关节超声检查，用于髋关节发育不良的筛查。

（2）髋关节超声。检查髋关节超声检查可在初诊时进行，用于筛查髋关节发育不良。

3. 运动发育对称性和发育里程碑的评估

（1）0～18 月龄。可使用 Alberta 婴儿运动量表（AIMS）对患儿从出生到独立行走期间的运动发育进行评定。如果 4 月龄婴儿 AIMS 得分对应的百分位范围小于 10%，或 6 月龄、8 月龄婴儿百分位范围小于 5%，则说明存在运动发育异常风险。

（2）18 月龄以上。可使用 Peabody 运动发育量表（PDMS－2）对患儿的粗大运动功能、精细运动功能进行评定。

4. 国际功能，残疾和健康分类（ICF）

《国际功能、残疾和健康分类－儿童和青少年版》（ICF-CY）是评估儿童和青少年健康和功能的工具，可从身体结构和功能、活动参与、环境因素等方面标准化评估患儿身体情况（表5－2）。基于ICF-CY的康复干预可提高先天性肌性斜颈患儿的疗效。

表5－2　CMT患儿ICF评定的类目与临床表现

	ICF类目	CMT临床表现
身体结构与功能	B7108 其他特指的关节活动功能	颈部主动、被动活动度
	B7300 独立肌肉和肌群的肌力	颈部侧屈、旋转的肌力；俯卧位颈部和背部伸肌肌力；拉坐中胸锁乳突肌肌力的对称
	B7350 独立肌肉和肌群的张力	增高、降低
	B7600 简单随意运动的控制	转向患侧的追视；躯干的对称运动；上下肢功能的发育
	S7103 头颈部关节	颈部主动和被动活动度
	S7104 头颈部肌肉	胸锁乳突肌形态与肿块
	S7108 其他特指的头颈部结构	面部与颅骨的对称性
	S7401/S75001 骨盆部关节/髋关节	发育性髋关节发育不良
活动	D110 看	AIMS*，主动关节活动度，眼性斜颈
	D440 手的精细运动	手的中线位运动，偏侧综合征
	D445 手和手臂的使用	手的中线位运动，偏侧综合征，AIMS*，AROM**
参与	D7600 父母－子女关系	家长掌握相关的知识与家庭康复方法
	D7601 子女－父母关系	孩子参与到喂养、玩耍中
	D920 娱乐和休闲	AIMS*，对玩具的注意

注：* AIMS：Alberta婴儿运动量表，适用于矫正月龄0～18月的患儿。** AROM：主动关节活动度。

六、康复治疗

1. 牵伸训练

（1）被动牵伸。推荐采用低强度、无痛的被动牵伸训练。单人牵伸适用于小月龄患儿，治疗师单手固定患儿患侧肩部，另一手缓慢用力将头部往健侧侧屈，以充分牵伸患侧胸锁乳突肌。双人牵伸适用于较大月龄患儿，由一人负责固定患儿双肩，另一人按上述方法对患侧胸锁乳突肌进行牵伸。牵伸训练每天进行，每次30～60 s，每组5～10 min。

注意事项：①被动牵伸时，需保持患儿颈部在冠状面和矢状面处于中立位；②治疗过程中出现患儿哭闹、不配合等情况时应暂缓治疗；③治疗师应与患儿构建信任关系，选择适当的玩具和舒缓的音乐帮助缓解患儿紧张情绪。

（2）主动牵伸。用哺乳、玩具等引导患儿向患侧旋转头颈。

2. 主动活动训练

利用直立反射增强患儿头部控制能力，配合玩具、儿歌等视听觉刺激，促使患儿主动旋转颈部训练颈部肌肉。进行颈部抗重力训练、中线处头部主动控制训练等。

3. 对称性运动训练

部分 CMT 患儿合并肢体、躯干活动不对称，影响患儿运动发育。可对患儿进行和其年龄匹配的运动技能促进训练，尤其注重抗重力条件下的对称性运动，预防坐、爬、站立、行走时的运动不对称。

4. 中国传统疗法

以胸锁乳突肌和肿块作为重点操作部位，包括按揉、推揉、拿捏、弹拨、捻转及牵拉旋转拔伸为主的手法，要求均匀柔和、平稳着实及深透肌层。手法治疗时可在患儿颈部涂抹天然婴儿滑石粉，以减少摩擦，避免皮肤损伤。

5. 肌内效贴

可起改善头颈部歪斜的效果，适用于较大龄儿童。贴扎前先清洁患儿颈部皮肤，剃除毛发。I 型贴布的锚点为患侧胸锁乳突肌的胸骨柄起点处，沿着胸锁乳突肌进行贴扎，使其近端固定于乳突。Y 型贴布的锚点位于健侧肩峰处，将贴布一端沿着胸锁乳突肌贴扎，止于乳突，另一端沿着斜方肌贴扎，止于脊柱旁。使用期间应检测皮肤状况，发现过敏立即停止使用。

6. 术后康复

手术治疗的 CMT 患儿应根据具体情况，术后即刻或 2 w 内开始康复治疗。

（1）关节活动度训练：包括牵伸、主动与被动颈部活动度训练。早期训练应注意保护手术切口，强度不宜太大。

（2）运动控制训练：包括头部中线位维持训练、颈部肌肉力量训练，以保持颈部两侧肌力的平衡，使颈部维持正确姿势。姿势矫正镜可利用视觉反馈用于姿势控制训练，加强头部中线位的自主控制能力。

（3）矫形器佩戴：斜颈矫正托在术后早期应常规佩戴，通过被动牵伸患侧肌肉以维持肌肉长度，有助于维持颈部稳定。6～8 w 视情况停止佩戴矫形器后，应立即开始手法牵伸训练，避免已松解的颈部软组织再度粘连挛缩，训练时间应至少持续 1 年。

7. 合并症的康复治疗

（1）髋关节管理：6 月龄内的患儿可通过髋关节超声进行筛查，若存在异常则根据严重程度选择支具穿戴或闭合复位、石膏固定等矫正股骨头和髋臼的发育异常，降低髋关节功能障碍的风险。

（2）运动发育促进训练：如运动发育可能存在异常，应早期根据具体情况进行运动发育促进训练。

8. 家庭康复

（1）家庭康复指导：指导家长在养育中注意患儿姿势的对称性，引导患儿进行头颈部旋转、侧屈和抗重力活动。

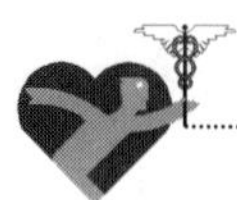

（2）家庭体位管理：尽早发现、诊断、干预患儿的不良姿势，指导家长在日常生活中注意患儿的体位，促进对称性运动发育，预防继发性颅面部畸形、斜头畸形的发生。

七、小结

CMT 是婴幼儿最常见的肌肉骨骼系统先天性疾病之一，它的病因至今没有明确，出生后胸锁乳突肌肌性肿块是主要表现，新生儿期若能予以积极的康复治疗，可取得满意的疗效，避免手术。同时，也要尽早排除和治疗患儿的其他畸形，康复科和骨科的共同诊治是治疗的关键。如果患儿 18 个月左右，保守治疗疗效不佳，胸锁乳突肌肌仍然挛缩变短、脸廓不对称，建议手术治疗。

八、范例分析

1. 病例情况介绍

患儿，女，28 d，发现右颈部肿块 1 w。体检：神志清楚，面容安静，表情自如，颈软。全身浅表淋巴结未及肿大。双肺呼吸音清，未闻及异常呼吸音及干湿啰音。心率 117 次/分，律齐，未闻及杂音。腹软，无压痛。脊柱及四肢正常，关节无红肿，肌肉无萎缩。神经系统正常反射存在，感觉正常，双侧巴氏征阴性。双侧肌力、肌张力正常。右侧面部较左侧小，右眼位置较左眼低，头向右侧倾斜，下颌转向左侧。右侧胸锁乳突肌中下段可触及一梭形肿块，质地硬，边界清楚，大小 2 cm * 2 cm，无压痛。颈部向左侧侧屈受限，向右侧肩部旋转受限。胸锁乳突肌超声检查：右侧胸锁乳突肌中下段可见梭形、非均质性低回声包块，长约 21 mm，厚约 10 mm，宽约 18 mm，包块内肌肉纹理模糊、紊乱，内部回声欠均匀。CDFI：肿块周边、内部未见明显血流信号。

2. 诊断及诊断依据

右侧先天性肌性斜颈，颈部运动障碍：①婴儿。②发现左颈部肿块 1 w。③体检见头向右侧倾斜，下颌转向左侧。右侧胸锁乳突肌中下段可及一梭形肿块，质地硬，边界清楚，大小 2 cm * 2 cm，无压痛。颈部向左侧侧屈受限，向右侧肩部旋转受限。④胸锁乳突肌超声检查：右侧胸锁乳突肌中下段可见梭形、非均质性低回声包块，长约 21 mm，厚约 10 mm，宽约 18 mm，包块内肌肉纹理模糊、紊乱，内部回声欠均匀。

3. 康复治疗经过

予以手法牵伸、磁贴治疗和家庭体位矫治的综合康复治疗。进行患侧胸锁乳突肌的手法推拿治疗；然后在冠状面和矢状面分别进行患侧胸锁乳突肌被动牵伸治疗；再对患侧胸锁乳突肌进行推揉法局部放松。选用磁贴贴于胸锁乳突肌的起止点之间，治疗 2 ～ 12 h 后取下。指导患儿家长采用玩具、彩色图片等，吸引患儿头部在矢状面向患侧转动。治疗 12 个月后，患儿头无明显歪斜，左侧胸锁乳突肌肿块消失，颈部活动功能明显改善。

（杜　青　周　璇）

第四节 新生儿臂丛神经损伤

一、概述

新生儿臂丛神经损伤，也称为新生儿臂丛神经麻痹（neonatal brachial plexus palsy）是一种牵拉性损伤，常常发生在分娩过程中，发病率为 0.5‰ ～ 5‰。臂丛神经（图 5－22）是支配上肢感觉与运动的主要神经，由第 5 ～ 8 颈神经（75%），第 4 颈神经前根（22%）及第 1 胸神经前支（1%）组成。由于部位表浅、周围被骨性结构包绕及肩部活动影响等解剖特点，臂丛神经是损伤的好发部位。

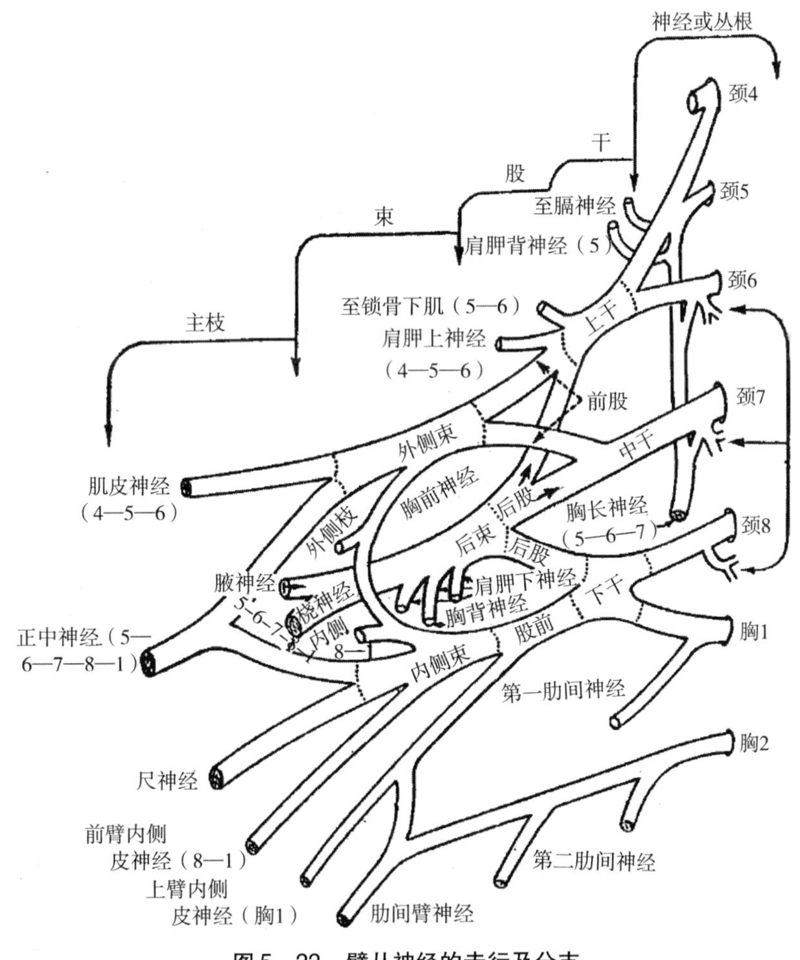

图 5－22 臂丛神经的走行及分支

二、病因

臂丛神经位于颈根部，后伴锁骨下动脉经斜角肌间隙和锁骨后方进入腋窝。其间几经相互编织，可分为根、干、股、束4段，并发出诸多分支，在腋窝臂丛形成3个束，即外侧束、内侧束和后束，包绕腋动脉。臂丛的分支很多，其主要分支包括肌皮神经、正中神经、尺神经、桡神经和腋神经。主要的致病因素如下：

1. 生产因素

巨大儿、肩难产、分娩时手法不正或后出头娩出困难、胎方位判断错误、强力牵拉胎儿肩颈部、分娩时间过长、新生儿肌张力过低，以及剖宫产术过程不顺利等。子宫异位所引发的神经受压损伤可能是另一种致病原因。

2. 外伤

肩部外伤也会损伤臂丛神经，分为闭合性和开放性损伤。闭合性损伤见于车祸、运动伤（如滑雪）、产伤、颈部牵拉、麻醉过程中长时间将肢体固定于某一位置等；开放性损伤多见于枪弹伤、器械伤、肱动脉造影、脑动脉手术、内侧胸骨切开术、颈动脉搭桥术；颈静脉血透治疗过程中造成的损伤亦有报道。

3. 先天畸形

先天畸形也会引起臂丛损伤，如颈肋（压迫管丛内侧束与/或锁骨下动脉）、胸椎畸形、前斜角肌挛缩等。

4. 其他

包括痛性臂丛神经炎，又称特发性臂丛神经病（parsonage-turner 综合征）、家族性臂丛神经病、放射性臂丛损害及肿瘤浸润等。

三、临床表现

临床上根据臂丛神经受损部位与临床症状进行分类，可分为上臂丛神经损伤（Erb麻痹）、扩展的Erb损伤、下臂丛神经损伤（Klumpke损伤）及全臂丛损伤等（图5－23）。

1. 上臂丛损伤

受累神经主要包括上部干，由C_5、C_6神经根组成，又称Erb麻痹，约占60%，是最常见的类型。其常见原因是难产、肩部撞击伤、疫苗接种后及背负重物等。此型损伤可引起腋神经和肌皮神经机能障碍及桡神经部分机能障碍，肱二头肌、三角肌、肱桡肌、胸大肌、胸小肌、冈上肌、冈下肌和菱形肌等易受累。表现为肩关节不能外展、内外旋，不能屈肘和向桡侧伸腕，前臂旋转亦有障碍，但手指活动正常，肱二头肌反射减弱或消失，上肢桡侧感觉障碍。

2. 扩展的Erb损伤

受累神经包括上臂丛的C_5、C_6以及中臂丛的C_7神经，占20%～30%，主要影响有

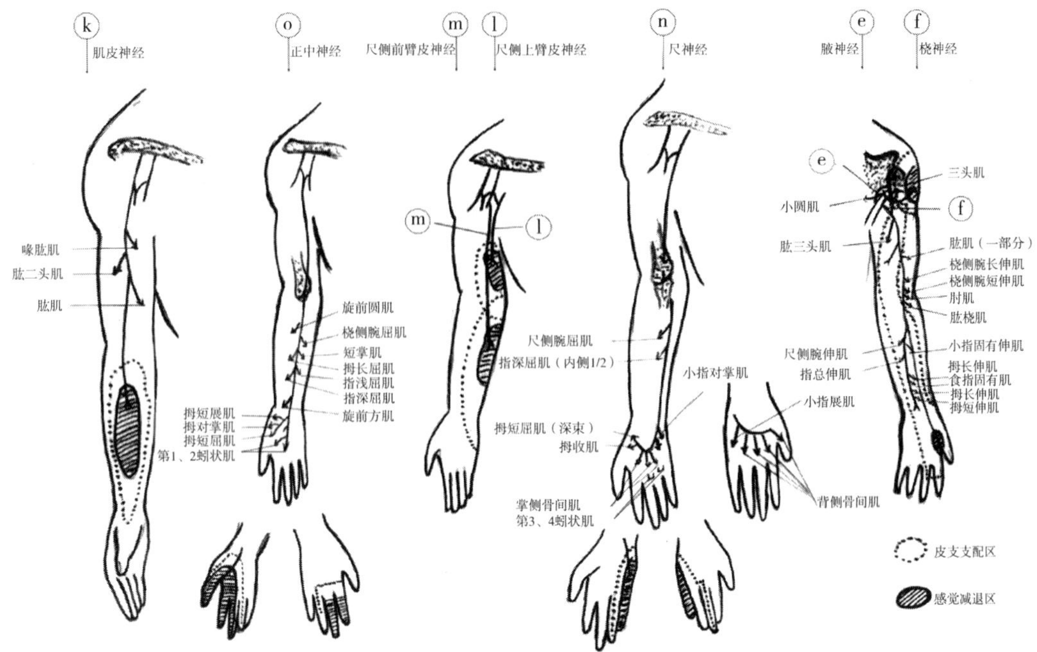

图5－23 臂丛的分支

腋神经、肌皮神经和桡神经所支配的肌肉。此型损伤的临床表现不仅包括上臂丛神经损伤的相关表现，而且其前臂、手和腕关节伸展均受限，如腕下垂等，前臂后面有局限感觉障碍区。

3．下臂丛损伤

主要是下干和内侧束受累即 C_8 和 T_1 神经根，又称 Klumpke 损伤，较罕见，仅占1%，可引起尺神经及前臂内侧皮神经机能障碍以及正中神经部分机能障碍。常见原因是前臂受牵拉、颈肋、难产和肺尖肿瘤浸润或压迫等。肩、肘、腕关节活动尚好，主要表现为手功能发生严重障碍，手部小肌肉萎缩和无力，呈“爪形手”，感觉障碍位于上肢尺侧，包括第3～5指。可能出现 Horner 征阳性。

4．全臂丛损伤

整个臂丛神经束（C_5 到 T_1）都有不同程度的损伤，不局限于任何一个神经束，比较严重，占15%～20%。整个上肢呈迟缓性瘫痪，腿反射全部消失以及感觉存在障碍，Horner 征阳性。

四、诊断与预后

1．诊断

（1）新生儿臂丛神经损伤主要根据体格检查做出诊断：①观察休息位时的上肢姿势，包括肩、肘、腕及手指的自主活动；②触觉刺激上肢后观察肢体活动情况；③利用新生儿原始反射中的 moro 反射、非对称性紧张性颈反射来观察上肢的活动，并进行两

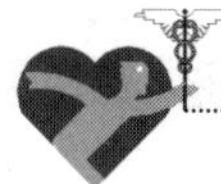

侧上肢对比。

（2）臂丛神经损伤的病因诊断：详细询问母亲怀孕情况及分娩病史，检查可能导致该损伤的各种高危因素。

2. 预后

新生儿臂丛神经损伤预后与损伤的严重程度相关。大约50%的患儿能够在第1年完全恢复正常。在6～8 w自然恢复的患儿可获得正常或接近正常关节活动度和肌力，对日后学习与生活无影响。若在3个月内没有明显恢复，则其预后较差，甚者会发展成为永久障碍，例如关节活动受限、肌肉力量下降、上肢长度和周径变小、肩部肌肉失衡和畸形、肩不能外展外旋和半脱位等。预后差征象包括有 Horner 征阳性、全臂丛受累、6个月内肘不能屈曲。

3. 辅助检查

近年来，随着神经电生理检测技术及对臂丛神经损伤诊断水平的提高，电生理检查已成为臂丛神经损伤定位、定性、判断病情的重要手段。对决定治疗方案、判断预后有重要意义。

（1）肌电图。提示神经源性损害，可表现为异常自发电位（纤颤电位、正相电位），运动单位电位（MUP）时限延长及波幅增高，多项波增多，重收缩时 MUP 募集波形为单绯相或无 MUP。神经传导速度检查表现为运动神经导速度（MCV）和（或）感觉神经传导速度（SCV）减慢或诱发电位未引出。

（2）体感诱发电位（SEP）及感觉神经活动电位（SNAP）。电生理检测有助于对臂丛神经节前及节后损伤进行鉴别，节前损伤 SNAP 正常，SEP 消失；节后损伤时，SNAT 和 SEP 均消失。

（3）肩锁骨关节 X 光片，排除是否存在锁骨、肱骨骨折等情况。

（4）CT 与 MRI 可区分神经根是撕裂还是断裂，还能显示合并存在的脊膜膨出、水肿等。

五、康复评估

康复评定是临床康复治疗的一个重要环节，通过详细分析患侧上肢的功能情况，一方面有助于临床医生的诊断，另一方面可有条理地保存患儿上肢功能恢复进展的记录。

康复评定者一定要熟悉臂丛神经损伤的类型，儿童神经、肌肉、骨骼以及手功能的发育顺序，特别是伸手触物这个动作，只有这样，才能准确、细致地分析患儿评定时的功能状况、损害的部位、范围和程度以及将来可能出现的二次损伤、预后等。

一份完整的康复评定最好包括以下8个部分：①肌电图，②肢体围度，③肌力、肌张力，④关节活动度，⑤反射，⑥上肢活动能力录像，⑦感觉功能，⑧上肢功能评定。臂丛神经损伤的康复检查重点在上肢，必须两侧对比。

1. 肌电图

肌电图能够准确地记录患侧上肢肌肉的收缩能力，但需要患儿有较好的配合程度。

2. 肢体围度

提示患肢肌肉的萎缩程度。一般测量方法：上臂，取坐位，手臂自然垂于体旁，分别测量屈肘、伸肘时上臂的中部最膨隆处，约肱二头肌隆起处；前臂，取坐位，手臂自然垂于体旁，分别测量前臂近端的最膨隆处与远端的最细处两个位置。要两侧对比（表5－3），定期测量，以做比较。但婴幼儿较难保持坐位，建议测量体位改为仰卧位，肩关节外展90°，伸肘伸腕，掌心向上。注意强调每次测量的体位、两侧肢体测量时位置要一致，以免造成误差。

表5－3　上肢肢体围度记录

右（cm）	项目	左（cm）
	屈肘时上臂中部最膨隆处	
	伸肘时上臂中部最膨隆处	
	前臂近端的最膨隆处	
	前臂远端的最细处	

3. 上肢肌力与肌张力

（1）根据 Lovett 肌力6级分级法进行肌力测定，遵循一定的顺序，在不同的关节角度和不同的重力关系下进行主动的肌肉收缩，由于婴幼儿的配合程度较差，一般选择观察法，在各种体位下诱导患肢做主动伸手触物的动作，观察患肢抗重力活动、支撑情况等。

（2）肌张力：臂丛神经损伤一般表现为低肌张力，可以通过表5－4观察、比较和记录。

表5－4　肌张力检查记录

检查方法	肌张力亢进	肌张力低下
视诊肌肉外观	肌腹丰满	肌腹平坦
触诊肌肉硬度	硬	软
被动过伸展检查	活动受限，抗阻力增加	关节过伸展，抗阻力降低
摆动度检查	振幅减少	振幅增加
姿势变化	调整迟缓	无肌紧张变化
记录		
检查日期		

4. 关节活动度

随着患儿年龄的增加，肌肉力量不均衡、不良姿势、缺乏针对性训练等因素都会导致患肢各关节不同程度的挛缩，最常见的关节活动度受限有：肩关节前屈、肘伸展、前臂旋后、肩胛骨回缩受限等。记录主动与被动关节活动度，能够判断关节的挛缩程度，防止关节的二次损害。

5. 反射

反射包括肌腱反射、原始反射、保护性反应。目的是通过患儿在各种检查中的表现，观察患肢的运动、姿势、代偿动作。需要检查肱二头肌、肱三头肌、指屈肌的腱反射，拥抱反射，手的放置反应，躯干侧弯反射，颈翻正反应，降落伞反应。

6. 录像

上肢活动情况录像的最大优点是提供了直观的前后运动姿势比较，最重要的是记录了患肢的整体运动能力、运动姿势、代偿模式等。可以与肌力、肌张力、关节活动度检查同步进行，应尽可能诱导患肢做出各种各样的动作。为了全面地评定患肢功能，建议康复评定专业人员设置以下场景，以诱导患肢的动作。

（1）引导父母与患儿面对面地交流，观察患肢的各种有意识的主动运动（特别是伸手触物），以及无意识的自发性运动。

（2）观察患儿仰卧、俯卧、活动、扶抱、说话时的各种自发动作与姿势。主要观察患儿患肢的支撑能力、自发运动以及肢体的代偿情况，如俯卧上肢的支撑力量，仰卧位、坐位上肢在中线位置的活动情况，翻身时患肢的协调动作，玩耍时患肢的活动情况等。

（3）在检查各种原始反射、保护性反应时候，观察患肢的习惯性动作。

7. 感觉功能检查

感觉缺失一般不及运动缺失的程度。感觉检查不必像运动分析那样细致。可以选择针刺试验，观察患儿的不悦表情。国外有学者推荐皱纹试验（把手指浸入 40 ℃的水 30 min，失神经支配的皮肤不会变皱）。大龄患儿要行异位感觉测试。

8. 上肢功能评定

（1）改良 Mallet 分级，是国际上用于评定肩关节功能的最常用方法，具有良好的信度。该量表有 6 个项目，分别是整体外展、整体外旋、手到颈、手到脊柱、手到口和到肚脐。每个项目分别分为 0 ～ 5 级 6 个等级，0 级不能测试，1 级无任何功能，5 级正常（表 5 -5）。其中评估肩内旋项目即患手是否可触摸肚子，对患儿日后的生活如会阴部清理、拉拉链、扣纽扣等动作是否可以执行至关重要。

（2）Gilbert 肩关节功能评定量表，Ⅲ级、Ⅳ级、Ⅴ级提示肩关节可进行功能性活动（表 5 -6）。

（3）Gilbert 和 Raimondi 肘关节功能评定量表，根据关节活动情况打分，再根据总得分进行分级，总分 0 ～ 1 分是Ⅰ级，提示预后差；2 ～ 3 分是Ⅱ级，提示预后一般；4 ～ 5 分是Ⅲ级，提示预后好；肘关节功能达到Ⅲ级，提示患肘可进行功能性活动（表 5 -7）。

（4）改良 MRC 腕关节功能评定量表，3 级或以上，提示腕关节可进行屈伸功能性活动（表 5 -8）。

（5）Al-Qattan 手运动功能评定量表，功能评级在 3 级、4 级即可进行功能性活动（表 5 -9）。

表 5-5 改良 Mallet 分级（Ⅰ级：无功能，Ⅴ级：正常功能）

项目	不可测试	1 级	2 级	3 级	4 级	5 级
整体外展	不可测试	无功能	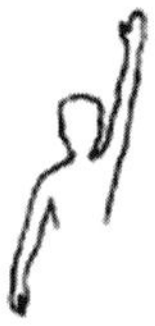 <30°	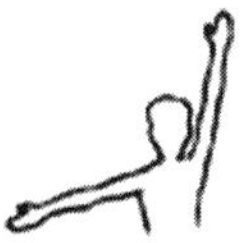 30～90°	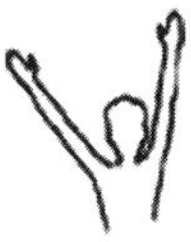 >90°	正常
整体外旋	不可测试	无功能	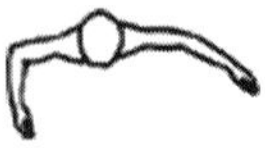 <0°	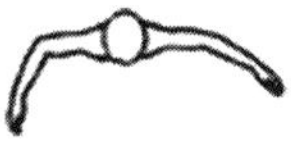 0～20°	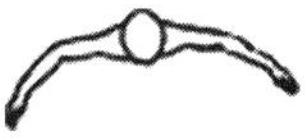 >20°	正常
手到颈	不可测试	无功能	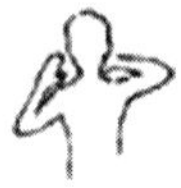 手不能到颈部	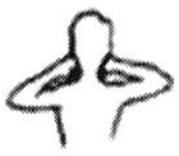 困难	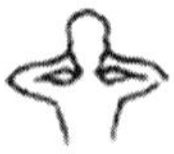 容易	正常
手到脊柱	不可测试	无功能	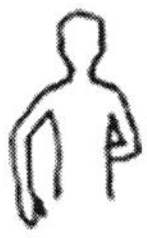 手不能到颈部	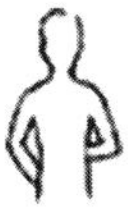 手可到 S1 水平	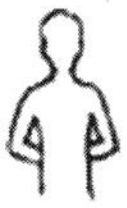 手可到 T12 水平	正常
手到口	不可测试	无功能	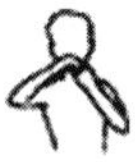 肩手位置明显，呈吹喇叭姿势	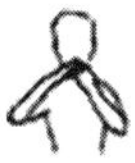 部分喇叭状	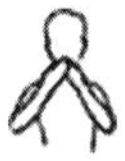 肩外展 <40°	正常
手到肚脐	不可测试	无功能	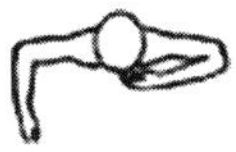 手不能到肚脐	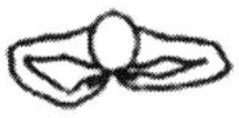 手到肚脐，但腕屈曲	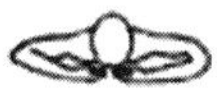 掌心到肚脐，无腕屈曲	正常

表 5-6 Gilbert 肩关节功能评定量表

级别	肩关节动作
0	肩关节完全不动
Ⅰ	外展或屈曲到 45°，无主动外旋
Ⅱ	外展 <90°，可外旋到中立位
Ⅲ	外展 =90°，外旋无力
Ⅳ	外展 <120°，外旋不充分
Ⅴ	外展 >120°，可主动外旋

注：Ⅲ级、Ⅳ级、Ⅰ级可进行功能性活动。

表 5－7　Gilbert 和 Raimondi 肘关节功能评定量表

肘关节活动		评分
A. 屈肘	无或轻微收缩	0 分
	不完全屈曲	2 分
	完全屈曲	3 分
B. 伸肘	无	0 分
	差	1 分
	好	2 分
C. 伸展受限	0～30°	0 分
	30～50°	－1 分
	＞50°	－2 分

注：Ⅰ级＝0～1 分，预后差；Ⅱ级＝2～3 分，预后一般；Ⅲ级＝4～5 分，预后好，可进行功能性活动。

表 5－8　改良 MRC 腕关节功能评定量表

级别	腕关节活动程度
0 级	无收缩或肌肉轻微收缩
1 级	无重力下主动运动
2 级	抗重力下主动运动
3 级	抗阻力主动运动的活动范围不超过正常范围的 50%
4 级	抗阻力主动运动的活动范围大于正常范围的 50%
5 级	正常肌力与关节活动度

注：3 级和 4 级可进行屈伸功能性活动。

表 5－9　Al-Qattan 手运动功能评定量表

级别	描述	功能
0 级	废用手	完全无力、无功能的手指轻微活动
1 级	差	仅存非常微弱的抓握能力
2 级	可	手指稍主动屈曲和（或）伸展，拇指可稍活动，但手内在肌阴性征（掌指关节过伸，指间关节屈曲）
3 级	良	症状同 2 但无手内肌阴性征（内在肌平衡）
4 级	优	手指主动屈伸活动和拇指活动接近正常水平，伴有主动的内在肌功能
5 级	正常	

注：3 级和 4 级可进行功能性活动。

六、康复治疗

针对新生儿臂丛神经损伤患儿的康复治疗，治疗目标主要有：①防止关节挛缩，保持正常关节活动度；②促进受损神经再生；③保持肌肉质量，迎接神经再支配；④提高上肢运动功能。而临床中可用于新生儿臂丛神经损伤的康复治疗方法繁多，治疗时，应根据不同时期、不同损伤类型、不同康复目标来针对性地选择不同的治疗方法。

1. 治疗程序

（1）早期防治水肿。

（2）中期诱导瘫痪肌群的主动收缩，防止肌肉萎缩、关节挛缩。

（3）晚期或后遗症期强化功能性训练，使用辅助工具，帮助生活独立。

2. 症状治疗

（1）水肿。水肿是由于神经损伤后循环障碍、组织液增多导致的，也是挛缩的原因之一。可采用抬高患肢的体位摆放、患肢做轻柔的向心按摩与被动运动、热敷、各种消除水肿的理疗、弹力绷带压迫等方法来改善局部的血液循环，促进组织水肿或积液的吸收。

（2）软组织挛缩。常由于浮肿、疼痛、受累肌肉与其拮抗肌之间失平衡等因素导致，挛缩一旦发生，不但难以治疗，而且严重影响功能和外观，因此，全范围的患侧上肢关节被动运动极为重要。对于部分在婴儿期即存在挛缩倾向的关节，可早期使用腕手矫形器等矫形支具，以预防或减少继发的软组织或关节挛缩。

（3）肌萎缩。早期运用神经肌肉电刺激、被动活动、传统按摩、电针等方法，以防止、延缓、减轻失神经肌肉的萎缩程度，保持肌肉质量。当肌力有一定恢复或肌肉收缩时，强化运动训练以促进运动功能的恢复，大龄患儿还可采用肌电生物反馈疗法以帮助恢复肌力。

3. 现代康复治疗方法

1）物理治疗原则。产伤所致的臂丛神经损伤，在出生的头两个星期后就要进行特定康复，如消肿、镇痛、良姿位的摆放等。某些受损神经只是短暂断裂，急性期后的训练能刺激其所支配的肌肉尽早产生主动收缩，使受累肌肉在神经一开始再生就能被激活，同时还可防止或减轻软组织的挛缩、肢体的失用，以及低效代偿运动的形成。训练时要遵循以下原则进行：

（1）训练目的须明确，并有特异性和目的性（如伸手触碰某个目标这一特异动作）。熟练掌握上肢肌群的具体功能，清晰明了某一动作所涉及的肌群，能帮助治疗师更好地选择应该重点训练哪块肌肉。例如，伸手触物这一动作涉及肩的外展肌、屈肌、内旋肌，肩胛的旋转肌、后缩肌、伸肌，前臂旋后肌，腕伸肌，桡偏肌，拇指的掌部外展肌。训练时，应分步练习以上肌群，而且必须尽早训练这些肌群，这样才能避免代偿动作、软组织挛缩的出现。治疗师可用引导与反馈来保证患儿所做的动作是最有效的，也就是能否激活想要运动的肌肉。

（2）训练的肌群要尽可能保持最好的状态，这要考虑到肌肉骨骼的杠杆作用，肢体重力的影响，导致离心收缩早于向心收缩出现的因素。

（3）康复早期的训练任务最好具有可操作性和可完成性，体位与所诱导的关节活动都是影响动作出现的重要因素。当某一动作难以被引导出来的时候，治疗师应考虑变换患儿的体位，以利于动作的出现。而且同一组肌群的收缩可能会出现不同的关节活动，训练时应注意调整。例如，当三角肌肌力还没恢复到支持肩关节做前屈大于90°的抬臂动作时，可以在坐位重点训练保持患臂在水平位，或仰卧位时保持患臂于垂直位的动作。腕伸肌不能在屈腕时做向心性伸手，但可以在肌肉缩短的状态下做离心性收缩，则可让患儿做屈腕与桡侧偏以训练桡侧腕。

（4）治疗的长期性。只要神经在恢复期，训练就要持续进行，因为在相当长（可能是几年）的时间内，神经都可能有恢复的潜力。治疗师要根据计划，并以肌电图为指导，长期进行强化肌肉力量和功能的训练。

（5）针对腕部肌肉、手指内在肌存在不同程度受累患儿的治疗时，除上述症状治疗外，还应注重早期开展对手精细功能的训练。在日常生活和训练中，应多训练患儿多应用患肢伸手抓握或取物；在患儿4月龄后，有自主取物意识时，应多固定健手、诱导患手取物。但由于婴幼儿健侧上肢的功能本身仍在发育中，过度地限制反而会影响其功能的发育，因此需要在健侧肢体限制时间和患侧功能训练上取得相对平衡。在早期的训练中，俯卧位、坐位时用上肢支撑并伸手触物是两个训练患儿使用上肢需特别注意的动作，因为这是上肢的主要功能、它对日常生活活动十分重要。在对较小的婴幼儿诱导伸手时要注意：①相对于平躺的仰卧位，在半卧的、需扶持的坐位上，患儿有效活动手臂的范围可能会比较大；②诱导伸手的物品在形状、颜色上必须是十分吸引患儿的、容易抓牢的，例如圆柱状物体、无钩的鱼竿等；③物品必须是患儿容易看到的（能够吸引视觉追踪），在12～18 cm的视野范围里活动的物品比静止的物品更容易吸引患儿。患儿长大后可用复杂的游戏进行训练，如伸手索要物品这一动作可以鼓励肩前屈与外旋，同时可限制肩的外展与内旋代偿。

2）作业治疗原则。

（1）作业治疗要求患儿有一定的理解能力，岁数足够大，未受累的肢体能正常感受各种感觉。

（2）感觉训练：用轻拍、轻擦、叩击或冲洗刺激患肢，让患儿用患手触摸各种形状物品，或者是推挤袋中的小球。

（3）对于实体感缺失的患儿，当患手指尖感觉有所恢复时，可在布袋中放入日常可见的物体（手表、钥匙）或用各种材料（纸、绒布、皮革）卷成的不同圆柱体，用手进行探拿，以训练实体感觉。

（4）对于大龄的患儿，应指导其使用自助具并训练ADL。

3）物理因子治疗。物理因子治疗是指利用各种物理、化学因子作用于人体，以达到防病治病作用的治疗方法。用于治疗臂丛神经损伤主要有两大作用，一是防止肌肉萎缩、恢复瘫痪肌群的肌力，这是最重要的，主要应用低频电刺激；二是早期用于减轻水肿、缓解疼痛，防止关节挛缩。主要方法如下：

（1）断续的直流电，治疗机理是：断续的直流电能导致神经肌肉膜内外离子浓度发生变化，变化越大，对肌肉的兴奋作用越强。但直流电对皮肤感觉神经末梢刺激较强，应用于婴幼儿时要谨慎。

（2）周围神经损伤治疗仪或神经肌肉电刺激治疗仪，电流频率在 1 ～60 Hz 范围内可调，波宽 0. 2 ～0. 4 ms，每组肌肉每次治疗 20 min，每日 1 ～2 次，10 d 一个疗程。

（3）热敷、温水浴、蜡疗、红外线、电光浴等方法都可以帮助患肢减轻水肿。一般配合低频电刺激，在关节周围治疗，每次 10 min，每日 1 次，10 d 一个疗程。

（4）肌内效贴的应用。贴扎技术应用在水肿部位或者受损神经所支配的肌群，可以达到促进淋巴循环、缓解疼痛、协助较弱肌群收缩、防止关节挛缩的作用，促进手功能的恢复。

4. 传统中医治疗方法

（1）针灸。取穴：颈 5 ～ 胸 2 夹脊穴、肩井、肩、肩贞、曲池、外关、合谷、后溪、少海、肩内陵、肩外陵。随症取穴：瞳孔缩小、眼裂变狭及面颈部出汗者加风池太阳、攒竹，手部浮肿者加八邪。初期用泻法，针刺宜深，刺激宜强：后期用补法，体质虚弱可重补加炙，留针 30 min，每天 1 次，有一定语言表达能力的大龄患儿可局部加拔火罐。

（2）电针。取穴原则同普通针灸，每次取 2 ～3 对穴，刺激到局部肌肉跳动为度每次通电 15 ～20 min，每日 1 次式隔日 1 次。

（3）穴位注射。选用加兰他敏注射液、VITB1，与针刺穴位交替进行，每次注射 3 ～4 个穴位，每天 1 次，15 d 一个疗程。

（4）按摩。主要作用是减轻水肿，放松肌肉。用揉、按等轻手法，动作要轻柔方向从远端向近端，做向心性按摩，瘫痪肌群重点按摩。按摩时要注意患儿的表情，按摩力度以患儿稍感疼痛为宜，但不宜令患儿过度哭闹。

5. 肉毒毒素治疗

大约有 1/3 臂丛神经损伤患儿的受累肢体关节存在肌肉失衡，从而导致肢体功能出现障碍。肉毒毒素可以作用于神经肌肉接头处，暂时抑制突触前膜释放神经递质乙酰胆碱，通过引起肌肉松弛性痹来减弱过强的拮抗肌群。肉毒毒素射可改善臂丛神经损伤患儿的肌肉失衡、协同收缩和挛缩，从而达到避免、调整及延缓手术的目的。

6. 家庭康复

（1）帮助家长了解患儿的损伤情况，清楚损伤的类型、程度、范围。

（2）家长应严格按照治疗师的指导对患儿进行训练，如各种有利姿势的摆放；鼓励患儿多使用患手：特别要注意各种诱导动作与被动运动一定要考虑儿童骨骼肌肉发育的生理特点，不可使用蛮力及随便过度活动上肢关节。

（3）非治疗时间内，家长一定要配合治疗师阻止患儿使用各种代偿姿势。

7. 应用矫形器及辅助工具

运用肩、肘矫形器防止关节继发性挛缩变形，并可应用辅助工具进一步提高患肢功能。

七、小结

产伤所致的臂丛神经损伤一般预后较好，约 90% 的臂丛神经损伤能恢复到完全生活自理。这是由于婴儿处于生长发育时期，断裂神经有较强的再生能力，而且婴幼儿时期的大脑皮质内相应的感觉与运动中枢在神经损伤后通过训练，能获得更大的代偿能力，所以一般恢复较好。但根性撕脱伤则无恢复可能，一般需要外科手术介入。大多数学者认为最终获得有效恢复的病例往往在出生后 3 个月内即有肌力恢复征象，如果 6 个月内无任何功能恢复，常提示完全损伤。

虽然产伤所致的臂丛神经损伤一般可以恢复大部分功能，但患肢还是会遗留后遗症，如肩前屈小于 100°，肘伸展未达全范围，前臂旋后功能欠佳等，因而患儿生活质量的长期管理首先是避免患儿产生自卑情绪，鼓励患儿树立战胜疾病的信心，针对患儿的个性及患肢功能的恢复程度，应用暗示、诱导、鼓励和家庭支持等方法进行有效的心理疏导，使患儿能够长期持续地积极配合康复治疗和训练，最大限度地恢复肢体功能，减少残疾程度。对于年龄稍大的患儿，必要时可跟学校老师打招呼，嘱其周围的同学不要嘲笑，令患儿保持心情愉快，消除其紧张、恐惧、焦虑等负性心理。

随着患儿年龄的增长，可以根据患肢的功能以及肩、肘关节的挛缩程度应用矫形器、辅助工具，并适时调整训练计划与目标，以最大限度地恢复、代偿肢体功能。

八、范例分析

患儿，女，7 个月，左侧臂丛神经损伤。孕周 39 w + 3 d，出生体重 5.1 kg，肩难产，生后即发现左臂活动受限。无力，于生后 27 d 至神经科就诊，诊断为左侧臂丛神经损伤。肌电图结果提示左侧臂丛神经不完全性损害（肩胛上神经 Erb 点至冈下肌段轻度混合性损害，肌皮、腋神经中重度混合性损害，正中神经、尺神经、桡神经重度混合性损害）。逐转诊至康复科。

患儿 1 月龄时在仰卧位下左上肢呈肩内收、肘伸展、前臂旋前、腕下垂姿势。诱发 moro 反射、非对称性紧张性反射时左肩、肘、腕部均未见明显的关节活动，但在肩部上臂可触及有轻微的肌肉收缩。左上肢肌力：近端（肩前屈肌群、肘屈曲肌群）1 级，远端（腕背伸肌群）0 级。左上肢被动关节活动度：肩前屈 100°，肘屈曲 110°，腕背屈 50°。双上肢围度：左上臂较右侧细 1 cm，左前臂近端与远端均较右侧细约 0.5 cm。为改善左上肢关节活动度、提高左上肢肌力、防止或减缓进一步的肌肉萎缩与关节变形，设定以下治疗方案：左上肢良姿位摆放：左肩、肘、腕关节无痛范围内被动运动：左上肢按摩；左上肢皮肤感觉刺激（触觉、温度觉刺激）；左前臂旋后；左侧小圆肌、三角肌、肱二头肌、腕伸肌应用神经肌肉电刺激；针灸；佩戴左腕手矫形器（夜间可继续应用）。嘱咐其每 4 ～6 w 复查，主要是监测肌力的恢复情况、关节活动度、双上肢围度、手精细功能的发育情况，以便能及时调整治疗方案。

患儿 3 月龄时在仰卧位下左上肢呈肩内收、肘伸展、前臂旋前、腕下垂姿势，左肩可主动外展约45°，无明显前屈运动，可触及上臂有轻微的肌肉收缩。左上肢肌力：近端（肩前屈肌群、肘屈曲肌群）1级，远端（腕背伸肌群）0级。左肩、肘、腕被动关节活动范围无受限。双上肢围度：左上臂较右侧细0.5 cm，左前臂近端与远端均较右细约0.5 cm。为提高左上肢肌力、防止或减缓进一步的肌肉萎缩与关节变形，设定以下的治疗项目：左上肢良姿位摆放，左肩、肘、腕关节被动运动，左上肢按摩，左上肢皮肤感觉刺激（触觉、温度觉刺激），左前臂旋后，诱导左手主动抓握运动，左侧三角肌、小圆肌、肱二头肌、桡侧腕伸肌、指伸肌群应用神经肌肉电刺激，针灸，佩戴左腕手矫形器（夜间可继续应用）。

患儿5月龄时在仰卧下左肩可主动外展约150°，竖直位下左肩可外展5°、前屈5°，可触及上臂有轻微的肌肉收缩，左腕下垂。左上肢肌力：肩前屈肌群2级、肘屈曲肌群1级，腕背伸肌群0级。左肩、肘、腕被动关节活动范围无受限。双上肢围度：左上臂较右侧细0.5 cm，左前臂远端与近端围度均与右侧无明显差异。为提高左上肢肌力及抓握能力、防止或减缓进一步的肌肉萎缩与关节变形，设定以下治疗项目：左肩、肘腕关节被动运动，左上肢按摩，左上肢皮肤感觉刺激（触觉、温度觉刺激），左前臂旋后，俯卧位双前臂支撑，诱导主动的左肩外展、前屈运动，诱导左手主动抓握运动、左上肢中线位运动，左小圆肌、三角肌、肱二头肌、桡侧腕伸肌应用神经肌肉电刺激，针灸，佩戴左腕手矫形器（夜间可继续应用）。

患儿7月龄时在竖直位下左肩可外展50°、前屈80°。可触及上臂有轻微的肌肉收缩。左腕下垂。左上肢肌力：肩前屈肌群2级、肘屈曲肌群1级，腕背伸肌群0级。肩、肘、腕被动关节活动范围无受限。双上肢围度：左上臂较右上臂细0.5 cm，左前近端与远端围度与右侧比较无明显差异。为提高左上肢肌力及抓握能力、防止或减缓进一步的肌肉萎缩与关节变形，设定以下治疗项目：左肩、肘、腕关节被动运动；左上肢按摩；左上肢皮肤感觉刺激（触觉、温度觉刺激）；左前臂旋后；俯卧位双前臂支撑；诱导主动的左肩外展、前屈运动，诱导左手主动抓握运动、左上肢中线位运动：左小圆肌、三角肌、肱二头肌、桡侧腕伸肌行神经肌肉电刺激：针灸：佩戴左腕手矫形器（夜间可继续应用）。

由于该患儿现7个月，仍处于患肢肌力低下、患侧肘不能屈曲的状况，且肌力恢复一直进展缓慢，故预测其预后差，可能发展成永久的功能障碍。告知其家长可能的预后，了解治疗的长期性，并嘱咐家长继续进行康复治疗、重视日常的功能训练：还需定期复查，监测其患侧上肢的肌力、关节活动范围、精细运动功能的发育、双上肢的围度和长度等情况的变化，以便及时发现问题，并及时对治疗方案做出合适的修改。

（郑　韵　徐开寿　严晓华　何　璐）

第五节　肌张力低下

一、概述

肌张力是指活动肢体或按压肌肉时所感到的阻力，阻力过低即被称为低肌张力或肌张力低下（hypotonia）。

二、病因

导致肌张力低下的可能原因有肌肉系统疾病（如脊髓性肌萎缩症）、遗传性疾病（如 Prader Willi 综合征）、产伤（如臂丛神经损伤）或遗传代谢疾病（如糖原类疾病）。此外，唐氏综合征、发育迟缓的儿童也会表现为肌张力低下，且常伴有粗大运动功能发育迟缓。但是大部分婴幼儿的肌张力低下是先天的、病因不明的，这类肌张力低下通常被称为良性先天性肌张力低下症（congenital hypotonia）。本节讨论的康复原则一般用于 3 岁以下的非进行性肌张力低下症儿童。

三、临床表现

肌张力低下的儿童常被描述为感肌肉松弛、下垂、无力，表现为倒 U 型/头后垂/蛙位姿势等；触诊可见肌腹柔软弹性减少，查体牵张反射减弱、关节活动范围增大（内收肌角、腘窝角增大，肘、膝关节过伸）、围巾征阳性，常合并动技能发育迟缓或不成熟、运动协调障碍等问题。

四、诊断预后

肌张力低下的诊断一般根据肌张力检查结果与运动技能表现，但需与脊髓肌肉萎缩症鉴别（详见本书第五章），良性先天性肌张力低下症预后良好，一般不会影响步行后的运动功能。

五、康复评估

肌张力低下的评估方法包括观察法、关节活动夹角、关节活动度等，详见第三章第一节内容。

六、康复治疗

肌张力低下的儿童常常喜欢保持某些不需要很多肌肉主动用力的姿势，如喜欢靠着东西、蛙位坐，使用不成熟姿势爬行等。因此，治疗师应该在早期就刺激他们进行主动的肌肉控制，鼓励他们做抗重力的运动，缩窄身体的支持面，帮助他们从不成熟的姿势转为成熟的姿势，从而促进他们粗大运动的发育，使之获得最优功能。

（一）治疗原则

治疗原则包括以下九个方面。

1. 鼓励抗重力的运动

鼓励儿童进行竖直位运动以及较为主动的肌肉控制。比如，与坐位或者立位相比，仰卧位可能是一种非常消极的抗重力姿势，即使是小婴儿。

2. 适合儿童年龄的方案

选择适合儿童年龄、功能情况的运动技能进行促进与训练。

3. 使用座椅、站立架等辅具

无论儿童的功能如何，都需要促进其在一天 24 h 内体验各种姿势。如果儿童不能独立维持这些姿势，应考虑使用如座椅、站立架等。

4. 鼓励儿童从不成熟的姿势转换为成熟的姿势

肌肉张力低下的儿童偏好使用支撑面较大的稳定姿势，因为这样的姿势感觉很“安全”，但是这种姿势可能会妨碍儿童进行探索。因此，治疗师需要鼓励儿童掌握更成熟的动作，尝试不同的运动。

5. 采用有效的姿势

对于肌张力低下的儿童可能会找到有效但成熟的运动方法，治疗师可以允许儿童先使用这些方法，再诱导他们进行更有挑战性的活动。例如，肌张力低下婴儿在最初学习移动时，可能是通过臀部挪移，而不是俯卧位的爬行实现。允许儿童先以这样的姿势移动。当他们的动作更加自如协调后，帮助他们做进一步的探索运动和改变。需要谨记，治疗的目标是促进功能独立，而非提高运动的质量。因此，促进方法因人而异。

6. 激发儿童动力

创造有趣、令他们兴奋的环境，促进其主动探索。确保儿童有足够的可活动空间，以及活动环境中有人、玩具、音乐和有趣的东西吸引儿童，让儿童愉快地进行运动学习。

7. 请务必耐心

诱导儿童学习新技能或活动时，要给儿童充分的反应时间。他们需要确保“安全”，理解如何做，或者这项新的活动需要儿童同时领会或使用多项不同的技能，这都需要时间的配合，因此治疗时请务必耐心。

8．提供练习的机会

儿童需要反复练习，才能掌握新技能。因此，需要把治疗融入日常生活中，通过玩耍、姿势的摆放、多刺激的诱导，鼓励儿童增加活动时间。

9．切忌用力拖拽

由于肌肉张力低，拖拽和上拉患儿四肢有可能导致关节脱位或骨折。

（二）治疗对策

治疗对策应该根据儿童的功能程度进行设定，包括以下十个方面。

（1）对于缺乏头部控制能力的儿童，应从能控制头部的姿势开始进行训练，比如与单纯的仰卧拉起相比较，竖直位的头控训练能更有效地提高低肌张力儿童的头部控制能力；同时，指导家长通过扶抱儿童，放置儿童等方法进行头控的训练。

（2）对于仰卧位没有主动活动的儿童，鼓励他们进行手碰膝的动作，引导腹部肌肉收缩；注意调整臀部姿势，避免髋关节过度外展外旋；并鼓励或协助儿童从仰卧转为其他姿势。

（3）对于在俯卧位活动较少的儿童，应指导他们多进行俯卧位的活动；设置俯卧姿势时，考虑使用圆筒状物体、斜面或者父母的身体，诱导抗重力姿势的出现；并且需要注意手臂、腿的姿势，避免肩、髋关节过度外展。

（4）对于缺乏主动身体移动和探索周围环境能力的儿童，应引导其进行各种形式的移动（如滚、旋转、推等），推荐使用帮助移动的设备，如爬行架等，并营造让儿童感到兴奋的环境。

（5）对于不能独坐的儿童，可以采取调整支撑面和姿势的策略，如缩小支撑面，调整扶抱、放置儿童的姿势；允许任何有功能的坐位姿势，如 W 型坐位；使用外部支持设备，如座椅等（参考第四章第八节）。

（6）对于不能独立从坐位转换为其他姿势的儿童，考虑调整双腿的姿势和缩小支撑面；鼓励儿童移动时向侧方出力，而不是向前方；指导父母如何协助儿童进行姿势转换。

（7）对于不能从其他姿势转换为坐位的儿童，需要鼓励躯干旋转；促进儿童使用四点跪位姿势，并在姿势转换时，适当调整腿部的姿势和缩小支撑面，以促进重心的提高；并且允许儿童使用不同的转换方式调整为坐位。

（8）对于不能独立站立起来的儿童，注意适当控制支撑平面的高度；促进儿童使用四点跪位、单腿跪立姿势为站起做准备。注意调整脚部姿势，以缩小支撑面，并且允许儿童使用不同的方式进行转换。

（9）对于不能以站立姿势移动的儿童，首先鼓励儿童增加站立时间；鼓励儿童在站立时扭转身体以促进躯干旋转姿势的成熟；注意调整脚部的姿势，以缩小支撑面。

（10）对于不能独立行走的儿童，同样首选鼓励增加站立的时间，并考虑使用帮助移动的设备，如助行器等。

七、小结

上文讨论的治疗肌张力低下儿童的操作性治疗方法，是以儿童发育理论为基础，以儿童发育里程碑为指导原则，配合具体说明的干预方法。详细的康复对策可以帮助治疗师比较容易着手开展针对肌张力低下儿童的康复治疗，另外，以儿童的功能水平为起点，选择相应的治疗对策，能够帮助治疗师全面整合所有信息并应用于治疗中。希望这些治疗原则与康复对策能够向治疗师提供一个新思路，而不是单一的治疗操作。

八、范例分析

患儿，男，6 月 8 天，因未能抬头，哭声无力，肢体无力 3 月余就诊。患儿为 G1P1，足月剖宫产，出生体重 3 kg，怀孕史及出生史正常。体检：患儿神志清醒，呼吸平稳，竖直位头部可以主动左右旋转，俯卧抬头离垫小于 45°，仰卧拉起头部滞后。四肢被动活动无异常，但四肢肌张力明显低下，膝反射未引出，双侧巴氏征阴性。因此，治疗对策首选增加患儿俯卧位的时间，鼓励患儿使用俯卧位玩耍，例如，让患儿横向俯卧在家长的大腿上，跟患儿说话鼓励其向上看；或者拿一个玩具吸引患儿看见，然后逐渐举高玩具鼓励患儿抬头；同时可以抚摸或者轻揉背部和颈部的肌肉刺激肌肉收缩。如图 5－24a 所示。

家庭康复治疗 1 个月后复诊，患儿头部稳定性较前明显改善，仰卧拉起头部可以跟随身体至竖直位，俯卧抬头能够诱导出双上肢支撑姿势，但此时患儿已满 7 个月却仍未能独立坐位，此时治疗对策应该以鼓励坐位为主，如指导家长坐在地板上，双腿伸直成“V”字形，扶着患儿让其背对着家长坐。家长可以在患儿的腋下扶持或者让患儿靠着家长的身体，如图 5－24b 所示。在患儿的前方和侧方周围放置玩具，鼓励患儿去拿玩具。逐渐减少扶持程度，或者鼓励患儿进行更大范围的活动，如扶持手的位置从患儿的腋下逐渐放低至骨盆处，逐渐减少支持力；开始时，将玩具靠近患儿放置，甚至可以放在他们的大腿上，患儿坐位能力进步后，逐渐移动玩具，鼓励患儿伸手去够玩具。如图 5－24c 所示。

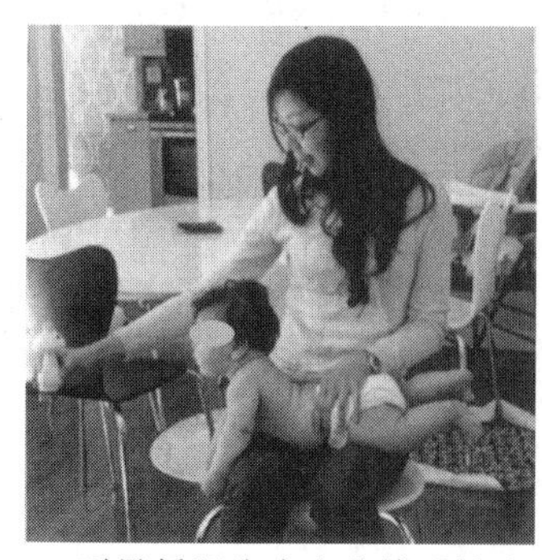

a. 引导低肌张力患儿俯卧抬头

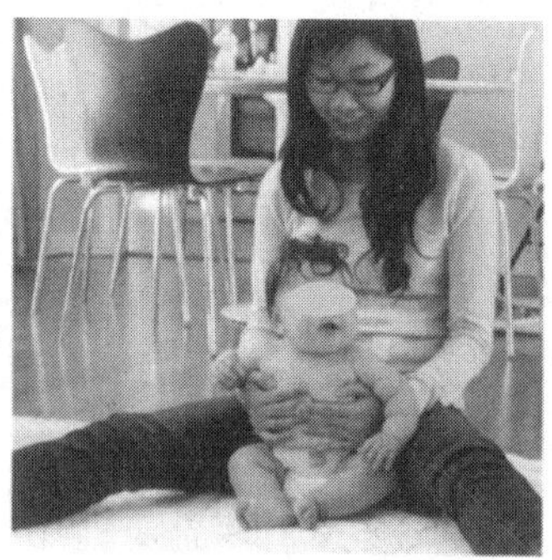

b. 低肌张力患儿坐位训练

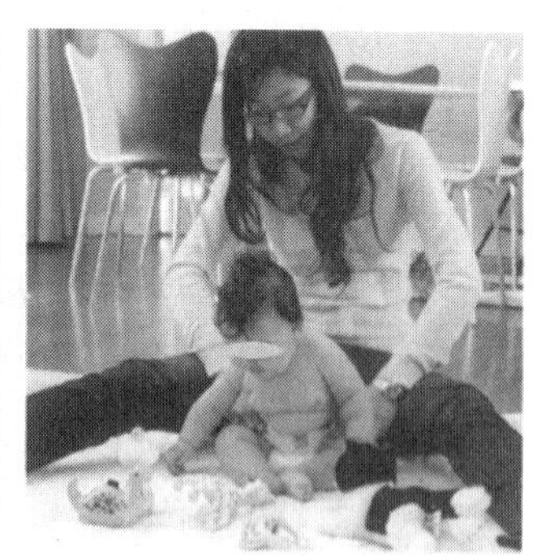

c. 低肌张力患儿坐位下够物

图 5－24　低肌张力患儿头控、腰控训练

（黄晓茵　何　璐）

第六节 脊髓损伤

一、概述

脊髓损伤（spinal cord injury，SCI）指由疾病及外伤等因素引起脊髓结构及功能受损，从而导致损伤平面以下感觉、运动、自主神经功能障碍的一组临床综合征，包括不完全性脊髓损伤、完全性脊髓损伤和马尾损伤3种类型。据调查显示，近年来脊髓损伤的发病逐年升高，其中发达国家较发展中国家发病率高，为20/100万～60/100万人/年，且以15～40岁中青年为主，男性多见，为女性的1～4倍之多，儿童SCI占所有脊髓外伤的2%～5%，病死率为4.4%～16.7%。

二、病因

脊髓损伤的致病因素可分为外伤性损伤和非外伤性损伤两种。非外伤性损伤主要是疾病因素所致，约占脊髓损伤的80%，常见疾病为脊髓炎、脊柱结核、脊柱肿瘤、椎间盘突出、脊柱畸形、动静脉炎和脊髓侧索硬化症等。而外伤性脊髓损伤也较为常见，多见于交通事故、高处坠落、暴力打击、运动损伤、枪伤和刀刺伤等。

三、临床表现

1. 运动功能障碍

颈髓受损可导致损伤平面以下四肢瘫，即四肢及躯干全部或部分运动、感觉、自主功能障碍；胸段以下脊髓损伤可导致截瘫，即损伤平面以下双下肢或躯干的运动、感觉、自主功能障碍。按照损伤的程度可分为完全性损伤和不完全性损伤，完全性损伤可表现为损伤平面以下运动、感觉、自主神经功能的完全丧失，而不完全性损伤则具有以下特殊表现。

（1）脊髓中央综合征：常见于颈脊髓中央部分损害，其主要临床表现为上肢运动障碍比下肢运动障碍严重，运动障碍比感觉障碍严重，鞍区感觉有残留，损伤平面的腱反射消失而损伤平面以下的腱反射亢进。

（2）Brown-Sequard综合征：脊髓半侧损害，临床主要表现为受损平面以下同侧的运动及本体感觉障碍，对侧的温痛觉障碍。

（3）脊髓前索综合征：为脊髓前柱和侧柱损害为主，临床表现为损伤平面以下不同程度的运动、温痛觉障碍，本体感觉存在。

（4）脊髓后索综合征：为脊髓后部损害为主，临床可见损伤平面以下本体感觉丧失，运动觉和痛温觉存在。

（5）脊髓圆锥损伤综合征：脊髓骶段圆锥和椎管内腰段脊神经损害，临床表现除运动、感觉障碍外，通常为无反射性膀胱和肠道运动障碍，下肢反射消失。骶段神经反射如球海绵体反射和排尿反射、肛门反射有时仍可保留。

（6）马尾综合征：指椎管内腰骶神经根损害，临床表现除相应的运动或感觉障碍外，无反射性膀胱及肠道运动障碍，下肢功能包括反射活动的丧失，特点是下肢不对称性损伤明显。

（7）脊髓震荡：是脊髓损伤中最轻的类型，为可逆性脊髓或暂时性脊髓或马尾神经生理功能紊乱。表现为损伤平面以下运动、感觉以及自主神经支配器官功能丧失，一般可在 24 h 内逐渐恢复，恢复后不留任何神经系统后遗症。

2. 感觉功能障碍

脊髓完全损伤者受损平面以下各种感觉均丧失，而脊髓部分损伤者则因受损程度不同而保留部分痛觉、温度觉、触觉及本体觉减弱或消失。

3. 自主神经功能紊乱

多见于第 6 胸椎（T_6）或以上脊髓损伤的患儿临床表现为高血压、搏动性头痛、视物模糊、心动过缓、阴茎异常勃起、Horner 综合征、麻痹性肠梗阻等，受损平面以下皮肤不出汗及有高热。

4. 循环系统功能紊乱

T_6或以上部位的脊髓损伤使交感神经元失神经支配，出现心动过缓、体位性低血压、深静脉血栓或栓塞形成、水肿等症状。

5. 括约肌功能障碍

尿潴留、尿失禁以及反射性排尿，也可见腹泻、便秘和大便失禁等。

6. 疼痛

约 40% 的脊髓损伤患儿可伴随疼痛，疼痛的类型可表现为神经痛、内脏牵拉痛、关节肌肉痛等。

7. 其他

体温调节障碍、呼吸困难、压疮、吞咽功能障碍等。

四、诊断和预后

外伤性损伤造成的急性脊髓损伤病史明确，再结合影像学资料可明确诊断。对于非外伤性脊髓损伤则必须密切注意病史、临床表现、体征和影像学资料的改变，以避免误诊和误治。

五、康复评估

发生脊髓损伤后，应进行早期神经功能的评估，以便正确了解患儿脊髓损伤的种类、性质、部位、范围、严重程度以及预后。目前用于评价评估脊髓神经功能障碍的国际标准是由美国脊髓损伤学会（American spinal injury association，ASIA）制定的脊髓损伤神经功能分类标准。主要包括脊髓损伤的水平评定及脊髓损伤程度判定两方面。

（一）脊髓损伤平面的确定

脊髓损伤平面的确定可反映脊髓损伤的严重程度，颈椎损伤（C_1～T_1）可造成四肢瘫，胸腰椎损伤（T_1以下）可造成截瘫。对于完全性脊髓损伤患儿来说，脊髓损伤平面一旦确定，其康复目标基本确定。对于不完全性脊髓损伤患儿来说，应具体确定脊髓损伤平面以下肌力的评分。明确脊髓损伤平面对选择康复治疗方法、制订护理方案和评价疗效有重要意义。

因脊髓节段与脊柱节段在解剖结构对应上不一致（图 5-25），故脊髓损伤水平不能根据脊椎损伤水平判断，而应根据各节段脊髓所支配肌肉的肌力检查及皮肤感觉检查来评定。神经平面指脊髓具有身体双侧正常感觉、运动功能的最低节段。脊髓损伤患儿其感觉和运动平面可以不一致，左右两侧也可能不同。神经平面的综合判断以运动平面为主要依据，但对于 C_1～C_4、T_2～L_1、S_2～S_5节段的运动平面的确定，因无关键肌可查，临床上只能参考其感觉平面来确定其损伤的运动平面。C_4损伤可以采用膈肌作为运动平面的主要参考依据。T_2～L_1损伤无法评定运动平面，所以主要依赖感觉平面来确定。

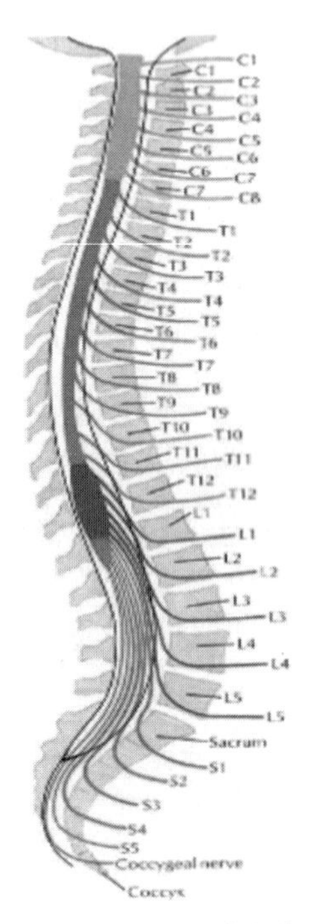

图 5-25　脊髓节段与椎骨的相应位置关系

1. 运动分级

运动损伤平面指脊髓损伤后，能保持运动功能（肌力 3 级或以上）的最低脊髓神经节段。在评定运动损伤分级的过程中，需要通过确定神经平面的标志性肌肉，即关键肌来做定位（详见表 5-10 和图 5-26）。然而，事实上由于每个节段神经可支配多块肌肉，一块肌肉也可接受 1 个以上神经节段支配，因此，根据神经节段与肌肉间的关系，可将肌力保持 3 级的关键肌作为运动神经平面，但该平面以上关键肌的肌力必须大于等于 4 级。运动评分：ASIA 标准指出人体左右各有 10 组关键肌，根据 MMT 肌力评分法将肌力分（0～5 级）作为分值，再把各关键肌的分值相加，正常人群两侧运动功能总积分为 100 分。分值越高，说明肌肉功能越好。

表 5-10　定位运动水平的关键肌

关键肌对应的神经	关键肌名称
C_5	肘屈肌（肱二头肌、肱桡肌）
C_6	腕伸肌（桡侧腕伸肌长、短头）
C_7	肘伸肌（肱三头肌）
C_8	中指末节指屈肌（指深屈肌）

续表 5-10

关键肌对应的神经	关键肌名称
T_1	小指外展肌
L_2	髋屈肌（髂腰肌）
L_3	膝伸肌（股四头肌）
L_4	踝背屈肌（胫前肌）
L_5	踇长伸肌
S_1	踝跖屈肌（腓肠肌与比目鱼肌）

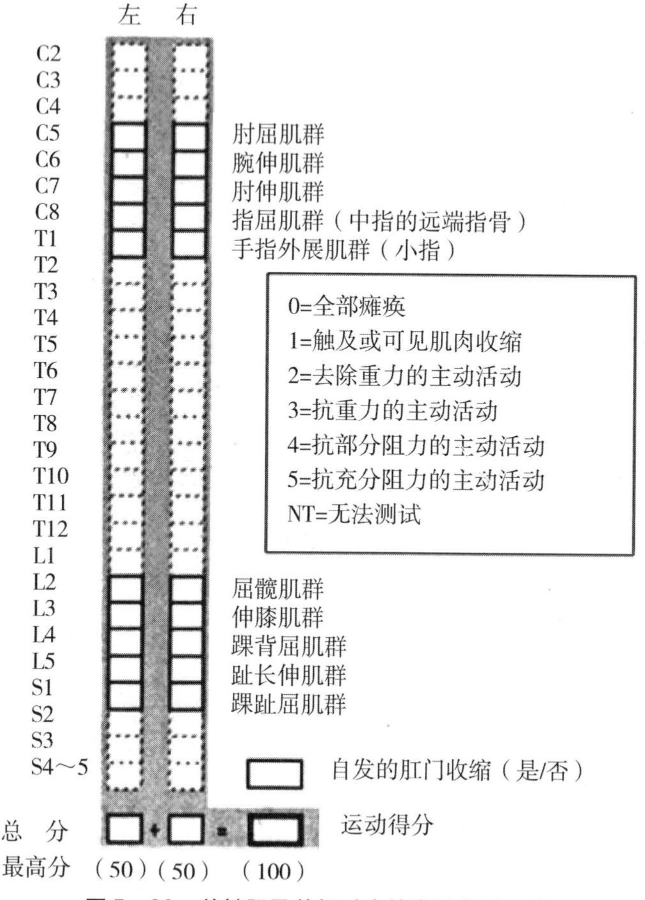

图 5-26 关键肌及其相对应的脊髓节段示意

2. 感觉分级

感觉损伤平面指脊髓损伤后，可保持正常感觉功能（痛温觉、触压觉及本体感觉）的最低脊髓节段。感觉损伤分级可通过 ASIA 标准确定的人体左右各 28 个感觉关键点的体格检查来确定（每个关键点要检查针刺觉和轻触觉，并按 3 个等级分别评定打分）。这里指的关键点是指感觉神经平面的皮肤标志性部位（表 5-11 及图 5-27）。脊髓损伤后，感觉水平以下的皮肤感觉可有感觉异常，感觉减退或消失。感觉评分：0 = 缺失；1 = 障碍（部分障碍或感觉改变，包括感觉过敏）；2 = 正常；NT = 无法检查。每一正常

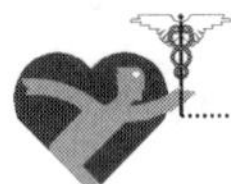

脊髓节段一侧感觉评分为 4 分，两侧最高得分为 28 ×2 ×2 =112 分。分数越高说明感觉功能越接近正常水平。

表 5－11　定位感觉神经平面的关键点

平面	部位	平面	部位
C_2	枕骨粗隆	T_8	第八肋间（T_6 与 T_{10} 中点）
C_3	锁骨上窝	T_9	第九肋间（T_8 与 T_{10} 中点）
C_4	肩锁关节的顶部	T_{10}	第十肋间（脐水平）
C_5	肘前窝的外侧面	T_{11}	第十一肋间（T_{10} 与 T_{12} 中点）
C_6	拇指近节背侧皮肤	T_{12}	腹股沟韧带中点
C_7	中指近节背侧皮肤	L_1	T_{12} 与 L_2 之间上 1/2 处
C_8	小指近节背侧皮肤	L_2	大腿前中部
T_1	肘前窝的内侧面	L_3	股骨内髁
T_2	腋窝顶部	L_4	内踝
T_3	第三肋间	L_5	足背第三跖趾关节
T_4	第四肋间（乳线）	S_1	外踝
T_5	第五肋间（T4 与 T6 中点）	S_2	腘窝中点
T_6	第六肋间（剑突水平）	S_3	坐骨结节
T_7	第七肋间（T6 与 T8 中点）	$S_{4.5}$	肛门周围

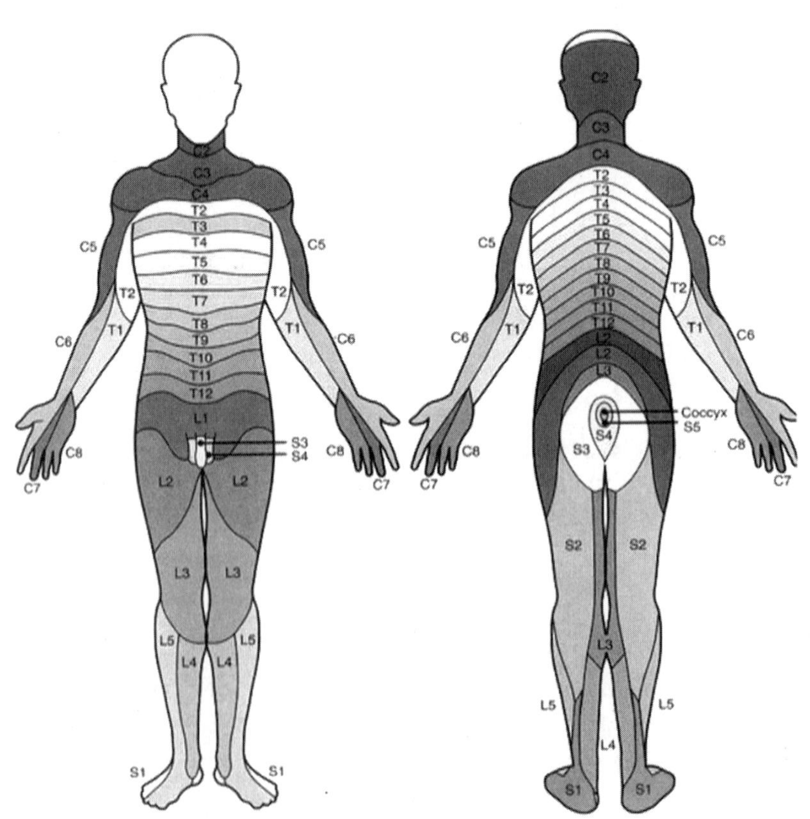

图 5－27　定位感觉神经平面的关键点

3. 脊髓功能部分保留区

完全脊髓损伤患儿在脊髓损伤1～3个脊髓节段以下仍可保留部分感觉或运动功能，这种位于脊髓损伤水平与脊髓功能完全消失之间的脊髓节段，称为脊髓功能部分保留区。不完全性脊髓损伤患儿不存在脊髓功能部分保留区。

（二）脊髓损伤程度判定

脊髓损伤程度可分为完全性损伤和不完全性损伤。目前临床上推荐使用的是ASIA国际统一标准（表5－12）。

表5－12 ASIA损伤分级

级别	损伤程度	临床表现
A	完全性损伤	骶段（S_4～S_5）无感觉或运动功能
B	不完全性损伤	神经平面以下包括骶段有感觉功能，但无运动功能
C	不完全性损伤	神经平面以下有运动功能，大部分关键肌肌力小于3级
D	不完全性损伤	神经平面以下有运动功能，大部分关键肌肌力大于等于3级
E	正常	感觉和运动功能正常

1. 完全性脊髓损伤

完全性脊髓损伤时脊髓损伤平面以下最低骶段的感觉、运动功能完全丧失。S_4～S_5区既无运动功能也无感觉功能，有些患儿可有部分运动或感觉保留区，但是不会超过3个阶段。

2. 不完全性脊髓损伤

不完全性脊髓损伤时损伤平面以下最低位骶段可保留运动或（和）感觉功能。S_4～S_5区有运动或感觉功能，部分保留区可超过3个节段。

3. 脊髓休克

脊髓休克指脊髓受到外力作用后短时间内（一般为数小时至数周，偶有数月之久）损伤平面以下脊髓神经功能完全消失。当球海绵体－肛门反射和肛门反射两种反射出现时，提示脊髓休克已经结束。另外，损伤平面以下出现感觉或肌张力增高也提示脊髓休克结束。

（三）肌肉功能水平的确定

1. 肌张力评定

脊髓损伤患儿肌力的高低与脊髓损伤时期、损伤平面密切相关，具体肌力评定详见第三章第一节。

2. 肌力评定

肌力评定多采用徒手肌力法（manual muscle test，MMT）进行评定（第三章第三节）。

（四）日常生活能力的评定

日常生活能力的评定主要是能够了解患儿生活自理能力和评估其需要帮助的程度。常用的评价指标有 Barthel 指数，WeeFIM 量表，婴幼儿－初中生社会生活能力量表等，这里仅介绍 Barthel 指数评分量表，具体内容如表 5－13 所示。

表 5－13　截瘫患儿 Barthel 指数

日常活动项目	独　立	部分独立或需要部分帮助	需极大帮助	完全依赖	评　分
进餐	10	5	0		
洗澡	5	0			
修饰（洗脸、刷牙、刮脸、梳头）	5	0			
穿衣（包括系鞋带等）	10	5	0		
可控制大便	10	5（每周小于 1 次失控）	0（失控）		
可控制小便	10	5（每 24 h 小于 1 次失控）	0（失控）		
用厕（包括擦净、整理衣裤、冲水）	10	5	0		
床椅转移	15	10	5	0	
平地行走 45 m	15	10	5	0	
上下楼梯	10	5	0		

Barthel 指数评定意义：极度功能缺陷，0～20 分；严重功能缺陷，25～45 分；重度功能缺陷，50～70 分；轻度功能缺陷，75～90 分；生活自理，100 分。

（五）心理功能评定

目前脊髓损伤患儿的心理功能评定也备受关注。脊髓损伤后患儿常会产生感知觉、情感和性格等方面的变化。感知觉方面表现为损伤平面以下感知觉的部分或全部丧失，对躯体的感受与控制发生困难，并由此产生一系列心理问题；情感方面主要表现为自卑感、孤独感以及过度敏感反应；性格方面也可出现倔强和自我克制等。

1. 定性心理评定

定性心理评定是指用观察、访谈的方法对患儿产生的心理活动做出定性或半定量的评定。脊髓损伤患儿大致需经历 5 个心理过程：震惊阶段、否定阶段、抑郁或焦虑反应阶段、对抗独立阶段、适应阶段。

2. 定量心理评定

定量心理评定是指采用心理测验量表对脊髓损伤患儿的各种心理障碍（包括人格障碍、情感障碍、社交障碍等）进行定量评价，进而制订心理康复计划，便于观察患儿心理治疗的效果，进而判断心理康复的疗效。根据测试心理侧重点的不同，脊髓损伤患儿心理评估常使用的心理测验量表有艾森克人格问卷儿童版、症状自评量表、A 型行为问卷、Zung 抑郁自评量表、Zung 焦虑自评量表和社会支持评定量表等。

六、康复治疗

脊髓损伤患儿康复治疗主张早期介入，其中伤后 6 h 内是康复治疗的最佳黄金时期。为此，尽早开展康复训练有利于脊髓损伤患儿各系统功能的恢复，最大限度地减少并发症，提高患儿生活质量。研究指出，伤后 2 w 内开始康复治疗的患儿，住院康复时间至少需 30 d，功能自立评分可增高达 40 分；伤后 85 d 开始康复者，住院时间约 35 d，功能独立评分仅增加 22 分。由此可见，脊髓损伤患儿各系统功能的恢复、住院时间与开展和实施康复计划时间呈负相关，即伤后患儿康复介入干预越早，住院时间越短，并发症越少，患儿各系统功能恢复效果越好，收益更大。

对于完全性脊髓损伤患儿，脊髓损伤水平确定后康复目标基本确定（表 5 - 14）。对于不完全性脊髓损伤患儿来说，则需根据残存肌力功能情况修正上述康复目标。积极抢救患儿生命，预防及减少脊髓功能丧失，预防及治疗并发症，应用各种方法最大限度调动所有残存功能（自主的和反射的功能），尽可能地在较短时间内使患儿重新开始自立，重返社会。为此，应在脊髓损伤的不同时期进行相应的康复评定和治疗。

表 5 - 14 脊髓损伤康复基本目标

脊髓损伤水平	基本康复目标	需用支具轮椅种类
C_5	桌上动作自立，其他依靠帮助	电动轮椅、平地可用手动轮椅
C_6	ADL 部分自立，需中等量帮助	手/电动轮椅，可用多种自助具
C_7	ADL 基本自立，移乘轮椅活动	手动轮椅，残疾人专用汽车
$C_8 \sim T_4$	ADL 自立，轮椅活动支具站立	同上，骨盆长支具，双拐
$T_5 \sim T_8$	同上，可应用支具治疗性步行	同上
$T_9 \sim T_{12}$	同上，长下肢支具治疗性步行	轮椅，长下肢支具，双拐
L_1	同上，家庭内支具功能性步行	同上
L_2	同上，社区内支具功能性步行	同上
L_3	同上，肘拐社区内支具功能性步行	短下肢支具，洛夫斯特德拐
L_4	同上，可驾驶汽车，可不需轮椅	同上
$L_5 \sim S_1$	无拐，足托功能步行及驾驶汽车	

1. 脊髓损伤的急诊处理

脊柱损伤患儿急诊处理的主要目的是预防或最大限度地保护患儿神经功能，减少神经损伤。现场可用的急救措施除 CAB 生命支持处理外，还应特别留意和警惕潜在的脊柱和脊髓损伤，一旦发现应立即采取有效的制动和固定措施，同时还应密切关注是否存在造成生命威胁的其他损伤。患儿抵达医院后，应对可能发生的急性呼吸麻痹、尿潴留、体温失衡等情况采取相应的急诊处理。对于多发性、危及生命的开放性外伤，还应积极组织抢救。酌情采取保守治疗或手术治疗脊柱及脊髓病变。

2. 脊髓损伤患儿不同时期的康复治疗策略

1）第一阶段：急性期处理。此期康复治疗以抢救生命、保持呼吸道通畅、固定和保护脊柱、避免脊柱和脊髓进一步受损为目标。并对损伤平面以上的肌肉和残存肌力进行肌力和耐力方面的训练，为下一阶段的治疗创造条件，同时应注意预防褥疮等并发症的出现。

（1）体位管理：保持患儿正确的卧床体位，以便保持脊柱骨折部位的正常排列，这对于预防压疮、关节挛缩及痉挛的发生至关重要。患儿可采取的体位有仰卧位、侧卧位等，并注意每 2 ～ 3 h 定时变换体位以促进局部血液循环，预防压疮发生，防止关节挛缩。

（2）关节活动度训练：待患儿生命体征平稳后就应开始全身各关节的被动活动训练。在主动运动能力基本恢复之前，对患肢进行各关节全范围的被动运动可有效帮助患儿保持关节活动度、牵伸软组织、预防下肢水肿和促进水肿消散吸收。但治疗时应注意，患儿的被动活动范围应保持在允许的生理范围与无痛或尽量少痛的范围内，同时需注意保护关节周围的韧带与软组织，保护伤部脊柱，以防加重损伤，必要时使用支具。

（3）呼吸与排痰训练：急性高位脊髓损伤极易导致患儿呼吸功能障碍，尤其在急性期患儿呼吸道分泌物增多且无法正常排出时，易合并肺部感染，故应尽快进行呼吸功能评估，通过腹式呼吸、咳嗽、震动、叩击、辅助咳嗽技术和体位排痰等训练，及时清除呼吸道分泌物，必要时雾化稀释痰液，促进痰液排出，维持呼吸道通畅。

（4）排尿训练及大便的处理：脊髓休克期多采用留置导尿方法，目的是保持规律排尿，以减少残余尿量，从而减少结石及泌尿系感染发生的机会，提高患儿生存质量；脊髓休克期多数患儿出现大便失禁，应注意清洁。

（5）残留肌肌力的加强：原则上能主动运动的肌肉应尽早运动，防止肌肉萎缩及肌力下降。

2）第二阶段：恢复期康复策略。此期可通过康复训练和矫形器等应用，进一步改善和加强患儿残存功能，训练各种姿势的控制能力、转移能力及平衡能力，尽可能使患儿获得生活自理的能力，使他们尽快尽可能地回归家庭和社会。

（1）肌力训练：目标是使患儿肌力达到 3 级以上，恢复其生理功能。此期的肌力训练可根据患儿残存肌力的情况采用助力运动、主动运动和抗阻运动。完全性脊髓损伤患儿肌力训练的重点是加强肩及肩胛带肌肉的训练，特别是加强背阔肌、内收肌、上肢肌肉和腹肌等训练。不完全脊髓损伤患儿也应训练残存肌力，尤其应加强肱三头肌和肱二头肌支撑力训练和握力训练，这对患儿日后的日常独立生活起重要作用。

（2）垫上运动训练：主要进行躯干及四肢肌的灵活性训练、力量训练和功能训练，常用的方法有翻身训练以改善床上活动度，牵伸训练以减轻肌肉痉挛，垫上支撑以锻炼手的支撑力量和平衡能力，以及积极的垫上移动训练等。

（3）坐起训练：坐位训练要求脊髓损伤患儿的躯干具有一定的肌力和控制能力，且双下肢各关节活动范围，尤其是髋关节活动趋于正常范围。故待脊髓损伤患儿脊柱稳定性良好后，应积极早期开始坐位训练。训练方法包括坐位静态平衡训练、躯干向前后左右侧倾斜和旋转的动态平衡训练等。

（4）转移训练：包括帮助转移、独立转移、床与轮椅间的转移、轮椅与坐便器间的转移、轮椅与汽车间的转移以及轮椅与地面之间的转移等，这些训练不仅可帮助患儿增强肌力，同时也能增加关节活动范围，有利于患儿增强自理与社会适应能力。

（5）轮椅训练：伤后 2 ～ 3 个月后，待患儿脊柱稳定性趋于良好，能独立坐 15 分钟以上时，可开始进行轮椅训练。轮椅训练分为轮椅上的平衡训练和轮椅操作训练。包括教会患儿如何使用轮椅，熟练掌握轮椅的各种功能，此时也应注意预防压疮的发生。

（6）功能性电刺激：功能性电刺激可促进运动功能障碍的肢体产生功能性活动。研究指出，功能性电刺激诱导下的下肢踏车运动可有效预防肌肉萎缩、增加下肢肌肉的横截面积、提高肌肉组织与脂肪组织的比例、促进手的抓握功能和下肢的行走能力、提高刺激肌肉对疲劳的抵抗力、预防深静脉血栓形成等。

（7）物理因子治疗：可选用超短波、离子导入、电刺激、紫外线等方法减轻患儿损伤部位的炎性反应，改善神经功能和肌肉松弛性瘫痪。

（8）步行训练：站立位和走动可预防下肢关节的挛缩，减少骨质疏松，促进血液循环。因此，只要患儿条件允许，应积极鼓励其尽早开始站立和步行训练。同时，应根据损伤程度与损伤平面制定不同的训练目标和运动量，以期最大限度地恢复其生理功能和日常生活能力。

（9）日常生活活动能力训练：日常生活自理能力应包括床上活动、穿脱衣服、洗漱梳头、进食、大小便、淋浴、阅读、书写、使用普通轮椅、使用电话、穿脱矫形器具等。脊髓损伤平面的高低对患儿日后生活自理的程度起着重要作用，C_7水平以下脊髓损伤患儿其日常生活能力可完全自理，C_7水平脊髓损伤患儿基本上能生活自理，C_6水平脊髓损伤患儿生活可部分自理，C_4及以上水平脊髓损伤患儿生活基本不能自理。

（10）矫形器的应用：合理佩戴下肢矫形器对于截瘫患儿重获站立及行走能力极为重要。根据脊髓损伤平面及损伤程度的不同，患儿残存肌肉的力量与功能存在差异，因此应选择佩戴不同的矫形器，使患儿可在支具的帮助下完成各种支撑及运动训练。

3）第三阶段：回归家庭、社会后康复策略。

（1）家庭生活指导：鼓励回归家庭的脊髓患儿在家中进行日常生活活动和独立性训练，帮助其完成指定的康复治疗动作和日常生活中的复杂动作。同时，应向患儿和家属传授基本的康复训练及康复护理知识，介绍生活护理的技能和方法，以帮助患儿更好地适应院外生活，适应回归家庭及社会后的日常生活。

（2）心理支持：积极进行心理疏导，向患儿和家属讲解脊髓损伤后心理变化的特点，以及在家庭和社会中有可能遇到的困难，帮助患儿树立信心，培养其良好的心理素质，重塑自身形象。

3. 脊髓损伤患儿其他系统的功能康复训练及并发症的防治

（1）心血管系统：脊髓损伤患儿易合并心脏疾病，是其死亡的主要原因之一。脊髓损伤患儿可通过不断的上下肢活动训练来改善外周血液循环，增加心率和氧摄入量，但其心率和氧摄入量的增幅水平远低于正常儿童，且与损伤平面呈反比。此外，很多脊髓损伤患儿基础血压偏低，且易出现体位性低血压，可嘱其晨起动作减慢、双下肢穿弹力袜、休息时抬高双下肢等。此外，深静脉血栓在脊髓损伤后发生率很高，故应定期测量患儿大小腿的周径。一般来讲，所有脊髓损伤患儿都应考虑采取弹力袜或皮下肝素注射的预防措施。

（2）呼吸系统：颈髓损伤患儿延髓呼吸中枢可受损致呼吸抑制，也可因膈神经、肋间神经受损而使患儿呼吸运动受限，发生肺不张。康复训练中可指导患儿进行呼吸功能训练的方法有：①肺功能训练，采用吹气球法、缩唇呼吸法、深呼吸法锻炼肺功能；②吸气训练，康复治疗师用手掌轻压患儿胸骨下部位，帮助其实现膈肌吸气动作；③呼气训练，治疗师可通过用单手或双手在患儿上腹部施加压力，并在呼气接近结束时突然松手，帮助患儿完成有效的呼气训练；④咳痰训练，治疗师可置双手于患儿肋下部，在其咳嗽时用手掌快速施压，帮助患儿将痰咳出。注意用力不宜过大，以免加重脊神经损伤或造成脊柱骨折。对于截瘫患儿，因其长期卧床，咳嗽反射势必减弱或消失，呼吸道分泌物排出不畅会引起肺部感染，故应注意及时清除呼吸道分泌物，给予雾化吸入，实施正确的叩背方法以保持呼吸道通畅。注意保暖的同时还需预防上呼吸道感染。

（3）泌尿系统：脊髓损伤患儿的膀胱或括约肌可出现失神经支配，且由于患儿长期卧床，植物神经功能反射减弱，较易发生尿潴留、尿路感染。失神经性膀胱的功能康复训练可用手法训练，具体方法为当患儿膀胱充盈，膀胱底达脐上 2 横指时，可进行手法按摩排尿。同时，还可选用清洁间歇性导尿术，并严格执行医务人员制订的饮水计划，使膀胱规律性充盈和排空接近生理状态，防止过度充盈，规律排出残余尿，减少泌尿系统和生殖系统感染，促进膀胱功能恢复。

（4）胃肠道：外伤和压迫可累及脊髓损伤患儿的交感或副交感神经中枢，继而导致患儿出现消化道功能紊乱，临床表现为胃肠动力不足，肠蠕动减慢和肛门括约肌障碍，腹胀和便秘。此外，也有患儿因交感神经过度兴奋及内脏神经受抑制，发生应激性溃疡、麻痹性肠梗阻和急性胃扩张。为此，待患儿无明显腹胀时，应尽可能于伤后 1 ～ 2 d 开始进食，并辅以静脉营养，以维持肠黏膜的完整性和免疫功能。饮食应合理搭配，少食多餐。对于便秘患儿，应保证每日 750 mL 以上饮水量，多食含粗纤维的食物，养成定时排便的习惯。也可每天以脐部为中心顺时按摩腹部 3 ～ 4 次，每次 15 ～ 30 min，以促进肠蠕动。对于顽固性便秘的患儿，可外用开塞露刺激排便或口服药物治疗。

（5）褥疮：脊髓损伤患儿因长期卧床，且瘫痪部位感觉障碍，极易发生褥疮，尤其在坐骨、转子、骶骨、足跟、踝部。因此，注意体位转换，坚持每 2 h 为患儿翻身一次，翻身时注意保护脊柱，避免脊柱二次损伤；同时，需每日检查皮肤、适当使用润肤剂、软靠垫、维持营养及体重等。

(6) 骨质疏松：脊髓损伤后，因肌肉收缩对骨的应力作用减弱、神经营养作用降低、钙调节激素变化等均可使患儿易发生骨质疏松。康复治疗师可通过功能性电刺激防止骨质疏松的发生。此外，功能锻炼也可预防或延缓失用性骨质疏松和钙的丢失。

(7) 异位骨化：异位骨化为关节周围软组织有新骨沉积，致使关节活动度丧失。最常累及髋关节，其次为膝关节、肩、肘等关节。康复训练时可进行伸展性练习，冷敷、药物和手术等方法均可进行干预治疗。

(8) 疼痛：脊髓损伤患儿疼痛发生率极高，伤后6个月的患儿较常见。疼痛种类主要有根性或节段性疼痛、内脏疼痛、肌肉骨骼疼痛、中枢性或弥漫性疼痛、心理性疼痛等类型。根据疼痛的不同类型可采取不同措施来控制疼痛，同时也能帮助患儿减轻心理压力。

(9) 痉挛的控制：肌肉痉挛是因牵张反射过度活动而产生肌肉紧张度异常增加所致，表现为关节活动度受限，长期肢体痉挛可以导致关节挛缩。脊髓损伤患儿肌痉挛的处理包括药物治疗、运动疗法和物理治疗。伤后早期保持正确肢体位置对预防关节挛缩很重要。同时，伤后应早期开始关节活动度训练。

七、小结

脊髓损伤指由疾病及外伤等因素引起的脊髓结构、功能受损，从而引起损伤平面以下感觉、运动、自主神经功能障碍的一组临床综合征。80%的脊髓损伤由脊髓炎、脊柱结核、脊柱肿瘤等疾病引起，另有一部分为交通事故、高处坠落、暴力打击、运动损伤等外伤所致。依脊髓损伤的平面及程度不同，临床表现各异，可见损伤平面以下运动、感觉、自主神经功能等的完全或部分缺失。发生脊髓损伤后，应开展早期神经功能的评估，以便正确了解患儿脊髓损伤的种类、性质、部位、范围、严重程度以及预后。评估过程应注意对脊髓损伤平面、损伤程度、肌肉功能、日常生活能力及心理等方面进行全面评估。评估之后，对于脊髓损伤患儿应积极抢救患儿生命，早期进行康复治疗，预防及减少脊髓功能的丧失，预防并治疗并发症，通过康复训练最大限度地恢复患儿各项功能，使其尽可能地在较短时间内重新自立，重返学校和社会。

八、范例分析

患儿，男，15岁，脊髓肿瘤切除术后 L_3 水平以下损伤。患儿约半年前无诱因出现腰痛，偶有鞍区麻木及下肢放射性疼痛，下肢乏力，并呈渐进性加重。3月前因上楼梯困难至当地医院就诊，外院胸腰椎MR示：L_2～L_4 可见占位性病变，边界清晰，考虑肿瘤可能性大，遂转至我院行肿瘤摘除手术，术后病理确诊为脊膜瘤。要求我科介入术后康复治疗。患儿术后2 w请康复科进行会诊，体格检查：患儿双下肢痛温觉减退，肌力下降，未见明显肌肉萎缩，伸膝肌、屈膝肌群及踝背屈肌群肌力Ⅱ级。下肢疼痛及麻木较前明显改善，双下肢肌张力稍高MAS得分1分，上肢功能基本正常，可自行进食、洗漱，简单生活可自理。术后患儿因伤口疼痛不愿活动。即时对患儿行康复干预，目前康复目标为防止褥疮及关节挛缩的发生。康复方案包括：卧床时指导下肢体位摆放，定时翻身，积极下肢各关节被动活动，牵伸跟腱，佩戴 AFO，神经肌肉电刺激及指导患儿行肌肉等长运动等。康复治疗每天 1 次，每次 60 min，患儿术后 1 月出院，嘱其至康复门诊复查，以便调整康复方案。

患儿出院后 1 w 至我科门诊就诊，已佩戴 AFO，需用轮椅转运，康复评定可见伸膝肌群肌力Ⅱ +级，屈膝及踝背屈肌群肌力Ⅲ级，无下肢疼痛及麻木，可独坐，床椅转移稍困难，扶物可站立，可迈步，GMFM - 88 项得分 60. 8，双下肢 MAS 得分 1 分，上肢功能基本正常，可自行进食及洗漱等简单自理，康复目标主要是增强下肢肌力，提高站立平衡，促进步行能力及床椅转移能力，防止跌倒。在我院行 2 w 强化康复训练，方案包括：下肢被动运动，牵伸跟腱，肌力训练，站立平衡训练，从轮椅上独立站起，床椅转移训练，辅助步行训练，Motomed 训练及神经肌肉电刺激（股四头肌、胫前肌等），每天 1 ～2 次，每次 30 min，并指导家长，2 w 后开始在家康复锻炼，8 w 复查，以便调整康复计划。患儿经康复治疗 8 w 后来我科复诊，体查示：患儿双下肢肌力Ⅲ +级，现可独站，可自行从轮椅上站起，可在床椅间水平转移，但动作稍笨拙，辅助下可步行 20 m，GMFM 得分 69. 85，Barthel 指数得分 75，踝关节 MAS 得分 1 分。目前康复目标调整为：提高患儿步行能力，增强下肢肌力，提高其位置转移能力。康复方案调整为：站立与步行训练，下肢肌力训练，搭桥，蹲起，足背伸主动运动控制训练，转移训练，ADL 训练，神经肌肉电刺激及 Motomed 训练，继续佩戴 AFO。

本例患儿为较轻的脊髓损伤患儿，为不完全性脊髓损伤，经过一段时间以家庭为中心的康复治疗后，患儿运动能力和运动姿势得以明显改善，肌力有所提高，目前未见继发性肢体畸形，经过适当的锻炼及支具辅助下可有较多机会与同龄健康儿童进行类似的社会生活，对于其肌力、跟腱长度、步行技巧等仍需密切追踪随访，需定期进行康复评定和调整康复策略，进一步提高其步行和社会生活能力。

（唐红梅　徐开寿）

第七节　脊　柱　裂

一、概述

脊柱裂（spinal bifida）又称椎管闭合不全，是一种常见的导致儿童残疾的先天畸形。其病因复杂，涉及基因与环境因素，主要是胚胎期神经管闭合时，中胚发育障碍所致。其最常见的形式为椎弓及棘突缺损，椎管向背侧开放，以腰骶椎者为多，颈段次之。在美国，每 2758 名活产婴儿中就有 1 名脊柱裂患儿，其发病率在过去几十年有所下降，这可能得益于叶酸的补充和早期检查。脊柱裂的严重程度由轻到重，从不致残到显著功能障碍，具体取决于缺陷的程度和位置。

二、病因

脊柱裂病因目前尚不明确，可能与下列因素有关：①营养因素，叶酸是一种经证实的预防神经管缺陷的干预措施，但其确切机制尚不清楚。②环境因素，包括已证明可改变叶酸代谢的某些药物，如丙戊酸盐、甲氨蝶呤等，以及孕产妇合并症，如糖尿病、肥胖、吸烟和体温过高等，都会导致胎儿发生脊柱裂的概率增加。③遗传因素，遗传易感性对脊柱裂的发生过程有一定的作用，直系亲属中再发脊柱裂的比例更高。

三、临床表现

根据临床表现，脊柱裂可分型为：隐性脊柱裂（spinal bifida occulta）和囊性脊柱裂（spinal bifida cystica）。囊性脊柱裂有 4 个亚型，分别为脊膜膨出（meningocele）、脊髓脊膜膨出（myelomeningocele）、脊髓突出（myelocele）和脂肪脊膜膨出（lipomeningocele）。

1. 隐性脊柱裂

隐性脊柱裂是症状最轻的类型，指椎体后方附件椎板裂开，脊膜脊髓保持完整，位于椎管内，通常没有脊膜、脊髓和神经根的畸形，因此不会导致明显的残疾，其典型部位常发生在 L5、S1。在正常人群中，无症状的隐性脊柱裂发生率高达 15%。病变部位皮肤大多正常，少数显示下背部中线部位的小撮毛发、脂肪瘤、皮肤脱色和表皮窦道，极个别存在先天性尾巴。隐性脊柱裂常常被忽视，通常是由于其泌尿系统或背部问题才被发现，或者可能被偶然诊断。

2. 脊膜膨出

脊膜通过脊柱后方的缺损疝出，其脊髓及其神经根形态和位置均正常，囊腔通过椎板缺损处形成较细的颈。一般没有神经症状，膨出处有正常厚度皮肤覆盖，其外科手术治疗常被延误。

3. 脊髓脊膜膨出

脊髓脊膜膨出指脊膜伴随脊髓或神经根通过脊柱后方的缺损疝出，是最普遍也是最严重的脊柱裂类型（占 90%），常发生于腰骶部。脊髓脊膜膨出患儿常有认知障碍，部分神经症状不明显，可有轻微学习能力障碍。体查可见下肢迟缓性瘫痪、深反射消失、痛触觉消失、下肢姿势异常以及膀胱直肠功能障碍。其常见并发症有脑积水、Arnold - Chiari 畸形和脊髓栓系综合征。

4. 脊髓突出

脊髓突出又称完全性脊柱裂或脊髓裂，指神经板没有发育成管型，神经板直接暴露于体表，没有组织覆盖，是脊髓裂最严重类型，非常罕见。

5. 脂肪脊膜膨出

表面有正常皮肤覆盖，皮下和椎管内有脂肪瘤，中间有纤维脂肪组织连接，呈哑铃状分布，常伴运动、感觉障碍以及排尿控制异常。

脊柱裂患儿主要的障碍有：①膀胱直肠功能障碍。80%以上脊柱裂患儿有排尿障碍。一般患儿膀胱逼尿肌、尿道括约肌松弛，膀胱内常有残余尿；膀胱感染上行，可致肾盂肾炎、肾功能不全。②运动障碍。障碍程度与受损神经平面密切相关，脊髓麻痹水平越高，肢体障碍越严重。③畸形。除了脊柱畸形外，髋、膝、足踝关节常常存在各种挛缩和畸形。足踝畸形是最常见的（75%），包括马蹄内翻足、跟足畸形、仰趾翻足、平足外翻和 Charcot 关节病。④感觉障碍。由于感觉障碍，脊柱裂患儿常发生坐骨部和足部压疮，而下肢长骨常因废用及肌肉控制减弱而骨质疏松，发生骨折时常痛觉消失，延误治疗。

四、诊断和预后

囊性脊柱裂根据临床表现，脊柱 X 线摄片见棘突、椎板缺损，穿刺囊腔抽到脑脊液，诊断即可确立。MRI 检查可见到膨出物内的脊髓、神经，并可见到脊髓空洞症等畸形。此类患儿绝大部分存在膀胱直肠功能障碍，以及运动和感觉方面障碍，常并发脑积水、Arnold-Chiari 畸形和脊髓栓系综合征等，其预后欠佳。隐性脊柱裂主要依据脊柱 X 线或 CT 检查进行确诊。现有研究表明三维超声的产前诊断可提高隐性脊柱裂的检测和诊断，其预后一般较好。

五、康复评估

根据国际功能分类，康复评定内容包括：①身体功能和结构，关节活动度、肌力、感觉、畸形、压疮以及膀胱功能等；②活动，步行能力和上肢功能等；③参与，社会生活能力。以下为具体评估方法：

1. 确定受损神经平面水平

受损神经平面是指能够完成临床运动功能的最远端神经根，所支配的肌肉至少能够对抗重力。通过徒手肌力检查法，可以分为 4 节段分类：胸髓水平、上部腰髓水平、下部腰髓水平及骶髓水平。平面水平越高，肢体障碍越严重。

2. 关节活动度测量

脊柱裂患儿下肢畸形常包括髋关节、膝关节、踝关节和足部挛缩，是导致患儿肢体残疾的主要原因之一。需要记录主动与被动关节活动度，包括髋屈曲、髋外展和外旋、膝屈曲和踝跖屈等，这对判断关节挛缩程度、防止关节畸形进一步加重有重要意义。

3. 肌力测试

对于婴幼儿，由于其配合程度较差，可通过观察法或刺激相应肌肉，诱导下肢主动运动，观察患肢抗重力活动、支撑情况等。对于较大的可以配合的患儿一般使用徒手肌力检查法来确定主要肌群的肌力。

4. 感觉测试

脊柱裂患儿主要表现为触觉、位置觉和振动觉障碍。由于感觉障碍，坐骨部与足踝部组织容易长时间受压而导致压疮，因此进行相应的感觉评估十分必要。

5. 膀胱功能检测

绝大部分患儿有膀胱尿道功能障碍，对此应进行膀胱残余尿量测定及尿常规检查等，如有需要可行尿流动力学检测。

6. 步行能力

根据受损神经平面，进行步行功能评估，了解步行能力后选择适应的支具，包括矫形器、助行器等。

7. 社会参与能力评估

主要评估患儿使用辅具前后日常生活活动能力及社会参与能力，对日后学习、工作有一定的指导意义。

六、康复治疗

对脊柱裂患儿进行康复治疗主要解决以下问题：维持关节活动度；增强肌肉力量，保持肌肉质量；防治畸形；促进运动功能的恢复。治疗时，应根据不同时期、不同损伤水平进行针对性处理。

1. 新生儿至婴儿期治疗

囊性脊柱裂患儿需尽早手术，伤口愈合后即可进行康复干预，具体可采用以下方法：①维持瘫痪肢体的良肢位；②被动活动下肢各关节，维持正常的关节活动度，为日后使用支具步行打下良好的基础；③目标导向性运动训练，促进运动功能的发育，例如翻身、四肢支撑、坐位、爬行能力等训练；④肌力训练，诱导肢体主动运动、下肢负重；⑤膀胱功能训练，对家长进行相应指导，例如保持有规律的排尿、导尿等；⑥如伴有骨关节畸形可使用矫形器；⑦物理因子治疗，例如神经肌肉电刺激可增强肌力，保持肌肉质量，防止或减缓肌肉萎缩等。

2. 幼儿期治疗

具体可使用以下方法：①关节活动度训练。②肌力训练。③物理因子治疗；以维持各关节正常的活动度，保持肌肉质量，延缓肌肉萎缩。当患儿到可步行时期，应进行站立步行训练，如迈步训练、站立位重心转移等。此外，可借助下肢矫形器、助行器或智能减重步行机器人进行训练，以提高站立步行能力，改善异常步态。④膀胱功能训练，主要是清洁间歇导尿训练，患儿应保持有规律的排尿，可制定饮水－排尿－导尿时间表，记录排尿日记（具体见本章第十三节）。

3. 学龄期至成年期

根据患儿具体情况具体分析，指导患儿进行年龄与功能水平相适应的社会生活训练，如：①日常生活活动能力训练，如吃饭、穿脱衣服、洗脸等；②学习文化知识；③学会使用各类移动工具，如轮椅、拐杖等；④学会定时导尿，减少尿路感染概率，提高生活质量。

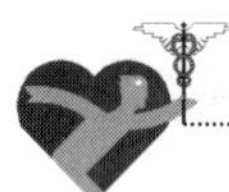

七、小结

脊柱裂的轻重程度差异非常大，轻者功能无明显异常，仅仅相应部位的皮肤异常，而重者不能行走，软弱无力。康复治疗从出生时开始最好，需要多学科多专业协作（康复科、骨科、神经外科和神经内科等），应根据患儿个体情况（运动功能、姿势、智力和情绪等），针对性制订康复方案，才能最大限度地提高患儿的功能和生活质量。

八、范例分析

患儿，男，2 岁，脊髓脊膜膨出术后。患儿在出生后即被发现后腰部生有一包块，双下肢主动活动少。腰骶部 MRI 平扫：第 4 腰椎水平下方大范围腰骶椎椎板缺如，腰骶部椎管增宽，内可见一长圆形异常信号影，T1W1 呈高信号，T2W1 脂肪抑制序列为低信号，并与背部脂肪组织相连，范围约 50 mm × 16 mm × 13 mm，其内可见散在条索状影，脊髓下段变性，其中央部呈梭形扩张，脊髓圆锥位置下移，约系于第 5 腰椎椎体水平，并与骶管内包块粘连。增强后脊髓未见异常强化，腰椎椎体信号未见异常。影像学诊断：骶尾部脂肪脊膜膨出伴脊髓栓系综合征，伴脊骨椎管内大脂肪瘤，脊髓下段中央管扩张。生后 35 d 行手术治疗。术后排尿障碍（小便淋漓不尽、尿潴留），排便可。母亲孕期生产时无异常，无类似家族史。

4 月龄时因“双下肢无力”至康复科就诊。腰骶部可见手术疤痕。双下肢不支撑，双下肢被动活动范围无明显受限。双下肢肌张力略低，踝跖屈肌群肌力 1 级，下肢余肌群肌力 3 级。双下肢围度无明显差异。为提高双下肢肌力、避免踝背屈、促进患儿的运动功能发育，设定以下治疗方案：双髋、膝、踝关节被动运动，牵伸双踝背屈肌群，双下肢皮肤感觉刺激（触觉刺激、温度觉刺激），双下肢按摩，诱导双下肢主动活动（仰卧位下家长以手掌抵住患儿足底，并刺激其伸膝肌群，诱发其做出伸膝、蹬腿动作），小腿三头肌行神经肌肉电刺激，针灸，运动功能训练（翻身、俯卧位前臂支撑），定时排尿。嘱咐其每 4 ～ 6 w 定期复查，主要是监测双下肢发育情况、肌力、关节活动度、整体运动功能的发育，以便能及时调整治疗方案。

患儿 6 月龄时可自仰卧位翻身到俯卧位，双下肢可偶尔支撑，双髋、膝被动活动范围无明显受限，双下肢肌张力低下，踝跖屈肌群肌力 1 级，下肢余肌群肌力 3 级，双下肢围度无明显差异，小便功能障碍。为进一步提高双下肢肌力、促进患儿的运动功能发育，治疗重点调整为：使用 BOBATH 球诱导双下肢支撑负重，强化翻身和腰控训练。

12 月龄可独坐和腹爬，双下肢可支撑，双髋、膝被动活动范围无明显受限，双下肢肌张力略低，踝跖屈肌群肌力 2 级，下肢余肌群肌力 4 级，双下肢围度无明显差异，排尿功能较前稍有好转，但仍存在尿不尽、尿潴留情况。为进一步提高双下肢肌力、促进患儿的运动功能发育、防止跟足畸形，治疗重点调整为：下肢支撑训练，佩戴 AFO，小腿三头肌行神经肌肉电刺激，强化坐位平衡、爬行、姿势转换和扶站训练等。

1 岁 5 个月时可四点爬、扶站和扶行，尚不能扶物站起，双下肢被动活动范围正常，双下肢肌张力略低，踝跖屈肌群肌力2级，下肢余肌群肌力4级，双下肢围度无明显差异，排尿功能较前有轻微好转。为进一步提高双下肢肌力、促进患儿的站立与步行能力的发育、防止跟足畸形，治疗重点调整为：站立与步行训练、佩戴AFO、小腿三头肌行神经肌肉电刺激、坐位至站立位姿势转换训练、蹲下站起、牵伸足背屈肌群等。

2岁时可独走，可独立蹲下站起，行走时前足不蹬，双下肢被动活动范围正常，双下肢肌张力基本正常，踝跖屈肌群肌力3级，下肢余肌群肌力5级，双下肢围度无明显差异，排尿功能较前有轻微好转。为进一步提高双下肢肌力、改善步态、防止继发性畸形的发展，治疗重点调整为：不同平面下步行训练，扶持上下斜坡和台阶，小腿三头肌力量训练，佩戴AFO，牵伸足背屈肌群，油缸踏步器训练，定时喝水、排尿等。

由于本例患儿目前仍有足背屈步态，小腿三头肌肌力3级，跑跳受限，小便功能障碍等，所以嘱咐其家长应继续行家庭康复，并定期复查，监测其踝关节活动范围、跟足疼痛、小腿肌力、步态和排便功能等情况的变化，以便能及时行针对性康复干预。

（严晓华　徐开寿　张　静　黎月银）

第八节　唐氏综合征

一、概述

唐氏综合征（Down's syndrome）也称21－三体综合征、先天性愚型，属于常染色体畸变，是最常见的染色体疾病。临床可见严重的智力低下、体格发育迟缓、特殊面部和身体畸形等。该病的发病率为1/600～1/700，据统计每年有26000多名先天愚型痴呆儿出生，平均每20 min就出生1例。

二、病因

根据染色体核型的不同，唐氏综合征可分为标准型、嵌合型和易位型三种类型。其中，单纯21－三体型和易位型在临床上不易区别，嵌合型患儿临床表现差异悬殊，视正常细胞株所占百分比而定，可以从接近正常到典型表型。

（一）标准型

此型约占全部病例的95%，该型患儿体细胞染色体为47条，有一条额外的21号染色体，核型为47，XX（或XY），+21。其发病机制系因亲代（多数为母方）生殖细胞染色体在减数分裂时不分离所致。双亲外周血淋巴细胞核型都正常（图5－28）。

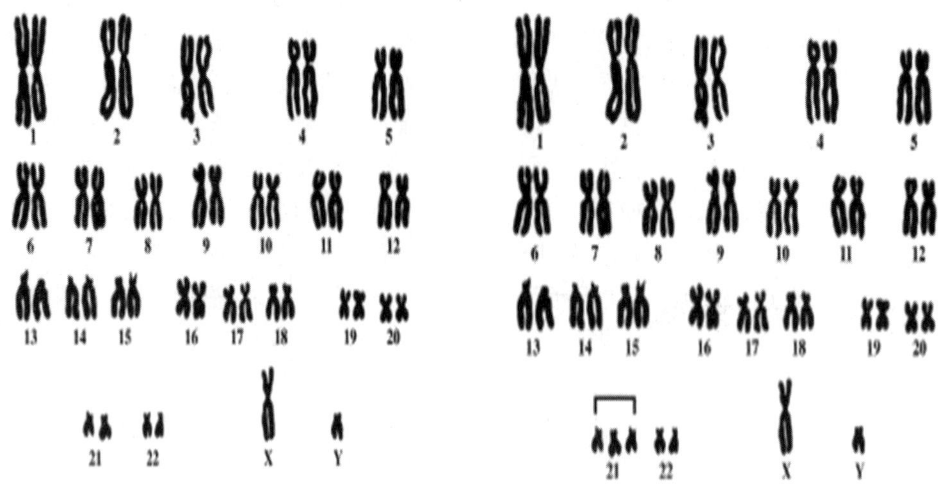

图5-28　21-三体型基因表达情况

（左图为正常人体基因，右图为 Down's 综合征患儿基因）

（二）易位型

易位型占3.1%～5%，为发生在近端着丝粒染色体的一种相互易位，亦称着丝粒融合，其额外的21号染色体长臂易位到另一近端着丝粒染色体上。以D/G易位最常见，D组中以14号染色体为主，即核型为46，XX（或XY）-14，+t（14q21q）（图5-29），少数为15号。这种易位型患儿约半数为遗传性，即亲代中有14/21平衡易位染色体携带者，核型为45，XX（或XY），-14，-21，+t（14q21q）。另一种为G/G易位，是由于G组中两个21号染色体发生着丝粒融合，形成等臂染色体t（21q21q），或一个21号易位到一个22号染色体上，t（21q22q），较少见。

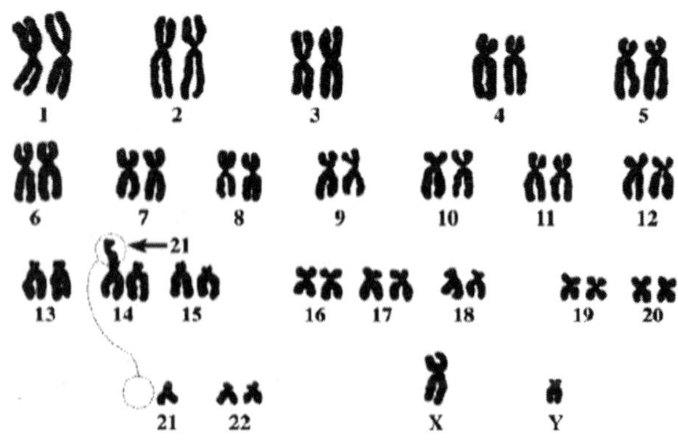

图5-29　易位型 Down's 综合征基因表达情况（14q21q）

（三）嵌合体型

嵌合体型占本症的2.7%～11.9%，患儿体内有两种以上细胞株（以两种为多见），一株正常，另一株为21－三体细胞，本型是因受精卵在早期分裂过程中染色体不分离所引起的，临床表现随正常细胞所占百分比而定。

三、临床表现

（1）智力低下：为轻、中度，多数是中度精神发育迟滞，其智力随年龄的增长而逐步降低。也有专家认为，患儿的智商会在青少年期保持相对稳定，过青春期后智商才会降低。此外，不同类型的患儿智力低下的严重程度亦不同。一般来说，单纯21－三体型者最严重，易位者次之。其中，易位型中以平衡易位者智力受累程度较小。大多数研究表明环境因素是影响智商的重要因素，在良好环境中抚养的患儿智商相对较高。

（2）语言发育障碍：患儿语言发育较为落后，多数在4～6岁才开始说话，95%可伴有发音缺陷、口齿不清、口吃、声音低哑；约1/3以上可伴语音节律不正常，甚至呈爆发音。

（3）行为障碍：患儿大多性情温和，常傻笑，喜欢模仿和重复一些简单的动作，可进行简单的劳动。少数患儿易激惹、任性、烦躁多动，甚至可见攻击破坏性行为。有些则表现为畏缩、胆小倾向，可伴有紧张性姿势。

（4）运动发育迟缓：患儿在出生后运动发育迟缓多不明显，随着年龄的增长其运动功能逐渐低于正常同龄儿童，且年龄越大差别越明显，不同患儿的运动发育情况差别较大。患儿可执行简单的诸如穿衣、吃饭、梳头等动作，但动作缓慢、笨拙、不协调。

（5）生长发育障碍：先天愚型患儿母体妊娠期较短，平均为262～272 d。出生时身高较短，比正常新生儿短1～3 cm，头围基本正常，双顶径正常，前后径则相对较短，枕部平坦，多数呈小头畸形。前后囟及前额缝宽，闭合迟，常出现第三囟（后囟上方的矢状缝增宽）。患儿在出生后几天睡眠较深，吸吮、吞咽较吃力，甚至完全不能，故弄醒和喂养十分困难。80%的患儿肌张力低下。

（6）特殊的外貌：双眼距宽，两眼外侧上斜，内眦赘皮，耳位低，鼻梁低，耳郭小，舌体宽厚，硬腭窄，口常半张或舌伸出口外，流涎、舌面沟裂深而多，手掌厚而指短粗，末指短小常向内弯曲或有两指节，50%患儿有单侧或双侧通贯掌。拇指球区胫侧可见弓状纹，拇指与第二趾指间距大。关节韧带松弛或见肌张力低。出牙迟，常错位，身材矮小。

（7）约有50%患儿伴发先天性心脏病、传染性疾病和白血病。

四、诊断和预后

根据本病的特殊面容、皮肤纹理特点、低智商、发育迟缓，对典型病例即可确定诊断。嵌合型患儿、新生儿或症状不典型者应做核型分析鉴别。目前该病仍没有对应治疗手段，因此怀孕期间应进行产前筛查和必要的产前诊断，尽早发现并采取相应措施（如终止妊娠）显得尤为重要。

五、康复评估

唐氏综合征患儿的整体发育水平低下，发育模式也不同，应对患儿进行周期性的、可持续的发育评估。临床中唐氏综合征患儿容易早期发现，故建议对其发育的评估越早越好。

（一）运动功能障碍

患儿多伴有中心性肌张力低下、关节活动度异常及粗大运动发育迟缓。一般在 1 岁独坐，2 岁独走，男患儿的运动发育相对落后于女患儿，男患儿约在 26 个月时学会走路，而女患儿则在 22 个月时会走。在患儿不同发育阶段，应对其运动功能做相应评估，可使用 AIMS 或 GMFM 等量表。

（二）语言和认知发育迟缓

可能在 2 岁后，患儿才开始说简单的言语，且发音模糊，吐字不清，理解和学习认知能力明显落后，应使用相应量表进行评估。

（三）视觉、听觉障碍

60% 的患儿有斜视、屈光误差、眼震、睑缘炎、泪管阻塞、白内障、上睑下垂等眼部问题，患儿的垂直追视、对角线追视都较困难，水平追视相对较易，因此在评估中应注意观察患儿的视觉定位、视觉注意力等，并建议在确诊后即转诊眼科进行定期眼科检查。约 2/3 的患儿可出现单侧/双侧、传导性和（或）感觉神经性听力丧失，其中传导性耳聋可由咽喉后结构狭窄引起，也可由自身免疫力缺陷所致。因此，在评估中要注意甄别听觉障碍对评估结果的影响，并建议 3 岁前每 6 个月、3 岁后每年进行听觉检查，可用脑干听觉反应测定对患儿的听力状态进行分级，根据测试等级制定设定相应的治疗方案。

（四）其他系统问题

其他系统问题有：①心血管系统。合并先天性心脏病的唐氏综合征患儿会较早出现肺血管病变，最常见的病损类型为心内膜垫缺损（导致心房和心室相通）、房间隔缺损和室间隔缺损，这类患儿易并发肺血管阻塞，导致充血性心力衰竭。因此，早期筛查评估非常必要，超声心动图检查可发现2/3的伴先天性心脏病的唐氏综合征患儿。②内分泌系统。大约1/141的唐氏综合征新生儿出现先天性甲状腺功能低下，约为正常人群的28倍。此外，有30%～50%的年长儿表现为亚临床型先天性甲状腺功能低下症。每250个唐氏综合征患儿中就有一个患有糖尿病，发病率约为正常人群的2倍。③口腔问题。有相当一部分唐氏综合征患儿可伴发牙周疾病，因此要对其进行日常口腔清洁卫生，定期到口腔科进行口腔保健。如有必要，可以考虑行齿列矫正术。④呼吸系统。患儿可因扁桃体和腺样体增大而出现上呼吸道阻塞，甚者发生睡眠呼吸暂停，评估时应详细询问患儿情况，还可行多导睡眠图检查，并积极清理呼吸道阻塞。⑤临床上也应警惕患儿伴发精神病学方面的疾病（如抑郁症），如果出现这类疾病时，应对患儿进行恰当的评估、疏导和治疗。

六、康复治疗

唐氏综合征患儿虽没有有效的治愈方法，但是可通过早期干预使其功能最优化。

（一）运动训练

唐氏综合征患儿整体运动发育迟缓，故在不同发育阶段应进行相应的运动功能训练，为下一步运动功能的发育打好基础。

（1）抬头训练。让患儿趴在大球上，治疗师拉住患儿双手，用物品逗引其自然抬头接受训练。或将患儿俯卧床上，治疗师坐在患儿对面，通过视觉刺激或声音刺激，逗引其抬头及左右来回转动。

（2）翻身训练。患儿侧卧时，在其身边放玩具逗引他翻身过来拿玩具，必要时可用手推一下他的肩部引导其翻身。患儿俯卧时，用一玩具在其头顶上摇动逗引他翻过身来拿玩具。协助其翻身时可稍微推一下他的肩膀或屁股。

（3）轴心转体训练。治疗师与患儿席地而坐（或让患儿坐在大人腿上），扶患儿手臂引导患儿左右转动，做拉锯游戏，从而增强其轴心转体意识。

（4）前倾训练。让患儿坐在床上，前面放置玩具，诱导其身体向前倾拾物。

（5）位置感觉训练。治疗师坐在患儿身后，双手拉着患儿双手，做前后划动的划船游戏，增强其对位置的感觉。

（6）坐姿稳定性训练。将患儿扶坐后，然后用糖或玩具不同方向逗引他，使他将一手伸向前够物，身体随之做旋转动作。

（7）爬行训练。将患儿置于双手双膝着地姿势，用一条大浴巾兜于患儿腹部，在其正前方一米处用玩具逗引患儿，同时治疗师把浴巾上提，引导患儿向前爬。

（8）行走训练。让患儿抓着治疗师的手或扶助桌子，向前、后移动。

（9）训练上下台阶。患儿由治疗师拉着手，两步一阶上（下）台阶。

（10）训练跳。先让患儿在弹簧床上学习跳跃，再让患儿从较低的平台上跳下。在日常生活中可让患儿多练习跳舞。

（11）加强运动耐力。多鼓励患儿站着或蹲着玩，多练习提重物走。

（12）平衡训练。引导患儿沿直线走，托球行走；在 10 cm 宽的木板上行走、蹲立；原地旋转定向；单脚跳行等。

（13）精细运动训练。可诱导患儿用食指或中指快速叩桌进行比赛；穿珠、系鞋带、解鞋带；拾黄豆、翻书页；同时坚持做手指操，使手功能训练更有规律性、科学性，效果更佳。

（二）言语训练

对唐氏综合征患儿进行言语训练时，重点是发音训练，帮助患儿学会发音要领、掌握发音技巧、培养正确的语音习惯。

（1）呼吸方法训练。声音是由呼出的气流冲击声带而产生，气流强弱的变化与声音的响亮程度有密切关系。为此，要让患儿学说清楚话，首先必须学会运用呼吸控制气流，使气流达到一定水平。可通过深呼吸和声气结合锻炼来帮助患儿学习说话用气和控制气流的能力。

（2）舌部锻炼操。第一节：顶舌头——舌尖用力顶左腮，顶得越鼓越好，然后用同样的办法顶右腮，如此左右反复训练多次。第二节：伸舌头——舌头向嘴外慢慢伸，伸得越长越好，然后快速缩回来。第三节：卷舌头——舌尖顶住上齿龈，舔着上腭往后钩，钩得越深越好。但以舒适为主，不要把舌头伸疼，然后舌头舔着上腭慢慢恢复原位。

（3）口部锻炼操。帮助患儿学会嘴唇用力。第一节：张口练习，打开上下唇，舌头平放，不能后缩或隆起。第二节：双唇练习，紧闭双唇，向前突出，然后自然地恢复原状。双唇练习可帮助患儿锻炼双唇力量，使双唇灵活，发好双唇音。

（4）鼻音练习。发鼻辅音常需双唇、舌头、硬腭、软腭等协助完成。鼻音练习可让患儿体会气流从鼻子通过的感觉，为发好鼻辅音打下基础。

（5）嗓音训练。帮助患儿学会如何控制发音的声带颤动，在对患儿进行呼吸、舌头、口部锻炼的同时进行嗓音锻炼。可从发好 a、o、e、i、u、ü 开始，然后注意元音辅音结合训练、音节训练、辅音训练等。

（三）听觉训练

听觉训练包括让患儿逐步学习和适应对听觉刺激的反应，激活大脑听觉中枢以外其他区域的代偿。①判断声音有无：有目的地制造或利用各种声音或声响，使患儿感觉到声音的存在，培养其听觉、感知觉的能力，并教会和鼓励患儿通过表情、手势、动作或语言等方式对听到的声音做出相应的反馈和表达，这是听觉训练的第一步。②听觉注意：充分调动患儿注意听取各种声音，尤其是对语言声的兴趣，引导其注意并倾听别人交谈的意识和方法，逐步养成聆听的好习惯。③分辨不同声音：通过对比、演示等方法帮助患儿分辨各种不同的声音，以培养听觉障碍唐氏综合征患儿的听觉辨别、听觉走向、听觉记忆，最终具备形成听觉概念的能力。特别强调的是分辨语言声是听觉训练的主要内容，对患儿的声音训练更具实际意义。④选择性听取：在一定的背景声下，让患儿将已学过的、熟悉的内容进行听取练习，以提高其在日常环境噪音下捕捉有用声音信息的能力。⑤听觉反馈：帮助患儿逐步学会注意倾听自己的发音、语言表达与运用是否正确、恰当，并对错误及时加以纠正。

（四）感知觉训练

对唐氏综合征患儿进行感觉训练是提高其智力水平的重要手段。治疗师可通过大量丰富的感知刺激和增加肌肉活动效率来提高其感知的阈限性。通过刺激大脑功能定位的恢复和补偿，是一切训练的开端。

（五）日常生活能力训练

让唐氏综合征患儿具备最基本的生活自理能力，如吃饭、大小便、穿衣、清洁、移动等也是康复训练的关键内容，及早训练患儿在日常生活中的自理能力。在训练的过程中，康复治疗师和家长不仅要耐心地教导患儿学习各种技巧，更重要的是保持患儿的学习兴趣。合理选择训练时间、强度及地点，如患儿肚子饿时教吃东西、患儿快尿急时教如何自己去小便；每次训练的时间不要太长；同时应积极鼓励患儿，建立自信心，使其在轻松愉快的游戏中完成学习任务。

七、小结

唐氏综合征主要表现为严重的智力低下、弥漫性发育障碍、特殊面容等，临床康复以对症治疗为主，早期通过运动功能训练、言语训练、听觉训练、感知觉训练以及日常生活能力训练等提高患儿的功能及生活自理能力。

八、范例分析

患儿，女，1 岁 9 个月，诊断为唐氏综合征。病史：患儿为足月顺产，出生时体重为 2.53 kg，出生史无异常。查体可见：患儿呈特殊面容，表现为眼距宽，鼻根低平，眼裂小，眼外侧上斜，外耳小，舌胖，常伸出口外，流涎多，通贯掌，草鞋足。外院行染色体检查明确为唐氏综合征，家长自诉其运动发育一直明显落后于同龄儿。预防接种史不详，无手术史及外伤史，无食物、药物过敏史，无类似家族史。母亲为 37 周岁高龄产妇，父母的运动能力正常，受教育程度良好，患儿与父母、爷爷奶奶一起生活。

患儿于 5 月龄大时首次至康复科进行诊治，体格检查发现：患儿呈特殊面容，眼距宽，鼻根地平，眼裂及外耳小，通贯掌。双下肢肌张力偏低，俯卧位抬头 90°，不能翻身，俯卧位下可前臂支撑，扶持坐位下头部控制欠佳，不会主动抓物，追光追声稍差，易逗笑。AIMS 得分为 10 分，百分位小于 5%，提示粗大运动发育落后于同龄儿童。即时对患儿行早期干预，康复目标主要为增强四肢肌张力、促进头控、翻身和精细功能的发育。康复方案包括：头控训练、前臂支撑、翻身、双手中线位运动、视听觉刺激、姿势设定、皮肤感觉刺激、按摩和被动运动、神经肌肉电刺激等，康复治疗每天 1 次，每次 60 min，每周 5 次，连续 2 w。同时，指导家长行家庭康复，以便积极在家开展康复训练。嘱其每 6 w 定期复查，以便调整康复方案。

因患儿在外地居住，11 月龄时遂来我科复查。家长自诉患儿 8 月龄大时可翻身至俯卧位，现患儿可短暂独坐，扶站时可见膝过伸，足外翻，偶见主动抓物，俯卧位下可伸臂支撑。康复评定结果：AIMS 得分 21 分，百分位仍小于 5%，下肢肌张力偏低。康复目标调整为促进上肢支撑、坐位平衡、爬行和扶站能力的发育，纠正膝过伸，提高下肢肌力，给予患儿佩戴 AFO 以防止双膝过伸与足外翻并进行扶站训练，同时，因患儿流涎严重，指导其行相应吞咽功能训练。同时，指导家长在家开展康复训练。每 6 w 定期复查，以便调整康复方案。

因患儿在外地居住，未能定期复查，最近一次复查时患儿为 1 岁 9 月大。家长自诉患儿 1 岁 2 月龄时可腹爬，1 岁 6 月龄时偶可扶物站起。体查示：患儿仍不能独走，可扶物站立，扶双手可迈步，下肢肌张力仍偏低，双膝过伸，双足外翻，佩戴 AFO 后有所改善。可发简单音，但不会叫人，理解力差。DQ：50 分，AIMS 得分 39 分，百分位小于 5%。目前康复目标主要调整为改善足外翻与膝过伸、增强下肢肌力，促进姿势转换、扶站与步行能力的发育。康复方案包括在医院行以下功能性强化训练：按摩（2 min）、下肢被动运动（每个关节重复 10 次）、爬障碍物（3 ～ 5 min）、坐位训练（不同坐位姿势，如端坐位、盘腿坐和跪坐，视觉刺激在正前上方，5 min）、BOBATH 球上俯卧背伸（2 min）、蹲起（脚尖在膝后面，10 个/组，2 组/次，2 ～ 3 次/天）、直跪（30 秒/次，10 次/天）、扶持站立与步行训练（5 ～ 10 min）、搭桥、配备合适的 AFO（步行时使用）、神经肌肉电刺激（TENS：股四头肌、肱三头肌、胫前肌）、小脑顶核电刺激（脑循环）、抗重力位运动（躯干保持竖直位）等，之后行家庭康复训练。

本例患儿为较典型的唐氏综合征患儿，患儿久居外地未能定期复查和诊治，但经过一段时间以家庭为中心的康复治疗后，患儿运动能力和运动姿势得到较明显的改善，AIMS 得分一直增加，未见严重继发性肢体畸形。嘱患儿家长最好能定期复查，以便对于其双足姿势、膝过伸状况密切追踪随访，实时行康复评定和调整康复策略，以防止患儿继发性畸形的发展，进一步提高其步行能力和社会生活能力。鼓励患儿及家属应坚持康复锻炼，也可让患儿进入特殊教育学校学习技能，将来能够适应社会生活。

（唐红梅　徐开寿）

第九节　创伤性脑损伤

一、概述

创伤性脑损伤（traumatic brain injury，TBI）是指由外力所致的头部损伤，可能导致暂时或永久的认知、生理和心理功能受损。TBI 是威胁人类生存和健康的重要疾病，随着近年来社会机动车保有量迅速提高和人们活动范围的扩展，意外事件多发而导致 TBI 发病率也呈上升趋势。

二、病因

TBI 的病因较多，战争时期多为火器伤、利器伤、爆炸伤等。和平时期多为交通事故、运动损伤、坠落受伤、暴力伤害等。儿童 TBI 与年龄密切相关：婴儿期多为婴儿摇晃综合征，偶见难产和产钳引起的婴儿颅脑损伤；幼儿期多为坠落伤；青少年期多为交通事故（60%）或体育运动等损伤。

三、临床表现

TBI 常引起运动功能障碍、肌力和肌张力改变、认知功能障碍、言语功能障碍等。并发症包括高热、烦躁、蛛网膜下腔出血、继发性癫痫、消化道出血、尿崩、进行神经源性肺水肿等。

1. 一般表现

（1）意识障碍：绝大多数患儿伤后即出现意识丧失，时间长短不一，具体可参阅本章第二十八节。

（2）头痛、呕吐：头痛、呕吐是伤后常见症状，如果不断加剧应警惕颅内血肿。

（3）瞳孔反应：瞳孔反应是临床上最常用神经系统检测之一，与脑干受损程度密切相关。如果伤后一侧瞳孔立即散大，光反应消失，患儿意识清醒，一般为动眼神经直接原发损伤；如果双侧瞳孔大小不等且多变，表示中脑受损；若双侧瞳孔极度缩小，光反应消失，一般为桥脑损伤；如果一侧瞳孔先缩小，继而散大，光反应差，患儿意识障碍加重，为典型的小脑幕切迹疝表现；若双侧瞳孔散大固定，光反应消失，多为濒危状态。

（4）生命体征：伤后出现呼吸、脉搏浅弱，节律紊乱，血压下降，一般经数分钟及十多分钟后逐渐恢复正常。如果生命体征紊乱时间延长，且无恢复迹象，表明脑干损伤严重；如果伤后生命体征已恢复正常，随后逐渐出现血压升高、呼吸和脉搏变慢，常暗示颅内有继发性血肿。

2. 颅脑损伤表现

（1）根据损伤年龄划分为以下几类：①新生儿 TBI，大部分是产伤所致，一般表现为头皮血肿、颅骨变形、囟门张力高或频繁呕吐。②婴幼儿 TBI，以骨膜下血肿较多，且容易钙化。③年龄较大的儿童 TBI，易出现乒乓球样凹陷骨折。婴幼儿及学龄前儿童伤后反应重，容易出现休克症状，常有延迟性意识障碍表现。需要注意，儿童颅内血肿临床表现轻，脑疝出现晚，病情变化急骤。

（2）重型颅脑损伤：重型颅脑损伤常常可以引起水、盐代谢紊乱，高渗高血糖非酮性昏迷，脑性肺水肿及脑死亡等。

3. 后遗症期表现

（1）身体：常见头痛、眩晕、视力障碍、视空间障碍、听力损失、感觉缺失、关节挛缩、共济失调/动作不协调、平衡障碍、易疲劳、癫痫等。

（2）情感：表现为情绪波动或易变、否认、焦虑、抑郁、暴躁、自责、低自尊、自我为中心、不稳定、淡漠、解决问题能力障碍。

（3）认知/行为：表现为清醒减少、方向障碍、心不在焉、不能集中精神、疑惑、易激动兴奋、记忆障碍/遗忘、持续困难、判断受损、表达/语言受损。

（4）功能：表现为床上活动受限、转移受限，坐位、站立位、步行功能障碍等，以及在个人卫生、穿衣、进食、睡眠、精细运动功能、学习能力等方面出现障碍。

四、诊断与预后

TBI 按照病理机制可分为原发性脑损伤和继发性脑损伤；按损伤部位可分为头皮损伤、颅骨损伤、脑损伤；按损伤性质可分为闭合性颅脑损伤和开放性颅脑损伤；按损伤程度可分为轻度、中度、重度颅脑损伤。

儿童 TBI 的预后与格拉斯哥昏迷量表（GCS）分值密切相关，GCS 越低，合并障碍越多，预后越差。伤后脉搏、血压、血氧饱和度与死亡率密切相关。但是，因儿童神经系统尚处于发育阶段，修复代偿能力较好，若处理及时，整体预后较成人乐观。儿童 TBI 大部分为轻度，约有 50% 遗留轻中度残疾，8%～10% 为中度、重度残疾，重度颅脑损伤的死亡率可高达 30%～50%。

五、康复评定

在身体结构与功能方面，可以从肢体结构、运动功能（包括关节活动度、肌张力、肌力、肌耐力、粗大运动、精细运动等）、感觉功能、睡眠功能、认知功能（意识、情绪、记忆等）、言语和语言功能、皮肤功能等方面进行评估。

1. 昏迷程度评估

改良版格拉斯哥昏迷量表（modified Glasgow coma scale，modified GCS）是用于评价儿童意识状态的标准化工具，依据不同年龄段儿童的发育特点设定评分标准，见表 5－15。

表 5－15 改良版格拉斯哥昏迷量表（一）

功能测定	>5 岁	<5 岁
睁眼		
4	自发	
3	声音刺激时	
2	疼痛刺激时	
1	刺激后无反应	
最佳运动反应		
6	服从命令、正常自发性动作	
5	定位疼痛刺激（>9/12）	
4	指甲按压后回缩	
3	因疼痛出现屈曲反应	
2	因疼痛出现伸展反应	
1	对疼痛刺激无反应	
最佳语言反应		
5	定位说话	警觉，含糊不清，咕咕叫（单词或句子－正常）
4	言语混乱	言语比正常水平少，易哭
3	不适当的词语	疼痛刺激哭泣
2	无法理解的声音	疼痛刺激呻吟
1	对疼痛无反应	对疼痛无反应

功能测定	<1 岁	≥1 岁
睁眼		
4	自发	自发
3	声音刺激时	语言刺激时
2	疼痛刺激时	疼痛刺激时
1	刺激后无反应	刺激后无反应
最佳运动反应		
6	自发	服从命令而动
5	因局部疼痛而动	因局部疼痛而动
4	因疼痛而屈曲回缩	因疼痛而屈曲回缩
3	因疼痛呈屈曲反应	因疼痛呈屈曲反应
2	因疼痛呈伸展反应	因疼痛呈伸展反应
1	对疼痛刺激无反应	对疼痛刺激无反应

续表 5－15

功能测定	0～23个月	2～5岁	>5岁
最佳语言反应			
5	微笑，发声	适当的单词，短语	能定向说话
4	哭闹可安慰	词语不当	不能定向说话
3	持续哭闹，尖叫	持续哭闹，尖叫	语言不当
2	呻吟，不安	呻吟	语言难以理解
1	无反应	无反应	无反应

评分标准：15分大致正常，13～14分轻度昏迷，9～12分中度昏迷，<8分重度昏迷（积极气管插管），3分为不可逆脑损害。

2．认知功能评估

（1）Rancho Los Amigos认知功能分级量表。Rancho Los Amigos认知功能分级量表（Rancho Los Amigos levels of cognitive function scale）是一个认知行为功能的描述性量表（表5－16），用于评价颅脑损伤后的神经行为功能，能够指导康复治疗师根据患儿的认知功能进行相应的、适宜的物理治疗。研究显示，Rancho分级在Ⅰ～Ⅲ级的TBI患儿，损伤后1年内认知功能恢复显著；颅脑损伤后1年，认知功能恢复至Rancho Ⅷ级的患儿达40%，伤后2年恢复到Rancho Ⅷ级的增加至61%，伤后3年恢复到Rancho Ⅷ级的达67%；损伤后1年，79%能够恢复至独立步行能力，其中包括46%无须辅助工具独立步行的患儿，仅有17%的TBI患儿仍处于Rancho Ⅳ级以下。

表5－16　Rancho Los Amigos认知功能分级量表

分级	特　点	描　　述
Ⅰ	没有反应	患儿处于深昏迷，对任何刺激完全无反应
Ⅱ	一般反应	患儿对无特定方式的刺激呈现不协调和无目的反应，与出现的刺激无关
Ⅲ	局部反应	患儿对特殊刺激起反应，但与刺激不协调，反应直接与刺激的类型有关，以不协调延迟方式执行简单命令
Ⅳ	烦躁反应	患儿处于躁动状态，行为古怪，毫无目的，不能辨别人与物，不能配合治疗，词语常与环境不相干或不恰当，无选择性注意，缺乏短期和长期的回忆
Ⅴ	错乱反应	患儿能对简单命令取得相当一致的反应，但随着命令复杂性增加或缺乏外在结构联系，反应呈无目的、随机或零碎性；对环境可表现出总体上的注意，但精力涣散，缺乏特殊注意能力，用词常常不恰当并且是闲谈，记忆严重障碍，常显示出使用对象不当；可以完成以前常用结构性的学习任务，如借助帮助可完成自理活动，在监护下可完成进食，但不能学习新的任务

续表 5-16

分级	特点	描述
Ⅵ	适当反应	患儿表现出与目的有关的行为，但要依赖外界的传入与指导，遵从简单的指令，过去的记忆比现在的记忆更深更详细
Ⅶ	自主反应	患儿在医院和家中表现恰当，能主动地进行日常生活活动，很少出差错，但比较机械，对活动回忆肤浅，能进行新的活动，但速度慢，借助结构能够启动社会或娱乐性活动，判断力仍有障碍
Ⅷ	有目的反应	患儿能够回忆并且整合过去和最近的事件，对环境有认识的反应，能进行新的学习，一旦学习活动展开，不需要监视，但仍未完全恢复到发病前的能力，如抽象思维，对应激的耐受性，对紧急或不寻常情况的判断等

（2）Rancho 儿科量表。Rancho 儿科量表（pediatric Rancho scale）是 Rancho Los Amigos 认知功能分级量表的改良版，适用于婴儿期至 7 岁的儿童，具体描述见表 5-17。

表 5-17 Rancho 儿科量表

分级	特点	描述
Ⅴ	没有反应	对视觉、听觉、疼痛刺激完全没反应或没有可见的变化
Ⅳ	一般反应	对刺激无特定反应，反应是无意识、自然的，表现与刺激类型无关。反应可能会延迟。反应包括生理改变、整体运动、发出声音。第一次反应大多来自疼痛。对响亮的声音表现为总体惊吓。对重复的声音刺激表现兴奋增加或减少。疼痛刺激可诱发一般反射
Ⅲ	局部反应	对刺激有特定表现。反应和现有的刺激类型有关。反应包括强烈光源靠近视野，快速经过视野时眨眼睛；转向或远离响亮的声音，离开疼痛刺激。反应可以是不协调或延迟的。可能伴有不协调的简单控制，如闭眼、移动手臂。限制肢体活动时可以表现出微弱的自我意识。相对他人，对家人更有反应
Ⅱ	对周围环境有反应	出现警觉，对名字产生反应。识别家长和其他家庭成员。模仿检查者的手势和面部表情。参加相应年龄的简单声音游戏。总体注意但是极易分心。需要经常引导注意力在任务上。行为控制接近相应年龄的，能够程序化地执行之前学过的任务。但缺乏外部程序性，反应表现为随意的、无目的性的，易被外界刺激激怒。对自我、家庭、基本需求的意识逐渐增强
Ⅰ	对刺激或环境有反应	主动对周围环境产生兴趣，可以发起社交活动。对自我、环境、定向、现有刺激能够产生相应年龄的准确反应

（3）认知和语言量表。认知和语言量表（cognitive and linguistic scale，CALS）用于测量 2 岁至青年成人在住院康复期间的认知及语言功能恢复情况，以半结构化访谈及行

为观察的方式进行。在 CALS 中更好的表现与更少的长期残疾相关。CALS 有 20 个项目，包括：唤醒、反应性、情绪调节、抑制、注意力、反应时间、定向、记忆、简单和复杂的接受性语言、简单和复杂的表达性语言、启动、语用、简单和复杂的问题解决、视觉感知能力、视觉空间能力、自我监控和认知安全。CALS 评估通常需要 20 ～ 30 min。每个项目的得分范围为 1 ～ 5，总分在 20 ～ 100 分之间。分数越高，表现越好。

（4）Westmead 创伤后失忆量表。Westmead 创伤后失忆量表（Westmead post-traumatic amnesia scale，WPTAS）通常用于评估 TBI 儿童的创伤后失忆症（post-traumatic amnesia，PTA），WPTAS 测量的 PTA 持续时间是中度至重度 TBI 儿童的认知功能结果的重要独特预测因子。为解决 TBI 儿童 PTA 持续时间的前瞻性测量，发展出 Westmead 创伤后失忆量表 - 简版（Abbreviated Westmead Post-traumatic Amnesia Scale，A-WPTAS），见表 5 - 18。该量表适用于 7 岁以上儿童，评估时间约 3 min，初始评估最高分 15 分，二次评估最高分 18 分。患儿通过至少两次连续评估获得最高分可终止，间隔时间 60 min。

表 5 - 18　Westmead 创伤后失忆量表 - 简版

项目	反应	提示	TI	T2	T3	T4
GCS 运动反应	遵循指令		6	6	6	6
	定位		5	5	5	5
	回缩		4	4	4	4
	异常的屈曲		3	3	3	3
	伸展		2	2	2	2
	无反应		1	1	1	1
GCS 睁眼	自发		4	4	4	4
	言语刺激		3	3	3	3
	疼痛刺激		2	2	2	2
	无反应		1	1	1	1
定向	1. 你叫什么名字？	姓氏	□	□	□	□
	2. 你在什么地方？	3 个城市名	□	□	□	□
	3. 你为什么在这里？	摔倒/骨折/车祸（依实际情况给）	□	□	□	□
	4. 现在是几月？	3 个月份	□	□	□	□
	5. 今年是哪一年？	20 ____ 年？	□	□	□	□
		（所给选项正确答案在第二位）	（答对 1 分）			
得分	满分 15 分		/15	/15	/15	/15
新的记忆	图片 1（茶杯）	视觉提示表，包括 3 个正确图片和 6 个干扰项	□	□	□	□
	图片 2（钥匙）		□	□	□	□
	图片 3（鸟）		□	□	□	□
			（答对 1 分）			
A-WPTAS	满分 18 分		/18	/18	/18	/18

3. 影像学评估

CT（电子计算机断层扫描）因其检查速度快，对骨折和急性颅内出血显示准确性高，是急性颅脑外伤早期诊断的最佳检查手段；fMRI（功能磁共振成像）可以准确显示受损部位；DTI（磁共振弥散张量成像）可以显示常规 MRI 不能显示的超微结构、神经纤维束的走向及受损情况，可定量分析脑白质损伤的范围和强度。

4. 肌张力评估

参考本书第三章第一节。

5. 肌力评估

参考本书第三章第三节。

6. 运动功能评估

参考本书第二章第三节，第四章第四节、五节、六节。

7. 吞咽功能评估

参考本书第二章第五节、第五章第十七节。

8. 日常生活能力评估

参考本书第三张第七节。

六、康复治疗

中枢神经系统损伤的恢复主要在损伤后 6 个月内。因此，早期、适时进行康复治疗对于减轻 TBI 后遗症、改善预后非常必要。另外，必须根据 TBI 患儿的损伤部位、严重程度、昏迷程度、运动及认知功能障碍程度设计具体的个性化康复治疗方案。

（一）急性期的康复治疗对策：预防

TBI 儿童术后早期在颅脑外科或重症监护室时，当生命体征平稳即可介入早期康复，重点在于预防由于长期固定体位引起的皮肤破损、继发性的关节挛缩变形及肌肉萎缩。在长期固定体位下，皮肤破损会降低患儿舒适度，增加感染风险，且愈合时间长，增大照护难度。继发性关节挛缩会增加恢复期的康复治疗程序，甚至需要外科手术的介入。长期卧床还可能导致肌肉萎缩、骨质疏松等，使患儿延迟获得或难以恢复独立的运动功能。因此，预防或延缓相关并发症的发生是 TBI 早期的康复重点。

物理治疗对策包括良姿位摆放和矫形器的应用。良姿位摆放可以改善胃肠道及肺部功能，保持皮肤完整性，预防关节挛缩，促进运动功能的恢复。如：每 2 h 改变患儿的床上体位 1 次；坐位时，每 30 min 姿势调整 1 次，以减轻局部的压力，避免褥疮，保持皮肤完整性。设定良姿位时，应充分考虑该体位对患儿可能产生的影响骨骼、神经发育的不良作用，以及该体位可能诱发的原始反射。一般的良姿位首选侧卧位，可以去除重力作用，减少原始反射带来的不良影响，设置侧卧位时，保持头与躯干对线，双上肢位于中线位，使用小枕头把下肢分开，避免髋关节内收。仰卧位主要用于出现紧张性迷路反射和伸肌模式占优势的患儿，以降低异常运动模式所产生的不良影响。除姿势控制外，关节被动活动、矫形器都可以预防或减缓关节软组织挛缩的发生发展。需要注意的是，该期颅内压监测是重症 TBI 患儿治疗的重点，因此，治疗师在实施康复治疗的过程中，除了观察基本生命体征外，还应关注颅内压的变化。此外，早期（伤后 72 h 内）开展肠内营养支持可在一定程度上改善预后，但对于有误吸风险的患儿则建议给予胃肠外营养。

（二）低级别认知功能水平的康复治疗对策：促醒刺激

TBI 儿童应尽早进行康复促醒治疗。研究显示，发病 3 个月内的康复治疗效果最显著，可明显提高苏醒率。促醒刺激可以防止感官剥夺，并促进意识恢复及复苏。因此，开展促醒治疗的前提是所运用的结构化促醒刺激能够预防感知觉缺失并促进功能恢复。但需要注意，在昏迷早期促醒刺激治疗的安全剂量仍存在争议，因此应该在综合评估的基础上，少量多次地进行促醒刺激。给予促醒刺激的康复团队除医护人员外还应包括患儿家属。

一般可通过听觉、触觉、嗅觉、视觉和前庭觉系统等途径进行促醒刺激。选择对患儿有意义的刺激项目，考虑其兴趣爱好及文化背景，设置最适宜患儿的个体化刺激项目。如听觉刺激（家人的声音、语言、音乐等）、触觉刺激（熟悉的物品、温度觉、不同材质物品等）、嗅觉刺激（橙子/柠檬、醋、混合气味等）、视觉刺激（熟悉的物品、照片、光刺激、图画书等）、本体觉刺激（关节活动、体位改变等）。定期评估刺激项目的有效性。选择患儿一天中最清醒的时间进行促醒刺激。指导家长设置适宜的促醒刺激量、治疗环境以及刺激顺序，避免过度刺激。设置安静的环境进行促醒刺激，尽量呈现患儿既往熟悉的场景，引导患儿注意周围的环境和人；逐渐展示选定的刺激项目，每次选择 1～2 个感觉系统的项目进行刺激；每次刺激最好控制在 15 min 内，每天多次，比如 8～10 次，以保证患儿充分的睡眠，以便营造最佳的刺激感受期；治疗师应给予患儿足够的反应时间，如以缓慢、平静的声音、音调告知患儿正在进行的事情；刺激过程中鼓励患儿自我表达；多与患儿眼神交流，使其放松。随着患儿觉醒时间的增加，治疗师要考虑增加刺激的强度及持续时间，以改善患儿的反应质量；当患儿可以执行简单指令时，治疗师可应用提高运动功能的刺激项目，如提高患儿头部、躯干的控制能力，以及改善上肢的运动模式。此外，中医针刺及正中神经电刺激也可作为促醒的治疗策略。根据《儿童严重创伤性脑损伤治疗指南》（第三版），不推荐使用预防性亚低温治疗来改善整体预后，但可用于控制颅内压。

（三）中等级别认知功能水平的康复治疗对策：结构化、程序化

对于处于激惹期的患儿，即 Rancho Los Amigos 认知功能分级Ⅳ级的患儿，可能会对周围环境的各种刺激过度敏感，如周围的人、约束、隐匿骨折、疼痛、便秘、尿路感染等。患儿的烦躁可能表现为怪异，甚至攻击性的行为。因此，针对此期的患儿，治疗师需要特别注意减少各种各样的杂乱刺激，避免过度刺激，以减少不良行为的爆发。如设置安

静、光线柔和的训练环境，减少探访人员，降低说话音量等。选择患儿熟悉的、能够积极参与的合作性活动方案，帮助患儿与熟悉的事物联系起来，可以包括保持关节活动度的练习，翻身、坐起、站起、步行等提高粗大运动功能的训练。需要特别注意训练量的设置，考虑患儿的耐受性，合理安排休息时间，避免过度刺激。另外，患儿的行为是不可预知的，因此，治疗师要准备大量的训练项目给患儿选择，尽可能诱导患儿主动参与训练，并让患儿尝试去做能够完成的项目，以帮助患儿提高自信心，让其有意愿去尝试新事物。如果患儿抗拒训练，或者极度不配合，治疗师应该调整治疗方案，不要继续使用原来的方案，而是寻找任何患儿有意愿进行的活动，因为只要能够诱导患儿主动参与，就可以帮助患儿增加注意的广度。随着患儿注意力的提高，再增加训练的难度。康复过程需要家长的积极参与，治疗师要指导家长如何开展相应的治疗。最后，注意使用相应的保护措施，如约束带、床栏、垫上海绵垫的地板，避免患儿的躁动活动导致二次损伤。

处于迷惑期的患儿，即 Rancho Los Amigos 认知功能分级Ⅴ级的患儿，治疗对策包括降低训练项目的复杂性，分解训练动作，并给予直接、简单的口头提示，使用缓慢、清晰的语调说出提示语，延长患儿反应时间。有时候，动作解释能够帮助患儿更好地理解训练项目。定向训练是迷惑期恢复的重点，最好把患儿的日常作息、训练规律化，如在相同的时间、相同的地点，接触相同的人，进行相同活动。这样能够促使患儿回忆。对于大龄儿童，还可以使用如日历、闹钟、时间表等小物品来提示患儿应该进行什么活动。尽量让患儿主动完成项目，或者在项目开始或结束时给予最小帮助。及时表扬患儿每次取得的成功，加强正反馈。同样，进行训练时还需要使用单一的环境，避免过度刺激，并注意预防跌倒。

（四）高级别认知功能水平的康复治疗对策：重返学校、社会

需要注意，并不是所有 TBI 患儿最后都能够恢复至高级别的认知功能。因此，此时的康复对策主要是增强独立性，逐渐减少帮助，辅助患儿完成家务，提高日常生活能力，促进患儿重返学校与社会。一方面是进一步提高患儿的运动功能，强化转移能力，改善步态，提高手功能；提高患儿的高级运动技能，如携物步行、跑、跳、平衡板和训练球上项目等。另一方面是使用各种辅助手段，如矫形器、助行器、移动设备，甚至进行环境改造等，尽可能提高患儿的自理能力。另外，TBI 患儿还容易出现体重控制不良的现象。因此，治疗师需要为患儿设计相应年龄的体育活动，帮助患儿避免超重、情绪障碍、身体状况不佳等现象。世界卫生组织发布了 2020 版《关于身体活动和久坐行为指南》，针对儿童、青少年等人群的身体活动提出相关建议。但目前尚未有针对 TBI 患儿运动剂量的相关指南。

（五）其他症状管理

1. 高肌张力的处理

可行局部肌群、软组织的牵伸、姿势设定、佩戴矫形器、物理因子治疗、肉毒毒素

注射等治疗。

2. 吞咽、心脏、呼吸功能的康复

见本书第五章第二十七节、三十节、三十一节。

七、小结

儿童 TBI 有自己的特点，并非成人的缩影。首先，由于儿童大脑发育的不成熟，网状结构发育尚不健全，皮质下系统相对成熟，皮质下中枢兴奋性高，生命体征不平稳，病情复杂多变，且儿童颅骨发育薄，弹性大，抗外力击打能力差，常发生下丘脑、脑干等深部结构的损伤，加之儿童脑脊液含量多，其液压冲击伤也是重要的损伤原因，所以导致的原发性损伤比较重。其次，儿童 TBI 后继发伤进展迅速，生命体征紊乱，发生率高。因此，尽早进行康复干预，可以最大限度地恢复意识状态和肢体功能，减少后遗症的出现，减轻残疾程度。

八、范例分析

案例 1：

患儿 1，男，6 岁 3 个月，因车祸伤入院。颅脑外科诊断：①左侧颞枕部硬膜外血肿，②左颞枕骨骨折，③左肺挫裂伤。入院次日全麻下行硬膜外血肿清除术，术程顺利，术后予止血、营养、神经营养、补液及对症处理。术后 2 w，伤口愈合良好，请康复科会诊。

康复评定结果为 GMFM－88 项得分为 16.61 分；MAS：左屈肘肌群Ⅰ＋级、左屈膝肌群Ⅱ级，右踝跖屈肌群Ⅱ级；MMT：右侧肢体肌力Ⅱ级；左侧肢体不自主动作，扶站右下肢尖足；婴儿－初中生社会生活能力量表标准分 5 分，极重度缺陷；意识清楚，不会发音，不能与人交流，儿科 Rancho 量表Ⅲ级。制定康复目标：降低痉挛肌群肌张力，抑制左侧肢体不自主动作，提高右侧肢体肌力及主动运动能力，恢复坐位、站立步行能力及语言能力。康复方案包括按摩、关节被动活动、牵伸痉挛肌群、体位转换能力训练、直臂支撑、坐位训练、Bobath 球上训练（坐位）、精细功能训练（诱导左手主动抓握、双手协作）、站立架、智能机器人步行训练、Motomed、经皮神经电刺激、痉挛肌治疗仪、佩戴右 AFO（睡觉时可使用）、针灸。康复治疗每天 1 次，每次 60 min，每周 5 次，连续 2 w。经过 2 w 康复治疗，重新进行评估，GMFM－88 项得分为 36.65 分；MAS：右屈肘肌群Ⅰ＋级、右屈膝肌群Ⅰ＋级、右踝跖屈肌群Ⅱ级，扶站右尖足；婴儿－初中生社会生活能力量表标准分 7 分，中度缺陷；韦氏幼儿智力量表 WPPSⅠ－Ⅳ得分 IQ 为 55 分，轻度低下，可讲 2～3 个字。制定康复目标：降低右侧肢体肌张力，抑制左下肢不自主动作，提高站立步行能力及右手功能。康复方案包括按摩、被动活动、牵伸痉挛肌群、直跪、半跪到站起、右侧搭桥、精细功能训练（诱导右手主动抓握，双手协作）、姿势设定、站立架（抑制右侧膝反张）、智能机器人步行训练、Motomed、经皮神经电刺激、痉挛肌治疗仪、脑循环、佩戴右 AFO（睡觉时可使用）、针灸。康复治疗每天 1 次，每次 60 min，每周 5 次，连续 2 w。同时指导家长学习家庭康复。

经过 4 w 康复治疗，一般情况良好，考虑准予出院，出院前评估，GMFM－88 项得分：68. 58；MAS：右屈肘肌群 Ⅰ 级、右屈膝肌群 Ⅰ ＋级，右踝跖屈肌群 Ⅰ ＋级，可独立步行，可与人简单自由交流。制定康复目标：降低右侧肢体肌张力，抑制左下肢不自主动作，进一步提高站立步行能力及右手功能。康复方案包括按摩，被动活动，牵伸痉挛肌群、右跟腱，如斜坡、牵伸配合右下肢单腿负重，右下肢蹲起，右侧搭桥，精细功能训练，如双手协作性 ADL 训练，佩戴右 AFO。康复治疗每次 60 min，每周 3～5 次。并嘱其每 8 w 定期复查，以便调整康复方案。之后家长在家行康复治疗，定期复查，患儿预后较好。

案例 2：

患儿 2，女，6 岁 11 个月，因跌落伤入院。颅脑外科诊断：①开放性多发性颅骨骨折；②头皮开放性伤口；③脑挫伤；④蛛网膜下出血；⑤脑脊液漏。入院次日全麻下行“右侧额顶挫裂伤脑组织清除术＋碎骨片清除术＋硬脑膜减张缝合术＋去大骨瓣减压术＋伤口清创缝合术”，术后 7 个月颅脑外科全麻下行“右侧额颞顶枕颅骨缺损修补术（peek 材料）＋腰大池引流术”，术程顺利。现术后左侧肢体活动障碍 2 年余，康复科就诊。

康复评定结果 GMFM－88 项得分为 85. 74 分（D/E）；MAS：左侧肘屈肌：Ⅰ＋，前臂旋前：Ⅰ＋，腕屈肌：Ⅱ，屈膝：Ⅰ，踝跖屈：Ⅲ；左侧单脚站欠佳，交替上下楼梯欠佳；步态：摆动期左足下垂内翻，支撑期短、左膝过伸，左臀中肌无力明显；左上肢使用意识较差（GRS 2 分），肩前屈及外展、前臂旋后、伸腕、伸指 AROM 受限，掌指关节过伸，主动抓握及释放困难，双手协作较差；婴儿－初中生社会生活能力量表标准分 10 分，正常水平；语言、认知、吞咽、社交行为与同龄儿相仿，儿科 Rancho 量表Ⅰ级。制定康复目标：降低左侧肢体肌张力，提高左侧肢体肌力，改善异常步态，提高单脚站等运动技能；提高左手使用频率，改善左手抓握及释放能力，提高日常生活独立性，预防或延缓继发性畸形的发生。康复方案包括按摩、关节被动活动、牵伸痉挛肌群、肌力训练（抗重力）、直臂支撑、平衡训练、限制－诱导运动疗法、智能机器人步行训练、重复经颅磁刺激、Motomed、经皮神经电刺激、痉挛肌治疗仪、佩戴左 AFO，肉毒毒素注射、针灸。康复治疗每天 1 次，每次 60 min，连续 10 d，后转至家庭康复，定期复诊。

8 w 后复诊，康复评定结果 GMFM－88 项得分为 89. 10 分（D/E）；MAS：左侧肘屈肌，Ⅰ＋，前臂旋前Ⅰ＋，腕屈肌Ⅱ，屈膝：Ⅰ，踝跖屈：Ⅱ；左下肢单脚站数秒，左单脚跳未可，跑步未可；步行摆动期左足背屈不足，支撑期短、左膝过伸、左臀中肌无力较前改善；左上肢使用意识较前改善（GRS 5 分），前臂旋后、伸腕、伸指 AROM 受限，抓握时掌指关节过伸、拇指内收，可主动抓握及释放柱状物品及侧捏小丸，双手协作欠佳；婴儿－初中生社会生活能力量表标准分 10 分，正常水平。制定康复目标：降低左侧肢体肌张力，改善异常步态，提高跑跳技能，预防或延缓继发性畸形的发生；提高左手使用频率及左上肢肌力，改善左手手指分离运动及双手协作能力，促进书写能力的发育，提高日常生活独立性。康复方案包括按摩、关节被动活动、牵伸痉挛肌群、肌力训练（抗阻）、直臂支撑、跑跳训练、限制-诱导运动疗法、智能机器人步行训练、重复经颅磁刺激、Motomed、经皮神经电刺激、痉挛肌治疗仪、佩戴左 AFO、针灸。康复治疗每天 1 次，每次 60 min，连续 10 d，后转至家庭康复，定期复诊。

在进行加拿大作业表现量表访谈中得知患儿及家属有回归学校的需求，综合考虑患儿一般情况及康复评定结果，嘱患儿及家长日常在家行康复治疗，每 8 w 复查，以便调整康复方案，患儿预后较好。

（李金玲　何　璐　张　静　何昭瑶）

第十节　脊髓性肌萎缩症

一、概述

脊髓性肌萎缩症（spinal muscular atrophy，SMA）是由于运动神经元存活基因 1（survival motor neuron gene 1，SMN1）突变导致的脊髓前角 α-运动神经元退化变性，以肢体和躯干进行性、对称性肌无力和肌萎缩为主要表现的常染色体隐性遗传性疾病，常伴有呼吸、消化和骨骼等多系统损害，具有高致残和致死率。发病率为 1/10000～1/6000，近期有研究报道中国新生儿中发病率为 1/9788，人群携带率高达 1/50，是导致 2 岁以下婴幼儿死亡最常见的遗传病。

二、病因

SMN 蛋白是真核细胞生物生存所必需的管家蛋白，在各组织细胞广泛表达，尤其在脊髓运动神经元中高度表达。SMN 蛋白主要由位于 5q13.2 的 SMN1 基因编码产生，当 SMN1 第 7 或第 7、8 外显子发生纯合缺失或点突变时引起 SMN 蛋白表达缺失，脊髓前角细胞无法耐受低水平的 SMN 蛋白，通常会导致 SMA 发生。同源基因 SMN2 较 SMN1 在第 7 外显子存在碱基差异，可以表达约 10% 的具有正常功能的全长 SMN 蛋白。

SMA 为常染色体隐性遗传病，98% 的 SMA 患儿的 SMN1 双等位基因变异分别遗传自双亲。

三、临床表现

根据 SMA 的发病时间和临床病情进展，通常分为 4 种类型，其中最常见且表型最严重的为 SMA1 型，占比较少且病情相对最轻的为 SMA4 型。不同类型 SMA 的临床表现和生存期限见表5－19。SMA1型通常在6个月内诊断，最大运动能力不能达到独坐，随疾病进展最终出现呼吸和吞咽功能下降，自然病程中，大多数SMA1型患儿2岁内死于呼吸衰竭或其他严重并发症。2～4型均有不同程度缓慢进展的肌无力和肌萎缩，进一步可导致骨骼系统、呼吸系统、消化系统及其他系统异常。

表5－19　SMA分类及临床表现

类型	发病年龄	最大运动能力	临床表现	自然进程
1	<6个月	不能独坐	松软儿，严重肌张力低下，四肢无力，吞咽无力，钟形胸廓，易反复呼吸道感染及呼吸衰竭	多生存不到2岁
2	6～18个月	能独坐，不能独走	缓慢加重的全身肌无力，运动发育落后，肌张力低下，可伴关节挛缩和脊柱侧弯，影响呼吸功能	多可生存至成年
3	18个月～10岁	能独走	儿童期逐渐出现近端为主的肌无力，下肢重于上肢。逐渐丧失行走能力。后期出现脊柱侧弯、关节畸形、呼吸功能不全	寿命不缩短或轻度下降
4	成人期	能跑跳	青少年期或成人期起病，下肢起的四肢近端肌无力，缓慢进展	寿命不受影响

四、诊断和预后

（一）诊断

1. 临床表现

临床医师根据病史查体拟诊，主要临床特点为进行性、对称性四肢和躯干的肌无力，近端重于远端，下肢重于上肢，有时可见舌肌纤颤、手震颤。

2. 辅助检查

辅助检查包括血清学检查、肌电图、肌肉组织活体检测（以下简称“肌活检”）等。血清肌酸磷酸激酶（CPK）检测：SMA 1型和2型均无明显的变化或仅见轻度升高。SMA 3型血清CPK可有不同程度的升高，且常随肌损害的发展而加重，晚期肌肉严重萎缩时CPK的水平开始下降。肌电图：表现为广泛性神经源性损害，可见纤颤正电位、正锐波、运动单位时限延长、平均波幅高、神经感觉传导速度正常、运动传导速度正常或轻度损害、肌肉复合动作电位（compound muscle action potential，CMAP）波幅减低等。肌活检：可见大部分肌纤维呈束性萎缩，萎缩肌纤维体积极小，在萎缩肌群中还可见肥大肌纤维。组化染色显示Ⅰ型和Ⅱ型肌纤维簇集，两种肌纤维均萎缩，以Ⅱ型为主。

3. 基因诊断

基因检测显示 SMN1 第 7 号外显子纯合缺失突变或双等位突变，阳性结果可确诊 SMA。

4. 鉴别诊断

当患者临床考虑 SMA 但基因检测未见 SMN1 双等位基因致病变异，或临床症状不典型，或伴有非 SMA 临床表现时，需要和以肌无力为主要表现的其他疾病进行鉴别诊断。如 6 个月以下患儿需鉴别其他软婴综合征，6 个月以上的患儿需要鉴别其他神经肌肉病。常选择二代测序技术用于鉴别诊断。

（二）预后

SMA 预后主要与疾病的类型有关，发病越早预后越差，详见表 5 – 19。以康复训练、呼吸及营养支持为主的综合治疗能在一定程度上延缓 SMA 病程进展，提高生存率。近年来，疾病修正治疗药物逐步运用于临床，临床试验及真实世界研究数据表明，疾病修正治疗药物可有效维持 SMA 患儿的运动功能，促进部分患儿获得里程碑进步，显著降低死亡率。但是，疾病修正治疗并不能治愈 SMA，且不同亚型、病情和病程的患儿对药物治疗的反应存在明显差异。

五、康复评估

SMA 患儿康复评定内容包括体格检查、整体发育评定、肌肉骨骼系统评定、运动功能评定等，如运动发育里程碑、粗大运动功能、精细运动功能、营养状况、吞咽功能、呼吸功能、脊柱及髋关节评定等。SMA 患儿康复评估工具的选择应基于患儿当前功能障碍水平，选择循证医学证据等级高的标准化工具。评估应至少每 6 个月进行一次，由康复治疗专业人员完成。

（一）体格检查

体格检查包括患儿体温、呼吸、皮肤颜色、意识状态、面容表情、营养状态、皮下脂肪充实程度、患儿体位、步态等。同时，可进行反射检查，包括肱二头肌反射、肱三头肌反射、膝腱反射、跟腱反射。

（二）运动功能评估

运动功能评估可追踪 SMA 患儿疾病进展的自然史和轨迹，随访 SMA 患儿康复治疗或其他干预后运动能力的变化，基于患儿评估过程中出现的代偿或适应性动作，制订康复治疗计划。评估量表的选择应基于 SMA 疾病分型，考虑患儿的年龄和功能状态，并可通过分数变化反映患儿接受治疗后康复结局的改变。可选择的量表包括：费城医院婴儿神经肌肉疾病测试（CHOP INTEND）、Hammersmith 婴儿神经检查（HINE）中的运动功能发育分量表，Hammersmith 运动功能量表－扩展版（HFMSE）、修订版上肢模块（RULM）、6 分钟步行测试（6MWT）、神经肌肉病的运动功能评估（MFM）、10 米跑/走计时试验、Bayley 婴儿发育量表等（详见本书第二章第三节）。

（三）关节活动度评估

研究提示 22%～50% 的 SMA 2 型患儿 ROM 减少大于 20°，其中髋关节、膝关节、腕关节挛缩最常见，下肢挛缩发生率高于上肢。下肢各关节中，膝关节挛缩发生率最高，其次为髋关节及踝关节。上肢关节中，肩关节挛缩发生率最高，其次为肘关节和腕关节。不具有行走能力的 SMA 患儿发生率高于具有行走能力的患儿，肘部关节挛缩常发生于患儿完全依赖轮椅后。关节挛缩严重影响患儿坐姿及站姿维持、日常生活活动能力及舒适度。关节活动度评估包括 AROM 及 PROM，需注意患儿的体位、肢体摆放的位置、相关骨性标志的定点，建议每年至少进行 2 次 ROM 评估。

（四）脊柱侧弯评估

脊柱侧弯是 SMA 1、2 型患儿的常见并发症，发病率为 60%～90%，最早发生于 8～9 月龄，平均发病年龄为 6～8 岁，常伴有不同程度的胸椎后凸。评估内容包括临床脊柱检查、正侧位脊柱全长 X 片检查。X 线是测量 Cobb 角、定义脊柱侧弯的金标准，如脊柱侧弯 Cobb 角 >20°，应每 6 个月复查 1 次，直至骨骼发育成熟后每年复查 1 次。

（五）髋关节评估

髋关节脱位在 SMA 1、2 型患儿中发生率为 10%～30%。早期筛查是发现髋关节脱位的重要手段，6 月龄以内的婴儿可通过观察臀纹、髋关节活动 ROM 及屈髋外展外旋试验进行初步筛查，如怀疑髋关节脱位可行超声检查，6 月龄以上疑似脱位者可行髋 X 线检查。

（六）吞咽功能评估

SMA 1 型患儿中普遍存在延髓功能障碍，可导致喂养和吞咽困难、吸入性肺炎。吞咽功能障碍在 1 型患儿发病率高于 2 型及 3 型患儿。临床表现为进食时间延长、经口喂养易疲劳、咬合无力、下颌运动范围缩小、吞咽过程中或吞咽后明显窒息或咳嗽。不能独坐的 SMA 患儿诊断后即进行一次改良吞钡透视检查，如果检查结果正常，应密切监测以发现吞咽困难的早期迹象。吞咽评估包括吞咽造影检查、口腔结构、整体进食功能观察、口腔运动等级评分、进食吞咽时头控及其姿势等，新生儿时期可使用新生儿口腔运动功能分级量表（见本书第二章第五节）。

（七）呼吸功能与胸廓形状

肺功能受累是 SMA 1、2 型患儿死亡的主要原因之一，也可发生于部分 SMA3 型患儿中。临床表现为呼吸肌无力、下呼吸道分泌物清除不良等。1 型或 2 型 SMA 患儿表现为胸骨凹陷的“钟形胸”、胸壁及肺发育不全、反复呼吸道感染、吸入性肺炎，最终导致患儿呼吸衰竭。

不能独坐患儿的评估内容包括：①咳嗽力度；②气体交换，包括血液中的氧含量，有条件者可行耳血动脉化血气或呼气末/经皮二氧化碳监测；③胸廓形状；④睡眠期间的呼吸，多导睡眠监测；⑤胸部平片；⑥吞咽能力；⑦新出现的或原因不明的呼吸困难状况；⑧脊柱侧弯。建议每 3 个月评估 1 次（图 5－30）。

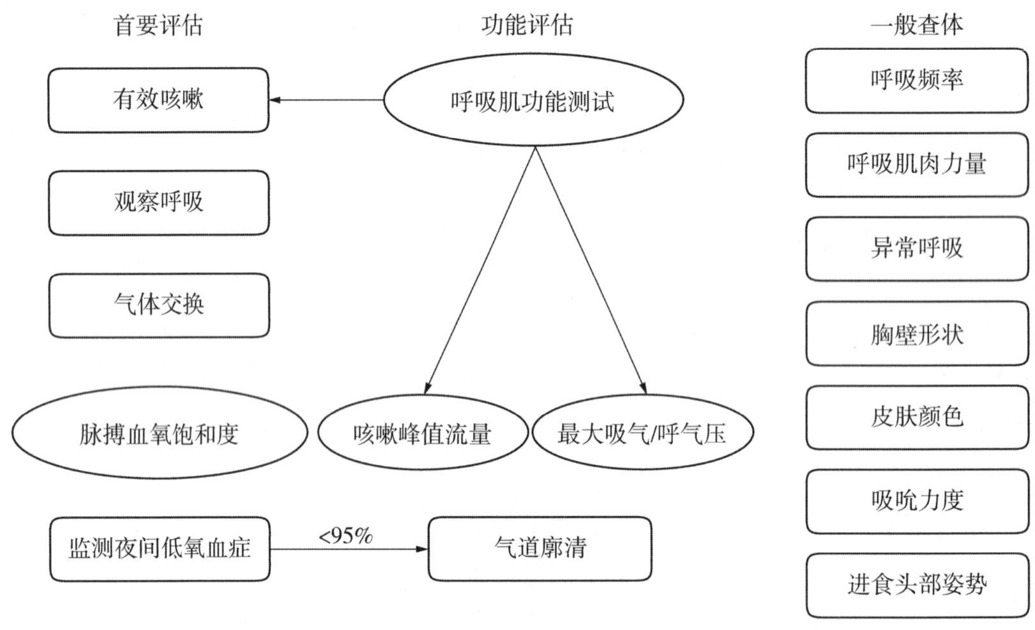

图 5－30　不能坐患儿呼吸功能评估

能独坐患儿的评估内容包括：①胸廓形状；②脊柱形态；③肺功能测试，包括嗅探测试（sniff test）、坐位与仰卧位肺活量（vital capacity，VC）、最大吸气压（maximal inspiratory pressure，PImax）、最大呼气压、最大呼气流速、每 6 个月肺活量低于理论正常值的 30% 或出现呼吸衰竭迹象时，进行毛细血管血气分析（capillary blood gas，CBG）；④多导睡眠监测记录夜间血氧饱和度。建议每 6 个月评估 1 次。

能独走患儿的评估内容包括：①咳嗽力度；②肺功能（利用肺活量测定法）；③基于临床症状和观察所需的其他检查。建议每年评估 1 次（图 5－31）。

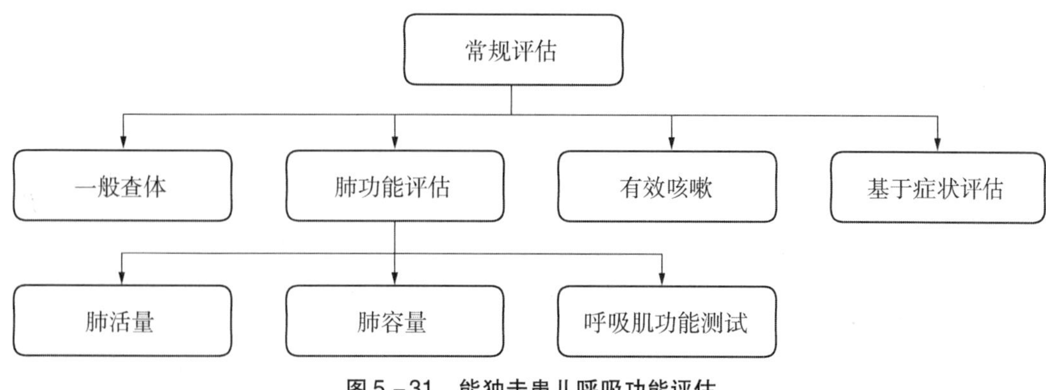

图 5－31　能独走患儿呼吸功能评估

（八）营养评估

SMA 患儿应在每次门诊常规随访中进行营养评估，以便改善患儿生活质量及生存率。生长发育监测对于 SMA 患儿营养管理十分重要，不能独坐和部分可独坐患儿常伴身高发育缓慢，具有步行能力的 SMA 患儿可伴有体重过度增加。评估内容包括身高、体重、皮下脂肪厚度、进食史及营养元素分析等（本书第二章第八节）。

（九）生活质量评估

生活质量评估可从生理功能、情感功能、社会功能及角色功能等多维度反映个体健康状况。研究表明，生活质量除用于评估 SMA 患儿医疗需求与看护者负担外，还能在一定程度上反映药物治疗的有效性。目前评估测量工具共 4 个大类，分别为健康生活质量（health-related quality of life，HRQoL）相关量表、疲劳相关量表、日常生活相关量表及看护者评估量表。SMA 常用普适性量表包括 36 项简明健康状况调查表（medical outcome survey 36－item short form health survey，SF－36）和儿童生存质量测定量表 4.0 通用核心量表（pediatric quality of life inventory 4.0 generic core scales，PedsQL 4.0）。特异性量表以 PedsQL 3.0 神经肌肉疾病模块量表（pediatric quality of life inventory neuromuscular，PedsQL 3.0 NMM）最为常用。

六、康复治疗

（一）康复治疗目标

1. 不能独坐者的治疗目标

1 型与功能倒退后的 2 型 SMA 患儿不具备独坐能力，此类患儿大多数时间处于卧位，其康复目标为尽可能预防或延缓关节挛缩，并通过使用辅助器具促进抗重力体位的维持及提高移动能力。

2. 能独坐者的治疗目标

此类患儿需预防或延缓关节挛缩和脊柱畸形，提高其坐位平衡能力及上肢运动功能，并借助辅助器具维持站立体位，尽可能使患儿可以自我驱动轮椅进行移动并参与社会活动。

3. 能独走者的治疗目标

此类患儿主要以维持 ROM、预防脊柱侧弯，同时提高或维持肌力和耐力为治疗目标。

（二）康复管理

SMA 患儿进行物理治疗与康复管理会改善其病情发展，康复管理可预防或减少 SMA 患儿出现关节挛缩、脊柱侧弯、呼吸功能下降等。治疗剂量应根据患儿耐受设定，避免过量运动及产生疲劳，动作应规范化避免代偿，治疗计划制订需基于患儿当前功能水平，见表 5 -20。

表 5 -20　不同功能 SMA 患儿的针对性康复治疗方案

治疗项目	不能独坐	能独坐	能步行
辅助器具	矫形器、带支撑的站立架或石膏固定以维持 ROM 和功能。夜间佩戴 AFO 60 min 起直至整夜佩戴，5 次/周。胸部支具维持躯干支撑，且应根据呼吸功能进行相应调整。颈部支具用于头部支撑，以避免直立时窒息风险	辅具用于维持站立位，膝关节固定器、AFO、夹板、站立架等用于牵伸挛缩关节。辅助站立不超过 60 分钟/次，3～5 次/周	下肢矫形器用于维持踝关节和膝关节 ROM 和改善功能；胸部支具用于改善坐位姿势
牵伸	预防或延缓关节挛缩，维持四肢 ROM，主被动牵伸训练，3～5 次/周	主被动牵伸训练，5 次/周；站立训练 5～7 次/周，站立时间为 1 小时/次	主被动牵伸训练，3～5 次/周
姿势管理	避免蛙式体位。定制座椅辅助维持坐位；可使用滚轮、沙袋、成型枕、楔形垫以及定制的床垫辅助卧位的肢体摆放	胸腰骶椎矫形器用于维持坐站位时良好的脊柱姿势；颈部支具用于保护患儿安全和转运；动静态支具和功能性支具用于姿势固定和站立	胸部支具可在坐位时使用
功能训练	建议使用较轻且有反馈效果的物品，如有开关按钮的玩具、摇铃等，促进上肢主动运动；使用手臂支撑设备辅助上肢去重力下活动；合适的头颈部支撑及全程监管下进行水中运动；眼球追踪设备用于改善沟通	腰、腹部躯干肌群力量训练以延缓脊柱侧弯；助力 - 主动、抗重力或渐近抗阻肌力训练；步态训练，如康复机器人/外骨骼机器人；上肢功能训练；游泳，马术治疗，轮椅运动等；肌力、耐力训练	平衡功能训练；游泳、徒步、骑自行车、划船、瑜伽等有氧运动，训练时间 30 分钟/次

续表 5－20

治疗项目	不能独坐	能独坐	能步行
移动能力训练	建议使用可调节靠背角度的婴儿手推车和电动轮椅，以提高移动和转移能力	驱动轮椅进行移动和转移并参与社会活动；电动轮椅；水中运动；有氧运动；鼓励多参与日常生活、学校和社会活动	远距离移动时可考虑使用手动轮椅
胸腔物理治疗	叩拍、振动、体位引流等	叩拍、振动、体位引流等	

1. 功能性运动训练

对于不能独坐的患儿，运动训练包括被动运动、头控训练、主动运动训练。针对上肢运动训练，可选用重量较轻、具有反馈效果的物品，如带有开关的玩具、拨浪鼓等，促进上肢主动运动，还可采用手臂支撑设备辅助上肢去重力下的活动。头控训练可采用仰卧位诱导患儿左右旋转颈部、俯卧位支撑下抬头等。在有合适的头颈部支撑以及全程监护的情况下，可通过水疗进行全身运动训练（见第四章第十九节）。

对于可独坐的患儿，功能性运动训练包括体位转换、坐位平衡训练、抗重力位运动、辅助下站立、康复机器人辅助步行训练及上肢精细运动训练等。并鼓励患儿将训练融入日常生活或游戏中，通过游泳、骑车等有氧运动提高活动耐力。训练强度应适当，避免患儿疲劳。

对于可独走的患儿，功能性运动训练包括站立平衡功能训练、步态训练、体位转换、上下台阶、不同环境下行走、康复机器人步行训练及上肢力量训练。并通过游泳、行走、骑自行车、瑜伽、划船等有氧运动训练逐步提高活动耐力。

2. 姿势管理

对于不能独坐的患儿，可使用沙袋、成型枕、楔形垫以及定制的床垫来辅助卧位肢体摆放，以预防关节挛缩，避免长时间处于蛙式体位。建议采用胸部支具维持身体姿势的稳定性，协助躯干支撑。由于头部控制能力不佳，可采用颈托支撑头部，以减少直立时窒息的风险。可适用定制座椅维持良好坐位姿势。对于能独坐的患儿，为延缓脊柱侧弯的发生，指导患儿进行腰、腹部躯干肌群力量训练，且可在坐位和辅助站立时佩戴胸腰骶椎支具以辅助维持良好的脊柱姿势。对于能独走的患儿，进行腰、腹部躯干肌群训练延缓脊柱侧弯发生，必要时佩戴胸部支具辅助维持良好的坐姿。

3. 牵伸训练

不能独坐的患儿主要进行四肢关节被动牵伸、主动－助力牵伸以及矫形器、带支撑的站立架、石膏固定等辅助具维持四肢关节的活动度，建议每周最少进行 3 ～5 次牵伸治疗。夜间佩戴踝足矫形器（ankle foot orthosis，AFO）有助于延缓踝关节挛缩，佩戴时间可从 60 min 起，直至整夜佩戴，每周至少佩戴 5 次。能独坐的患儿每周应至少进行 5 ～7 次牵伸治疗，同时可使用膝关节矫形器、AFO 等来维持下肢 ROM，在辅助下站立。能独走的患儿需加强髋、膝、踝等下肢关节的牵伸，除被动牵伸和主动－助力牵伸外，通过主动姿势性牵伸以维持或提高 ROM，建议每周进行 3 ～ 5 次牵伸治疗，在夜间佩戴 AFO 以预防踝关节挛缩。

4．矫形器

SMA 患儿矫形器使用包括上肢矫形器、下肢矫形器、脊柱矫形器等。上肢矫形器主要为腕手矫形器，夜间休息时使用促进腕关节伸展、掌指关节伸展和近端指间屈曲的矫形器，以尽可能维持关节活动度，预防及矫正腕部屈曲挛缩。

下肢矫形器包括踝足矫形器、膝踝足矫形器（knee ankle foot orthoses）及髋膝踝足矫形器（hip knee ankle foot orthoses），AFO 主要用于控制踝关节的位置和运动、支撑下肢、保持良好对位对线以稳定和矫正畸形。早期在不具行走能力的 SMA 患儿中应用 AFO，可有效预防踝关节挛缩畸形。穿戴 AFO 时间应从每天站立下使用 2 h 开始，逐步进阶至轮椅、站立和其他姿势时每天使用 10 h。KAFO 主要为膝关节与踝关节提供稳定性、保持良好的对位对线、减少支撑站立时膝关节外翻及预防矫正膝关节屈曲挛缩，可在行走、站立或夜间休息时佩戴。HKAFO 可支撑髋－膝－踝的肌肉无力和不稳定，帮助 SMA 患儿保持站立姿势。

脊柱矫形器主要为颈托及胸腰骶椎矫形器。颈托可为颈部力量不足患儿提供颈部支撑，提供良好姿势从而改善患儿呼吸及吞咽功能。胸腰骶椎矫形器分为刚性 TLSO（rigid thoracic lumbar sacral orthosis，rigid TLSO）及软式 TLSO。刚性 TLSO 矫形器通常用于 Cobb 角 25°～40°的患儿，每天佩戴时间通常为 18 ～ 22 h，目的为延缓脊柱侧弯进展、延迟脊柱侧弯术。TLSO 可用于患儿坐位、站立位及移动设备等。因刚性 TLSO 可能减少胸廓扩张，使用过程中需监测患儿疲劳程度并定期评估肺功能。对于胃造瘘术后的 SMA 患儿，TLSO 应进行改良，避免压迫手术部位。软式 TLSO 主要作用为预防脊柱侧弯，可为 SMA 患儿提供坐姿和站姿支持，提高坐位稳定性、改善姿势、头部控制、活动参与且具有较好的舒适度。

5．移动与转移

SMA 患儿移动辅助器具包括轮椅、助行器、三轮车等。轮椅主要包括电动轮椅、独立推进轮椅及辅助推进轮椅。不能独坐的患儿建议使用电动轮椅和靠背角度可调节的手推车，颈部控制能力较差的患儿结合颈部支具适用，电动轮椅需具备前臂操纵杆并可放置多种医疗设备。能独坐的患儿可在居家环境中使用手动轮椅，患儿具备一定上肢力量，外出时可使用定制的有躯干支撑和靠背角度可调节的电动轮椅，能独走的患儿在不产生疲劳的情况下使用手动轮椅，长距离独立移动时可使用动力轮椅或三轮车等。

助行器包括步态训练器、助行架等，可扶走的 SMA 患儿可适用具有保护及支撑作用的步态训练器，改善其站立、重心转移及迈步能力。可独走但平衡能力较差的患儿可使用助行架改善其行走能力、增加步行距离与速度、提升步行安全性等。

6．呼吸康复

呼吸功能训练方法包括：呼吸肌肌力训练、维持胸廓顺应性训练、咳嗽训练、排痰训练及辅助通气。详见本章第三十一节。辅助通气包括无创辅助通气及有创辅助通气。

无创辅助通气时选择患儿舒适的面罩，采用双水平气道正压模式辅助通气，以使呼吸肌得到更充分的休息。有创辅助通气包括气管插管或气管切开可明显延长 SMA 患儿的生存时间，但气管切开后，因患儿需特殊装置才能说话，应谨慎决定。

7. 吞咽功能训练

目标为降低患儿吞咽过程中误吸风险、改善进食功能等。具体训练方法可参考本章第二十七节。如 SMA 患儿因吞咽功能差、经口喂养安全性低或营养摄入不足时，可考虑鼻饲喂养、胃造瘘喂养。

8. 神经肌肉电刺激

可应用低频脉冲电刺激对 SMA 患儿进行神经肌肉电刺激以提高肌肉功能，延缓肌肉萎缩。治疗剂量可 20 分钟/次，1 次/天，10 天/疗程。

9. 营养支持

SMA 患儿如伴有严重胃肠道反流，可改变进食策略，如根据患儿需要改变固体和液体的浓度、使用增稠液体、进食时姿势设定以保护气道。药物治疗可包括使用胃酸中和剂、胃酸分泌抑制剂等，需注意此药物可能增加肠胃炎和肺炎风险。SMA 1 型患儿可考虑采用早期胃造口术和腹腔镜 Nissen 胃底折叠术以保持适当的营养，并减少吸入后感染的风险。

七、药物治疗

目前 SMA 治疗药物共有 3 种，包括诺西那生钠、Zolgensma 和利司扑兰。诺西那生钠 Nusinersen（Spinraza）是一种反义寡核苷酸药物，通过修饰 SMN2 基因的剪接，增加功能性存活运动神经元蛋白的产生达到治疗效果。主要通过鞘内注射（直接进入椎管）给药。Zolgensma（Onasemnogene abeparvovec）是一种基因替代疗法，一次性输注携带 SMN1 基因功能拷贝的病毒载体，用于取代缺失的 SMN1 基因。利司扑兰（Risdiplam）是一种治疗 SMA 的口服药物，通过修饰 SMN2 基因的剪接来增加 SMN 蛋白的产生。这三种药物，已经改变了 SMA 的结局。药物治疗的选择取决于多种因素，包括 SMA 类型、年龄、疾病严重程度和患者个体特征等。SMA 新生儿于症状前诊断并给予疾病修正治疗，更优于症状后治疗。

八、小结

SMA 患儿应尽早进行康复干预，物理治疗结合药物治疗是取得良好疗效的关键，多学科协作模式是康复管理的重要手段。康复评估应基于患儿临床表型，选用标准化评估工具；规范化康复治疗能减少或预防并发症，延缓病情进展，提高社会参与及生活质量。此外，康复方案需依据评估结果制订，以保持针对性及个性化，达到更好疗效；多学科之间应密切协作，规范患儿随访频率、治疗方案选择及疗效追踪等。确诊的 SMA 患儿需接受长期、规范的医学随访。SMN2 拷贝数为 1 ～ 4 的无症状 SMA 患儿在接受治疗后应每3个月完成1次医学随访。因各种原因未能及时接受治疗的无症状SMA患儿，6月龄内的建议每月随访1次；6月龄至2岁的建议每2～3个月随访1次；2岁以上的每6～12个月随访1次。

九、范例分析

患儿，男，4岁，7个月能独坐，11月龄能扶站，至今不能独走，能讲话，发音不清，家人述偶有手震颤，遂2020年12月17日于我院就诊，行基因检测发现SMN1基因外显子7、8纯合缺失。SMN2基因变异是与临床表型相关的多态性位点，诊断为脊髓性肌萎缩Ⅱ型。

康复评估结果为HFMSE评分：28分。双上肢肌力3级，双下肢肌力2+级，四肢关节未见挛缩变形，四肢肌肉萎缩，四肢肌张力低，不能独走。双膝反射未引出，双侧巴氏征阴性。

康复目标为预防或延缓关节挛缩和脊柱畸形，促进坐位平衡和上肢功能，借助辅助器具维持站立体位，尽可能自我驱动轮椅进行移动并参与社会活动。注意：康复训练应循序渐进，避免疲劳，动作幅度不宜过大

康复方案包括，① 四肢各关节牵伸；② 功能性运动训练：卷腹、四点支撑、头控训练（俯卧抬头、仰卧抬头）、股四头肌训练（坐位踢腿）、臀中肌力量训练（侧卧髋外展）、俯卧背伸、扶持站立、推磨砂板、举高手拍球、精细运动训练如撕纸/包装袋、书写、捏橡皮泥；③体位转换：仰卧位－坐位、坐位－仰卧位、仰卧位－俯卧位、俯卧位－仰卧位；④康复机器人辅助步行训练（2次/周）；⑤ 使用站立架站立1小时/天，每周5～7次；⑥有氧运动：游泳、骑车30分钟/天，3次/周；⑦ 神经肌肉电刺激：腰部、臀中肌、股四头肌、胫前肌；⑧心肺功能训练：呼吸训练器、吹气球、大声朗诵和唱儿歌等游戏类活动、咳嗽训练；⑨踝足矫形器（AFO）；⑩外出移动时使用三轮车。

患儿分别在（2022－01－25，2022－02－08，2022－02－22，2022－03－29，2022－07－26，2022－11－15，2023－03－01）接受药物治疗，其第一针后康复评估HFMSE：30分。第二针后康复评估HFMSE：32分。第三针后康复评估HFMSE：34分。第四针后康复评估HFMSE：34分。第五针后康复评估HFMSE：35分。第六针后康复评估HFMSE：37分。第七针后康复评估HFMSE：37分。

（张　静　王筱玥）

第十一节　进行性肌营养不良症

一、概述

进行性肌营养不良症（progressive muscular dystrophy，PMD）是一组遗传性肌肉变性疾病，临床特征主要为缓慢进行性加重的对称性肌肉无力、肌萎缩，不伴感觉障碍。女性多为致病基因携带者，本身并不发病，但所生男孩中约50%会发病。PMD主要为常染色体显性、隐性和X连锁隐性遗传，病理改变为进行性肌纤维坏死、再生脂肪及结缔组织增生、肌肉无异常代谢产物堆积。

根据遗传方式、起病年龄、萎缩肌肉的分布、病程进展速度和预后，PDM可分为9种类型：①假肥大型肌营养不良症（pseudohypertrophy muscular dystrophy），是进行性肌营养不良中最为常见的一种类型，包括Duchenne型肌营养不良症（Duchenne muscular dystrophhy，DMD）；②Becker型肌营养不良症（Becker muscular dystrophy，BMD）；③面肩肱型肌营养不良症（facioscapulohumeral muscular dystrophy，FSHD）；④肢带型肌营养不良症（limb-gridle muscular dystrophy，LGMD）；⑤Emery-Dreifuss肌营养不良（Emery-Dreifuss muscular dystrophy，EDMD）；⑥先天性肌营养不良症（congenital muscular dystrophy，CMD）；⑦眼咽型肌营养不良症（oculopharyngeal muscular dystrophy）；⑧眼型肌营养不良症（ocular muscular dystrophy）；⑨远端型肌营养不良症（distal muscular dystrophy）。其中，以DMD和BMD这两型最为常见，常见于学龄前和学龄期儿童，多累及躯干及四肢近端肌群。DMD发病率较高，多见于1/3600～1/6000的活产男婴，病情进展较快，通常9～10岁丧失独立移动能力，20～30岁因呼吸衰竭或心力衰竭而死亡，预后较差。BMD发病率较低，仅为DMD的1/10，进展缓慢，15岁后仍可保持独立行走能力，预后较DMD好，多数患儿至少可存活到40～50岁。以下就常见的DMD和BMD进行详细阐述。

二、病因

DMD属X连锁隐性遗传，为X染色体短臂2区1带（Xp21）编码抗萎缩肌蛋白（dystrophin）基因突变所致，约30%的患儿则表现为自身基因的突变，故此类患儿母亲并非基因携带者。抗肌萎缩蛋白位于骨骼肌和心肌细胞膜的质膜面，具有细胞支架、抗牵拉、防止肌细胞膜在收缩活动时撕裂的功能，与肌纤维膜糖蛋白结合为抗肌萎缩蛋白结合蛋白（dystrophin-associated protein），这些蛋白与肌细胞的黏附蛋白联结，以加强和巩固肌纤维的稳定性。DMD患儿因抗萎缩肌蛋白基因缺陷而使肌细胞内严重缺乏抗肌萎缩蛋白，从而造成肌细胞膜结构不稳定，最终导致肌细胞坏死和功能缺失而致病。BMD患儿抗肌萎缩蛋白数量减少，严重程度较DMD轻，预后相对良好，病程进展相对缓慢。此外，因抗肌萎缩蛋白也分布在心肌、大脑和周围神经结构中，故有些DMD患儿和部分 BMD 患儿可合并心肌病变、智力发育障碍或周围神经传导障碍。

三、临床表现

1. 进行性肌无力和运动功能减退

出生或婴儿期患儿的运动发育基本正常，少数有轻度的运动发育迟缓。2～5 岁后症状逐渐开始显现。最早期可见患儿腰椎过度前凸，不愿跑及行走，因骨盆带肌无力日益严重，患儿在行走过程中尝试把步基增宽以增强其稳定性，因此临床上可见“鸭子”步态，伴走路步态不稳，易跌倒，且跌倒后难以从地板上起来。

2. Gower's 征

由于骨盆和躯干肌无力，使患儿自仰卧位起立时必须先翻身转为俯卧位，屈膝关节和髋关节，并用手支撑躯干呈俯跪位，以两手及双腿共同支撑躯干；再用手按压膝部以辅助股四头肌的肌力，身体呈深鞠躬位；最后双手攀附下肢缓慢地站立（图 5－32）。

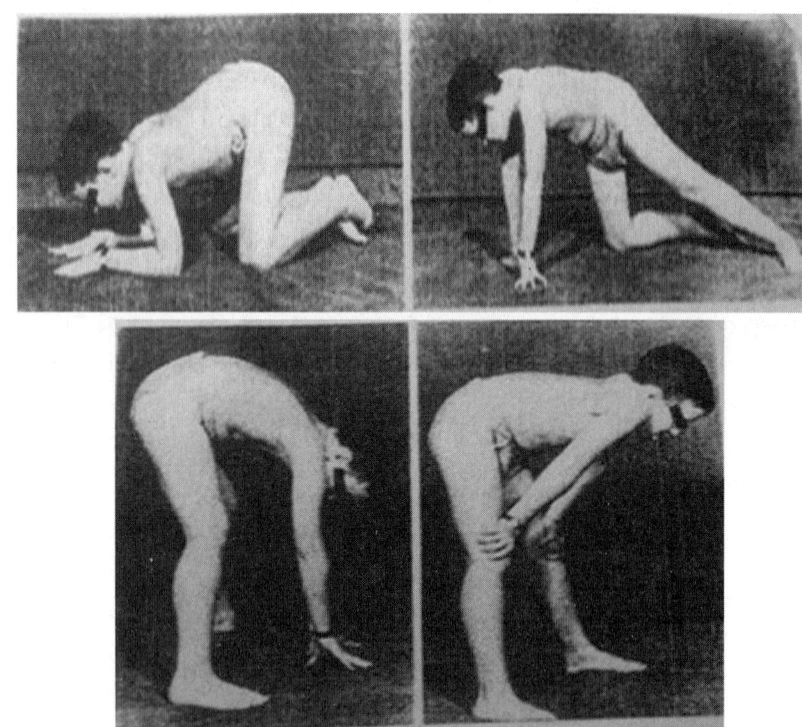

图 5－32　Gower's 征示意图

3. 假性肌肥大和广泛性肌萎缩

早期可见骨盆带和大腿部肌肉进行性萎缩，但有些肌群因脂肪和胶原组织增生而形成假性肥大，以腓肠肌假性肥大最为突出（图 5－33），其次冈下肌和三角肌的假性肥大也较常见。触诊时，这些假性肥大的肌肉有整体一致性。当肩带肌肉萎缩后，举臂时肩胛骨内侧远离胸壁，可形成“翼状肩胛”。脊柱肌肉的萎缩可致脊柱弯曲畸形。

4. 关节活动受限、功能活动丧失

随着疾病的进一步发展，肌肉挛缩加剧，继而出现关节活动度受限、功能性活动丧失等。最典型的是踝关节跖屈，并伴有膝关节和髋关节屈曲；早期可见髋关节和踝关节活动度受限，由于髋关节屈曲、髂胫束和跟腱挛缩，可见患儿站立和步行受限。此外，患儿髋关节、膝关节和肘关节的挛缩角度也会随着疾病进展明显增加，并伴关节功能性活动丧失。

5. BMD 的临床表现与 DMD 相似

BMD 是进行性肌营养不良中最轻微的一型，患儿多在 5 ~ 15 岁起病，该型患儿 15 岁后仍可保持独立行走的能力，多数患儿至少能活到 40 ~ 50 岁。

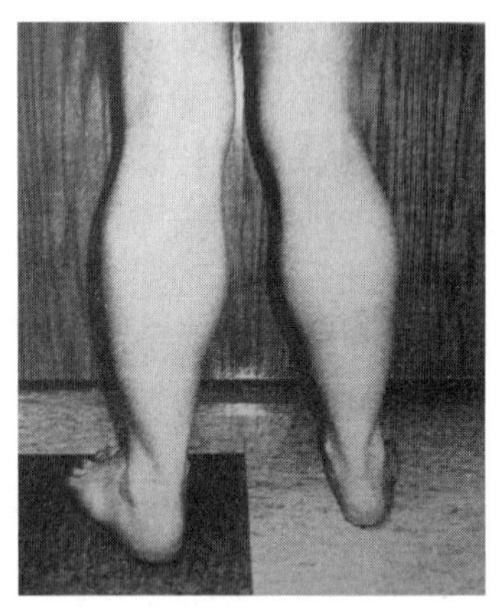

图 5 -33　腓肠肌假性肥大示意图

四、诊断和预后

根据患儿的临床表现、遗传方式、起病年龄、家族史，加上血清酶测定及肌电图、肌肉病理检查和基因分析可进行诊断，如基因检测阴性或检测所有基因突变点有困难时，可用特异性抗体对肌肉组织进行免疫组化检测，亦可明确诊断。此外，相关辅助诊断证据有：①血清酶学检查。主要包括肌酸激酶（CK）、乳酸脱氢酶（LDH）和肌酸激酶同工酶（CK-MB）。DMD 患儿的 CK 值可高于正常值（ <160 IU/L）的 50 ~ 200 倍（为 15000 ~ 35000 IU/L），且 CK 值的增高在症状出现前就已存在。②肌电图。呈非特异性肌病的特点、神经传导速度正常，无失神经支配。③肌肉活检。可见肌纤维的退化和再生、炎性浸润和结缔组织增生。④免疫组化。可发现肌细胞膜的抗肌萎缩蛋白缺失。⑤基因检查。采用 PCR、印迹杂交、DNA 测序等方法，通过筛查基因突变进行基因诊断，该方法是诊断进行性肌营养不良的“金标准”。

目前，临床上对于该病尚无特效治疗，但积极对症和支持治疗将有助于提高患儿生活质量和延长生命。

五、康复评估

建议在每位 DMD 或 BMD 患儿的疾病早期（步行阶段）、过渡期（逐步丧失行走能力）及疾病后期（轮椅期，患儿/青年丧失独立活动能力并且移动必须依赖轮椅）进行康复评估，首先需要采集患儿相关信息（表 5 -21）；其次，要评估患儿的运动功能、肌力、关节活动度以及监测呼吸功能的变化。①运动功能。系统记录患儿能做到的动作，从而判断患儿是处于功能稳定阶段还是功能下降阶段，可以使用上肢/下肢功能性分级量表（表 5 -22、表 5 -23）、北极星移动量表（north star ambulatory assessment，NSAA）、MFM、6 分钟步行试验等进行评估（可参考脊髓性肌萎缩症章节）。NSAA 包含 17 个项目，包括抬头、从地面坐起和站起、从椅子站起、保持站立、左右脚跨越、单腿站、足跟站、步行和跑跳等项目以及 2 项不计分的计时项目（从地面站起、10 m 跑），计分项目评分标准为 0～2 分：0 分为不能独立完成项目；1 分为改变活动方式但不借助其他帮助独立完成项目；2 分为正常方式完成项目。②肌力。应用徒手肌力测试法，可根据肌力变化情况分析患儿疾病发展期肌力障碍的恶化程度，如迅速恶化（每年恶化程度大于 10%）、相对均衡（每年恶化程度在 5%～10%）和慢速恶化（每年恶化程度小于 5%）。③关节活动度。定期使用量角器测量关节活动度，建议每次测量都是同一位测量者。DMD 患儿由于肢体活动减少和肌肉挛缩往往会导致早期丧失正常的关节活动度，尤其是丧失全范围的踝背屈及伸髋伸膝。因此，需要注意测量踝背屈、伸膝、伸髋的活动范围及髂胫束的紧张度，也可通过腘窝角监测腘绳肌的柔韧性。④呼吸功能。采用肺活量测定法以及监测血氧饱和度、血气分析等。

表 5－21　DMD/BMD 患儿康复评估内容

采集项目	采集内容
病史采集	家族史
	家里是否有其他家庭成员患病
	患儿及患儿家庭对于疾病的治疗期望
	若其母亲和姐姐是携带者，需让她们知道其存在心肌病变的风险及对于未来家庭计划的影响
出生史及发育史	需记录患儿的出生日期及发育情况
	常伴粗大运动功能发育落后
	易跌倒和鸭步
	伴有智力低下及学习障碍
各系统综合检查	心血管系统、呼吸系统、消化系统、肌肉骨骼系统、呼吸系统
	移动能力，社交史
其他	近期用药史

表 5－22　上肢功能性分级——Brooke Scale（肩部与手臂）

等级	活动功能
1	站立，手臂置于身体两侧，患者可以肩外展甩一圈并可触摸头顶
2	患儿只能用肘屈肌或辅助肌举臂至头顶（即缩短圆周径）
3	患儿不能举手高过头，但可以拿起一杯 8 盎司（约 0.22 kg）的水到口部（如有需要可用双手）
4	患儿可以把手举至口部，但不能拿起一杯 8 盎司（约 0.22 kg）的水到口部
5	患儿手不能举至口部，但手可执笔或从桌上捡硬币
6	患儿手不能举至口部且手功能丧失

表 5－23　下肢功能性分级——Vignos Scale（髋和腿）

等级	活动功能
1	无辅助独立行走和爬楼梯
2	扶栏杆行走和爬楼梯
3	扶栏杆行走和爬楼梯缓慢（上 4 级标准的楼梯花费超过 12 s）
4	无辅助独立行走并能从椅子上坐起，但不能爬楼梯
5	无辅助独立行走但不能从椅子上坐起或爬楼梯
6	需辅助才能步行或使用长腿支具独立步行
7	使用长腿支具步行，但需要协助平衡
8	使用长腿支具站立，即使辅助下也不能行走
9	只能坐在轮椅上
10	只能卧床

六、康复治疗

目前 DMD 不能治愈，也没有特效治疗方法，康复治疗目的在于改善患儿及其家庭的生活质量，尽量预防或延缓挛缩、关节变形、呼吸衰竭等继发疾病。在康复评估师对患儿完成评定之后，需要找出患儿最近的主要问题，并根据自身对疾病进程的了解，预测接下来将会面临的主要问题，进而给出相应的康复治疗方案。相关治疗内容包括以下六部分。

（一）维持正常关节活动范围

维持正常关节活动范围包括：①主/被动关节活动度运动，每天至少 2 ～ 3 h 行走或站立训练，有助于防止关节挛缩变形。②牵伸，每天重点牵伸跟腱、腘绳肌以延缓肌肉肌腱挛缩，一般牵伸 10 ～ 15 次，至少维持 15 秒/次，2 组/天。③应用矫形器（AFO 和 KAFO），牵伸联合夜间矫形器较单纯牵伸更有效防止跟腱挛缩；在丧失行走能力之前，早期使用夜间 AFO 的患儿其独立行走时期优于不使用 AFO 的患儿。④保持适宜体位及定期监测，定期评估腘绳肌长度，尽量不让患儿肢体尤其是下肢过长时间保持在静息位，因为长期保持静息位和肌力下降等影响，髂胫束、髋屈肌群、足外翻肌群最易出现挛缩。

（二）主动活动

主动活动包括：①鼓励患儿做适龄的活动，但应避免走/跑下坡路或蹲着，因为会导致肌肉更酸痛。②运动注意避免肌肉过度疲劳，过度疲劳表现为运动后感到更无力持续 30 min 以上，运动后过度酸痛持续 24 ～ 48 h，严重的肌肉抽搐，肢体沉重感，持续的呼吸急促，等等。

（三）力量训练

建议在疾病早期即开始力量训练，尤其在患儿刚发病时，此时肌肉损伤最轻，患儿可从训练中获得最佳治疗效果。但注意 DMD 患儿尽量避免进行极限力量训练和肌肉离心性收缩运动，以降低肌肉过度疲劳的风险；而亚极量耐力训练（如游泳或骑车）是有益患儿的，尤其对于年龄较小的患儿疗效更好。

（四）矫正脊柱侧凸

大多数患儿会出现进行性脊柱侧凸，且会因为常使用单手支撑导致坐骨受压不对称而出现不适，因此应行姿势纠正，保持良好的生物力学对线；力量训练；胸腰骶矫形器（如改良 Calot 支具）、座椅、站立架等延缓脊柱侧凸的发展，实现脊柱分散负重，建立脊柱平衡，增加其自主活动能力。

（五）延长独立步行周期

延长独立步行周期可通过主动运动（可步行期）、被动牵伸以及下肢矫形器维持独走能力，注意外科手术的目的是至少每天能独立站立或行走 3 ～ 5 h，因此建议术后患儿每天至少站立 1 h。

（六）管理呼吸功能

进行深呼吸训练（若干次为一个系列，并保持最大吸气状态约 3 s）、体位/姿势性引流（痰液）、叩背、咳嗽和辅助咳嗽，必要时吸痰。呼吸肌无力、脊柱侧凸及疾病后期长期卧床都会加重患儿的呼吸功能障碍，因此要定期监测相关指标。

七、小结

DMD/BMD 是儿童最常见的假肥大型肌营养不良类型，常见发病年龄为学龄前和学龄期，多累及躯干及四肢近端肌群。该病为 X 连锁隐性遗传，以进行性肌无力、运动功能减退、Gower's 征、假性肌肉肥大、广泛性肌萎缩以及关节活动受限和功能活动丧失为主要临床表现。目前 DMD/BMD 不能完全治愈，也没有特效治疗方法，只能采取一些康复策略，并通过定期对患儿的某些功能进行监测来改善其生活质量。对有效防止和减缓肌肉挛缩、关节变形、延长步行能力、积极主动活动、早期力量训练、处理脊柱侧凸和提高呼吸功能等进行对症处理。积极的康复功能训练有助于提高患儿的生活质量。

八、范例分析

患儿，男，3 岁 5 个月，进行性肌营养不良。患儿足月顺产，出生史无特殊。患儿 1 岁 2 月大时可独走，近一年来出现双下肢渐进性无力，不愿跑，行走速度逐渐下降，蹲下后站起困难，跑跳能力明显落后于同龄儿童，平素内向，说话少，与人交流少，幼儿园老师反映其表达能力及学习能力较差。1 月前曾因“手足口病”在外院药物治疗，具体不详。预防接种史不详，无手术史及外伤史，无类似家族史。患儿父母运动能力正常，受教育程度良好，患儿与父母一起生活。

患儿首次至康复科进行诊治，体格检查发现其双小腿三头肌部明显增粗，独走时可见腰椎前突、鸭步、步基较宽、步态稍不稳、Gower's 征阳性、双肩不等高、四肢各关节活动度对称，未见明显受限。血清酶检验示肌酸激酶（CK）17810 U/L、肌酸激酶同工酶（CK-MB）461 U/L、乳酸脱氢酶（LDH）786 U/L，对 Dystrophin 基因中 18 个热点缺失外显子和启动区 Pm 检查未发现外显子纯合缺失，但不排除其他位点发生缺失、突变或重复。康复评定结果：Brooke Scale 分级 2 级，Vignos Scale 分级 2 级，GMFM 得分 86. 83，双跟腱轻度紧张，踝背屈肌群肌力Ⅲ级，余下肢肌群肌力 4 级。即时对患儿进行干预，康复目标主要为改善步行姿势，减缓下肢肌力降低，防止和延缓跟腱挛缩的发展。康复方案包括佩戴活动 AFO、适度力量训练（游泳、骑小单车）、搭桥、牵伸跟腱、站立和步行训练、按摩和被动运动、神经肌肉电刺激等，康复治疗每天 1 次，每次 30 min，每周 5 次，连续 2 w，同时指导家长行家庭康复，之后家长在家行康复治疗。嘱家属注意避免患儿走下坡路或长时间蹲位，避免运动疲劳，每 6 w 定期复查，以便调整康复方案。

患儿 6 w 后返院复查，复查血清酶示肌酸激酶（CK）15110 U/L、肌酸激酶同工酶（CK-MB）450 U/L、乳酸脱氢酶（LDH）700 U/L。体格检查：Gower's 征阳性，佩戴 AFO 后步态及步行速度较前好转，仍可见鸭步。康复评定结果：Brooke Scale 分级 2 级，Vignos Scale 分级 2 级，GMFM 得分 87，双跟腱紧张较前缓解，踝背屈肌群肌力Ⅲ级，余下肢肌群肌力 4 级。嘱家长继续上述治疗方案，并在家继续行康复治疗，定期复查。

本例为早期的进行性肌营养不良患儿，经过以家庭为中心的康复治疗后，患儿步行能力和运动姿势得到维持，短期内没有出现运动能力下降，考虑到此疾病的预后，康复目标主要是延缓患儿步行能力的丧失，防止跟腱挛缩及继发性畸形的发展，使其可与同龄健康儿童一起参与日常社会生活。此外，可进一步完善基因检测以明确病变位点。对于其跟腱长度、步态及运动能力仍需密切随访，定期进行康复评定和及时调整康复策略，以防止或减缓肢体和脊柱继发性畸形的发展，尽量延缓其步行能力的丧失，尽可能维持患儿的步行能力和社会生活能力。

（唐红梅　徐开寿　陈　莹）

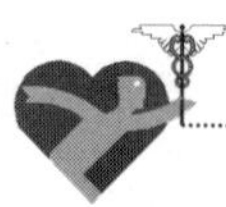

第十二节　腓骨肌萎缩症

一、概述

腓骨肌萎缩症（charcot marie tooth disease，CMT）是一组最常见的遗传性周围神经病，其显著特点是对称性、缓慢进行性的四肢周围神经髓鞘脱失和轴索变性，造成肢体远端肌肉的萎缩、无力和感觉缺失，还可伴随步态异常、足部畸形、听力丧失、脊柱侧弯等症状。当双侧足内肌受累时，会引起足部弓状畸形；当踝关节和足底屈肌受累时，会引起步态不稳、行走笨拙、足下垂和踏马步态；当手背侧肌群、手掌骨间肌和手指屈肌受累时，会导致爪形手；当大小鱼际肌受累时，会导致猿手。CMT 根据其上肢正中神经或尺神经的运动传导神经速度，可分为脱髓鞘型、轴索型和中间型。根据其遗传方式、临床表现以及电生理，主要分为 CMT1-CMT4 型及 CMTX 型等临床亚型。广义的 CMT 还包括遗传性压迫易患性神经病（hereditary neuropathy with liability to pressure palsies，HNPP）、遗传性运动神经病（hereditary motor neuropathy，HMN）和遗传性感觉自主神经病（hereditary sensory and autosomal neuropathy），又称 CMT 及其相关疾病，共同构成了遗传性周围神经病由运动到感觉演变的复杂而交叉的疾病谱。CMT 总体发病率为 10/10 万～80/10 万，发病率在人种间无明显差异。

二、病因

CMT 是一组由不同基因突变导致的周围神经病，目前已发现的致病基因已高达 100 多种（https://neuromuscular. wustl. edu/）。这些基因编码的蛋白表达于周围神经的髓鞘或轴索，突变可导致周围神经髓鞘形成缺陷或轴索功能异常。CMT 包含了孟德尔所有的遗传方式，包括常染色体显性遗传、常染色体隐性遗传和 X 连锁遗传等，常见的突变基因包括 *PMP22*（Peripheral Myelin Protein 22）、*MPZ*（Myelin Protein Zero）、*GJB1*（Gap Junction Beta 1）、*MFN2*（Mitofusin 2），上述 4 种基因的突变约占所有 CMT 的 90% 以上。此外，常见致病基因有 *MORC2*、*GDAP1*、*SORD*、*SH3TC2* 等。CMT1 为常染色体显性遗传的脱髓鞘型 CMT，其中 CMT1A（占 40% ～50%）的突变基因主要为 *PMP22*，CMT1B 的突变基因主要为 *MPZ*；CMT2 为常染色体显性遗传的轴索型 CMT，其常见的突变基因主要为 *MFN2*；CMTX1 为 X 连锁隐性遗传，其突变基因主要为 *GJB1*。*PMP22* 基因的点突变、缺失突变和重复突变均可致病，而其余基因的致病类型均为点突变。

三、临床表现

CMT 多在 20 岁前起病，为慢性病程、伴进行性加重，其主要临床表现为腓骨肌萎缩、弛缓性肌无力、弓形足和轻度感觉障碍，其肌无力及肌萎缩的发展特点是以下肢远端为主并逐渐向近端发展。患者的运动能力多不如同龄人，可伴有跑步困难、易扭脚、足下垂的表现，小腿腓肠肌因萎缩形似“鹤腿”，故称为“鹤腿”征，查体还可发现弓形足、锤状趾及深感觉减退。部分 CMT 类型可能起病早且严重，如 Dejerine-Sottas 综合征患者在婴儿期起病，导致肌张力低下、运动发育迟滞等。少数 CMT 可有周围神经病以外的其他表现：CMT1 型可有卒中样发作伴磁共振（MRI）白质可逆性病变，CMT5 型伴锥体束征，CMT6 型伴视神经萎缩，CMT7 型伴色素性视网膜炎。下面主要介绍 CMT1、CMT2 和 CMTX 型的临床表现。

（一）CMT1 型的临床表现

多在儿童期或青春期发病，男女患者比例为 2∶1～5∶1，主要临床表现为四肢远端肌肉无力和萎缩，伴有马蹄内翻足和爪形足畸形，行走困难主要由于感觉性共济失调或肌无力引起，数月或数年后出现手部和前臂肌肉无力和萎缩，伴或不伴感觉缺失。部分患者伴有脊柱侧弯、垂足、跨阈步态等，甚至有些患者仅有弓形足或神经传导速度减慢，不出现肌肉无力和萎缩。CMT1 型根据基因突变类型可分为 1A、1B、1C、1D、1E、1F 6 个亚型，其中以 CMT1A 型最常见。

（二）CMT2 型的临床表现

多在 10～25 岁起病，也有迟至 70 岁才发病。症状及出现部位与 CMT1 型相似，程度较轻。目前已知为 15 种亚型，其中 CMT2A2 型最常见。

（三）CMTX 型的临床表现

男性多于 20 多岁起病，临床表现为进行性远端肌肉无力并相对较早累及手部，特别是鱼际肌，同时出现深部肌腱反射丧失和感觉丧失。女性症状一般较轻，因为 X 染色体随机失活导致突变等位基因只在一半的细胞中表达。除周围神经受损外，部分患儿还可出现中枢神经系统受累的表现，包括运动发育延迟、构音障碍、吞咽困难、偏瘫、四肢瘫痪或完全瘫痪、共济失调、颅神经损伤、表达或运动障碍，有的甚至表现为急性播散性脊髓炎样发作，辅助检查可提示视觉诱发电位、听觉诱发电位异常，神经影像学可见脑白质病变。CMTX1 为最常见的亚型，占 CMTX 的 90% 以上。

四、诊断与预后

CMT 的诊断主要依靠临床表现、体格检查、电生理检查及基因检测来综合判断，而基因检测是确诊 CMT 及进行分型的金标准。目前的临床诊断标准如下：①慢性起病，缓慢进展的肢体远端尤其是双下肢远端的肌无力和肌萎缩，典型者呈鹤样腿畸形；②肌电图示周围神经性或神经源性受损；③神经活检证实为本病；④家族史阳性；⑤弓形足或脊柱侧凸；⑥排除其他病因。患者需具备①②⑥ 3 条及③④⑤任何一条。

基因诊断是确诊 CMT 的金标准，随着二代测序、全外显子测序基因检测技术的发展，CMT 患者的基因检出率大大提高，其确诊比例主要提升的部分为少见致病基因，尤其是无家族史的常染色体隐性遗传基因，如 *GDAP1*、*SH3TC2*、*IGHMBP2*、轴周蛋白基因等。近年来，CMT 患者中基因确诊比例可高达 64.6%，CMT1 型的确诊率高于 CMT2 型（71.2% vs 47.6%）。目前的基因检测诊断策略推荐如下：①对于 CMT1 型患者，首先进行 *PMP22* 基因重复和缺失突变的检测；②若 *PMP22* 基因重复和缺失突变的检测结果为阴性或是 CMT2 型患者，建议直接进行 CMT 及其相关基因包的检测；③若基因包检测阴性，考虑患儿为复杂性 CMT 患者（伴有多系统损害），建议进行全外显子组基因检测。

CMT 需要和其他的周围神经病、远端型肌病、下运动神经元综合征等相鉴别，如异染性脑白质营养不良、线粒体病、遗传性痉挛性截瘫、遗传性共济失调、远端遗传性运动神经病、家族性淀粉样变性、巨轴索神经病、脊髓性肌萎缩症、慢性炎性脱髓鞘性多发神经根周围神经病、轴索性周围神经病等，需要在临床和电生理检查的基础上，选择必要的生化检验、神经活检病理和基因检测来加以鉴别。

CMT 尚无特异性治疗方法，疾病后期可能严重影响活动，但很少导致完全残疾，也不影响正常寿命。

五、康复评估

（一）神经电生理

患者通过肌电图仪进行肌电图检测，主要检测部位包括双侧正中神经、尺神经、腓总神经、胫神经、腓肠神经等，主要观察指标包括运动神经传导速度（MCV）、感觉神经传导速度（SCV）、波幅（Amp）、末端潜伏期（Lat）、F 波等。其中，CMT1 型为脱髓鞘型改变，其神经电生理特点如下：①MCV 及 SCV 减慢，潜伏期延长，波幅明显降低，重者波幅测不出，其中正中神经 MCV 小于 38 m/s；②患者感觉神经损害重于运动神经；③下肢损害重于上肢；④电生理检查神经重于临床表现，部分患者甚至在无明显临床表现的情况下即可出现上述 MCV 改变。CMT2 型为轴索型改变，其正中神经 MCV 大于 38 m/s。CMTX 型则介于 CMT1 与 CMT2 之间，男性正中神经 MCV 通常为 30～40 m/s，女性为 30～50 m/s，而且正中神经传导受累通常比尺神经严重。

（二）神经病理

随着基因检测的迅速发展，绝大多数疑诊病例无须进行神经活检。但当临床及肌电图不典型时，可通过神经活检来协助鉴别诊断。CMT1 型神经活检可见广泛的节段性脱髓鞘和髓鞘增生形成洋葱球样结构；CMT2 型神经活检提示轴突变性或数量减少，且在无脱髓鞘的情况下神经膜细胞消失；CMTX 型神经活检可见轴突丢失，再生轴突簇的数量增加和髓鞘异常，包括散在的洋葱球和薄髓鞘纤维。

（三）功能评定

1. 针对儿童和婴幼儿 CMT 人群的特异性评估量表

针对儿童和婴幼儿 CMT 人群的特异性评估量表包括腓骨肌萎缩症儿童量表（Charcot-Marie-Tooth disease pediatric scale，CMTPedS）和腓骨肌萎缩症婴幼儿量表（Charcot-Marie-Tooth disease infant scale，CMTInfS）。

CMTPedS 适用于 3～20 岁患者。该量表包括灵活度（功能性灵巧试验和九孔柱测试）、力量（手握力、足跖屈和背屈）、感觉（针刺觉和振动觉）、平衡（Bruininks-Oseretsky 试验）、步态（有无足跟、足尖行走困难和足下垂）、体力（跳远）和耐力（6 分钟步行测试）七个方面共 11 项的评估，可在 25 min 内完成。每项的原始评分转换为 z 分数（z-score），并采用 4 等级评分，从 0（未受影响）到 4（严重影响），共 44 分。最终得分为各项得分之和，总分 0～14 分为轻度临床功能障碍，15～29 分为中度临床功能障碍，30～44 分为重度临床功能障碍。

CMTInfS 适用于 3 岁及以下患者，可用于评估婴幼儿疾病的严重程度。该量表包括翻身、坐、爬、下蹲、单脚站立、跑、抛球、抓握、堆积木、指示、书写、撕扯、松盖子、串珠和系扣子共 15 个项目，婴幼儿可在 20 min 内完成。根据完成程度每项可评为 0～3 分不等，根据每项原始评分转换为 z 分数，最终将疾病严重程度分为轻度（<1 分）、中度（1～2 分）和重度（>2 分）。

2. 运动能力评估

总体神经功能限制性评分（overall neuropathy limitations scale，ONLS）是一种评估周围神经病患者运动功能的检查评分，通过检查者问诊或要求患者执行相关动作的方式来完成，将患者上肢运动情况分为 6 级，分别对应 0～5 分；下肢运动情况分为 8 级，分别对应 0～7 分。0 分代表无肢体运动功能障碍，上肢 5 分或下肢 7 分分别代表患者对应肢体无法进行有目的活动，分值越高肢体运动功能缺损越严重。此量表可较好地反映患者肢体功能受损程度和生活受限情况，已广泛用于 CMT 患者疾病进展、临床试验等方面的评估。

3. 生活质量评估

健康状况调查问卷（SF－36）SF－36 常被应用于 CMT 临床研究、健康策略、生存质量及预后等方面的评估（见第三章第七节）。

六、康复治疗

目前尚无特异性治疗 CMT 的药物出现，主要通过康复训练如运动疗法、矫形器及外科矫形手术治疗改善症状，同时应尽量避免使用可能加重 CMT 的药物，如长春新碱、胺碘酮、来氟米特、呋喃妥因、甲硝唑、他克莫司、沙利度胺、扎西他滨等。现有体外实验或动物实验表明抗坏血酸、姜黄素衍生物、全磷酸酶选择性抑制剂、辅酶 Q10、丝裂素激动剂小分子等药物可能会改善 CMT 的临床症状，但上述靶向分子的治疗仍需进一步研究。

（一）运动疗法

运动疗法在 CMT 的康复治疗中占据主导地位，以鼓励患者活动并提高安全性和改善血液循环、预防挛缩、加强未受影响的肌肉肌力、改善步态、改善行走能力及生活质量为基本目标，从而维持更好的生活功能和姿态。运动疗法主要通过对目标肌群进行肌力训练、耐力训练，有氧运动能力如骑行、跑步机、划船也可改善肌肉力量和运动能力。

（二）矫形器

矫形器需根据患者的肌肉力量和功能限制进行设计和定制。踝足矫形器（AFO）通常用于管理足下垂和踝关节不稳定性，因 CMT 患者常常使用近端肌肉来补偿远端肌无力，AFO（包括足部夹板式、推进支具式和多功能跟腱支具式）则可通过对大腿远端控制和近端代偿作用来加强脚踝并增加踝关节背屈、减少髋关节屈曲度，从而增强踝关节稳定性、减少近端肌群的代偿作用，同时降低对踝部关节的压力，为患者提供良好的平衡感，减少绊倒和摔倒的风险。临床有多种类型（固定式、后片弹性、链式、地面反射式等）和各种材料（热塑性塑料、金属、皮革和碳纤维等）踝足矫形器可供选择。CMT 中约 75% 的患者存在手部肌肉轻中度的受累，通过手部矫形器可改善手部活动度、上肢感觉功能和工作能力。

（三）外科矫形手术

当非手术治疗无效、病情进展迅速、足踝部畸形无法穿戴矫形器具者、存在显著的步态障碍并限制日常生活者、反复出现肌肉骨骼并发症（如绊倒/跌倒）和严重的疼痛患者，均可考虑外科矫形手术治疗。不同的病程时期采用的外科矫形手术方法不同。

早期阶段指从发病至跟骨内翻畸形发展到僵硬不可恢复的时段，该期的足部畸形是柔软可复的，此时应首选非手术治疗。当足在支具内不能平坦着地时，表现为足内侧跖骨跖屈畸形僵硬不可恢复，使足底外侧缘负重增加，当引发明显症状时就是早期手术指征。可通过软组织松解、矫正畸形与肌腱平衡来尽早解除致畸力，重建足的功能，阻断疾病的发展进程，可以延缓或防止进展到一个固定和有症状的畸形足。值得注意的是，儿童患者不宜过早给予手术治疗，会增加术后发生平足的风险，也不能待发育成熟后再考虑手术治疗，那时患足畸形可能已发展到固定不可恢复，甚至并发骨关节病变，不但增加手术的复杂性和对患者的创伤。此期主要的手术方式有肌力平衡手术、软组织松解与矫形术、跟骨截骨矫形术、腓肠肌复合体的处理、足趾矫形术等。

中期阶段是指跟骨内翻畸形僵硬不可恢复，无影像学骨结构变化的整个时段。此期患者的前足高弓畸形与踇趾畸形也不可复，但中足活动尚好。此期患者多为青年人，对术后关节功能需求较高。术者应遵循保关节的原则，通过广泛的软组织松解与关节外截骨矫形，尽量保留关节功能，同时结合必要的肌腱转移平衡，阻止或延缓病情的进展，防止畸形复发。此期主要的手术方式有充分的软组织松解、前中足的截骨矫形术、跟骨内翻矫形术、肌力平衡术、足趾矫形术等。

晚期又分为初始阶段和终末阶段。初始阶段是指骨结构 X 线已开始变化，但轻微且无临床症状，除距下关节外足的跗骨间关节可有部分活动。手术宜采用以截骨为主的矫形恢复正常力线，延缓骨关节炎的发展；结合软组织平衡与可能必要的踝关节韧带修复或重建，防止复发，以期术后获得稳定平衡、保留部分关节功能与无症状的跖行足。此期的主要手术方式有内侧软组织松解术、内侧跖骨跖屈矫形术、中足截骨矫形术和后足内翻矫正术等。终末阶段是指存在明显骨结构 X 线变化并伴有症状，通常是病程久远的终末阶段患者。患足畸形固定不可恢复，往往合并有疼痛性跗横、距跟等关节的骨关节炎或异常的骨结构畸形；即使经过广泛软组织松解和各种截骨也难以获得并维持稳定的跖行足与解除症状。多需行关节截骨融合、软组织平衡手术和踝关节不稳的修复与重建手术等，才能获得稳定与无痛的跖行足。此期主要的手术方式有软组织松解术、踝上截骨术、连枷足的处理等。

七、小结

CMT 是最常见的遗传性周围神经疾病，主要表现为对称性、缓慢进行性的肌肉萎缩、无力和感觉缺失，多从肢体远端开始，可伴随高弓足、脊柱侧弯、锤状趾、“鹤腿征”等表现。CMT 为单基因遗传病，具有遗传异质性和临床异质性，现已发现 100 多种与 CMT 相关的致病基因，遗传模式涵盖了常染色体显性遗传、常染色体隐性遗传和 X 连锁遗传，最常见的致病基因包括 *PMP*22、*MPZ*、*GJB*1 和 *MFN*2。CMT 根据正中神经 MCV 的不同及周围神经病理改变可分为脱髓鞘型、轴索型和中间型。神经电生理检查、神经病理检查及基因检测对 CMT 的诊断及分型十分重要。除此之外，还可使用针对儿童和婴幼儿 CMT 人群的特异性评定工具（CMTPedS、CMTInfS 等）以及其他非特异性评定工具（ONLS、SF-36、Barthel 指数、BBS 等）进行康复评估。目前并无特异性的治疗方法，主要以对症康复及外科矫形手术为主，靶向分子治疗等精准治疗方法仍在研究中。

八、范例分析

（一）病例情况介绍

患儿女，2 岁，发现运动发育落后半年余，现可扶站、扶走，不能独站、独走。家族史：患儿父亲存在行走无力、腓骨肌萎缩、脊柱侧弯、弓形足等表现。查体：神清，精神反应可。全身浅表淋巴结未及肿大。双肺呼吸音清，未闻及干湿啰音。心律齐，各瓣膜区未及杂音。腹软，无压痛。脊柱弯曲，左侧小腿三头肌稍萎缩，四肢肌力 4 + 级，双下肢肌张力稍低，膝反射（+），双足跟外翻。辅助检查：肌电图，四肢运动感觉神经纤维受累，正中神经 MCV 36 m/s，双侧正中神经、胫神经、尺神经、腓神经 F 波异常，提示近端神经根受损；基因检测，MPZ 基因杂合突变（c. 292C > T, p. R98C），来源于父亲，可能致病；脊柱平片：胸椎向左弯曲，Cobb 角 12°。

（二）诊断及诊断依据

患儿 2 岁余不能独站、独走，伴有脊柱侧弯、四肢肌张力低下、左侧小腿三头肌稍萎缩及下肢深反射减弱表现，家族中有可疑患有腓骨肌萎缩症的父亲。完善肌电图提示正中神经 MCV < 38 m/s，父亲及该患儿基因检测均提示 MPZ 基因杂合突变、提示可能致病。故可诊断为“腓骨肌萎缩症”。

（三）康复治疗经过

患儿入院后完善康复评估，GMFM - 88：19. 59；ADL：原始分 17，标准分 9，边缘水平。结合患儿辅助检查及评估结果，制定个性化的运动治疗方法，予以运动疗法、手法治疗及家庭康复治疗的综合康复治疗。运动疗法如下：①按摩，被动运动，双足内翻方向牵伸；②叩击双下肢伸肌，诱导四肢抗重力运动；③俯卧抬头，前臂支撑，翻身；④诱导双踝主动背伸运动；⑤搭桥，扶物坐起（凳子高度从高到低）；⑥爬障碍物；⑦站立步行能力训练（侧行为主）；⑧神经肌肉电刺激，股四头肌、胫前肌、肱三头肌、腰部；⑨经颅磁刺激；⑩丰富环境刺激，多亲子交流；⑪康复训练避免过度疲劳。经过上述干预及家庭康复治疗半年后，患儿可独站数秒，仍不能独走，尚未出现明显的高弓足，建议继续康复训练、定期随访。

（韩明珊）

第十三节　神经源性膀胱

一、概述

神经源性膀胱（neurogenic bladder，NB）是神经源性膀胱尿道功能障碍的简称，由神经本身的病变、外伤、手术等对神经损害所引起，特征为膀胱逼尿肌或（和）尿道括约肌的功能障碍，进而导致储尿和排尿异常，最终造成尿失禁、尿路感染、膀胱输尿管反流，肾脏瘢痕化，甚者肾功能衰竭。

二、病因

儿童 NB 的病因以脊髓发育不良（myelodysplasia）最为多见，发病率为 0.3‰～4.5‰。脊髓发育不良指脊髓任何部分特别是较低节段的发育缺陷，包括一组由于神经管闭合障碍导致的发育畸形，如隐匿性脊柱裂（spina bifida occulta）、脑脊膜膨出（meningocele）和脊髓脊膜膨出（myelomeningocele）等。脊髓发育不良所致的 NB 可表现为各种类型的逼尿肌－括约肌协同失调，影响范围广且程度重。然而，12% 的脊髓发育不良在出生时没有神经泌尿系统功能障碍的征象。此外，脑瘫和脑膜炎、中枢和周围神经系统损伤、神经系统肿瘤及盆腔手术（如巨结肠、高位肛门直肠畸形和骶尾部畸胎瘤等）均可损害支配膀胱和尿道的神经，导致儿童 NB。

不同原因导致的 NB 患儿的临床表现可能不同。早期可见各种膀胱功能障碍，其中以尿失禁最为常见。晚期则出现膀胱壁肥厚、纤维组织增生、膀胱输尿管反流和肾脏萎缩，主要原因是逼尿肌反射亢进（detrusor hyperflexia）、逼尿肌－括约肌协同失调（detrusor sphincter dyssynergia，DSD）、逼尿肌无收缩及膀胱顺应性下降所导致的膀胱内高压等。

三、临床表现

1. 排尿异常

排尿异常可表现为：①尿急、尿频；②排尿困难、费力；③尿失禁，以混合性尿失禁和急迫性尿失禁多见，伴尿潴留者常表现为充溢性尿失禁；④尿潴留。

2. 反复泌尿系感染

以发热最为常见，通常会伴随全身症状，包括纳差、呕吐、腰酸、腹痛、血尿、浓尿、排尿困难等。

3. 排便异常

部分患儿可以表现为不同程度的便秘和大便失禁，NB 患儿上述情况常同时存在。

4. 下肢畸形及步态异常

严重者可表现为肢体发育不对称或运动障碍。

四、诊断与预后

根据病史及临床评估即可诊断 NB，因此在接诊患儿时，需要详细询问神经系统疾病（如隐匿性脊柱裂、脑脊膜膨出、脊髓脊膜膨出、脑炎、脑膜炎、中枢神经系统损伤、神经系统肿瘤等）及盆腔手术病史，以及临床症状（泌尿系统、肠道、神经系统）、体征（如耻骨上包块、腰低部肿块、皮肤异常或手术搬痕、低髓反射、肛门外括约肌张力和会阴部皮肤感觉异常、脊柱畸形、异常步态、异常腱反射、下肢畸形和功能障碍）、实验室检查（如尿常规、肾功能检查、尿病原学检查）、影像学检查（如超声、X线、MRI、膀胱尿道造影）、尿动力学检查、膀胱尿道镜检查等。

因儿童膀胱逼尿肌与括约肌功能障碍跟神经系统病变的形态和位置相关性不高。因此，在定义疾病严重程度及制订治疗计划时，需借助尿动力学检查结果和功能来分类较为实用。临床中可根据尿动力学检查结果，将逼尿肌与括约肌功能障碍区分为4种类型：括约肌过动及逼尿肌过动、括约肌过动及逼尿肌功能低下、括约肌功能低下及逼尿肌过动、括约肌功能低下及逼尿肌功能低下。儿童NB最常见的特点是逼尿肌括约肌不协调。

NB需与以下疾病相鉴别：

1. 先天性尿道瓣膜和尿道狭窄

多见于小儿，有排尿困难、尿潴留表现，尿道镜检查或尿道造影可鉴别。尿道狭窄可为先天性或后天性，以排尿困难为主要表现，尿道探子检查有明显狭窄段，尿道造影可明确诊断。

2. 原发性遗尿

若伴有日间尿频、尿急症状或年龄较大的原发性遗尿需要排除有无隐匿性脊柱裂或其他神经系统器质性病变。

3. 小儿膀胱过度活动症

小儿膀胱过度活动症（overactive bladder，OAB）主要表现为白天尿频、尿急，伴或不伴有尿失禁。无神经和泌尿系统器质性改变。

4. 输尿管异位开口

女孩多见，主要表现为正常排尿的同时有持续性尿失禁和尿路感染。超声检查和静脉尿路造影有助于发现重复肾脏和重复输尿管。有必要行CT和MRI检查进行确诊。

5. 非神经源性神经性膀胱（non-neurogenic neurogenic bladder，NNB）

非神经源性神经性膀胱指由不良的排尿习惯、心理或精神等非神经病变因素引起的排尿功能障碍，多伴有尿潴留、排尿困难等症状，也叫Hinman综合征。其特征是在没有神经功能缺损的情况下出现逼尿肌和尿道括约肌协同失调，导致膀胱出口梗阻。

五、康复评估

康复评定是进行康复治疗的前提和基础，需根据患儿病情的变化及时开展，并根据病情变化及疗效适时调整治疗方案。

（一）临床评定

1. 病史采集

根据患儿排尿障碍特点，了解有无排便障碍、遗传性疾病或先天性病史，是否有外伤、手术、尿路感染、过敏、休克等病史，是否存在脊柱不稳、脊髓二次损伤的风险等，同时根据患儿的自身习惯和年龄辅助进行饮水（小年龄段患儿包含每日配方奶总摄入量）及排尿日记记录并分析。此外，需监测清洁间歇导尿的频率、膀胱容量、药物使用情况以及神经系统状况的变化等。

2. 体格检查

可通过美国脊髓损伤协会发布的脊髓损伤神经学分类国际标准（2011 年修订版），进行运动感觉检查以确定神经损伤平面，以初步判断神经源性膀胱的类型及损伤程度。

（二）辅助检查评定

1. 尿动力学检查

尿动力学检查是诊断评估神经源性膀胱尿路功能的金标准，能客观反映神经源性膀胱尿路功能障碍的类型和严重程度，是制订康复方案的基础，同时也是评估疗效和长期随访的重要依据，应在排查感染和尿道损伤后尽早进行。

2. 肾膀胱 B 超

肾膀胱 B 超主要观察肾盂、肾盏的扩张程度、膀胱壁厚度及残余尿量，以进一步明确膀胱排尿功能的代偿情况。建议至少每半年复查一次。

3. 脊髓 MRI、膀胱尿道造影、膀胱镜检查等

MRI 可实时显示脊髓的形态、走行及损伤情况，定期 MRI 检查可为神经源性膀胱的诊断及预后评估提供可靠的依据。膀胱尿道造影和膀胱镜检可了解膀胱的形态、大小、黏膜光滑度、膀胱内有无憩室、结石、肿瘤、异物等，可直接监测神经源性膀胱患儿的膀胱及尿道的结构与功能。

4. 血常规、尿常规、细菌培养、血液生化检查等

其中蛋白尿可作为儿童 NB 伴发肾脏疾病的早期标志物。

5. 膀胱日志

欧洲泌尿协会和第四届国际尿失禁协会推荐使用，该日志具有无创、重复性好及准确率高的特点。

6. 生活质量评估

可采用国际尿控协会推荐使用的尿失禁量表、急迫性尿失禁影响量表、膀胱过度活动量表及 Qualiveen 量表等。

六、康复治疗

儿童神经源性膀胱治疗的主要目的是：①保护上尿路功能（肾脏功能），确保储尿期和排尿期膀胱压力处于安全范围内（避免膀胱内压长时间高于 40 cm H_2O，1 cm H_2O = 0.098 kPa）；②恢复下尿路功能，使膀胱在低压容量下具备控尿和有效排空的功能，以提高控尿能力，减少残余尿量（残余尿量 < 10 mL），预防泌尿系感染，改善患儿生活

质量。

目前神经源性膀胱患儿的治疗主张尽早康复干预。急性期，在保证患儿生命体征平稳的前提下，积极针对原发病及临床症状进行治疗。常需留置导尿管。急性期后，可针对膀胱功能障碍的类型进行对症治疗，以达到平衡膀胱的目的。主要康复方法如下：

1. 间歇性导尿术

国际尿控协会推荐间歇性导尿术（intermittent catheterization，IC）为协助神经源性膀胱患者排空膀胱最安全的首选措施，是协助膀胱排空的“金标准”（证据等级 A）。进入恢复期后，应积极创造条件尽早拔除导尿管，结合尿动力学结果分析，尽早采用 IC 协助膀胱排空。IC 没有年龄限制，婴幼儿可在父母帮助下实施，6 岁左右可训练自行操作。可根据患儿年龄推算膀胱容量［≥2 岁膀胱容量（mL）=30×（年龄+1）（Hjalmas 公式）；<1 岁婴儿膀胱容量=（38+2.5×月龄）进行估算）］，设置导尿频率 4～6 次/天（婴幼儿可适当增加到 7～8 次/天）。近年来，IC 的推广应用极大地改善了神经源性膀胱患儿的预后，有效保护了上尿路和肾脏功能。

2. 膀胱训练

膀胱训练主要包括延迟排尿、定时排尿和提示性排尿等。具体可根据患儿的排尿日记、液体摄入量、膀胱容量、残余尿量及尿动力学检查结果等适时调整。

3. 神经电刺激

可直接刺激患儿盆底肌、尿道外括约肌以加强尿控作用，同时还可刺激阴部神经的传入纤维，抑制逼尿肌收缩，改善膀胱储尿期功能。

4. 功能性磁刺激

有研究发现，在骶骨上施加功能性磁刺激可抑制逼尿肌过度反射，有利于改善膀胱功能。

5. 电子生物反馈

可通过盆底生物反馈和膀胱生物反馈，将电刺激与生物反馈结合，利用特定频率的电刺激配合盆底肌力训练来提高患儿排尿功能。

6. 药物治疗

对于怀疑有逼尿肌过动的新生儿，早期可给予抗胆碱类药物治疗。抗胆碱类药物可以减少/预防逼尿肌过动及降低膀胱内压，其中奥昔布宁最常用于儿童神经源性膀胱的治疗，除了口服剂型，还有膀胱内灌注（适用于服用口服药有严重副作用的患者）及皮肤贴敷（可能会有皮肤反应）两种给药方式。

7. A 型肉毒毒素（BTX-A）

对于逼尿肌反射亢进或逼尿肌尿道括约肌失调的患儿，如抗胆碱类药物疗效不佳，可考虑行肉毒毒素注射治疗。

8. 针灸

针灸治疗能有效刺激膀胱外周神经，促进受损脊髓节段恢复，激活大脑皮层相关神经元，从而恢复膀胱的调节和支配作用。

七、小结

儿童 NB 的康复管理是一个长期的过程，需要多学科合作，同时应根据患儿的病情特点及康复进程，制订个体化的康复方案。储尿和排尿功能不仅受中枢及外周神经的支配调控，心理和行为因素也发挥十分重要的作用。对于儿童患者来说，需要家属及护理人员密切关注其情绪及心理健康，同时还应根据患儿年龄进行心理疏导或功能锻炼，以减少疾病后期上尿路并发症及泌尿道感染发生的风险。

八、范例分析

患儿，女，6 岁，10 月余前突发尿失禁，不能行走、下肢感觉丧失、尿潴留，完善全脊柱 MR 检查：考虑脊髓脊神经根炎。在神经内科住院治疗，病情稳定后，转入康复科进一步治疗。体查：神志清楚，精神反应可，语言流利，智力发育与同龄儿相仿。双下肢肌肉萎缩，腱反射未引出；留置尿管，不能控制大小便，无便意尿意，双下肢运动、感觉丧失；双下肢肌力 0 级，肌张力低下。感觉系统：脐下 6 cm 平面以下痛觉、温觉和触觉消失。腹壁反射消失，双侧膝反射、跟腱反射不能引出。病理反射：双侧 Babinski 征、Hoffmann 征、Oppenheim 征、Gordon 征、Chaddock 征未引出。颈软，布氏征、克氏征（－）。膀胱残余尿量测定提示：膀胱大小：96 mm＊81 mm＊48 mm，膀胱残余尿量：约 187 mL；诊断：急性横贯性脊髓炎、神经源性膀胱。

康复评估——GMFM－88 得分：33. 60；双下肢关节 PROM 未见异常；肌力：双下肢肌力 0 级，双上肢 5 级；活动能力：可完成仰卧位与坐位转换，可独坐，可自主翻身。AISA 评分——运动：上肢右 25 分，左 25 分，总分 50 分；下肢右 0 分，左 0 分，总分 0 分。感觉：轻触觉，右 36 分、左 36 分；针刺觉，右 36 分、左 36 分；AIS：A 级（完全性损伤），神经损伤平面（NLI）：T_{11}。下肢围度：大腿（髌骨上缘上 10 cm）L/R：30. 5/30. 5 cm；小腿（最膨隆处）L/R 20. 5/20 cm；社会生活能力量表：9 分（边缘水平）。

康复目标：预防跟腱挛缩及继发性关节畸形，促进转移及日常生活活动能力。

康复治疗：常规 PT 治疗，同时制订个体化排尿方案以建立定期排尿习惯，安排在日间每 2～3 h 排尿 1 次；记录排尿日记，记录每次排尿的时间和尿量、每次尿失禁发作的时间、液体摄入量；结合清洁间歇性导尿、物理因子治疗（TENS：经皮胫神经电刺激、经皮骶神经电刺激、中频：膀胱、骶尾部、rTMS：＞5 Hz，S_2～S_4）、针灸治疗等，同时指导家长行家庭康复及居家清洁间歇导尿。

患儿 4 w 后返院继续康复治疗，复查膀胱残余尿量测定提示：膀胱大小：81 mm＊64 mm＊42 mm，膀胱残余尿量：约 109 mL；继续上述治疗方案并按实际情况调整清洁间歇性导尿时间与次数，嘱家长继续居家康复治疗，定期复查。

本例为神经源性膀胱患儿，经康复治疗后，患儿膀胱残余尿量较前减少，膀胱功能较前改善，但需要向家长强调长期康复、定期随访的重要性，以便根据病情调整治疗方案。

（唐红梅　张剑锋）

第十四节　周围性面瘫

一、概述

周围性面瘫（peripheral facial palsy）又称周围性面神经麻痹、面神经炎，是儿科常见的周围神经系统疾病，是由面神经核及核下的面神经受损引起，以颜面表情肌运动功能障碍为主要表现。儿童周围性面瘫发病率为15/10万～40/10万，其中最常见的贝尔面瘫发病率为19/10万～21/10万。发病无明显季节差异，各年龄段均可发病，男女差异不大。一般单侧面神经发病，也可双侧交替、多次发病。

二、病因

面神经为混合神经，由运动神经、副交感神经和感觉神经纤维组成。面神经自脑干面神经核发出，经小脑脑桥角，经内听道进入面神经管，经鼓室段（水平段）、乳突段（垂直段），由乳突孔出颅，进入腮腺交织成丛，发出颞支、颧支、颊支、下颌缘支和颈支5个终支，支配相应区域肌肉。儿童的颞骨结构与成人不同，气房发育较成人差，而且新生儿及幼儿由于乳突发育尚不完全，面神经出茎乳孔后的一段相对成人比较表浅，所以更容易受到损伤，在不同因素的影响下更易引起面瘫症状。

儿童周围性面瘫并非单一疾病，与多种因素有关，可分为先天性面瘫和获得性面瘫。先天性面瘫占儿童面瘫的8%～11%，一般是发育或遗传异常的结果，甚至是怀孕期间某些因素导致。如歪嘴哭综合征是由于先天性的降角口肌缺失或无力（心面综合征），导致患儿哭闹时面部不对称。而获得性面瘫主要病因包括：

1．特发性面瘫

特发性面瘫又称Bell面瘫，是最常见的面瘫类型。该病确切病因未明，可能原因包括寒冷刺激造成神经血管缺血、痉挛，导致神经纤维水肿、脱髓鞘；或者病毒感染或潜伏的病毒被重新激活诱发病变。也有认为该病属于自身免疫性疾病，或本身面神经管解剖结构异常导致。

2．感染

病毒感染是儿童周围性面瘫最常见的原因，常见的传染源包括疱疹病毒、流感病毒、腺病毒、EB病毒等。其中，急性中耳炎是导致儿童面瘫的常见病因。

3．外伤

儿童外伤性面瘫可包括分娩创伤、颞骨骨折、中耳手术或人工耳蜗植入术等。

4．肿瘤

诱发儿童周围性面瘫的肿瘤可分为颅内和颅外占位性病变，发病率为2%～12%，可能因白血病、畸胎瘤、软组织肉瘤、神经瘤等所致。

5. 其他

其他包括原发性遗传性肌肉疾病，如强直性肌营养不良症、重症肌无力综合征、面肩肱型肌营养不良等。部分疾病在婴儿期仅表现为面部肌肉运动障碍，随着年龄增长出现渐进肌肉症状表现才得以确诊。此外，高血压也是小儿面瘫的罕见原因。

三、临床表现

面神经完全损伤造成的完全性面瘫主要表现为患侧面部肌肉弛缓性瘫痪，患侧额纹消失、眼睑闭合不全、鼻唇沟变浅或消失、嘴角偏向健侧等；面神经分支损伤造成的不完全性面瘫主要根据损伤部位的不同表现出不同的面瘫症状；双侧面瘫非常罕见，表现为双侧面部表情肌瘫痪，程度可有轻重不同。

特发性面瘫多为急性起病，通常 3 d 左右达到高峰，表现为患侧闭目、皱眉、鼓腮、示齿无力，口角向对侧歪斜，讲话漏风，饮水漏水。进食时，食物常滞留于病侧的齿颊间隙中，患儿表现为不愿用患侧咀嚼，且会伴有同侧耳后或乳突压痛。根据面神经受累部位的不同，可伴有同侧舌前 2/3 味觉消失、听觉过敏、泪液和唾液分泌障碍。婴幼儿可表现为哭闹时面部不对称，嘴角歪斜，患眼不能完全闭合、眼泪增多等。

随着疾病的进展，可出现面部不对称、瘫痪肌萎缩、面肌痉挛、联带运动、鳄鱼泪等，进而出现面部畸形、眼部并发症等，从而可能会影响其语言发育和社交，造成心理问题。

四、诊断与预后

1. 诊断

（1）临床表现：患侧抬眉无力，不能皱眉，闭眼不全，患侧额纹及鼻唇沟变浅或消失，做表情时口角向健侧歪斜，鼓腮漏气，患侧口角下垂等。

（2）病因诊断：儿童周围性面瘫病因复杂，应收集完整病史，结合临床表现进行全面评估，并进行详细体格检查、实验室检查、影像学检查、神经电生理检查等进行综合分析。

（3）鉴别中枢性面瘫：中枢性面瘫源于面神经核以上的神经系统受损。由于前额肌肉受双侧运动皮质束支配，中枢性面瘫前额通常不受累，可联合影像学检查进行鉴别。

2. 预后

儿童周围性面瘫的预后与病因密切相关，先天性面瘫一般是不可逆的，继发于恶性肿瘤的周围性面瘫预后一般较差。特发性面瘫一般预后良好，大部分患儿在发病 2 ～ 4 周开始恢复，3 ～ 4 个月后完全恢复。早期病变多可逆，然而随着病情发展，可能出现轴突变性及神经完全性损伤而导致病变不可逆。所以，有部分患儿恢复不完全，甚至有严重后遗症。有研究认为儿童周围性面瘫 80% 可完全恢复，15% 好转，5% 有严重后遗

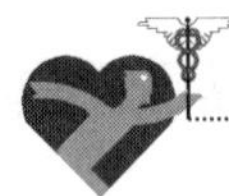

症。也有研究提示年龄小于3岁的患儿预后欠佳，年纪小的患儿预后比年纪大的差，且与疾病类型无关。

此外，6%～12%患儿会有复发。回顾性研究发现，儿童与成人的复发率没有明显差别，且面瘫治愈后头2年内复发率最高。另外，如果患儿有双侧交替反复发作，需注意梅－罗综合征。

五、康复评定

康复评定对周围性面瘫诊疗方案的选择至关重要。康复评定有助于面神经疾病的鉴别诊断，能详细分析患儿面部肌肉的功能情况，掌握功能恢复和进展变化，并能对预后进行判断。

1. 电生理检查评估

常用的有面神经电图（ENoG）和肌电图（EMG）。ENoG可预测康复的预后，一般认为ENoG值小于10%的严重失神经患儿发生严重后遗症的可能性大。面EMG可快速、客观地反映神经肌肉本身的功能状态，病损2～3 w未能检测到诱发电位提示完全去神经损害，受损严重，预后较差。

2. 面神经功能评定

（1）House-Brackmann（HB）分级量表：是国际上使用最多的标准，也是目前评价面瘫最常用的量表之一。该量表分为总体评分和局部评分两部分，综合了静态、动态和联动的总体功能，通过对患儿前额、眼、颊和口角静态、动态及联带运动的评估来评价面神经运动功能。操作简单易行，应用广泛，尤其适合不易配合的儿童患者（表5－24）。

（2）Sunnybrook（多伦多）量表：该量表分为两个表格，从静态和动态两方面较细致地评定了面神经功能，在动态评定中又按照不同的部位将联动的严重程度进行了分级，有较精确的量化评分，反映了面神经5个周围支的功能。研究证明该方法具有高灵敏性、可靠性和有效性，便于对患者随访对照。该量表和House-Brackmann分级量表具有良好的一致性，均可应用于儿童（表5－25、表5－26）。

表5－24　House-Brackmann（HB）分级量表

分级	病情程度	病情特点
Ⅰ级	正常	面神经支配区域所有功能正常
Ⅱ级	轻度功能障碍	总体：可见轻度功能障碍或联带运动；脸部静止时双侧对称；脸部运动时：①前额运动功能良好；②用很小的力量即可闭合眼；③口角左右轻度不对称
Ⅲ级	中度功能障碍	总体：双侧面部可见明显区别，但无严重外形损伤；脸部静止时双侧对称；脸部运动时：①前额轻到中度运动；②用力可完全闭合眼；③口角有轻度下垂

续表 5-24

分级	病情程度	病情特点
Ⅳ级	中重度功能障碍	有明显可见的面肌瘫痪，外形有损伤；脸部静止时双侧对称；脸部运动时：①前额无运动；②眼完全不能闭合；③口角双侧完全不对称
Ⅴ级	重度损害	总体；面神经支配区仅有轻微可见的运动；脸部静止时双侧不对称；脸部运动时：①前额无运动；②眼完全不能闭合；③口角轻度运动
Ⅵ级	完全麻痹	面神经支配区域无明显运动

表 5-25 Sunnybrook（多伦多）面神经评定系统表（一）

静态时与健侧比较（每项评分只能选择一种）		评分
眼（睑裂）	正常	0
	缩窄	1
	增宽	1
做过眼睑整形手术		1
颊（鼻唇沟）	正常	0
	消失	2
	不明显	1
	过于明显	1
口腔	正常	0
	口角下垂	1
	口角上提	1
		静态分 = 总分（1）×5

表 5-26 Sunnybrook（多伦多）面神经评定系统表（二）

与健侧相比随意运动的对称性						联动分级			
标准表情	无运动	轻度运动	有运动但有错乱的表情	运动接近对称	运动完全对称	没有联动	轻度联动	明显联动但无毁容	严重的毁容性联动
抬额头	1	2	3	4	5	0	1	2	3
轻轻闭眼	1	2	3	4	5	0	1	2	3
张嘴微笑	1	2	3	4	5	0	1	2	3

续表 5－26

	与健侧相比随意运动的对称性					联动分级			
耸鼻	1	2	3	4	5	0	1	2	3
唇吸吮	1	2	3	4	5	0	1	2	3
总分（2）：随意运动分＝总分（2）×4						总分（3）：联动分＝总分（3）			

注：最后得分＝随意运动分－静态分－联动分。

（3）Nottingham 量表：该量表在 Burres-Fisch 量表的基础上，将面神经功能量化为明确的线性测量参数，测量静息状态和适当表情状态下几个面部固定点之间的距离，从而进行客观评价。同时加入了对继发性缺陷的评价，如联动、痉挛、泪液分泌、味觉变化的情况（图 5－34）。该量表容易操作，并且适用于电脑扫描评估。

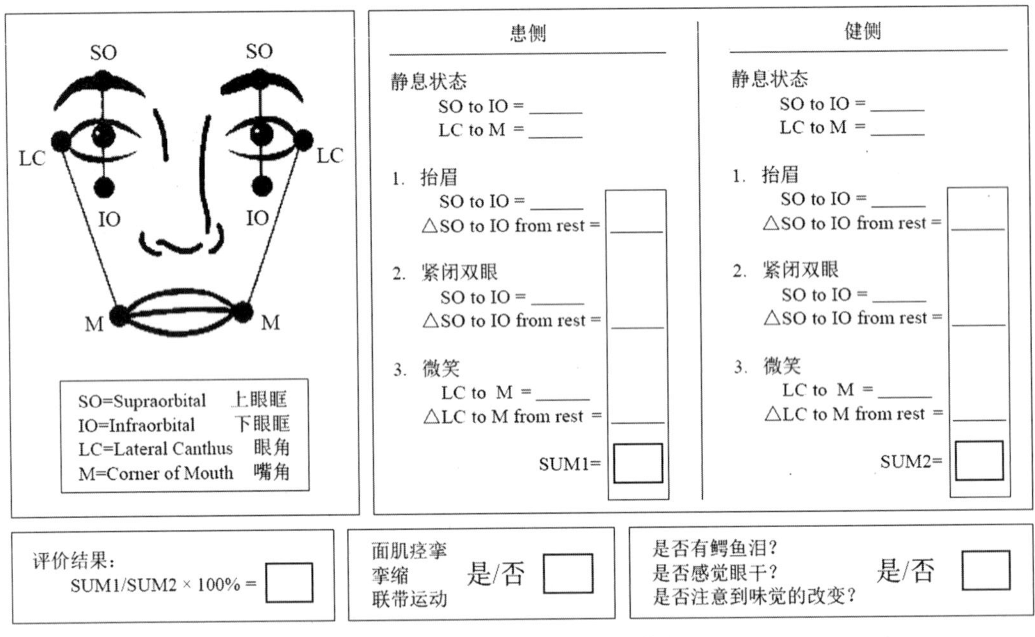

图 5－34 Nottingham 量表

（4）周围性面神经麻痹的临床评估及疗效判断标准方案：该方案对精细特征尤其是后遗症期面部特征变化有较详细评估。方案包括静态观评分表（表 5－27）、并发症评分表（表 5－28）、动态观评分表（表 5－29）。面神经功能评分满分为 50 分，总分＝面神经动态观评分－静态观评分－并发症评分。

表 5－27 面神经功能评分系统—静态观评分表

（静态观下与健侧比较）

部位	表现	评分	部位	表现	评分
	正常	0		正常	0
额纹	变浅、变短	1	鼻唇沟	变浅变短	1
	完全消失	2		消失	2
	正常	0		正常	0
眼眉	眉梢下垂	2	人中沟	歪向健侧	2
	整体下垂	3			
	正常	0		正常	0
眼睑	上眼睑下垂	2	口型	歪向健侧	1
	下眼睑外翻	3		患侧口角下垂	3
	正常	0		正常	0
鼻孔	变形	1	颏唇沟	变浅	1
	鼻翼塌陷	3		消失	3

注：静态观评分 = 各部位评分之和。其中，眼睑和口型部位可选 2 个级别，其他各部位只可以选 1 个级别。

表 5－28 面神经功能评分系统—并发症评分表

并发症	表现	评分
	闭患侧眼时患侧口角联带	2
联带运动	示齿时患侧眼不自主闭合	3
	闭患侧眼时患侧额肌不自主收缩	4
	患侧鼻唇沟过深或过长	2
面肌挛缩	口角反歪向患侧	3
	患侧眼裂变小	4
	仅眼轮匝肌抽搐	2
面肌抽搐	面部表情肌抽搐	3
	面部表情肌及颈皮阔肌抽搐	4
鳄鱼泪征	进食浓厚味食物时流泪	2
	进食清淡味食物时流泪	3

注：并发症评分 = 各并发症评分之和。无并发症评分为 0 分；除面肌抽搐歪，其他各项可选 1～3 个级别。

表5-29　面神经功能评分系统—动态观评分表（动态观下与健侧比较）

状态	4分	6分	7分	8分	10分
抬额	额纹及眉均无运动	额纹无运动，仅眼眉可见轻微运动	额纹可见很轻微的运动	额纹明显运动，但深度长度幅度均低于健侧	额纹运动正常，深度长度均与健侧相同
闭眼	不能够完全闭合，眼裂>睁目时的1/2	不能完全闭合，眼裂≤睁目时的1/2	不能完全闭合，眼裂≤睁目时的1/3	可以闭合，但睫毛征阳性，且不能在闭患眼同时睁开健侧眼	可以完全闭合，且睫毛征阴性，并能在闭患眼同时睁开健侧眼
鼓腮	鼓双侧腮时，患腮不能鼓起并口角漏气	鼓双侧腮时，患侧腮不能鼓起，但无口角漏气	鼓双侧腮时患侧腮可以鼓起，但力度幅度很小	可独立鼓起患侧腮，但力度幅度均较健侧稍差	可独立鼓起患侧腮，并力度幅度均与健侧相等
煽鼻	鼻翼鼻孔均无运动	鼻翼无运动，仅见鼻孔形状轻微变化	鼻翼仅有很轻微的运动	鼻翼有明显运动，但力度幅度均较健侧差	鼻翼有明显运动，且力度幅度均与健侧相等
动嘴	患侧口角无运动。示齿时患侧上下齿无外露。张口口型呈30°斜卵圆形。努嘴时人中沟下部歪至健侧鼻翼部	患侧口角无运动。示齿时患侧上下齿仅外露1颗。张口口型呈20°斜卵圆形。努嘴时人中沟下部歪至健侧鼻孔部	患侧口角有轻微运动，但力度幅度较差。示齿患侧上下齿可外露2颗。张口口型呈10°斜卵圆形。努嘴时人中沟稍歪斜，且健患侧上下唇不对称	患侧口角有运动，但幅度稍差。示齿健患侧上下齿外露数基本对称。张口口型呈小于10°斜卵圆形。努嘴人中沟尚正，但努嘴时健患侧上下唇不对称。抿嘴时健患侧颏唇沟不对称	患侧口角运动幅度力度正常。示齿时健患侧上下齿外露数目程度均对称。张口时口型呈正卵圆形。努嘴人中沟无歪斜，努嘴时健患侧上下完全对称。抿嘴时健患侧颏唇沟完全对称

注：动态观评分=各部位状态评分之和。满分50分，每状态项只可选1个级别，不同的状态项可选不同的级别。

面神经功能分级标准：

Ⅰ级：面神经功能正常，面神经功能评分在47～50分之间。

Ⅱ级：轻度/轻症面瘫，面神经功能评分在35～46分之间。

Ⅲ级：中度/中症面瘫，面神经功能评分在25～34分之间。

Ⅳ级：中重度/中重症面瘫，面神经功能评分在15～24分之间。

Ⅴ级：重度/重症面瘫，面神经功能评分在14分以下。

（5）患者自测量表：面部临床评估量表（facial clinimetric evaluation scale，FaCE）是一种针对疾病、自我测评的15项问卷，与H-B分级和Sunnybrook分级评分相关性良好。面部残疾指数用于评估与面神经相关的身体残疾和心理社会因素。

（6）计算机评价系统：面瘫评估临床电子分级（clinician-graded electronic facial paralysis assessment，eFACE）是一种可视化的临床量化评估办法，通过观看患儿不同状态下的视频进行评估，能自动生成条形图实时记录面部功能障碍情况及进展。面部对称性实时分析软件能捕捉录制视频中的68个面部标志点并自动检测分析面部不对称性。

六、康复治疗

儿童周围性面瘫在积极治疗原发病的情况下，进行康复治疗的目标主要是：①最大限度恢复面部运动和对称性；②减少可能出现的并发症。康复治疗时，应根据不同时期、不同类型进行针对性处理。一般在面瘫急性期应当控制炎症水肿、改善面部血液循环、减轻神经受压、促进神经功能恢复；恢复期以恢复神经肌肉功能，预防或延缓可能出现的并发症为康复目标；后遗症期进行对症康复治疗，提高生活质量。具体康复治疗包括：

1. 眼部康复

面瘫患儿由于泪液分泌减少和眼睑闭合不全，如不及时干预可导致角膜溃疡、角膜瘢痕形成甚至视力障碍，因此眼睛保护十分重要。康复措施包括眼周按摩、辅助眼睑闭合，睡眠时佩戴眼罩或使用眼睑贴剂，使用人工泪液或无刺激的眼药膏保护角膜，平时避免吹风和持续用眼。

2. 面肌功能训练

面肌功能训练包括面部按摩和面部主动运动。面部主动运动需要在治疗师的指导及家长的帮助下，面对镜子进行，练习包括情感表达、协调锻炼、面部紧张和松弛的识别、闭眼、抬眉、闭嘴等动作。训练皱眉、闭眼、露齿等动作时需双侧同时进行，可用手协助患侧活动以保证完成所有动作。

面肌功能训练可融入生物反馈技术，如镜面反馈、面部模拟练习等，能主动强化大脑功能，有助于维持肌张力、保持肌肉质量，促进神经再支配，并能通过神经肌肉再教育或再训练影响周围神经，减少联带运动等并发症。

3. 物理因子治疗

常见物理因子治疗包括电刺激治疗、高压氧治疗、电磁疗法、红外治疗、温热治疗等，治疗过程相对安全、痛苦少且有效，不良反应相对较少，患儿接受程度高。

对急性期的特发性面神经麻痹儿童可采用超短波（无热量）、磁疗、电刺激、高压氧、红外线等。恢复期可应用离子导入法、中频电疗、生物反馈疗法等。电刺激可选取患侧额肌、颊肌、咬肌、口轮匝肌等。有研究提示，电流刺激瘫痪肌肉收缩，可促进神经再生和生长相关基因的表达，特发性面瘫早期使用电刺激可避免面神经退行性变。

4. 传统中医治疗

针灸治疗作为传统医学的经典手段，其历史悠久且效果显著。有研究进行循证调查，提出针灸可能是面瘫的有效治疗方法。针灸常用取穴包括太阳、阳白、攒竹、地仓、牵正、颊车、翳风、承浆、合谷等，根据患儿病情辨证取穴，采用相应的补泻手法进行操作，手法力求轻快稳准，取穴益少而精。可在针刺的基础上加用电针，刺激面肌被动放松，提高肌肉组织兴奋性，改善局部血液循环，促进神经修复。也可加用艾灸，操作时注意避免患儿活动造成烫伤，婴幼儿可使用艾灸仪替代。

5. 肉毒毒素治疗

A 型肉毒毒素注射主要用于面瘫后遗症。联带运动是异常的轴突再生的结果，导致不自主的肌肉运动，肉毒毒素注射能麻痹不自主收缩的肌肉，改善联带运动。

七、小结

儿童的神经可塑性比成年人强，一般来说儿童周围性面瘫的预后较好。但儿童面瘫病因复杂多样，已证实引起面神经麻痹的原因有 80 多种以上。治疗前应详细询问病史，全面评估。如针对先天性面瘫儿童应详细询问母亲孕期、分娩情况、家族史等情况；而对获得性面瘫儿童则需注意发病前后情况、疾病进展特点、全身体格检查及相应的检查结果等。对不配合的患儿可根据图片或视频资料进行评估，从而制订个性化的康复治疗方案。儿童周围性面瘫有时是由于恶性肿瘤或其他脑疾病所致，或是其他疾病的首发症状，需慎重使用类固醇激素，必要时进一步进行相关检查。

儿童群体特殊，具有自身发育特点，正处于身心成长发育的关键时期，若面瘫恢复不及时可能遗留不同程度的后遗症，对身心健康及日常生活造成不可忽视的影响，所以一旦发病建议尽早进行康复治疗。针对患儿的年龄和病情，可采用游戏、诱导等方法进行有效的面部主动运动，配合家庭训练，以期最大限度地恢复面部功能。

八、范例分析

患儿，女，2 岁 4 个月，因嘴右歪 14 天就诊。患儿起病前有发热，第 2 天发现嘴歪，曾门诊留观。3 d 后热退，但嘴歪无明显好转。现哭或笑时嘴角向右歪斜，不能抬左眉，左额纹浅，左眼闭合不全，左鼻唇沟浅。四肢活动如常。头颅 MRI：未见异常。血常规、生化、血氨均未见异常，EB 病毒 lgG 抗体（+），EBV 壳抗原 CA－IgM 及 lgG（+）。诊断：左侧周围性面瘫（病毒感染）。

康复评估：HB 分级Ⅴ级。康复目标：恢复神经肌肉功能，预防可能并发症。康复治疗方案：左侧面部按摩，面部皮肤感觉刺激（温热毛巾、棉签轻刷；轻扣左侧面部）；面部表情主动活动：抬眉、皱眉、闭眼、示齿、鼓腮等；神经损伤治疗仪：左面神经；TENS：左额部、左面颊部；针灸。并嘱咐家长及时清洁患侧眼分泌物，避免患儿用脏手揉眼睛、温水洗脸，避免空调或风扇直吹面部。

治疗 1 个月后，患儿双眼闭合良好，双侧额纹及鼻唇沟基本对称，讲话及哭或笑时未见嘴歪，HB 分级Ⅰ级，患儿完全康复。

（张　静）

第十五节　肘关节损伤

一、概述

在儿童群体中，有65%～75%的骨折是上肢骨折，其中肘关节是儿童最常受伤的关节之一。肘关节损伤包括肱骨髁上骨折、肘关节脱位、鹰嘴骨折、牵拉肘等，其中以肱骨髁上骨折最为常见（表5－30）。一般来说，肘关节损伤的处理方式主要有两种：在复位等处理后进行固定和制动，或手术、钢针固定后再进行制动。解除固定后常出现关节活动障碍、肌肉萎缩等后遗症。

表5－30　儿童肘部骨折的常见部位、发生率和常见年龄

儿童肘部骨折	发生率（%）	平均年龄（y）
肱骨髁上骨折	55	7.4
桡骨颈骨折	14	9.8
外髁骨折	12	8.7
内上髁骨折	8	12
鹰嘴骨折	7	10
复合骨折	1.7	11
桡骨头骨折	1.6	14
“T”形或“Y”形骨折	0.7	8
踝内骨折	0.5	14

二、病因

外伤是导致儿童肘关节损伤的主要原因，而受伤时上肢姿势的不同，亦可能导致不同类型的肘关节损伤，如：摔倒时儿童上肢若刚处于伸展位，鹰嘴对鹰嘴窝的撞击，使应力作用于其前方的肱骨，可造成肱骨髁上骨折；摔倒时应力传导至肱骨小头，或因摔倒时伸展上肢支撑地面，桡骨头对肱骨小头的直接撞击可致外踝骨折；摔倒时上肢在伸展位，外力经前臂轴线传导作用于尺桡骨近端，并使之后移而造成肘关节脱位；若摔倒时上肢屈曲使肘关节受到直接撞击，可造成肱骨远端的“T”形髁间骨折；肘关节在伸展位下受到暴力牵拉可致外髁骨折；肘关节在前臂旋前位下受到外力牵拉可造成牵拉肘，常因家长握着儿童的手或前臂而儿童做出挣脱动作所致。

三、临床表现

肘关节外伤后常见受累肢体疼痛、关节肿胀、畸形、活动障碍、局部压痛，儿童会因疼痛而较为烦躁、哭闹。部分患肢会出现神经血管受压或损伤（如 Gartland 分型Ⅲ型的肱骨髁上骨折，血管损伤发生率为 2%～3%，神经损伤发生率为 10%）。肘部损伤复杂且多为联合损伤，如肘关节脱位可能并发内上髁撕脱，或合并骨软骨骨折；尺骨鹰嘴和内上髁骨折、尺骨鹰嘴可合并桡骨颈骨折等。其他并发症包括：关节不稳定、肘关节僵硬、异位骨化、不愈合（可见于外髁骨折）、筋膜间隙综合征（可见于肱骨髁上骨折、桡骨头和桡骨颈骨折）、组织缺血坏死（可见于外髁骨折）、畸形（如肱骨踝上骨折并发过伸或肘内翻畸形）等。

四、诊断与预后

肘关节损伤的诊断首先需观察儿童的反应和表现、了解外伤史，其次从外观上观察受累侧肢体、关节是否存在明显的畸形。当儿童肘关节损伤后，通常表现为受累侧肘关节不愿活动或活动受限，或因疼痛而哭闹。诊断时需注意受累肘关节的主动、被动活动范围和活动功能的改变，以及疼痛或压痛的部位和范围。还需注意受损关节是否存在肿胀、肿胀的部位、性质和范围，并需注意检查神经功能和血液循环情况。除体格检查外，肘关节损伤的诊断主要依靠影像学检查，常规的影像学检查方法为 X 线照片。若常规的方法不足以提供诊断证据，或婴幼儿的骨化不充分时，可进行进一步的辅助检查，如 CT 图像、磁共振成像、关节造影、超声成像等。

若肘关节损伤仅有脱位而没有合并骨折，则预后较好；若是关节脱位合并关节内骨折的较为复杂的损伤，则预后较差。部分关节内骨折，可能会累及生长软骨，这会导致发育未成熟的关节出现畸形或永久性的功能障碍。在肘关节损伤中，有 20% 的脱位、20% 的骨折和 38% 的骨折合并脱位最终形成肘关节僵硬。

五、康复评估

首先应观察患肢的外观，包括是否有肿胀和畸形、术后伤口是否已愈合，并确定脱位是否已复位、骨折处是否已愈合。其次是评估关节活动范围，评估时需同时关注肘关节的屈曲和伸展两个方向；由于可能合并周围神经损伤，而长时间的固定亦可能导致原本正常的关节出现关节活动受限，所以评估时也应关注肩关节、前臂、腕关节和指关节的主动、被动活动范围。还需评估受累上肢是否存在由于固定时间长、损伤合并神经血管受损等原因而导致肢体力量下降、肌肉萎缩、功能障碍、关节末端感觉和肢体感觉障碍。需要注意的是，在评估双侧肢体围度时，部分患儿可能由于患肢关节活动受限而不能以常规的肘伸展位、前臂旋后姿势来进行测量，为减少测量误差以及更好地记录治疗前后患肢的围度变化，测量时应将两侧肢体置于同一姿势，并在评估报告上注明，后面的复查亦应以同一姿势进行。

六、康复治疗

患儿在肘关节外伤固定解除后，可能存在关节活动受限、运动功能障碍、肌力下降等问题，所以在固定解除后应尽快进行物理治疗或作业治疗，以尽快改善关节活动范围、肌肉力量和肢体功能，预防或减少并发症、后遗症的发生。肘关节损伤后主要的治疗方法有关节活动度训练、牵伸训练、力量训练、物理因子疗法，部分手功能受累的患儿还需进行手精细功能训练。

治疗时需注意，无论面对的是哪种类型的肘关节损伤、哪个年龄段的患儿，康复治疗时均切忌为快速恢复关节或肢体功能而使用过于冒进的、强度过大的治疗方式，以避免二次损伤。且在治疗时需密切关注患儿的状态，尤其是年龄较小、语言表达能力较差的患儿。在进行关节活动度训练时，可视患儿肘关节损伤后的不同阶段、关节活动障碍程度、配合性、相关肌群肌力等情况来选择主动活动、辅助的主动关节活动或被动关节活动训练，在治疗时需先固定好关节的远、近两端，然后再开始进行缓慢的、充分的关节主动或被动运动；在此过程中，治疗师注意控制运动的方向，以避免出现代偿运动；关节活动至受限的位置时，治疗师可继续沿着原本活动的方向对关节施加轻柔的压力，强度以不引起患儿强烈的疼痛为宜，目的是进一步改善关节活动范围；对于部分年幼或因疼痛对训练较为抗拒的患儿，治疗师可将患儿喜欢的玩具或食物放置于较远或离身体较近的地方，诱导其尽量主动伸展或屈曲肘关节来获取。针对固定后短缩的软组织可进行牵伸训练，训练前可应用局部热敷（15 ～ 20 min）或超声治疗，以便能更充分地牵伸受累的软组织，训练结束后可局部冷敷以减轻组织的急性炎症、减轻疼痛。在进行肌肉力量训练时，可根据目标肌群当前的肌力等级，选择水平面上的主动运动、抗重力运动或抗阻力运动；无论选择哪种训练方式，训练时均应以患儿的主动活动为主、治疗师的助力为辅，训练时治疗师应注意控制肢体活动的方向，以避免出现代偿运动。

肘关节损伤后可根据不同阶段应用不同的康复治疗方案，具体如下。以下治疗方案适用于肱骨远端骨折、肱骨踝上骨折、肘关节脱位、鹰嘴骨折、骨节和内侧髁骨折，不适用于桡骨头骨折、桡骨颈骨折。

（1）炎症/急性阶段（伤后 0 ～ 2 w）：主要目标是控制疼痛，预防水肿或最小化水肿程度，保护正在愈合的结构，维持关节稳定性。在此阶段，仍处于石膏或支具固定阶段的患儿，尚未能进行关节的主动活动，但可进行肘部肌肉的等长收缩训练和手部抓握力量训练，以维持相关肌肉的体积，预防或减少继发的肌肉萎缩；部分患儿解除固定后、肘关节稳定的情况下即可开始主动关节活动或辅助下的主动关节活动训练，以促进骨骼和关节软骨的愈合、提高软组织的柔韧性，使关节内粘连最小化，但要注意，训练时应避免施加过大的压力、避免前臂旋前和旋后的主动运动。可局部冷敷以减轻急性炎症、减轻疼痛。对于存在水肿的肢体，可将其抬高、使用冷冻疗法或使用弹力绷带加压包扎，以预防或减少水肿和疼痛。而对于未受累的关节如患侧肩、腕，则可在水平面上进行主动或辅助下的主动活动。

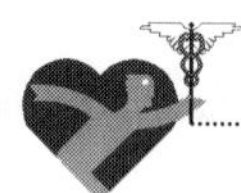

（2）纤维化/亚急性阶段（伤后 2 ～ 8 w）：目标是继续减少水肿、改善关节活动范围、增强力量、提高功能。在解除固定后、肘关节稳定的情况下可进行肘的主动关节运动和辅助的主动关节运动，并配合相应肌群的肌肉力量训练；可在外伤后 6 w 开始进行轻柔的被动关节活动训练，以延长和维持软组织的长度，被动活动时要缓慢地持续活动，重复 4 ～ 5 次；被动关节活动所施加的力量应在组织耐受的范围内，以不引起剧烈疼痛和炎症反应为宜；针对固定后短缩的软组织可进行轻柔的牵伸训练；可进行相应肌肉的等张收缩训练，以提高肢体肌肉力量，训练方式以抗重力收缩训练为主，亦可用神经肌肉电刺激来刺激存在肌力下降和肌肉萎缩的肌肉；此阶段可进行适当的负重训练，有助于提高正在愈合中骨骼的骨密度，训练时可根据关节活动的受限情况选择以肘屈曲或伸展的方式来进行负重训练，亦可根据受累肢体的肌力等级来选择负重的强度，负重训练时治疗师应注意保护负重的肢体，以避免肢体力量不足、关节不稳定导致不能维持当前的姿势而造成二次损伤。在关节稳定的情况下鼓励使用患肢完成轻度的日常生活活动。

（3）重塑/恢复活动阶段（损伤后 2 ～ 6 个月）：此阶段应继续增大关节活动范围，增强力量，提高功能。可继续之前的关节活动训练；通过牵伸训练以维持或提高软组织的长度、改善关节活动范围；如果出现关节僵硬，则可进行关节松动术；可使用哑铃和弹力带进行渐进抗阻的力量训练以提高患肢肌肉力量。继续鼓励使用患肢完成日常生活活动。

（4）支具的应用：支具的类型包括静态渐进式支具（static progressive splints）、持续静态支具（serial static splinting）、动态支具（dynamic splinting）。骨折充分愈合之前可使用支具，目的是维持关节的相对稳定性，以避免疼痛、炎症加重，维持韧带和软组织长度、避免异位骨化。支具在炎症阶段使用，可起保护关节的作用；在纤维化阶段使用，可以帮助恢复或增加关节活动度；在重塑阶段使用，可通过增强组织的胶原蛋白的方向排列和塑性延伸，使关节活动度逐渐得以改善。若因使用支具后出现感觉和运动功能变化，则停止使用并随诊。对于部分年长的、有良好语言表达能力和自我感受能力的患儿可应用矫正屈曲畸形的动态牵伸系统（JAS 牵伸支具）以进一步扩大关节活动范围，但在训练时必须时刻注意患儿情况或询问其自我感觉，避免牵伸强度过大而导致关节二次损伤。

对于合并有周围神经损伤而出现手功能受损的患儿，需在进行以上治疗的同时尽早开展作业治疗，以提高手精细功能。

七、小结

肘关节损伤在儿童中较常见，处理办法一般以手术或复位后固定、制动为主。解除固定后常出现关节活动受限、肌力下降、肢体功能障碍等并发症。因此，应在解除固定后进行康复评估，了解肢体障碍的特点和程度后尽早进行康复治疗，以帮助改善关节活动度、提高肢体肌力，恢复肢体功能，尽可能预防或减少继发的肌肉骨骼畸形。应根据肘关节损伤后不同的阶段选择不同的治疗方法，切忌为追求快速恢复患肢的功能而使用过于冒进的治疗方式；治疗时应时刻留意患儿的状态，以避免出现二次损伤。

八、范例分析

患儿，女，4 岁，从公园内 1.5 m 高处摔下后，哭闹，自诉左肘关节疼痛；左肘关节不愿活动，被动活动时哭闹加剧，至骨科就诊。

骨科体查发现左侧肘关节肿胀，手指活动可，无明显的神经血管损伤症状。被动活动左肘时哭闹加剧、关节活动度受限。经 X 线检查，诊断为“肱骨髁上骨折，Ⅰ型”。使用石膏固定肘关节于屈曲 90°位置上，制动 3 w。在外伤、固定后 1 w 复查，当前患儿肘关节无明显疼痛，复查 X 线片：无骨折移位或成角的发生。骨科嘱咐家长继续固定 2 w。家长担心长时间的固定会导致患儿关节“僵硬”。逐将其转介至康复科。

由于患儿正处于外伤后 1 w、肘关节固定的阶段，不能进行肘关节的主动或被动运动，但可先进行肘部肌肉的等长收缩训练和手部的抓握力量训练。康复治疗师指导家长在家中进行康复训练，训练方法有主动交替握紧拳头—松开拳头并尽量伸展手指、捏橡皮泥或弹力球。在外伤后的第 3 w 开始进行缓慢的主动腕背伸和屈曲运动。

在外伤、固定 3 w 后，解除固定，发现肘关节伸展受限。当前肘关节被动屈曲活动范围为 70°～150°，关节无肿胀、被动伸展末端无疼痛、肢端血运良好，无神经血管损伤症状。家人希望关节活动度可尽快恢复至正常范围，以减少对患儿日常生活和学习的影响。当时进行康复评定，结果如下：左肩、腕关节活动范围无明显受限，左肘关节伸展活动范围为 70°～150°，九柱孔测试所需时间——左侧 85 s、右侧 82 s，双上肢（前臂、上臂）围度无明显差异。根据评定结果，治疗师指导其家长进行如下家庭康复计划：诱导患儿主动伸展左肘关节、抗重力主动伸展左肘关节、在写字或玩耍时左侧前臂支撑在桌子上，每两周复查一次。

在解除固定后第 3 w，患儿肘关节伸展活动范围改善至 30°～150°；解除固定后第 4 w，患儿肘关节活动范围恢复至正常。

（郑　韵　徐开寿）

第十六节　青少年特发性脊柱侧凸

一、概述

脊柱侧凸是一种脊柱三维畸形，采用 Cobb 方法测量站立位 X 线摄片的侧凸角度≥10°可明确诊断。特发性脊柱侧凸是最常见的类型，病因不明。青少年特发性脊柱侧凸（adolescent idiopathic scoliosis，AIS）是指 10 ～ 17 岁的特发性脊柱侧凸，患病率为 2%～5%，多见于女性。

二、病因

AIS 的发生可能与多种因素有关，如遗传学因素、神经系统异常、激素与代谢因素、生物力学因素等，但尚无一种机制能完整地解释 AIS 的具体发病机制。

1．遗传学因素

AIS 具有高度遗传性，但其遗传模式至今仍存在争议，研究认为 AIS 是一种复杂的多基因遗传病，可能涉及多个基因的相互作用。遗传学研究成果为 AIS 病因学研究提供了新的线索，也将为 AIS 个体化诊疗提供理论依据。

2．神经系统异常

神经系统异常假说包括小脑扁桃体异位、脊髓栓系和平衡功能异常等。患儿常伴有姿势反射、本体反射和视觉反射障碍，影响外界信息的输入，进而引起脑干信息整合障碍，出现姿势控制困难，最终引发脊柱侧凸。

3．激素和代谢紊乱

AIS 受激素、代谢性因素影响，包括生长激素、褪黑素、瘦素、钙调蛋白、骨桥蛋白等调节异常。目前的研究主要集中在褪黑素通路及瘦素通路等上。有研究发现，血清瘦素受体、游离瘦素水平与侧凸严重程度相关，可作为预测侧凸进展的生物学标志，具有一定的临床意义。

4．生物力学因素

生物力学因素可能会影响脊柱椎体的排列。脊柱侧凸可由脊柱组织本身机械性能、各椎体的排列、异常外力等因素引起。椎体生长加快、前后柱生长不等速、椎体成细长状、脊柱后凸消失等变化都可能是脊柱侧凸发生的因素，如前后柱发育不平衡可能是前柱软骨内成骨和后柱膜内成骨失衡，导致脊柱前柱生长过快而后柱生长缓慢，前后柱生长发育失平衡，从而导致脊柱侧凸。目前尚无有力的证据来证实何种生物力学因素是 AIS 的病因。

三、临床表现

AIS 早期易被忽视，随着侧凸角度的发展逐渐出现非对称性脊柱，一侧肋骨和肩胛骨隆起，对侧肩膀抬高或臀部凸起，身高常低于同年龄儿。除胸腰双弯躯干缩短畸形不明显外，其他类型严重脊柱侧凸常出现躯干畸形，其中以胸部侧凸躯干畸形尤为明显，该畸形不能通过姿势变化而纠正，当患儿躯干向前弯曲时，凸出侧肋骨后隆明显呈剃刀背，严重者可继发胸廓畸形。

32% 的青少年特发性脊柱侧凸患儿存在腰背痛，其中 23% 一开始即有疼痛，9% 在治疗期间出现疼痛，疼痛多发生于右侧胸腰段；颈胸以上的侧凸有时会出现头痛症状。疼痛的严重程度与侧凸的类型有关，与侧凸程度无关。

许多特发性脊柱侧凸患儿存在平衡功能障碍、肺功能障碍、心理障碍等。轻、中度侧凸患儿的基础心肺功能多不受限制，但最大运动耐量试验时通气量和最大摄氧量显著减少，严重者（Cobb 角大于 80°或者旋转角度较大的患儿）可因继发胸廓畸形影响心肺发育，出现易疲劳、运动后气短、呼吸困难、心悸等症状，甚至心肺衰竭。侧凸造成的外观畸形是患儿心理障碍的应激原，患儿表现出敏感、偏执、抑郁和焦虑。此外，严重脊柱畸形甚至可出现神经系统牵拉和压迫症状。

四、诊断和预后

1. 诊断

一般根据临床症状、体征及影像学检查，AIS 可明确诊断。

（1）症状：AIS 随着侧凸角度的进展逐渐出现脊柱不对称、双肩不等高、胸廓发育不对称、一侧肋骨和肩胛骨隆起、对侧肩部抬高或凸起等身体外观异常症状；严重者可能因胸廓畸形而出现心、肺功能障碍，还可能出现神经系统受牵拉和压迫症状；许多 AIS 患儿还存在平衡功能障碍；可能出现因侧凸造成的外观畸形产生心理障碍，表现出敏感、偏执、抑郁和焦虑等症状。

（2）体征：除了常规的体格检查外，还应进行脊柱侧凸的专科体格检查。可采用 Adam’s 向前弯腰试验判断椎体旋转情况；采用 TRACE（trunk aesthetic clinical evaluation）评定患儿躯干外观，包含肩部、肩胛骨、半胸部、腰部 4 个部位的评分。另外，还需进行脊柱矢状面弯曲度检查及神经系统检查。

（3）辅助检查：主要包括站立位 X 线摄片、肺功能检查、MRI 等。常规的 X 线摄片建议在站立位下拍摄脊柱全长正侧位片，以确定侧凸部位、类型、严重程度、椎体旋转情况等，其中 Cobb 角是诊断脊柱侧凸的金标准。常用 Risser 征来判断骨骼发育成熟度。MRI 用于排除神经肌肉等因素引起的脊柱侧凸。

（4）诊断标准。临床应根据侧凸的部位、角度和病因进行诊断，AIS 的诊断具有以下特征：①明确的脊柱侧凸诊断：应用 Cobb 法测量站立位全脊柱冠状面 X 线片上脊柱的侧方弯曲角度，Cobb 角≥10°，并伴有轴向旋转。②脊柱侧凸的原因不明：在诊断特发性脊柱侧凸时，需要排除引起侧凸的其他原因，如先天性、神经肌肉性（发育性或后天获得性）、功能性、炎症性或感染性、病理性以及椎管内畸形等。③年龄在 10 ～ 17 岁之间。

2. 鉴别诊断

AIS 应该与其他类型的脊柱侧凸相鉴别，如神经肌肉性、先天性、后天性脊柱侧凸。

（1）神经肌肉性脊柱侧凸：由于中枢神经系统病变导致脊柱周围肌肉的失平衡，从而引起脊柱侧凸畸形。常见的有上运动神经元损伤：脑瘫、高位脊髓损伤等；下运动神经元损伤：小儿麻痹后遗症后脊柱侧凸。临床中除了有姿势异常、脊柱畸形外，常合并其他肌张力、肌力异常，体格检查阳性体征及 MRI 可鉴别。

（2）先天性脊柱侧凸：由于胚胎期椎体形成异常导致的脊柱侧凸，包括椎体形成不良，椎体分节不良及混合型。多于生后即发生明显畸形，保守治疗几乎无作用，常需手术治疗。根据发病年龄、临床表现及全脊柱 X 片可鉴别。

（3）后天获得性脊柱侧凸：由于外伤、手术、炎症等引起的或继发于其他疾病引起的脊柱侧凸，常常有明确的致病因素，根据病史、相关实验室检查或 MRI 等影像学检查可鉴别。

3. 预后

AIS 的预后与侧凸进展风险、是否合理干预密切相关。一般而言，侧凸角度越大、骨骼发育越不成熟则进展风险越大，若不及时干预，会严重影响疾病的预后。

五、康复评估

1. 临床评定

AIS 临床评定应包括完整的病史、全面的体格检查。在了解病史时，对于初诊患儿，需要了解其家族史、既往疾病史、治疗史、手术史、是否存在继发性脊柱侧凸的相关因素、患儿生长发育史、月经史（女性）青春期第二性征出现情况等。在进行体格检查时，除了神经系统检查外，还包括皮肤、姿势对称性、躯干旋转、脊柱偏离正中线检查等。

（1）皮肤外观检查：检查时，应充分暴露患儿躯干，检查者从患儿前面、侧面和背面仔细观察患儿皮肤是否存在色素改变、咖啡斑、凹陷、异常毛发及囊性物等，若发现可能存在异常皮肤情况，需要进一步检查以明确是否存在中枢神经系统疾患。

（2）姿势对称性检查：站立位，充分暴露脊柱，先观察患儿的站姿，并检查双肩和肩胛骨是否等高，双侧胸廓发育、腰部两侧皱褶皮纹以及骨盆是否对称等，可采用 TRACE 方法评价 AIS 患儿躯干外观，主要评价 4 个部位的对称性：肩部、肩胛骨、腰部、半胸部，总分 0～11 分，分数越高，外观畸形越严重。①肩部不对称评分 0～3 分：无 0 分，轻度 1 分，中度 2 分，显著 3 分；②肩胛骨不对称评分 0～2 分：无 0 分，轻度 1 分，显著 2 分；③腰部不对称评分 0～4 分：无 0 分，非常轻微 1 分，轻度 2 分，显著 3 分，严重 4 分；④半胸部不对称评分 0～2 分：无 0 分，轻度 1 分，显著 2 分。

（3）躯干旋转角度检查：采用 Adam's 向前弯腰试验（图 5－35）检查患儿椎体是否旋转，可以联合应用脊柱旋转测量尺（Scoliometer）来评价躯干旋转角度：嘱患儿充分裸露背部，双足并拢，膝伸直，两臂下垂，掌心相对，缓慢向前弯腰，使手臂逐渐向足靠拢，将 Scoliometer 轻轻放在脊柱畸形最明显的位置，零标度正对脊柱中点，读取脊柱旋转度数。Scoliometer 5°或 7°提示存在肋骨及椎体旋转，需要进一步拍摄全脊柱 X 线片明确诊断。

（4）脊柱偏离正中线检查：临床常使用铅垂线的方法评定脊柱偏离中线的情况，通过在颅骨底部或 C_2 棘突自然垂直向下放铅垂线。一般铅垂线不应偏离中线超过 1 cm；同时可通过测量 C_7、L_3 到铅垂线的距离评定患儿矢状面生理性前凸、后凸情况。

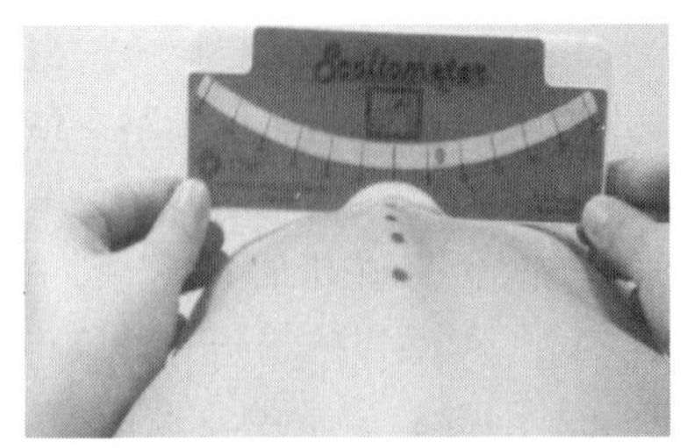

图 5-35 scoliometer 躯干旋转角度测量

检查时双足并拢自然站立位，测试者裸露背部或穿轻薄的衣服，直尺紧贴头顶，检查者将铅垂线自然下垂，用直尺分别测量以下 7 个点到铅垂线的距离：头部枕骨后凸点、颈部前凸点、第 7 颈椎（C_7）、胸椎后凸点 T_5～T_6、第 12 胸椎（T_{12}）、第 3 腰椎（L_3）、第 1 骶骨。结果判定：当 $C_7+L_3<60$ mm，提示胸椎生理弧度过度减少或消失；$C_7+L_3>60$ mm 提示胸椎生理弧度正常；$C_7+L_3>90$ mm 提示胸椎过度后凸。

2. 影像学评定

1）X 线摄片：站立位全脊柱 X 线摄片是脊柱侧凸诊断中最关键的部分，可以分辨脊柱序列、椎体形态，评定脊柱侧凸进展、脊柱柔韧性、骨龄、侧凸曲度、部位及其旋转程度，并确定顶椎、上下端椎等重要椎体。

（1）侧凸角度的测量：Cobb 角测量时首先需确定上下端椎，分别于上端椎的上缘和下端椎的下缘各画一条直线，此两线的垂直线相交的角即为 Cobb 角。端椎是指侧凸弯曲中最上端和下端的椎体。主侧凸（原发侧凸）是最早出现、最大的结构性弯曲，柔韧性差；次侧凸（代偿性侧凸或继发性侧凸）是较小的弯曲。当有 3 个弯曲时，中间一个为主侧凸；当有 4 个弯曲时，中间两个为双主侧凸。

（2）椎体旋转角度的测量：临床常用 Nash-Moe 法和 Cobb 旋转法评定椎体旋转角度，椎体旋转常与脊柱侧凸进展、继发畸形以及预后紧密相关。

Nash-Moe 法根据正位片椎弓根的位置，将椎体旋转分为 0～4 共 5 级。将椎体进行 6 等分。0 级（无旋转）：椎弓根卵圆形，两侧对称，并位于外侧段；1 级：凸侧椎弓根两侧缘稍变平且轻度内移，但仍在外侧段，凹侧椎弓根向外移位且外侧缘影像渐消失；2 级：凸侧椎弓根影像移至第 2 段，凹侧椎弓根基本消失；3 级：凸侧椎弓根影像移至椎体中线或在第 3 段；4 级：凸侧椎弓根越过中线至第 4 段，位于椎体凹侧。

Cobb 旋转法根据 X 线正位片棘突的位置，将椎体旋转分为 0～4 共 5 级，将椎体纵分为 6 等份：0 级，棘突位于正中线；1 级，棘突位于第 1 段；2 级，棘突位于第 2 段；3 级，棘突位于第 3 段；4 级，棘突超出椎体。

（3）骨骼成熟度测量：常通过测量髂嵴骨化进展的程度来评定骨骼成熟度，采用 Risser 征进行评定。将髂嵴划分为四等分，骨化由髂前上棘向髂后上棘移动，未出现骨骺为 0 度，髂嵴前 25% 以内出现骨骺为 1 度，髂嵴前 50% 以内出现骨骺为 2 度；髂嵴前 75% 以内出现骨骺为 3 度，骨骺移到髂后上棘为 4 度，骨骺与髂骨完全融合为 5 度，4 度和 5 度表示患儿骨骼发育成熟。一般来说，Risser 征 1 度一般在青少年快速生长期或身高高峰生长后出现。骨骼成熟度的测量可以用于评价脊柱侧凸潜在进展风险，选择

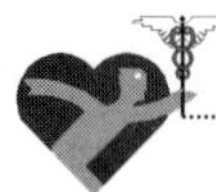

治疗方式等。

（4）进展风险评定：AIS 进展风险由患儿实足年龄、Cobb 角和 Risser 征决定。计算进展风险大小的方法：进展风险（百分比）=（Cobb 角 - 3 × Risser 征）/实足年龄。

2）磁共振成像：可了解患儿是否存在椎管内病变，如脊髓空洞症、Chiari 畸形、脊髓栓系综合征和脊髓纵裂等。对非典型脊柱侧凸，如胸椎左侧凸、伴有局部感觉或运动缺失、腹壁反射异常、病理反射阳性、异常的皮肤表现等，应进行 MRI 检查。婴儿型脊柱侧凸可能存在潜在的神经轴畸形，因此建议所有的婴儿型脊柱侧凸应进行 MRI 检查。

3. 肺功能评定

特发性脊柱侧凸可影响患儿的心血管系统和呼吸系统，如肺总量、肺活量减少和最大自主通气量降低，支具治疗对胸弯为主的特发性脊柱侧凸肺功能产生影响，表现为肺活量和第一秒用力呼气量降低。肺活量用预测正常值的百分比表示，80%～100% 为肺活量正常，60%～80% 为轻度限制，40%～60% 为中度限制，小于 40% 为严重限制，第一秒用力呼气量与肺活量的比值正常值为80% 。轻度 AIS 患者，在静止状态下无肺功能损害，但可能在运动或对化学刺激的反应时会出现异常的通气模式，患者常表现为限制性通气功能障碍，需行肺功能和肺容量测试，常测指标包括肺总量、用力肺活量、第一秒用力呼气量等通气功能指标及预测比。肺功能测试也是脊柱侧凸术前常规检查项目，患者残气量多正常，肺活量的减少与侧凸的严重程度有关。

4. 心肺运动功能评定

特发性脊柱侧凸患儿可出现心肺运动耐力降低，尤其是 Cobb 角 20°～45°的患儿对比正常人更容易出现心肺运动耐力降低，支具的佩戴也可能暂时性使患儿心肺运动耐力降低。临床上常使用心肺运动试验来评定，结合最大摄氧量和无氧阈来综合判断患儿的运动耐力水平。心肺运动试验可以在强化运动中测量呼吸、循环、神经、骨肌肉等系统整体功能和储备能力，是一种全面、客观的运动耐力评价方法。

5. 平衡功能的评定

（1）Romberg 试验：可检查立位时视觉补偿的作用，对于判断感觉性共济失调非常重要。

（2）Fukuda 试验：即原地踏步试验。大多数正常人步行结束后躯体无偏移，为试验阴性；前庭功能低下者步行结束后有明显偏移，或者不能完成规定的动作与踏步次数，为试验阳性。

6. 心理评定

评定方法包括临床访谈、自评量表等。有关特发性脊柱侧凸患儿的心理健康问题目前还有争议。有研究指出胸弯 Cobb 角≥40°的女性患儿更易出现心理障碍倾向。

7. 生活质量评定

影响特发性脊柱侧凸患儿生活质量的因素有脊柱侧凸的严重程度、文化差异、种族差异、性别以及治疗方法的选择等，在选择治疗方案时需要考虑患儿的生活质量。临床可采用 SRS - 22（scoliosis research society outcomes instrument，SRS - 22）、SF - 36 等问卷评定患儿健康相关的生存质量。SRS－22用于评定脊柱侧凸患儿功能活动、疼痛、自我形象、心理状况以及对治疗的满意度，具有良好的信效度，是国际上重点推荐的一个简单实用的脊柱侧凸患儿与健康相关的生活质量专用量表。

六、康复治疗

AIS常用康复治疗方法包括运动疗法、手法治疗、支具治疗等。AIS康复治疗目标可概括为形态学和功能学两方面的目标，即在青春期尽可能阻止或减少侧凸进展，改善外观和形体，预防或治疗呼吸功能障碍；预防或治疗脊柱疼痛。然而，目前并没有一种有效的治疗可以将畸形的脊柱变为完全正常，即使是减少畸形都十分困难。SOSORT协会在2005年、2011年对脊柱侧凸保守疗法进行系统综述，将其主要分为运动疗法、手法治疗、矫形支具治疗、电刺激等，其中电刺激已被证实无法有效阻止侧凸的进展而较少应用。

1. 运动疗法

运动疗法长期以来一直被用于AIS的治疗。脊柱侧凸的运动疗法可追溯至公元前500年Hippocrates以运动的形式来保持胸壁的弹性，Klapp等于20世纪初才首次以科学的方法对运动疗法进行了探究，此后大量的运动疗法于脊柱侧凸的应用报道出现于欧洲各国，出现了很多不同的学派和方法，然而缺乏统一的检验标准和有效的证据。国外报道的运动治疗方法主要包括热身、肌力训练、Theraband牵引、脊柱矫正体操、呼吸模式纠正等。截至目前，脊柱侧凸的运动疗法种类繁多，不同运动疗法产生效果也不同。运动疗法可以改善脊柱相关肌肉肌电活动的不对称性。

不同国家和地区对运动疗法的有效性评价不一，目前国际上对运动疗法的观点各异，其中原因之一是很多健康护理专家将一般运动疗法和脊柱侧凸特殊运动疗法（physiotherapeutic scoliosis-specific exercises，PSSE）混淆：一般运动疗法通常只是包括低强度的牵伸和身体运动，如瑜伽、普拉提和亚历山大技术等，而PPSE则包含专门针对脊柱侧凸的特定运动训练方案，且根据患者个体的侧凸位置和程度制订。国际医学界对运动疗法的使用推荐也存在争议：在由康复专家和矫形师为主的SOSOR协会和以外科医师为主的SRS协会，两个国际性脊柱侧凸权威机构发表的指南中对运动疗法的观点不相同，SOSORT协会在其发表的指南中对不同的保守治疗给予了相应的证据等级推荐，PSSE推荐级别为B级，可作为AIS治疗的第一步。

PSSE学派都遵从了2005年SOSORT协会共识会议上提出的4个标准：患者和家庭教育、3D自我矫正、稳定矫正效果和日常活动训练。在国际上PSSE有众多学派，包括SIR-Schroth疗法、Dobomed疗法、Side shift疗法、Lyon疗法、SEAS疗法、SPTS疗法、FITS疗法等。3D自我矫正，即通过肌肉收缩（所有学派）和一些学派使用外在辅助获得最佳的可能矫正效果。自我矫正已被SOSORT专家视为PSSE最重要的部分。患者参与治疗的形式也有不同分类，常见的为门诊治疗、住院强化训练、家庭康复、门诊－家庭结合康复等形式。PSSE可以在以下5种临床情况中使用：①单独使用运动训练作为轻度AIS患者治疗方法，以限制和/或减少进展以及避免使用支具；②支具治疗前进行

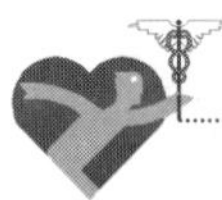

PSSE，以提高移动性、躯干和脊柱的弹性，使得患儿在支具垫压力下能获得较好的矫正；③结合支具进行，减少佩戴支具带来的影响（肌肉无力、僵硬、平背），提高内部支具垫的疗效，避免在支具佩戴期间丢失3D矫正效果；④成人期脊柱侧凸进展超过一定角度，可能会出现背痛、呼吸障碍、挛缩和疾病进展；⑤手术矫正前、后，手术前进行PSSE的目的是维持侧凸的移动性，帮助手术获得最大矫正。

2. 手法治疗

临床上常见通过关节松动、软组织松动技术等手法合并运动疗法治疗脊柱侧凸，但作为单一疗法进行治疗的机制和疗效尚不明确，手法治疗对侧凸引起的肌肉、韧带、筋膜等软组织异常和疼痛等症状，可以起到一定的疗效，也有利于姿势的矫正。SOSORT协会指南推荐手法治疗要结合运动疗法共同进行。FITS法等运动疗法，使用关节松动术、肌筋膜放松术等手法，放松患者的跟腱、竖脊肌以及紧张的肌肉群，作为辅助治疗改善患者脊柱和身体异常肌肉紧张。

3. 支具治疗

支具治疗已开展了几个世纪，是脊柱侧凸最常用的非手术治疗方法，其疗效已获得了广泛的肯定。根据矫正侧凸位置高低，可分为颈胸腰骶支具和胸腰骶支具。颈胸腰骶支具如Milwaukee支具和改良Boston支具，可矫正颈椎范围的脊柱侧凸；胸腰骶支具是指不带颈托、高度只达腋下的支具，也称腋下型支具，如Boston支具、Charleston支具，此类支具只限于侧凸顶点在T_7以下的脊柱侧凸。颈胸腰骶支具和胸腰骶支具属于僵硬的支具治疗，其目的都是通过外部施加的压力，以恢复患者正常的身体外形/轮廓和脊柱力线，有些支具的设计还是融入了主动矫正的刺激，即让患者移动脊柱来逃离支具压力。近年来SpineCor动态支具逐渐受到关注，小样本研究支持软支具治疗脊柱侧凸，但在生长发育期间采用软支具存在争议。一些研究认为，SpineCor动态支具治疗可以有效防止Cobb角＞20°、Risser征为0～3级的AIS患者的侧凸进展，可以有效阻止侧凸进展改善姿势，尤其是减少肋骨隆起、腰突起和肌肉挛缩，依从性较高。但也有研究认为，SpineCor支具治疗可能在青春期发育时间效果不佳，可能是因为支具的压力超过了用于矫正运动的外侧力的原因，高质量研究结果显示，穿戴SpineCor动态支具的患者侧凸进展率显著高于硬支具组。因此，目前尚无充足的证据得出这种软支具干预方法是安全有效的。

1995年，脊柱侧凸研究协会已提出了支具治疗有效性的方法论标准：①支具处方时≥10岁；②Risser征为0～2级；③主弯在25°～40°；④无既往治疗史；⑤如果是女性，月经初潮或月经后年；⑥治疗评价：侧凸进展小于6°或大于5°。符合SRS支具治疗标准的患者开展支具治疗可有效降侧凸进展，预防手术。此外，也可以根据患者脊柱的成熟度、侧凸类型、Cobb角大小来判定患者采用矫形支具治疗与否，对于Risser征＜1级、Cobb角＜20°的患者可先行观察，如有观察到进展5°以上则应使用矫形支具。支具佩戴的时间多少、佩戴支具时的矫正效果和顺应性对于支具治疗能否成功起到了重要作用，如平均每天支具佩戴时间与治疗成功率呈正相关性。为了阻止侧凸的进展，佩戴支具时的矫正效果至少要达到20%，如果患者佩戴的支具达不到这种效果，就应该停止佩戴该支具。

各种支具疗效评价不一，但均普遍认同支具治疗是有效的保守治疗方法之一，可有效减少脊柱畸形，阻止或减缓侧凸进展，改变脊柱侧凸患者的自然病程，降低 AIS 侧凸角度向手术临界值进展的高风险，降低手术率。支具佩戴时间长，其疗效也随之增加。尤其对小年龄、自身配合治疗程度较差的患者，支具相比运动疗法对侧凸的疗效要好，支具疗效与佩戴时间相关。但支具长时间佩戴会影响肌肉、呼吸等功能，降低患者自我形象，因此建议佩戴支具要同时配合合理的运动治疗。因此，在佩戴支具时同时配合针对性的运动疗法一起进行，才能发挥最佳治疗效果。

七、小结

AIS 是一种复杂的、多因素、神经肌肉骨骼疾病，病因不明。长期以来，由于对 AIS 致病因素认识不足，存在众多不同的治疗观点和理念。AIS 的康复治疗是一个长期、复杂的过程，不同康复治疗方法的疗效评价有着不同的治疗观点。现阶段，各种康复治疗的证据等级并不高，治疗方法仍然存在很多地域文化差异，在目前发表的指南中对不同的康复治疗给予分类和相应的证据等级推荐。在前期的文献报道中针对这一疾病的早期康复措施相当有限，往往是以手术治疗为主，康复治疗疗效也一直未被肯定。随着其病理学研究的进展，以及脊柱侧凸康复治疗专门机构的成立，国内外 AIS 的康复治疗的研究不断深入，其方法也在不断进步。虽然康复治疗不能像手术那样起到短期明显效果，但是对脊柱侧凸患者的生理、功能以及心理等各方面的改善起重要作用，已有很多研究证明康复治疗可以改善侧凸的进展、改变自然病程、增强肌力和提高躯干的平衡功能，重建胸椎生理性后凸，显著降低手术率和减轻手术，减少术后并发症、提高生活幸福感。

八、范例分析

1. 病例情况介绍

患儿，女性，12 岁，发现肩部不对称 2 月。体检：神志清楚，面容安静，表情自如，颈软。全身浅表淋巴结未及肿大。双肺呼吸音清，未闻及异常呼吸音及干湿啰音。心率 88 次/分钟，律齐，未闻及杂音。腹软，无压痛。皮肤无异常色素沉着，无咖啡斑，无皮下组织肿物，无异常毛发，无囊性物。身材细长，双肩不等高，左肩高，脊柱偏离中线，剃刀背，右髂前上嵴高。胸廓不对称，无漏斗胸。躯干旋转角（Scoliometer）：12°。双下肢等长，四肢关节正常，无红肿，肌肉无萎缩。肌力、肌张力正常。无异常反射。巴氏征（-），踝阵挛（-）。站立位全脊柱正位 X 线：脊柱侧凸，胸右腰左型，胸弯 Cobb 角 22°，腰弯 Cobb 角 25°，Risser 征 0 级，脊柱旋转角度（Nash-Moe 法）1 级。平衡功能：跌倒指数 45，属于中等跌倒风险。肺功能：肺通气功能轻度障碍。生活质量评估：脊柱侧凸研究学会患者问卷表：功能活动 4.4 分，疼痛 4.4 分，自我形象 3.2 分，心理健康 4 分。

2. 诊断及诊断依据

青少年特发性脊柱侧凸，通气功能障碍：①青少年；②发现肩部不对称 2 月；③体检见双肩不等高，左肩高，脊柱偏离中线，剃刀背，右髂前上嵴高，胸廓不对称，躯干旋转角（Scoliometer）：12°；④站立位全脊柱正位X线示脊柱侧凸，胸右腰左型，胸弯Cobb角22°，腰弯Cobb角25°；⑤肺功能：肺通气功能轻度障碍。

3. 康复治疗经过

根据患者体检、X线、平衡功能、肺功能等评定结果，制订个体化的运动治疗方案，予以运动疗法、手法治疗、支具治疗和家庭康复治疗的综合康复治疗。运动疗法在康复治疗师指导下进行，包括三维自我矫正训练、核心肌力训练、本体感觉训练、牵伸训练、静态和动态平衡功能训练、呼吸功能训练，根据个人疲劳程度设定训练强度，每周3次，每次60 min。手法治疗采用肌筋膜放松术、摆位放松术，每周3次，每次5～10 min。支具治疗22 h/d，每3个月复查一次，根据患者情况调整支具。家庭康复体操训练每天1次，每次20 min。治疗1年后，患者躯干畸形改善，Cobb角减小，平衡功能改善，生活质量提高。

（杜　青　周　璇　梁菊萍）

第十七节　发育性髋关节发育不良

一、概述

发育性髋关节发育不良（developmental dysplasia of the hip，DDH），又称发育性髋关节脱位，是指股骨头和髋臼的构造异常或两者对应关系异常，是一种动态的发育异常，可伴随婴儿生长发育而好转或加重，包括髋关节可复位或不可复位的脱位、易脱位及半脱位，以及新生儿及婴儿的髋发育不良（髋臼及股骨近端的骨发育不全）。

不同地区和种族的发病率有极大差异，这与遗传因素、生活习惯和环境密切相关。据统计我国发育性髋关节脱位的发病率为0.91‰～3.90‰，此病女孩更易受累，女孩：男孩的比例约为4：1；左侧髋关节更容易累及。此外，一些习惯背婴儿的地区发病率明显降低；相反，习惯行双下肢捆绑的襁褓婴儿的地区发病率明显增高。发育性髋关节脱位的发病与胎位有关，经临床统计臀位产发病率最高，可增加发病率至20%左右，比头位产高10倍。剖宫产儿的发病率明显高于顺产儿。

二、病因

DDH的病因尚不明确，通常认为与髋关节囊及韧带松弛、雌激素、机械性因素、遗传因素等相关。

1. 髋关节囊及韧带松弛

患儿存在不同程度的关节松弛，关节囊中Ⅰ型胶原降低，Ⅰ/Ⅲ型胶原比例降低，导致其抗拉伸作用下降，影响其功能，导致关节松弛，发生 DDH。

2. 激素

雌激素可以引起关节松弛，DDH 患儿髋关节囊中雌激素受体阳性率较正常儿童高。孕期母体雌激素通过脐血进入胎儿体内，导致胎儿髋关节周围韧带松弛，外力作用后容易产生 DDH。

3. 机械性因素

臀位生产时髋关节处于异常屈曲位，髋关节受到牵拉，容易发生脱位。出生后髋关节处于伸直内收位（直腿襁褓）的婴儿也容易发生 DDH。

4. 遗传因素

流行病学显示 DDH 与遗传因素相关，是复杂的多基因遗传，不同个体间有较大的遗传异质性。DDH 的发生是基因与环境因素相互叠加的共同结果，相关的易感基因包括：生长因子 5 基因（*GDF*5）、*TBX*4 基因、*ASPN* 基因、妊娠相关血浆蛋白 - A2 基因（*PAPPA*2）等。

三、临床表现

由于 DDH 的病理变化与髋关节发育过程紧密相关，涵盖了从髋臼发育不良、髋关节半脱位、髋关节全脱位、继发股骨头坏死到骨关节炎的一系列过程。随着疾病的进展，髋关节出现持续的疼痛，渐进性的功能障碍甚至部分功能丧失等，临床表现因患儿的年龄不同而存在较大差异。

出生至 6 个月，表现为双侧大腿皮纹和臀纹不对称，患髋弹响和患肢屈曲、短缩，患髋有滑出滑入的弹跳感（Ortolani 征/Barlow 征阳性），蛙式试验（外展试验）阳性，Allis（Galeazzi）征阳性等。7～18 个月，除上述症状与体征外，还表现为双臀外观不对称，会阴变宽，患侧大转子高位，望远镜征/Allis 征阳性。18 个月～8 岁行走期的儿童，单髋脱位双下肢不等长，患肢短缩或外旋，臀部扁而宽，股骨大粗隆突出，患侧内收肌紧张，髋外展受限，患侧肢体负重时骨盆下垂，呈跛行步态；双股骨头后脱位时会阴部增宽，行走时，臀部向后突出，腰椎前凸，呈“鸭步”，Trendelenburg 征阳性。8 岁以上大龄患儿的临床特征，除上述表现外，随着年龄增长，部分患儿可出现髋部和下背部疼痛，患侧肌肉萎缩、骨盆倾斜和脊柱侧凸。

四、诊断和预后

1. 诊断

DDH 的临床特征和病理变化随患儿年龄的增长、脱位的程度而发生改变，因此，其诊断方法也有所不同，0～6 个月患儿需根据临床表现（包括臀部和大腿的皮纹是否对称，双下肢是否等长、Ortolani 征阳性、外展试验阳性等）及髋关节 Graf 法超声检查等可诊断髋关节脱位，而髋臼发育不良需要超声检查才可以确诊。6 个月以上患儿，采用骨盆正位 X 线摄片检查，可观察到股骨头骨化中心小而狭，髋臼小、斜度高、无弧线，以及可通过测量 Shenton 线、髋臼指数和中央边缘角等得出股骨头中心的移位。

2. 鉴别诊断

DDH 需要与多发性关节挛缩症、脑性瘫痪、化脓性髋关节炎合并的髋关节脱位等鉴别。

（1）多发性关节挛缩症：表现为全身多个关节僵硬，活动受限的综合征，常常表现为正常的皮纹消失，皮肤发亮、紧张。关节屈曲位挛缩时，皮肤及皮下组织可形成蹼状畸形；部分可能还伴有其他部位的畸形，或神经系统异常。而 DDH 患儿关节活动受限与畸形局限在双侧的髋关节，且无上述皮肤、其他部位畸形或神经系统异常，体格检查及髋关节超声或 X 线可以鉴别。

（2）脑性瘫痪：往往有缺氧、高胆红素血症、早产、多胎妊娠等病史，存在中枢性运动障碍及姿势异常，还可伴有癫痫、感知觉发育障碍、认知发育障碍、言语语言发育障碍、行为异常等，头颅 MRI 可有阳性表现。而 DDH 患儿往往智力正常、除髋关节外无其他系统发育异常，病史、MRI、髋关节正位 X 线可鉴别。

（3）化脓性髋关节炎合并髋关节脱位：病史中往往有发热、髋关节活动障碍等表现，其髋关节 X 线可以发现股骨头及髋臼破坏的征象。而 DDH 患儿往往无发热及髋关节破坏性改变，病史及 X 线可鉴别。

3. 预后

由于婴儿期是髋关节发育最快的时期，也是髋关节脱位于预治疗的“黄金期”，故发育性髋关节脱位越早干预，预后越好。一般认为，新生儿期及时发现问题并进行干预治疗，可望获得完全正常的关节再发育；1 岁以内的患儿经长期治疗 90% 以上可获得正常的关节功能；1 ～ 2 岁在保守治疗的最后时间段可获得正常的关节功能；2 ～ 8 岁的患儿经髋关节重建性手术，大多数关节活动正常；8 岁以上患儿积极治疗，在进行髋关节补救性手术的基础上，相当比例的患儿关节活动受限。如果错过时机，则髋关节脱位不能被纠正，就有可能造成永久性跛行或髋关节炎，甚至致残。

五、康复评估

1. 髋关节功能评定

1）一般临床检查。检查时，患儿应保持舒适、放松。视诊：观察患儿的形态，有无头部轴线异常、脊柱畸形，患肢关节是否屈曲、外旋短缩；大腿内侧皮肤皱褶、会阴纹、臀纹是否对称，患肢是否有肌肉萎缩；是否有异常步态（跛行、鸭步等）。触诊：检查患侧股动脉搏动是否减弱；患髋位置是否在位；是否有压痛；患侧肌肉张力和收缩是否异常（双侧对比，先进行主动运动检查，再进行被动运动检查，同时记录其他异常，如痉挛、挛缩、弹响等）。动诊：患肢是否有主动活动、被动活动的减少或增加，以及出现假关节活动等异常关节活动。测量：双下肢是否等长、围度是否一致，关节活动度有无异常（特别是屈髋 90°时，髋外展是否受限）。

2）特殊检查。

（1）Ortolani 试验（弹入试验）：患儿取仰卧位，助手固定骨盆，检查者一手拇指置于股骨内侧上段正对大转子处，其余指置于股骨大转子外侧，另一手将同侧髋、膝关节各屈曲 90°并逐步外展，同时置于大转子外侧的四指将大转子向前、内侧推压，此时可听到或感到“弹跳”，即为阳性。这是脱位的股骨头通过杠杆作用滑入髋臼而产生。

（2）Barlow 试验（弹出试验）：患儿取仰卧位，屈髋屈膝，使髋关节逐步内收，检查者拇指放在患侧大腿内侧小转子处加压并向外上方推压股骨头，感到股骨头从髋臼内滑出髋臼外的弹响，当去掉拇指的压力则股骨头又自然弹回到髋臼内，此为阳性。这表明髋关节不稳定或有半脱位。

弹入弹出试验是诊断自出生至 3 个月的 DDH 简单而有效的检查方法，年龄较大的患儿不宜做此检查。

（3）Nelaton 线：患儿侧卧位，髋关节屈曲 90°～120°，自坐骨结节至髂前上棘的连线为 Nelaton 线。正常情况下，此线通过股骨大转子尖，当髋关节脱位时，大转子尖移至此线上方。

（4）髋关节屈曲外展试验：又称蛙式试验。双髋关节和膝关节各屈曲 90°时，正常新生儿及婴儿髋关节可外展 80°左右。若外展受限在 70°以内时应怀疑髋关节脱位。若检查时听到响声即可外展 90°表示脱位已复位。

（5）望远镜征：又称套叠征，患儿平卧，双侧屈髋屈膝至 90°，检查者一手握住患侧大腿远端和膝关节，另一手食指放在大转子上，其他手指放在髂骨上，推拉大腿，让患髋处于内收、屈曲，如感到大转子随之上下活动，则为望远镜征阳性。

（6）Trendelenburg 征：嘱患儿单腿站立，另一条腿尽量屈髋、屈膝，使足离地。正常时，对侧骨盆上升，若髋关节脱位后，因股骨头不能托住髋臼，患侧臀中肌无力，则使对侧骨盆下降，为 Trendelenburg 征阳性。

（7）Allis 征：又称 Galeazzi 征，患儿仰卧，检查者双手握住其双小腿，双侧屈髋屈膝至 90°，双足平行置于床面，双足跟对齐，比较两膝高度。若两膝不等高为 Allis 征阳性，提示较低的一侧股骨或胫骨短缩，或髋关节后脱位。该征不适用于双髋脱位者。

2. 影像学评定

（1）髋关节超声检查：对于月龄小于 6 个月的婴儿，此时期髋臼和股骨头主要为软骨，X 线平片无法显示，因此超声图像分析是这一时期诊断 DDH 最有效的方法。超声检查也用于有 DDH 高危因素婴儿的筛查，及监测已明确诊断的 DDH 的治疗效果。多在 4～6 w 进行初次超声检查。常用的髋关节超声方法有两种，为 Graf 法和 Harcke 法，在我国普遍采用 Graf 超声诊断法，其可操作性强，标准化程度高，目前已得到广泛使用，成为早期诊断 DDH 的首选方法。采用 Graf 分类法，根据骨顶线夹角 α、软骨顶夹角 β、受检者月龄及骨顶缘形态可将髋关节分为不同的 4 型：Ⅰ型为 α 角 >60°，β 角 <55°；Ⅱ型为 α 角 43°～60°，β 角 55°～77°；Ⅲ型为 α 角 <43°，β 角 >77°；Ⅳ型为 α 角和 β 角无法测量。其中，Ⅰ型为正常髋关节，Ⅱ～Ⅳ型为异常髋关节，Ⅰ型、Ⅱ型和Ⅲ型又可分为Ⅰa、Ⅰb，Ⅱa、Ⅱb、Ⅱc，Ⅲa、Ⅲb 亚型。

（2）骨盆正位 X 线检查：对于月龄大于 6 个月的婴儿，因此期股骨近端骨化中心出现，一般可采用骨盆正位 X 线平片检查。常用的测量指标为 H 线（Hilgenreiner line）、髋臼指数、Perkin 线（Ombredanne-Perkin line）、Shenton 线/Menard 线等（图 5 - 36）。一般认为髋臼指数大于 30°提示髋臼发育不良；完全性脱位股骨头常位于 Perkin 象限的外上象限内；Shenton 线/Menard 线中断或不圆滑表明髋关节发育不良或脱位。不同类型的 DDH 如图 5 - 37 所示。

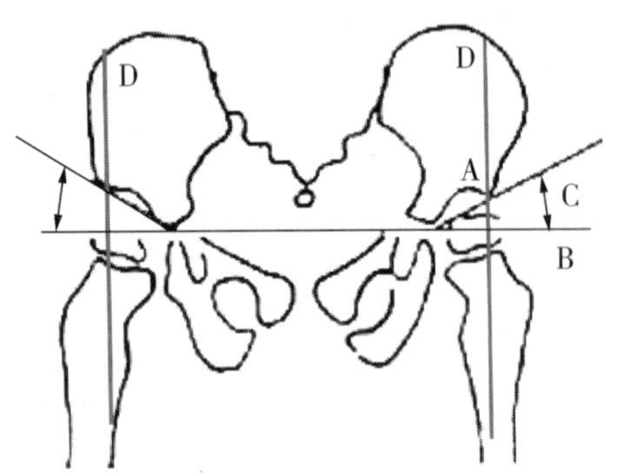

图 5 - 36　骨盆正位 X 线平片

A. 髂前下棘；B. H 线：通过 Y 软骨的水平线；C. 与 H 线的夹角为髋臼指数；D. Perkin 线（Ombredanne-Perkin line）

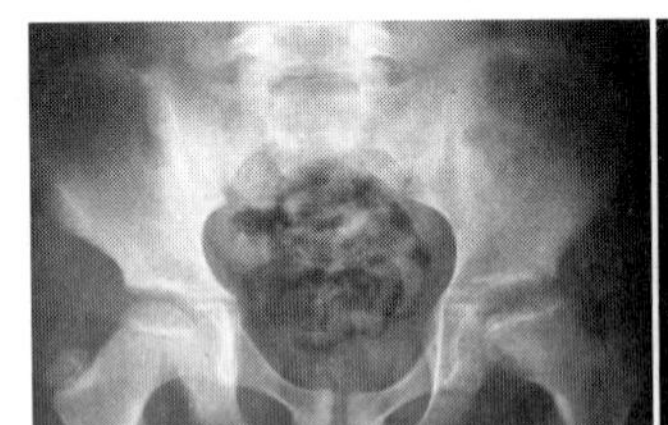 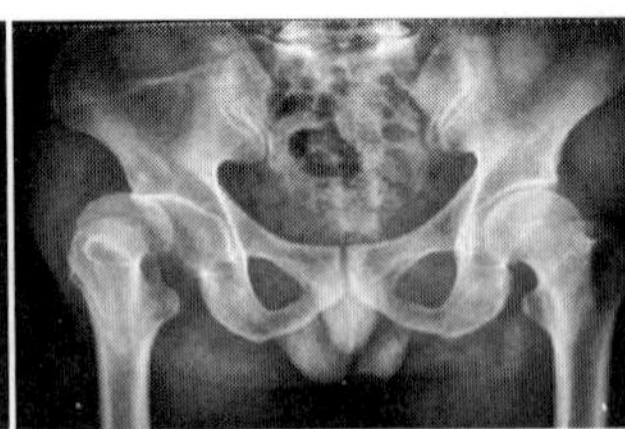 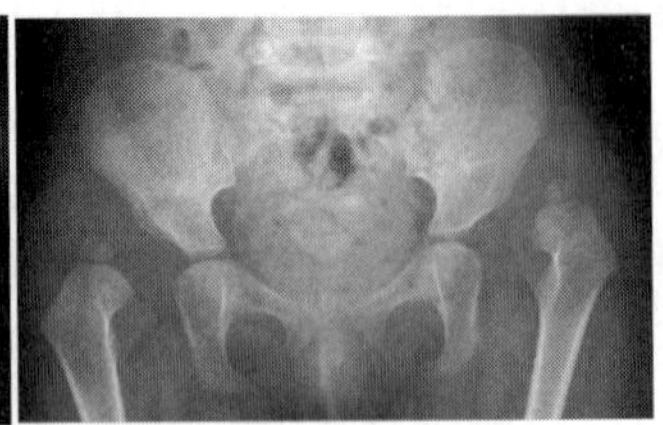

图 5 - 37　发育性髋关节发育不良

左：左髋关节发育不良；中：右髋关节半脱位；右：双髋关节完全脱位

（3）CT 检查：DDH 患儿主要表现为患侧髋关节间隙增宽，股骨头外移，髋臼前倾角增大，髋臼窝内纤维脂肪组织堆积。CT 能够在三维空间观察髋臼与股骨头在冠状面、矢状面和横断面的变化，是观察股骨前倾角和髋关节后脱位的有效手段。

（2）MRI 检查：MRI 检查有助于了解髋臼内软组织、盂唇及软骨情况，指导临床选择 DDH 的最佳治疗手段；股骨头成像可提示股骨头血供障碍情况，了解预后。

3. 下肢长度和围度的测量

（1）下肢长度测量：包括下肢长、大腿长、小腿长。

下肢长：患儿仰卧位，骨盆水平位，下肢伸展，髋关节中立位。测量从髂前上棘到内踝的最短距离，或从股骨的大转子到外踝的距离。

大腿长：患儿仰卧位，骨盆水平位，下肢伸展，髋关节中立位。测量从股骨大转子到膝关节外侧关节间隙的距离。

小腿长：患儿仰卧位，骨盆水平位，下肢伸展，髋关节中立位。测量从膝关节外侧关节间隙到外踝的距离。

（2）下肢围度的测量：包括大腿围度和小腿围度的测量。

大腿围度：患儿下肢稍外展，膝关节伸展位。分别从髌骨上缘起向大腿中段测量围度，在记录测量结果时应注明测量的部位。

小腿围度：患儿下肢稍外展，膝关节伸直位。分别在小腿最粗的部位和内、外踝最细的部位测量围度。

4. 功能评定

（1）肌力评定：由于受到疾病本身发生的病理（髂腰肌、内收肌紧张等）、手术（对肌肉软组织等的损伤）以及术后制动（石膏、支具固定）等因素影响，DDH 患儿常常出现肌力下降，特别是髋关节周围的肌肉力量，因此，DDH 患儿需进行肌力的评定，如髋部外展肌、股四头肌、小腿三头肌、胫前肌等，可使用徒手肌力评定（MMT）。

（2）关节活动度评定：DDH 患儿因疼痛、制动、手术治疗等因素可出现髋关节和邻近关节活动范围受限，所以需进行包括髋关节在内的邻近关节活动度的评定。主要评定髋关节屈伸、内外旋、外展的活动度，膝关节屈伸活动度以及踝关节跖屈、背屈及内外翻的活动度等。

（3）平衡功能评定：DDH 患儿，特别是术后患儿往往存在平衡功能障碍，可根据患儿年龄、配合程度和病程阶段，选择平衡功能评定。一般通过徒手平衡功能测定，对于5 岁以上可以配合的患儿，可利用平衡仪进行静、动态平衡测定，更加精准地评定平衡功能。

（4）运动能力评定：评定整体运动功能发育，包括粗大运动、精细运动。对于可以独立步行的患儿，还需进行步态分析，可以通过目测法、步态分析仪等进行评估。

（5）疼痛评定：因疼痛感受的高度主观性，以及小儿缺乏语言表达及联系既往痛苦经历的能力的特点，儿童疼痛评定方法区别于成人。常用的儿童疼痛评定方法包括颜色选择法、Hester 扑克牌法、口头描述法、面部表情评分、目测类比评分法。

（6）心理评定：DDH 影响患儿的外观、步态，也可能会对其心理产生一定的影响，特别是年龄较长的患儿，且对患儿家长也有一定程度的影响，可分别进行焦虑、抑郁等心理量表的测评。

（7）生活质量评定：可采用 36 项健康调查问卷（SF－36）、儿童功能独立性评定（WeeFIM）等。

六、康复治疗

根据 DDH 的髋关节病理变化，不同年龄组和脱位程度，采取不同的治疗方式。治疗的原则是早期诊断，及时治疗，以便尽快恢复功能。

1. 复位阶段的康复治疗

出生后 8 w 内，此期患儿生理性不成熟的髋关节比例较高，超过半数的早期髋关节轻微异常可以自行恢复，无须治疗。如果髋关节异常持续存在，则需进行治疗。

8 周～6 个月，需进行髋关节超声检查，此法准确率高，假阳性率小。患儿 8 w 时

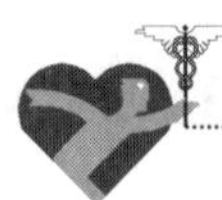

若髋关节超声检查 α 角 <50°，可行髋关节屈髋外展支架限制成蛙位姿势治疗，以促进髋臼、股骨头的发育而达到复位的目的；若 α 角为 50°～60°之间，可采用髋关节屈曲外展位竖抱和仰卧位双下肢外展位睡姿，以及使用宽尿布垫或外展尿枕。对于Ⅱb 型和Ⅲa 型患儿，可行屈髋外展支架持续 6 个月治疗。对于Ⅳ型患儿，可采用外展位石膏固定 3 个月和屈髋外展支架治疗 4～6 个月，每 2 个月随访。

6～18 个月，可采用 X 线平片检查明确诊断。该期患儿软组织挛缩有所增加，髋内收肌紧张增加，大多数患儿不能自然复位，需手法复位，再以髋人字石膏（外展约 45°，屈曲约 100°）固定。一般不主张牵引，但年龄接近 2 岁或髋关节较僵硬难以手法复位者，牵引可能有益。石膏 1～2 个月更换一次，第 2、3 次石膏可由人字形改为伸直外展内旋位石膏。石膏固定总时间为 6～9 个月；若复位仍不成功，则需手术切开复位。由于蛙式石膏易影响股骨头发育且易产生股骨头缺血性坏死，故临床上已弃用。

18 个月～3 岁，随着年龄的增长及负重的增加，患儿软组织挛缩逐渐加重，前倾角加大，髋臼外形畸形明显。两岁以后保守治疗对骨性改变的塑形能力有限，故需切开复位及 Salter 骨盆截骨术，甚至需行股骨粗隆间旋转截骨以矫正前倾角。术后需进行石膏或支具固定。

3～8 岁，患儿负重增加，此期手法复位困难，应选择手术治疗，常用手术方法为：治疗髋臼旋转不良的截骨术，浅平髋臼的切骨术，各类股骨截骨术、全髋成形等后髋关节补救性手术等。

8 岁以上的患儿，由于随着年龄的增长和患儿的负重增加，软组织的挛缩逐渐加重，前倾角增大，髋臼变浅，该组患儿以骨牵引和切开复位治疗为主，治疗前用术前牵引和皮内挛缩内收肌切断术。

2. *术后康复治疗*

DDH 手术方式多，术后效果好，使髋关节解剖复位的同时也改善了患儿髋臼覆盖范围和髋关节的负重功能。但手术操作复杂，涉及范围广，创伤大，且术后长期制动、患肢肿胀、疼痛等因素可导致髋关节活动受限和关节僵硬，以及髋周围肌肉、邻近肌肉萎缩，因此，DDH 术后选择安全且有效的康复训练，对手术疗效和患儿后期功能恢复至关重要。

DDH 术后早期，需要观察患儿伤口情况、疼痛情况、体温变化等。骨盆正位 X 线检查了解髋关节正确对线对位、截骨处愈合情况，以及是否出现股骨头缺血性坏死等并发症。由于 DDH 术后患儿需要长期的石膏或支具固定，因此在石膏拆除后需评定患儿下肢关节活动度、肌力、下肢长度、骨密度等情况。

DDH 术后 3～4 w（髋人字石膏固定阶段），可根据患儿恢复情况进行髋关节无痛小范围屈曲和内外旋活动训练，主要目的是利用关节极小范围的运动促进关节内血液循环，防止囊内组织粘连过多产生，为后期全面恢复打好基础。石膏固定期间应注意观察患肢足趾活动和血运情况，防止出现肢端缺血坏死。

术后 6～8 w，石膏固定拆除后，可进行双下肢外展位持续皮牵引，以起到相对制动和牵拉股骨头复位的作用。同时，可根据患儿情况进行髋关节 CPM 训练，以无痛范围为准，循序渐进。采用红外线、超声、低频电等物理因子治疗，以改善局部的血液循环、促进组织的生长修复。膝关节从主动辅助训练逐渐过渡到主动训练，踝关节采用主动活动训练。

术后 10 ～ 12 w，若患儿 X 线显示股骨头复位佳，截骨处对位好，骨痂形成多，即可对患儿进行大范围关节活动度训练。

术后髋关节制动时间较长，预防下肢肌肉萎缩是康复治疗的关键。肌肉萎缩程度严重，下肢稳定性和力量受损，会直接影响后续的康复进程和治疗疗效，因此要选择安全有效的方法保持下肢肌力。术后早期患儿有疼痛、伤口未愈合，此时应选择臀肌、股四头肌、小腿肌肉的等长收缩训练，以免加剧疼痛，使患儿对训练产生恐惧。石膏拆除后，可进行髋部外展肌、臀肌等长收缩训练、主动运动训练，小腿肌肉、股四头肌的抗阻训练、主动运动训练，逐渐过渡到负重情况下的各种训练，包括站立平衡训练、肌力训练、本体感觉训练、步态训练。

3. 家庭康复治疗

发育性髋关节脱位术后患儿采取被迫卧位，卧床时间长，不可预知的治疗效果给患儿及家长带来极大的心理负担，易产生焦虑、恐惧、冲动情绪。因此，应针对患儿的年龄、性格特点和家长的文化、经济状况，予以心理康复治疗。

髋人字石膏固定最常见的问题是皮肤刺激症状，保持石膏干燥是最有效的预防方法，叮嘱家长勤换尿布（尽量不使用尿布），使会阴部暴露，预防尿布疹的发生。患肢抬高 15°～ 30°悬空足跟，每天按摩石膏边缘皮肤，通过转换体位减少背部、骶骨相应部位受压，如每天俯卧 2 ～ 3 次，每次约 1 h。

七、小结

DDH 是儿童常见的骨与关节畸形，目前病因尚未明确，且 DDH 是一种动态的发育异常疾病，可随婴儿的生长发育而好转或加重。婴儿期是髋关节发育最快的时期，也是髋关节脱位于预治疗的“黄金期”，因此 DDH 越早发现、越早诊断和治疗，预后越好。由于 DDH 较复杂的病理变化，需根据患儿年龄和病变严重程度选择不同的治疗方法。无论是保守治疗还是手术治疗，目的都是在关节解剖复位以后，尽可能最大限度地恢复关节功能，尽量避免或减少并发症的发生，降低形态和功能的缺失。因此，临床上，在恢复髋关节正常解剖位置的基础上，需进一步选择康复治疗以改善患肢的关节活动度、肌力、平衡功能和步态等，同时预防和减少股骨头缺血坏死、骨性关节炎等并发症的发生。

随着 DDH 的筛查方法、手术治疗方式和康复治疗相关研究的不断更新，DDH 的发病率和致残率不断降低。未来，根据患儿自身病情、手术方式和康复治疗技术的差异，在手术医师、康复医师和治疗师的共同协作下，将进一步使 DDH 患儿及其家庭获益。

八、范例分析

1. 病例情况介绍

患儿，女性，3 岁，左侧髋关节发育不良术后 8 w。体检：神志清晰，面容安静，表情自如，颈软。全身浅表淋巴结未及肿大。双肺呼吸音清，未闻及异常呼吸音及干、湿啰音。心率 103 次/分钟，律齐，未闻及杂音。腹软，无压痛。脊柱外形无侧弯。神经系统生理反射存在，感觉正常，双侧巴氏征阴性。左侧髋关节处可见手术疤痕，无红肿、渗出，愈合可，左下肢略细，左髋关节压痛（－），左髋关节屈曲 20°，伸直 0°，左膝、踝关节活动正常，左侧各足趾活动正常，末端血供好。骨盆正位 X 线：左侧髋关节发育不良术后改变。

2. 诊断及诊断依据

左侧髋关节发育不良术后，左下肢运动功能障碍：①左侧髋关节发育不良术后 8 w；②体检见左侧髋关节处可见手术疤痕，愈合可，左下肢略细，左髋关节屈曲 20°，伸直 0°；③骨盆正位 X 线：左侧髋关节发育不良术后改变。

3. 康复治疗经过

予以双下肢皮牵引、关节活动度训练、肌力训练和物理因子对症支持疗法的综合康复治疗。①双下肢皮牵引采用双髋外展 45°位，牵引重量为 1.5 kg，牵引时间为 24 h 持续牵引；②左侧髋关节采用被动关节活动训练，左膝关节从主动辅助训练逐渐过渡到主动训练，左踝关节进行主动活动训练；③左侧髋部周围肌群采用等长肌肉收缩训练，左胫前肌、小腿三头肌采用渐进性抗阻训练；④左侧髋关节处进行红外线、超声波、低频电等物理因子治疗。3 个月后，患儿左侧髋关节活动度明显改善，左下肢肌力增强。

（杜　青　周　璇）

第十八节　先天性马蹄内翻足

一、概述

先天性马蹄内翻足（congenital clubfoot，CCF）是常见的小儿骨关节先天畸形，出生后即能看到足部畸形，包括前足内收、后足内翻、足跖屈、高弓足等畸形，多为单侧，亦可为双侧。先天性马蹄内翻足的发病率为 0.5‰～7‰，在不同种族间发病率略有差异，男性患儿发病率为女性的 2～3 倍。

二、病因

先天性马蹄内翻足病因不明，可能与下列因素有关：①遗传因素，患儿中有一部分有家族史，有家族史的发病率是正常人群的 20～30 倍，同卵双胞胎的发病率远高于异卵双胞胎；②胚胎发育过程的异常，足部肌肉发育异常、足部距骨发育异常、韧带或神经发育异常；③遗传性因素，胎儿在子宫内足部位置异常，或胎儿足部受子宫壁的压力导致其发育畸形；④血管异常，先天性马蹄内翻足患儿足部均有血管异常，跗骨窦区血运贫乏，血管排列紊乱，并且在胎儿早期血管改变已经很明显；⑤神经和肌肉功能缺陷，先天性马蹄内翻足可能是一种神经源性疾病，患儿的周围神经、运动终板、肌肉形态等都有异常，脊髓诱发电位也有异常。

三、临床表现

先天性马蹄内翻足出生时即可发现足部畸形，包括高足弓、前足内收、后足内翻、足跖屈畸形。

1. 高足弓

高足弓是由于第一跖骨屈曲、各跗骨不同程度变形、足底筋膜与韧带的挛缩，后足向前足靠拢，足弓高起所致。

2. 前足内收

由于距骨发育异常，距骨头、距骨颈向内偏移与跖屈，舟骨、骰骨相对于距骨向内侧偏移，跟骨远端关节面内收，形成前足内收畸形。

3. 后足内翻

跟骨在距骨下发内收、内旋，表现为后足内翻。

4. 足跖屈

胫距关节、跟骨跖屈，小腿三头肌短缩、跟腱及踝关节周围韧带的挛缩，引起足跖屈畸形。

有其他合并症的 CCF 同时有相关疾病的表现：多关节挛缩症患儿除表现为足部马蹄、内翻畸形外，同时存在全身多个关节僵硬，活动受限，皮肤紧张、发亮，正常的皮纹消失等表现；脊髓脊膜膨出、脊髓栓系患儿除马蹄内翻足外，还可出现背部中线有囊性肿物以及神经受损的症状；脑性瘫痪患儿除足部马蹄内翻畸形外，还存在中枢性运动障碍，反射、姿势和运动发育异常等功能障碍。

四、诊断和预后

1. 诊断

先天性马蹄内翻足诊断主要依据病史、临床表现，根据足跖屈、后足内翻、前足内收等临床特征出生后便能做出诊断，但需要注意患儿是否存在合并症。新生儿的足内翻、跖屈较轻者，足前部内收尚不显著，常容易被忽略。先天性马蹄内翻足的产前诊断较为困难，超声学检查已能在孕 12 ～ 16 w 显示出踝部异常，应对可疑者追踪观察。

2. 鉴别诊断

先天性马蹄内翻足需与脊髓脊膜膨出、脊髓灰质炎、多关节挛缩、脑瘫、坐骨神经损伤所致的畸形足，以及垂直距骨、扁平足与高弓足等相鉴别。

（1）脊髓脊膜膨出合并马蹄足：此类患儿除足部马蹄畸形外，往往出生即可见背

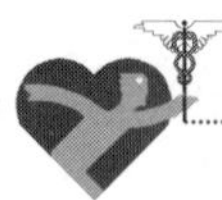

部中线囊性肿物，同时可能合并存在其他畸形，存在神经受损的症状，如双下肢瘫痪、大小便失禁等。脊柱脊髓 MRI 可鉴别。

（2）脊髓灰质炎后马蹄足：该病继发于患儿确诊脊髓灰质炎后，脊髓灰质炎后马蹄足患儿，初期足部畸形不典型。出生时并无足部畸形，因脊髓灰质炎病毒感染引起的病变，通常有发热史，该病毒主要侵犯脊髓前角运动神经元，表现为迟缓性麻痹，可并发足马蹄、外翻畸形，以单侧足受累多见。依据病史及足部畸形特征可鉴别。

（3）多关节挛缩：患儿全身肌肉、关节囊和韧带存在广泛的纤维化，多关节受累，出现挛缩畸形、活动受限，皮肤紧张、发亮，正常的皮纹消失等。足部畸形仅为多关节畸形中的一部分，且僵硬不易矫正。

（4）脑瘫后马蹄足：患儿可有早产、缺氧史，存在持续的中枢性运动障碍，反射、姿势和运动发育异常，肌张力异常，病理反射阳性。脑瘫患儿的马蹄内翻足伴有小腿三头肌张力增高，马蹄足以跖屈畸形为主，行走为尖足步态。可根据病史、肌张力异常、畸形足特征、头颅 MRI 等鉴别。

（5）坐骨神经损伤：往往有臀部外伤或手术史，臀部肌注药物史，或髋关节后脱位等病史，表现为股后部肌肉、小腿和足部肌肉瘫痪，主动运动功能丧失，肌张力低，足下垂，行走呈跨越步态。肌电图有失神经表现，根据病史、肌力、肌张力及足部畸形特征，下肢神经电生理检查可鉴别。

（6）垂直距骨：生后即可发现前足中立或外展，中跗关节背屈，足弓消失或足底呈摇椅状突出。随年龄增加和负重增加，前足严重外翻，足背侧肌肉、胫舟韧带、距舟韧带紧张、挛缩，踝关节活动范围小，行走姿势笨拙。X 线摄片发现距骨垂直，与胫骨长轴平行，跟骨马蹄位，跟距角度增加。根据临床检查足部畸形特征及足部 X 线可鉴别。

（7）扁平足与高弓足：扁平足、高弓足都以单一症状为主，不同时伴有内收、内翻与跖屈畸形。扁平足患儿的足底扁平、与地面的接触面积大，伴有足弓降低与足外翻；高弓足患儿足底接触面积小，以足弓增高为典型特征，可伴有爪形趾与足弓内翻。

3. 预后

积极而合理的非手术矫治能够让患儿足部形态尽可能地恢复正常，但先天性马蹄内翻足的复发仍是一大难题，受到石膏固定时间长短、术中骨间韧带松解不彻底等多种因素的影响，具有一定的复发风险。Ponseti 法中足外展支具的应用，以及正确的康复治疗方法，能一定程度上避免畸形复发，治疗成功与否与足外展支具治疗及康复治疗的依从性密切相关

五、康复评估

1. 一般检查

观察足部外形，检查踝关节主动和被动关节活动度，了解四肢是否畸形，腰骶部有无皮肤色素改变、异常毛发及囊性物，测量患儿双下肢长度、围度。进行神经系统检

查，检查感觉、运动、肌力、肌张力和反射。

2. Pirani 畸形程度评分体系

先天性马蹄内翻足 Pirani 畸形程度评分体系（表 5 - 31）是比较常用的评价方法，可帮助评估马蹄内翻足畸形的严重程度，观察疗效，选择跟腱切断术进行的时间，判断何时可以结束矫形治疗并开始支具治疗。Pirani 评分主要分两部分：中足畸形严重程度评分、后足畸形严重程度评分。分别有 3 项体征用于评估中足、后足畸形程度。每个体征的评分均分为 3 级，分数越高表明畸形越严重。0 = 无异常；0.5 = 中等度的异常；1 = 严重异常。评定时患儿体位应舒适、放松，检查者面对患儿双足实施检查。

表 5 - 31　Pirani 畸形程度评分体系

检查方法及规则	评分
A. 后足畸形评分：0～3 分	
1. 踝部的后褶皱 1 分 （检查方法：足保持在轻度矫正位置，检查足跟后侧褶皱）	
①可见几条细小的褶皱，但这些褶皱并不影响足跟的轮廓，踝关节背屈时，这些褶皱不会影响皮肤的伸展	0 分
②可见一或两条深的褶皱，但未明显改变足跟轮廓	0.5 分
③可见一或两条深的褶皱，明显改变了足跟轮廓	1 分
2. 足跟空虚 1 分 （检查方法：将足固定在轻度矫正位置，检查的手指放在足跟尖上，朝向足底和小腿后侧之间形成的夹角 45°的踝关节方向，用手指轻柔按压）	
①立刻可以触及跟骨	0 分
②跟垫触摸感觉柔软，但可在跟垫的深部触及跟骨	0.5 分
③跟垫触摸感觉空虚，没有骨性凸起可被触及	1 分
3. 僵硬的跖屈 1 分 （检查方法：膝伸直位，将足背屈达到最大限度，从中立位开始测量角度）	
①明显背屈位，超过 5°背屈	0 分
②接近中立位，在背屈 5°和跖屈 5°范围内	0.5 分
③明显达不到中立位，超过 5°跖屈	1 分
B. 中足畸形评分：0～3 分	
1. 足底的内侧褶皱 （检查方法：将足固定在轻度矫正的位置，检查足的内侧弓）	
①可见几条细小的褶皱，但这些褶皱并不影响足弓的轮廓	0 分
②可见一或两条深的褶皱，但褶皱未明显改变足弓的轮廓	0.5 分
③可见一或两条深的褶皱，褶皱明显地改变了足弓的轮廓	1 分

续表5－31

检查方法及规则	评分
2. 距骨头覆盖 （检查方法：将足保持在其畸形的位置上。检查者一手大拇指的指腹触摸距骨头的外侧，另一手将足轻柔地外展，注意足舟骨是否回复原位覆盖到距骨头上）	
①不能触摸到距骨头的外缘（因足舟骨完全回复原位覆盖了距骨头）	0分
②不能完全触摸到距骨头的外缘（因足舟骨能部分回复覆盖距骨头）	0.5分
③即使在畸形允许的最大矫正位置上仍然可以轻易地触摸到距骨头	1分
3. 足外侧边弯曲 （检查方法：检查足底面，用笔或尺类带直边的物品顺着跟骨的外缘来测量足外缘）	
①足的外缘从足跟到第5跖骨头都是直的	0分
②足的外缘轻度弯曲，弯曲出现在足的远端，跖骨的位置	0.5分
③足的外缘可见很明显的弯曲，弯曲出现在跟骰关节的位置	1分

注：总分：0～6分（0分=正常，6分=最严重）。

3. 下肢长度和围度的测量

1）下肢长度测量。

（1）下肢长：患儿仰卧位，骨盆水平位，下肢伸展，髋关节中立位。测量从髂前上棘到内踝的最短距离，或从股骨的大转子到外踝的距离。

（2）大腿长：患儿仰卧位，骨盆水平位，下肢伸展，髋关节中立位。测量从股骨大转子到膝关节外侧关节间隙的距离。

（3）小腿长：患儿仰卧位，骨盆水平位，下肢伸展，髋关节中立位。测量从膝关节外侧关节间隙到外踝的距离。

（4）足长：患儿踝关节呈中立位。测量从足跟末端到第二趾末端的距离。

2）下肢围度的测量。

（1）大腿围度：患儿下肢稍外展、膝关节伸展位。从髌骨上缘起向大腿中段5 cm处（或根据患儿大腿长度，选取左右相等的距离）测量围度，在记录测量结果时应注明测量的部位。

（2）小腿围度：患儿下肢稍外展，膝关节伸直位。分别在小腿最粗的部位和内、外踝上方最细的部位测量围度。

4. 肌力评定

先天性马蹄内翻足患儿存在小腿肌肉变性，肌纤维分布异常，肌力评定方法为徒手肌力检查、器械肌力检查。也有研究报道可通过表面肌电图（surface electromyogram, sEMG）检测了解先天性马蹄内翻足患儿肌肉功能。常采用徒手肌力测定方法对先天性马蹄内翻足患儿的小腿及足部肌肉力量进行评定，包括腓肠肌、比目鱼肌、胫前肌、胫后肌、腓骨长短肌、蚓状肌、屈踇肌、伸踇肌、伸趾肌、屈趾肌。

5. 关节活动度评定

先天性马蹄内翻足患儿有足跖屈畸形，表现出足背屈、内翻、外翻、旋前、旋后方向上主动和被动关节活动受限。关节活动度的评定不宜在手法治疗及其他康复治疗后立即进行，以免影响评定结果。检查结果参照正常关节活动范围进行判断，左右侧对比，避免代偿活动。

6. 运动功能评定

部分先天性马蹄内翻足患儿存在运动功能发育落后，可用 Peabody 运动发育量表（PDMS－2）评定患儿的粗大运动功能、精细运动功能（见第二章第三节）。

7. 影像学评定

X 线检查用于确定畸形程度及评价治疗效果，负重位双足正、侧位 X 线最佳。不会站立的婴儿取坐位拍片，膝并拢，腿的矢状面必须和 X 线片匣成直角，以保证足固定。不能做负重侧位投照时，应将婴儿的膝屈曲、踝背屈。

正常足的正位片上，距骨头经舟骨、楔骨与第 1 跖骨成一直线，跟骨经骰骨与第 4 跖骨成一直线，此两线交角为 30°～35°，马蹄内翻足者该角为 10°～15°。侧位 X 线正常距骨轴线与跟骨跖侧面延长线的交角为 30°～55°，马蹄内翻足者为 5°～10°。

8. 平衡功能评定

2 岁以上或能独走的患儿多采用观察法或平衡仪测定其平衡功能。观察法评定包含静态平衡与动态平衡：静态平衡主要观察睁眼、闭眼时是否能保持站立平衡，动态平衡主要观察患儿主动或被动移动身体时能否保持平衡。同时，应观察患儿在不同条件下行走、足跟碰足尖行走、走直线、走圆圈、绕过障碍物行走、侧方走、倒退走时的平衡状态。

平衡仪可测定患儿在睁眼、闭眼、外界视动干扰时的重心平衡状态，将平衡功能量化测定，客观且便于对比，也可用于评价治疗效果。

9. 步态评定

2 岁以上或能行走的患儿，可采用目测分析法或三维步态分析进行步态检查，评定其步态特征，包括从不同方向观察患儿步行节律、稳定性、对称性、重心偏移、手臂摆动等；三维步态分析借助步态同步摄像分析、动态肌电图、测力台等设备，运用生物力学和运动学手段，定量分析患儿步态特点。

10. 疼痛

了解患儿足部是否有疼痛感，包括日常活动时、运动时，疼痛持续的时间等。若患儿较大，能配合检查，可采用视觉模拟评分法进行疼痛评分。

11. 生活质量评定

在临床上常用的评定先天性马蹄内翻足与健康相关的生活质量的量表为简明健康调查问卷（Short Form－36，SF－36）。SF－36 从生理机能、生理职能、躯体疼痛、一般健康状况、精力、社会功能、情感职能、精神健康、健康变化等方面全面评估先天性马蹄内翻足患儿的生活质量。

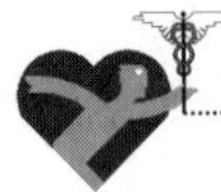

六、康复治疗

1. 纠正畸形

1）Ponseti 法：是国际上公认的先天性马蹄内翻足非手术治疗方法，保守治疗成功率超过了 90%，复发率低，在国内得到广泛推广和应用。Ponseti 法开始时间越早越好，出生后 7 ～ 10 d 即可开始，在 9 月龄之前开始治疗效果最好，可矫正大多数先天性马蹄内翻足；如果在 9 ～ 28 月龄之间开始治疗，仍可矫正全部或大部分畸形。

Ponseti 法首先通过简单的手法矫正，然后使用石膏将足固定在最大的矫正位置，经过 5 ～ 6 次石膏调整后，前足内收、内翻可以得到纠正；之后部分患儿需配合经皮跟腱切断术，纠正足跖屈；术后石膏固定 3 w，去除石膏后穿戴足外展支具至 2 ～ 4 岁，以保持矫正效果。若 6 ～ 7 次石膏后仍未得到矫正，则表示此方法可能已经失败。

（1）手法矫正：关键在于距骨头的准确定位。定位后需一手拇指放在距骨头上将其固定，作为足外展的轴，其余手指稳定踝关节，使足在踝关节下方外展，另一手将旋后的足尽量外展，矫正马蹄足内收、内翻畸形，后用轻柔的力量保持这个外展姿势约 60 s 后放松，重复进行。

（2）石膏固定：石膏固定可使紧张的韧带、关节囊和肌腱充分的伸展拉长，保持足在距骨下方的外展，并避免将足旋前。

（3）经皮跟腱切断术：目的在于使跟骨从严重跖屈位得到释放，矫正踝关节僵硬的跖屈。术后踝关节背屈应至少获得 10°以上的改善；如在矫正其他部分畸形后能轻易达到 20°的背屈，则不必实施跟腱切断术。

（4）足外展支具：石膏矫形后为防止复发，必须将足保持在正确的位置上一段时间，最后一次石膏拆除后马上佩戴足外展支具以维持矫形。前 3 个月每天支具佩戴约 23 h，3 个月后每天佩戴 14 ～ 16 h，坚持佩戴至 3 ～ 4 岁。马蹄内翻足复发与否，与足外展支具穿戴时间是否保证、方式是否正确密切相关。

2）French 方法：是 Dimeglio 等提出的一种非手术治疗方法。强调长期的、有力的手法按摩和支具矫形。通常在生后两周开始治疗。先进行 30 min 手法按摩，再将患足置于 CPM 上进行软组织牵拉，每天持续 8 h，再用支具将患足固定于最大矫正位，并维持到第 2 天下次治疗前。此法治疗方式不易被患儿家长接受。

3）Kite 法：是另一种通过手法矫正、石膏固定等手段进行矫治的方法。其手法矫正与 Ponseti 法稍有不同，先对患足牵拉，然后再通过手法使距舟关节复位；操作时拇指置于足外侧跗骨窦处的距骨头表面，用食指轻柔地将舟骨推向距骨头，而 Ponseti 方法是同时用另一手将前足连同舟骨一起向外牵拉。

2. 物理治疗

先天性马蹄内翻足患儿足部肌肉和软组织异常，通过 Ponseti 石膏矫形及支具治疗，可以得到相对正常的骨性结构，但是在进行骨性结构矫治及维持过程中，患儿小腿和足部肌肉因长时间固定，容易产生失用性萎缩，加之先天性马蹄内翻足患儿本身存在肌力不平衡、软组织结构等异常，因此想获得良好的足部功能，要注意加强对足部、下肢肌肉的训练和运动再学习。康复治疗应根据患儿足部具体情况，设计个性化方案，在整个过程中进行介入。

（1）电刺激：可以防止肌肉萎缩，改善足部、小腿肌肉功能。对于主动训练配合意识差的小年龄患儿，电刺激治疗可以提供更多帮助。

（2）Rood 技术：通过快速擦刷和轻触摸、快速轻微牵拉肌肉、轻叩肌腱与肌腹、挤压肌腹与关节等来诱发胫前肌、腓骨长短肌、小腿三头肌等下肢肌肉主动收缩，强化弱势肌肉，平衡肌力。

（3）肌力训练：比较适用于年龄较大，能配合的患儿。如主动肌力训练、抗阻肌力训练等；也可采用 PNF 技术，利用牵伸、关节挤压、施加阻力等本体感觉刺激，以对角螺旋组合运动模式促进运动功能的恢复；对于年龄较小的患儿，可以通过游戏中的组合训练来训练肌群的肌力。

（4）平衡训练：对于步行年龄段的患儿，可训练其动静态平衡功能，训练可借助平衡软垫、平衡盘等进行，如让患儿站立在平衡软垫或平衡盘上练习，也可在此基础上施加外力破坏平衡以增加训练难度。此外，在训练中增加单腿平衡训练，增加单侧负重及平衡训练，或可运用动静态平衡训练仪进行平衡训练，结合视觉反馈等训练方法，增加训练的趣味性，提高训练效果。

（5）步态训练：若畸形纠正不充分，步行时会出现足内翻、内收、内旋步态。因此需要纠正患儿异常步态。患儿站立位，身前放置小障碍物，障碍物前画一略外展足印，令患儿反复跨越障碍物，足尽量踩在足印上。

3. 手法牵伸

手法牵伸可改善踝关节活动度，辅助纠正马蹄内翻畸形，巩固和维持矫治效果。先用拇指按摩足跟、足底软组织，使其舒展，再进行牵伸（以左足为例）。注意牵伸跟腱时动作要轻柔，切不可暴力，防止过分牵拉。

（1）支具佩戴早期：先用左手拇指、食指、中指轻轻保护固定左侧小腿及足跟部，左手中指指腹同时按压在骰骨上，右手握住前足外展，维持 1 ～2 min。然后，用左手固定足跟并同时将跟骨内侧缘向下向外推，右手小鱼际置于足外侧缘，拇指置于前足内侧，将前足外展同时外翻，维持 1 ～2 min。最后，左手固定足跟并同时向下推跟骨，右手作用于中后足背屈踝关节，持续 1 ～2 min。

（2）支具佩戴中期：针对患足仍存在挛缩的部位进行牵伸，主要为跟腱的牵伸，保证足背屈的活动度。可利用踝关节 CPM，对足背屈、跖屈、外翻、外展进行反复被动牵伸。

（3）去除支具后：为预防复发、保持治疗效果，依需对足部紧张部位进行针对性牵伸训练。

4. 运动发育的促进

绝大多数先天性马蹄内翻足患儿进行矫形治疗时仍处在发育期，除了要关注其足部畸形矫治及肌力训练情况外，还需关注患儿整体运动功能的发育。早期包括头部、躯干控制，上肢精细运动的促进和训练，即使在石膏矫形和支具穿戴阶段，也可采取一些相应的运动促进措施，保障患儿运动的全面发育。年龄大的患儿要注意保持上肢、躯干的运动功能。

5. 家庭康复

Ponseti 法治疗先天性马蹄内翻足，一般矫治效果良好，但其治疗过程要维持几年，因此家庭康复非常重要，这是防止复发，使患儿有一双柔软而有功能的足的关键。

教家长在支具佩戴间隙，对患儿进行足部按摩和牵伸，方法如下：①患儿端坐或平卧，暴露患侧小腿及足部，家长用双手掌按摩患侧小腿及足部 5 ～ 10 min，然后取承山、飞扬、阳陵泉、足三里、涌泉等点穴，以松弛肌肉，疏通经络，调和气血。②患儿仰卧，家长一手托扶足底，并将其轻微向上推动后着力固定，另一手由轻而重地捏、揉患足小腿内侧紧张的肌肉与组织，主要是短缩、紧张的跟腱，反复操作 5min。③家长一手固定足部，另一手用拇指弹拨胫前肌及患侧根，反复操作 5 min，用力要均衡，手指力度不要肤浅，而要向跟腱及胫前肌深层渗透，手指力度应逐渐加重。然后扳正前足内收、后足内翻，再下拉足跟背屈全足，矫正跖屈。在扳正过程中，同时运用按揉手法按摩挛缩肌肉、软组织 1 ～ 3 min，以松解挛缩，舒展筋肉。④家长一手掌心握住患足足跟，一手握住前足，施以摇法将踝关节做外旋（向外用力，向内顺势进行），反复操作 20 ～ 30 次，本法是矫正患足内收、内翻、跖屈的主要手法，用力要稳妥，摇扳的幅度要在患足能动的范围内，循序渐进地进行直至最大关节活动度，当摇扳到最大角度时，要稳稳地着力维持 15 ～ 30 s，并反复操作 3 ～ 5 次，动作要轻柔，避免暴力，以防出现新的损伤。

6. 康复护理

先天性马蹄内翻足患儿石膏矫形、支具穿戴期间，需教授患儿家长相关护理知识，以确保治疗效果。

（1）石膏的处理。①避免压迫：石膏没有完全干时，要将其放在软垫上，避免局部受压，对肢体局部产生压迫。石膏固定期间，患儿休息时要在小腿石膏下方垫一枕头，抬高下肢；并使足跟刚好伸出枕边，避免压迫引起疼痛和压疮。②监测末梢血液循环：石膏固定的最初 12 h 内，每小时检查 1 次，以后每天 4 次。检查时按压足趾，观察末梢循环是否良好。如果末梢循环良好，足趾会先变白，然后很快恢复粉红色；如果足趾颜色加深，发紫或发黑发冷，或没有恢复粉红色，可能是石膏太紧，影响下肢血液循环，需立即就诊。③观察石膏是否移位：打石膏时保持足趾外露，便于观察石膏是否滑动；抱打石膏的孩子时，要尽量避免竖抱，以防石膏下移，影响矫正效果。④石膏清洁：石膏表面弄脏后，可以用湿抹布擦拭。注意大小便的护理，尿布应该经常更换，并注意防止将石膏包入尿布，以防粪尿漏入石膏，使石膏污染、受潮、变形，预防压疮及感染。⑤发现以下任何情况，需马上就医：石膏流水、石膏内部发出异味；石膏边缘皮肤发红、破损或疼痛；发热达 38.5 ℃或以上，没有其他原因如感冒、感染等可以解释。

（2）支具的处理。教授家长支具佩戴方法，保证支具穿戴到位。①穿支具前先确认孩子皮肤清洁、干燥。②穿戴顺序：双侧马蹄内翻足，先穿严重的一足，但如果孩子踢蹬得厉害，也可以先穿较轻的一足，轻柔地将足背屈，将足跟先放到支具中，先固定踝关节处的固定带，再固定其他固定带，以确保足跟在支具中的位置正确，再穿另一足。③观察是否移位：用上下牵拉小腿的方法，检查足跟是否在正确的位置，如果足趾前后移动，需重新固定带，但不要影响血液循环。第一次穿鞋到位后，画线标记出脚趾的位置，便于观察活动中支具是否移位。标记时要确保足趾伸直，而且可以把袜子的脚趾部分剪开，便于观察。也可在矫形鞋足跟部位打 2 个洞，便于观察足跟是否穿戴到位，是否有移位。④把支具的连接杆包裹起来，以保护患儿、家长和家具，定期加固杆上的螺钉。⑤佩戴支具后，要多与孩子进行游戏活动，教孩子戴着支具两腿同时活动，以免单腿活动时因横杆限制带来的不适。可以教家长推拉支具的杆，轻轻屈伸患儿的膝关节，让患儿在游戏中运动，克服不适感，同时能加强腿部肌肉力量的训练。⑥教家长支具佩戴间隙进行足踝手法治疗、被动牵伸训练，保持足部良好关节活动度。不应鼓励孩子穿戴支具站立或行走，这种支具不是为了站立或行走而设计的。⑦不同治疗阶段孩子支具佩戴时间不同，要严格按照时间要求佩戴，以防复发。把使用支具变成孩子日常生活的一部分，孩子养成习惯就不会拒绝佩戴。⑧支具更换：家长需要根据孩子的生长情况，定期更换鞋子、调整横杆的宽度，保证矫治效果及舒适度。更换鞋子前，先在杆上标记出鞋的角度，以确保准确复位，带扣朝内侧，同时调整横杆的宽度；测量两肩距离，两只鞋子后跟中间螺钉之间的距离应该与此相等。一旦支具发生损坏、变形，应及时更换。

七、小结

先天性马蹄内翻足是骨与关节疾病中最常见的先天性畸形，病因不明，如能早期适当处理，大多可获较好的畸形矫治，获得良好的功能。而延误治疗的马蹄内翻足是先天性骨骼肌肉缺陷中导致肢体残疾的主要原因。非手术治疗是先天性马蹄内翻足的首选治疗方法。然而，先天性马蹄内翻足治疗后畸形复发仍然是一大难题。即使是最好的非手术或手术治疗仍不可避免地遗留某些形态和功能的缺失，甚至出现畸形复发。Ponseti 法是国际上公认的先天性马蹄内翻足非手术治疗方法，应用 Ponseti 法初期 90% 以上的病例可获得的畸形矫正，但近 10% 的病例出现畸形复发。先天性马蹄内翻足畸形获得矫正只是治疗的第一步，而更重要的是预防畸形的复发，或者在畸形复发后及时采取进一步有针对性的措施防止畸形再次复发。目前 Ponseti 法中足外展支具的应用，正确的康复治疗方法，对于避免畸形复发起到了积极作用。Ponseti 法中足外展支具的应用对于马蹄内翻足治疗的长远结局至关重要，治疗成功与否与足外展支具治疗的依从性密切相关。

八、范例分析

1. 病例情况介绍

患儿，男，62 d，发现左足畸形 62 d。出生史、既往史无特殊。无药物过敏史。查体：神清，无异常毛发，腰骶部皮肤无异常。四肢肌张力正常。左足前足内收、内翻，内侧皮肤紧张，跖筋膜挛缩，跟腱挛缩。左踝关节及左足内翻位，外翻、外展受限。前足部宽，足跟尖小，足的内侧缘变短，足外侧缘呈弧形。左小腿略细，左足略小。

Pirani 评分（图 5－38）：

（1）中足评分。①足外侧边弯曲（CLB）：1 分 +；②足底内侧褶皱（MC）：0.5 分 +；③距骨头覆盖情况（LHT）：1 分，共 2.5 分。

（2）后足评分。①踝部后褶皱（PC）：0.5 分 +；②僵硬的跖屈（RE）：1 分 +；③空足跟（EH）：0.5 分，共 2 分。

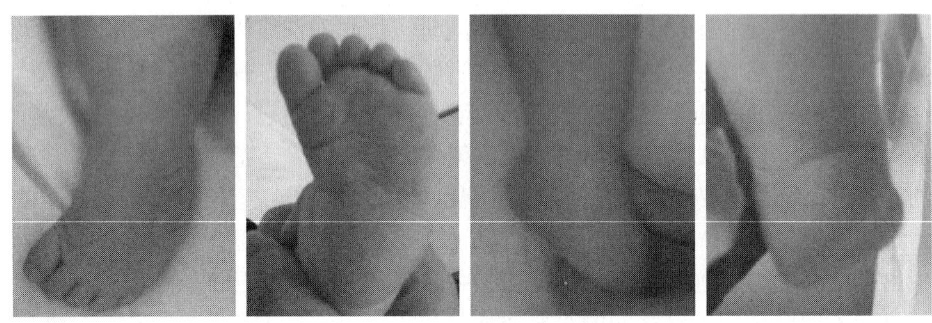

图 5－38　治疗前 Pirani 评分

2. 诊断及诊断依据

左侧先天性马蹄内翻足：①患儿出生即发现左足畸形。②查体：左足畸形，呈现前足内收、后足马蹄表现，足外翻、外展受限。四肢肌张力正常，左小腿略细，左足略小。无异常毛发、无肌张力异常。

3. 康复治疗经过

（1）予 Ponseti 法系列石膏矫形、经皮跟腱切断术矫正足部畸形，左足畸形纠正。

Pirani 评分（石膏矫形后，图 5－39）：中足评分：①CLB：0 分 +；②MC：0 分 +；③LHT：0 分；共 0 分。后足评分：①PC：0 分 +；②RE：0 分 +；③EH：0.5 分；共 0.5 分。

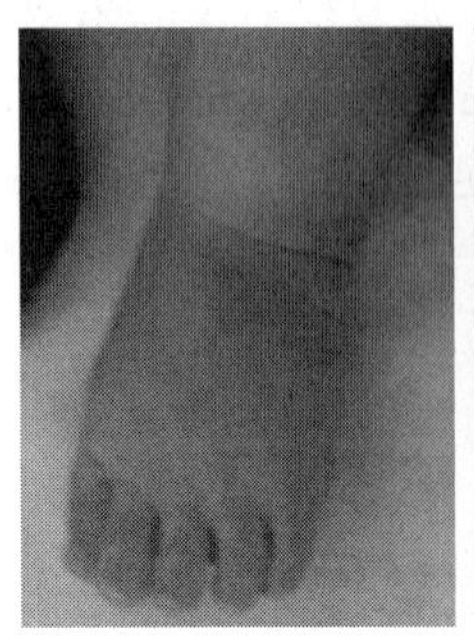
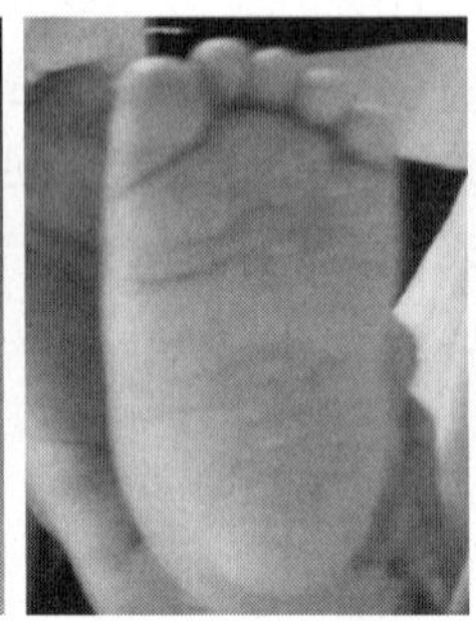
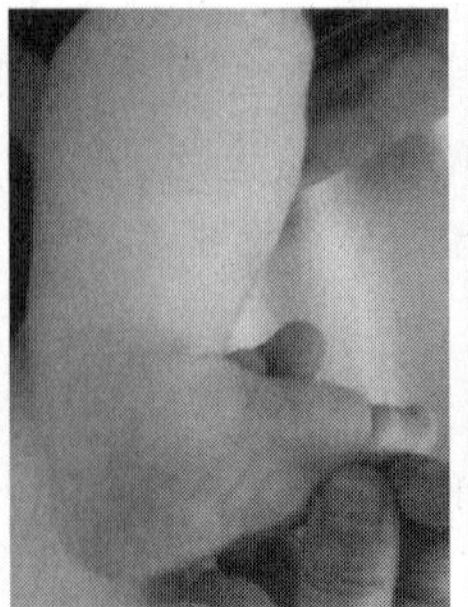
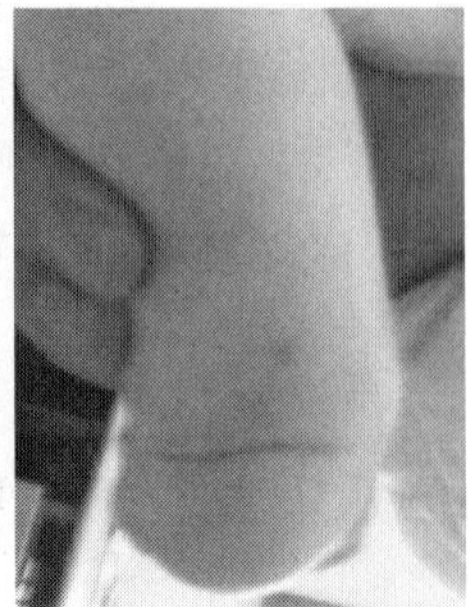

图 5－39　治疗后 Pirani 评分

（2）Peabody 运动发育量表（Peabody developmental scales－2，PDMS－2）评定其发育功能，结果提示患儿粗大运动功能（gross motor quotient，GMQ）83 分，中等偏下，根据评估结果，结合患儿年龄给予运动发育指导，并予支具穿戴。支具穿戴 3 个月后复诊，评估患儿足部外形、肌力、肌张力、运动发育情况，并进行下肢表面肌电图检查。结果提示：患儿足部外形好，精细运动功能中等，粗大运动功能中等偏下；肌张力正常，表面肌电图提示左胫前肌、腓肠肌的均方根值（root meansquare，RMS）较左侧弱。予神经肌肉电刺激等物理治疗、推拿、运动疗法、踝关节持续被动活动、牵伸等治疗，予家庭康复指导，并逐渐减少支具穿戴时间。3 个月后复诊，患儿足部外形可，关节活动度、肌张力正常。表面肌电图：左足胫前肌、腓肠肌 RMS 值较左侧弱，但差异较 3 个月前减小。PDMS－2 结果显示患儿精细运动功能中等，粗大运动功能中等偏下，但较 3 个月前 GMQ 上升。根据患儿的运动发育进行运动发育指导，并指导患儿进行肌力训练，支具穿戴，3 个月后门诊复诊。患儿定期门诊随访，当患儿开始站立、步行时，评估患儿的平衡功能与步态，借助步态分析设备等了解患儿步行能力，进行步态训练。

（杜　青　李　欣　杨晓颜）

第十九节　特发性尖足步态

一、概述

特发性尖足步态（idiopathic toe walking，ITW）是指无明确病因的持续性双侧尖足步态，由 Hell 等于 20 世纪 60 年代首次报道。ITW 在临床中很常见，国外报道其发病率约为 5%，男性发病率高于女性。

二、病因

目前 ITW 的病因尚不明确，可能与前庭功能障碍、肌纤维比例异常、超敏反应（hypersensitivity）和遗传等因素有关。研究显示 ITW 患儿在平衡、上半身协调和双侧肢体协调方面存在不足，因此患儿在控制运动姿势并使之正常化方面存在困难，据此推测 ITW 患儿的小脑运动皮层可能发育不成熟或存在轻微缺陷。也有研究提示 ITW 可能与围生期的高危因素相关。迄今为止，关于 ITW 病因的研究仍十分有限。

三、临床表现

ITW 的临床表现主要为步态异常，患儿在行走时缺乏正常的足部负重和身体重心转换模式，部分患儿可能因跟腱挛缩而出现“外八字足”代偿姿势。ITW 常见的步态特点有：在支撑相和摆动相出现明显的踝跖屈，但缺乏在支撑末期踝跖屈蹬地的动作；在摆动末期结束、足部着地后，缺乏胫骨前移的表现；因足跟过早离地，而出现膝过伸、骨盆过度前倾及旋转、腰椎前凸等代偿姿势。

与无家族史的 ITW 患儿相比，有家族史的 ITW 患儿在踝背伸关节活动度、腰椎前凸角度、足跟行走等方面所受的影响更为明显；长期尖足行走的 ITW 患儿距骨发育亦可能受到影响。

四、诊断和预后

ITW 的诊断主要依据病史和体格检查。病史的收集需了解患儿出生史、发育史、家族史、外伤史等。体格检查则包括双下肢肌力、肌张力、关节活动度等。ITW 患儿一般不存在异常的病史（包括出生史和发育史）、神经系统损伤表现和神经精神障碍表现，其反射和感觉一般也是正常的。

ITW 是一个排除性诊断，确诊该病需先排除可能导致尖足行走的疾病，如脑性瘫痪、进行性肌营养不良、脊髓栓系综合征、脊柱裂、ASD 谱系障碍、精神分裂症、发育迟缓、腓骨肌萎缩症、强直性脊柱炎等。ITW 是特指双侧均存在尖足步态的异常状态，因此 ITW 的诊断还需排除单侧和突然出现的尖足步态。

此外，为了与其他可能存在尖足步态的疾病相鉴别，还可进行一些特定的体格检查，如与中枢神经系统疾病相鉴别可进行深反射检查、与进行性肌营养不良相鉴别则可令患儿进行卧位与站立位的转换以观察是否存在 Gower's 征等。

若患儿在 3 岁后仍存在无明确病因的持续性双侧尖足步态，则可诊断为 ITW。诊断时可参考 Williams 等设计的尖足步态评估工具（the toe walking tool，见表 5 – 32），该工具可帮助排查具有相同尖足步态表现且病因明确的其他疾病，使用者可依据每个问题的答案，来分析造成患儿尖足步态的可能病因，并提出相应的专业建议或将患儿转诊至相关的专科门诊。此外，还可应用相关的辅助检查帮助鉴别，如表面肌电检查有助于判断 ITW 和轻度脑性瘫痪，脊髓 MRI 检查可帮助排查脊髓栓系综合征或隐性脊柱裂等。

表 5 – 32　尖足步态评估工具（the toe walking tool）

问　　题	所属范畴
姓名	一般资料
出生日期	一般资料
性别	一般资料
儿童尖足行走？	一般资料
寻求引起尖足的病因？	一般资料
儿童已被诊断为 ASD 谱系障碍？	神经
儿童已被诊断为脑性瘫痪？	神经肌肉
儿童所在的家族有肌肉系统疾病病史？	神经肌肉

续表 5-32

问 题	所属范畴
儿童已被诊断为肌肉系统疾病?	神经肌肉
儿童已被诊断为整体的发育迟缓?	神经
儿童的出生体重大于 2500 g?	神经肌肉
儿童的胎龄超过 37 w?	神经肌肉
儿童在出生后需要温箱/特别的护理?	神经肌肉
儿童在 20 月龄前可独立行走?	神经肌肉/神经
是否有家族成员存在不明原因的尖足步态?	资料统计
儿童是单侧尖足?	外伤
儿童是因疼痛而出现尖足?	外伤
儿童以前是可以足跟着地行走的，最近才开始尖足行走?	外伤/神经肌肉
家长提醒下儿童可以用足跟着地的方式行走?	外伤/神经肌肉
测试踝关节或膝关节活动度时出现阵挛和/或卡住点?	神经肌肉
儿童从地面到站起过程中表现出 Gowers' 征阳性?	神经肌肉
膝反射正常?	神经肌肉
巴宾斯基征正常?	神经肌肉
a. 因儿童的年龄而出现屈髋肌群紧张（托马斯测试）? b. 因儿童的年龄而出现腘绳肌紧张（腘窝角）? c. 因儿童的年龄出现腓肠肌和比目鱼肌紧张（弓步测试）?	神经肌肉（这三个问题中有两个答案为“是”）
儿童是否有超过 2 个发育里程碑的显著延迟?	神经
儿童是否与人的眼神接触有限、有固定的、刻板的行为，如：排列玩具、摇摆或旋转身体?	神经

注：表中的问题指向 4 个方向：一般资料、外伤、神经肌肉、神经。医生可根据该问题指向的方向建议患儿进行下一步的医学检查，以排除存在尖足步态的健康儿童；另一方面，该工具有利于对尖足行走的患儿进行持续的数据收集和进一步的统计分析。需注意的是，该工具可识别但不能诊断 ITW。

ITW 的预后尚不明确。近年的一个跟踪研究显示，没有跟腱挛缩的 ITW 患儿，约 79% 能在 10 岁时停止尖足行走。而本身存在跟腱挛缩的患儿，其尖足步态可能长期存在，但总体来说，关于成人 ITW 的报道仍很罕见。

经过康复治疗的 ITW 患儿，其尖足步态可有明显改善，且尖足行走时间占整个步行周期的百分比亦明显下降。ITW 的早期发现和治疗有利于改善其步态。

五、康复评定

通过康复评定可了解并收集 ITW 患儿的功能状况、步态特点等信息，为制订和调整康复方案提供重要依据。

（一）ITW 的康复评定

1．关节活动度

首先，保持距下关节中立位，分别测量屈膝、伸膝时的踝背伸关节活动度，检查是否存在活动受限并记录受限程度。其次，ITW 患儿的屈髋肌群、屈膝肌群亦容易出现挛缩，在评定时亦需关注伸髋、伸膝方向的关节活动度。

2．肌力和肌张力

肌力评定的重点部位在胫骨前肌、腓肠肌、躯干核心肌群，常用的方法为徒手肌力检查；肌张力的评定重点在于踝跖屈肌群和屈膝肌群，常用的评定工具有改良 Ashworth 量表。

3．下肢的对称性

观察下肢和骨盆在自然状态下进行站立与步行时的对称性，以及了解足前部与足后部在负重时的对线情况。

4．步态分析

常采用目测法、观察性步态量表（observational gait scale）和三维步态分析系统等进行步态分析。以目测法进行检查时要求患儿暴露膝关节和踝关节，以日常的行走方式来回步行，检查者分别在前方、后方和侧方进行观察。其次根据家长在日常生活中对患儿步行姿势的观察，了解患儿的尖足行走时间占整个步行周期的百分比和步态特点。有关步态的资料收集应从可独立行走时开始，需详细了解尖足步态出现的时间和发展情况。而通过三维步态分析系统可以获取 ITW 患儿在步行时的客观数据，如髋和膝的屈伸、踝背伸和跖屈的具体角度和出现的时间，利用这些客观数据能更准确地分析 ITW 患儿下肢节段的运动特征。

5．粗大运动功能评定

常用的评定工具有粗大运动功能测评量表（GMFM），在评定时重点测试患儿蹲下与站起相互转换的功能（在下蹲过程中留意足跟是否离地）、从地面到楼梯上的转移、跳跃能力和运动协调能力。其次是通过动态与静态站立平衡、单脚站立、走平衡木来检查患儿的平衡能力。

6．其他

留意是否存在足部疼痛，以及疼痛的程度和部位，分析是否有特定条件诱发或加剧疼痛；并观察患儿的足部是否有硬结、踇囊炎或红肿等。

（二）ITW 的特殊评定方法

2016 年 David 等设计并报道了一套专门用于 ITW 的评估方法，具体项目包括：

1．旋转测试（performance of spin test）

患儿原地转圈，总次数不超过 10 次，当患儿在旋转时出现前脚掌着地姿势则为阳性，越早出现前脚掌着地姿势表示 ITW 程度越严重。

2. 旋转后行走测试（performance of walking after spin test）

旋转测试后患儿步行至少 10 步，出现尖足步态者为阳性，越早出现尖足步态表示 ITW 程度越严重。

3. 足跟行走测试（performance of the heel walking test）

患儿需要使用足跟行走至少 4 步，允许出现髋关节外旋或屈曲、踝关节背伸角度减少，若无法使用足跟行走或出现躯干与膝、踝关节的代偿运动则为阳性。

4. 踝背伸关节活动度

在仰卧位下分别测量膝关节伸展和膝关节屈曲 90°时的踝背伸关节活动度，受限角度越大表示 ITW 程度越严重。

5. 腰椎前凸角度（angle degree of the lumbar lordosis）

在患儿处于直立位且脊柱处于中立位时测量腰椎前凸角度，角度越大表示 ITW 程度越严重。

另外，还有研究指出 ITW 与语言发育迟缓、学习障碍均存在正相关，因此，在康复评定时应同时留意或向家长询问患儿的语言功能和学习情况。

六、物理治疗

ITW 的治疗目的包括促进成熟步态的发育，避免异常步态和异常平衡能力的持续发展；避免成年后相关组织发生病理学改变和侵入性治疗的介入；减少足部疼痛的潜在风险等。因此，ITW 物理治疗的重点在于维持或改善踝关节活动度。随着患儿临床症状的变化，还可结合肉毒毒素注射或手术治疗等。

（一）物理治疗

ITW 的物理治疗手段繁多，包括牵伸腓肠肌和比目鱼肌、躯干和下肢肌力训练、肌内效贴、神经肌肉电刺激、平衡和协调能力训练、运动控制、步态与活动平板训练、全身振动疗法、改变步行平面表面属性以及矫形器和阶段性石膏等。

矫形器和阶段性石膏可以维持或改善现有的关节活动度及改善步态模式。ITW 患儿常用的矫形器为踝足矫形器（ankle foot orthosis，AFO），它可通过限制踝部的跖屈方向活动，有效地控制 ITW 步态，但缺点是同时限制了行走时踝部跖屈运动产生的推动力。不佩戴 AFO 时，则需使用矫形鞋垫改善足部的对线，以防止异常步态复发。阶段性石膏可持续地牵伸腓肠肌和比目鱼肌，使 ITW 患儿的被动踝背伸角度增加，从而改善踝关节活动度。

为获得最佳的治疗效果，应针对 ITW 患儿不同的临床表现和踝关节受限程度制定针对性治疗策略，具体可参考如下策略：

1. 距下关节中立位、伸膝时，踝背伸被动关节活动度大于 10°的患儿

自发步行时尖足行走时间占整个步行周期的百分比小于 25% 的患儿无须再进行物

理治疗，但可能需要穿戴矫形鞋垫以维持足部中立位对线，并定期随访。对于在自发步行时尖足行走时间占整个步行周期的百分比大于25%的患儿应定期进行物理治疗。该类患儿的治疗目标是维持或增加在距下关节中立位、伸膝时的踝背伸关节活动度，使其在自发行走时尖足行走时间占整个步行周期的百分比降至小于25%。治疗方案包括：牵伸腓肠肌及比目鱼肌、躯干和下肢肌力训练、应用肌内效贴和神经肌肉电刺激、步态和活动平板训练、平衡训练，可使用日间的动态AFO并配合使用夜间静态AFO，并开展家庭康复训练。患儿需定期随访，以便能及时了解其功能情况。

2. 距下关节中立位、伸膝时，踝背伸被动关节活动度为5°～10°的患儿

治疗目标是增大伸膝时的踝背伸关节活动度使之大于10°，降低尖足行走时间占整个步行周期的百分比，改善步态、促进在支撑相中踝背伸和胫骨前移的出现，提高平衡能力。物理治疗方案包括牵伸腓肠肌及目鱼肌、躯干和下肢肌力的力量训练、应用肌内效贴和神经肌肉电刺激、步态和活动平板训练、平衡训练；使用日间动态AFO，必要时配合使用夜间静态AFO，开展家庭康复。治疗4～6个月后，伸膝时踝背伸被动关节活动度仍小于10°，则要增加治疗频率。需定期随访，以便能及时了解患儿的功能情况，并优化调整治疗计划。

3. 距下关节中立位、伸膝时，踝背伸被动关节活动度为0°～5°的患儿

治疗目标是增加伸膝时的踝背伸角度，使之达到大于等于10°，并降低尖足行走时间占步行周期的百分比。物理治疗方案包括：牵伸腓肠肌及比目鱼肌、躯干及下肢的力量训练、使用肌内效贴和神经肌肉电刺激、关节松动术、步态和活动平板训练、平衡训练等，应用夜间静态AFO，并开展家庭康复。在连续进行治疗4～6个月后，伸膝时踝背伸被动关节活动度仍小于等于5°的患儿，应开始使用阶段性石膏，每周进行1次调整。为进一步延长腓肠肌的肌肉长度，在患儿耐受的情况下，制作夜间矫形器或石膏时可考虑将其制作至包裹膝关节的高度。

4. 距下关节中立位、伸膝时，踝背伸被动关节活动度小于等于0°的患儿

治疗目标是增加伸膝时的踝背伸被动活动度，使之达到大于等于10°。对于此类患儿，治疗的重点是阶段性石膏的使用。石膏需每周调整一次，连续4～6 w。为进一步延长腓肠肌的肌肉长度，在患儿耐受的情况下，在制作夜间矫形器或石膏时可考虑将其制作至包裹膝关节的高度。在使用阶段性石膏4～6 w后，若踝背伸被动关节活动度仍小于等于0°，可建议行肉毒毒素注射，或转介至骨科行手术治疗。

（二）肉毒毒素注射

常见的注射部位为腓肠肌及比目鱼肌，目的是抑制腓肠肌和比目鱼肌的过度活动、使踝背伸和跖屈肌群间的力量趋于平衡。肉毒毒素注射常结合物理治疗、阶段性石膏或AFO应用，可改善踝背伸活动度与尖足步态。如有需要，可接受多次肉毒毒素注射。有研究提示肉毒毒素注射后进行阶段性石膏治疗，与单纯进行阶段性石膏治疗的结果并无明显差异；另一研究则显示肉毒毒素注射在改善被动关节活动度和功能方面，与单纯使

用阶段性石膏治疗的结果一致。这提示阶段性石膏和肉毒毒素治疗的临床效能差异不明显，具体还需要进一步的研究以阐明。

（三）手术

手术包括跟腱延长术、腓肠肌延长术，可改善踝背伸被动活动度和矫正尖足步态，主要用于保守治疗效果不明显且存在明显马蹄足的年长患儿，但最佳的手术时机仍未有定论。手术并发症的发生率约为7%，并发症包括靶肌肉的过度延长、腓神经损伤、创口疼痛和感染等。因此，应首先考虑采用非手术方法治疗 ITW。

对于 ITW，保守治疗的效果取决于患儿腓肠肌及比目鱼肌的挛缩程度、尖足行走时间占整个步行周期的百分比，以及其初次接受治疗的年龄。即使经过治疗（包括手术治疗），ITW 患儿的尖足步态仍可能会复发，尤其当 ITW 患儿处于快速生长期，或者由于焦虑、疲劳，没有按计划进行家庭康复训练时，踝关节的被动或主动活动范围可能再次出现受限，从而可能出现尖足步态的复发。家长平时应密切关注患儿日常生活中的步态变化、运动能力及平衡能力等，若再次出现踝关节活动受限或尖足行走姿势时可按照之前的治疗方案再进行家庭康复训练，4 w 后若未见明显改善则及时回康复科复诊。

七、小结

ITW 的诊断需先排查可能造成尖足步态的病因，然后通过康复评定了解患儿的步态特点和功能状况，选择合适的治疗策略，制订针对性的治疗方案。迄今，国外对于 ITW 的研究主要集中在病因、预后、评定和治疗手段的研究和开发等方面，而国内对 ITW 的认识较有限，常常误诊或漏诊该类患儿，造成 ITW 患儿未能得到及时、适当的处理，故应在各临床部门，尤其是儿童保健科、儿童康复科、儿童神经科以及在家长群体中大力普及 ITW 相关知识，以期使 ITW 患儿能够得到及时的专业医疗处理。

八、案例分析

患儿，男，6 岁，诊断为特发性尖足步态。患儿孕周 37 + 2 w，出生体重 2.4 kg，有一双胞胎哥哥。患儿 3 月龄抬头，8 月龄独坐，10 月龄四点爬，1 岁 1 个月独行，开始独行时姿势无异常。约 1 岁 5 个月时家长开始发现尖足步态。于 4 岁 10 个月时因“行走时脚跟不落地、下蹲困难”至神经科就诊。神经科医生对患儿家长进行病史询问，其双胞胎哥哥无类似尖足步态、家长否认家族史，无手术史及外伤史，无特殊用药史，患儿运动功能无进行性倒退，但现在其尖足步态较刚发现时更明显。进行肌力及肌张力检查、感觉检查、病理反射检查，结果无异常，头颅 MRI、心功 1 组结果显示无异常。神经科医生诊断为步态异常，无中枢或周围神经损伤，逐转介其至康复科。

康复科体格检查发现：髋关节被动关节活动度无明显受限，屈膝肌群稍紧张，但被动伸展膝关节亦可达全范围。伸膝时被动踝背伸关节活动度 0°～5°，屈膝时被动踝背屈活动度稍大，约5°。双踝跖屈肌群、屈膝肌群、跟腱紧张，使用改良 Ashworth 量表进行下肢肌张力评定，结果为双踝跖屈肌群 I + 级，双屈膝肌群Ⅰ级。腱反射无明显的亢进或减弱，无引发出踝阵挛和髌阵挛。在诊室就诊期间患儿精神良好，刚进诊室时有害怕、害羞的表现，后可与康复治疗师做简单的交流，在交流时与治疗师有眼神接触，并能配合康复治疗师的检查。患儿可以足跟着地站立，站立姿势可，亦可以全脚掌着地姿势行走，但在自发行走时基本是以尖足姿势行走，在行走过程中存在明显外八字足姿势，站立中期与站立末期出现膝过伸。在正面观察其站立姿势，发现其存在明显的双下肢外旋的代偿姿势；侧面观察发现其腰椎前凸增大、表现为“挺胸凸肚”的姿势。家长表示，在日常生活中，患儿95%的步行时间都是以尖足步态行走，这与康复治疗师对患儿步行姿势的观察结果基本一致。患儿可单脚站立 2～3 s、原地单腿跳 3～4 下、上下楼梯时可左右交替，但因跟腱紧张，患儿在下蹲或维持蹲位时存在困难，且在下蹲过程中足跟离地。粗大运动功能量表（GMFM）（d、e 能区）得分：85. 46%。使用平衡仪测试患儿的静态平衡能力，结果显示：站立重心稍分散，重心偏向左前方。现患儿在上幼儿园，除下蹲困难外，日常生活基本不受影响；患儿在幼儿园的学习能跟上其他同学，语言表达无明显障碍。根据以上查体、辅助检查结果与病史，考虑患儿为 ITW，并存在尖足步态加重趋势，下蹲困难会导致在幼儿园如厕障碍，因此训练以改善或维持双踝关节活动度，减缓跟腱进一步挛缩为治疗目标。建议患儿以家庭为中心进行康复训练，训练内容包括：手法/斜板牵伸腓肠肌、比目鱼肌及跟腱，双下肢抗阻肌力训练（以胫前肌为主），蹲下站起/矮凳子上坐下站起训练，上斜坡，步态训练（足跟 - 足尖步态模式），平衡训练（使用平衡木和平衡板），改变患儿行走的平面属性（多在草地、沙地行走），佩戴 AFO（并可在夜间使用），可在医院进行胫前肌的神经肌肉电刺激治疗，3 个月后复查。

患儿按此方案在家中进行康复训练，在 3 个月后，即患儿 5 岁 2 个月时回康复科复诊。体查发现其双踝背伸被动关节活动度较前有改善：伸膝下双踝被动背伸 5°，屈膝下双踝被动背伸 10°。双踝跖屈肌群、屈膝肌群、跟腱紧张，使用改良 Ashworth 量表进行下肢的肌张力评定，结果为双踝跖屈肌群Ⅰ级、双屈膝肌群Ⅰ级。家长表示患儿现自主步行大约有 85% 的时间是尖足步态，蹲下站起情况稍有改善，（GMFM）（d、e 能区）得分：89. 79%。建议患儿在家中继续按照此前方案进行康复治疗，3 个月后复查。

患儿于 5 岁 5 个月时回康复科复诊。家长表示按此前的治疗方案进行康复治疗，患儿的步态和运动功能一直有改善。体查发现双踝背伸被动关节活动度较前有改善：伸膝下双踝被动背伸 10°，屈膝下双踝被动背伸 13°。双踝跖屈肌群、跟腱紧张，使用改良 Ashworth 量表进行下肢的肌张力评定，结果为双踝跖屈肌群Ⅰ级。家长表示患儿现自主步行有 70%～75% 的时间是尖足步态，蹲下站起情况稍有改善，但要完全下蹲仍存在困难，（GMFM）（d、e 能区）得分：92. 12%。建议患儿在家中继续按照此方案进行康复治疗，3 个月后复查。

患儿于 5 岁 8 个月时回康复科复诊。体查发现双踝背伸被动关节活动度较前有改善：伸膝下双踝被动背伸 15°，屈膝下双踝被动背伸 19°。双踝跖屈肌群、屈膝肌群肌张力无增高，但双跟腱紧张仍存在。家长表示患儿现自主步行大约有 60% 的时间是尖足步态，蹲下站起情况有改善，但要完全下蹲仍存在困难，（GMFM）（d、e 能区）得分：95.78%。建议患儿在家中继续按照此方案进行康复治疗，3个月后复查。

患儿于5岁11个月时回康复科复诊。体查发现双踝背伸被动关节活动度较前有改善：伸膝下双踝被动背伸20°，屈膝下双踝被动背伸20°。双跟腱紧张仍存在，但已较前明显好转。家长表示经约1年的康复治疗后患儿的尖足步态改善明显，患儿现自主步行大约有50%的时间是尖足步态，蹲下站起情况有改善，但要完全下蹲仍存在困难，单腿站立8～10 s，原地单腿跳约10下，GMFM（d、e能区）得分：98.72%。使用平衡仪测试患儿的静态平衡能力，结果显示：站立重心集中，重心稍向左前方、基本居中，显示静态平衡能力基本正常。使用改良Ashworth量表进行双肢肌张力的评定，显示双因患儿现准备上小学，因此建议患儿在家中继续按照此前的方案进行康复治疗，家长在平时应密切关注其尖足步态和运动功能的变化情况，每到假期、即每半年左右回康复科复查。

（徐开寿　何　璐　郑　韵　陈　莹）

第二十节　先天性拇指扳机指

一、概述

先天性拇指扳机指，又称小儿拇指扳机指（pediatric trigger thumb）、小儿拇指狭窄性腱鞘炎（stenosing tenovaginitis of the thumb），是一种儿童常见疾病，发病率为3.3%，是指儿童拇长屈肌腱在腱鞘内滑动受阻，处于屈曲或伸展状态的拇指指间关节在被动活动时产生像枪的扳机一样的阻挡感，影响拇指指间关节正常的活动，导致拇指的屈伸功能障碍，多表现为无痛性拇指指间关节活动受限。

二、病因

先天性拇指扳机指多发生于拇指A1环状滑车过紧和拇长屈肌肌腱肿胀或于A1腱鞘近端形成硬结。病因目前尚不明确，多数学者认为是一种先天性疾病，可能是由于胎儿期拇指过度屈曲，拇指掌指关节掌侧腱鞘入口处狭窄，长期压迫屈肌腱，造成拇长屈肌腱膨大，拇长屈肌腱在狭窄的腱鞘内滑动时受阻。但近几年，也有多项研究指出小儿拇指扳机指是获得性，而非先天性的疾病。

三、临床表现

先天性拇指扳机多发生于单侧，也可发生于双侧，较少合并其他手指的扳机指，往往因父母发现患儿拇指不能主动伸直而来就诊，大部分在1岁之后才被发现。临床检查可见拇指屈伸受限，拇指指间关节呈屈曲状，主动伸直受限。

拇指掌指关节掌侧A1滑车处组织增生并可扪及硬结，压痛不明显，被动伸直时A1滑车处有嵌顿感，并可出现弹响，有时被动伸直困难或伸直后又不能屈曲。随着拇指指间关节交锁时间的延长和年龄的增长，拇指指间关节周围的软组织会发生不同程度的挛缩，甚至伴有拇内收畸形。此时即使施行手术治疗，拇指末节的屈伸活动范围仍会受到一定程度的影响。

四、诊断和预后

1. 诊断

临床症状明显的患者，根据临床表现即可明确诊断，并不需要X线检查。如果发现肿胀、瘀斑等创伤迹象，则需要考虑行X线检查，排除骨骼损伤等。

2. 鉴别诊断

①先天性钩状拇指：拇指掌指关节固定于屈曲位，但拇指指间关节活动正常。②脑瘫所致的拇指畸形：脑瘫可导致患儿拇指掌心位畸形，可通过上肢神经系统检查以鉴别。

3. 预后

先天性拇指扳机指24%～63%可自行缓解，拇指指间关节被动伸直至可达中立位，但不能达到正常过伸位，平均自行缓解时间为诊断后48个月。先天性拇指扳机指手术治疗成功率为91.66%～95%，复发率为8.33%。术后无须石膏或夹板同定，没有活动限制，术后1～2 w拇指可恢复全部活动度和功能。但病程长的患者虽然术后立刻能达到中立位，但指间关节达到完全伸直位可能需要数月，与患者长期处于锁定屈曲位导致掌指或指间关节囊挛缩有关。

目前手术时机的选择存在争议，大多数专家建议1岁以后进行手术，也有建议3岁内进行手术，以避免患者出现代偿性掌指关节过伸松弛、永久性关节囊挛缩及冠状面畸形。有专家建议延至3～5岁进行手术，术前先观察和保守治疗。目前没有证据显示3岁或以后进行手术会对患者产生危害。先天性拇指扳机指的手术治疗并不紧急，延迟手术并不会影响患儿的治疗结果。因此，在选择手术治疗前，可以先尝试进行康复治疗，研究显示，保守治疗的成功率为72.41%。

五、康复评估

先天性拇指扳机指的主要病理改变为掌指关节环状韧带狭窄、拇长屈肌腱的梭形肿胀，限制了拇长屈肌肌腱在腱鞘内的自由滑动，超声检查可观察到A1滑车增厚。患儿屈伸拇指时，正常拇长屈肌腱滑动受限，拇指屈伸关节活动度受限。康复评定主要为拇指关节活动度的评定及影像学评定。

1. 临床评定

超声能清晰显示拇长屈肌肌腱及A1滑车的增厚情况，可用于小儿拇指扳机指的辅助诊断。检查时，患儿需保持安静状态，取仰卧位，手掌掌心向上置于检查床上，使腕关节、各掌指关节及指间关节处于伸直状态；主要声像图特点为拇长屈肌腱在掌指关节处明显增粗，A1 滑车增厚，呈低回声（图 5－40）。

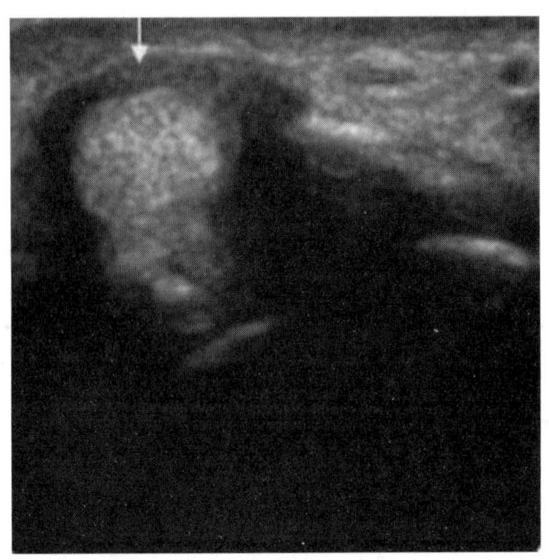

图 5－40　先天性拇指扳机指患者左侧拇指软组织超声图像

2. 拇指关节活动度的评定

拇指指间关节正常活动范围为屈曲 0°～80°，伸展 0°～10°。测量方法如下：患儿坐于持抱者腿上，面对测量者。持抱者一手固定患儿患侧前臂中立位。检查者使用关节角度计测量患儿患侧拇指指间关节活动度。测量时，关节角度计的轴心位于患侧拇指的指间关节，固定臂与近侧指骨纵轴一致，移动臂与远侧指骨纵轴一致，被动活动患儿的指间关节，测量拇指指间关节活动范围。

六、康复治疗

1. 综合康复治疗方案

先天性拇指扳机指主要通过功能锻炼及支具固定等综合康复治疗方案进行治疗，保守治疗效果较差者可采用 A1 滑车松解术解除腱鞘狭窄。先天性拇指扳机指的康复治疗方法包括物理因子治疗、被动牵伸训练、拇外展支具。

（1）物理因子治疗：以红外线、TENS 为主。红外线疗法每日 15 min，TENS 每日早晚各 10 min。

（2）被动牵伸训练（以右手为例）：治疗师一手握住患儿右侧掌根，固定第一掌骨，另一手拇指和食指捏住患儿右拇指末节指骨进行牵伸，同时把右拇指置于外展位做被动屈伸运动 20 次；可以教会家长在家完成，每日早、中、晚各 2 组，每组牵伸 10～20 次。注意被动牵伸训练切忌暴力，尽量在患儿无哭闹的情况下实施。

（3）拇外展支具：拇指外展伸直位矫形支具佩戴，建议遵循医生处方使用，每天佩戴2次，白天1～2 h，晚上2～6 h，佩戴后可以根据患儿的临床症状进行调整，逐渐增加晚上佩戴时间，甚至可以整晚佩戴。支具佩戴前需要先进行手法治疗，使指间关节达到伸直位，才能使用，注意拇指要保持拇指外展伸直位。支具佩戴取下后需要及时进行手法治疗，防止拇指不能做主动的屈曲活动。治疗过程中，若拇指指关节屈曲畸形好转，可逐渐减少支具佩戴的时间；若拇指指关节无屈曲畸形，支具治疗取消。具体佩戴方式见图5－41。

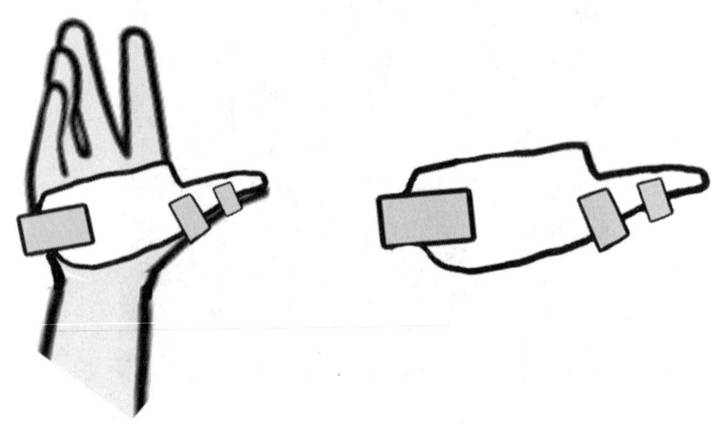

图5－41　左拇指外展支具治疗

2. *家庭康复治疗方法*

先天性拇指扳机指的家庭康复可使用热敷及被动牵伸治疗，被动牵伸手法需经专业康复治疗师指导，建议每日进行6组牵伸，每组10～20次。部分患儿家长不恰当地搓揉局部，可能导致屈肌腱腱鞘进一步的增生、肥厚和狭窄。此外，治疗期间，家长应避免患儿进行拇指指间关节屈曲用力的动作，如点按遥控器、手机屏幕，抠按玩具等，以免影响治疗效果。

七、小结

先天性拇指扳机指是儿童常见疾病，与成人拇指扳机指不同，其拇长屈肌结构正常，无炎症或肿块。先天性拇指扳机指起病时间多难以确定，双侧患病多见，也可仅为单侧患病，以无痛性拇指指间关节活动受限为特征，易于诊断，早期康复治疗可取得满意的疗效。

八、范例分析

1. *病例情况介绍*

患儿，男性，2岁，发现右侧拇指不能伸直2个月。体检：神志清楚，营养良好，发育正常。全身皮肤及黏膜未及黄染，浅表淋巴结无肿大。双眼活动自如，双侧巩膜无黄染，双瞳孔等大等圆，对光反射存在。双肺呼吸音清，未及干湿啰音。心率98次/分，律齐，未及病理性杂音。腹平软，无压痛。颈软，克氏征及布氏征阴性。右侧拇指不能伸直，右侧拇指指间关节屈曲75°，被动伸直有弹响，右侧拇指掌指关节处可触及硬结，其余手指活动自如，末梢血供好。四肢肌力、肌张力可，腱反射（+），病理征（-）。双侧拇指软组织超声检查：右侧拇长屈肌肌腱在掌指关节处明显增粗，伴有A1滑车增厚。儿骨科建议手术治疗。目前属于二级程度：指间关节不能主动伸直，可被动伸直但伴有弹响，大部分时间处于屈曲位。

2. 诊断：右侧先天性拇指扳机指

诊断依据：①2岁儿童；②发现右侧拇指不能伸直2个月余；③查体：右侧拇指不能主动伸直，右侧拇指指间关节屈曲75°，被动伸直有弹响，右侧拇指掌指关节处可触及硬结；④辅检：双侧拇指软组织超声检查：右侧拇长屈肌肌腱在掌指关节处明显增粗，伴有A1滑车增厚；⑤无外伤、无家族性遗传性疾病史。

3. 康复治疗经过

对家长进行疾病说明后，家长选择保守治疗。患儿依从性好，配合治疗，不吵闹，但由于家长工作繁忙选择以医院治疗和家庭治疗相结合的方式进行康复治疗。

康复处方：热疗+按摩+支具+家庭康复指导。

方案：医院治疗1次/周，家庭康复3次/天。支具佩戴时间建议按摩拇指伸直后佩戴支具3 h，休息1 h再按摩伸直后继续佩戴支具，建议每天最后一次按摩于晚上睡觉前实施整夜佩戴支具。3个月的康复治疗后，患者右拇指指间关节活动度明显改善，可主动伸直偶尔伴有弹响，右侧拇指掌指关节处可触及硬结。建议继续进行康复门诊随访，定期复查。

（杜　青　周　璇　陈　楠）

第二十一节　血友病性关节病

一、概述

血友病性关节病（hemophilic arthropathy，HA）指血友病患儿关节反复出血导致关节功能受损和关节畸形，常发生在四肢的六大关节（肩、肘、腕、髋、膝、踝关节），尤以滑车关节（如膝、踝、肘关节）最为多发。关节受损程度取决于关节出血的严重程度、出血次数、患儿年龄和治疗方式。HA可在某一关节反复出血后发生，是血友病患儿常见和严重的并发症。凝血因子的预防性替代治疗可以延缓其进展。本病多发生在10岁或以上的血友病患儿，部分患儿可能由于长期未规律、足量应用凝血因子，或在出血后受累关节未完全恢复至出血前状态而提前出现HA相关表现。

二、病因

HA 是由自发性关节内出血以及反复关节内血肿引起，其发病机制复杂。HA 的发生主要涉及滑膜炎症、软骨退化和骨髂损伤，但其确切的发病机制目前尚未被探明，尤其是早期急性关节出血的相关机制至今尚未明确。

三、临床表现

根据现有的体外实验、动物模型和终末期 HA 患儿的外科标本，HA 的发生主要涉及滑膜炎症、软骨退化和骨髂损伤三个过程。从急性出血到 HA 这段过程中，患儿的临床表现可能不尽相同。

急性出血时会出现局部皮温升高、关节肿胀、主动活动减少等典型表现，为避免或减轻疼痛患儿一般还会将关节置于某一特定的位置（如膝关节出血时常呈屈曲姿势、踝关节出血时呈跖屈姿势）。而年幼患儿由于言语表达能力受限，还会表现出易怒、易哭闹等异常情绪；大龄患儿或成人则往往会在关节出血前感觉关节内存在“刺痛感”“紧绷感”。几乎所有的重型和近一半的中型血友病患儿会发生关节出血，且这种出血通常会从一个关节迁移到另一个关节。而在滑膜炎阶段，患儿的关节往往只表现为局部皮温的升高和肿胀感，并无明显疼痛感。在滑膜炎早期，患儿的关节活动度可正常，但随着病程的进展，关节活动会逐渐受限，并进一步发展为畸形（多为屈曲畸形）。反复出血引起的软骨退化、滑膜炎症和骨髂受损会引起慢性疼痛、关节僵硬和关节活动严重受限。如果没有适当的治疗，可能会遗留出血关节邻近肌肉萎缩、步态/肢体对线异常、功能受限，本体感觉障碍等问题。

四、诊断和预后

HA 的诊断可依据血友病病史、靶关节（连续 6 个月内同一关节自发性出血超过 3 次）的确定、关节功能受损等临床表现及相关实验室检查进行判断。必要时可进行影像学检查，如超声、X 线、核磁共振等。诊断时需注意与风湿性关节炎、类风湿性关节炎等病相鉴别。

HA 严重影响患儿的活动功能、移动能力和生活质量。另外，若在这种情况下进行功能性活动，可能会令相应关节异常受力，易导致关节再次自发性出血，令患儿的关节陷入“出血—异常活动—再次出血”的恶性循环中。为延缓 HA 的发展，除早期、足量、足疗程使用凝血因子制剂外，在关节出血后尽早介入的物理治疗亦可帮助患儿减轻疼痛、控制症状、恢复关节活动范围、增强肌力、防止肌肉萎缩及关节畸形，最大限度地令关节恢复到出血前的状态，最终减少出血频率，从而打破“出血—异常活动—再次出血”的恶性循环，提高患儿的活动能力和生活质量。

五、康复评定

在进行物理治疗前，治疗师必须先对患儿进行全面的评估，收集患儿当前的关节出血情况、软骨和骨骼受损情况、运动功能、日常生活能力等资料；再分析患儿当前最需要解决的主要问题，为患儿针对性地制订个性化的物理治疗方案提供参考依据。另外，完善康复评估也有利于衡量治疗方案的有效性。为此，在评估时可遵循 ICF 框架（图 5－42），分别对患儿的身体结构与功能、活动、参与性三个维度进行评估。

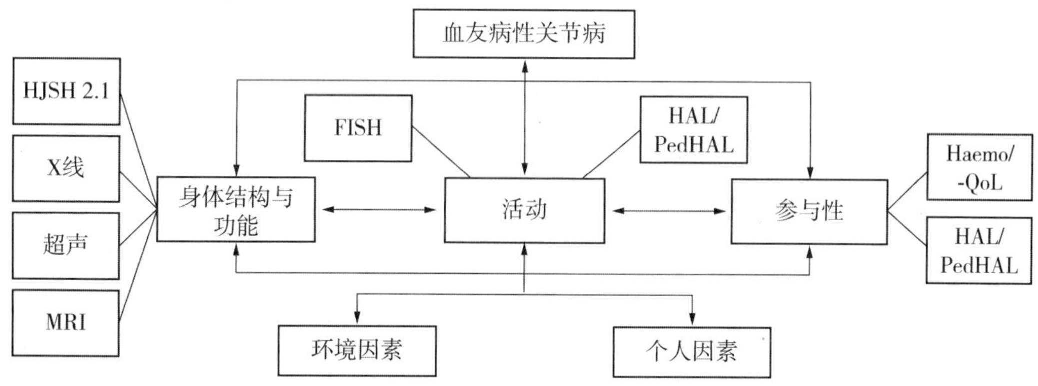

图 5－42 HA 主要康复评估方向和评估工具

注：HJHS 2.1—血友病关节健康评分（hemophilia joint health score 2.1）；FISH—血友病功能独立评分（functional independence score in hemophilia）；HAL/Ped-HAL—血友病活动列表（hemophilia activities list）/儿科血友病活动量表（hemophilia activities list）/儿科血友病活动量表（hemophilia activities List for children）；Haemo-Qol—血友病生存质量（hemophilia quality of life）

（一）身体结构与功能

HA 患儿在该维度的评估主要是关节健康状况评估。评估可以为制订或调整预防治疗方案以及处理关节病变提供依据。部分研究提示，无临床出血相关表现的关节亦可能出现微量的出血或关节损伤，因此无论是否有临床出血，一般建议患儿定期进行相关评估，以监测关节的健康状况。评估时可先通过问诊了解患儿初次出血的年龄和部位、年出血频率、最近出血时间和部位等情况，其次是观察患儿在进行功能性活动时肢体是否存在异常姿势。常用的评估方法包括量表评估和影像学评估。

1. 量表评估

针对 4～18 岁的患儿可使用血友病关节健康评分（hemophilia joint health score 2.1，HJHS 2.1，表 5－33）对关节进行健康状况评估。该量表是由世界血友病联盟（WFH）推荐，分别对关节状况和步态两方面进行评分，分数越高，表明关节健康状况越差。此外，还可将分数与之前的评分进行自身对照，了解关节随时间变化或经治疗后健康状况的变化情况。

表5－33　HJHS 评分 2.1 版

部位	左肘	右肘	左膝	右膝	左踝	右踝
肿胀	☐ NE	☐ NE	☐ NE	☐ NE	☐ NE	☐ NE
持续时间（肿胀）	☐ NE	☐ NE	☐ NE	☐ NE	☐ NE	☐ NE
肌肉萎缩	☐ NE	☐ NE	☐ NE	☐ NE	☐ NE	☐ NE
活动时嘎吱声	☐ NE	☐ NE	☐ NE	☐ NE	☐ NE	☐ NE
曲度降低	☐ NE	☐ NE	☐ NE	☐ NE	☐ NE	☐ NE
伸展降低	☐ NE	☐ NE	☐ NE	☐ NE	☐ NE	☐ NE
关节痛	☐ NE	☐ NE	☐ NE	☐ NE	☐ NE	☐ NE
肌力	☐ NE	☐ NE	☐ NE	☐ NE	☐ NE	☐ NE
关节总分						
总体步态评估						
HJHS 总分						
评分细则	肿胀评分： 0＝无肿胀 1＝轻度 2＝中度 3＝重度 持续时间评分： 0＝无肿胀或＜6 个月 1＝≥6 个月 肌肉萎缩评分： 0＝无 1＝轻度 2＝重度 活动时嘎吱声评分： 0＝无 1＝轻度 2＝重度 屈曲度降低评分： 0＝＜5° 1＝5°～10° 2＝11°～20° 3＝＞20° 伸展降低评分： 0＝＜5° 1＝5°～10° 2＝11°～20° 3＝＞20° 关节痛评分： 0＝在整个主动活动范围内无痛 1＝在整个主动活动范围内无痛，只有在轻缓过压或者叩诊时疼痛 2＝在整个主动活动范围内疼痛 肌力评分（在有效的 ROM 之内）： 0＝在抗重力与最大阻力下维持测试姿位（肌力等级 5） 1＝在抗重力与中度阻力下维持测试姿位（但在最大阻力下姿位被破坏，肌力等级 4） 2＝在最小阻力下维持测试姿位（肌力等级 3＋）或在抗重力下维持测试姿位（肌力等级 3）					

续表 5-33

评分细则	3 = 能在抗重力下部分地完成 ROM（肌力等级 3 -/2 +）或能在消除 ROM 重力情况下移动（肌力等级 2）或在消除部分 ROM 重力情况下完成 ROM（肌力等级 2 -） 4 = 极微（肌力等级 1）或者没有肌肉收缩（肌力等级 0） 总体步态（步行、登阶梯、跑步、单腿跳）评分： 0 = 所有技能都在正常范围内 1 = 1 项技能不在正常范围内 2 = 2 项技能不在正常范围内 3 = 3 项技能不在正常范围内 4 = 4 技能都不在正常范围内

注：NE = 无法评估。

关节评分部分是评估患儿双膝、肘、踝关节肿胀程度、关节活动度、疼痛、相应肌群肌力等情况，可用于患儿单个或几个关节的评估，并提供了肌肉骨髂全面评估时所收集的原始数据的转化方法。评估后，患儿的每个关节可得到一个评分，将每个关节总分相加，则可得到关节总分之和。总体步态评分是分别评估患儿在 10 m 平地步行、10 m 快速跑步、上下 10 级阶梯、单腿跳，观察在此过程中患儿会否由于关节出血而出现运动障碍或异常姿势，并根据患儿表现评分。HJSH 2.1 总得分即为关节和总体步态两部分之和。最后进行轴向对线测量，让患儿站于一坚实平台上，治疗师从其背后测量跟骨内翻或外翻的角度，此步骤只测量，不评分。

小于 4 岁的患儿由于自身的发育原因未能完成完整的 HJSH 2.1，则可参考其中的部分项目，通过对患儿进行关节活动度、肿胀、相应肌群肌力、步态、肢体对线等方面的评估，了解其当前关节功能障碍的特点和损伤的程度。需注意的是，患儿的关节可能会出现亚临床的小量出血，这种情况下患儿可能不会产生疼痛感或明显的异常活动，但可能出现轻微的肿胀、关节活动受限、运动障碍/运动模式异常等家长不易察觉的情况，因此，在对关节进行健康状况评估时，无论受试对象的年龄大小，都不能只关注最近出血或功能障碍明显的关节，应关注四肢各大关节，尤其是出血概率较高的双膝、踝、肘关节。

除外关节健康状况，对于部分仍处于发育期的患儿，还需关注关节出血或受损后对其运动功能的影响。常用于儿童运动功能的评估工具有粗大运动功能测评量表（GM-FM）、Peabody 运动发育量表、Bayley 婴儿发育量表、墨尔本单侧上肢功能评定（MA2）等，治疗师可根据患儿的实际情况和评估目的，选择一种或多种工具使用。

2. 影像学检查

HA 的影像学检查是监测血友病预防治疗、关节受损进程的主要手段，包括超声检查、常规 X 线、磁共振成像（MRI）、CT 扫描等。

（1）超声。超声可定性和定量评估 HA 患儿关节的早期软组织病变及关节受损程度，多用于探测血友病性关节病的关节积液、滑膜增生和关节浅表部位软骨的破坏情况，其价格低廉、容易操作、用于年幼患儿不需要镇静，但是超声无法评估关节深处软骨和骨皮质破坏的情况，且对操作者的个人水平依赖性较高。

（2）X线。X线平片适用于对关节的骨质破坏、骨囊肿形成、软骨受损导致的骨骼病理改变进行全面评价，缺点是无法评价软组织改变、关节积液及滑膜炎的程度，且对早期的软组织病变不敏感，因此不适用于疾病的早期筛查，更适用于评价已经存在骨改变的血友病关节。在HA中晚期，典型的X线表现为骨质疏松、关节间隙明显变窄、关节面不光整、增生硬化、塌陷、关节面下囊变和不同程度骨赘形成；晚期甚至伴关节半脱位、关节骨端或骨骺肥大成球形、关节囊肿胀、囊内钙化等。

（3）MRI。MRI是公认诊断血友病性关节病的金标准。它能识别关节的早、晚期病变，如关节积液/积血、滑膜增厚、含铁血黄素沉积、关节边缘侵蚀、关节软骨受损、关节退行性变、关节间隙变窄等；亦能发现亚临床出血这类不易被临床医生或患儿察觉的无症状出血。但缺点是检查费用高、仪器普及性低、检查时间长、年幼患儿检查时需要镇静、含铁血黄素大量沉积时会出现磁敏感伪影等。

3．疼痛评估

急、慢性疼痛在HA患儿中很常见。其中，慢性疼痛尤其会对生活质量产生负面影响。对于疼痛的评估，可根据患儿年龄或表达能力的不同选择FLACC量表（Face，Leg，Activity，Cry，Consolability）、Wong Baker面部表情量表（Wong-Baker pain rating scale，FACES）、视觉模拟评分（VAS）、数字评分法（NRS）等。

4．其他

在评估关节健康状况、疼痛程度的同时，针对部分年长期因关节出血而致步态异常的患儿，还需关注其会否因为这种长期双下肢受力不一致，而影响其双下肢发育的对称性，导致双下肢长短不一，继而导致发育性的髋关节发育不良、脊柱侧弯、骨盆倾斜等骨关节问题。治疗师可先通过体查以及分析患儿在进行功能性运动时的异常模式初步判断是否存在以上骨关节畸形，最终需要通过X线、CT扫描、MRI等影像学方法来确诊和评估畸形程度。

（二）活动和参与性

在评估时除关注患儿关节、肌肉、步态等问题外，还需关注他们因HA而受到影响的活动能力。在这两个维度中，HA患儿常用评估工具主要有血友病功能独立评分（functional independence score in hemophilia，FISH）量表和血友病活动列表（hemophilia in activities list，HAL）。

FISH（表5－34）是一种客观的基于操作能力进行评定的方法，内容分为自我照顾功能（进食与洗漱、洗澡、穿衣）、转移功能（椅子转移、下蹲）和行走功能（步行、上下楼梯、跑）三个方面，共8项任务，每项任务的得分为1～4分：1分为受试者无法进行活动，或需要完全协助才能进行活动；2分为受试者需要部分援助或改良环境来开展活动；3分为受试者能够在没有辅助或帮助的情况下进行活动，但有轻微的不适，无法像健康的同龄人那样进行活动；4 分为受试者能够像其他健康同龄人一样毫无困难地进行活动。FISH 适用于大于 7 岁血友病患儿，分值越高表明功能独立性越好。

表 5－34　FISH 评分

项目		1 分	2 分	3 分	4 分
自我护理	吃饭/洗漱				
	洗澡				
	穿衣				
移动	坐椅子				
	下蹲				
活动	行走				
	上台阶				
	跑				

注：跑的评分：1＝达不到 2、3、4 标准；2＝不能跑，可以轻快地走（成人大于 50 m，30 s；儿童大于 35 m，30 s）；3＝跑时有明显不适感，或只能完成部分距离小于 50 m；4＝当跑距离 50 m 时没有不适感。

HAL 是由荷兰研究人员研发的血友病特异性的自我评价及患儿的认知功能健康状况检测量表，是一种自评问卷，即由患儿对自身进行评价，从而反映日常生活能力。它分为 7 个领域：躺下/坐姿/跪姿/站立、腿部功能、手臂功能、运输使用、自我照顾、家庭任务和休闲活动及体育，由 42 个活动项目组成，每项活动内容根据患儿自认为完成的难易程度分为 5 个等级，分值越高表示完成活动越困难。儿童活动能力的 HAL 版本（hemophilia activities list for children，Ped-HAL）适用于对 4 岁以上儿童进行活动能力评定。

（三）生存质量评估

目前 HA 患儿最常用的生存质量评估工具主要有来自欧洲的血友病生存质量（Hemophilia Quality of Life，Hemo-QoL）和加拿大血友病儿童预后和生活质量评估工具（Canadian Hemophilia Outcomes-Kids Life Assessment Toll，CHO-KLAT）。Hemo-QoL 有 3 个版本，分别用于 4～7 岁、8～12 岁、13～16 岁 3 个年龄段的患儿生存质量评估，目前已有 33 种语言版本，可用于与血友病儿童人群的参考数据进行比较，也可将受试患儿的生活质量状况与其同龄人进行比较，得分越高，生活质量越低。CHO-KLAT 通过临床观察或者患儿邮件回答来评测患儿对生存状态的体验，共有 35 项问题，包括治疗、身体、健康、家庭、未来、感觉、对血友病的理解、他人和朋友、控制自己生活 8 个围度，分值 0～100 分，评分越低表示生存质量越差。

六、康复治疗

物理治疗可在关节的急性出血后进行，治疗手段繁多，包括冷疗、电疗法、磁疗法、运动疗法等。然而，在不同时期应用的治疗手段不尽相同，为避免对关节造成二次损伤，治疗师应根据患儿所处关节出血的不同时期选择不同的治疗方法。

（一）关节急性出血期内的物理治疗

关节的急性出血后首先应输注凝血因子。其次可采用 PRICE 法，即 Protection（保护）、Rest（休息）、Ice（冰敷）、Compression（加压）和 Elevation（抬高）：①保护和休息——目的是令受伤关节免受过度的机械应力、缓解疼痛、降低再次出血的风险，可使用吊带、支架、石膏等帮助患儿固定受伤关节于功能位，避免过度活动，直至疼痛感消失，并可应用助行器或轮椅帮助患儿进行移动，关节出血后，建议患肢制动或卧床休息；②冰敷——主要目的是减轻疼痛，每次 10 ～ 15 min，每 2 h 一次。冰敷时皮温必须保持在 37 ℃左右，以避免温度过低影响凝血因子的活性，建议使用碎冰和凝胶冰袋进行冷敷；③加压和抬高——即加压即利用弹性绷带对出血关节进行加压包扎，以及抬高患肢令其超过心脏的位置（一般可在仰卧位进行休息时应用），以减轻患肢的肿胀。

（二）关节停止出血后的物理治疗

当关节出血停止后，患肢疼痛缓解，患儿恢复自主活动，但此时可能会遗留关节活动受限、患肢肌力下降，肢体对线异常，本体感觉障碍等后遗症，因此应在使用凝血因子预防治疗的前提下尽早进行物理治疗，帮助恢复关节功能，提高患肢肌力，改善肢体对线，以避免关节在异常活动下导致关节的再次出血。

血友病性关节病的物理治疗主要包括运动治疗和物理因子疗法两方面。运动治疗的内容主要包括增大关节活动范围、提高肢体肌肉力量、增强本体感觉三部分：

1. 增大关节活动范围

训练需要同时涉及多个方向（如膝、肘关节出血的患儿同时可能出现屈曲、伸展方向活动受限），治疗师或家长可鼓励患儿在出血停止后的早期进行关节无痛范围内的主动活动。若部分患儿肢体控制能力或肌力较差，难以进行关节主动活动时，可让患肢先置于支撑面进行训练——如床上仰卧位、足跟不离开床面而进行的膝关节屈伸主动运动，再逐渐过渡到将患肢置于支撑面外进行训练——如端坐在床沿、小腿置于床沿外而进行膝关节屈伸主动运动，以逐步恢复关节活动范围，提高患儿对关节活动、肢体节段的控制性，直至关节恢复至出血前的状态，在此过程中，治疗师可在旁边帮助患儿控制肢体活动的方向，尽量避免代偿运动的出现；若患儿在进行某项训练时存在困难，则可先选择难度较低的项目或令受累肢体在支撑面的支持下进行训练。对于部分年长的、有良好语言表达能力和自我感受能力的患儿可应用矫正屈曲畸形的动态牵伸系统（JAS 牵伸支具）以进一步扩大其关节活动范围，但在训练时必须时刻注意患儿情况或询问其自我感觉，避免牵伸强度过大而导致关节二次出血。

2. 提高肢体肌肉力量

训练方式多样，根据肌肉的收缩方式可分为等长收缩、等张收缩和等速收缩，训练时应根据患儿关节出血的不同时期来实施。在出血停止后的早期，关节可能存在活动受限或活动时仍存在疼痛感，此时可令患儿进行相应肌肉的等长收缩，以维持肌肉体积，避免或最大化地减轻肌肉萎缩，待患儿关节活动范围逐渐增大、疼痛感逐渐缓解时，则可进行肌肉的等张收缩训练。训练方式从开链逐渐过渡到闭链，开链训练主要是令目标肌群在无痛范围内达到最大的收缩程度而肢体远端不接触支撑面；闭链训练则可融入日常的常见的活动，如蹲下站起、半跪到站起、站立位脚跟抬高—放下、站立位双上肢在墙面上进行俯卧撑运动等。若受累肢体肌力、关节活动度改善到一定程度，还可以在肢体活动时增加适当的阻力，如股四头肌开链训练时在踝部绑上一个小沙包，让患儿端坐位坐在床边，双髋、膝屈曲 90°进行最大限度的伸膝运动；股四头肌闭链训练时则可在患儿上衣口袋中装入 1 ～2 个小沙包，让其在起立时抵抗自身和沙包的重量站起。无论开链训练或闭链训练，在肌肉收缩达到无痛范围内的最大范围时，可令患儿在此位置上维持相应的时间，以进一步增加患儿对肌肉收缩程度的控制性，直至肌力恢复至出血前的状态，维持时间可根据患儿当前的年龄、肌力等级、运动功能做出调整，一般维持时间由短逐渐增长。而等速收缩则需要使用器械来实施，通过器械提供可调节的、恒定的阻力，肢体可在器械的带动下进行抗阻训练，并可根据不同的训练目的调整肌肉的收缩方式为离心收缩或向心收缩；需要注意的是，关节活动度严重受限、局部严重的骨质疏松、急性肿胀、严重疼痛、受累关节及相邻关节严重失稳的患儿不适用于等速收缩训练。

3. 提高本体感觉

临床上常规的做法是令患肢负重，训练的前提是患肢具有一定的关节活动范围和肌力。在训练时可先让双侧肢体负重，再患肢负重；先睁眼训练，然后闭眼训练；先在平地上训练，再在不平整的平面上训练。

但对于年幼较小的婴幼儿，他们不能理解较为复杂的指令，或由于其运动功能发育的问题，使得他们不能像学龄儿童、青少年或成人一样进行常规方式的训练。可在训练时采取特别的方式，如治疗师用手指敲击大腿前部，以触发股四头肌主动收缩和膝关节的主动伸展。另外，可将任务导向性训练融入训练中，如让患儿下蹲捡玩具，根据患儿下肢肌力的强弱，选择将玩具放置在矮凳子上或地板上，以调节患儿下蹲的深度；又如将玩具放置在患儿周围的不同位置，诱导患儿往不同的方向主动伸展或屈曲肘关节，亦可将玩具放置在远近不同的位置上，以调节患儿肘关节屈伸的幅度。如果患儿在完成某项训练时存在困难，家长可以在实际训练时给予患儿一定程度的帮助，但亦应以患儿自主完成动作为主、家长帮助为辅，不能完全帮助患儿完成动作。治疗师或家长在训练时可发挥自己的创造性和想象力，通过活动或游戏的方式诱导患儿进行训练，避免患儿对训练产生恐惧感，让患儿尽可能主动地参与到训练中，提高训练效果。

为避免关节的再次损伤或出血，无论患儿是否能理解治疗师或家长的指令，在进行具体操作时，均应遵循以下原则：①稳而慢，即进行运动治疗时，应循序渐进，不要为求快速地恢复关节功能而采取一些冒进的训练方法，而且实际操作时，动作应缓慢、稳定，同时需注意动作的规范性，避免代偿运动的出现，以求在安全的范围内实现训练效果的最大化；②无痛，无论进行关节活动训练、肢体力量训练或是本体感觉训练，均应在无痛的范围内进行，尤其是面对年龄较小、语言表达能力欠佳的患儿，在治疗时家长或治疗师应密切留意其反应或面部表情，一旦出现哭闹或反抗情绪应立即停止治疗，查看患儿的情况；③因人而异，每个患儿必须先进行全面的评估再进行治疗，因为临床表现或异常活动相类似的患儿，其出血的部位可能不同，且不同年龄、关节功能的患儿，适合其训练的方式也不尽相同，因此，需要根据每个患儿的实际情况和评估结果来设计个性化的训练方案；④充分考虑对其他关节的影响，即令患儿在完成某一个动作时，应考虑这个动作对其他关节是否有不良的影响，例如膝关节出血后令患儿进行上台阶或蹲起以训练股四头肌力量和膝关节的屈伸运动时，需考虑这个动作对相邻的踝关节和髋关节是否有不良影响；⑤别忘记本体感觉，若本体感觉恢复不佳，关节就不能对新的外来压力产生足够快速的反应，容易发生新的损伤；⑥时刻牢记功能需求，需注意的是，训练的最终目的是帮助患儿恢复至出血前的状态，提高功能，因此，在患儿恢复相应的关节活动范围、肌力时，同时要训练其功能性活动，以满足其日常生活活动。

除运动治疗外，还可应用物理因子疗法，来帮助血友病性关节病患儿进一步提高肢体肌力，减轻疼痛，缓解关节肿胀。如经皮神经电刺激频率60～80 Hz可用于提高肢体肌力、100 Hz可用于镇痛；冷疗法、水疗和超声波可缓解疼痛，直流电药物离子导入可以促进水肿吸收、缓解炎症；无热量的超短波疗法可用于消除关节肿胀，但不能在活动性出血期内使用；低频脉冲磁场和半导体激光等可促进关节积血的吸收、减轻关节肿胀和炎症反应等。临床工作中应需根据患儿的情况、各种疗法的特点，以及目前需解决的主要问题来选择一种或多种疗法来为患儿进行治疗。

（三）矫形器及辅助器具

为改善患儿肢体，尤其是下肢的对线，以避免因对线不佳、关节异常受力而出现新的出血，可根据患儿的功能需求选择合适的矫形器具，较为常用的有矫正足内外翻的矫健鞋垫、矫正足下垂的踝足矫形器、矫正下肢不等长的矫正鞋垫或衬垫、增加足后部支撑力的外用或内用楔形物、踝关节融合术后便于行走的鞋垫等。

对于部分血友病性关节病较为严重的患儿，可选择能补偿其缺失功能的辅助具，帮助其提高日常生活活动能力，如协助进食的设备（合适的餐具、盘子等）、协助使用浴室的设备（可升降便盆、扶手、坐式淋浴、海绵式把手等）、协助穿衣的设备（扣纽扣辅助具、尼龙搭扣、长鞋拔等）、协助行走的设备（学步车、手杖、拐杖、轮椅）等。

（四）体育运动

适当的体育运动可以提高肌肉的感知能力和肌耐力，增强受累关节的稳定性，增加骨密度，预防或延缓骨质疏松，还可以减少出血的发生。但在参与运动前要有足够的热身，充分了解运动规则和运动风险，且需佩戴相应的运动保护装备。推荐患儿每日参与30～60 min的与其自身年龄、兴趣及身体特点相适应的体力活动，如游泳、散步、骑单车等，不建议患儿参加剧烈的高风险运动，如武术、篮球、足球、拳击等。由于儿童本身对外界的应变能力和对身体的控制能力较成人差，因此在对家长宣教时应强调没有绝对安全的运动，并应就患儿当前的状况对运动的类型、强度、时间及防护方式给出建议。

（五）HA 的多学科管理

关于 HA 的综合管理，主要有血液科对用药的管理与并发症的处理、影像科对关节受损程度的评估、骨科对 HA 的外科介入、康复科对关节和运动功能恢复的治疗。此外，还应包括对 HA 患儿疼痛、营养、心理等方面的管理。多学科的综合管理，为患儿及其家庭提供多方面的专业支持，令其可用积极的态度面对疾病。

七、小结

HA 由于血友病患儿关节内反复出血导致的滑膜炎症、增生，继而因关节软骨、下层骨受损所造成。临床表现为继发性软组织挛缩、肌肉萎缩、关节畸形和运动功能丧失。影像学特征取决于病情发展阶段：超声或 MRI 可显示早期软组织和骨软骨改变；X 线仅显示晚期骨软骨改变。血友病性关节病物理治疗目的是改善关节功能、减轻疼痛、提高日常生活活动能力。在关节急性出血期需输注凝血因子，同时采用 PRICE 法，关节出血停止后，疼痛缓解，应尽早进行物理治疗，以保持肌肉力量、功能状态及预防挛缩变形。物理治疗包括运动疗法、电疗、水疗，必要时需要应用矫形器或辅助器等。如保守治疗仍不能解决疼痛和功能障碍，可以考虑外科手术并及时跟进物理治疗。

八、案例解析

患儿男，9 岁。2 岁时因“摔倒后嘴唇出血，不能自止”确诊血友病 A，一直予 FVⅢ 按需治疗，既往有左膝、右踝出血史。1 年前无诱因下出现左膝关节肿胀、疼痛伴活动受限，无发热，当前 B 超提示膝关节腔内积液，滑膜增厚，存在血流信号。考虑“重型血友病 A 伴左膝血友病性骨关节病”，逐予 FVⅢ 预防治疗，25 ～ 40 u/kg，每周 3 次。现左膝关节活动性出血停止，但仍有肿胀、活动受限。否认药物食物过敏史，否认手术外伤史，否认家族中类似疾病患儿，父母受教育程度一般。由于患儿运动障碍明显，严重影响日常生活和学习，父母让其休学在家休息。为让患儿能尽快回学校学习，逐至康复科就诊。

患儿就诊时神清，反应可，心肺听诊未见明显异常。此时独站不稳、独走不能，扶走时左下肢屈髋屈膝且左下肢负重时间短。左膝肿胀，膝部骨性标志模糊；左下肢肌肉萎缩，大腿尤甚；左膝关节活动受限，左侧膝关节伸展 PROM －10°，屈曲 PROM 130°，主动活动时无明显疼痛、屈曲至末端并对关节轻微施压时觉轻微疼痛（VAS 评分 2 分）主动活动时可触及明显关节摩擦音；左踝、髋 PROM 无明显受限。左侧下肢伸膝、屈膝肌群肌力Ⅲ＋级，左踝背伸、跖屈肌群Ⅳ级。双侧上肢、右侧下肢各大关节无明显肿胀，肌力（屈、伸肌群）Ⅴ级，关节活动度无明显受限或过度活动。GMFM 得分（d、 e）14.64 分。血友病关节健康评分（HJHS 2.1）得分 18 分（左膝：12 分，左踝：2 分，步态：4 分）。左膝 B 超示髌上囊积液：3.0 mm，髌下囊积液 2.0 mm，内透声欠佳；左膝滑膜厚 1.2 mm。

为改善患儿当前的关节健康状况和运动障碍，令其尽快回归学校和家庭，嘱咐需予以凝血因子预防治疗，并设定以下康复治疗目标：提高左下肢力量和站立步行能力，改善左膝关节活动度，矫正异常姿势、减少膝关节出血。

为实现该目标，设定的康复治疗方案如下：①左膝无痛范围内伸展、屈曲的主动或主动－助动活动度训练；②左膝应用 JAS 牵伸支具进行左膝伸展、屈曲方向的关节活动度训练，20 分/次，5 次/周，在患儿耐受的情况下每次可以 5°为单位调整支具的伸展或屈曲角度；③右侧股四头肌、胫前肌、腘绳肌、臀中肌肌力训练；④物理因子治疗：应用神经肌肉电刺激股四头肌、胫骨肌、腘绳肌，另以无热量超短波治疗左膝关节以促进肿胀消散，两种物理因子治疗均 20 分/次，5 次/周；⑤双下肢等速肌力训练；⑥站立平衡能力训练、步行能力训练；⑦智能机器人步行训练，可在悬吊系统的帮助下让患肢适当负重，还可在仪器的带动下重新体验正常的步行模式；⑧辅助具的应用，必要时可应用轮椅、拐杖等辅助具帮助患儿进行移动；⑨本体感觉训练、日常生活活动训练、家庭康复指导与环境改造；⑩心理和社会支持。嘱咐患儿定期复查，以便能追踪患儿的训练效果及调整治疗方案。

经过 2.5 个月的康复训练，患儿关节健康状况和运动障碍均较前好转，且这 2.5 个月内无新的关节临床出血。现患儿左侧下肢伸膝、屈膝肌群肌力Ⅳ级，左踝背伸、跖屈肌群Ⅴ级；左侧膝关节活动有明显改善，当前左膝关节伸展 PROM －7°，屈曲 PROM 160°。现患儿能独站独走，能独立完成下蹲并站起，能独立上下斜坡，扶持下能以右腿先上左腿先下、不交替的方式上下台阶，步行时左下肢略跛行，GMFM（d、e）得分：71.35 分。血友病关节健康评分（HJHS 2.1）得分 14 分（左膝：6 分，右踝：1 分，步态：4 分）。左膝 B 超示膝关节皮下软组织未见明显异常回声，关节腔未见明显液性暗区，滑膜厚度为 1.2 mm。

此时患儿关节健康状况和运动功能虽较前改善，但仍存在明显的障碍和步态异常，因此为进一步改善患儿关节功能和运动功能障碍，提高其日常生活能力和生存质量，使其能尽快重回学校学习，可在原本治疗方案的基础上做出适当的修改，以适应患儿当前的状态：左下肢的肌力训练、神经肌肉电刺激主要以左股四头肌、腘绳肌、臀大肌为主，关节活动度、JAS 的训练方向以左膝伸展为主，粗大功能训练则主要训练站立的动态平衡训练、上下台阶、不平整路面上步行、扶持下的左下肢负重等可让患儿能更适应学校环境的项目；而促进左膝关节肿胀消散的无热量超短波、双下肢等速肌力训练、智能机器人步行训练、本体感觉训练、日常生活活动训练、家庭康复指导等均可照前方案执行。面对患儿功能的进步，家长可适当给予鼓励或奖赏，令患儿能以更积极的态度面对疾病、功能障碍和相关治疗。嘱咐患儿可在 2 个月后再次复查，以便能追踪患儿的训练效果及调整治疗方案。

（郑　韵）

第二十二节 斜 形 头

一、概述

斜形头，又称为斜头畸形（plagiocephaly），是指发生于婴幼儿出生前或出生后，因外力而造成的一种多维度颅骨畸形。病因包括非颅缝早闭和颅缝早闭。非颅缝早闭的斜形头（nonsynostotic plagiocephaly）为枕部的某一部位长期受压所致，这种类型的斜形头在临床多见，发生率为 20%，男性多见于女性。2013 年北美的一项调查显示，生后第 7～12 w 婴儿发生斜形头的概率高达 46.6%。

二、病因

导致非颅缝早闭斜形头的高危因素包括多胞胎、胎位不正、曾于新生儿重症监护病房（NICU）接受监护、斜颈（包括先天性肌性斜颈和骨性斜颈）、仰卧位下的固定睡姿等，在这些因素的影响下，胎儿或婴儿不能依靠自身能力来随意变换头部的姿势，因此枕部的某一区域长期受压，致使头颅出现不对称性的生长。

造成斜形头的另一病因是颅缝早闭，它是指一个或多个颅缝的不成熟融合，骨缝的过早闭合，导致该部位失去扩张能力，颅骨向其他方向代偿性扩大，从而形成头颅和面颅外观的不对称性。

三、临床表现

非颅缝早闭斜形头的婴儿头部受重力和压力影响，受压一侧枕部因生长受限而出现扁平、对侧无受压的一侧枕部则代偿性地凸出，而扁平侧枕部对应的额部和颧骨凸出、对侧额部扁平，并且两侧耳朵会随着头部的这种不对称性生长出现移位，使两侧耳朵不在同一平面上。从头顶正上方俯视，其形态有如一个平行四边形（图 5－43）。在胎儿期和婴幼儿期头颅表面颅缝尚未完全闭合，此时可将各个颅骨视为各自独立的不同的骨块。在受到外力挤压时，这些骨块就会逐渐偏离原本的位置，若不加以矫正，这些偏离的骨块就会继续沿着变形的方向生长；其次，各颅缝会随着婴幼儿的发育逐渐闭合，使原本各自独立的骨块连接成一个整体，而头颅的异常形态亦会因此逐渐固定下来，再难以矫正。

如果患儿早期没有经过矫形治疗，上述因代偿性生长所造成的头颅、面颊外观的不对称常令其产生自卑情绪或社会退缩行为，影响其心理健康发育。而且头面部形态的不对称会令眼眶受到牵扯，并随头颅形态的变化而产生形变，这同时会令眼外肌和神经受到牵扯，使视觉和前庭系统受到损伤，从而造成感觉运动失调。这种形态上的不对称甚至会对口腔健康造成影响，出现颞下颌关节不对称、牙齿排列不整齐等问题。此外，研究表明，相对于头型正常的婴儿，斜形头患儿的大脑实质更扁平、胼胝体缩短且偏离正常的位置、小脑蚓部变得更宽更高，这些中枢神经系统形态上的变化可能会导致运动或认知功能障碍。

随着婴儿自身的生长发育，他们会逐渐提高其头控能力，这会导致头颅形态产生变化的“外力”亦随之减少。

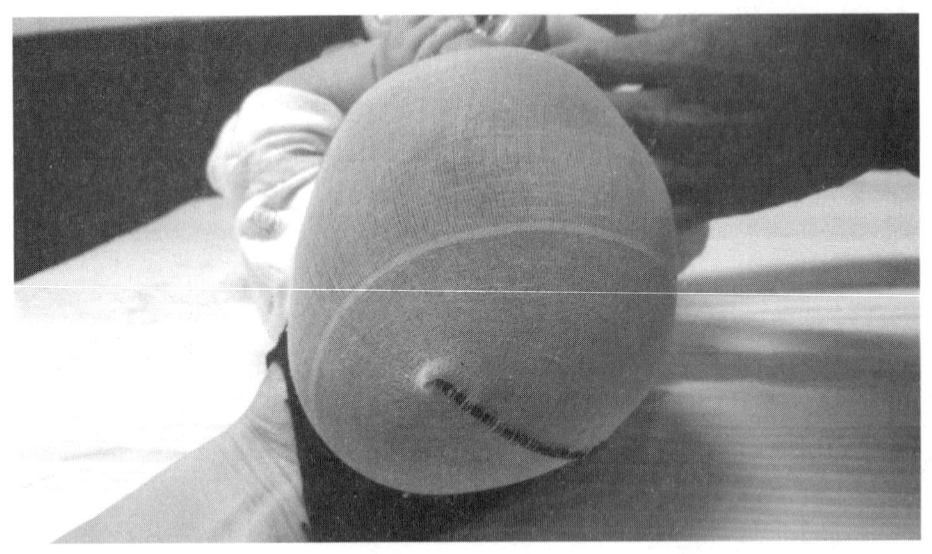

图5－43　非颅缝早闭斜形头的外观特征（从头顶俯视）

颅缝早闭所致的斜形头多为产前畸形，出生后才出现的颅缝早闭极其罕见。颅缝早闭发生率为1/2000，男女发病比例为2∶1。它在外观上的改变并不如非颅缝早闭所致的斜形头般具有一定的“规律性”。颅缝早闭所致的斜形头根据早闭颅缝的不同而呈现出不同的形态：如左侧冠状缝早闭限制了左侧额部的生长，而右侧额部则代偿地过度生长，从而形成左侧斜形头（图5－44）；因矢状缝早闭限制头部的侧向生长，头部只能向前后生长，导致头部前后径增长而形成“舟状头”（图5－45）、单侧人字缝早闭而形成的一侧顶部凸出的“斜形头”（5－46）。常见的颅缝早闭类型有：矢状缝早闭（发生率为1/5000，80%为男性）、额状缝早闭（发生率为1/7000～1/15000，多数患儿存在19p染色体异常和发育迟缓）、冠状缝早闭（发生率为1/10000，女性多见）、人字缝早闭（发生率为1/33000，男女比为4∶1，70%为右侧人字缝早闭）、多颅缝早闭（常见导致颜面异形综合征，如Crouzon综合征、Apert综合征、Kleeblattschadel综合征、Muenke综合征等）。颅缝早闭主要导致颅面部畸形，部分患儿会出现学习障碍、言语发育迟缓、认知功能障碍等，少数患儿存在颅内压增高。目前颅缝早闭的病因尚不明确，可能与环境和遗传因素相关。

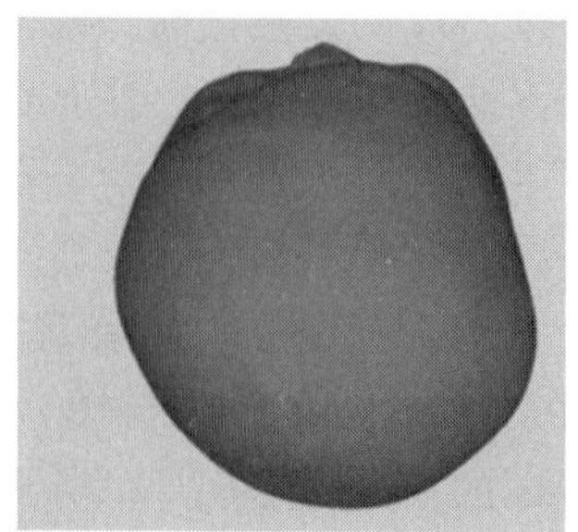

图5－44 左侧冠状缝早闭所致斜形头的顶部观（头颅三维图像）

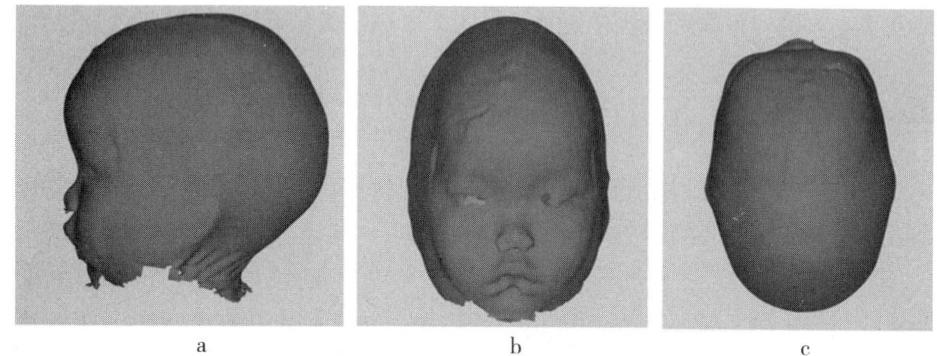

a b c

图5－45 矢状缝早闭所致的舟状头侧面观（a）、正面观（b）、顶部观（c）（头颅三维图像）

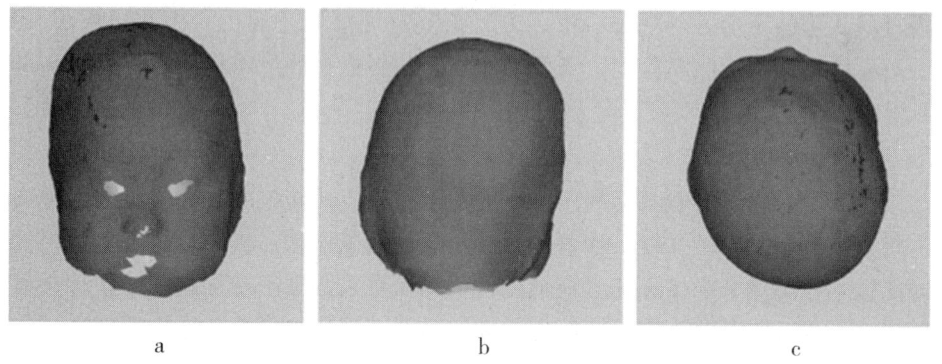

a b c

图5－46 左侧人字缝早闭所致的斜形头侧面观（a）、正面观（b）、顶部观（c）（头颅三维图像）

四、诊断和预后

斜形头的诊断主要是通过病史询问和对头颅外观进行观察、对头颅表面进行触诊。病史询问包括：①是否存在导致斜形头的高危因素，如早产、多胎、胎位不正、斜颈、曾于 NICU 接受监护等；②斜形头的发生时间，颅缝早闭所致的斜形头一般在出生后即可发现颅面部外观的异常，而非颅缝早闭斜形头所致的颅面部不对称是生后一段时间逐渐出现；③是否曾进行睡姿矫正以及矫正的效果，非颅缝早闭的斜形头在经过一段时间的睡姿矫正后头部形态可出现不同程度的变化，而颅缝早闭的斜形头由于其骨缝的融合没有消除，因此睡姿矫正无法使其头形发生改变。这三点亦可作为初步判断颅缝早闭或非颅缝早闭斜形头的参考信息。

其次是对头颅外观进行观察。在接诊斜形头患儿时，要观察其头颅的外观。分别从头部的正前方、侧方、正后方、正上方来观察，主要观察其额头、面部、枕部、耳朵、眼部的对称性和颅顶的倾斜程度，以此来判断患儿斜形头的严重程度并了解其头颅外观的特点。若不符合一般非颅缝早闭的头颅变形规律，可再仔细观察头颅过度凸出或过度扁平的局部，分析头颅的变形是否与颅缝早闭相关。对于怀疑存在颅缝早闭的斜形头患儿，可在其头颅表面沿着可能早闭的颅缝进行触诊，若存在颅缝早闭则可触及早闭所致的骨性隆起。为进一步确定是否存在颅缝早闭，可利用头颅 CT 三维重建进行排查。

五、康复评定

为了更好地评估、分析斜形头的严重程度，提供更为客观的信息，治疗师需要对头颅形态数据进行测量、收集与分析，具体步骤如下：

1. 病史收集

在接诊斜形头患儿时，可先完善相关的病史，包括是否存在导致斜形头的高危因素、斜形头的发生时间、是否曾进行睡姿矫正以及矫正的效果。

2. 目测法

通过从头部的正前方、侧方、正后方、正上方观察患儿的头、面部、枕部、耳朵、眼部的对称性和颅顶的倾斜程度，以此来判断患儿斜形头的严重程度并了解其头颅外观的特点。

3. 数据测量

传统的头颅数据测量方法是利用卡尺或皮尺，以直接接触的方式来获取患儿头颅的数据，优点在于它是一种非侵入性检查，成本低、易于操作。然而，这种方式可能会因长时间的接触性测量令受试患儿出现烦躁、哭闹而导致数据出现误差，而且评估者临床经验的丰富与否、测量时头部骨性标志的标记是否准确均会影响数据的准确性。

此外，还可用激光扫描的方式来采集头颅相关数据（图 5 - 47），此技术最先在北美地区兴起，其优点是可在不接触受试患儿的情况下快速获取其头颅的三维图像，最小限度地减少测量时因患儿活动所带来的数据误差。该方法除可获得头颅表面的数据外，其余不能通过人工测量所得的数据如头颅的体积、头部表面某些曲面的角度亦可通过软件计算得出，数据准确性较高，有利于对斜形头严重程度的评估、干预前后的对比或进行相关研究的数据采集。但由于激光扫描法的成本较卡尺或皮尺测量高，且操作人员需经相关的专业培训，因此其应用没有后者广泛。

4. 斜形头的评估指标

评价斜形头严重程度的常用指标众多，大致上可分为二维参数和三维参数。二维参数包括：①径向对称指标（radial symmetry index，RSI），即在头部水平横截面每隔 15°

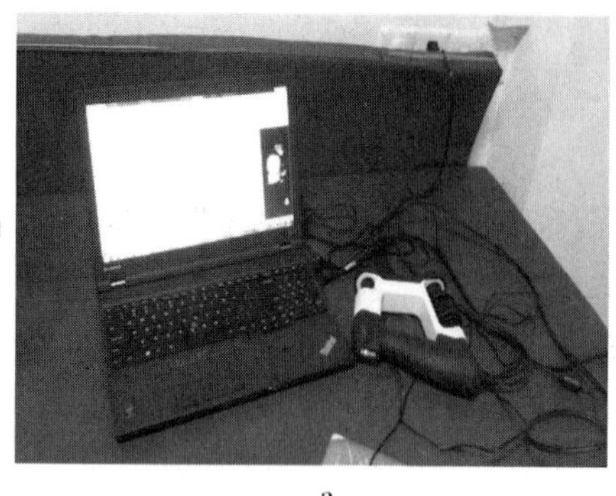
a

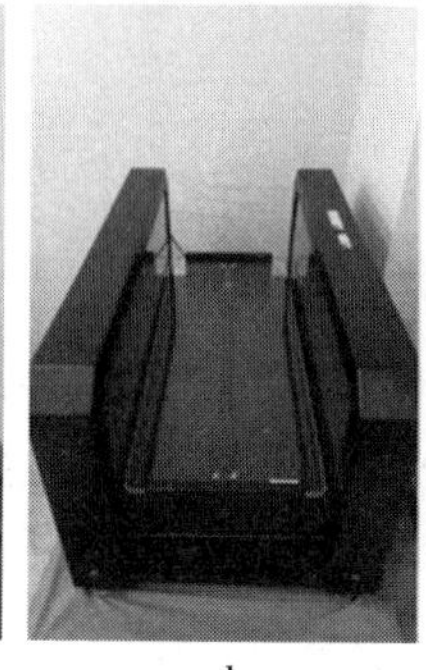
b

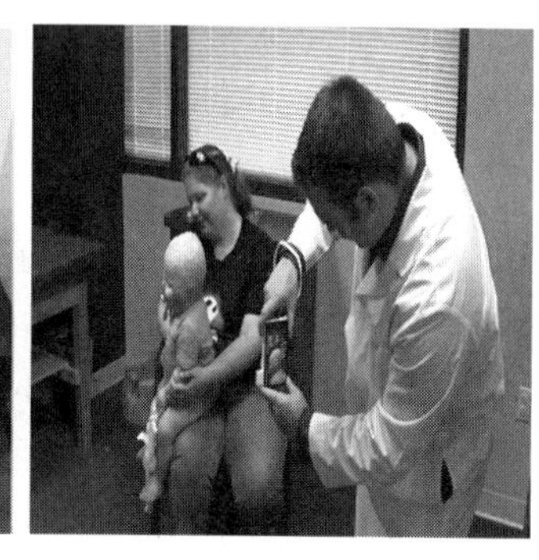
c

图 5－47　激光扫描的常用工具

注：手持式扫描仪（a）、扫描床（b）、搭载扫描软件的手提电话（c）

处与圆心作一连线，所得 24 条连线之间的差值，该指标通常与其他测量值结合以判断治疗的必要性；②颅骨不对称性（cranial vault asymmetry，CVA），又称为对角线差值（oblique diagonal difference），以眉心与头颅平面图像的圆心作一直线，作该直线旁两侧 30°处至圆心的延长线，得该图像的两条对角线，两条对角线长度的差值即为 CVA，此值被认为是量化斜形头程度的黄金标准，正常值小于 6 mm；③颅顶不对称性指数（cranial vault asymmetry index，CVAI），即头部平面图像的两条对角线差值乘以 100 再除以两条对角线中较长者所得的数值，正常值小于 3.5；④耳朵的位移值（anterior ear shift），即两侧耳朵所在水平面之间的直线距离。除了以上指标，还可以使用亚特兰大儿童保健中心（children's healthcare of Atlanta）制定的斜形头严重程度量表（plagiocephaly severity scale），见表 5－35。该量表的适用对象为非颅缝早闭的斜形头患儿，它结合 Argenta 于 2004 年提出的斜形头分级系统和 CVAI 值，通过描述头部形态将斜形头的严重程度分为 5 个级别（types Ⅰ～Ⅴ），级别数越高表示斜形头程度越重。这可为治疗师在斜形头的评估与治疗方案的制订时提供参考依据。

表 5－35　斜形头严重程度量表

级别	临床表现	干预建议	CVAI 值
Ⅰ	仅有轻微的不对称性，在正常范围内	不需治疗	<3.5
Ⅱ	外观存在不对称，仅影响一侧后枕部	姿势调整	3.5～6.25

续表 5－35

级别	临床表现		干预建议	CVAI 值
Ⅲ	外观存在不对称，一侧后枕部中度到重度扁平、同侧额部轻度凸出，耳朵出现轻度移位	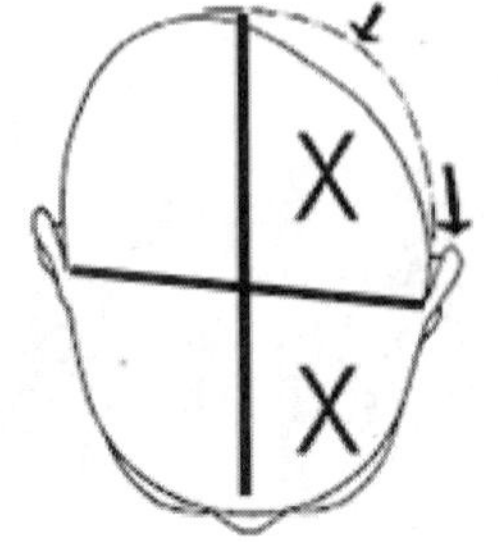	姿势调整或使用矫形器	6.25～8.75
Ⅳ	外观存在不对称，两侧后枕部和一侧额部受影响，后枕部重度扁平，耳朵出现中度移位，额部连同眼眶出现明显的不对称	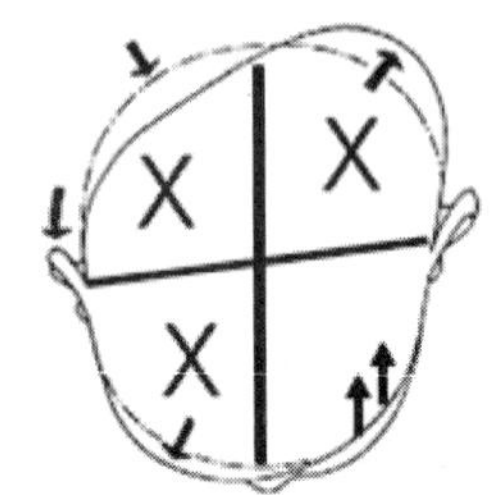	使用矫形器	8.75～11.0
Ⅴ	外观存在不对称，两侧后枕部、一侧或两侧额部均受影响，后枕部重度扁平，耳朵出现重度扁平，额部连同眼眶、面颊出现明显的不对称	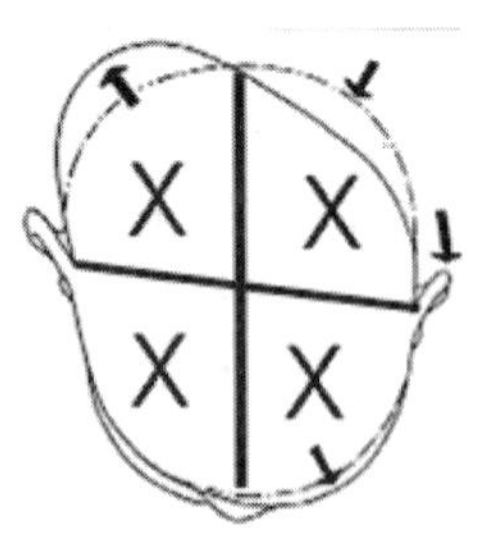	使用矫形器	>11.0

三维参数则一般需要通过对头颅进行激光扫描后，再应用相关电脑系统对数据进行分析所得。常用的三维参数有前颅不对称性指数（anterior cranial asymmetry index，ACAI）和后颅不对称性指数（posterior cranial asymmetry index，PCAI）。这主要是对鼻下点（subnasal）和耳屏（tragus）所形成的水平面以上的头颅面积进行分析。经过两侧耳屏作一头颅的水平面（图 5－48 a），再经过两侧耳屏作一头颅的冠状面、鼻下点经过的平面作一头颅的矢状面（图 5－48 b），最终可将水平面以上的头颅面积分为四个象限（Q1、Q2、Q3、Q4）。前颅不对称性指数的计算方法为前侧较大象限－较小象限/较小象限 * 100%，后颅不对称性指数的计算方法为后侧较大象限较小象限/较小象限 * 100%。这两个指数数值越大，则表明头颅外观的不对称越严重。

5．颅缝早闭的康复评定

通过头颅 CT 三维重建可清晰地看到颅缝的闭合情况（图 5－49、图 5－50），因此它被认为是诊断颅缝早闭的金标准。但由于该检查具有一定的辐射性，患儿在检查时需要镇静，而且价格较高，因此只用作对颅缝早闭的排查，而不用作对斜形头的常规检查。其次头颅 CT 三维重建不能用作对斜形头严重程度的评估和治疗前后的对比。

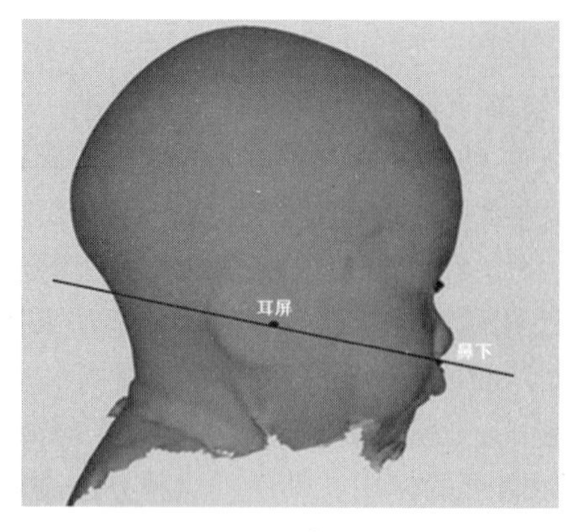

a

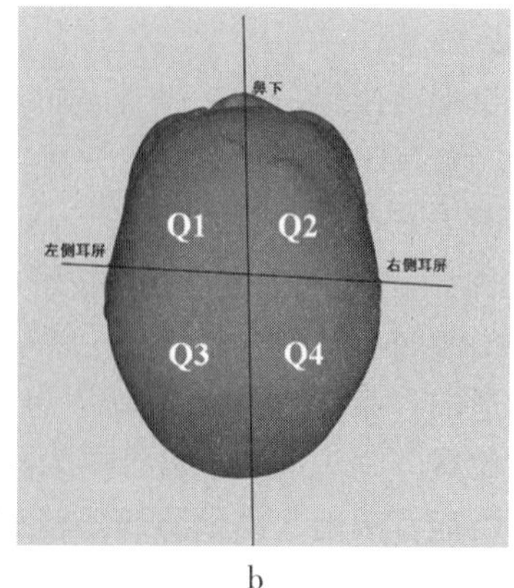

b

图 5－48　头颅三维图像四象限划分方法

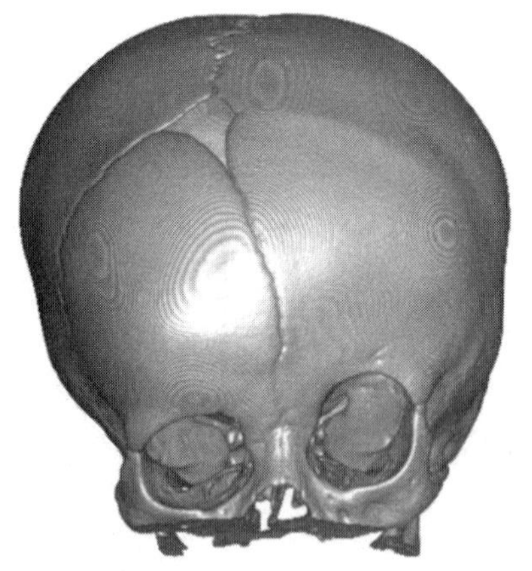

图 5－49　左侧冠状缝早闭
（头颅 CT 三维重建影像）

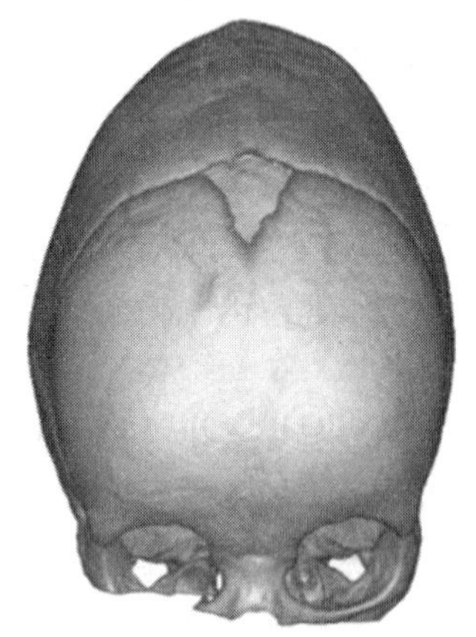

图 5－50　矢状缝、额状缝早闭
（头颅 CT 三维重建影像）

综上所述，为更好地了解斜形头的类型和严重程度，需对患儿进行全面的康复评定。而准确地鉴别颅缝早闭和非颅缝早闭所致的斜形头，对后续治疗方案的选择尤为重要。

六、康复治疗

斜形头的治疗应以预防治疗为主，最主要的是避免仰卧位下的长时间固定睡姿。尤其是在新生儿期，头颅最容易受外力作用而发生形变，家长应定期帮助婴儿调整睡姿，令其在仰卧位睡姿时枕部左右交替受力，避免其枕部的某一区域长期受压；另外，还需要增加婴儿的俯卧位玩耍时间，时间建议 30 ～60 min/d，可避免枕部长时间受压，亦可促进婴儿头控能力的发育，但需要注意在婴儿清醒并有家长看护时将其置于俯卧位，以防止窒息。长时间使用婴儿安全座椅也可能导致斜形头，因此应尽量减少使用安全座椅的时间。如果合并先天性肌性斜颈的斜形头患儿，则需要在治疗斜形头的同时进行斜颈的相关治疗。

1．睡姿矫正

斜形头早期可使用与预防治疗相同的策略来防止或减缓斜形头的进一步发展。首先，对于非颅缝早闭斜形头的矫正方法，大多是通过睡姿、抱姿的调整，利用外力和重力作用使颅面形态产生变化，令颅骨凸出的部位较多地受压，从而起到“矫正”的效果。家长在日常生活中常以毛巾、被子或“定型枕”来限制婴幼儿的头部活动，以期预防或减轻头颅畸形。但限制过程中，婴幼儿常常会通过自主的头部运动来摆脱这种令其感到不舒适的“束缚”，尤其是3～4个月的婴儿，他们头控能力更好，能更轻易地变换头部的位置，令头部置于自己更为喜爱的、舒适的位置上，这使得姿势调整的时间变短，从而不能有效地起到预防或减轻头颅畸形的作用。其次，这种方法需要家长密切留意婴儿的状况，以避免婴儿在入睡后，枕边的毛巾等物品堵住其口鼻，导致窒息，而家长在晚上一般难有相当的精力去时刻监护婴儿。最后，家长若频繁地帮婴儿调整睡眠姿势，可能会使婴儿睡眠质量受到影响，从而影响其生长发育。

2．头颅固定矫形器

对于有一定头控能力的婴儿，在单纯应用睡姿矫正斜形头效果不理想时，可考虑使用头颅固定矫形器（又称头盔，helmet）进行头颅的塑形治疗。它作用于脑颅，利用婴儿期颅骨生长速度较快、可塑性较强的特性，使头颅所有凸出的部位与头盔接触而限制其生长，同时预留空间给予头颅的扁平部位生长，颅骨会因此随着自身的发育逐渐往扁平的一侧生长，而面部的不对称性亦会随之得到改善。头盔以此在颅骨生长的过程中实现对颅骨的重新塑形，进而提高颅骨的均衡性与对称性；改善患儿头面部的整体形态（图5－51）。头盔治疗能有效地改善斜形头，同时不会限制患儿的自主活动，但其本身具有一定的重量，对于头控能力差的患儿可能会造成不良的影响，因此，一般建议斜形头患儿在头控能力发育完善后再开始进行头盔治疗。在头盔治疗期间需定期复查，一般每2～3 w复查一次。若发现患儿头颅与头盔接触部位出现压红，且1小时内不能完全消退，则需对头盔进行打磨、微调，使头盔更能适应头部的生长。

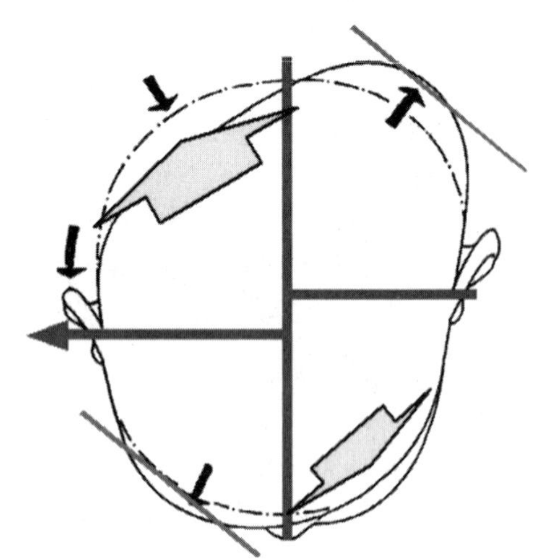
图5－51　头盔的工作原理

头盔的适用年龄从具有较好的头控能力开始（一般是4～18个月），最理想的治疗开始时间是4～7个月。尤其对于重度斜形头患儿，更鼓励早期治疗，最好能在4～6个月开始头盔矫形治疗，以确保矫形的有效性。每天使用头盔塑形的时间需要达到23个小时。需要注意，超过18个月则不建议使用头盔塑形矫正斜形头，因为此时颅骨生长基本定形，外力对头颅形态的改变作用很小。

3．手术治疗

颅缝早闭所致斜形头的治疗以手术治疗为主。手术治疗的目的是恢复颅面部的正常外观、扩大颅腔容积、防止因颅内压增高而导致的一系列并发症。一般建议在生后一年内进行手术治疗，生后3个月内是最佳的手术时机。不同类型的颅缝早闭术式不同，多条颅缝早闭通常需要多次手术。术后也可使用头盔治疗，以进一步促进头部形态的矫正。

七、小结

斜形头在婴儿群体中高发，尤其是非颅缝早闭所致的斜形头，它除造成颅面部的不对称而影响外观外，更可能导致一系列的继发问题。治疗师在日常工作中除为婴儿做常规的康复评估外，更应留意婴儿是否存在斜形头，并正确分辨是颅缝早闭还是非颅缝早闭的斜形头。同时，为家长分析斜形头的严重程度，指导正确的预防和应对方法，提出相应的治疗策略，或转介其至相应的专科门诊进行相应治疗，从而防止婴儿斜形头的发生以及减轻其严重程度，进而预防或减轻可能继发的问题。

八、案例解析

患儿，男，6个月28天。出生史：顺产，孕周36^{+5} w，出生体重3.0 kg。近期因“发育迟缓”至神经科就诊，体查时发现患儿“右侧枕部扁平，双侧额部、耳朵不在同一水平面上”，遂诊断为右侧斜形头并转至康复科。家长诉患儿出生时头部形态无明显异常，3个月时发现其头部形态不佳，曾做睡姿调整，自觉稍有好转，然头部的不对称性仍存在。家长一直比较担心患儿头控不佳的问题，对于斜形头虽有觉察，但并不太在意。经询问，患儿家人平常忙于工作，将患儿托于保姆照顾，保姆需要兼顾家务，常将患儿仰卧位置于婴儿床上。患儿家中的婴儿床右侧靠窗，窗户透光良好，因此患儿平素喜欢将头部转向右侧光源处，导致患儿在仰卧位时右侧枕部常常受压，直至患儿5个月时逐渐能竖头、翻身，才脱离这种仰卧位的固定睡姿。

康复评估：从患儿头顶朝下观察，发现患儿右侧枕部扁平，头颅的前后径短，右侧额部轻度凸出，两侧耳朵不在同一水平面上。侧面观察发现患儿后顶部较前顶部高，外形有如一缓坡。在前面观察发现患儿左侧面部较右侧面部轻微往后移。对患儿的头部触诊，未触及颅缝早闭所致的骨性隆起，前囟未闭合。

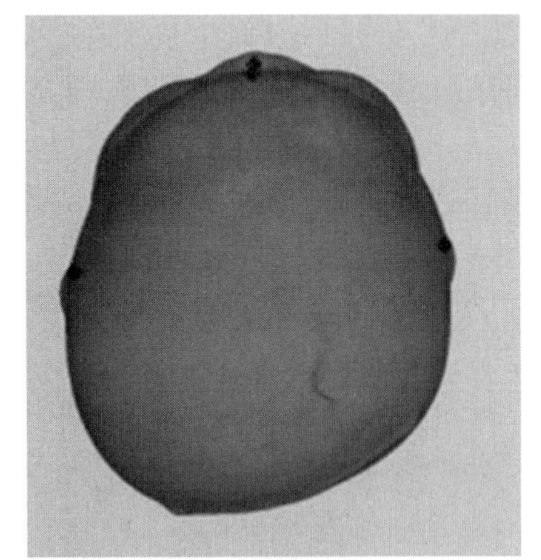

图5-52　第一次扫描三维图像

应用激光扫描获得患儿头部的三维模型，经软件计算获得头部各主要数据：CR = 94.2，RSI = 45.9，CVA = 14.1，CVAI = 9.5（图5-52）。参考斜形头严重程度量表，患儿斜形头分级为Ⅳ级，属于重度斜形头。嘱咐其在患儿清醒并有家长看护时多将其置于俯卧位或坐位，并建议头盔治疗，每天治疗时间为23 h。每2～4 w复查一次，以便于对患儿头型矫正情况的追踪和头盔的调整。

患儿于7个月15天时第一次复查，此时已进行头盔治疗2 w。再次激光扫描后得出头部各主要数据：CR =92.5，RSI =43.3，CVA =12.9，CVAI =9.1。家长自觉头形略有改善，但发现长时间应用头盔后右额部和左枕部凸起、与头盔接触的部位有压红，约半小时后均可消退。与家长解释这是正常现象，嘱咐继续行头盔治疗，每天治疗时间为 23 h。

患儿于 8 个月 13 天第二次复查，此时已进行头盔治疗约 6 w。患儿在第一次复查后几天就出现感冒、发热的症状，头盔治疗停止了约 2 w。家长在患儿退热后重新让患儿行头盔治疗，近 1 w 发现在长时间应用头盔后，右额部和左枕部凸起、与头盔接触部位的压红在观察 1 h 后均未能完全消退。再次激光扫描获得头部各主要数据：CR =90.9，RSI =41.8，CVA =10.5，CVAI =8.0。且经测试患儿头围较第一次复查时有所增长，因此压红的持续时间较长，遂为患儿的头盔进行局部打磨，让头盔更适应患儿如今的头部形态。由于头部形态的不对称性仍明显存在，遂嘱咐继续行头盔治疗，每天治疗时间为 23 h。

患儿于 9 个月 5 天第三次复查，此时已行头盔矫形治疗超过 2 个月。应用激光扫描获得患儿头部的三维模型，经软件计算获得头部各主要数据：CR =88.5，RSI =38.5，CVA =8.9，CVAI =7.4。家长自觉头部形态较前改善。因长时间应用头盔后局部出现压红，且超过 1 h 不能完全消退，因此对头盔进行了局部打磨。由于头部形态的不对称性仍明显存在，遂嘱咐继续头盔治疗，每天治疗 23 h。

患儿于 9 个月 28 天第四次复查，此时已行头盔矫形治疗 3 个月。应用激光扫描获得患儿头部的三维模型，经软件计算获得头部各主要数据：CR =85.8，RSI =34.3，CVA =7.2，CVAI =5.8。家长自觉头部形态较前改善。因长时间应用头盔后局部出现压红，超过 1 h 不能完全消退进行了头盔局部打磨。由于头部形态的不对称性仍明显存在，遂嘱咐继续头盔治疗，每天治疗 23 h。

患儿于 10 个月 25 天第五次复查，此时已行头盔矫形治疗 4 个月。应用激光扫描获得患儿头部的三维模型，经软件计算获得头部各主要数据：CR =82.1，RSI =31.5，CVA =5.8，CVAI =4.7（图 5 -53）。家长自觉头部形态较前改善。因长时间应用头盔后局部出现压红，超过 1 h 不能完全消退进行了头盔局部打磨。由于头部形态的不对称性仍存在，部分主要数据仍处于异常范围内。遂嘱咐继续行头盔治疗，每天治疗 23 h。

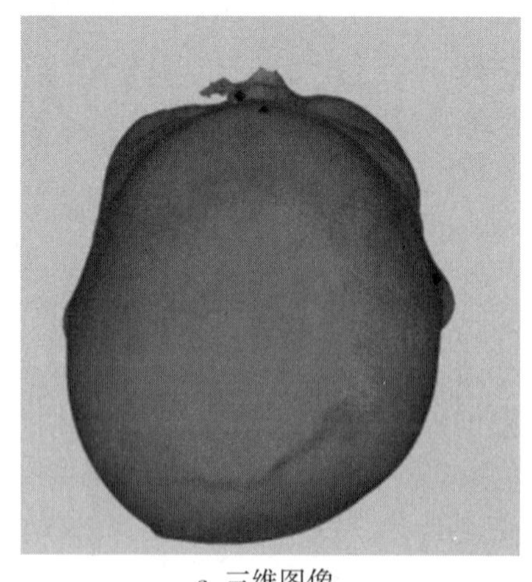
a. 三维图像

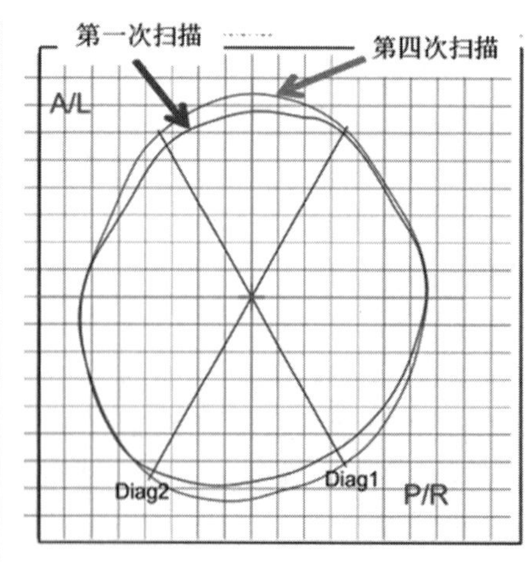

b. 与第一次扫描图像横截面的对比

图 5 -53　第四次扫描

患儿于11个月27天第六次复查，此时已头盔矫形治疗5个月。应用激光扫描获得患儿头部的三维模型，经软件计算获得头部主要各数据：CR = 81.2，RSI = 28.7，ODD = 3.1，CVAI = 2.3（图5－54），斜形头分级为Ⅰ级。现头部形态的不对称性较头盔治疗前改善明显，从患儿头顶朝下观察，头部左右两侧形态基本对称，各主要指标的数值亦改善至正常范围。由于现在患儿已能翻身、爬行，不会再长时间位于某一固定体位，因此头盔矫形治疗结束。

（郑 韵）

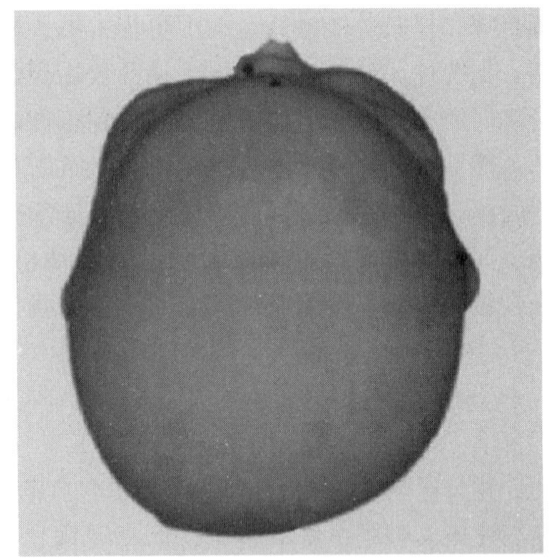

图5－54 第五次扫描三维图像

第二十三节 儿童运动性软组织损伤

一、概述

运动损伤是指在进行身体活动和运动锻炼中所造成的伤害，运动过程中发生的人体皮肤以下除骨骼外的组织损伤，包括肌肉、肌腱、筋膜、韧带、滑膜、关节囊、周围血管、周围神经等。这些损伤称为运动性软组织损伤（soft tissue injury）。儿童及青少年阶段是生长发育的关键时期，参加体育和娱乐活动是儿童形成健康、积极生活方式的重要组成部分。然而，运动存在风险，尤其是儿童的身体、认知和心理等均未发育完善的情况下，容易在运动过程中发生损伤。根据国际运动损伤报告系统，运动损伤可分为轻、中、重3个等级。轻度运动损伤指脱离运动1～7 d，中度指脱离运动8～21 d，重度指脱离运动21 d以上或永久性伤害。儿童的运动性软组织损伤多为轻中度，常见损伤类型包括肌肉、肌腱拉伤、韧带扭伤、结缔组织挫伤。

二、病因

运动性软组织损伤频率增加可能与年龄较小的儿童可以获得越来越多的激烈、有竞争力的运动机会有关。损伤的发生率和损伤部位与年龄、性别、运动类型及参与强度等因素有关。年龄在不同伤害方式的可能性中起着重要作用，因为肌肉和骨骼强度的变化使得物理损伤更容易发生在生长突增期和接近骨骺闭合时。由于参与更多个人的、技术性的运动如舞蹈、体操及网球等，女孩面临更多过度使用性伤害的风险。有研究报道了两性之间相似的发病率，但由于男孩更具侵略性，其损伤程度也更严重。急性损伤在诸

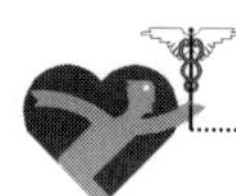

如足球和摔跤等接触式运动中更为常见，而在棒球投手和体操运动员中经常见到慢性损伤。据统计，儿童韧带的强度是开放骺板的 2～5 倍。生长中的骨骼与附近的肌腱和韧带之间的力量不平衡使骨骼容易受到急性和慢性损伤，在成人中只引起韧带扭伤的损伤都可能导致儿童严重的骨骺损伤。儿童肘关节脱位最常见的是后外侧，通常是由于前臂俯卧位时以手臂伸直、肘部完全伸展或部分屈曲的姿势跌落而引起。儿童群体的伸肌损伤，如胫骨结节撕脱损伤主要通过两种机制产生，剧烈的股四头肌收缩（跳跃机制）或剧烈的膝关节收缩对抗收缩的股四头肌（着陆机制）。

三、临床表现

儿童运动性软组织损伤多为急性，患儿即刻出现局部疼痛和肌紧张，损伤部位发红、发热、肿胀、皮下瘀斑、活动受限、有明显压痛等，X 光检查无骨折及小关节脱位。一般分为急性开放性运动软组织损伤和急性闭合性运动软组织损伤。其中，以闭合性多见，即受伤部位皮肤完整，皮下组织呈现损伤病理性改变。当组织的机械负荷超过组织的抗拉强度时，会发生组织结构病理性改变和出血，引发炎症级联反应，从而出现疼痛和肿胀。

四、诊断与预后

（一）运动史或外伤史

询问患儿有无运动史或外伤史，如关节、韧带、肌腱或肌肉扭伤、拉伤或挫伤（血肿），急性软组织损伤即小于 48 h 内发生损伤。扭伤指在外力作用下，关节超过其生理功能活动范围而引起的韧带、肌肉、肌腱损伤。拉伤指肌肉在运动中急剧收缩或过度牵拉引起的损伤。挫伤指钝力或重物打击所致的软组织损伤。

（二）症状或体征

伤处迅速肿胀，皮温升高、疼痛；局部皮肤可出现淤血瘀斑，严重者可出现皮下血肿，可伴关节功能障碍。

（三）影像学检查

1. X 线检查

X 线检查帮助排除骨折、脱位。

2. 超声检查

超声检查评估、诊断韧带和肌腱损伤，并在愈合过程中随访软组织损伤情况。

3. 磁共振成像

磁共振成像是评估关节和软组织的标准成像方式，对骨髓水肿和软组织损伤更敏感，可以进一步确定损伤性质和程度，一般用于常规治疗无效的慢性损伤或术前计划以排除其他并发损伤等。MR 关节造影有助于提高评估几种特定病理条件的敏感性，如冈上肌肌腱撕裂、上盂唇前后撕裂、肩袖部分撕裂和完全撕裂、髋臼唇和关节软骨病变、半月板复发撕裂、距腓前韧带及跟腓韧带撕裂等。

英国田径肌肉损伤分类（British athletics muscle injury classification，BAMIC）系统可用于任何肌肉损伤，该系统根据损伤的严重程度对损伤进行分级（0 级 = 正常 MRI；Ⅰ级 = 肌肉轻微撕裂；Ⅱ级 = 肌肉中度撕裂；Ⅲ级 = 肌肉广泛撕裂；Ⅳ级 = 肌肉或肌腱完全撕裂）。然后，根据损伤的解剖部位进一步对损伤进行分类（a 型 = 肌筋膜损伤；b 型 = 肌腱损伤；c 型 = 腱内损伤）。这种分类可用于制订具体的康复方案，以指导非手术治疗，详见表 5－36。

表 5－36　英国田径肌肉损伤分类（BAMIC）

分级	部位	MRI 发现	中断
0	Nil	Nil	Nil
1：轻微撕裂	1a. 肌筋膜	<10% CSA	1a. <1 cm 间隙
	1b. 肌肉肌腱联合	<5 cm 长	1b. <1 cm 间隙
2：中度撕裂	2a. 肌筋膜	10%～50% CSA	2a. 1～5 cm 间隙
	2b. 肌肉肌腱联合	5～15 cm 长	2b. 1～5 cm 间隙
	2c. 肌腱 <50% CSA		2c. 无间隙或冗余
3：广泛撕裂	3a. 肌筋膜	>50% CSA*	3a. >5 cm 间隙
	3b. 肌肉肌腱联合	>15 cm 长	3b. >5 cm 间隙
	3c. 肌腱 >50% CSA		3c. 肌腱冗余
4：完全撕裂	4. 肌肉	肌肉肌腱完全不收缩	4. 肌肉完全撕裂并缩回
	4c. 肌腱		4c. 肌腱完全撕裂并缩回

* CSA，cross sectional area，横断面面积。

五、康复评估

（一）问诊

问诊应包括患儿的主诉，对疼痛特征的全面描述（位置、性质、严重程度、是否肿胀等）；现病史（受伤机制、症状表现、处理方法、变动因素）；既往史（急性/重复性、近期/远程、慢性病史、用药史、手术史）；加剧、缓解因素及 24 h 症状（活动或休息的变化、夜间疼痛、是否 2 次损伤、身体活动情况）；特殊问题（康复目标、赛事安排等）；先前治疗的效果以及儿童目前的功能水平。

（二）安全性检查

排除骨折情况：例如通过渥太华脚踝原则（敏感性为99.99%，特异性为48.75%）来诊断是否发生了足踝骨折，检查项目包括骨压痛和负重行走。

1. 踝部疼痛，且伴有下面3项之一者应行踝部X线检查（图5－55）

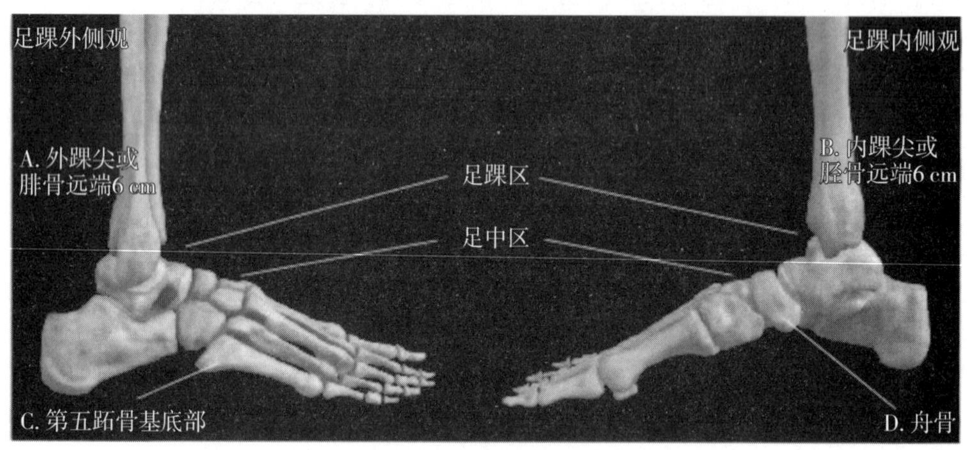

图5－55 踝关节侧面观

（1）外踝尖或腓骨远端6 cm（4指距离）范围内有压痛（图5－55中A区，小腿外侧及末端，沿脚踝外侧骨性突起的后外侧）。

（2）内踝尖或胫骨远端6 cm范围内有压痛（图5－55中B区，小腿内侧及末端，沿脚踝内侧骨性突起的后外侧）。

（3）受伤后即刻或就诊时患肢不能独立支撑体重步行4步，不论有无跛行。

2. 中足疼痛，且伴有下面3项之一者应行足部X线检查

（1）第5跖骨基底部压痛（图5－55中C区，足面外侧和地面接触中间部位，有一骨性突起，往后摸没有骨头，往前摸是骨头）。

（2）足舟骨压痛（图5－55中D区，在足内侧）。

（三）姿势与功能性移动

人体姿势反映了骨骼、肌肉、内脏器官与神经系统等各个组织的力学关系。患儿站姿，治疗师从正面观、侧面观及后面观观察头部是否处于中立位；双肩是否齐平、有无上提和圆肩；骨盆的位置；股骨有无内外旋，胫骨有无内外旋；足弓有无塌陷、内外翻等。功能性移动可从步态、双腿下蹲、单腿下蹲、单腿10个小跳、单腿提踵、单腿向前向后等，判断下肢的力线、足背屈角度、平衡、重心转移、肌肉控制等。

（四）关节活动度

关节活动度评定，用于判断受影响关节伤后障碍程度及康复治疗后关节功能的恢复情况，常用的测量仪器是量角器，注意健患侧对比，以及主动和被动 ROM 对比。

（五）血管检查

通过视诊和触诊来进行血管检查。观察肢体颜色变化，若肢体呈现青、紫，代表循环不良；触诊检查肢体末端回流，对比健患侧肢体回流速度是否相同；触摸动脉的搏动及肢体温度可帮助判断血液循环，若肢体冷，代表血液循环不良；若肢体热，代表炎症。

（六）神经检查

神经检查包括肌力、肌张力、感觉和反射四个方面。

1. 肌力

等速测试被认为是肌力评估的金标准，它能提供有关力量测量及其变量的可靠数据。此外，还可使用手持式测功机进行肌力测试，或者徒手肌力检查（manual muscle test，MMT），将肌肉力量分为 0 ～5 级。肌力测试要注意同健侧进行对比。

2. 肌张力

患儿静息状态下，通过观察和触摸肌肉的硬度，或者被动运动以体会其阻力大小及性质。通常采用改良 Ashworth 分级进行肌张力分级。

3. 感觉

感觉分为浅感觉和深感觉。浅感觉可先触诊看两侧感觉是否一样，若不一样再用针刺进行范围的确定。负重关节如踝关节运动损伤容易引起深感觉如运动觉、位置觉、震动觉等障碍，应注重本体感觉的评估。

4. 反射

直接用指尖或标准的反射叩诊锤轻叩肌腱导致肌肉收缩情况，可予以 0 ～4 级评分。0 级为无反应；1 级为反射减退；2 + 级为正常反射；3 级为痉挛性张力过强，反射逾常；4 + 级为阵挛。典型的深反射检查有：肱二头肌腱、肱桡肌腱、肱三头肌腱、髌腱、胭绳肌腱和跟腱反射等。

（七）疼痛评估

对疼痛特征的全面描述应包括位置、强度、性质、诱因、持续时间、活动或休息的变化、加重和缓解的因素、夜间疼痛等。视觉模拟量表（visual analogue scale，VAS）

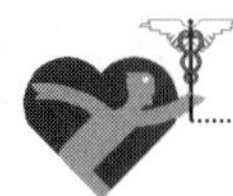

是一种测量疼痛强度的一维测量方法，通常采用一条 10 cm 长的直线，两端分别表示“无痛”（0）和“想象中最剧烈的疼痛”（10）。6 岁以上的患儿可根据自己所感受的疼痛程度，在直线上某一点做记号，以表示疼痛的强度及心理上的感受程度。4 ～ 7 岁的患儿可采用东大略儿童医院疼痛评分进行评估，该方法通过行为反应进行判断，包括有无哭闹、面部表情、语言、体位、触摸伤口的表现、腿部的运动来评估疼痛。0 ～ 3 岁患儿可采用婴儿行为观察法分别评估其面部表情、腿的动作、活动、哭闹、可抚慰性五项，得分越高，不适和疼痛越明显。

（八）肿胀

1. 肢体维度测量

选用软尺进行测量，测量时软尺应与肢体纵轴垂直，不可倾斜，以软尺在皮肤上可稍移动的松紧度为宜。取肿胀部位最高点，在两侧肢体取同样位置作为测量并进行对比。

2. 膝关节积液诱发试验

患儿仰卧位，患腿膝关节伸直，评估人员从髌骨内侧关节间隙以下开始，一手掌跟紧贴在患膝内侧，由下向上滑推，将积液推至髌上囊和外侧；另一手掌在患膝外侧由上向下挤进内侧，关节如有积液，可见膝内侧有充盈饱满或膨出现象。按照积液量分 5 个等级，无 = 下推时不见推动；少许 = 膝关节内侧较小波动； +1 = 膝关节内侧较大突起； +2 = 下推时积液充满膝关节内侧凹陷，或未经下堆积液重新充盈膝关节内侧； +3 = 不能将积液推离膝关节内侧面。

3. 踝关节八字形法（the figure-of-eight-method）

将患儿的小腿和脚放在定制的固定架上，踝关节约束在足跖屈 20°的位置。使用弹簧卷尺测量，其零点位于外踝边缘的沟内，大约在外踝突起与胫骨前肌肌腱之间。然后将卷尺向内侧拉过脚背，向第五跖骨基部拉，再向内踝拉，穿过跟腱至外踝，最终回到原来的零点。在空白卷尺上做一个标记，然后评分者把卷尺放在一个参考尺旁边，以毫米为单位记录长度，该周长代表水肿程度。

（九）专项检查

肩关节损伤可选择性使用加利福尼亚大学洛杉矶分校（the University of California-los Angeles，UCLA）肩关节评分系统，或着重于疼痛评估的特定医院检查（hospital for special survey，HSS）肩关节评分。髋、膝、踝足的功能可以采用 Harris 髋关节功能评分、HSS 膝关节评分、Maryland 足功能评分。

（十）健康状况问卷

1. 简表 36（short form 36，SF36）

SF36 使用 36 个项目，8 个量表（精力、生理功能、身体疼痛、总体健康状况、机能功能、情感功能、社会功能、精神健康）从身体和身心健康方面测量健康功能，用作衡量患儿群体的生活质量。

2. European quality of life-5 dimensions（EQ-5D）

EQ-5D 是一种广泛使用的多属性健康实用工具，描述系统包括五个维度，每个维度一个项目：移动性（mobility，MO）、自我护理（self-care，SC）、日常活动（usual activities，UA）、疼痛/不适（pain/discomfort，PD）和焦虑/抑郁（anxiety/depression，AD）。以 0 为可想象的最差健康状况，以 100 为可想象的最佳健康状况进行打分。

六、康复治疗

软组织损伤后恢复须经历组织破坏、修复和重塑阶段，涉及肌纤维、腱细胞的再生、血管生成和血管重建、结缔瘢痕组织的形成。针对软组织损伤的处理，从之前的“休息、冰敷、加压、抬高”（rest、ice、compression、elevation，RICE），“保护、休息、冰敷、加压、抬高”（protection、rest、ice、compression、elevation，PRICE），“保护、适当负重、冰敷、加压、抬高”（protection、optimum loading、ice、compression、elevation，POLICE）等发展到现今的“和平”（protection、elevation、avoid anti-inflammatories、compression、education，PEACE）&“爱”（load、optimism、cascularisation、exercise，LOVE）原则，PEACE & LOVE 原则综合考虑了软组织损伤不同阶段的康复需求。在急性阶段，使用 PEACE 原则进行处理，即保护、抬高患肢、避免使用抗炎药物、加压和教育；在急性期之后的后续阶段，使用 LOVE 原则进行处理，即适当负荷、保持乐观、血管重建性活动和主动运动。相较于 POLICE 原则，PEACE & LOVE 原则建议避免使用抗炎药和冰敷，因为研究发现使用抗炎药可能会抑制自然愈合过程，冰敷可能会破坏炎症、血管生成和重建并增加不成熟的肌纤维合成；同时，考虑到组织愈合的亚急性和慢性阶段，强调健康教育和心理因素对于康复的重要性。

（一）分期治疗

1. 急性期

通常持续 4～6 d，损伤的急性阶段由于大量中性粒细胞、单核细胞和巨噬细胞被促炎因子吸引到损伤部位而产生无菌性炎症，常见的炎症症状和体征表现为肿胀、发红、发热、休息时疼痛和功能丧失明显。被动活动关节时患儿可能有防御行为，在未达到全部关节活动之前出现疼痛。不管是局部的化学变化刺激神经末梢引起的疼痛和活动受限，还是由肿胀和渗出导致的组织张力增加，或是肌肉防卫，都是机体固定疼痛区域的一种保护机制。如果疼痛和肿胀持续，需要进一步检查以及时排除损伤因素。

此阶段的康复策略包括控制疼痛及肿胀，在无痛范围内的主动或主动辅助运动。根据 PEACE 原则，在受伤后几日患儿应制动来减少出血及肿胀，避免进行会加剧疼痛的动作，可使用矫形器、肌内效贴和吊带固定保护以促进组织的充分愈合，研究表明持续性足底筋膜炎患儿可能受益于足部矫形器，肌内效贴能够有效改善循环、促进淋巴回流，缓解疼痛；尽可能多地使受伤的肢体高于心脏以利于血液回流；炎症可促进组织再生，因此应避免服用抗炎药以防影响组织的愈合；使用弹性绷带对受伤部位进行加压包扎以减少肿胀；同时应加强对患儿及家属的宣教。与主动疗法相比，损伤后早期的被动疗法对疼痛和功能影响甚少，因此应避免不必要的被动治疗和医学检查。

2. 亚急性期

通常持续 10 ～ 17 d（受伤后 14 ～ 21 d），但在一些循环受限的组织如肌腱中，这一阶段可能长达 6 w。进入亚急性和慢性阶段，炎症症状和体征逐渐减退至消失。被动活动关节时在关节活动末端出现疼痛，伴有软组织阻力。肌腱成纤维细胞会持续募集并快速增殖合成胶原、蛋白多糖和其他细胞外基质成分，导致胶原和血管增生无序、细胞排列紊乱。不管是由于张力超出新生组织的承受能力或是紧张的组织受力时引起的疼痛，还是肌肉可能出现的无力，这样的组织薄弱都会限制损伤组织的功能。

此阶段的康复策略为减少疼痛、改善活动度、增强肌力、提升本体感觉、矫正异常生物力学、恢复运动能力。根据 LOVE 原则，损伤后应在不产生疼痛及症状允许情况下，尽早增加机械应力及逐渐恢复正常活动；同时，建议康复期的指导应鼓励患儿发挥最佳的自我效能感，保持乐观自信来应对康复挑战。此外，在损伤后几天应选择血管重建性活动（如无痛的有氧运动）来增加流向修复组织的血液，并采用结合等长、离心和向心运动的等速康复系统来提高神经－肌肉控制训练力。

3. 慢性期

可能持续 6 个月到 1 年，这取决于所涉及的组织和组织损伤的程度。这一阶段没有炎症的症状和体征，结缔组织继续加强和重塑。被动活动关节在牵伸时可能出现疼痛。无论是可能出现的粘连或挛缩，还是肌肉力量、耐力的减退，还是神经肌肉控制的下降，均可以限制患侧关节活动。

此阶段的康复策略为提高神经－肌肉控制能力、提高日常生活活动能力、重返学校及运动。根据患儿实际情况，渐进式强化肌力和耐力，发展功能性运动和专项运动训练，同时也可针对不同运动项目的特点设计运动专项损伤预防策略，包含跑、跳跃、着陆、扭转、击球、投掷、接球、加速、减速、滑动和阻挡等动作的学习。

（二）物理因子疗法

1. 治疗性电刺激（therapeutic electrical stimulation，ES）

通过表面电极从外部设备向身体施加电流，表面电极与靠近表面电极的可兴奋组织形成串联电路，影响感觉或运动神经纤维的去极化发生，从而减轻疼痛和/或肌肉痉挛，控制水肿，增强神经肌肉功能，最大限度减少失用性萎缩。

（1）高压脉冲电刺激（high-voltage pulsed electrical stimulation，HVPS）是一种特定的 ES，其特征在于单相波形和每个电极的已知极性，理论上可以通过改变细胞通透性来抑制水肿形成。

(2) 神经肌肉电刺激（neuromuscular electrical stimulation，NMES）可诱导收缩静脉和淋巴管，有助于消除水肿，同时 NMES 也被用于增强肌力。

2. 超声波治疗

高质量证据表明，持续性足底筋膜炎患儿可能受益于超声，治疗剂量的超声波具有消肿、止痛、缓解肌肉痉挛、松解粘连、软化瘢痕的作用。

3. 冲击波疗法

冲击波作用于软组织可起到粘连组织松解的作用，持续性中段跟腱病患儿可能受益于冲击波治疗。

4. 低强度激光疗法

目前证据不支持使用低强度激光治疗踝关节扭伤。

七、小结

儿童运动性软组织损伤多是突然意外如跌倒、挤压、碰撞、坠落等情况导致的急性挫伤、肌肉拉伤、关节韧带扭伤等。通过问诊及体查初步考虑是骨骼、肌肉/肌腱/筋膜、关节囊/韧带、血管或神经问题，再进行相关性检查确诊，然后通过具体评估找出问题并制订康复方案进行治疗及干预。根据软组织损伤的不同时期，应采用不同的物理治疗方法。急性期进行适度保护和活动，亚急性期应关注患儿及其家属的教育，逐步恢复软组织、肌肉和关节活动性。慢性期时改善神经肌肉控制，重返功能活动。患者宣教应贯穿治疗全程，给予正确的物理治疗方案，使患儿得到及时有效的治疗，从而达到治愈。

八、范例分析

患儿，庄某，女，11 岁，2023 年 3 月 18 日左足被自行车轮绞伤，曾当天在外院行“左足跟腱吻合及石膏外固定”治疗。4 月 1 日又因摔倒致左足跟部伤口裂开，遂于 4 月 13 日及 4 月 23 日分别在外院行“左跟腱带蒂腱膜转移修补术”及“左足清创术 + 植皮术”。5 月 15 日—5 月 28 日至我院康复科就诊。

主诉：左跟腱损伤后要求康复训练。

视诊：左足跟可见长约 8 cm 不规则瘢痕，周围皮肤无红肿，左跟腱肿胀。

触诊：左踝皮温稍高，手术瘢痕处压痛，疼痛 VAS 评分 3 分，疼痛性质为胀痛及牵涉痛（小腿后侧）；左足部背屈及跖屈受限，伴有疼痛；足趾血运及感觉正常。

肿胀情况：踝关节稍肿胀，围度测量左踝大于右踝 0.5 cm。

关节活动度：踝主动背屈：左 −10°，右 20°；踝主动跖屈：左 20°，右 40°。

肌力：右下肢肌力 3 + 级，左下肢肌力 3 级。

姿势与功能性评估：负重不可。

现阶段康复目标：缓解疼痛和肿胀，改善左踝关节活动度，增强双下肢力量。

治疗方案：①按摩左踝，左踝被动活动；②缓解轻柔牵伸左踝背屈；③踝泵训练；④直腿抬高训练（适当负重）；⑤双下肢力量训练（着重左侧，适当负重）：臀大肌、臀中肌、股四头肌、胫前肌；⑥ NMES：双侧臀中肌、臀大肌、股四头肌、胫前肌；⑦超声波：左足跟瘢痕。

再次评估结果：左跟腱肿胀缓解（左踝 = 右踝）；踝主动背屈：左 0°，右 20°；踝主动跖屈：左 30°，右 40°；右下肢肌力 5 - 级，左下肢肌力 4 级；左踝渐进性负重达 80%。

（黄诗雅　徐开寿）

第二十四节　幼年特发性关节炎

一、概述

幼年特发性关节炎（juvenile idiopathic arthritis，JIA）是一组病因不明的异质性疾病，指发生于16 岁以下儿童，以慢性关节滑膜炎为主要特征，或伴各组织、器官不同程度损害的慢性、全身性疾病。它是儿童期最常见的慢性风湿性疾病，也是造成小儿致残的主要原因，未经治疗的 JIA 患儿 2 年致残率高达 50% 以上。JIA 以 1 ～ 3 岁幼儿高发，女童更多见，男孩发病年龄跨度大，高峰 8 ～ 10 岁，发病率 3. 5/10 万～ 13. 3/10 万。在欧洲和北美人群 JIA 的发病率和患病率分别为 2/10 万～ 20/10 万、16/10 万～ 150/10 万；在亚洲，发病率更高，约为 100/10 万。活动期 JIA 的典型症状是关节肿胀、疼痛和关节僵硬，最常发生在髋关节、膝关节、踝关节等下肢大关节以及手和脚的小关节。如果不加以控制，JIA 可能会引起很多后遗症，包括疼痛、疲劳、睡眠障碍、肌肉萎缩、生长迟缓、关节畸形、残疾等，重者甚至致死。尽管可以使用有效的抗风湿药物和生物制剂来治疗 JIA，但大多数儿童仍会经历长期活动期的慢性病过程。研究显示接近 1/3 的 JIA 患儿成年后仍会出现行动能力的受限。因此，康复治疗在 JIA 的病程中也发挥着重要作用。

二、病因

JIA 的病因和发病机制至今仍尚未明确，有明显家族聚集趋势，其中，具有 HLA-DR1、DR8 和 DR5 位点者是 JIA 的易发病人群。JIA 也可能与感染、关节外伤和创伤、环境影响与气候变化（如潮湿）以及心理刺激等多因素诱发的免疫紊乱有关。本病的发病机制可能为：在感染、环境等因素影响下，病原菌的特殊成分作用于易感个体，导致其免疫系统功能紊乱，产生针对自身或病原体过强和持续的免疫应答，导致对全身器官尤其是关节组织的免疫炎性损伤。病原菌作用于易感个体的 T 细胞受体，激活 T 细胞，使其活化增殖，分泌大量炎性细胞因子，继之引起B细胞活化形成自身抗体。炎性因子及自身抗体与自身抗原形成免疫复合物，沉积于组织，激活补体成分，吸引大量吞噬细胞至病变部位，引起结缔组织的自身免疫损伤，如小血管壁的炎症、滑膜增生和软骨损伤等。

三、临床表现

2001年国际风湿病学会联盟（International League of Associations for Rheumatology，ILAR）将JIA分为7个类型：

（一）全身型JIA（systemic onset JIA，SoJIA）

本型起病多急骤，伴有明显的全身症状。

1. 发热

典型的弛张热，每日高峰超过39 ℃，持续时间超过2 w，高热时可伴有寒战和全身中毒症状，如乏力、食欲减退、肌肉和关节疼痛等，热退后患儿精神如常。

2. 关节症状

关节炎是第二常见的症状，关节痛可先于关节炎，发生率在80%以上。通常为多关节炎，常在发热时加剧，热退后减轻或缓解。大、小关节均可受累，最常累及的关节为腕关节、膝关节和踝关节。关节常表现为对称性肿胀、压痛和晨僵，反复发作数年后可出现畸形。

3. 皮疹

皮疹于发热时出现，随着体温升降而出现或消退。皮疹呈淡红色斑丘疹，大多无瘙痒感，可融合成片，胸部和四肢近端多见。

4. 肝脾及淋巴结肿大

约半数病例有脾肿大，肝肿大常常发生在疾病活动时，可伴有轻度肝功能异常。多数患儿可有全身淋巴结肿大，大多为无痛性的，肠系膜淋巴结肿大时可出现腹痛。

5. 浆膜炎

约1/3患儿出现胸膜炎或心包炎，但无明显症状。

6. 神经系统症状

部分患儿出现脑膜刺激症状及脑病表现，如头痛、呕吐、抽搐、脑脊液压力增高及脑电图改变。

（二）少关节型JIA（oligoarticular JIA，oJIA）

本型是JIA最常见亚型，女孩多见（约为4∶1），常于6岁之前起病。少关节炎在北美和欧洲的白人占50%～80%。主要影响下肢大关节，膝关节是最常受累的，其次是踝关节，还有如肘、腕等大关节，多为非对称性。肩关节受累少见。多数患儿以关节疼痛和晨僵为主诉。1/4 病例可无关节疼痛，仅表现为关节肿胀。此型关节炎常反复发作，但很少致残。

（三）RF 阴性多关节型 JIA（polyarticular JIA，RF negative）

关节炎起病隐匿，受累关节呈对称性或非对称性分布，可同时累及大小关节。典型病例的小关节滑膜炎与成人类风湿关节炎的区别在于幼年起病时近端指间关节而非掌指关节最易受累。颈椎及下颌关节常易累及。颞颌关节受累时可致张口困难、小颌畸形。

（四）RF 阳性多关节型 JIA（polyarticular JIA，RF positive）

发病多在青春期，典型的关节症状表现为渐进性、对称性多关节受累，多累及手部小关节，如近端指间关节、掌指关节、腕关节，大关节受累与成人类风湿关节炎类似。约 10% 患儿出现类风湿结节，常见于肘关节周围。本型关节症状重，最终约 50% 以上发生关节强直变形，影响关节功能。

（五）银屑病性关节炎（psoriatic arthritis，PsA）

本型约 90% 的患者是白人，有明显的遗传倾向。银屑病可晚于关节炎起病后多年发生，但大多在关节炎起病 2 年内伴发。关节炎多为非对称性分布，大小关节均可受累（大关节通常为膝关节和踝关节），典型症状为指（趾）炎，足趾远端趾间关节较手指远端指间关节更为显著。受累关节总数局限，多发生于少关节型患儿。

（六）与附着点炎症相关关节炎（enthesitis-related arthritis，ERA）

本型男性多发，多于 8 ～ 15 岁起病，大多数患者存在 HLA-B27 阳性，RF、ANA 阴性，多有家族史。典型病例表现以骶髂关节、脊柱和四肢大关节的慢性炎症为主。此型的一个显著特点是附着点炎（肌腱或韧带与骨骼的连接点）。髌骨下韧带、跟骨肌腱、跖腱膜是最常受累部位。关节炎以髋关节、膝关节、踝关节为主，表现为间歇性骨关节疼痛和活动受限，伴有或不伴有外周关节的炎症，部分患者有夜间痛。肌腱附着点肿胀、压痛。病初脊柱不易受累，但部分患儿可能逐渐进展为具有成人强直性脊柱炎典型特点的骶髂关节炎和脊柱炎。

（七）未分类的 JIA

未分类的 JIA 指不完全符合上述任何一项或符合上述两项以上类型诊断标准的关节炎。

四、诊断与预后

JIA 的临床诊断较为复杂（表 5－37），且不同 JIA 亚型之间、同一 JIA 亚型的不同个体之间疾病的严重程度及预后存在极大的差异。关节残疾、畸形是 JIA 最常见的并发症，合并葡萄膜炎者可致盲。研究发现，少关节型 JIA 的关节损伤和身体残疾相对轻微、预后较好，但部分患儿病情易反复，可能会出现明显的肌肉骨骼异常，例如屈曲挛缩、外翻畸形等。若能及时诊断、治疗得当，可明显减少致残率。多关节型 JIA 预后较差，容易致残，RF 阳性较 RF 阴性患儿 5 年缓解率更低。全身型 JIA 的病情最重、预后最差，可能导致死亡。与附着点炎症相关型 JIA 症状常持续或反复发作，持续多年后转入静止状态，但若不积极治疗，部分患儿发生中轴关节受累和残疾的风险很高，形成脊柱强直。

表 5－37　JIA 的分型和诊断要点

分型	诊断要点
少关节型 JIA	发病前 6 个月，1～4 个关节。持续性/扩展型
全身型 JIA	大于等于 1 个关节，每次发热大于等于 2 w，伴有以下大于等于 1 项：皮疹；淋巴结、肝、脾肿大；浆膜炎
RF 阴性多关节型 JIA	发病前 6 个月，大于等于 5 个关节，RF 阴性
RF 阳性多关节型 JIA	发病前 6 个月，大于等于 5 个关节，RF 阳性
银屑病性关节炎	关节炎＋皮损或有以下大于等于 2 项：指趾炎；顶针甲或指甲脱离；一级亲属有银屑病
附着点炎症相关的关节炎	指满足（1）关节炎并附着点炎；或（2）关节炎或附着点炎，且伴有下列情况中至少 2 项：①骶髂关节压痛或炎性反应性腰骶部及脊柱疼痛，而不局限在颈椎；②HLA-B27 阳性；③8 岁以上发病的男性患儿；④家族史中一级亲属有 HLA-B27 相关疾病（强直性脊柱炎、与附点炎性反应相关的关节炎、色素膜炎或骶髂关节炎）
未分化 JIA	不符合上述任一项或符合上述两类以上的关节炎

注：JIA 为幼年特发性关节炎；RF 为类风湿因子；HLA-B27 为人体白细胞抗原 B27。

五、康复评定

JIA 的主要临床表现为关节的炎症反应，包括非特异性皮疹、肿胀、压痛和活动受限等。肌力、肌张力以及关节活动度的评估是必不可少的。除此之外，JIA 还有一些特异的临床评定系统。

（一）幼年型关节炎疾病活动评分（juvenile arthritis disease activity score，JADAS）

2009 年 Consolaro 等提出了 JADAS，其评估过程方便快捷，结果能较好地反映疾病活动情况，应用越来越广泛。JADAS 是一种复合疾病活动指数，由四个单独的衡量指标组成：医生对疾病活动的整体评估，父母/患者对疾病状态的评估，活动性关节炎的个数和血沉。医生和家长（患儿）评估 0 分无疾病活动，10 分是疾病最大活动；血沉的值需采用（ESR－20)/10 公式进行校正，评估分值为 0 ～ 10 分。活动性关节个数，每个活动性关节评分 1 分，关节炎活动指关节有肿胀、疼痛所致关节活动受限或关节有压痛。JADAS27 的评估关节包括：1 个颈椎关节、2 个肘关节、2 个腕关节、6 个第 1—3 掌指关节、10 个近端指间关节、2 个髋关节、2 个膝关节、2 个踝关节，共 27 个关节。因此，JADAS27 总分为 57 分。Consolaro 等根据多项回顾性研究分析总结提出了 JIA 患者的 JADAS27 疾病活动分度：不活动小于 1 分，低疾病活动小于 3.8 分，中度疾病活动 3.9 ～8.5 分，高疾病活动大于 8.5 分。

（二）美国风湿病学会儿科标准（Pediatric American College of Rheumatology Criteria，ACR Pedi）

ACR Pedi 评价系统包含 5 个核心的指标：①医生对疾病活动度的整体评价；②家长/患儿对健康状况的整体评价；③有活动性关节炎的关节个数；④活动受限的关节个数；⑤反应炎症的实验室指标。需要注意的是“活动性关节炎”的定义为：肿胀关节个数、压痛或活动时疼痛的关节个数、活动受限的关节个数，三者之一即可。“关节活动受限”定义为“被动活动时关节正常的活动范围受到限制”，要做到尽可能详细的全面体格检查，尤其是手足小关节的检查。实验室指标即血沉。5 项核心指标中至少 3 项有 30% 的改善，即称为 ACR Pedi 30 改善；如果上述 5 项指标中至少 3 项改善大于等于 50%，称为 ACR Pedi50 改善；如果上述 5 项指标中至少 3 项改善大于等于 70%，即称为 ACR Pedi 70 改善。各项指标改善百分率（%）＝（治疗前值－治疗后值）/治疗前值 ×100%。

六、康复治疗

JIA 的康复目标是缓解关节疼痛、恢复关节功能、防止关节挛缩和残疾、临床应用中要对患儿进行精准评估，制定精准的康复治疗干预方法。JIA 患儿除在急性期需暂时卧床休息外，应在医生的指导下进行适当的关节活动，选择患儿身体耐受的运动，以此缓解肢体疼痛，增强软组织的延展性，改善关节功能性。在进行这些肢体活动时应采取循序渐进的方式，避免因活动量过大或过激对关节造成更严重的伤害。研究发现，JIA 患儿连续进行 12 w、每周 3 次的康复运动，可安全、有效地改善患儿的体能状况。

（一）运动疗法

大量研究证明，运动疗法可以减少 JIA 患儿活动性关节的数量和疼痛强度、改善关节活动度、肌肉力量、疲劳、功能状态和生活质量等，是一种不可估量的康复治疗方法。美国儿科学会也呼吁临床医生给患儿开具运动处方，并给予专业的评估与运动指导。此外，JIA 患儿参加体育锻炼、运动计划和运动测试是安全、可行和可接受的。目前还没有研究报道运动疗法在 JIA 患儿应用期间的负面影响，也没有证据表明运动可能会加剧症状。JIA 患儿适合选择哪种锻炼方式，取决于患儿的年龄、生理发育、运动技能水平、关节疾病分期和个人兴趣。运动应遵守循序渐进、持续、适量、安全和及时调整修正的原则。JIA 患儿运动疗法的目标包括：①控制疼痛；②恢复受影响关节的活动度；③保持和提高肌肉力量；④维持和增加日常生活活动的耐力；⑤最大限度地减少炎症的影响；⑥确保正常的生长和发育。

1. 力量训练

力量训练又称阻力训练，是一组抗阻力运动，包括使用从体重到杠铃的各种阻力负荷的不同训练方式，其目的主要是训练人体的肌肉功能。力量训练的益处除了可以增加肌肉力量和局部肌肉耐力外，还可以改善心血管健康状况、身体成分、骨密度、血脂状况、超重青年的胰岛素敏感性、增强对伤害的抵抗力和心理健康。美国儿科学会建议适宜的力量训练的运动频率为：训练前进行 10 ～ 15 min 的热身，每周进行 8 ～ 15 次的力量训练，持续至少 8 w。研究发现进行了为期 12 w 力量训练的 JIA 患儿，其髋关节和膝关节的肌肉力量明显增加，并建议 JIA 患儿可以参加包括自由重量和跳绳在内的肌肉力量训练的负重健身计划。

2. 关节松动

关节松动指在关节活动范围内完成的一系列针对性很强的手法操作技术，属被动运动范畴，在应用时应选择关节的生理运动和附属运动作为治疗手段。JIA 患儿常伴全身多个大小关节活动受限，应用关节松动技术可提高关节活动度，预防关节挛缩和畸形。

3. 本体感觉运动

本体感觉运动是一种用来提高关节自身的体位感和平衡性的训练方法，本体感觉运动可以减轻疼痛、提高关节稳定性、保护关节周围的肌肉和韧带以及改善功能。研究发现，随着膝关节炎患儿的膝部肌肉、肌腱、韧带和关节囊变弱和受损，本体感觉也会减少。JIA 患儿在日常生活活动中进行频率为每周 3 ～ 4 次、每次 30 ～ 40 min 的本体感觉训练，可以有效减轻膝关节疼痛、改善身体功能。

4. 有氧运动

有氧运动是指采用中、小强度，以增强有氧代谢功能为主的长时间运动，如走路、跑步、游泳、骑自行车和健美操等。规律的有氧运动可改善心脏功能、增强肺功能、增加有效循环血液总量、增加骨骼密度、减少体内脂肪含量及改善心理状态。JIA 患儿有氧和无氧运动能力均降低，有氧运动有助于患儿疼痛控制，降低日常疼痛强度和疲劳程度，并改善其功能状态。

5．水疗

水疗利用水的特点让患儿在水中进行运动，以缓解患者症状或改善其功能。水的阻力和浮力都有助于缓解关节疼痛，提高平衡性、稳定性、灵活性、力量，水中运动还可促进血液循环、缓解粘连、提供令人心情愉快的环境。

（二）其他

物理因子是一种有效的康复手段，也是干预 JIA 的重要组成部分。低频电疗可增强肌肉力量、提升对关节的控制能力；中频电疗可缓解和治疗关节炎引起的疼痛和局部肿胀，减轻关节的挛缩。其他如蜡疗、超声、气压治疗、静态牵伸系统、矫形器的应用等均发挥着不同的作用。研究发现，采用电子视频游戏对 JIA 患儿进行每周 3 d 共 8 w 的日常生活活动任务训练，可以提高患者的肌力、握力、职业表现满意度等。这种基于虚拟现实的康复治疗新方法可能更受患儿偏爱，并且具有广泛的适用性。

（三）注意事项

JIA 急性期患儿应尽量卧床休息，可给予局部湿热敷止痛，并注意肢体保暖。疼痛缓解后鼓励患儿进行适当运动，运动前治疗师应对患儿关节情况进行评估，运动中应以大关节为主，减少小关节磨损，同时根据患儿不同情况，适当调整活动强度。避免长时间使用同一个姿势，预防关节畸形。

七、小结

JIA 是儿童时期常见的结缔组织病，以慢性关节滑膜炎为主要特征，常伴随有全身多脏器功能损伤，临床症状主要表现为疼痛、肿胀及活动受限，部分患者可伴随急性前葡萄膜炎，是导致小儿残疾和失明的主要疾病之一。JIA 目前尚无治愈的可能，康复治疗目标在于最大限度缓解患儿临床症状，预防及减少器官损伤与治疗的不良反应，从而改善患儿生活质量。

八、范例分析

（一）病例情况介绍

患儿，男，5 岁，因“四肢及颈部疼痛伴间断发热 20 d”入院。患儿入院前 20 d 开始出现右下肢疼痛，2 d 后渐至右上肢、颈部、左上肢及左下肢疼痛，不能行走，无伴关节红肿，间断发热，热峰最高可达 40 ℃，发热时曾于躯干部出现一过性红疹，热退时皮疹可消退。起病以来患儿无咳嗽，无头痛、抽搐等症状，热退时精神如常，胃纳欠佳，大小便正常。起病前 9 d 曾出现流涕、腹泻等症状。在外院一直予抗感染治疗，症状无改善。查体：神志清，精神稍倦，躯干部可见充血性红色斑疹，浅淋巴结不大，心肺无异常，肝脾肋下未触及，脊柱及四肢无畸形，双肘、双膝关节无红肿，有触痛，活动受限，右侧踝阵挛（+），余神经系统检查无阳性体征。入院完善相关检查：血常规：WBC 14.9 $\times 10^9$/L，N：0.80，Hb 78 g/L，PLT 407 $\times 10^9$/L，血沉 62 mm/h，心肌酶无异常；血生化全套：转氨酶、直接胆红素、肌酐、总胆固醇指标均增高。总钙和游离钙稍降低；心电图胸片均无异常。腰穿脑脊液常规无特殊；头颅 CT 未见异常，腹部 B 超提示脾脏增大。骨穿结果显示有核细胞增生明显活跃（+++）、粒细胞增生明显活跃，提示感染性骨髓象，骨髓培养阴性。经过对症治疗、强的松抗炎，入院第 7 d 患儿体温降至正常，复查肝功正常、血常规及血沉均有所改善。根据患儿临床表现，诊断：幼年特发性关节炎（全身型），并于入院后第 11 d 开始予以甲氨蝶呤 5 mg 口服，每周 1 次，服药后 24 h 加用叶酸 5 mg 口服。经治疗，患儿全身症状有所缓解。

（二）康复治疗经过

完善康复评估，患儿四肢大关节活动度减少，肌力减退，肌张力稍高。排除康复禁忌，予运动疗法、作业治疗、低频和中频电疗、超声治疗、JAS、矫形器等治疗，配合家庭康复指导。患儿出院前复查血常规和肝功均正常，血沉 30 mm/h。出院后 4 w 停用，强的松减量至出院 6 w 后停用，继续服用甲氨蝶呤、叶酸，辅予钙剂、鱼肝油等治疗。甲氨蝶呤逐渐减至 2.5 mg/w，复查肝功、血常规无异常后停用甲氨蝶呤。其间坚持康复训练。每 3 个月复查关节活动度、JADAS 评分和日常生活活动能力。经过 6 个月的治疗，患儿各病变关节功能改善、生活自理能力提高。建议门诊继续随访，定期复查评估。

（王文达）

第二十五节　肿瘤康复

一、概述

肿瘤是指机体在某些致癌因素的作用下，使一些组织的细胞在基因水平上失去了对其生长的正常调控，呈现过度而不协调的克隆性增殖而形成的新生物，因其常在局部形成肿块，故称为肿瘤。儿童肿瘤即指肿瘤发生于儿童时期。随着社会的发展、致病因素增多，儿童肿瘤的发生率呈上升趋势。当前各种先进技术在临床的普遍应用及手术、化疗、放疗等综合治疗手段的不断更新和完善，儿童肿瘤患儿的存活率已得到明显的提高。因此，肿瘤并发症及后遗症的处理对于缓解期的儿童肿瘤患儿来说尤为重要，这将直接关系到患儿的远期生存质量。

二、病因

目前认为儿童肿瘤的发生可能与遗传因素和环境因素有关，其中胎儿基因缺陷、宫内感染、射线辐射或药物影响、吸二手烟甚至父母的职业等均可能和肿瘤的发生发展有关：

（一）遗传因素

包括染色体异常和基因突变，如唐氏综合征患儿容易发生白血病及生殖细胞肿瘤、Turner 综合征患儿容易发生神经母细胞瘤及肾母细胞瘤。在儿童白血病中，基因突变甚至可能影响到疾病预后，如存在 TEL-AML1 和 ETV6 – RUNX1 基因突变的患儿预后较好，而存在 MLL-AFF1 和 iAMP21 基因突变的患儿预后较差。

（二）环境因素

1. 父母职业

父母一方若长期暴露于废气、有机溶剂（如油漆、农药等）、皮革、粉尘中可能增加后代发生儿童肿瘤的风险。

2. 先天的环境因素

与母亲妊娠期所处的环境、用药史、放射接触史、胚胎期的子宫内环境等先天因素有关。

3. 感染

部分病毒感染与肿瘤发生相关，如乙肝病毒和儿童肝癌、EB 病毒感染和淋巴瘤及鼻咽癌的发生具有相关性。

4. 环境中的致癌物

环境中的致癌物如装修材料、二手烟及黄曲霉素等。

三、临床表现

儿童肿瘤多来源于中胚叶组织，从形态上观察与胚胎期的幼稚组织类似，儿童的常见肿瘤包括：白血病、中枢神经系统肿瘤、淋巴瘤、横纹肌肉瘤、骨肉瘤等。根据肿瘤发生部位的不同可能会导致不同类型的并发症如发育迟缓、营养不良、偏瘫、脊髓损伤、神经源性膀胱、吞咽障碍、意识障碍、呼吸功能障碍、关节挛缩、疼痛等，上述并发症在肿瘤缓解期均需进行不同程度的康复干预。

（一）白血病

儿童白血病是儿童恶性肿瘤中最常见的一种，其中发生率最高的为急性淋巴细胞白血病。主要临床表现包括发热、贫血、皮肤黏膜甚至内脏出血、肝脾淋巴结肿大、骨关节疼痛、乏力、食欲不振等。

（二）中枢神经系统肿瘤

中枢神经系统肿瘤包括脑和脊髓的肿瘤，可通过局部浸润、压迫邻近结构而产生症状和体征。常见的症状包括头痛、恶心、呕吐、共济失调、步态异常、癫痫、颅神经麻痹、视乳头水肿、斜颈等。

（三）淋巴瘤

淋巴瘤是起源于淋巴造血系统的恶性肿瘤，包括霍奇金淋巴瘤和非霍奇金淋巴瘤。局部表现多为浅表或深部淋巴结肿大，全身表现包括发热、瘙痒、盗汗、消瘦、贫血、皮肤损害等。

（四）横纹肌肉瘤

横纹肌肉瘤起源于横纹肌细胞或向横纹肌细胞分化的间叶细胞，全身任何部位均可能发生横纹肌肉瘤，其中最常见的部位在头颈部、泌尿生殖道和四肢。头颈部肿瘤可表现为眼球突出、眼肌麻痹、鼻窦阻塞、头颈部局部肿块；泌尿生殖道肿瘤可表现为盆腔包块、尿路梗阻、血尿、尿频、便秘等；四肢肿瘤可表现为疼痛性肿块和肿胀等不适。

（五）骨肉瘤

骨肉瘤是最常见的骨恶性肿瘤，好发于脊柱、骨盆、肋骨和长骨。大多数表现为原发肿瘤部位的局限性疼痛、病理性骨折等。疼痛往往始于损伤后，可能时轻时重。通常没有发热、体重减轻和疲乏等全身症状。

四、诊断与预后

儿童肿瘤的诊断和治疗技术手段繁多，除临床症状和体征外，可通过肿瘤标记物检测、影像学检查、血常规检查、骨髓象检查、组织病理活检及基因检查等进行诊断，其中组织病理活检为诊断及分型的金标准。

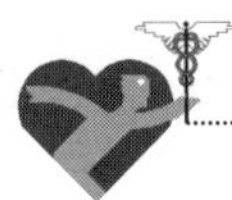

儿童肿瘤的预后取决于肿瘤的类型和分期，合适的治疗方案可提高治疗效果和长期存活率，因此确定治疗方案前需明确肿瘤的分期、分型及生物学特性，同时强调多学科小组参与，包括血液肿瘤科、神经外科、康复科、骨科等科室，尽量提高患儿的远期生存质量。

五、康复评估

（一）病史收集

病史收集包括患儿的诊断（肿瘤类型、分级、分期）、生长发育情况、目前用药情况等。此外还需了解患儿的家庭背景，如与谁同住、开展康复治疗的地点等来判断肿瘤患儿在日常社会活动中的障碍情况。

（二）体格检查

体格检查前需确定患儿的意识状态，判断患儿能否执行检查相关的指令，再检查可能受累的系统，如骨关节系统是否存在关节挛缩、异常姿势；神经系统是否存在运动障碍、强迫体位、认知障碍、言语和语言功能障碍等；呼吸系统是否存在气促、呼吸费力、三凹征等情况。

（三）辅助检查

辅助检查包括血常规、影像学检查、骨髓象检查、组织病理活检及基因检查等。

（四）功能评定

1. 疼痛评定

疼痛是肿瘤患儿的常见症状，常用的疼痛程度评估量表包括：① 3 岁以下或不能进行自我评价的患儿可使用 FLACC 量表，从脸（F）、腿（L）、活动（A）、哭闹（C）、可安慰性（C）共 5 个项目进行评估，每个项目分为 0 ～ 2 分共三个级别，总分 10 分，分数越高表示疼痛程度越高（表 5 – 38）。② 3 岁以上的患儿可使用 Wong-Baker 面部表情疼痛分级量表（图 5 – 56）。先向患儿解释每个表情对应的疼痛程度，让患儿自己去选择能够表现自身疼痛情况的表情并记录数字。③ 12 岁以上或可理解数字意义的患儿，可采用数字分级评分法，共分为 0 ～ 10 分，0 表示不痛，10 表示所能想象到的最严重的疼痛。

表 5－38 FLACC 疼痛评分法

项目/评分	0	1	2
面部表情（F）	无特定表情或微笑	偶尔皱眉、面部扭曲、皱眉	常常下颌颤抖或紧咬
腿（L）	正常或放松体位	紧张、不安静、肢体间断弯曲/伸展	腿踢动或拉直，发抖
活动（A）	静卧或活动自如	翻来覆去、紧张	身体屈曲、僵直或扭曲，头部来回摇动
哭（C）	不哭不闹	呻吟、呜咽、啜泣	持续哭泣、尖叫
安慰（C）	平静放松、无须安慰	轻拍可安慰	很难安慰

图 5－56 Wong-Baker 面部表情疼痛分级表

2. 活动和参与能力

（1）日常生活能力评估。可选用主要反映基础性日常生活活动的 Barthel 指数（Barthel Index），其主要用于评估慢性疾病患者日常生活的功能状态，该测评由控制大便、控制小便、梳洗、如厕、吃饭、移动、活动、穿衣、上楼梯、洗澡共 10 个项目组成，平均需要 10 min 完成。按照给定的分数标准对每个完成等级进行评分，每项 0～150 分不等，总分共 100 分，得分越高，表示患者生活自理能力越强，依赖性越小。

（2）生活质量评定。可采用儿童生活质量量表体系（PedsQL）进行评价，最终得分越高，提示生活质量越好。

3. 并发症相关康复评定

儿童肿瘤常常伴随各种远期并发症，包括发育迟缓、营养不良、关节挛缩、偏瘫、脊髓损伤、神经源性膀胱、吞咽障碍、意识障碍、呼吸功能障碍等，因此需围绕上述并发症进行特异性的康复评估，可见本书相应章节内容。

六、康复治疗

康复治疗在肿瘤治疗中必不可少，需尽早介入。治疗目标包括：减轻患儿现有的疼痛或活动受限、维持关节活动范围与现有的功能、避免或减缓继发性畸形、提高生活自理及运动技巧能力，以达到延长生存期、提高生存质量的最终目的。

1. 减轻疼痛

WHO 为肿瘤性疼痛的患儿制定了“三阶梯”药物止痛方法，首选非阿片类药物

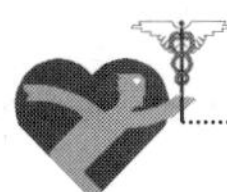

（布洛芬、对乙酰氨基酚），其次可给予低效阿片类药物（如可待因），必要时可予强效阿片类药物（如吗啡）。

非药物止痛方法包括冰敷、热敷、按摩、姿势设定、物理因子治疗、肌内效贴等，传统中医中药包括中药内服、外用贴剂、穴位注射、针灸等也有一定的作用。

2. 日常生活活动能力训练

日常生活活动能力训练主要有自我照顾训练和转移活动训练。前者包括穿衣、进食、修饰、大小便管理和洗澡等。后者是指患儿从一个体位转换到另一个体位的变化，包括翻身、坐起、站起、床椅的转移，是独立活动的基础。日常生活活动能力训练应尽早开始，使患儿达到生活自理，降低对他人的依赖。

3. 并发症相关康复治疗

儿童肿瘤常常伴随各种远期并发症，包括发育迟缓、营养不良、关节挛缩、偏瘫、脊髓损伤、神经源性膀胱、吞咽障碍、意识障碍、呼吸功能障碍等，因此需围绕上述并发症进行特异性的康复治疗，可见本书相应章节内容。

七、小结

儿童肿瘤的发生受环境因素和遗传因素所影响，随着科学技术的进步，儿童肿瘤的生存率已明显提高，因此康复训练对于儿童肿瘤患者的远期预后显得尤为重要。儿童常见的肿瘤包括白血病、中枢神经系统肿瘤、淋巴瘤、横纹肌肉瘤和骨肉瘤等，不同类型肿瘤临床表现各异。目前儿童肿瘤常用的康复评估有疼痛评估、日常生活能力评估、生活质量评定以及并发症相关康复评定等，根据评估结果可制订相应的康复治疗方案，最终以达到改善远期生活质量的目的。

八、范例分析

1. 病例情况介绍

患儿女，5 岁，诊断“伯基特淋巴瘤”后双下肢乏力半年余。现可独坐，不能四点爬，不能独站、独走。查体：神清，精神反应可，交流、对答好。右侧腋后区及右侧下腹部各可见一陈旧性手术疤痕，全身浅表淋巴结未及肿大。双肺呼吸音清，未闻及干湿啰音。心律齐，各瓣膜区未及杂音。腹软，无压痛。双下肢肌肉萎缩，关节无畸形、肿胀、强直、活动受限。双上肢肌力、肌张力正常，双下肢肌力 3 ～ 4 级、肌张力降低，双侧膝腱反射未引出，病理征（ - ）。辅助检查：胸部 + 全腹螺旋平扫 + 增强 + CTA：腹膜后肿物，与胰腺体尾部分界不清，考虑胰源性肿瘤，胰母细胞瘤可能性大，并肝脏、肝门区、腹膜多发转移；病理肿瘤组织、肝组织手术活检：（肿瘤组织、肝组织）非霍奇金淋巴瘤，结合形态及免疫组化考虑 Burkitt 淋巴瘤。

2. 诊断及诊断依据

患儿术前经全腹 CT 检查提示腹膜后肿物，手术活检提示非霍奇金淋巴瘤，结合形态及免疫组化考虑 Burkitt 淋巴瘤。现术后半年余，双下肢乏力、不能独站独走，查体示双下肢肌力、肌张力低下，可明确诊断“运动障碍、伯基特淋巴瘤”。

3. 康复治疗经过

患儿入院后完善康复评估：GMFM - 88：10.1；关节活动度：双下肢关节 PROM 未见明显受限；肌力（左/右）：关键肌：屈髋肌群 L2：4 -/4；伸膝肌群 L3：3 +/4；踝背伸肌群 L4：1 +/1 +；趾长伸肌群 L5：1/0；踝跖屈肌群 S1：0/0；非关键肌：髋内收 L2：2/2；髋外旋 L3：3/3；髋伸 L4：1/2、外展 L4：1/1、内旋 L4：0/0；膝屈曲 L4：2/3；踝内翻和外翻 L4：0/0；感觉：双侧 L4、L5、S1 感觉平面轻触觉丧失，S2、S3 感觉平面轻触觉改变，L4、L5、S1 感觉平面针刺觉丧失；社会生活能力量表：标准分 8 分，轻度落后；步态：扶走时双下肢外旋、宽基底步态，躯干摇摆；未能有控制地坐下、站起；肌肉围度：大腿（膝上 10 cm）：左 26 cm、右 27 cm，小腿（最粗处）：左 18.5 cm、右 19 cm。制定个性化的运动治疗方法，予以运动疗法、电疗、针灸等综合康复治疗。运动疗法如下：①按摩，牵伸双侧跟腱，皮肤感觉刺激；②双下肢各关节全范围被动运动；③双下肢各肌群静力性收缩；④坐位平衡训练；⑤搭桥；⑥仰卧起坐；⑦引导从凳子坐起；⑧扶持下直轨、半跪维持；⑨扶持下站立步行训练（应用 AFO）；⑩站立架训练，智能减重步行机器人训练；⑪ motomed 下肢力量训练；⑫神经肌肉电刺激：股四头肌、胫前肌、肱三头肌、小腿三头肌。经过上述干预及家庭康复治疗半年后复诊，患儿可独站、独走，行走时双下肢仍外旋、宽基底步态、鸭步步态，建议继续康复训练、定期随访。

（韩明珊）

第二十六节 儿童烧伤

一、概述

烧伤主要是由热或辐射、放射性、电、摩擦或接触化学物质引起皮肤或其他有机组织的损伤。随着社会的发展，全球范围内烧伤的发病率、严重程度、住院时间和病死率呈下降趋势。但是儿童烧伤发病率降低趋势却不明显，有的地区甚至有所升高。儿童对外界危险因素的防范意识不足，好奇心强，动作不协调，极易遭受外来致伤因子的侵袭而发生各种意外伤害，其中烧伤较为常见，也是导致儿童意外伤害的第 2 位致病因素。全球范围内 5 岁以下儿童烧伤占比最高，其中尤以 1 ～ 3 岁为高发年龄，占比高达 70%。据统计，我国每年约有 4000 万中小学生遭受各种伤害，儿童烧伤所占比例高达 21%。烧伤后需要多次手术治疗以及长期康复治疗，不仅对患者身心健康造成严重的影响，也给家人和社会带来了经济负担。儿童由于尚处于发育阶段，烧伤后的影响相较成年人更为深远。

二、病因

儿童烧伤以热液烫伤为主，大都发生在家中室内，多与监护人处理家务时疏忽照看有关。也与不同地区的生活方式有关，如西北地区的“锅连炕”。各地区气候特点对儿童烧伤季节的分布有一定的影响。冬季儿童烧伤比例最高，可能与冬天使用热水的概率增加有关。国内大部分地区儿童烧伤夏季高发，夏季儿童穿衣较少，暴露面积大，同时夏季儿童热水洗澡的频率增加，加上儿童皮肤薄、嫩，热液烧伤的风险较大。因此，做好热源的安全摆放以及儿童使用热水时的温度测量，对预防儿童烧伤有积极的作用。儿童烧伤的时间段主要集中在中午 12 点和晚上 8 点左右，上述两个时间点儿童主要活动为进食和洗浴，与热液接触可能较大，烧伤风险较大。调查研究发现，烧伤患儿中，男童比例较高，与男孩天性好动、顽皮淘气有关，应适当对男童加以重视。此外，烧伤还与父母的社会经济地位和受教育程度等相关。

三、临床表现

1. 休克

成人体液占体重的 55%～60%，2 岁以内婴幼儿体液占体重的 70%，足月新生儿则接近 80%，其中主要是组织间液量高于成人。这一特点决定了儿童同等面积皮肤烧伤时体液的丢失较成人多而快。年龄越小，烧伤休克的发生率越高。儿童的解剖特点为头占体表面积比成人大，如果儿童伴有头面部烧伤，更容易并发休克。早期的休克监测应使用如患者的精神状态、末梢循环情况、心率、尿量等这些较为简单和直观的指标。

2. 感染

烧伤会造成机体免疫功能的紊乱使机体防御感染的能力下降，尤其是抑制 T 淋巴细胞介导的细胞免疫功能，引起炎症反应并进一步发展为脓毒血症、脓毒性休克以及多器官功能障碍综合征等。烧伤后患儿的 T 细胞亚群结构会发生变化，CD3 +、CD4 + T 细胞低于正常人群，而 CD8 + T 细胞则明显升高。因此，CD4 +/CD8 + 可作为严重烧伤后对于机体免疫功能的重要监测指标。

3. 代谢

烧伤后会立即产生应激反应，在烧伤后的第三天起至接下来的几个月出现高代谢反应，主要表现为分解代谢加强、产热增加、体重减轻，以及尿氮的增多，且高代谢反应会随烧伤面积的增大而增强。

4. 创面

烧伤的临床表现取决于皮肤损害的程度。严重烧伤的体征和症状可能需要一两天的时间才会出现。Ⅰ度烧伤：称红斑性烧伤，仅伤及表皮浅层——角质层、透明层、颗粒层或伤及棘状层，但生发层健在，局部发红，微肿、灼痛、无水疱。Ⅱ度烧伤：又称水疱性烧伤。其中，浅Ⅱ度：伤及部分生发层或真皮乳头层。伤区红、肿、剧痛，出现水疱或表皮与真皮分离，内含血浆样黄色液体，水疱去除后创面鲜红、湿润、疼痛更剧、渗出多。深Ⅱ度：除表皮、全部真皮乳头层烧毁外，真皮网状层部分受累，位于真皮深层的毛囊及汗腺尚有活力。水疱皮破裂或去除腐皮后，创面呈白中透红、红白相间或可见细小栓塞的血管网、创面渗出多、水肿明显，痛觉迟钝，拔毛试验微痛。Ⅲ度烧伤：又称焦痂性烧伤。皮肤表皮及真皮全层被毁，深达皮下组织，甚至肌肉、骨骼亦损伤。创面上形成的一层坏死组织称为焦痂，呈苍白色、黄白色、焦黄色或焦黑色，干燥坚硬的焦痂可呈皮革样，焦痂上可见到已栓塞的皮下静脉网呈树枝状，创面痛觉消失，拔毛试验易拔出而不感疼痛。烫伤的Ⅲ度创面可呈苍白而潮湿。

四、诊断与预后

根据病史、临床表现等资料，烧伤的诊断不难确定。通过检查皮肤情况来评估烧伤的严重程度。如合并其他损伤，可能要求进行实验室检查、X 线检查或其他诊断程序。

由于儿童独特的生理特点，创面愈合能力强，但同时还要兼顾烧伤对其发育的影响，这就决定了儿童烧伤治疗的复杂性。严重的烧伤患儿依然面临生存瓶颈：重度烧伤儿童中，年龄越小，生存率越低；儿童烧伤休克发生率高，烧伤面积大于 10% 总体表面积即有发生休克的可能性。有研究表明，在低龄阶段反复多次及长时程的手术对儿童大脑发育不利。

烧伤的愈合取决于烧伤的深度和部位。Ⅰ度烧伤：3 ～ 5 d 内痊愈、脱细屑、不留瘢痕。浅Ⅱ度：如无感染 8 ～ 14 d 愈合。其上皮再生依靠残留的生发层或毛囊上皮细胞，愈合后短期内可见痕迹或色素沉着，但不留瘢痕。深Ⅱ度：创面愈合需要经过坏死组织清除、脱落或痂皮下愈合的过程。由残存的毛囊，汗腺水上皮细胞逐步生长使创面上皮化，一般需要 18 ～ 24 d 愈合，可遗留瘢痕增生及挛缩畸形。Ⅲ度烧伤：在伤后 2 ～ 4 w 焦痂溶解脱落、形成肉芽创面，面积较大的多需植皮方可愈合，且常遗留瘢痕挛缩畸形。食管、胃和肺的轻度烧伤愈合良好。然而，更严重的烧伤可以产生瘢痕和瘢痕挛缩。食管瘢痕可导致吞咽困难，呼吸道瘢痕影响正常的血氧交换。

五、康复评定

1. 瘙痒评分

综合国际通用视觉模拟评分法（Itch Visual Analogue Scale，VAS）及四项目瘙痒量表（Four-item Itch Questionnaire，FI1Q）将瘙痒分为 5 级。评分方法如表 5 – 39 所示。

表 5 – 39 瘙痒评分表

评分	0 分	1 分	2 分	3 分	4 分
瘙痒程度	无瘙痒	轻度瘙痒，要抓挠，但无抓痕	中度瘙痒，搔抓出抓痕才可止痒	重度瘙痒，经常搔抓且均出现抓痕	极重度瘙痒，完全坐立不安

2. 疼痛评分

1～4岁患儿采用FLACC评分法，具体方法参考第五章第二十五节。

3. 瘢痕评分

采用国际通用温哥华瘢痕量表（Vancouver scar scale，VSS）进行评分。量表分别以瘢痕的色泽（melanin，m）、厚度（height，h），血管分布（vascularity，v）和柔软度（pliability，p）四个指标评价瘢痕程度（表5－40）。

表5－40 温哥华瘢痕评分量表

评分	0分	1分	2分	3分	4分	5分
色泽	接近正常肤色	色泽较浅	混合色泽	色泽较深		
厚度	正常	<1 mm	1～2 mm	2～4 mm	>4 mm	
血管分布	瘢痕肤色接近正常皮肤	瘢痕肤色偏粉色	瘢痕肤色偏红	瘢痕肤色呈紫色		
柔软度	正常	柔软，在最少阻力下皮肤可变形	柔顺，在压力下可变形	硬的，不能变形，成块状移动，对压力有阻力	弯曲，组织如绳状，瘢痕伸展时会退缩	挛缩，瘢痕永久性缩短导致残疾或扭曲

4. 日常生活活动能力评价

日常生活活动指一个人为了满足日常生活的需要每天所进行的必要活动，分为基础性日常生活活动（BADL）及工具性日常生活活动（IADL）。应采用能够较灵敏反应BADL能力的Barthel指数作为评价指标，具体如表5－41所示。

表5－41 Barthel指数示例

ADL项目	自理	稍依赖	较大依赖	完全依赖
进食	10	5	0	0
洗澡	5	0	0	0
修饰（洗脸、梳头、刷牙）	10	5	0	0
穿衣（系鞋带）	10	5	0	0
控制大便	10	5	0	0
控制小便	10	5	0	0
如厕（擦、穿衣、冲水）	10	5	0	0
床椅转移	15	10	5	0
平地走45 m	15	10	5（轮椅）	0
上下楼梯	10	5	0	0

满分共100分。其中，大于60分为良，有轻度功能障碍，能独立完成部分日常活动，需要部分帮助；60～41分为中，有中度功能障碍，需要较大的帮助方能完成日常生活活动；小于等于40分为差，有重度功能障碍，大部分日常生活活动不能完成或需他人服侍。

5. 手关节活动度评价

烧伤患儿最多见的部位是手部，运用量角器测量患儿双手手关节活动度（TAM），测量时工具及方法保持一致，所测角度为关节的最大活动范围。按照测量值进行双侧手关节活动范围对比、评价（表5－42）。

表5－42 手关节活动度评级

分级	分级评分	内容
优	4分	活动范围正常
良	3分	TAM > 健侧的75%
可	2分	TAM > 健侧的50%
差	1分	TAM < 健侧的50%

六、康复治疗

烧伤治疗的范畴包括早期救治及后期康复两部分，康复治疗主要着眼于功能、外观的恢复，使患儿后期更好地生活、就学、适应社会。儿童烧伤的康复治疗一直是烧伤治疗过程中的重点和难点之一，受到了国内外学者们的广泛关注。烧伤后瘢痕的形成引起了烧伤患儿外形及容貌的改变，有些甚至会伴随烧伤患儿一生，所以烧伤后常常会给小儿带来极大的心理障碍，给其以后的生活及家庭造成极大的影响。康复治疗是在非手术治疗的条件下使得患儿的外形和功能得以改善。但目前我国针对烧伤患儿后期的康复治疗尚缺乏统一的规范。近年来，我国小儿烧伤的救治水平快速提升，完善了一系列针对小儿烧伤的康复治疗方案以及措施，包括早期的手术治疗、弹力衣的压迫治疗、对儿童烧伤后进行及时有效的心理辅导以及伤后的早期康复治疗等。这些方案的制订和实施，为儿童烧伤患者及早重新生活和融入社会奠定了良好的基础。

1. 运动康复治疗法

儿童烧伤后康复治疗最主要的方法之一就是运动康复疗法，主要以借助器械和设备来进行运动康复治疗。运动康复治疗法对预防和治疗儿童烧伤后肢体运动障碍有非常重要的作用，通过此疗法可以松弛患儿痉挛的肌肉，为患儿的主动运动打下良好的基础。早期应以改善关节活动度，预防肌萎缩为目的，防止肌挛缩及关节变形。伤后早期应适当进行手部粗大运动的训练。传统的运动治疗包括：维持关节ROM的运动疗法，增强肌肉协调性、耐力的运动疗法，恢复平衡功能、步行功能运动疗法，增强心肺功能的运动疗法。主动运动康复治疗法能够增强肌肉的力量，从而使局部甚至全身的功能得以改善。临床试验研究证明，运动康复治疗法能够增强肌力，恢复烧伤患儿的肢体功能。

2. 物理因子疗法

物理疗法是利用石蜡治疗法、中频直流电治疗法和超声离子药物导入治疗法等来防止瘢痕生长以及后期瘢痕挛缩畸形的发生。研究证明，水的冷热刺激，会导致血管的收缩扩张，有利于烧伤患儿改善循环功能。增生性瘢痕组织在热水中浸泡可促进机体的血液循环，从而使身体和心理上得到放松。运用磁疗能加强细胞膜的通透性，使血管更加扩张，从而加快了机体的血液循环，对烧伤患儿的瘢痕起到消肿止痛的作用。石蜡块覆盖烧伤患儿瘢痕增生处患部，以导热能进行热疗，起到软化增生瘢痕的目的，蜡疗目前已经在临床中广泛使用，疗效具有普遍性，效果确切。高频电以其热效应来促进人体的血液循环，有消症、消肿、刺激组织再生以及止痛的作用。

3. 作业疗法

作业疗法是通过分配某个具有目的性的作业活动，来促进儿童烧伤患者康复的一种疗法，其目的是通过促进患者必需的日常生活能力，发展、恢复、维持其功能，预防残疾。作业疗法以患者为中心，是一种创造性作业活动，被患者所接受并使其积极参与其中，应以治疗患者躯体和精神疾患为主。作业疗法最重要的一点是，使患者积极地参与活动。作业疗法有利于烧伤患者重新融入社会。

4. 游戏疗法

游戏疗法是指用各种游戏和创造性艺术技巧治疗导致儿童行为问题或阻碍了儿童潜能实现的那些长期的、轻度的心理和情绪障碍。治疗者强调与儿童建立短期或中期的治疗关系，经常在治疗的同时也辅以对儿童的同伴、兄弟姐妹、家庭的治疗，使用的主要技巧包括讲故事、创造想象、戏剧活动、玩木偶与面具及运用音乐、舞蹈、运动、沙盘游戏、绘画等。通常认为游戏疗法适合心理及精神障碍的儿童，但是近期烧伤康复医学发现，烧伤愈后儿童普遍存在一定程度上的心理或精神障碍，应用游戏疗法对烧伤患儿进行康复治疗可以在患儿心理障碍得到治疗的同时生理功能也得到锻炼，能够取得比较好的疗效。

5. 音乐疗法

音乐治疗始于埃及，20 世纪美国开始率先应用音乐治疗疾病。我国是近几年来才开始将音乐疗法作为烧伤康复的治疗手段之一。音乐疗法能够促进内啡肽的释放，从而增强机体的免疫力。在音乐干预措施实施前后，用视觉模拟评分法来评价患者疼痛程度、焦虑强度和放松水平，结果显示音乐干预能够降低疼痛程度，并能够减轻烧伤患者的焦虑强度，得到明显的放松。严重烧伤儿童早期在常规治疗下同时辅以音乐治疗，能够明显降低儿童烧伤患者的疼痛以及焦虑程度。音乐治疗的形式主要有感受性音乐心理治疗（依靠声音感受器、听觉感受器去感受音乐，产生各种效应）、主动性音乐心理治疗（参加创建性音乐活动，尽情发挥、创造、沉醉在音乐效能中）、音乐形象冥想心理治疗（通过音乐对听觉及视觉形象产生影响伴随音乐的特殊意象构想积极作用）和综合性音乐心理治疗（具体实施不受局限，主动、被动双用提供多种活动方法）。音乐疗法是康复治疗中的一门新兴学科，但是音乐疗法的治疗效果已经得到了肯定，在现代康复医学活动中，音乐疗法已逐步同其他的疗法一样可以常规地开展实施康复治疗。

6. 压力疗法

压力治疗是烧伤后预防和治疗增生性瘢痕最常用的无创性康复治疗方法，其有效性在众多研究中得到证实。压力治疗亦被2016年《国际烧伤学会烧伤护理指南》及《烧伤康复治疗指南（2013版）》推荐使用。其原理主要是通过长期加压，使得瘢痕局部缺血、缺氧，胶原合成减少、成纤维细胞增殖受抑制，从而抑制瘢痕增生。治疗原则是“一早、二紧、三持久”。“一早”是尽早应用，深度烧伤创面一旦愈合，就应当及时施行压力疗法；“二紧”即在不影响肢体远端血供的情况下，加压越紧越好；“三持久”是要求患者持续穿戴23 h/d（除洗澡和训练之外），治疗时间一般需8～12个月，甚至更长时间。但在婴幼儿压力疗法的选择上，医务人员要在影响患者生长发育和瘢痕增生功能障碍两方面权衡利弊，确实要用压力也要低于成人，而且要加强复诊，及时调整压力，力争找到平衡点。面部大片状增生性瘢痕，透明面具较面罩对面部发育的影响要小，建议首选。一般肢体受压后的不对称，压力套停用后可以恢复。

7. 支具的应用

在防治瘢痕、挛缩和畸形方面，支具的应用有不可替代的作用，凡是身体屈侧的深度损伤均需使用。尤其儿童伤后不可能主动选择抗挛缩体位，有的在创面还未愈合各关节就已处于屈曲状况，甚至瘢痕粘连肌腱、神经，血管挛缩。因此，在关节屈侧深度烧伤包扎时一定要固定为伸直位。对已发生轻度屈曲的儿童患者可在睡眠时使用低温热塑板静息支具逐步矫正，严重屈曲的早期可持续牵引或在手术植皮时麻醉状况下牵引，术后静息支具固定和矫正。凡是关节屈侧植皮的儿童患者，创面一愈合就要开始佩戴静息支具。颈部深度烧伤或瘢痕松解术后可选择可调式颈圈，这种颈圈因其舒适、方便调整、材料方便易得、经济适用，可24 h佩戴，能有效防治儿童颈部瘢痕挛缩畸形。各种支具使用时间应坚持到6个月以上。对于跟腱严重挛缩畸形的儿童患者，骨科外固定架可达到很好的矫正效果。

8. 心理康复

儿童烧伤后会给其心理和身体带来双重创伤，治疗过程较成人更为痛苦。创面愈合后的色素沉着、瘢痕增生、挛缩畸形，甚至毁容和肢体残缺的改变，往往会在与小朋友的接触中受到嘲笑和排斥。这种心理伤害可能会影响终身。儿童烧伤后心理的康复同样应引起各位同道的高度重视，唯有使儿童患者心理康复，最终才能使其回归社会。许多研究已经发现烧伤后儿童患者的适应能力将取决于最初父母和家庭的支持程度。来自家庭的支持和关心不仅能提高儿童患者生活的信心，还能增强其战胜病痛的勇气。但有时家长的过度关注和溺爱反而使儿童患者心理脆弱，不愿接触家人以外的其他人，出现孤僻、暴躁或抑郁。烧伤的康复治疗是一个漫长的过程，短则数年，长至终身。心理康复不仅仅是患者自身的参与，更要注重患者的家属、社区医疗机构、社会工作者、政府机构等社会多因素的综合参与和协调。

七、小结

儿童烧伤病因和临床表现较为明确，会给患儿的心理和身体带来双重创伤，治疗过程较成人更为痛苦，预后面临色素沉着、瘢痕增生、挛缩畸形，甚至外貌毁容和肢体残缺的改变。另外，巨额花销也会给烧伤患儿的家庭带来巨大的经济负担。目前，我国儿童烧伤康复治疗相对落后，原因主要归因于：①大多数人的思想认识相对落后，把创面愈合、抢救生命作为小儿烧伤治疗的唯一目的；②受限于人员储备和硬件设施不足，国内大多烧伤外科只能维持常规的烧伤救治工作，而对康复治疗大多有其心无其力；③经费不足，只能维持现状，因此忽视了小儿烧伤患者康复治疗的最佳阶段，以致瘢痕增生、挛缩畸形不可避免地发生。

儿童康复治疗已经不仅仅是在医院中接受的烧伤功能康复治疗，更加重要的后续治疗还包括一系列的小儿心理康复治疗、家庭康复治疗以及社会康复治疗。因此，要调动各方面的积极性，其中医护人员是康复治疗的主体，伤病员要配合康复治疗，家属与单位应全力支持，社会应给予理解、接纳和关爱。小儿烧伤康复的最高标准是要达到：功能康复、容貌康复、心理康复、体能康复、职业康复以及社会康复。最低标准是烧伤患儿可以达到基本的生活自理，消除其自卑心理，使其充满自信地融入社会，享受与健康人同等的就业机会，这才是最终的康复、满意的康复。

八、范例分析

1. 病例情况介绍

患儿男，3 岁，因“右手烫伤后瘢痕增生伴挛缩畸形 4 月余”入院。查体：神志清醒，面容正常，皮肤巩膜无黄染，未扪及肿大的淋巴结。心、肺、腹查体无阳性体征。专科情况：右手多处可见大片增生性瘢痕，暗红色，突出于皮面，表面凹凸不平，无破溃、皲裂、溃疡及窦道，触之质硬，无压痛，瘢痕挛缩致双手屈曲畸形，右手活动受限。影像学检查：右手诸指向掌侧屈曲，诸指指间关节间隙增宽，近端掌指向外侧屈曲，两侧腕部软组织肿胀。右手指远节指骨关节对应失常，远节指骨屈曲挛缩畸形，软组织融合。右手诸骨密度稍增高，形态、大小未见异常。

2. 康复治疗经过

入院后完善相关检查评估，排除康复禁忌，予运动疗法（右手各关节主被动活动、右手及右上肢力量训练）、作业治疗（右手抓握活动）、物理因子治疗（中频电疗和超声治疗软化瘢痕缓解挛缩，低频电疗刺激肌肉收缩活动）、肌内效贴、矫形器等，配合家庭康复指导。每 3 个月复查手关节活动度、瘢痕评分和日常生活活动能力。经过 18 个月的治疗（其间患儿手瘢痕挛缩行手术治疗，后继续康复训练），患儿手功能改善（可主动抓握，各指间关节有不完全的屈伸活动）、瘢痕减轻、生活自理能力提高。建议门诊继续随访，定期评估。

（王文达）

第二十七节　进食和吞咽障碍

进食是人类日常生活中最重要的活动之一，进食和吞咽活动持续人的一生，一旦出现障碍，会影响身体健康和生活质量甚至威胁生命，因此，进食和吞咽障碍是现代康复的重要话题。

一、概述

1. 相关概念

进食主要是指将食物摄取到消化道的过程，包括食物在口腔内的处理阶段。进食障碍主要是由于手部、上肢或者口腔肌肉功能较差，无法将食物从餐盘送入口中，或者食物在口腔内咀嚼和推送困难。

吞咽是指食物从口腔进入消化道的过程。吞咽困难是指由于情绪、认知、感觉和/或者运动功能异常，导致食物从口腔运送至胃出现障碍，并伴有哽塞和误吸的风险。

吞咽过程中食物没有进入食道而误入气道的情况视为误吸，一般伴有咳嗽、呛咳等表现。而有些情况虽然存在误吸，但是没有明显的临床症状，称为默性误吸。

饮食障碍（eating disorder），某些文献中也称为进食障碍，与本章的概念容易混淆。饮食障碍属于精神心理范畴，主要包括厌食症、暴食症等。

2. 相关解剖结构

鼻腔、口腔、咽喉、气管和食道共同形成一个气体和食物进入人体的通道。此通道的上方是口腔和鼻腔，二者向下延续形成咽腔，其后又分离成气管和食道。气道和食道在咽腔位置交叉，二者有一个共享的腔隙，这是误吸发生的解剖基础。

婴儿的吞咽相关结构与成人相似，但存在一些重要的区别：新生儿的舌头比例偏大，填满整个口腔，与牙龈及口顶相接；婴儿牙龈更饱满，有助于增强吮吸动作的稳定性；颊脂垫在婴幼儿期比较丰满，有助于增强吮吸动作的稳定性；硬腭在出生时短而宽，轻度拱起，附有5～6个皱褶以帮助吮吸；软腭较宽大，与舌头的接触面积较大；悬雍垂更接近会厌顶部；喉部舌骨和甲状软骨的间隙较小，勺状软骨相对宽大，喉部的开口较小；会厌比较宽大，与软腭相接，可更好地保护喉部。新生儿的咽部解剖特点是结构互相贴近，间隙较小，随着婴幼儿的生长，舌骨会逐渐下移，会厌延长，喉部下降，咽部也随之延长。

3. 相关神经支配

吞咽过程既包括随意运动也包括不随意运动，存在于脑干的吞咽中枢在吞咽启动和组织吞咽过程中起重要作用。吞咽中枢分布在延髓，传入系统主要位于孤束核，传出系统组要分布于疑核、三叉神经核、舌下神经核。

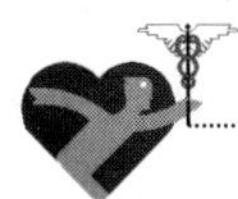

吮吸、吞咽和呼吸是一个节律性的过程，三者需要高度协调，这个过程是由吞咽相关的神经元组成的网络结构调控的，即吞咽中枢模式生成器（central pattern generator，CPG）。CPG 位于延髓，主要负责下颌的节律性开合，启动咽期顺序性的吞咽反射，协调呼吸和吞咽。此外，脑桥、大脑皮层和皮层下结构也在吮吸、呼吸和吞咽方面起重要作用。

颅神经的感觉和运动成分对于吞咽过程很重要，几组颅神经（Ⅴ、Ⅶ、Ⅸ、Ⅹ、Ⅺ、Ⅻ）负责支配口、鼻、咽、喉、呼吸系统的相关感觉及运动。

4. 吞咽的生理过程

吞咽是一个复杂的、整体的、动态的生理过程，为了便于分析和交流，常将这一过程分为四个时期：口腔准备期、口腔期、咽期、食管期，亦有文献将口腔准备期与口腔期合称为口腔期。

（1）口腔准备期，嘴唇、下颌、牙齿、舌头和上腭协调合作，为有效地进食和饮水做准备。首先是对食物性状进行感知和分析，其后舌头将食物推到牙齿上，利用下颌和舌头的旋转及侧方运动对食物进行咀嚼，液体、食糊或者咀嚼后的固体食物形成食团。食团由舌头包裹控制在口腔内，存于硬腭的下方，准备启动吞咽。口腔准备期气道开放，鼻式呼吸如常进行。

（2）口腔期，始于舌头开始推动食团向后方运动，舌头由中线位从前向后运动，中央沟为食物向后移动提供凹槽样轨道，舌头顺序上抬，产生向后的推力，将食团向后推送。口腔期需要舌部有充分的运动，推动食团向后移动。同时，要求嘴唇肌肉完整，保证足够的闭合，防止漏食。此外，上颌结构需要完整，防止食物进入鼻腔，因此唇腭裂的婴幼儿在口腔期会有困难。本期内气道开放，呼吸持续进行。

（3）咽期，当食团通过咽腭弓及舌底与下颌骨相接处的激发点时，口咽部和舌体的感受器受到刺激，将感觉信息传导到大脑皮层和脑干，吞咽的咽期随即被启动。这时软腭上抬，通向鼻腔的通道关闭；舌底倾斜，食团运送到咽，其后舌底收缩接触到咽后壁；喉和舌骨向上向前移动，辅助气道关闭和喉闭合；环咽括约肌松弛，上食管括约肌开放，食物可以通过咽部进入食道。在咽期气道闭合，呼吸停止。

为防止食物进入喉部，气道在咽期有三重保护机制：会厌下降，遮挡气道；声襞（真声带）内收关闭；前庭襞（假声带）随喉软骨的移动而内收。喉和气管分布有迷走神经的感觉接收器，接受误吸物的刺激后引起咳嗽反射，清除外来物。

（4）食管期，食管的蠕动运动推动食团前进，穿过整个食道，到达食管下括约肌，食管下括约肌开放，食物进入胃，吞咽过程结束。

5. 口腔运动发育

从婴幼儿到成人的发育过程中，口腔解剖结构、运动模式和生理功能是不断发展变化的，所能接受的食物也随着口腔运动技能的发育而改变，表 5－43 列举了各个正常发育年龄婴幼儿口腔运动的特点，以及可耐受的食物性状。需要注意的是，患儿的实际年龄和口腔发育年龄可能不完全相同，食物要根据发育年龄来选择。

表5－43 口腔运动发育及可耐受的食物

年龄	口腔运动技能	可耐受的食物（液体）
0～2 月	舌头上下运动 口腔原始反射	液体
2～3 月	头控稳定 舌头前后方向运动 舌头运动变多 中间沟形成 舌头可以杯状包裹	液体
4～6 月	反射性吮吸被主动吮吸代替 舌头可以回缩 舌头运动更多样性 早期用杯喝水	液体、稀薄的食糊（接近 6 月龄）
6～7 月	躯干控制较好 可以维持独立坐位 3～5 min 坐位下头控稳定	液体和食糊
7～9 月	舌头侧方运动，可以将食物转移到牙龈 口水控制较好 下颌垂直运动嚼物 用杯子喝水 可以协调吮吸、吞咽、呼吸	液体，稀食糊过渡到浓食糊，碎块的或研磨过的食物
9～12 月	嘴唇可以完全包裹调羹 持续地、有控制地咬 用杯子喝水	软的、研磨过的食物 可融化的硬质食物 块状、软的固体食物
12～14 月	舌头侧方运动活跃 开始自己喂食 可以上抬舌尖 出现旋转咀嚼模式	软块状固体逐渐转换到软的成人食物
14～16 月	有效地自我喂食 开始使用餐具 下颌旋转运动增加	所有口感的食物（部分需要切碎）
18～24 月	学习闭嘴咀嚼 舌头运动灵活性增加 口腔运动技能发展到可以吃大人的食物	更多可咀嚼的食物

二、病因

吞咽困难与各系统疾病密切相关，如果有以下基础疾病，要高度留意吞咽困难的发生。

（1）神经系统疾病，任何影响肌肉协调、肌张力和感觉的疾病都可以影响吞咽功能。例如早产儿、缺氧性脑病、先天感染（如巨细胞感染、AIDS 感染）、脑积水、脑血管意外、脑损伤、脑瘫。另有一些肌肉系统疾病（如脊髓肌肉萎缩症），染色体疾病［如普拉德－威利症候群（PWS）］，颅神经麻痹，延髓麻痹等都可以导致进食和吞咽障碍。

（2）外伤或先天性结构异常，如口腔、硬腭、软腭、咽、喉、食管的先天畸形，包括但不限于唇腭裂、小颌畸形、喉裂、气管食管瘘、食管蠕动异常等。

（3）心血管系统疾病也与吞咽困难相关，先心病的患儿常伴有耐力差、胃排空慢、胃动力不足，胃部被异常增大的肝脏挤压，因此很多患儿胃口差，进食意愿不强，少量进食已经有饱腹感，从而导致营养不良和生长缓慢。

（4）呼吸系统疾病也可能与进食和吞咽困难相关，如支气管肺发育不良（bronchopulmonary dysplasia，BPD）、长期机械通气、气管造口、长期氧气治疗、长期留院、肺部感染等。

（5）代谢疾病也常伴随吞咽模式的发育、调节异常以及吞咽困难。

三、临床表现

进食和吞咽困难的临床症状比较复杂，不同的病因以及吞咽分期所涉及的临床表现可能不同。

由于吞咽和呼吸的解剖结构与生理过程密切相关，吞咽困难常表现出一系列呼吸系统相关的症状和体征。进食、喝水或者吃药时出现咳嗽、呛咳、窒息、清喉咙、哽噎、干呕，食物或者液体从口部漏出或者从鼻子溢出，舌头反复无效伸缩，食物存留在颊部，吃饭或喝水时眼泪汪汪或者面色改变、流涎，频繁的呼吸道感染或肺炎，进食期间或之后无法用其他原因解释的呼吸困难、喉部湿音等。

其他提示有进食和吞咽困难的征象包括进食时的活动度、觉醒度下降，进食时表现烦躁，躲避或者拒绝进食和/或者喝水，进食缓慢或者进食特别快，吞咽缓慢，进食量少，体重减轻或者没食欲，便秘、脱水等液体摄入不足的表现。

四、诊断和预后

吞咽困难在 ICD－11 中将其归类为与上消化道有关的症状（WHO，2022）。吞咽困难的诊断要综合病史、体格检查、进食观察、辅助检查等进行综合评判。

吞咽障碍的预后很难一概而论，要根据吞咽障碍的病因、病程、并发症来具体个案具体分析。一般病因可以去除、急性起病、病程短、并发症少的患儿恢复较好，而进展性疾病病程长、严重并发症的患儿预后多不理想。

五、康复评定

进食和吞咽困难的康复评估包括几个方面：病史采集、进食观察、口腔运动检查和特殊检查。

1. 病史采集

病史中要询问进食和吞咽困难的病因、诱因、发生和发展、加重或缓解因素、就医经过、检查结果、治疗经过及治疗效果等。当前喂养情况也应该包含在内，如当前进食方法（经口、非经口、混合），食物质地、口感、浓度，喜欢及不喜欢的食物，进食时长，进食频率，进食量，进食工具，进食体位，进食环境等。

既往史要特别留意前述病因中常见会合并进食和吞咽障碍的疾病。此外，出生史、喂养史、体重记录、口腔科、营养科就医记录、既往吞咽障碍的相关检查和/或治疗情况、胸部 X 线检查结果、服药情况等都要关注。

2. 进食观察

进食观察主要包括进食环境、食物和液体的质地、进食姿势、使用的餐具及辅助工具、自我喂食的能力、口唇舌头的运动能力、咀嚼模式、有无食物残留、吞咽协调性、有无呛咳、有无面色改变、呼吸和语音、进食行为、进食时长等。

行为观察包括患儿的觉醒程度，对时间、地点、人物定向、思维、言语、配合程度等。一般健康状态观察，重点观察患儿皮肤颜色、营养状态、粗大和精细运动能力及自理程度等。姿势和肌张力的观察，有无骨骼畸形，有无肌张力异常等。

3. 口腔运动检查

口腔运动检查包括静态的结构观察和自发运动检查，其目的是发现有无结构和功能异常，以及判断口腔运动发育年龄。本章表 1 中列举了不同口腔运动发育年龄所能耐受的食物特点，在口腔运动检查中可以将观察到的运动模式与该表格对比，以判断患儿的口腔运动发育年龄，为饮食建议提供依据。

静态结构观察包括下颌、唇、齿、舌、牙龈、硬腭、软腭、颧弓、扁桃体等结构，观察有无先天畸形，结构是否对称，弧度是否正常，有无龋齿、牙齿缺损，扁桃体有无肿大等。此外，面部对称性、面部表情、口水控制等亦在静态观察之列。

口腔自发运动检查类似颅神经的运动能力检查，但侧重吞咽相关结构的运动质量、活动范围和肌力的评估。

4. 营养状态检查

进食和吞咽康复的患儿应常规检查身高和体重，必要时检查皮褶厚度，测量结果要同正常生长曲线比较，以客观判断患儿的营养状态。如果条件允许，可以进行生长发育追踪。

5. 特殊检查

除了上述病史搜集及临床评估，部分病例有必要对口腔、咽、上部食道做进一步评价，一些辅助检查可以帮助判断病情，比如电视透视吞咽功能研究（video fluoroscopy swallowing study，VFSS）、纤维内镜吞咽检查（fibreoptic endoscopic evaluation of swallowing，FEES）、超声、闪烁扫描法（scintigraphy）、测压法、表面肌电检查、颈部听诊、血氧饱和度测定、蓝染试验、吞水试验等。

6. ICF 模式与吞咽评估

国际功能、残疾和健康（International Classification of Functioning，Disability and Health，ICF）分类系统是世界卫生组织于 2001 年推出的，ICF 的框架强调个人健康状态不但要从医学角度考虑（如身体功能和结构），亦需同时考虑其社会方面的因素（如活动和参与、环境因素等），ICF 对于临床评估和治疗有指导意义，有助于更加全面、整体、动态地看待问题。表 5－44 为 ICF 指导吞咽评定示例。

表 5－44　ICF 指导吞咽评定示例

ICF 范畴	与进食和吞咽之间的关系
身体结构	口腔、咽喉、气道、食道、肠道的解剖、生理、神经支配
身体功能	吞咽、吮吸、咬、咀嚼能力，身体稳定性、认知能力、运动能力、感知觉
活动和残疾	是否能进食、自己喂食，用奶瓶、用杯子的能力，是否需要使用改良食物和液体，特殊餐具，改变体位，特殊喂食技巧，以应对活动限制或残疾
参与和障碍	参加家庭聚餐，参加需要进食的社交及教育活动，对于胃管进食或者无法摄入适合年龄的食物的孩子，是否有社会融合政策或者机制能突破参与社会生活的限制
个人及环境因素	其他需要考虑的因素包括： 家人对于进食困难的认知 家人是否能获得合适的食物、液体、餐具、座椅 家人对于制作特制食物和液体、使用特殊餐具和座椅、使用特别喂食技巧的能力以及意愿 社会及文化对于有特殊喂食需要的孩子以及家人的看法

六、康复治疗

进食和吞咽障碍的干预方案大致可分为：代偿性策略、治疗性策略及其他。由于大多数造成吞咽困难的病因都是不可逆的、逐步退化或者康复进程缓慢，因此吞咽障碍的干预多以代偿性策略为主，部分运动、感觉障碍可以选择治疗性策略。

1. 代偿性策略

代偿性策略是指不直接针对吞咽障碍的病因及相关的生理过程，而是通过调整食团在口腔的处理过程、在口咽部的运转过程以及食物到能量的转化来减轻患儿症状，促进生长和发育。

（1）姿势调整。进食和吞咽需要良好的姿势设定，每个患儿都需要通过仔细评估进而制定个体化的姿势干预策略，并适时进行调整。

一般的姿势设定有以下几个原则：首先要保持骨盆的稳定，其次是维持躯干、颈、头的对线和稳定，再到下颌、唇、舌等细微结构的稳定，以及四肢的对称及稳定；头部中立位，下颌轻微内收姿势是比较理想的进食姿势。要注意避免头部后仰，因为头部后仰时气道打开，容易误吸。小婴儿要避免下颌过度内收，由于气道软骨很软，下颌过度内收可能阻塞气道；6～9个月龄（或者发育年龄）的婴儿应该坐在有支撑的椅子上或者餐椅上；部分患儿可以通过调整轮椅的倾斜度来进行姿势设定。

特殊姿势设定，目的是通过改变咽部解剖结构间的关系以调整食物进程和路线，进而影响吞咽的结果。吞咽时头部后仰，利用重力作用来帮助清除食物，主要适用于口腔运动能力低下尤其是舌功能不足的患者；吞咽时下颌屈向胸部，增加会厌谷的空间，将食团保持在会厌谷前方位置，防止食团溢出及进入气道；吞咽前将头旋转向软弱的一边，引导食物通过强壮的一边，转头可以关闭软弱一侧的梨状隐窝，促进声壁的闭合，帮助食管上括约肌打开；咽前头侧向有力的一边，利用重力作用，使食物或液体通过有力的一边；为预防反流，可建议进食后直立位或半卧位45 min～1 h。

（2）食物调整。改变食物的质地、湿度和黏性，可以调节食团在口腔中的处理过程及吞咽的用力程度，以适应口腔运动功能，从而降低阻塞危险。

当患儿控制稀薄液体存在困难或者吞咽启动延迟时，可以采用液体增稠的办法减慢液体的流速，让患者有更多时间来协调各个肌肉，降低误吸风险。液体增稠剂大多是淀粉制剂，但淀粉产品在口腔内长时间不吞，会被口水内的酶分解而变稀，这种情况可以选择以黄原胶为主要配方的增稠剂。除了增稠以外，有时也会推荐稀释的液体和食物，稀释的食团在仰头姿势下更容易向后推动，更易于通过食管上括约肌的狭窄部分，适用于咽部无力的情况。

然而，合适的食物到底该多大、多软、多粘，液体到底多稠一直很难统一标准，并且由于各国各地不同的食物处理习惯和方式，导致食物质地较难统一描述及分类。国际吞咽障碍饮食标准化创办组织（The International Dysphagia Diet Standardisation Initiative，IDDSI）于2019年推出了最新版国际吞咽障碍饮食标准完整框架及详细定义，该框架由8个连续等级（0～7）组成，每个等级均以数字、文字描述及颜色作为区别，其中食物分为3～7等级，饮品分为0～4级。食物分别是流质（3）、糊状（4级）、细碎及湿软（5级）、软质及一口量（6级）、容易咀嚼（7－EC级）、食物原状（7级）。饮品的分级则分为0～4级，分别为稀薄（0级）、极微稠（1级）、低度稠（2级）、中度稠（3级）、高度稠（4级）。每个级别的鉴定，可以使用简易的工具（如针管、餐叉、汤匙、筷子或手指）来测量食物质地的硬度、内聚性、黏附性、弹性等，期望借由这些常见的工具来协助我们制作的餐食质地一致化，增加进食安全。

液体测试主要使用10 mL针筒，先堵住出口，加满10 mL液体，然后放开出口，任液体流出10 s，再次堵住出口，查看剩余液体量，所剩液体越多则越稠，根据剩余液体量可确定IDDSI分级，适用于0～3级测试。3级以上可以使用餐叉、汤匙、手指等测试，通过查看食物被餐叉压、叉起时食物的状态、从汤匙倒出时的形态，用手指按压至散开时的力度等来判断分级。而对于婴幼儿及儿童，IDDSI 在食物尺寸及一口量标准有特别规定，具体表现为第 5、6、7 - EC、7 级儿童同成人有不同标准。

（3）食团的大小、味道、成分。调整食团的感觉属性，如改变食团的温度、味道、黏度、质地等，可以增加口腔对食物的知觉，进而能提高口腔的处理能力，增加唾液分泌，加速吞咽启动。

（4）合适的进食工具。小工具可以解决大问题：奶嘴有不同的制作材料、不同的软硬度、不同的形状、不同大小的开口。此外，还有一些特制的奶嘴满足不同患儿的需要，比如唇腭裂专用奶嘴；奶瓶也可以有不同的设计，有些瓶身是软的，有的奶瓶是斜颈的；选择水杯时要考虑患儿的抓握能力、用杯子的稳定性、方便程度、喝水时的头颈部姿势等；勺子也可以有很多选择，要仔细评估患儿的能力和勺子的设计理念，以找到最适合患儿的那一款；碗、盘子也有一些特别设计，比如防滑的、高边的、倾斜的，固定碗和盘子的支架等。

（5）喂食技巧。针对不同的吞咽困难，可以选择一些特殊的喂食技巧，以降低误吸风险。多次吞咽可以帮助清除咽部残留；液体和固体食物交替，利用液体帮助清除口腔残留和咽部残留；调整食团在口腔中的放置位置，使食团在口腔内的控制更容易，并促进食团在口腔内的运送；针对下颌控制不良的患儿，支持并稳定下颌，改善口腔准备期内对食团的处理；调整食物供给速度，控制喂食节奏；环境调整，如减少分散注意力的事物，食物的摆放要方便摄食，吃饭时的适当交流，营造轻松的氛围等。

（6）营养学干预。进食和吞咽障碍会导致进食量少、拒食、长期留医等，往往会影响患儿的营养状态和生长发育。重度营养不良需要转介到营养科，必要时需要摄入营养补充剂。

（7）胃管/胃造瘘。吞咽障碍，尤其是误吸，可以导致严重的临床后果，严重者甚至可以导致或者加速死亡，严重误吸短期内不能改善，或者一些结构缺陷不能短期内解决，要考虑插胃管或者胃造瘘，通过非经口进食的方式来补充能量和水，维持营养和生长发育。需要注意的是，插胃管或胃造瘘的同时，不要忘记进行口腔刺激，以保持口腔运动技能，降低口腔敏感性，预备非经口进食到经口进食的过渡。

2. 治疗性策略

治疗性策略是指直接改变吞咽生理机制，如改善口腔及咽部活动能力、活动范围、提高吞咽协调性等。对一些口腔运动障碍或者感觉障碍的患儿，可以进行针对性的感觉运动刺激，如感觉刺激、感觉减敏、口腔运动训练、电刺激治疗等。

（1）感觉刺激。感觉刺激可以帮助神经性的吞咽障碍患者减少口腔准备期的时间，改善吞咽延迟，进而缩短总体吞咽时长。

（2）口腔减敏。口腔减敏是另一种感觉干预，目的是针对有口腔过敏的患儿，在患儿可承受范围内，对其进行缓慢的口腔感觉刺激，从患儿可接受的程度开始，逐渐增加刺激，并将刺激保持在可承受的边缘程度。

（3）口腔运动训练。对于一些有口腔运动功能障碍的患儿，或者非经口进食时需要保持口腔运动能力的患儿，可以进行口腔运动训练。例如，嘴唇闭合训练、舌头运动训练、食团控制能力训练、咀嚼功能训练等。

(4) 电刺激治疗。电刺激在吞咽障碍物理治疗中应用广泛。神经肌肉电刺激(NMES)的原理是透过在皮肤表面放置电极贴片，发送电流以刺激支配肌肉的周围神经。当开启电流到足够的强度时，刺激会产生神经脉冲，该神经脉冲会透过运动神经元传递，引起肌肉收缩继而强化吞咽相关肌肉。同时，NMES 刺激感觉通路，也可以促进运动皮层的重组并强化运动再学习。

腭电刺激，腭部放置特制装置刺激软腭，通过增加感觉反馈，从而刺激非自主的吞咽反射，刺激的过程中同时做吞咽动作，主要用于中风后吞咽启动延迟的患者。

咽部电刺激（PES）通过鼻腔或者口腔放置导管到咽部，提供刺激来感觉运动神经，当刺激足够强时，可以启动咽部肌肉的收缩，进而强化脑部运动皮层的兴奋和重组，来促进神经可塑性。

功能性磁刺激（FMS）利用高压、高能电流在磁场线圈内瞬间放电，诱导出高场强的磁场，能穿透皮肤和骨组织，诱导神经组织产生局部微电流，从而兴奋神经纤维，引起肌肉收缩。FMS 可非侵入性对躯体深部神经进行刺激，有助于提升咽部肌肉的收缩能力，以及改善吞咽相关的神经调节。

重复经颅磁刺激（rTMS）可以调控运动皮层的兴奋性，高频的磁场刺激可以增加皮层的兴奋性，低频磁刺激可以减低皮层兴奋性，可以减低大脑半球的不平衡性。

经颅直流电刺激（tDCS）用于咽区的运动和感觉皮层并结合吞咽动作可以促进吞咽功能。

配对关联刺激（PAS）结合针对目标肌肉的外周刺激与 TMS 或 tDCS 对运动皮层刺激，健侧咽部运动皮层进行 PAS，可以增加健侧半球的兴奋性，从而改善误吸的严重性。

3. 其他

家长的参与很重要，我们的治疗计划要考虑家长能否理解并掌握关键技巧，干预措施是否可行，会否增加额外的负担，家长的依从性如何，必要时要进行照料者的指导。

患儿的参与和配合也同样重要，干预过程中要考虑不同年龄儿童心理发育特点、个人的性格特征以及喜好，采取儿童能接受的策略，营造轻松的环境，让患儿轻松接受治疗和干预。

七、小结

进食和吞咽是一种极其复杂的活动，涉及解剖结构多，神经支配复杂，婴幼儿的口咽部解剖关系、进食和吞咽能力会随着生长发育而不断变化，使得吞咽障碍的复杂程度增加。详细全面的评估，准确识别进食和吞咽相关的症状和体征，分析潜在的病因，有助于制订针对性的干预方案。

八、范例分析

患儿陈 BB，男，9 个月大，因“饮奶、饮水呛咳半年”来吞咽门诊就诊。

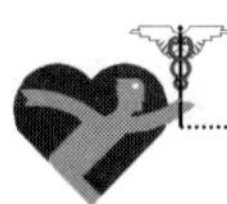

现病史：患儿6个月前出现饮奶、饮水呛咳，较频繁，每次进食呛咳3～5次，呛咳剧烈，面色通红，呛咳后有哭闹，安抚后可继续进食。家长未予特殊处理，近1个月呛咳略有加重，近1 w进食后时有低热，平均37.8 ℃。今为进一步诊断及康复来诊。

既往史：足月顺产，出生史无特殊。生后27 d因“发热1 w，左侧胸腹壁包块1 d”入住NICU。住院治疗18 d后出院，出院诊断为“败血症，新生儿肺炎并右上肺含气不全，营养不良，肝功能损害，心肌损害，代酸，抽搐查因：颅内感染？先天性脑发育不全?”。6个月大于神经康复科门诊就诊，诊断为“脑瘫，发育迟缓，婴儿痉挛?”。康复评估GMFM：3.8分，GMFCS：Ⅴ级。

辅助检查：7个月大，头颅MRI示“双侧背侧丘脑体积稍萎缩，双侧基底节、背侧丘脑及双顶叶斑片状异常信号，小脑蚓部体积小，双侧小脑半球脑沟加深，考虑脑损伤后改变”。

喂养史：生后人工喂养，无诉饮奶异常。NICU出院后（1.5个月大），不能用奶瓶进食，家长采用勺子灌奶，1 w后逐渐恢复奶瓶喂奶，饮奶中有频繁呛咳，饮水尤甚，未予特殊处理。4个月添加辅食，以米糊为主，常从口中溢出，进食米糊无明显呛咳，偶有拒食。

体格检查：痉挛姿势，头部后倾，屈肘，双下肢内收，双踝关节轻跖屈。口腔结构对称，舌头前后运动可，侧方运动不灵活。软腭上抬可，腭弓、扁桃体未见明显异常。抬头欠稳，不会翻身，不会坐。体重：8 kg，身长：68 cm。

进食观察：抱扶半坐位下喂食，头部稍后倾。以奶瓶喂奶，无拒食，口唇封闭好，吮吸有力，吮吸-呼吸-吞咽节律正常，饮奶中有2次呛咳，均为吞咽后呛咳，呛咳后有哭闹，饮奶速度可。用勺子喂食米糊，摄食可，口角有漏食，口腔准备期舌头运动欠佳。

干预建议：

（1）调整进食体位，抱扶下半坐位姿势，控制颈部中线位，头与躯干对线。必要时配坐姿椅。

（2）更换奶嘴，尝试采用质硬、慢流速的奶嘴。

（3）减慢奶液流速，添加增稠剂，用米汤配奶。

（4）谨慎添加辅食，少量尝试，提供味觉和口感体验。

（5）体重偏低，建议食用高热量奶粉，必要时营养科就诊。

（6）密切观察吞咽困难症状，咳嗽、呛咳、肺炎、低热等，不适随诊。

（靳晓坤）

第二十八节 意识障碍

一、概述

意识（consciousness）指大脑的觉醒程度，是中枢神经系统对内外环境刺激做出应答反应的能力或机体对自身及周围环境的感知和理解能力，是人类的高级神经活动。包含意识内容和意识水平两部分，意识内容即觉知（awareness）状态，包括记忆、思维、定向、情感、言语、行为反应等，有赖于大脑皮质及皮层下连接功能的高级神经活动的完整；意识水平即觉醒（arousal）状态，有赖于“开关”系统——脑干网状结构上行激活系统投射到丘脑和皮层的完整。完成清醒的意识必须通过大脑皮层、丘脑和脑干上行网状激动系统共同参与完成。

意识障碍（disorders of consciousness，DOC）是指各种严重脑损伤导致的意识丧失，使得患者对周围环境及自身状态的识别和察觉能力发生不同程度丧失的状态。慢性意识障碍（prolonged disorders of consciousness，pDoC）是指由脑外伤、脑卒中、缺血缺氧性脑病等各类脑损伤所导致意识丧失超过 28 d 的病理状态，包括昏迷、植物状态（vegetative state，VS）/无反应觉醒综合征（unresponsive wakefulness syndrome，UWS）和微意识状态（minimally conscious state，MCS）。根据是否具有言语交流能力，MCS 又可细分为 MCS－和 MCS＋。随着人们对 DOC 的深入认识，逐步提出认知－运动分离（cognitive motor dissociation，CMD）的概念，特指那些临床诊断与神经影像学上的非典型脑激活存在差异的患者。脱离最小意识状态则指患者表现为恢复功能性的交流或使用物体。

二、病因

儿童意识障碍的病因可分为感染性和非感染性两大类。前者又分为颅内感染、感染中毒性脑病和感染性休克三类，后者又分为代谢性疾病、中毒和其他病因（如癫痫、晚发性维生素 K 缺乏症、非感染性休克等）。国内儿童意识障碍的主要原因为感染所致，因此，积极预防和治疗感染性疾病对减少儿童意识障碍的发生率具有极为重要的作用。

三、临床表现

1. 昏迷

昏迷是指严重的意识障碍，表现为意识持续地中断或完全丧失，按程度可分为：浅昏迷、中度昏迷和深昏迷。浅昏迷指患者意识大部丧失，无自主运动，对声光刺激无反应，对疼痛刺激出现痛苦的表情或肢体退缩等的防御反应，角膜反射、瞳孔对光反射、眼球运动、吞咽反射等可存在。中度昏迷指对周围事物及各种刺激均无反应，对剧烈刺激可出现防御反射，角膜反射减弱，瞳孔对光反射迟钝，眼球无转动。深度昏迷则出现全身肌肉松弛，对各种刺激全无反应，深浅反射均消失。昏迷通常是短暂的，大部分患者经过几天或几周的恢复会出现觉醒，但仍有部分患者会进展为脑死亡。

2. 植物状态

植物状态（vegetative state，VS）：当患者睁开眼睛，却只存在反射运动时，就可以诊断为植物状态。这些患者无认知功能，却可以表现出各种反射性运动，如磨牙、打呵欠或呻吟。依据原发脑损伤的轻重，患者可以短暂、长期或永久性地处于此状态。

3. 微意识状态

微意识状态（minimally conscious state，MCS）：一旦患者出现波动、可重复和清晰的意识信号就表明进入了 MCS。依据是否具有语言处理的能力，MCS 被分为 MCS－和 MCS＋。MCS－描述患者表现出视物追踪和视物注视、疼痛刺激定位或有如抓床单、抓鼻子等自主运动反应，而 MCS＋患者则可遵循简单指令、表达可理解的言语或有意地交流，但不具备功能性交流能力。MCS 可以是暂时的，也可以永久持续下去。对于床旁检查发现无意识，而应用主动模式神经功能影像显示存在相关大脑活动的患者，建议应用无行为最小意识状态的诊断。

认知－运动分离综合征：专指昏迷、VS 或 MCS－的患者，在应用功能性 MRI 或 EEG 进行精神想象任务影像检查时，发现患者表现出与任务活动相一致的大脑激活，因此可以应用功能神经成像技术监测患者对相关指令做出的反应。认知－运动分离表明，对于没有或很少存在行为反应的患者，其认知恢复的潜能存在巨大的不确定性。

4. 脱离 MCS

脱离 MCS：当患者能够进行功能性交流或正确使用两种不同的物体时，表明患者脱离了最小意识状态，但是大多数患者仍然存在严重的认知和运动障碍。

四、诊断和预后

（一）病史采集

1. 意识障碍的特点

（1）发病的急缓。急骤发生的意识障碍，多为意外原因所致，如中毒、服毒、低血糖等；但也可见于慢性疾患所引起的急性并发症，如高血压动脉硬化引起的急性脑血管病，阿－斯综合征，又如颅内肿瘤引起的脑疝等。渐进加重的意识障碍或昏迷，多见于中毒性或代谢性脑病、中枢神经系统感染等。这些患儿在意识障碍前多半有原发病的症状，如慢性肺、肝、肾病，糖尿病等，且原发病随着意识障碍的加重而加重。

（2）意识障碍的过程。症状时轻时重，病情波动性大，以中毒性或代谢性脑病居多。头部因外伤陷入昏迷清醒后，再陷入昏迷者，要考虑硬膜外血肿的可能性。

（3）意识障碍前或发生意识障碍时的伴随症状。要注意有无发热、头痛、呕吐、呕血、咯血、黄疸、浮肿，血压变化，尿便异常，抽搐等，以及这些症状与意识障碍的先后次序。

2. 既往健康状况

如有无心、肝、肾、肺等脏器的慢性疾患；有无糖尿病、高血压以及类似的昏迷史等。

3. 服药史

平时应用安眠镇静药或精神药物的习惯和剂量；糖尿病患儿注射胰岛素的剂量和时间等。

4. 环境和现场的特点

（1）季节：冬季要考虑一氧化碳中毒，夏季要想到中暑。

（2）晨起发现的昏迷患者应想到一氧化碳中毒，服毒或低血糖昏迷。

（3）公共场所发现的昏迷患者多数为急骤发病者，如癫痫、脑出血、阿－斯综合征等。

（4）患者周围的事物：药瓶、未服完的药片、敌敌畏或农药等应收集检验，注意呕吐物的气味。

（5）发病前状况：注意情绪激动的可能诱因。

（6）有否外伤：注意可能的头部外伤史以及可能发生头部外伤的现场。

（二）体格检查

1. 意识状态

应迅速确定有无意识障碍以及临床分类和分级。

2. 生命体征

（1）体温。体温增高提示有感染性或炎症性疾患。体温过高则可能为中暑、脑干损害，体温过低提示为休克、第Ⅲ脑室肿瘤、肾上腺皮质功能减退、冻伤或镇静药过量等。

（2）脉搏。脉搏不齐可能为心脏病，脉搏微弱无力提示休克或内出血等，脉搏过速可能为休克、心力衰竭、高热或甲亢危象，脉搏过缓提示颅内压增高或阿－斯综合征等。

（3）呼吸。深而快的规律性呼吸常见于糖尿病酸中毒，称为 Kussmual 呼吸；浅而快速的规律性呼吸见于休克、心肺疾患或安眠药中毒引起的呼吸衰竭；间脑和中脑上部损害常引起潮式呼吸（cheyne-stokes 呼吸）；中脑下部和桥脑上部损害引起长吸气呼吸；桥脑下部和延髓上部损害引起共济失调性或点头呼吸等。

（4）血压。血压过高提示颅内压增高、高血压脑病或脑出血，血压过低可能为烧伤、脱水、休克、晕厥、肾上腺皮质功能减退或深昏迷状态等。

3. 气味

酒味为急性酒精中毒，肝臭味提示肝昏迷，苹果味提示糖尿病酸中毒，大蒜味为敌敌畏中毒，尿臭味（氨味）提示尿毒症。

4. 皮肤黏膜

皮肤黏膜黄染可能是肝昏迷或药物中毒，皮肤黏膜紫绀多为心肺疾患，皮肤黏膜多汗提示有机磷中毒、甲亢危象或低血糖，皮肤黏膜苍白见于休克、贫血或低血糖，皮肤黏膜潮红为阿托品类药物中毒、高热、一氧化碳中毒等，皮肤黏膜大片皮下瘀斑可能为胸腔挤压伤综合征。面部黄色瘤可能提示结节硬化病合并癫痫发作。

5. 头面部

注意头发内的皮下瘀斑或头皮血肿。鼻和耳道溢液或出血常见于颅底骨折。双瞳孔缩小提示有机磷或安眠药中毒，双瞳孔散大见于阿托品类药物中毒或深昏迷状态，双瞳孔不等大可能有脑疝形成。眼底视神经乳头水肿为颅内压增高表现。

6. 胸部

桶状胸、叩诊反响、唇甲紫绀、肺部听诊有啰音等提示有严重的肺气肿及肺部感染，可能合并肺性脑病。心律异常见于心房纤颤、心房扑动、阿－斯综合征等。

7. 腹部

肝、脾肿大合并腹水者常为肝昏迷。腹部膨隆且有压痛可能为内出血或麻痹性肠梗阻。

8. 四肢

肌束震颤见于有机磷中毒。双手扑翼样震颤多为中毒性或代谢性脑病。杵状指提示慢性心肺疾患。指甲内有横行白线可能为重度贫血或重金属中毒。双下肢可凹性水肿可能为心、肾或肝疾患。

9. 神经系统

全面而准确的神经系统查体对昏迷患儿的诊断尤为重要，目的为判断脑干功能的完整性以及是否存在不对称的神经系统体征，发现不对称体征提示脑内有局灶性病变，有助于定位诊断。但缺乏局灶性损害体征也不能除外颅内占位性病变，如双侧硬膜下血肿、蛛网膜下腔出血（SAH）、额叶占位病变等可以不出现局灶性体征。

昏迷患儿一定要注意检查眼底。如发现视乳头水肿和（或）眼底出血则提示有高颅压，急性昏迷伴眼底出血常提示由大量 SAH 所致的颅内压急剧升高引起。

观察患儿瞳孔改变具有重要的定位诊断意义及部分定性诊断价值。病变在丘脑以上和脑桥以下瞳孔对光反射保留；单侧瞳孔扩大为同侧动眼神经受累表现。常提示同侧钩回疝或后交通动脉瘤破裂：双侧瞳孔扩大伴对光反射减弱或消失提示广泛中脑损伤、中心疝或中毒：单侧瞳孔缩小为同侧交感神经受损导致的 Horner 征双侧瞳孔缩小为脑桥被盖病变表现，也见于阿片过量和胆碱能毒性。

眼球运动的检查需要注意观察静止状态下眼球的位置、是否有自发性眼球运动以及反射性眼球运动等。双眼同侧凝视见于：①同侧额叶上凝视中枢病变以及额叶眼区至脑桥旁正中网状结构通路的任一病变；②对侧半球刺激性（癫痫）病灶；③对侧脑桥侧视中枢病变丘脑或中脑背侧受损可出现眼球强直性向下凝视，见于急性梗阻性脑积水及丘脑内侧出血等。眼球强直性向上凝视见于双侧大脑半球受损。眼球浮动表现为双眼快速向下后缓慢回到中间位，如出现则特异性提示急性脑桥病变。眼球徘徊表现为双眼缓慢、共轭的水平运动，此时动眼神经核及其连接完整，如出现则常提示代谢性或中毒性双侧大脑半球受损。某一眼球内收或外展障碍，提示该侧动眼神经或外展神经瘫痪。

要注意检查是否有脑膜刺激征和锥体束征，包括颈强直、Kernig 和 Lasegue 征、Babinski 征等。脑膜刺激征阳性者如为突发的昏迷往往提示 SAH，起病相对较缓者提示脑膜炎、脑炎或脑膜癌病等。发热有脑膜刺激征常提示中枢神经系统感染；偏瘫多见于脑血管病或颅内肿瘤。

脑干功能的检查非常重要，脑干损害的临床表现见表 5－45。

表 5－45　脑干损害的临床表现

损害水平	呼吸	瞳孔	眼球运动	运动反应
间脑	潮式呼吸	小、对光反应（+）	浮动、运动充分	伸展过度
中脑	潮式呼吸	居中、固定不规则	只有外展运动	去皮层
中脑下部和桥脑上部	长吸气呼吸	针尖大小、对光反应（+）	只有外展运动	去大脑
桥脑下部和延髓上部	共济失调性呼吸	针尖大小对光反应（+）	无运动	弛缓或下肢屈曲

（三）实验室检查

1. 尿常规

原因不明的患儿，均应查尿常规。

（1）尿糖和酮体。检查尿糖和酮体鉴别昏迷病因见表 5－46。

表 5－46　检查尿糖和酮体鉴别昏迷病因

尿糖	尿酮体	糖尿病史	降血糖药	可能病因
（－）	（－）	无	无	可除外糖尿病酸中毒及高渗性非酮症昏迷（但肾阈高者除外）
（－）	（－）	有	胰岛素、磺脲类	低血糖昏迷
（－）	（+）	无	无	饥饿性酮症
（－）～（+）	（－）～（+）	有	双胍类	乳酸性酸中毒
（+）	（－）	有或无	无	糖尿病合并其他原因的昏迷
（+）	（－）、弱阳性	有或无	无	高渗性非酮症性糖尿病昏迷
（+）	（+）	有或无	无	糖尿病酮症酸中毒

（2）尿蛋白。尿蛋白大量并伴有红、白细胞及管型者，应考虑尿毒症的可能。

（3）尿三胆。尿胆红素阳性，尿胆原大于 1：20 者，提示有肝损害。

2. 血常规

（1）白细胞。全部患儿均应做白细胞计数，白细胞增高者，应考虑感染、炎症、脱水及其他应激情况。白细胞减少，要怀疑血液病或脾机能亢进。

（2）血红蛋白。凡怀疑内出血、贫血者，应查血红蛋白。

（3）血小板。有出血倾向者，要查血小板计数。血小板计数低者，应考虑血液病的可能性。

（4）其他。怀疑为一氧化碳中毒者，应做一氧化碳定性试验。

3. 大便常规

（1）镜检。腹泻或疑为中毒性痢疾者，应做大便镜检，必要时做肛检，查取大便标本。

（2）潜血试验。疑为黑便或有内出血可能者，应做大便潜血试验。

4. 脑脊液检查

疑为中枢神经系统病变者，都应做脑脊液检查。

（1）压力。压力增高示颅内压增高。

（2）常规和生化（蛋白、糖、氯化物）检查。肉眼或镜下血性脑脊液，如能排除穿刺创伤所致，应考虑颅内出血。脑脊液检查正常而临床上有偏瘫，应考虑缺血性脑血管病。脑脊液压力高而常规和生化正常者，可能为中毒性或代谢性脑病。脑脊液中白细胞增多则提示感染或炎性疾患。脑脊液细胞数正常而蛋白增高则可能为颅内肿瘤、脱髓鞘疾病或感染性多发性神经根炎。

（3）其他检查。符合化脓性脑膜炎的脑脊液表现者，应做革兰染色涂片找细菌及培养，并做药物敏感测定。符合结核性脑膜炎者，应做薄膜涂片染色找结核菌。符合真菌性脑膜炎者，应离心沉淀，用墨汁染色涂片找真菌。脑脊液尚可做多种血清免疫检查，如免疫球蛋白、梅毒反应、寡克隆区带等；也可做细胞学检查。

5. 呕吐物检查

凡疑为药物或毒物中毒，如有呕吐物，应保留做特殊检查；如无呕吐物，应插胃管取胃内容物检查。

6. 其他有选择的检查

（1）疑为糖尿病昏迷者，应检查血糖、尿素氮、二氧化碳结合力以及血钾、钠、氯化物。

（2）疑为尿毒症者，应检查尿素氮、二氧化碳结合力以及血钾、钠、氯化物。

（3）疑为肝昏迷者，应检查血氨和肝功能。

（4）疑为肺性脑病者，应检查血液气体分析和血液酸碱度。

（5）疑为心脏疾患儿，应做心电图或心电示波监护。

（6）疑为有机磷中毒者，应检查血胆碱脂酶活性。

（7）X 线检查，有助于寻找隐匿病因，如头颅 X 相可发现颅骨骨折，胸部 X 相可发现肺部肿瘤或炎症，腹部 X 相可发现肠梗阻征象等。

（8）CT/MR 检查，对颅内、胸腔、腹腔内病变都有较高的诊断价值。在意识障碍的原因较难确定时，应考虑做CT/MR检查，特别是头颅CT/MR检查，对鉴别诊断帮助较大。

（9）血清NSE（神经元特异性烯醇化酶），NES是近年来国外开始普及的在中枢神经系统损伤后短期评估损伤程度及预后判断的一个生化指标。研究发现格拉斯哥昏迷量表（Glasgow coma scale，GCS）≤8分的TBI患儿NSE的水平具有明显差异性升高，同时发现在GCS≤8分的TBI患儿中NSE在极高水平表达者死亡率也极高，弥补了GCS评估预后的不足。

五、康复评估

对于危重症患儿来讲，其觉醒状态及意识水平波动较大，往往需要多次重复评定。评定前须排除镇静、抗癫痫、神经兴奋等药物对意识的影响，同时感觉缺失、运动障碍、失语、抑郁等会限制患者对检查做出的反应，需要加以鉴别。

1. 昏迷程度评定

急性期意识程度分类主要根据Jennet及Teasdate等提出的格拉斯哥昏迷量表（Glasgow coma scale，GCS）（见本章第九节）和儿童昏迷量表（pediatric coma scale，PCS），根据上述昏迷量表分值及昏迷时长可分为重度、中度、轻度脑损伤3类，分类标准如下：轻度（13～14分），昏迷时间在30 min内；中度（9～12分），伤后昏迷在30 min～6 h；轻度（3～8分），伤后昏迷时在6 h以上或在伤后24 h内意识恶化再次昏迷6 h以上。恢复期常采用修订版昏迷恢复量表（coma recovery scale-revised，CRS-R）（见表5－47）或儿童昏迷恢复量表（CRS-P）来评估患儿听觉、语言、视觉、交流、运动、觉醒水平，该量表涉及意识水平的诊断、预后、治疗、护理等，尤其适用于鉴别植物状态和微小意识状态的患儿。此外，临床上使用的相关量表还有全面无反应量表（full outline of unresponsiveness，FOUR），常作为意识障碍急性期的候选量表，多用于补充因气管切开或呼吸肌辅助呼吸无法进行言语能力评估的患者。

近年来我国许多医院使用我国制定的PVS疗效临床评分量表（2011年修订版），既可用于意识评估，又可用于治疗评估，其由肢体运动、眼球运动、进食、情感构成，每个子量表分为5个等级，最高4分，总共5个子量表。

2. 认知功能评定

认知功能评定量表（Rancho Los Amigos，RLA）可用于评价颅脑损伤恢复期的神经行为功能（见本章第九节），根据RLA认知功能分级量表将患儿的认知功能划分为8个等级：没有反应（Ⅰ级）、一般反应（Ⅱ级）、局部反应、（Ⅲ级）、烦躁反应（Ⅳ级）、错乱反应（Ⅴ级）、适当反应（Ⅵ级）、自主反应（Ⅶ级）、有目的反应（Ⅷ级），根据患儿的认知功能制订相应的康复方案。

3. 神经电生理评估

（1）脑电图（EEG）：EEG对脑的病理生理变化异常敏感，特别对大脑皮质病变的评估有明确价值，但易受麻醉、镇静催眠药物影响。评估应考虑干扰因素，并定期动态观察。

表 5－47　昏迷恢复量表（CRS-R）

项目	患儿反应	评分
听觉	对指令有稳定运动反应*	4
	可重复执行指令*	3
	声源定位	2
	听觉惊吓反应	1
	无反应	0
视觉	物体识别*	5
	物体定位（够向物品）*	4
	视觉追踪*	3
	视觉对象定位（＞2 s）*	2
	对威胁有眨眼反应（惊吓反应）	1
	对威胁无反应	0
运动	会使用物体*	6
	自主性运动反应*	5
	能摆弄物体*	4
	对伤害性刺激定位	3
	回撤屈曲	2
	异常姿势（屈曲/伸展）	1
	无	0
言语反应	语言可理解表达*	3
	发声/口部运动	2
	反射性发声运动	1
	无	0
交流	功能性（准确的）*	2
	非功能性（意向性）*	1
	无	0
唤醒度	能注意*	3
	睁眼	2
	刺激下睁眼	1
	无	0

*表示微意识状态。

（2）诱发电位（evoked potential，EP）：包括躯体感觉诱发电位（somatosensory evoked potentials，SEP）、脑干听觉诱发电位（brainstem auditory evoked potentials，BA-EP）、中潜伏期听觉诱发电位以及视觉诱发电位等。其中，P3 型脑电波（P300）、失匹

配负波（mismatch negative，MMN）用作意识恢复的生物标志物，亦可用作促醒治疗的疗效评定标志物。

4. 借助神经影像技术的评估

（1）功能性磁共振（functional Magnetic Resonance Imaging，fMRI）：静息态 fMRI 功能成像能够观测脑网络内的连通性，揭示患者的脑功能态。而任务态 fMRI 可通过运动或空间想象等任务范式，确认 pDoC 患者的意识活动及交互能力，提供更为可靠的意识评估结论。对于机械通气、使用镇静或其他改变意识的药物，伴中重度脑积水、严重全身或局部疾病患者，病前有严重心理疾病或酒精或药物滥用史的 pDoC 患者不建议行 fMRI。

（2）正电子发射型计算机断层显像（positron emission computed tomography，PET）：PET 最早为无行为学反应 pDoC 患者提供了皮质激活的证据，进行有无意识的划分，结果可靠性高。但检测费用昂贵且需摄入放射性核素，限制临床的推广及普及。

（3）功能性近红外光谱技术（functional near-infrared spectroscopy，fNIRS）：主要通过测量含氧血红蛋白和总血红蛋白浓度来研究局部脑功能代谢，近年来开始用于任务态或主动运动想象的脑区反应性检测，在临床意识评估、干预效能评价等方面都具有重要意义。

（4）经颅磁刺激联合脑电图技术（transcranial mag-netic stimulation electroen-cephalography，TMS-EEG）：TMS-EEG 是在大脑皮质接受经颅磁刺激的同时，记录大脑皮质电反应的无创检测技术，可以反映大脑信息丰富度和集成信息的能力，即产生意识的能力，具有较高的时间分辨率，无须患者主动配合。可用于意识障碍的治疗效果评价和机制分析。

六、康复治疗

对意识障碍的促醒治疗目前尚无特效方法，临床上除药物治疗外，仍需结合多种康复治疗方可取得较为满意的疗效。

1. 良姿位摆放及体位变换

设定良姿位要充分考虑该体位对患儿神经发育、骨骼肌肉的不良影响，以及可能诱发的原始反射。一般首选侧卧位，因该体位可去除重力作用并减少原始反射，设定侧卧位应注意保持头与躯干对线，双上肢位于中线位，下肢用小枕头分开；设定仰卧位时在患儿肩胛后方放一薄垫，肩稍外旋，伸肘伸腕，手指伸展，下肢自然屈髋屈膝，踝关节中立位，每隔 2 h 变换一次体位。

2. 昏迷刺激技术

（1）视觉刺激：在病床边，给患儿提供一个良好的视觉刺激环境，比如彩色的、熟悉的物体，家庭照片和每次 10 ～ 15 min 的电视节目。让患儿坐在床上，给他正常的视觉体位。这样的体位有助于避免长期卧床所引发的并发症，比如压疮、吸入性肺炎、骨质疏松以及肌肉挛缩。治疗过程中要排除干扰，让患儿集中于视觉刺激物上。刺激物可以是一张熟悉的脸、物品、家属或朋友的照片，也可以是镜子。

（2）听觉刺激：在病床边，给患儿提供一个有规律的听觉刺激。每次治疗只允许一个人与患儿谈话。防止多种声音混杂。可以使用收音机、电视机以及录有熟悉声音的磁带刺激患儿，但每次只能 10 ～ 15 min，全天进行数次刺激。使用局部的声音去刺激患儿，当声音发生改变时，仔细观察患儿的反应。比如叫喊患儿的名字、拍打手掌、发出咔嚓咔嚓声、口哨声等，每次刺激 5 ～ 10 s。治疗过程中避免使用引起吃惊反应的刺激，这种刺激达不到预期目标。

（3）触觉刺激：触觉刺激可以引起兴奋反应（能得到想要的反应）和抑制反应（干扰兴奋的反应）。例如，疼痛和皮肤轻轻地抚摸能产生抑制反应，而皮肤持续地抚摸、口腔周围的按压和脊柱缓慢抚摩能产生兴奋反应。脸面部，特别是口腔、嘴唇，是身体最敏感的区域。可以帮助患儿自己的手触及自身，指导或帮助患儿洗自己的脸部。可以使用不愉快的刺激，例如，在事先向患儿打招呼的情况下，用针刺激患儿。但要避免用冰块刺激患儿的脸和躯体，它会引发交感神经系统的反应：血压升高、心跳加快、唾液分泌增加和降低胃肠道的活动等。

（4）运动刺激：应用关节活动范围练习、身体体位的变化练习、站立床上的站立训练以及在治疗垫上的运动训练。并注意观察早期的身体保护性反应和延迟的平衡反应。

（5）嗅觉刺激：把患儿平时喜欢的气味，如水果、橡皮泥等物品放到其鼻子前，使之随呼吸吸入，每次 10 ～ 15 s。脑损伤中嗅神经最容易受到损伤。很多脑损伤患儿或者气管切开，鼻子无法进行空气交换；或者鼻子里插着鼻饲管，阻塞了一个鼻孔，降低了对气味的敏感性。

（6）味觉和口腔刺激：如果患儿唾液没有易于吸入肺内的危险，就要进行味觉刺激。如果患儿无法控制唾液，则避免甜味刺激，因为甜味能促进唾液分泌。使用沾有甜、咸、酸溶液的棉签刺激患儿舌头的前面部分。使用海绵或甘油药签，对口腔进行按摩，对嘴唇和口周进行刺激，它能降低感觉亢进和不正常的口腔反射。如果患儿出现对刺激噘起和闭合嘴巴、逃避刺激的情况，可以逐渐增加刺激，降低其防御反应，提高觉醒水平。注意不要轻易地尝试给昏迷患儿喂食。

3．呼吸功能管理

针对意识障碍患儿的呼吸康复包括头颈部肌群拉伸训练、胸廓牵伸训练、呼吸肌训练、俯卧位通气和体位排痰等。神经肌肉电刺激仪对膈神经和腹肌协同反馈式电刺激，可逐步增强呼吸肌的肌力和耐力，可用于长期使用呼吸肌的患儿。

4．吞咽功能训练

积极早期开展吞咽功能训练，可增加自主吞咽次数，有益于吞咽功能的维持和强化，但治疗前应进行床旁吞咽功能评估和床旁内镜检查。包括口腔卫生管理、口腔的感觉刺激（包括味觉和冷刺激）、治疗性经口喂咽以及舌骨上肌群的肌电刺激等。对适合经口进行治疗性喂养的患儿应给予喂养监管（如进行监护人宣教）及喂养食物性状的调整。

5．物理治疗

（1）关节被动活动：每日 1 ～ 2 次的全身肢体各关节被动活动 3 ～ 5 次，手法轻柔，避免疼痛及异位骨化产生。

（2）肌力训练早期以被动训练刺激肌肉收缩为主，反馈性地刺激中枢。

（3）坐位训练：是否早期坐位训练因患儿病情而异，根据患儿病情障碍程度进行层次化康复。病情重、昏迷重、合并症多、持续颅内压高于3.3 kPa（25 mmHg），具有发生脑疝的危险，严禁坐位。病情轻、昏迷浅、合并症少、颅内压稳定在2.7 kPa（20 mmHg）以内，在严密监视下逐步坐起，头部位置由15°、30°、45°、60°、75°、90°分阶段进行。在进行中一旦意识障碍加重、颅内压升高就应立即停止。

6．高压氧治疗

有利于促进椎动脉血流增加，改善脑干网状激活系统功能，目前认为高压氧治疗建议早期1～3个月开始，多项研究表明高压氧治疗对意识障碍患儿促醒有显著疗效，但缺乏高压氧治疗意识障碍患儿有效的Ⅰ级证据。

7．神经调控治疗

（1）神经调控治疗包括重复经颅磁刺激（repetitive transcranial magnetic stimulation，rTMS）：通过电磁脉冲增强大脑皮质的兴奋性突触活动，调节皮质兴奋性，促进神经可塑性，目前多使用高频（5 Hz、10 Hz、20 Hz）rTMS刺激前额叶背外侧区（dorsolateral prefrontal cortex，DLPFC）、后顶叶皮质（posterior parietal cortex，PPC），刺激强度为80%～100%静息运动阈值，1000～1500个脉冲，10～20 d为1疗程。间歇爆发模式脉冲刺激（intermittent theta burst stimulation，iTBS）可能也是一种有效的模式.

（2）经颅直流电刺激（transcranial direct current stimulation，tDCS）：tDCS利用低强度电流作用于特定脑区，调节大脑皮质神经活动，可能加强额顶网络皮质功能联系，具有一定的促醒疗效。刺激靶区的选择是产生疗效的核心，推荐阳极tDCS刺激前额叶背外侧区、初级感觉运动皮质以及前额叶，每次20 min，电流密度40～56 $\mu A/cm^2$，10 d为1疗程，可进行1～2个疗程治疗。有癫痫病史或颅内有金属植入物的患者慎用。

（3）正中神经电刺激（median nerve stimulation，MNS）：MNS通过刺激正中神经将神经冲动传导至脑干、丘脑及大脑皮质，达到改善脑血流、兴奋脑干网状系统、提高皮质兴奋性等作用，目前治疗部位多选取利手侧，参数设置主要为：频率40～50 Hz，电流强度5～20 mA，脉冲宽度300 μs，连续刺激30 min，每天2次，连续刺激2 w为1个疗程。

8．康复工程

矫形器可抗痉挛、预防或减缓继发性肌肉骨骼畸形，常见矫形器有腕手矫形器、分指板、踝足矫形器、膝踝足矫形器、髋膝踝足矫形器等。

9．中国传统康复治疗

1）针灸。

（1）头针。取穴：运动区、感觉区、情感区、足运感区。治法：据病情每次取1～2个相应刺激区。留针30 min，中间运针2次，每次1 min。10 d为1个疗程，休息3 d。

（2）体针。取穴：百会、风府、风池、大陵、后溪、涌泉、气海。高热加曲池、大椎、委中；抽搐加水沟、身柱、合谷、太冲；昏迷加十宣、气海、印堂；呼吸衰竭加会阴；循环衰竭加素髎、内关；头痛加太阳、头维、列缺；呕吐加中脘、内关、足三里；尿潴留加关元、曲骨、三阴交；躁狂加大椎、神门；腹胀腹痛加天枢、足三里；吞

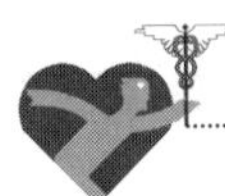

咽困难加天突、人迎、金津、玉液、合谷。

治法：高热，委中以三棱针点刺出血，余穴用凉泻法留针 20 min。昏迷，十宣、印堂均刺血，气海以艾卷雀啄灸，直至神志清醒。抽搐，用泻法，持续运针至搐止，并留针 2 ～4 h，以防复发。呼吸衰竭，宜深刺会阴、涌泉两穴，大幅度提插捻转，持续运针 15 ～20 min。循环衰竭，以艾卷重灸百会、气海两穴，至局部皮肤潮红起小泡，素髎、内关平补平泻，持续运针 15 ～ 20 min。头痛，太阳刺血，余穴泻法留针 20 ～30 min。呕吐，内关、足三里平补平泻，中脘泻法，留针 15 ～30 min。尿潴留，关元可透曲骨，使针感放射至龟头，反复施以泻法。三阴交平补平泻。须针至有尿感后出针。躁狂，大椎深刺至 1.5 寸左右，有触电感即退针至无感觉区留针。神门用泻法。腹胀腹痛，平补平泻法，留针 20 ～30 min。吞咽困难，天突、人迎，以毫针缓缓刺入，分层紧提慢按，反复提插至有强烈针感后出针；金津、玉液以三棱针快速点刺出血，合谷用泻法，留针 15 min。

轻者每日 2 ～3 次，重者 6 小时 1 次。原则上是：在前次针刺后体温下降还未回升之际即施第 2 次治疗。

（3）刺血。取穴：太阳、少商、尺泽、百会、合谷、大椎、曲池、足三里。配穴：体温过高加风府、印堂、十宣、委中；角弓反张加风池、陶道；神志昏迷加水沟、劳宫、中冲；牙关紧闭加水沟、承浆、颊车、大陵；呕吐、烦躁加内关、神门。

治法：急救抽搐昏厥以三棱针点刺太阳、少商、尺泽出血，并在太阳、尺泽拔罐 2 ～3 min。险情解除后以毫针刺百会向后横刺 4 分，曲池、合谷、大椎直刺 0.8 ～1 寸，泻法不留针；足三里 12 寸，留针 15 min。项背部及风池、大椎以梅花针重叩 5 min。配穴之印堂、十宣、委中以放血法，余穴针刺。每日刺血 1 次，针刺 2 次，不计疗程。

2）穴位注射：为保持小便通畅，对所有患儿宜注射蒸馏水 2 mL 于阴陵泉，可预防脑水肿及起强心利尿作用。

3）中药治疗：采取辨证论治的原则。

（1）闭证：主要表现为神志不清，牙关紧闭，大小便闭，双拳握固，肢体强硬。根据有无热象，又分为阳闭、阴闭二证。①阳闭者，取局方至宝丹或安宫牛黄丸。②阴闭者，取苏合香丸。

（2）脱证：主要表现为神志不清，目合口开，手撒遗尿，汗出肢冷，肢体痿软，舌痿，脉微欲绝。取参附汤合生脉散。

4）神经电刺激：利用 JSD27312C 型刺激器，输出单向方波；频率 40 Hz；波宽 0. 3 ms；电压 2 ～8 V；时间 15 min。刺激分 2 组，MNS 组在内侧正中距腕关节 5 mm 和 15 mm 处各插入 1 根毫针外接刺激器；RZAS 组沿用唇针的方法电刺激“人中”和“承浆”。

七、小结

儿童意识障碍作为很多感染性和非感染性疾病的伴发症状，在很多重症的急性期都会出现，早期促醒和康复措施的介入非常关键，对原发病的预后和转归有极大影响。中西医结合多种方式促醒、体位摆放、辅助支具等多种方式的应用疗效较好，能预防或减轻关节挛缩、褥疮、肺部感染等并发症的出现。同时，结合原发病对临床症状及体征进行严重程度、分级、分类的判断，并结合实验室检查、影像学、神经电生理等手段进行病情与预后的判断，能够大大提高抢救的成功率，改善预后，促进患儿整体功能获得最大限度的恢复。

八、范例分析

患儿，女，2 岁 11 个月，因“间断发热 1 月余，意识模糊 5 d”收入院。现仍反复低热，热峰 38 ℃左右。查体：浅昏迷状，双侧瞳孔等大等圆，约 1.5 mm，对光反射灵敏，颈抵抗，呈角弓反张，四肢疼痛刺激性活动尚对称，肌力Ⅲ～Ⅳ级，肌张力增高。双侧膝反射（+++），跟腱反射（+++），踝阵挛（+），双侧巴氏征（+）。入院前急诊 CT 示：两侧额颞顶叶脑沟加深，请结合临床。头颅 MRI 示：两侧额叶异常信号影。脑脊液示 WBC $15*10^6$，Glu 2.82 mmol/L，MP 0.246 g/L，Cl 120 mmol/L。临床诊断：病毒性脑炎。

康复评估：①意识状态：修订的 Glasgow 量表，9 分，中度昏迷；②肌张力：改良 Ashworth 法，小腿三头肌Ⅲ级，腘绳肌Ⅱ级，大腿内收肌Ⅱ级，左肱二头肌Ⅱ级，右肱二头肌Ⅰ+级；③ GMFM－88 项评分：1.18。患儿较少自主运动，角弓反张，扶站交叉尖足。

针对以上情况，给予：①抗感染、营养脑神经等对症治疗；②良肢位摆放，每隔 2 h 变换体位；③四肢被动运动，局部痉挛肌群、肌腱牵伸；④促醒，包括音乐促醒和中医针灸，并加正中神经穴位电刺激；⑤矫形支具的应用——应用双 AFO。

4 w 后，再次评估：①意识状态：修订的 Glasgow 量表，15 分，正常；②智力评估：Gesell 量表 DQ 47，中度落后；③肌张力：小腿三头肌Ⅱ级，腘绳肌Ⅰ+级，大腿内收肌Ⅰ+级，左肱二头肌Ⅰ级；④ GMFM－88 项评分：22.62。患儿因康复治疗介入较早，意识恢复较快，肌张力逐渐降低，运动能力从较少自主动作到可翻身、独坐、伸手取物。矫形支具的早期运用，避免了继发性的跟腱挛缩，扶站时下肢负重姿势好，双足可放平，患儿预后较好。

（唐红梅　李金玲）

第二十九节　孤独症谱系障碍

一、概述

孤独症谱系障碍（autism spectrum disorder，ASD），又称自闭症，是以持续的、相互的社会沟通及社会交往损害与限制和重复的行为模式为核心表现的一类神经发育障碍疾病。2018 年美国疾病控制和预防中心报道，美国 ASD 患病率为 2.3%。近 20 年来的流行病学调查数据显示，全球患病率均出现上升趋势，全球患病率在 1% 左右。ASD 是一种终身性疾病，会严重损害患者与他人交流的能力。目前诊断 ASD 不是依赖某项检查，而是依靠行为观察。普遍认为多数 ASD 患儿预后不良，成年后多不具备独立生活、学习和工作能力，是家庭和社会的沉重负担。但近年来越来越多研究发现，早期诊断与早期干预可显著改善 ASD 患儿的预后，但 ASD 的病因诊断和治疗仍然是医疗界的一大难题。

二、病因

ASD 的病因仍然不明确，遗传因素与环境因素的相互作用是 ASD 的可能病因。近年来多致力于免疫因素、代谢因素以及肠道微生物与 ASD 关系的研究，这将为 ASD 的研究方向提供新的突破点。相信通过进一步深入研究，与 ASD 相关的致病机制将会得到进一步阐明。

三、临床表现

（一）社交障碍

社交障碍是 ASD 最核心的缺陷。

1．婴儿期（1 岁以前）

ASD 婴儿期通常表现为正常发育行为不出现或延后出现。常见的早期征象包括避免或不保持眼神交流、听力正常但呼名不应、缺乏手势动作等肢体语言、9 月龄时尚无面部表情、对亲人缺乏依恋、很少与照顾者分享兴趣与快乐、12 月龄时尚无法进行简单的互动游戏、不模仿他人、不能进行假装性游戏等。

2．幼儿期（1～3 岁）

ASD 患儿在幼儿期语言、智商和社会交往方面与同龄正常儿童差距较大，且经常合并情绪和行为方面的问题。在语言方面，语言发育缓慢，习得的语言常为无交流意义的话语，如无意义的发音、模仿他人的话语或出现不符合情境的语言。在社交方面，表现为不模仿或很少模仿他人；需要父母帮忙时不能语言沟通或进行非言语交流（如眼神请求），而是把父母的手当成工具使用；不能展示自己感兴趣的东西；可能出现和情境无关的情绪表现，如莫名其妙地哭或笑。

3. 幼儿园期（4～5岁）

该期患儿在进入幼儿园后，社交障碍表现明显。具体表现为缺乏社会交往意愿，不合群，经常独自玩耍，对父母及教师的指令充耳不闻；行为表现差，脾气暴躁，不能使用恰当的方式表达需求，会哭闹、攻击他人甚至自伤以达到目的；不能关注、理解他人的情绪及情感，不会关心、安慰他人；难以发展和维持友谊；经常自言自语或鹦鹉学舌，常说不符合情境的话，难以开始或维持话题，答不切题，难以理解隐喻、幽默、戏弄、玩笑、欺骗等的含义。

（二）狭隘兴趣和重复刻板行为

可以归纳为以下方面：

1. 重复刻板的行为及坚持同一性，抗拒改变

ASD患儿的重复刻板行为通常有手或手指的拍打、扭转；肢体的摇摆、晃动、倾斜；踮着脚尖走路等；患儿坚持物品或活动的同一性，抗拒改变，也称认知僵化，表现为对日常习惯发生的微小改变感到痛苦，难以适应；遵循特定的常规或程序，如按照特定的顺序进行游戏，选择相同的路线；重复谈论同一事物或特定话题。

2. 兴趣狭窄

患儿过分关注自身的兴趣，如火车、地铁、海洋生物等机械话题及自然科学话题，但对其他事物漠不关心；过分关注不寻常的物品，如吊扇、旋转的发廊灯、霓虹灯、天气、数字、英文等。

3. 对感觉刺激出现异常反应

患儿可能出现不同类型的感觉异常，如斜视物品，对某种特定的颜色或形状着迷；沉迷于闪烁的光线或影子；对正常的声音过分敏感或恐惧；沉迷于舔、咬或嗅物品；沉迷于转圈；痛觉迟钝等。

四、诊断与预后

1. 诊断与鉴别

目前诊断主要通过病史询问、体格检查、行为观察及量表评定。国内诊断多基于美国《精神疾病统计手册》第5版（diagnostic and statistical manual of mental disorders, 5th edition, DSM-V）的诊断标准（表5－48）。诊断ASD还需与言语和语言发育障碍、智力障碍、反应性依恋障碍、童年社交焦虑障碍、选择性缄默症、儿童精神分裂症等进行鉴别诊断。同时应当注意共患病的诊断，如注意缺陷多动障碍、抽动障碍、癫痫、强迫症等。

表 5－48　DSM-V 的诊断标准

领　域	标　准
A. 在各种情景下持续存在的社会交流和社会交往缺陷，不能用一般的发育迟缓解释，符合以下 3 项	（1）社会－情感互动缺陷：轻者表现为异常的社交接触和不能进行来回对话，中度者表现为缺乏分享兴趣、情绪和情感，社交应答减少，重者完全不能发起社会交往。 （2）用于社会交往的非言语交流行为缺陷：轻者表现为言语和非言语交流整合困难，中度者表现为目光接触和肢体语言异常，或在理解和使用非言语交流方面缺陷，重者完全缺乏面部表情或手势。 （3）建立或维持与其发育水平相符的人际关系缺陷（与抚养者关系除外）：轻者表现为难以调整自身行为以适应不同社交场景，中度者表现为在玩想象性游戏和结交朋友上存在困难，重者明显对他人没有兴趣
B. 行为方式、兴趣或活动内容狭隘、重复，至少符合以下 2 项	（1）语言、动作或物体运用刻板或重复（如简单刻板动作、回声语言、反复使用物体、怪异语句）。 （2）过分坚持某些常规及言语或非言语的仪式行为，或对改变过分抵抗（如运动性仪式行为，坚持同样的路线或食物，重复提问，或对细微变化感到极度痛苦）。 （3）高度狭隘、固定的兴趣，其在强度和关注度上异常（如对不寻常的物品强烈依恋或沉迷，过度局限或持续的兴趣）
C. 症状必须在儿童早期出现（但当对儿童社交需求未超出其受限能力时，症状可能不会完全显现）	
D. 所有症状共同限制和损害了日常功能	

2．预后

ASD 普遍被认为是一种终身性疾病，是不能治愈的。若从生物学角度来看，ASD 的核心问题是社会交往障碍，它是终身存在的，且不可愈。但若从社会的适应角度来看，ASD 有可能是可以治愈的。社会适应是指人能够在社会上独立生活、学习及工作。通过早期的干预，一部分 ASD 患儿后期能够达到这种能力和水平。ASD 的预后主要与病情严重程度、干预时机、干预方式、干预强度及家庭教育相关，其生活能力根据严重程度可分为：

（1）生活不能自理。未能得到合适干预、行为问题严重、病情严重，如同时合并其他疾病的 ASD 患儿成年后表现为生活不能自理，需要照顾其生活起居。

（2）生活小部分自理。可以完成各项基本生理活动，但不具备外出工作的能力，外出活动必须由家长陪同。

（3）生活大部分能自理。成年后能完成简单的工作，但仅限于特定的工作，很多时候需要在看护下才能完成。

（4）生活基本能自理。基本能够独立完成生活、学习以及工作，但需要选择特定的工作种类，需要一定的社会支持，如电脑编程员、图书管理员等。这些工作并不需要太多的社交技巧，而且很多有重复、刻板行为。

（5）独立生活自理。具备不同程度的独立工作和生活的能力，虽然在社交方面会存在一定的欠缺，但对其独立性影响不大。

五、康复评定

（一）筛查量表

1. 改良婴幼儿 ASD 筛查量表（modified checklist for autism in toddlers，M-CHAT）

该量表是一份包含 23 个项目的筛查问卷，是常用的 ASD 特异性筛查工具之一，可用于 18～24 个月龄婴幼儿 ASD 的筛查，由父母根据儿童平常的表现情况填写是或否。筛查结果为阳性的儿童应该接受全面的评估和转诊，包括早期行为干预和家庭指导。

2. 交流与象征行为量表（communication and symbolic behavior scales developmental profile，CSBSDP）

该量表适用于 6 个月～6 岁儿童，可评估儿童的交流能力，可作为 ASD 等发育障碍疾病的早期筛查。包括婴幼儿量表、父母问卷及行为观察三部分，其中婴幼儿量表可单独使用，适用于 6 个月～2 岁的婴幼儿，由父母回答 24 个项目，内容涵盖情感与目光对视、交流、手势、声音、词汇、理解、物件使用七部分，只需 5～10 min 即可完成。

3. 2 岁儿童 ASD 筛查量表（screening tool for autism in two-year-olds，STAT）

该量表适用于 2～3 岁儿童 ASD 的筛查，包括 12 个项目，反映儿童游戏、交流和模仿技能，由培训过的人员对儿童进行评定。该量表灵敏度为 0.92，特异度为 0.85。

4. 社会交往问卷（social communication questionnaire，SCQ）

该问卷适用于 4 岁以上儿童 ASD 的筛查，项目来自 ASD 诊断访谈量表修订版（autism diagnostic interview-revised，ADI-R），共 40 个项目，涉及内容主要分为三大功能领域：社交互动领域（15 题）、沟通领域（13 题）、限制、重复及刻板的行为模式领域（8 题）。由父母根据儿童情况填写，界限分为 15 分。灵敏度 0.85～0.96，特异度 0.67～0.80。

5. ASD 行为检查量表（autism behavior checklist，ABC）

该量表适用于 18 个月龄以上 ASD 筛查，包括 57 个描述 ASD 儿童的感觉、行为、情绪、语言等方面异常表现的项目，可归纳为 5 个因子：感觉、交往、躯体运动、语言、生活自理。每项的评分是按其在量表中的负荷大小分别给评 1 分、2 分、3 分、4 分。如第十项分值是 3 分，只要该患儿有该项表现，无论症状表现轻重，都评 3 分。总分≥31 分时，提示存在 ASD 谱系障碍疑似症状（灵敏度与特异性为 1）；总分≥62 分时，可诊断为 ASD（灵敏度为 0.95，特异性为 1）。量表分数越高，ASD 行为症状越严重。

6. 社交反应量表（social responsivenes scale，SRS）

该量表是评估人际交往障碍、筛查 ASD 谱系障碍的较好的工具。适用 2 岁 6 个月到成年的 ASD 患者，包括 65 个评分项目，由父母或老师根据儿童在家居或学校的自然环境中的表现评分，得出总得分，以及行为接受性、认知、表达、动机、特殊兴趣 5 项得分，分为正常、轻度、中度、重度 4 个等级，显示受试者互动社交行为方面的异常及交往障碍的严重程度。

（二）诊断量表

1. ASD 诊断观察量表（autism diagnostic observation schedule，ADOS）

该量表是适用于 2 岁以上的 ASD 患儿的一种半结构化的诊断性评估工具，广泛应用于 ASD 的临床诊断，与 ASD 诊断访谈问卷修订版（ADI-R）被认为是诊断 ASD 的金标准。

该量表共包含 8 个任务，包括结构化的任务（如猜谜、钉板等）和非结构化的任务（如玩具、绘画任务等）。由经过专门训练的评估人员在标准化的活动情境下观察受试者的行为，操作时间为 35 ～40 min。评估中观察儿童在任务完成过程中是否出现了求助、象征性游戏、语言运用等靶行为，并对其进行编码，通过计分和评定，得出结果。评定包括四个方面的能力：社交互动、语言交流、刻板行为及情绪和异常行为，采用三点计分法（0 为正常，1 为可能异常，2 为明确的异常）。量表提供两个界限分：一个是诊断广泛性发育障碍的界限分；另一个是诊断 ASD 的界限分。

2. ASD 诊断访谈问卷修订版（autism diagnostic interview-revised，ADI-R）

适用于 2 岁以上的儿童和成人，是针对主要带养人的访谈问卷。该量表由 93 个条目组成，一般需要 90 ～150 min，内容包括家庭、教育情况，以前的诊断治疗情况等背景性资料，总体的行为表现，早期发展和关键性指标的出现年龄、语言发展和语言或其他技能的丧失，当前的语言和交流能力、社会性发展和游戏、兴趣和行为及攻击性行为、自伤和可能的抽搐性表现等。结果的评定不提供数量化的量表分，仅提供一个诊断类别，确定 ASD 的诊断及患者的临床类型。

ADI-R 目前广泛地应用于 ASD 的临床诊断，为诊断提供了一套系统的、标准化的方法。该量表使用过程中，对评估者的临床技术要求较高，所以评估者必须接受严格的培训。但是评估中通过照顾者对儿童日常生活中行为的描述，来判断其发育过程和行为特征是否符合 ASD 的诊断标准，较为主观，因此虽然 ADI-R 被证明有较高的信度和效度，但应当配合 ADOS 等临床观察工具使用，才能提高诊断的精确性。

3. 儿童 ASD 评定量表（childhood autism rating scale，CARS）

该量表共 15 项内容，由评估者进行评定。每项按 1 ～4 级评分，每一级评分有具体的描述说明，4 级为最重一级，最高分为 60 分。总分低于 30 分则评为非 ASD；总分等于或高于 36 分，并且至少有 5 项的评分高于 3 分，则评为重度 ASD；总分在 30 ～36 分，并且低于 3 分的项目不到 5 项，则评为轻 - 中度 ASD。CARS 量表对临床确诊病例的阳性率为 97.7%，对临床疑似病例的阳性率为 84.6%。

（三）辅助性评估

可疑 ASD 或已确诊为 ASD 的患儿应该进行其他辅助性的评估，以确定患儿在不同功能领域中的表现和水平，为临床医生、康复治疗师、家长和教师制定个性化的治疗提供依据。辅助性的评估包括发育评估、智力评估、社会适应能力评估、语言能力评估、注意力及行为评估，详见第二章中相关内容。

六、康复治疗

1. 应用行为分析

应用行为分析（applied behavioral analysis，ABA）是应用非常广泛的一种 ASD 教学方法，其教学原理基于行为主义理论，教学过程强调起因 - 行为 - 后果的行为分析模式。传统的 ABA 方法核心称为任务分解技术（discrete trial training，DTT），以目标分解、强化和辅助为原则，典型步骤包括：任务分析与分解、在一定时间内强化训练分解任务、奖励强化、提示（辅助）和提示渐隐、间歇。具体操作方法包括指令、辅助、反应、结果、停顿，也称会回合式操作教学法。训练要求高强度的一对一治疗，每周训练时间达 25 ～40 h，注重个体化、系统化、严格性、一致性、科学性。

2. 结构化教学

结构化教学（training and education of autistic related communicaiton handicapped children，TEACCH）是专门针对 ASD 儿童的训练方法，该疗法提供了一套符合 ASD 儿童感知觉和认知特征的训练的框架体系，使得家长和教师可以清晰明了地开展干预。其核心是通过特别的环境布置、视觉安排、时间程序表、常规、个人工作系统等要素，增进 ASD 患儿对环境、训练内容的理解和服从。

3. 早期介入丹佛模式

早期介入丹佛模式（warly start denver model，ESDM）是一种发展的、以关系为基础的 ASD 干预方法。该方法充分利用了 ABA 的部分教学技术，可以锻炼 ASD 患儿社交、交流、语言能力等，适用于 1 岁至学龄前期的孩子，建议每周训练时间为 20 ～25 h。经一项随机对照临床试验表明，持续 1 年以上的早期介入丹佛模式训练能有效提高 ASD 患儿的智力、语言、社交技能及适应行为。

4. 地板时光

地板时光（floor time）/DIR（developmental，individual difference，relationship-based model）是一种以情绪情感的发展、以人际关系和社会交往为主的 ASD 训练方法，训练的目标是建立自我调节能力，发展与人的亲密感、双向及复杂的交流、情感和思维能力。在治疗的过程中，父母和教师根据患儿的活动、能力和兴趣参与其活动，同时不断制造变化、惊喜、困难，引导进行更高难度的活动和更复杂的交往，建立解决问题的能力，进而发展社交能力。治疗活动不限于固定的地点，可以在日常生活活动中进行。

5. 人际关系发展干预

人际关系发展干预（relationship development intervention，RDI）注重患 ASD 的孩子人际交往能力和社会适应能力的发展。该方法认为 ASD 儿童有 6 项缺陷是共同的：情感分享、社会性调适、陈述性的语言、灵活的思维方式、社交信息处理、预见和事后处理能力。RDI 的实施者以父母为主，在治疗前根据上述 6 项内容找到孩子所处的发展阶段及主要障碍（细分以后有 6 级、28 个阶段、400 多个功能和技能目标）。在训练过程中，强调动作表情夸张、语调抑扬顿挫来吸引患 ASD 患儿，让儿童一起互动游戏。在儿童具备一定的互动能力后，需要寻找能力相当的儿童进行互动，家长或治疗师在旁协助。

6. 图片兑换沟通系统

图片兑换沟通系统（picture exchange communicaiton system，PECS）是让言语能力缺乏或不足的孩子通过使用图片进行沟通的一种治疗方法，适合在家庭、教室和各个场合下使用。治疗师、教师或家长可根据孩子的能力及喜好，建立图片词汇，包括物品、人物、行为、事件、感受等的词汇，配合可重复粘贴的文件夹作为沟通本。PECS 的使用包括 6 个阶段：以图片兑换物品、增进自发性、图片辨认、选取图片组成句子结构、能自发要求并回应他人问题、自发反应。PECS 作为一种视觉工具，为不会说话的 ASD 儿童提供了沟通方法。

7. 非侵入性脑刺激技术

非侵入性脑刺激技术主要通过电场或磁场调节大脑皮质兴奋性，具有无创性、易操作、并发症少等优势，临床应用前景十分广泛。其中，经颅磁刺激（TMS）和经颅直流电刺激（tDCS）是最为常用的两种方法。

有研究发现，左顶叶皮层高频 rTMS 可改善低功能 ASD 儿童（3 ～ 12 岁）的模仿、语言和认知功能等核心症状。使用阳极 tDCS 干预患儿左侧半球前额叶背外侧，可改善 ASD 患儿的语言理解及表达、工作记忆、注意力和警觉度，从而改善执行功能和认知功能。有文献提示，与 rTMS 相比，tDCS 可能产生更长时间的皮质功能调节作用而诱导更广泛和持久的治疗效应。

8. ASD 的其他治疗方法

（1）音乐疗法。曾有前后对比研究证明音乐治疗有效。严格设计的音乐疗法可能对 ASD 有效，如奥尔夫音乐，可作为 ASD 患儿的辅助课程。

（2）感觉统合训练。有随机对照研究表明感觉统合训练对 ASD 疗效欠佳，但国内很多地方在开展。不主张将其设为主要训练方法，但可作为辅助课程，尤其是针对感知觉异常的患儿。

（3）听觉统合疗法。在随机对照研究中未表明听觉统合疗法能改变 ADS 患儿的语言结局，建议根据患儿的听觉敏感程度选择性使用。存在听觉敏感、情绪及行为问题的儿童可使用此种方法治疗。

（4）膳食治疗。此类疗法的疗效缺乏有效证据。有些学者认为某些食物引起 ASD 患儿消化系统过敏，从而造成社交行为异常，因此主张调整饮食，建议避免含酪蛋白及麸质成分的食物。ASD 患儿确实比普通儿童有更多的消化系统症状，但两者之间的关系尚不明确。

（5）药物治疗。ASD 由于病因未能明确，尚无特效药物。但针对多动、攻击、抑郁等症状，一些精神类药物如哌甲酯、托莫西汀、利培酮、氟西汀等可起到一定的辅助作用，但不主张单独用药。建议在干预训练的基础上，在专科医生的处方和监测下，根据需要合理用药。

七、小结

ASD 是一种神经发育障碍性疾病，以社会交往障碍、限制和重复刻板行为为核心症状，病因及发病机制尚不明确。该病在全球的发病率约为 1%，男女发病率差异约为 3.7∶1。目前尚无针对核心症状的特效药物，治疗主要是教育训练和行为干预。ASD 的干预和康复过程漫长，家庭的参与和支持非常重要。应当根据年龄、发育水平等选择有循证医学依据的早期干预方法，以改善社会交往、语言和非语言沟通能力为核心内容，减少不良行为，培养生活自理和独立生活能力，使患儿更早融入社会，减少相关家庭及社会的负担。

八、范例分析

患儿女，2 岁 5 个月，就诊时只会说“花、姨、妈、爸、拜”，不听指令，不和别人互动。评估结果：总发育商 DQ：61.3；S－S 检查：交流态度Ⅱ群，符号形式－指示内容关系为 2－2 阶段（<1.5 岁）；韦氏幼儿智力测试 IQ：58 分，ABC：103 分，CARS：43 分，提示为重度孤独症。

诊断：孤独症谱系障碍。康复治疗：包括应用行为分析疗法、语言治疗、认知疗法等，同时改善家庭带养方式。康复治疗 6 个月后，患儿能执行母亲的指令，开始能说短句表达需求，在幼儿园中也能参与课程，能和其他幼儿进行集体游戏。复查评估，总发育商 DQ：72.35；S－S 检查：交流态度Ⅰ群，语言表达 4－1 阶段（2.0～2.5 岁）；韦氏幼儿智力测试 IQ：69，ABC：64 分。患儿目前康复治疗中。

（刘泽帆　何　璐）

第三十节　心脏疾病的康复

一、概述

先天性心脏病（congenital heart disease），简称“先心病”，是指心脏及大血管在胎儿时期发育异常引起出生时即存在的一类心血管畸形，是儿童最常见的心脏病。我国是先天性心脏病发病率较高的国家之一，每年有 30 多万先天性心脏病患儿出生，占活产儿的 0.6%～0.8%，位于出生缺陷的首位。严重者可影响患儿生长发育，甚至危及患儿生命，是 5 岁以下儿童死亡的主要原因之一。

儿童心脏疾病康复主要针对介入及心脏围手术期，以及各种疾病导致的心脏功能受限和日常生活能力下降的儿童，并采取多学科综合干预措施，在儿童的个体化治疗中加入综合性心脏康复方案，以减轻症状，优化儿童身体机能，帮助他们达到最佳的独立生活和管理自己疾病的目标，提高其身体、心理和社会适应能力。

二、病因

目前先心病的确切病因尚不明确，多数研究认为，先心病是在遗传因素和环境因素的共同作用下所形成的。怀孕早期的宫内感染，特别是孕早期的病毒感染，比如风疹病毒、腮腺炎病毒、流感病毒等感染，会对宫内胎儿的心脏发育造成影响。另外，放射性物质的接触，如抗癌药、抗癫痫药等用药史或接触史，以及妊娠早期孕妇酗酒、抽烟、吸毒等不良嗜好，都有可能导致胎儿心脏发育畸形。

三、临床表现

先心病种类很多，根据其血流动力学及病理生理改变情况，可分为：①左向右分流型，即潜伏紫绀型，如室间隔缺损、动脉导管未闭和房间隔缺损等。②右向左分流型，即紫绀型，如法洛氏四联症和大动脉转位等。③无分流型，即无紫绀型，如肺动脉狭窄和主动脉缩窄等。

先心病儿童轻症者可无明显症状，重者可见以下症状，①青紫：一般是出生后持续存在，也有可能是在出生后3～4个月逐渐显现，在口唇、指（趾）甲床、鼻尖最明显。部分儿童稍一活动，如啼哭、情绪激动、体力劳动、寒冷等，即可出现气急及青紫加重。②心脏杂音：多数先心病患儿听诊时都有心脏杂音，但是部分正常儿童有时也会有生理性杂音。③体力差：患儿活动后易疲劳或有阵发性呼吸困难，重症者在哺乳、哭闹或大便时可出现昏厥，部分在婴儿期就有喂养困难，年长儿则常诉头痛、头晕，不愿活动，喜蹲踞。④易出现反复呼吸道感染：反复的呼吸道感染，尤其是易患肺炎的儿童，可能与护理不当或抵抗力差有关，但不乏患有先心病的可能。⑤发育迟缓：先心病患儿常表现为体形瘦长、面色苍白、乏力、多汗等，智力发育亦可能稍落后于正常同龄儿。

四、诊断与预后

一般通过症状、体征、心电图、X线和超声心动图检查即可做出诊断，同时需留意其血流动力学改变、病变程度及范围。对合并多种畸形、复杂疑难的先心病儿童，可借助三维CT检查、心导管检查、心血管造影、放射性核素心血管造影、磁共振成像等检查手段，了解其病变程度、类型及范围，综合分析做出明确的诊断。

一般来说，约1/3的先心病患儿如不进行医疗干预，多在生后1个月内因病情严重和复杂畸形而夭折，而在幼年期进行了正规治疗的患儿，多能像正常儿童一样生长发育，对其预期寿命没有太大的影响。尤其是在心脏生理结构未出现明确改变前，早期积极治疗的先心病患儿其寿命和同龄人相似。如在心脏出现生理结构改变后才开始治疗的患儿，其寿命明显短于同龄人。又如心脏缺损直径小于3 mm，多在3个月内自然闭合；心脏缺损直径大于8 mm，自然闭合率极小。分流量较大者，则需要手术治疗。

五、康复评定

（一）病史

病史包括一般性资料、诊疗经过、病情进展、对功能的影响、体格检查（呼吸频率、节律、幅度、三凹征等）、血液生化指标及血气分析结果、心电图、影像学检查（如胸片、肺部CT、肺血管造影）等情况。

了解患儿的先心病缺陷和心肺功能状况，是否存在可能限制活动强度的劳力性症状，如心绞痛、呼吸困难、心悸、头晕、晕厥和紫绀加重。对于有这类症状的患者，可能需要运动试验以更好地明确运动风险和目前的体能状态。

了解患儿的体力活动情况，包括活动频率、强度和活动类型。绝大多数治疗后的先心病患儿参与日常体力活动和休闲运动的风险较低。但其他特殊的心脏疾病，包括遗传性心肌病、其他先天性离子通道病、某些心律失常，以及先天性冠状动脉畸形的患儿，如不限制强度的体力活动对其可能有害；严重心室功能不全的患者如果参与高强度运动和竞技运动，有发生室颤的风险。

（二）心功能分级

美国心脏病学会（AHA）采用并行的两种分级方案，第一种按照活动能力来分级，即四级方案：1级——患有心脏病但体力活动不受限制，平时一般活动不会引起疲乏、心悸、呼吸困难、心绞痛等症状；2级（轻度心力衰竭）——体力活动轻度受限，休息时无自觉症状，一般的活动可出现上述症状，休息后很快缓解；3级（中度心力衰竭）——体力活动明显受限，休息时无症状，轻于平时一般的活动即引起上述症状，休息较长时间后方可缓解；4级（重度心力衰竭）——不能从事任何体力活动，休息时亦有心力衰竭的症状，体力活动后加重。第二种是客观地评估，即根据客观的检查手段如心电图、负荷试验、X线、超声心动图等来评估心脏病变的严重程度，分为A、B、C、D 4级：A级——无心血管疾病的客观依据；B级——客观检查示有轻度的心血管疾病；C级——有中度心血管疾病的客观依据；D级——有严重心血管疾病的表现。

（三）心肺功能的评估

先心病患儿的心肺功能适应性差异很大，受限的程度与基础疾病的严重程度、修补手术类型有关，有时也与缺乏常规体力活动有关。常规心脏评估可为每位患者日常体力活动方案的制订提供重要依据：①超声心动图，测量心室功能、肺动脉压和升主动脉直径，以及检查有无左室流出道/右室流出道梗阻及梗阻程度。②心电图是心律失常的初筛检查。对于有些病例，特别是有心悸或晕厥史的病例，可能需要行 24 h 动态心电图监测。③对于存在心脏右向左分流的患者，应在静息时测量脉搏的血氧饱和度，以此评估缺氧程度。

（四）运动耐力评定

耐力是指人体持续进行某一体力活动（运动）的能力。耐力分为肌耐力和全身耐力两种。肌耐力，也称力量耐力或局部耐力，一般是指肌的持续收缩能力。全身耐力，又称有氧耐力或心肺耐力，这就是通常意义上的耐力概念。心肺耐力是身体素质的基础，反映机体有氧代谢能力、心肺功能水平和适应能力，是决定人体持续活动或运动能力最主要的因素。

（五）运动试验

运动试验可提供有助于指导体力活动和运动咨询的信息。先心病患儿从出生开始就处于异常的生理状态下，通过自身调节参与相应的有氧运动，他们往往察觉不到自己有功能下降或不足。因此，在确定先心病患儿的运动能力方面，运动试验比患儿自诉更可靠，更有助于先心病儿童发现其运动相关的风险。

运动试验会采用一种连续、渐增的运动负荷，直到患者出现症状（如呼吸困难、乏力）而感觉无法承受更大的运动负荷为止。生理数据的类型取决于评估所用设备的类型。例如，平板运动负荷试验时进行连续心电图（ECG）及脉搏血氧监测和定时血压检测，可监测心电图、血压和血氧饱和度的变化。心肺运动试验可测量通气和呼吸气参数来计算最大摄氧量（耗氧量）、通气效率和无氧阈，但其费用高且不易普及。平板运动试验需进行连续心电图监测和定时血压监测，标准的平板运动试验可测定以下基础信息：①血压变化；②心率变化；③运动诱发的心律失常；④心肌缺血情况。

（六）心肺功能运动试验

心肺运动试验在负荷递增的运动中反映人体的心肺功能指标，经过对各项参数的综合分析，了解心脏、肺脏和循环系统之间的相互作用与贮备能力。常用指标：最大摄氧量（maximaloxygen. uptake，VO_2max）、代谢当量（metabolicequivalent，MET）、氧通气等量（VE/VO_2）、无氧阈（anaerobicthreshold，AT）、运动最大通气量（MVV）、心排血量（cardiac output，CO）、每搏量（stroke volume，SV）、每搏氧耗量（O_2 pulse）、二氧化碳排出量（carbon dioxide output，VCO_2）、每分通气量（VE）、终末潮气氧分压（$PETO_2$）、终末潮气 CO_2 分压（$PETCO_2$）等。

（七）日常生活能力评定

可采用日本婴儿－初中生社会生活能力评定量表、功能独立性评定量表（FIM）、日常生活能力评定量表（ADL）等进行评估，反映其生活能力情况。

（八）生活质量评定

可采用儿童生活质量量表体系（PedsQL）进行评价，包括儿童普适性核心量表和疾病特殊模块量表两方面的内容，均可用于 2 ～ 18 岁的患儿，最终得分越高，提示生活质量越好。

六、康复治疗

心脏疾病康复需建立在安全有效的内外科治疗、呼吸支持等基础治疗之上，现有的心脏疾病康复的治疗内容包括：家庭宣教、体位管理、有氧耐力训练、功能性活动训练、其他并发症的治疗等。

1. 家庭宣教

随着先心病诊疗水平的提高，先心病患儿的远期生存率显著提高，有更多的患者能够存活至成年期。因此，先心病患儿与一般健康人群一样，能够从有规律的体力活动中获益。

父母/照料者可能会出于担心限制了先心病患儿的体力活动。这些限制适得其反，会引起不必要的焦虑，活动减少以及之后的运动耐量不足。为此，康复治疗前应与患儿及家属/照料者进行相关讨论，以减少其焦虑。另物理治疗师需整合所有检查信息以判定患儿的物理治疗及预后，以期制订合理的康复计划。

2. 体位管理

体位转换有助于预防骨骼肌肉畸变及改善心肺功能，对于卧床的先心病患儿，可将其置于中线位和预防挛缩位。定期翻身可有助于减少皮肤压疮、破溃的风险。体位装置如矫形鞋有助于控制踝跖屈挛缩、防止髋关节旋转、保护足跟。另外，改良的踝足矫形器、毛巾卷、枕头有助于先心病患儿预防继发性皮肤问题。适宜的躯体姿势可加强氧运输能力，小婴儿肺上部通气功能较好，仰卧位为肺部顺应性最佳姿势，肺处于最上端体位可刺激较好的通气/灌注匹配，通气与灌注失匹配常常导致动脉低氧血症。患儿在 1 岁以前切勿置于头朝下体位或姿势，会增加胃食管反流的风险。

3. 有氧运动和耐力训练

有氧运动是指在运动过程中，以有氧代谢作为机体供能的活动，如慢跑、快走、游泳、踏车等。有氧运动可有助于提高先心病患儿的心肺耐力，改善血液中脂蛋白构成，降低心脏不良事件发生率及改善远期预后、降低死亡率。

4. 功能性活动训练

在物理治疗干预方面，转移训练、步态训练、平衡训练、爬楼训练属于功能性移动。先心病患儿应尝试各种体位，俯卧位是许多早期发育动作如爬行、翻身和上肢承重的基础。这种体位对有喂养差、胃食管反流、呼吸问题的患儿来说很重要。治疗师应鼓励家属在患儿白天清醒安静时置于俯卧位，因为这有助于患儿控制头部并感觉舒适。然而，对于胸部伤口未闭合的患儿来说，俯卧位是禁忌体位。

对于能行走的患儿，只要术后病情稳定，就要鼓励其走动。接受机械通气的患儿只要能维持通气支持和确保气道安全，也可以行走。带胸部导管的患儿也应鼓励其多走动，有助于他们尽早撤管。

5. 其他并发症处理

先心病患儿活动或劳累后出现气急、呼吸困难、浑身乏力，严重的可出现青紫。由于患儿的抵抗力低，易患呼吸道感染、肺部感染，反复发作易导致充血性心力衰竭；法洛四联症患儿在啼哭或活动后，常因缺氧而出现晕厥或抽搐，发作严重者可导致死亡。这需要注意：①给予高蛋白、高热量、富含维生素的饮食，以增强体质；避免进食过饱；对青紫型先心病患儿须给予足够的液体，以免脱水而导致血栓形成。部分先心病患儿喂养比较困难，吸奶时易气促乏力而停止吸吮，且易呕吐和大量出汗，故喂奶时可用滴管滴入，以减轻患儿体力消耗。喂哺后轻轻放下、侧卧，以防呕吐物吸入而引起窒息。②避免患儿情绪激动，尽量不使患儿哭闹，减少不必要的刺激，以免加重心脏负担。③保持大便通畅。青紫型患儿注意大便时勿太用力，以免加重心胜负担。如 2 d 未排大便，可用开塞露通便。④法洛四联症的患儿多取蹲坐位，在行走或玩耍时常会主动蹲下片刻。这是因为蹲坐后可使缺氧症状得到缓解，患儿如有这种现象，家长切不可强行将患儿拉起。⑤如发现患儿有气急烦躁、心率过快、呼吸困难等症状，可能发生心力衰竭，应及时送医就诊。

七、小结

先心病是最常见的出生缺陷，其确切病因目前尚未完全清晰。先心病类型众多，其临床表现主要取决于畸形的大小和复杂程度。一般通过症状、体征、心电图、X 线和超声心动图检查即可明确诊断，但因为个体差异，其预后也不完全一样，绝大部分先心病患儿需要手术治疗。住院手术治疗期间的康复护理很重要，应注意呼吸道的通畅、拔管前后的护理、体位、排痰、呼吸道及引流管的管理。术后的家庭康复指导主要在卧姿、喂养、运动训练。在先心病患儿物理治疗前，需要评定其心肺功能、运动功能、日常生活活动能力，以制订合理的康复训练方案。物理治疗师在先心病患儿治疗方面扮演着重要的角色，治疗时注意治疗项目和治疗量。由于儿童与成人在生理及解剖上存在很大差异，儿童的配合度与家长的依从性等问题都会影响儿童心脏疾病康复治疗的开展。

八、范例分析

1. 范例情况介绍

患儿，男，2岁。患儿在哭闹中突然意识丧失，呼叫不应，面色青紫，四肢瘫软，经过按压人中穴，约3 min后清醒过来。无发热，无咳嗽，无呕吐腹泻，无外伤史，尿便正常。患儿5个月左右时偶有轻度青紫，后进行性加重，但家长未注意。患儿喜静少动，每有活动时，即出现呼吸困难，主动蹲下片刻，可缓解。既往无其他疾病，母孕期健康，未服过药物。第1胎第1月产，生后母乳喂养。生长发育大致正常。家族史无特殊记载。

体格检查——T：36.5 ℃，P：116 次/分，R：38 次/分，BP：12/8 kPa（90/60 mmHg）。发育尚可，营养中等，表情安详，面色发绀，神志清楚，查体合作。皮肤黏膜无黄染，无出血点。浅表淋巴结无肿大。双侧瞳孔等大正圆，直径3 mm，光反射迅速。双肺听诊无异常。心前区略隆起，心尖搏动弥散，心界无明显扩大，心律：116 次/分，心律规则，胸骨左缘第2～4肋间可听到2～3/6级柔和的喷射性收缩期杂音，肺动脉瓣听诊区第二心音减弱。无周围血管征，腹部肝脏和脾脏未触及。四肢活动良好，四肢末端可见发绀及杵状指（趾）。双侧膝腱和跟腱反射存在，脑膜征阴性，巴宾斯基征未引出。

辅助检查——血常规：白细胞总数 9.6×10^{9}/L，血红蛋白：155 g/L，红细胞数 6.0×10^{12}/L，脑电图无异常。

诊断：法洛氏四联症。

2. 康复评定

患儿确诊后行外科手术，在小儿监护室观察4 d，生命体征平稳后出监护室进入普通病房，11 d后出院。孩子手术后，哭闹时无嘴唇发绀现象，2个月后来康复科门诊行康复训练。

康复训练前发育评估：可正常说话，能听懂指令，模仿手势，指认物品，可与人简单交流，可独走，不能跑，手协调性好，精细操作可。ADL：轻度落后。

康复目标：提高孩子运动、认知发育及日常生活能力水平。

康复训练方法：①按摩，被动运动；②站立平衡训练；③坐起、蹲起、半跪站起训练；④上下台阶、上下斜坡；⑤平衡车、脚踏车等有氧训练；⑥穿衣、吃饭、洗漱、如厕等日常生活能力训练；⑦康复训练时需循序渐进，避免过度疲劳。

（徐韵贤）

第三十一节　呼吸系统的康复

一、概述

呼吸系统康复是指全面评估患者病情后制定的个性化的综合干预疗法，包括但不限于对患者开展运动训练、健康教育和改变不良行为习惯等。呼吸系统康复可通过对呼吸疾病患者的一系列干预，改善患者的心理和生理状况，并促进其建立长期健康的生活习惯。目前呼吸康复对很多呼吸系统疾病的疗效如慢性阻塞性肺病、间质性肺病、肺动脉高压和肺癌等已得到公认，然而我国呼吸康复起步较晚，仍需要学习并引起大家的重视，尤其是儿童肺康复。

二、病因

所有可能会引起呼吸功能减弱而不能完成正常范围内的活动或者导致参与社会生活及达到期望活动的能力上的缺失的疾病均有指征进行呼吸康复。除主要累及气管、支气管、肺部和胸腔的呼吸系统疾病外，神经肌肉病也是常常导致呼吸功能障碍的疾病。本文主要介绍儿童中几种比较常见的可能引起呼吸功能障碍的疾病类型，包括急性呼吸窘迫综合征（ARDS）、呼吸衰竭、支气管哮喘和脊髓性肌萎缩症。

（一）ARDS

ARDS是由各种肺内原因（如肺炎、误吸、肺挫伤等）和/或肺外原因（如全身严重感染、多发骨折、休克、高危手术等）引起的，以顽固性低氧血症为显著特征的临床综合征。主要临床表现包括呼吸急促、口唇及指（趾）端发绀、不能用常规氧疗方式缓解的呼吸窘迫（极度缺氧的表现），可伴有胸闷、咳嗽、血痰等症状。病情危重者可出现意识障碍甚至死亡。查体可见呼吸急促、鼻翼扇动、三凹征，肺部听诊早期可无啰音或偶闻及哮鸣音，后期可闻及细湿啰音；当合并肺不张时叩诊可及实音，合并气胸时则可出现皮下气肿、叩诊鼓音等。目前多采用“柏林定义”对ARDS做出诊断及严重程度分层。①起病时间：已知临床病因后1 w之内或新发/原有呼吸症状加重；②胸部影像即胸片或CT扫描，可见双侧阴影且不能完全用胸腔积液解释、肺叶/肺萎陷、结节；③肺水肿：其原因不能通过心衰或水负荷增多来解释的呼吸衰竭；④缺氧程度：轻度——200 mmHg $<PaO_2/FiO_2\leqslant$300 mmHg，PEEP或CPAP$\geqslant$5 cmH_2O，轻度ARDS组中可能采用无创通气；中度——100 mmHg $<PaO_2/FiO_2\leqslant$200 mmHg，PEEP$\geqslant$5 cmH_2O；重度——$PaO_2/FiO_2\leqslant$100 mmHg，PEEP$\geqslant$5 cmH_2O。其中，FiO_2表示吸入氧浓度，PaO_2表

示动脉氧分压，PEEP 表示呼吸末正压，CPAP 表示持续气道正压。

（二）呼吸衰竭

呼吸衰竭是各种原因引起的肺通气和（或）换气功能严重障碍，以致不能进行有效的气体交换，导致缺氧伴（或不伴）二氧化碳潴留，从而引起一系列生理功能和代谢紊乱的临床综合征。当动脉血氧分压（PaO_2）低于 60 mmHg，伴或不伴有二氧化碳分压（$PaCO_2$）高于 50 mmHg 时，即可认为存在呼吸衰竭。主要原因包括呼吸道病变（如支气管异物）、肺组织病变（如肺炎、肺气肿、ARDS）、肺血管疾病（如肺血管栓塞、肺梗死）、胸廓病变（如胸廓外伤、气胸、胸腔积液）、神经中枢及传导系统呼吸肌疾患（如脑炎、脑外伤、中毒、肌无力）。主要临床表现包括如呼吸困难、呼吸急促、精神神经症状、消化道出血等表现，查体可见口唇和甲床发绀、意识障碍、球结膜充血、水肿、扑翼样震颤、视神经乳头水肿等。呼吸衰竭主要通过病史、临床表现及血气分析结果共同诊断。

（三）支气管哮喘

支气管哮喘是由多种细胞（如嗜酸性粒细胞、肥大细胞、T 淋巴细胞、中性粒细胞、气道上皮细胞等）和细胞组分参与的气道慢性炎症为特征的异质性疾病。遗传因素、室内外变应原（如尘螨、花粉）、食物药物（如阿司匹林、蛋类、牛奶）、感染、冷空气等均有可能在哮喘的发生过中起着一定的作用。这种慢性炎症与气道高反应性相关，主要表现为广泛而多变的可逆性呼气气流受限，导致反复发作的喘息、气促、胸闷和（或）咳嗽等症状，严重者被迫采取坐位或呈端坐呼吸，甚至出现发绀等，在咳嗽变异型哮喘中咳嗽为唯一的症状。支气管哮喘大多在夜间和（或）清晨发作、加剧，多数患者可自行缓解或经治疗缓解。查体可见胸廓膨隆、叩诊呈过清音，多数有广泛的呼气相为主的哮鸣音及呼气音延长的表现。对其他疾病引起的喘息、气急、胸闷和咳嗽，可做出临床诊断；对不典型病例，应做支气管舒张或激发试验，阳性者可确诊。有典型症状和体征的患者除外。

（四）脊髓性肌萎缩症

脊髓性肌萎缩症（SMA）是一种遗传性的神经肌肉退行性疾病，主要累及脊髓前角运动神经元，最终可引起进行性的肌萎缩和肌无力。5q SMA 是其中最常见的一种遗传类型（约占 95%），为 5q13.3 上 SMN1 基因的第 7 个外显子纯合性缺失或突变所致，目前我国新生儿 5q SMA 的发病率约为 1/9788。主要临床表现为进行性、对称性、肢体近端为主的广泛性弛缓性麻痹与肌萎缩，SMA 患儿智力发育及感觉正常，除运动功能受损外，还常常合并吞咽障碍（吞咽肌受累）、肺炎/肺不张（呼吸肌受累）、关节挛缩、脊柱侧弯等并发症。目前的诊断金标准为基因检测，应用聚合酶链反应限制性内切酶方法进行 SMN1 基因外显子 7、8 的缺失检测可快速诊断 SMA。此外，PCR-SSCP 分析、单体型连锁分析法也是诊断 SMA 的有效方法。

三、临床表现

呼吸系统受累的临床表现主要为因肺通气或换气功能障碍所致的呼吸急促、呼吸困难、鼻翼翕动、三凹征、呻吟等，伴或不伴有心血管系统（如心率或血压异常、心律失常）、神经系统（如意识障碍、烦躁）、泌尿系统（如少尿、无尿、蛋白尿）等其他脏器功能异常。当呼吸功能下降导致日常生活能力受损时，可能会出现运动能力下降、易疲惫甚至发生心理障碍（如抑郁、焦虑）。

四、诊断与预后

当存在不同肺内、肺外疾病并导致出现上述临床表现、呼吸功能受损及日常生活能力受损时，即达到进行呼吸康复的指征。常见的可能引起呼吸功能障碍的疾病诊断详见本节第二部分。

五、康复评估

（一）患儿评估

患儿评估包括一般性资料、病史、诊疗经过、病情进展、对功能的影响、体格检查（呼吸频率、节律、幅度、三凹征等）、血液生化指标及血气分析结果、胸部影像学就（如胸片、肺部 CT、肺血管造影）、支气管镜检查等情况。

（二）肺功能评定

肺功能评定包括肺容量（VC）、功能残气量（FVC）、第一秒用力呼气量（FEV1）、FEV1/FVC 等指标测定。其中，5 岁以上的儿童可采用脉冲振荡技术评估，婴幼儿可采用潮气－流速容量曲线技术。

（三）呼吸肌功能

呼吸肌功能测定包括力量测定、耐力测定，可作为评价呼吸肌训练和药物疗效的客观指标。呼吸肌力量测定的主要评价指标包括：经口腔测定最大吸气压（MIP）和最大呼气压（MEP）、经鼻腔测定最大吸气压（SNIP）、咳嗽峰流速（PCF）、跨膈压（Pdi）、食道压（Poes）及呼吸肌相关呼吸力学检测的肺功能和呼吸功等。正常情况下

PCF > 360 L/min，当 PCF > 270 L/min 时能够咳嗽，当 PCF < 160 L/min 时不能咳嗽。当 MEP > 60 cmH_2O 时能够咳嗽，当 MEP < 45 cmH_2O 时不能咳嗽。

呼吸肌耐力测定包括增加负荷测试和恒定负荷测试两种方法，前者通过给患者增加阻力/阈值负荷或增加分钟通气量使其过度通气，测定其力竭时达到的负荷水平，后者通过给患者一个恒定的阻力，如阈值负荷或恒定的通气的百分比，测定其在规定的时间内达到力竭所用的时间。

（四）呼吸困难评估

目前呼吸困难的评估均通过患儿的主观感觉进行评价，尚无评价呼吸困难的客观指标。通常可采用 10 分制 Borg 量表进行评价，需在 6 分钟步行试验前后用于评估患者呼吸困难的程度。0 分代表根本不费力，10 分代表非常费力。

（五）主观呼吸功能障碍程度评定

常用呼吸困难六级评分法，通过让患者做一些简单的动作或短距离行走，根据患者出现气短的程度对呼吸功能做出初步评定。

0 级：活动如常人，对日常生活无影响，无气促。

1 级：一般劳动较正常人容易出现气促。

2 级：平地步行不出现气短，速度较快或上楼、上坡时，同行的同龄健康人不出现气短而自己出现气短。

3 级：慢走 100 m 以内即感气短。

4 级：讲话、穿衣等轻微动作感到气短。

5 级：安静时感到气短，不能平卧。

（六）日常生活能力评定

可采用日本婴儿 - 初中生社会生活能力评定量表、功能独立性评定量表（FIM）、日常生活能力评定量表（ADL）等进行评估，反映其生活能力情况。

（七）生活质量评定

可采用儿童生活质量量表体系（PedsQL）进行评估，包括儿童普适性核心量表和疾病特殊模块量表两方面的内容，均可用于 2 ～ 18 岁的患儿，最终得分越高，提示生活质量越好。

（八）心理评定

心理评定包括韦氏智力测试、韦氏记忆测试、艾森格人格问卷、症状自评量表、抑郁自评量表、焦虑自评量表等。.

（九）疾病相关特异性评估

对于 ARDS 患者，可采用以 Murray 肺损伤评分系统改良的小儿畸形肺损伤评分：胸部 X 线表现（实变）、低氧血症（PaO_2/FiO_2）、呼气末正压通气（PEEP）数值、呼吸系统顺应性水平。各项分数之和除以采用项目数为评分结果，0 分正常，1 ～ 2. 5 分提示存在急性肺损伤，大于 2. 5 分提示存在 ARDS。

对于支气管哮喘患者，可采用哮喘评估工具对哮喘控制状况进行评估，如哮喘控制问卷、儿童哮喘控制测试、儿童呼吸和哮喘控制测试等。

六、康复治疗

呼吸康复需建立在安全有效的内科治疗、氧疗和呼吸支持等基础治疗之上，现有的呼吸康复的治疗内容包括：体位管理、气道廓清治疗、呼吸训练、活动和运动训练、有氧训练等。

（一）体位管理

肺部通气、血流和通气血流比值主要受重力的影响，因此也受体位的影响。正常情况下，直立位时能够最大化肺容积和肺容量，近似直立的坐姿可改善肺功能和更好地支持呼吸运动，其中盆腔对齐是姿势正确的关键。在患者生命体征允许的情况下，应逐步增加抵抗重力姿势体位，可借助在颈肩位置摆放枕头、摇高床头 15°～ 60°或特制治疗床来实现体位改变，最终目标是使患者能保持端坐或前倾坐的体位。

（二）气道廓清治疗

支气管腔内分泌物潴留会影响肺的通气及换气功能，通过气道廓清治疗可减少气道分泌物、缩短机械通气时间及 ICU 住院时间、治疗肺不张。主要的气道廓清治疗方法包括体位引流、叩击、振动及咳嗽训练。

1. 体位引流

使病肺处于高位，其引流支气管的开口向下，促使痰液借重力作用，顺体位引流气管咳出，有助于痰液的引流。引流中还可配合胸部按摩或自发咳嗽达到更好的效果，每天 2 ～ 4 次，一个引流部位每次时间为 5 ～ 10 min。当痰液在上叶肺段时，可采用端坐位或半坐位；当痰液在中叶肺段时，可采用侧卧位（患侧在上方）；当痰液在下叶肺段时，可采用头低脚高的卧位姿势。

2. 叩击法

患者取侧卧位或坐位，治疗师一手扶住肩膀，另一手手掌屈曲呈杯状，手腕微屈，由外向内，由下向上，每次为 3 ～ 5 min。叩击拍背的同时鼓励患者进行咳嗽及深呼吸，可促进痰液更好地排出。

3. 振动法

深吸气后，治疗师于呼气相时用手对胸廓进行快速、细小的弹性压迫，每一部位振动 5 ～ 7 次，胸廓的振动部位与病变肺段一致。也可利用电震颤器或机械排痰治疗仪代替手法，振动频率 13 Hz，一次振动 30 s ～ 1 min 为宜。

4. 主动循环呼吸技术

主动循环呼吸技术包括呼吸控制、胸廓扩张技术、用力哈气三个部分，整个过程需要患者的主动参与。呼吸控制是指按照自身的速度和深度进行潮式呼吸，需尽可能地利用下胸部即膈肌呼吸模式来完成；胸廓扩张是指患者的主动吸气，然后在吸气末屏气 3 s，然后被动呼气，操作时治疗师把手放在需要扩张的胸壁上。通过本体感觉刺激进一步促进胸廓扩张运动；用力呼气技术是指 1 ～ 2 次的用力呼气（哈气），患者正常吸气后，憋气 1 ～ 3 s，然后胸腔和腹肌收缩，同时声门和嘴打开，快速将气体呼出。治疗时患者取坐位，每天 2 次，每次 6 ～ 8 个循环，每个循环可按照呼吸控制 - 胸廓扩张技术 - 呼吸控制 - 胸廓扩张技术 - 呼吸控制 - 用力哈气 - 呼吸控制 - 用力哈气的顺序完成。

5. 咳嗽训练

让患者突然、迅速地收腹深吸气后用力发出“哈、哈、哈”的呼气声音，借助有力的呼气所产生的快速气流将分泌物清除出气道，必要时可同时施加胸廓压力和振动。

（三）呼吸训练

呼吸训练主要包括呼吸肌及呼吸模式训练，其可增强胸廓的活动，增加各种呼吸肌的力量和耐力，还可以增加肺活量和吸氧量，从而预防和改善肺不张、促进气道分泌物的移动，并通过影响神经、循环、消化等系统的功能达到改善全身健康状况的目的。呼吸训练无创无痛，简单方便，且无须任何额外开支，可作为多种疾病恢复阶段早期主要的锻炼方法，并作为其他康复方法的辅助措施。呼吸训练技术主要包括胸式呼吸、腹式呼吸、胸腹式深呼吸、对抗阻力呼吸训练法、呼气末停顿呼吸训练法、呼吸肌肌力增强训练等。

1. 胸式呼吸

胸式呼吸训练又称肋间肌呼吸。患者取舒适体位、全身放松，保持骨盆中立位，将双手放在第十二肋两侧，不要施加压力，开始收缩腹部吸气，在保证腹腔壁内收的前提下感觉肋骨架下部升高并向两侧推出，然后保持腹腔壁持续内收、呼气，感觉肋骨架回落。

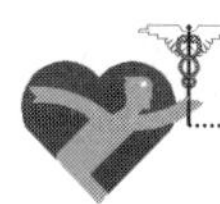

2. 腹式呼吸

腹式呼吸训练又称膈式呼吸训练。患者取舒适体位、全身放松，闭嘴用鼻深吸气至不能再吸，稍屏气或不屏气直接用口缓慢呼气。吸气时膈肌下降，腹部外凸；呼气时膈肌上升，腹部内凹。呼吸时可让患者两手置于肋弓下，要求呼气时须明显感觉肋弓下沉变小，吸气时则要感觉肋弓向外扩展。

3. 胸腹式呼吸

先缓慢由鼻深吸气至肺的下部充满空气、腹部鼓起，此时继续吸气，使肺的上部也充满空气、肋骨上抬及扩大胸腔，然后屏住呼吸 5 s，然后慢慢吐气直至呼尽。年长儿童还可采取三吸一呼法，第一次吸气至不能再吸时屏息 3 s，再做第二次吸气、屏息 3 s，再进行第三次吸气，直至不能再吸为止后缓慢呼气，呼气时需用力收腹，尽可能排空肺内空气。

4. 对抗阻力呼吸训练法

患者闭嘴用鼻深吸气至不能再吸，稍屏气或不屏气进行呼气，呼气时可采用缩口唇、吹口哨样动作，或采用吹瓶呼吸、吹气囊呼吸和发声呼吸等方法，上述方法可增加呼气时的阻力，其与正常呼气相比，气道的等压点更向气道远端推移、延长呼吸时间，可防止呼气时小气道陷闭和狭窄，有利于肺泡气排出。

5. 呼气末停顿呼吸训练法

患儿取坐位，全身放松，保持安静，缓慢吸气，在吸气末做一停顿，此时会厌和声带仍为开放状态，停顿时间约占呼吸周期的 1/4，再徐徐呼气。要求吸、停、呼比例在 1∶1∶2 左右。采用这种训练法能较快使患者的呼吸形态由浅促转为深慢。吸气后屏气 2～3 s 可改善吸入气体分布不均的状态和低氧现象，提高气体交换的效能，并可使部分萎缩的肺泡有机会重新张开。

6. 呼吸肌肌力增强训练

呼吸肌肌力训练可增加呼吸肌肌力和耐力，减轻患儿主观和劳力性呼吸困难，提高其健康生活质量。可通过过度通气法、阻力呼吸法、膈肌起搏（功能性电刺激）、呼吸体操等方法来完成，目前市面上也有很多不同种类的阻力呼吸训练器。

（四）活动与运动训练

应根据儿者运动能力制定训练内容、持续时间或活动范围，患者体力欠佳时可减少完成动作或以被动运动为主。如患儿可与康复医师实现互动，则开始在仰卧位协助患儿开展主动范围的活动练习，早期肢体训练方式按照以下方式进行：①关节活动，按照床上被动关节活动→床上主动关节活动→床边主动关节活动→协助离床活动的顺序循序渐进开展；②转移训练，即重复床、椅（或轮椅）之间的坐立转换；③步态练习和行走；④渐进式抗阻训练，包括踝背屈、膝屈伸、髋屈伸、肘屈伸、肩屈伸外展等。如果患儿可以耐受以上这些运动，可进行更多的主动运动，如上肢肌肉训练（如举重物、扔球）、下肢肌肉锻炼（如步行、跑步、爬楼梯、平板运动、功率自行车）、全身锻炼

（如游泳、康复操等）甚至日常生活活动训练（如进食训练、穿衣训练、如厕训练）等。

（五）有氧训练

各类呼吸疾病患儿都伴有不同程度的运动耐力下降，其根源不仅是心肺功能的衰退，还有制动导致的内呼吸能力减弱和肌肉衰弱。因此，各类导致运动减少的临床疾患都伴有有氧能力的减退，针对此问题的有氧训练是基本的呼吸康复内容。有氧训练通常指大肌群、动力性、节律性的中小强度和较长时间的运动训练，包括步行、慢跑、骑车、游泳、有氧舞蹈等，与有氧训练关联的中医运动康复形式（太极拳、八段锦、气功等）也正在得到普及和推广。

七、小结

因各类疾病导致肺通气或换气功能障碍并出现呼吸急促、呼吸困难、鼻翼翕动、三凹征、呻吟等症状，伴或不伴有全身运动能力及日常生活能力受限时，需考虑进行呼吸康复。目前儿童中比较常见的引起呼吸功能障碍的疾病包括 ARDS、呼吸衰竭、支气管哮喘、脊髓性肌萎缩症等。可通过一般情况、肺功能、呼吸肌功能测定、呼吸困难程度评估、主观呼吸功能障碍程度评定、日常生活能力评定、生活质量评定、心理评估等手段对患者进行多方面的功能评估，经评估后还需制订个性化的训练方案，包括体位管理、气道廓清治疗、呼吸训练、活动和运动训练、有氧训练等。我国开展儿童呼吸康复时间较晚，需引起更多的重视和采取更多的干预。

八、范例分析

1. 病例情况介绍

患儿，女，10 岁，发现肌无力 10 年，现头控差、不会翻身，不能独坐、独站，呼吸浅促，夜间睡眠时需使用家庭无创辅助通气（S/T 模式：IPAP 15 cmH_2O，EPAP 4 cmH_2O，RR 20 bpm，Ti 0.8 s）。查体：P 102 次/分，R 28 次/分。神清，精神反应可，被动体位。全身浅表淋巴结未及肿大。钟形胸廓，呼吸浅促，三凹征（－），无鼻翼翕动，双肺呼吸音清，未闻及干湿啰音。心率偏快，心律齐，各瓣膜区未及杂音。腹软，无压痛。脊柱弯曲，全身肌肉萎缩，全身多处大关节（肩关节、肘关节、腕关节、髋关节、膝关节、踝关节等）有不同程度挛缩、活动受限。上肢近端肌力 1＋级，远端肌力 3－级，下肢近端肌力 1 级，远端肌力 2 级，四肢肌张力低，双侧膝反射、踝反射不能引出，病理征阴性。辅助检查：我院 SMA 基因：SMN1 基因外显子 7（实际拷贝数/正常拷贝数）：纯合缺失（0/2）。

2. 诊断及诊断依据

患儿生后出现全身肌无力表现，现竖头差，不会翻身、对坐、独站，伴有钟形胸廓、呼吸浅促、关节挛缩、脊柱侧弯，SMA 基因检测提示 SMN1 基因第 7 外显子纯合性缺失，故诊断为“脊髓性肌萎缩症”。

3．康复治疗经过

患儿入院后完善康复评估——CHOP INTEND：20 分；PROM：肩前屈 R 90°/L 105°，肘屈曲 R 35°/L 50°，腕背伸 R 16°/L 15°，髋屈曲 R 65°/L 70°，屈膝 R 85°/L 90°，踝背伸 R 0°/L 10°；主观呼吸功能障碍程度评定：4 级；ADL：重度落后。结合患儿辅助检查及评估结果，制定个性化的运动治疗方法，予以运动疗法、呼吸康复及家庭康复治疗的综合康复治疗。运动疗法处方如下：①按摩，被动运动；②轻柔牵伸四肢各关节——肩、肘、腕、髋、膝、踝；③JAS 牵伸；④引导主动运动——腕、肘、手指、髋、膝、踝；⑤康复训练时需循序渐进，避免疲劳，注意疼痛。呼吸康复处方如下：①腹式呼吸；②胸式呼吸；③胸腹式呼吸；④对抗阻力呼吸；⑤呼吸肌肌力训练——抗阻训练，使用家庭肺功能训练仪；⑥活动与运动训练——全身按摩、四肢被动活动、全身关节被动牵伸、诱导主动运动、床上体位转换训练。因 SMA 是一种慢性退行性单基因遗传病，需长期持之以恒地进行锻炼。

（韩明珊）

参考文献

一、中文

[1] 柏树令，丁文龙. 系统解剖学 [M]. 北京：人民卫生出版社，2018.
[2] 陈莹，徐开寿. 肉毒毒素治疗对脑性瘫痪患儿肌肉形态改变的研究进展 [J]. 中国康复医学杂志，2016 (1)：98 - 102.
[3] 杜青，陈珽，沈品泉，等. 先天性肌性斜颈早期康复治疗的疗效探讨 [J]. 中华物理医学与康复杂志，2005，27 (6)：370 - 371.
[4] 杜青，赵黎，王惠芳，等. 先天性肌性斜颈伴发育性髋关节异常儿童的康复治疗 [J]. 中华全科医师杂志，2010，9 (10)：700 - 703.
[5] 范孝国，吴姣妍，许洪伟，等. 个体化座椅改造在脑瘫儿童康复护理中的应用 [J]. 黑龙江医药科学，2019，42 (6)：21 - 22.
[6] 符跃强，游承燕，刘成军，等. 第三版儿童严重创伤性脑损伤治疗指南解读 [J]. 中华儿科杂志，2020，58 (1)：9 - 12.
[7] 郭海滨，黄蛟灵，金红芳，等. 青海省儿童脊柱侧弯发病筛查及相关因素分析 [J]. 中华全科医学，2022，20 (8)：1273 - 1276，1282.
[8] 郭玉璞. 周围神经系统疾病. 神经病学（第 15 卷）[M]. 北京：人民军医出版社，2009.
[9] 国际神经修复学会中国委员会，北京医师协会神经修复学专家委员会，广东省医师协会神经修复专业医师分会. 中国特发性面神经麻痹神经修复治疗临床指南（2022 版）[J]. 神经损伤与功能重建，2023，18 (1)：1 - 12.
[10] 何璐，徐开寿，邱晒红，等. Berg 平衡量表对痉挛型脑瘫患儿平衡功能评定的信度研究 [J]. 中国康复，2010，25 (1)：21 - 23.
[11] 何璐，徐开寿，严晓华，等. 中文版高肌张力评估工具用于脑性瘫痪儿童评估的心理测量学特征分析 [J]. 中国康复医学杂志，2014，29 (8)：726 - 730.
[12] 何璐，徐开寿，钟秋云，等. Carroll 上肢功能试验在痉挛型偏瘫患儿上肢功能测试的信度研究 [J]. 中国康复医学杂志，2011，26 (9)：822 - 825.
[13] 黄诗雅，王筱玥，徐开寿. 儿童运动性软组织损伤的预防与干预进展 [J]. 中国康复，2021，36 (11)：695 - 699.
[14] 黄玉柱，李晓捷，周丽，等. 运动疗法和矫形器治疗对于腓骨肌萎缩症康复的研究进展 [J]. 医学理论与实践，2020，33 (6)：891 - 893.

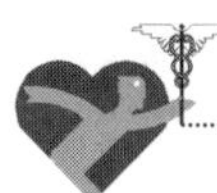

[15] 靳梦蝶，周璇，李欣，等. 特定运动疗法对特发性脊柱侧弯的效果［J］. 中国康复理论与实践，2022，28（7）：841－847.

[16] 李宾宾. 呼吸训练对呼吸系统疾病康复的影响［J］. 中华护理杂志，2007，42（9）：836－838.

[17] 李彩凤，李士朋. 幼年特发性关节炎精准诊断及精准治疗［J］. 中国实用儿科杂志，2021，36（1）：1－5.

[18] 李佳敏，徐纯鑫，陈岑，等. 经颅磁刺激在脑性瘫痪儿童运动功能障碍康复中的应用研究进展［J］. 中国康复医学杂志，2022，37（3）：416－420.

[19] 李金玲，徐开寿，李翠玲，等. 穴位正中神经电刺激在儿科的临床应用初探［J］. 中外健康文摘，2012，9（16）：41－42.

[20] 李金玲，徐开寿，李翠玲，等. 早期康复对儿童重症脑功能障碍的疗效研究［J］. 标记免疫分析与临床，2012，19（2）：120－122.

[21] 李金玲，徐开寿，严晓华，等. A 型肉毒毒素治疗对痉挛型脑瘫患儿足底压力改变的影响［J］. 中国康复，2015，30（3）：195－197.

[22] 李小青，耿玲玲. 全身型幼年特发性关节炎治疗要点及进展［J］. 中国实用儿科杂志，2021，36（11）：828－832.

[23] 梁菊萍，周璇，陈梅佳，等. 特发性脊柱侧凸支具治疗研究进展［J］. 中国康复医学杂志，2018，33（5）：604－610.

[24] 刘国庆，钟镇，江伟，等. 体外冲击波治疗儿童脑性瘫痪肌肉痉挛的 meta 分析［J］. 现代医药卫生，2021，37（19）：3284－3290.

[25] 刘璐，李庆雯，黄力平. 强制性诱导运动训练在脑瘫患儿上肢康复中的研究进展［J］. 中国康复医学杂志，2014，29（2）：184－188.

[26] 刘芸，李志斌，徐开寿. 2019 年加拿大儿科学会立场声明《孤独症谱系障碍诊断性评估标准》解读［J］. 中国全科医学，2020，23（8）：889－895.

[27] 吕传真，周良辅. 实用神经病学［M］. 上海：上海科学技术出版社，2014.

[28] 马顺昌，贾旺. 面瘫后联带运动的诊疗研究进展［J］. 中华神经外科杂志，2022，38（12）：1276－1280.

[29]（美）格雷，（美）阿里纳尼. CT 及 MRI 病理学袖珍图谱［M］. 2 版. 张雪宁，主译. 天津：天津科技翻译出版有限公司，2013.

[30] 潘维伟，童笑梅. 婴儿颅形异常的诊断与干预进展［J］. 中国儿童保健杂志，2016，24（10）：1059－1061.

[31] 钱诺诗，洪武，李春波. 经颅直流电刺激应用于儿童少年精神障碍治疗的研究进展［J］. 上海交通大学学报（医学版），2021，41（10）：1366－1370.

[32] 邱慧莹，徐开寿. 孤独症谱系障碍儿童的运动技能障碍［J］. 中国实用儿科杂志，2019，34（8）：645－648.

[33] 赛奥帕莫斯卡，等. 骨科术后康复指南手册［M］. 陆芸，周谋望，李世民，等，主译. 天津：天津科技翻译出版公司，2009：299－313.

[34] Mark S Greenberg. 神经外科手册［M］. 赵继宗，主译. 南京：江苏科学技术出版

社，2013.
［35］谭朱江，张丹婷，赵秋旭，等. 躯干控制测量量表在脑性瘫痪中的应用进展［J］. 中国康复理论与实践，2019，25（8）：922－929.
［36］唐李莹，张垣，朱莉莉，等. 纤维鼻咽喉镜吞咽功能检查在脑卒中后吞咽困难评估中的应用［J］. 中国基层医药，2022，29（10）：1457－1460.
［37］王彬彬，李德志. 儿童周围性面瘫手术治疗策略的研究进展［J］. 中华神经外科杂志，2022，38（5）：530－533.
［38］王景刚，贠国俊，李庆云，等. 儿童病理性流涎诊疗进展［J］. 中华物理医学与康复杂志，2021，43（3）：276－279.
［39］王培，朱敏. 无创神经调控技术在儿童康复中的应用［J］. 南京医科大学学报（自然科学版），2023，43（1）：131－140.
［40］王荃，钱素云. 儿童意识水平及脑功能障碍的常用评估方法［J］. 中华实用儿科临床杂志，2013，28（18）：1367－1370.
［41］王山，何蔚，段芳芳，等. 超声引导下放散状体外冲击波治疗儿童前臂骨折延迟愈合［J］. 中华骨科杂志，2022，42（2）：103－110.
［42］王轶钊，黄力平，巫嘉陵. 水疗法在神经系统疾病中的应用研究进展［J］. 中华物理医学与康复杂志，2019，41（8）：634－638.
［43］王雨欣，徐开寿. 运动技能学习改善脑性瘫痪患儿运动功能的作用及其机制研究进展［J］. 中华儿科杂志，2020，58（4）：339－342.
［44］魏鹏绪. 关于改良 Ashworth 量表的探讨［J］. 中国康复医学杂志，2014，29（1）：67－68.
［45］肖农，徐开寿. 儿童重症康复学［M］. 北京：人民卫生出版社，2019：420.
［46］邢更彦，张浩冲，刘水涛，等. 中国骨肌疾病体外冲击波疗法指南（2019 年版）［J］. 中国医学前沿杂志（电子版），2019，11（4）：6，1－10.
［47］徐开寿，何璐，李金玲，等. 经皮神经刺激对痉挛型脑性瘫痪患儿运动功能影响的对照研究［J］. 中华儿科杂志，2007，45（8）：564－567.
［48］徐开寿，何璐，麦坚凝，等. 痉挛型脑瘫患儿的社会生活能力特征及其相关性研究［J］. 中国康复医学杂志，2011，26（4）：308－312.
［49］徐开寿，李金玲，何璐，等. A 型肉毒毒素注射下肢痉挛肌群联合运动疗法对痉挛型脑性瘫痪患儿站立平衡功能的影响［J］. 中华物理医学与康复杂志，2008，30（9）：608－611.
［50］徐开寿，王丽娟，麦坚凝. 偏瘫型脑性瘫痪患儿上肢功能障碍康复的临床经验和新进展［J］. 中华物理医学与康复杂志，2011，33（7）：549－552.
［51］徐开寿，肖农. 康复治疗师临床工作指南・儿童疾患物理治疗技术［M］. 北京：人民卫生出版社，2019.
［52］严晓华，何璐，郑韵，等. 改良 Ashworth 量表与改良 Tardieu 量表在痉挛型脑瘫患儿评定中的信度研究［J］. 中国康复医学杂志，2015，30（1）：18－21.
［53］严晓华，徐开寿. 经颅磁刺激在儿童神经康复中的应用进展［J］. 中国康复医学

杂志，2014，29（10）：995－998.
［54］燕铁斌. 物理治疗学［M］. 北京：人民卫生出版社，2018.
［55］杨红，史惟，王素娟，等. Peabody 运动发育量表在婴幼儿评估中的信度和效度研究［J］. 中国儿童保健杂志，2010，18（2）：121－123.
［56］张崇芳，尹华英. 新生儿口腔运动评估量表在临床中的应用［J］. 中国实用护理杂志，2013，29（9）：4.
［57］张静. 电针治疗小儿面瘫的临床研究［J］. 针灸临床杂志，2015，31（4）：34－37.
［58］张静. 输合配穴法针刺对痉挛型脑瘫患儿下肢痉挛状态改善的临床研究［J］. 针灸临床杂志，2016，32（3）：21－23.
［59］张静. 针灸治疗 Mobius 综合征验案［J］. 中华针灸电子杂志，2022，11（2）：53－54.
［60］张静，徐开寿，阮永红. 针刺配合穴位埋线对脑瘫患儿运动功能的影响［J］. 中国针灸，2015，35（9）：901－904.
［61］张静，徐开寿. 手足口病所致急性弛缓性麻痹的康复［J］. 中国康复，2014，29（3）：235－237.
［62］张琳，唐红梅，徐开寿. 儿童重症的早期运动康复干预与策略［J］. 中国小儿急救医学，2020，27（6）：426－429.
［63］张尚，李晓捷，郭爽，等. 神经发育学疗法应用于脑性瘫痪的循证医学研究进展［J］. 中国康复医学杂志，2019，34（7）：865－869.
［64］赵燕挺，陈伟，苑杰华，等. 水疗法治疗脑瘫患儿的康复效果［J］. 中华物理医学与康复杂志，2021，43（6）：538－540.
［65］赵越. 重复经颅磁刺激治疗儿童孤独症的临床观察［J］. 临床医学，2022，42（10）：51－53.
［66］郑少玲，黄春琳，李天旺，等.《2021 年 ACR 幼年特发性关节炎治疗指南》解读［J］. 中国实用儿科杂志，2022，37（7）：481－485.
［67］郑玉蔼，何璐，贺娟，等. 新生儿重症监护室环境下行个体化吞咽治疗对早产儿喂养障碍的影响［J］. 中华物理医学与康复杂志，2017，39（7）：513－517.
［68］郑韵，徐开寿，何璐，等. 斜头畸形婴儿的头型特征及其相关性研究［J］. 中华实用儿科临床杂志，2017，32（21）：75－79.
［69］郑韵，徐开寿，文蕴斯，等. 矫形头盔对斜头畸形婴儿头颅重塑的影响［J］. 中华物理医学与康复杂志，2021，43（6）：499－503.
［70］中国儿童颅缝早闭症诊治协作组. 儿童颅缝早闭症诊治专家共识［J］. 中华小儿外科杂志，2021，42（9）：769－773.
［71］中国吞咽障碍康复评估与治疗专家共识组. 中国吞咽障碍评估与治疗专家共识（2017 年版）第一部分 评估篇［J］. 中华物理医学与康复杂志，2017，39（12）：881－892.
［72］中华医学会儿科学分会康复学组. 儿童肌张力障碍临床康复实践中国专家共识［J］. 中国实用儿科杂志，2023，38（1）：1－15.

[73] 中华医学会儿科学分会康复学组. 儿童康复相关发育性疾病的命名现状与建议 [J]. 中国全科医学，2022，25 (8)：899-904.

[74] 中华医学会儿科学分会康复学组. 儿童抗肌萎缩蛋白病康复评定和治疗专家共识 [J]. 中华儿科杂志，2020，58 (11)：875-880.

[75] 中华医学会儿科学分会康复学组. 儿童脑性瘫痪肉毒毒素治疗专家共识 [J]. 中华儿科杂志，2018，56 (7)：484-488.

[76] 中华医学会儿科学分会康复学组. 儿童脑性瘫痪疼痛管理专家共识 [J]. 中国实用儿科杂志，2020，35 (9)：673-677.

[77] 中华医学会儿科学分会康复学组. 儿童脑性瘫痪吞咽障碍的康复建议 [J]. 中华儿科杂志，2022，60 (3)：192-196.

[78] 中华医学会儿科学分会康复学组. 儿童脑性瘫痪运动障碍的康复建议 [J]. 中华儿科杂志，2020，58 (2)：91-95.

[79] 中华医学会儿科学分会康复学组. 儿童重症康复技术 [J]. 中国实用儿科杂志，2018，33 (8)：570-573.

[80] 中华医学会儿科学分会康复学组. 脑性瘫痪的病因学诊断专家共识 [J]. 中华儿科杂志，2019，57 (10)：746-751.

[81] 中华医学会儿科学分会康复学组. 中国儿童康复质控管理专家共识 [J]. 中国实用儿科杂志，2020，35 (6)：435-438.

[82] 中华医学会儿科学分会康复学组，中国康复医学会物理治疗专委会. 儿童脑性瘫痪经颅磁刺激治疗专家共识 [J]. 中华实用儿科临床杂志，2022，37 (5)：333-337.

[83] 中华医学会儿科学分会康复学组，中国康复医学会物理治疗专委会. 脊髓性肌萎缩症康复管理专家共识 [J]. 中华儿科杂志，2022，60 (9)：883-887.

[84] 中华医学会儿科学分会康复学组，中国康复医学会物理治疗专委会. 中国神经重症儿童的亚重症康复管理专家共识 [J]. 中华危重病急救医学，2021，33 (10)：1165-1174.

[85] 中华医学会儿科学分会康复学组. 中国脑性瘫痪儿童登记管理专家共识 [J]. 中华实用儿科临床杂志，2021，36 (19)：1441-1445.

[86] 中华医学会儿科学分会康复学组，中华医学会肠外肠内营养学会儿科学组. 脑性瘫痪患儿营养支持专家共识 [J]. 中华儿科杂志，2020，58 (7)：553-558.

[87] 中华医学会儿科学分会康复学组，中华医学会儿科学分会神经学组. 脑性瘫痪共患癫痫诊断与治疗专家共识 [J]. 中华实用儿科临床杂志，2017，32 (16)：1222-1226.

[88] 中华医学会儿科学分会康复学组. 重视儿童重症康复与评定 [J]. 中国实用儿科杂志，2018，33 (8)：566-569.

[89] 中华医学会骨科学分会足踝外科学组，国际矫形与创伤外科学会中国部足踝外科学会，中国医疗保健国际交流促进会骨科分会足踝外科学部，等. 腓骨肌萎缩症外科治疗专家共识 [J]. 中华骨与关节外科杂志，2022，15 (9)：641-651.

［90］中华医学会神经外科学分会神经生理监测学组．面神经功能损伤电生理评估中国专家共识［J］．中华神经外科杂志，2022，38（6）：541－549.

［91］中华医学会物理医学与康复学分会康复治疗学组，中国医师协会水疗康复专业委员会．脑卒中水中运动治疗中国循证临床实践指南（2019 版）［J］．中国康复理论与实践，2020，26（3）：249－262.

［92］中华医学会心血管病学分会，中国康复医学会心肺预防与康复专业委员会，中华心血管病杂志编辑委员会．六分钟步行试验临床规范应用中国专家共识［J］．中华心血管病杂志，2022，50（5）：432－442.

［93］中华医学会灾难医学分会，中国医师协会急救复苏与灾难医学分会，中国医学救援协会救援防护分会．ARDS 患者肺康复训练专家共识［J］．中国急救复苏与灾害医学杂志，2022，17（4）：421－426.

［94］周璇，杜青，陈佩杰，等．Peabody 运动发育量表在先天性马蹄内翻足患儿中的应用［J］．中华物理医学杂志，2013，9：840－842.

［95］周璇，杜青，赵黎，等．先天性肌性斜颈患儿胸锁乳突肌表面肌电信号特征研究［J］．中华全科医师杂志，2015，14（2）：529－532.

二、英文

［1］ABDALLAH M A，ABDELAZIEM F，SOLIMAN M. Prevalence of the need for adaptive seating systems among children with cerebral palsy in Egypt［J］. Prosthet Orthot Int，2022，46（1）：7－11.

［2］AIHARA Y，KOMATSU K，DAIROKU H，et al. Cranial molding helmet therapy and establishment of practical criteria for management in asian infant positional head deformity［J］. Childs Nerv Syst，2014，30（9）：1499－1509.

［3］AMBLER W G，NANDA K，ONEL K B，et al. Refractory systemic onset juvenile idiopathic arthritis：current challenges and future perspectives［J］. Ann Med，2022，54：1839－1850.

［4］ANANIA P，BATTAGLINI D，MILLER J P，et al. Escalation therapy in severe traumatic brain injury：how long is intracranial pressure monitoring necessary?［J］. Neurosurg Rev，2021，44（5）：2415－2423.

［5］ANNOUSSAMY M，SEFERIAN A M，DARON A，et al. Natural history of type 2 and 3 spinal muscular atrophy：2-year NatHis-SMA study［J］. Ann Clin Transl Neurol，2021，8（2）：359－373.

［6］BABA S，KONDO K，YOSHITOMI A，et al. Efficacy of mirror biofeedback rehabilitation on synkinesis in acute stage facial palsy in children［J］. Otol Neurotol，2021－08－01，42（7）：e936－e941.

［7］BANSAL N，PASRICHA C，KUMARI P，et al. A comprehensive overview of juvenile idiopathic arthritis：from pathophysiology to management［J］. Autoimmun Rev，2023，22：

103337.

[8] BECKER P, CARNEY L N, CORKINS M R, et al. Consensus statement of the academy of nutrition and dietetics/American Society for Parenteral and Enteral Nutrition: indicators recommended for the identification and documentation of pediatric malnutrition (undernutrition) [J]. Nutr Clin Pract, 2015, 30 (1): 147 - 161.

[9] BENFER K, WEIR K, BELL K, et al. The eating and drinking ability classification system in a population-based sample of preschool children with cerebral palsy [J]. Dev Med Child Neurol, 2017, 59: 647 - 654.

[10] BERNABE K Q, DESMARAIS T J, KELLER M S. Management of traumatic wounds and a novel approach to delivering wound care in children [J]. Adv Wound Care (New Rochelle), 2014, 3 (4): 335 - 343.

[11] BLEYENHEUFT Y, PARADIS J, RENDERS A, et al. ACTIVLIM-CP a new Rasch-built measure of global activity performance for children with cerebral palsy [J]. RES DEV DISABIL, 2017 - 01 - 01, 60: 285 - 294.

[12] BOLTON S, BAILEY M E A, WEI R, et al. Paediatric injuries around the knee: soft tissue injuries [J]. Injury, 2022, 53 (2): 237 - 243.

[13] BORREGO A, LATORRE J, ALCAÑIZ M, et al. Comparison of Oculus Rift and HTC Vive: feasibility for virtual reality-based exploration, navigation, exergaming, and rehabilitation [J]. Games Health J, 2018, 7 (3): 151 - 156.

[14] BRANCH L G, KESTY K, KREBS E, et al. Argenta clinical classification of deformational plagiocephaly [J]. J Craniofac Surg, 2015, 26 (3): 606 - 610.

[15] BROWNE G J, BARNETT P L J. Common sports-related musculoskeletal injuries presenting to the emergency department [J]. J Paediatr Child Health, 2016, 52 (2): 231 - 236.

[16] CANO PORRAS D, SIEMONSMA P, INZELBERG R, et al. Advantages of virtual reality in the rehabilitation of balance and gait: systematic review. [J]. Neurology, 2018, 90 (22): 1017 - 1025.

[17] CHAMUDOT R, PARUSH S, RIGBI A, et al. Effectiveness of modified constraint-induced movement therapy compared with bimanual therapy home programs for infants with hemiplegia: a randomized controlled trial [J]. Am J Occup Ther, 2018, 72 (6): 7206205010p1 - 7206205010p9.

[18] CHANG J S, KAYANI B, PLASTOW R, et al. Management of hamstring injuries: current concepts review [J]. Bone Joint J, 2020, 102 - B (10): 1281 - 1288.

[19] CHEN B, LIU P, XIAO F, et al. Review of the upright balance assessment based on the force plate [J]. Int J Environ Res Public Health, 2021, 18 (5): 2696.

[20] CHENG J C, CASTELEIN R M, CHU W C, et al. Adolescent idiopathic scoliosis [J]. Nat Rev Dis Primers, 2015, Sep 24, 1: 15030.

[21] CHENG J C, METREWELI C, CHEN T M, et al. Correlation of ultrasonographic im-

aging of congenital muscular torticollis with clinical assessment in infants [J]. Ultrasound Med Biol, 2000, 26 (8): 1237-1241.

[22] CHEN Y, HE L, XU K, et al. Comparison of calf muscle architecture between children with spastic cerebral palsy and typically developing children [J]. PLoS ONE, 2018, 13 (1): e0190642.

[23] CHOI J Y, YI S H, AO L, et al. Virtual reality rehabilitation in children with brain injury: a randomized controlled trial [J]. Dev Med Child Neurol, 2021, 63 (4): 480-487.

[24] CHOUFANI E, PESENTI S, LAUNAY F, et al. Treatment of knee sprains in children [J]. Orthop Traumatol Surg Res, 2022, 108 (1S): 103120.

[25] COLLANGE GRECCO L A, DE ALMEIDA CARVALHO DUARTE N, MENDONçA M E, et al. Effects of anodal transcranial direct current stimulation combined with virtual reality for improving gait in children with spastic diparetic cerebral palsy: a pilot, randomized, controlled, double-blind, clinical trial [J]. Clin Rehabil, 2015, 29 (12): 1212-1223.

[26] COLLETT B R, AYLWARD E H, BERG J, et al. Brain volume and shape in infants with deformational plagioeephaly [J]. Childs Nerv Syst, 2012, 28 (7): 1083-1090.

[27] COLLETT B R. Helmet therapy for positional plagiocephaly and brachycephaly, negligible treatment effects in the first randomized evaluation [J]. BMJ, 2014, 348: g2906.

[28] CONNER B C, LERNER Z F. Improving ankle muscle recruitment via plantar pressure biofeedback during robot resisted gait training in cerebral palsy [J]. IEEE Int Conf Rehabil Robot, 2022-07-01, 2022: 1-6.

[29] COUTURE D E, CRANTFORD J C, Somasundaram A, et al. Efficacy of passive helmet therapy for deformational plagiocephaly: report of 1050 cases [J]. Neurosurg Focus, 2013, 35: E4.

[30] DAHL H M, HOLTHE I L, LØVSTAD M, et al. Almost half of children and adolescents had unmet need 6 months after their traumatic brain injury [J]. Acta Paediatr, 2023, 112 (5): 1019-1028.

[31] DA P S, STALDER A, BERGER S, et al. Range of motion of the upper extremity in a healthy pediatric population: introduction to normative data [J]. Eur J Pediatr Surg, 2016, 26 (5): 454-461.

[32] DARRAH J, O'DONNELL M, STORY M, et al. Designing a clinical framework to guide gross motor intervention decisions for infants and young children with hypotonia [J]. Infants Young Child, 2013, 26 (3): 225-234.

[33] DAS A, O'KELLY F, WOLF J, et al. Biofeedback therapy for children: what is the maximum number of sessions we should offer? [J]. J Pediatr Urol, 2023, 19 (3): 240. e1-240. e6.

[34] DAVIS K C, SLOMINE B S, SALORIO C F, et al. Time to follow commands and duration of posttraumatic amnesia predict GOS-E peds scores 1 to 2 years after TBI in children requiring inpatient rehabilitation [J]. J Head Trauma Rehabil, 2016, 31 (2): E39 - E47.

[35] DELGADO J, JARAMILLO D, CHAUVIN N A. Imaging the injured pediatric athlete: upper extremity [J]. Radiographics, 2016, 36 (6): 1672 - 1687.

[36] DE MATOS M A, SOUTO D O, SOARES B A, et al. Effectiveness of physical therapy interventions in children with brachial plexus birth injury: a systematic review [J]. Dev Neurorehabil, 2023 - 01 - 01, 26 (1): 52 - 62.

[37] DIVITO D, KONEK S. Spinal muscular atrophy-summary for nutritional care [J]. ICAN: infant, child, & adolescent nutrition, 2010, 2 (6): 348 - 354.

[38] DORHAGE K W W, WILTFANG J, VON GRABE V, et al. Effect of head orthoses on skull deformities in positional plagiocephaly: evaluation of a 3-dimensional approach [J]. J Craniomaxillofac Surg, 2018 Jun, 46 (6): 953 - 957.

[39] DORSCH S, CARLING C, CAO Z, et al. Bobath therapy is inferior to task-specific training and not superior to other interventions in improving arm activity and arm strength outcomes after stroke: a systematic review [J]. J Physiother, 2023, 69 (1): 15 - 22.

[40] DUBOIS B, ESCULIER J F. Soft-tissue injuries simply need peace and love [J]. Br J Sports Med, 2020, 54 (2): 72 - 73.

[41] DURAND E, PLANTE P, PELLETIER A A, et al. At-home and in-group delivery of constraint-induced movement therapy in children with hemiparesis: a systematic review [J]. Ann Phys Rehabil Med, 2018, 61 (4): 245 - 261.

[42] ELBANNA S T, ELSHENNAWY S, AYAD M N. Noninvasive brain stimulation for rehabilitation of pediatric motor disorders following brain injury: systematic review of randomized controlled trials [J]. Arch Phys Med Rehabil, 2019, 100: 1945 - 1963.

[43] EL BEHEIRY M, DOUTRELIGNE S, CAPORAL C, et al. Virtual reality: beyond visualization [J]. J Mol Biol, 2019, 431 (7): 1315 - 1321.

[44] ELIASSON A C, NORDSTRAND L, EK L, et al. The effectiveness of Baby-CIMT in infants younger than 12 months with clinical signs of unilateral-cerebral palsy; an explorative study with randomized design [J]. Res Dev Disabil, 2018, 72: 191 - 201.

[45] ELLIOTT E, SHOYKHET M, BELL M J, et al. Nutritional support for pediatric severe traumatic brain injury [J]. Front Pediatr, 2022, 10: 904654.

[46] EVANS E, COOK N E, IVERSON G L, et al. Monitoring outcome after hospital-presenting milder spectrum pediatric traumatic brain injury using the glasgow outcome scale-extended, pediatric revision [J]. Journal of neurotrauma, 2020, 37 (14): 1627 - 1636.

[47] FANDIM J V, SARAGIOTTO B T, PORFíRIO G J M, et al. Effectiveness of virtual reality in children and young adults with cerebral palsy: a systematic review of randomized controlled trial [J]. Braz J Phys Ther, 2021, 25 (4): 369 - 386.

[48] FASOLI S E, LADENHEIM B, MAST J, et al. New horizons for robot-assisted therapy in pediatrics [J]. Am J Phys Med Rehabil, 2012, 91 (11 Suppl 3): S280 – S289.

[49] FEGER M A, GOETSCHIUS J, LOVE H, et al. Electrical stimulation as a treatment intervention to improve function, edema or pain following acute lateral ankle sprains: a systematic review [J]. Phys Ther Sport, 2015, 16 (4): 361 – 369.

[50] FENG Y S, KOHLMANN T, JANSSEN M F, et al. Psychometric properties of the EQ-5D-5L: a systematic review of the literature [J]. Qual Life Res, 2021, 30 (3): 647 – 673.

[51] FINKEL R S, MERCURI E, MEYER O H, et al. Diagnosis and management of spinal muscular atrophy: Part 2: Pulmonary and acute care; medications, supplements and immunizations; other organ systems; and ethics [J]. Neuromuscul Disord, 2018, 28 (3): 197 – 207.

[52] FLUX E, BAR-ON L, BUIZER A I, et al. Electromyographic biofeedback-driven gaming to alter calf muscle activation during gait in children with spastic cerebral palsy [J]. Gait posture, 2023, 102: 10 – 17.

[53] FONTANA S C, DANIELS D, GREAVES T, et al. Assessment of deformational plagiocephaly severity and neonatal developmental delay [J]. J Craniofac Surg, 2016, 27 (8): 1934 – 1936.

[54] FRASCARELLI F, MASIA L, DI ROSA G, et al. The impact of robotic rehabilitation in children with acquired or congenital movement disorders [J]. Eur J Phys Rehabil Med, 2009, 45 (1): 135 – 141.

[55] FREUDLSPERGER C, STEINMACHER S, SAURE D, et al. Impact of severity and therapy onset on helmet therapy in positional plagiocephaly [J]. J Craniomaxillofac Surg, 2016, 44 (2): 110 – 115.

[56] FUJAK A, KOPSCHINA C, FORST R, et al. Use of orthoses and orthopaedic technical devices in proximal spinal muscular atrophy. Results of survey in 194 SMA patients [J]. Disabil Rehabil Assist Technol, 2011, 6 (4): 305 – 311.

[57] GAGLIARDI C, TURCONI A C, BIFFI E, et al. Immersive virtual reality to improve walking abilities in cerebral palsy: a pilot study [J]. Ann Biomed Eng, 2018, 46 (9): 1376 – 1384.

[58] GATICA-ROJAS V, MÉNDEZ-REBOLLEDO G, GUZMAN-MUÑOZ E, et al. Does Nintendo Wii balance board improve standing balance? A randomized controlled trial in children with cerebral palsy [J]. Eur J Phys Rehabil Med, 2017, 53 (4): 535 – 544.

[59] GILLIAUX M, RENDERS A, DISPA D, et al. Upper limb robot-assisted therapy in cerebral palsy: a single-blind randomized controlled trial [J]. Neurorehabil neural repair, 2015, 29 (2): 183 – 192.

[60] GIMENO H, ADLAM T. Protocol: using single-case experimental design to evaluate whole-body dynamic seating on activity, participation, and quality of life in dystonic

cerebral palsy [J]. Healthcare (Basel), 2019, 8 (1): 11.

[61] GOBER J, THOMAS S P, GATER D R, et al. Pediatric spina bifida and spinal cord injury [J]. Pers Med, 2022, 12 (6).

[62] GUAZZI M, ADAMS V, CONRAADS V, et al. EACPR/AHA Joint Scientific Statement. Clinical recommendations for cardiopulmonary exercise testing data assessment in specific patient populations [J]. Eur Heart J, 2012, 33: 2917.

[63] HE H, PAN L, WANG D, et al. Normative values of hand grip strength in a large unselected Chinese population: evidence from the China National Health Survey [J]. J Cachexia Sarcopenia Muscle, 2023, 14 (3): 1312 -1321.

[64] HE L, YAN X, LI J, et al. Comparison of 2 dosages of stretching treatment in infants with congenital muscular torticollis: a randomized trial [J]. Am J Phys Med Rehabil, 2017, 96 (5): 333 -340.

[65] HE W, HUANG Y, HE L, et al. Safety and effects of transcranial direct current stimulation on hand function in preschool children with hemiplegic cerebral palsy: a pilot study [J]. Front Behav Neurosci, 2022, 16: 925122.

[66] HIDAKA T, KURITA M, OGAMA K, et al. Application of artificial intelligence for real-time facial asymmetry analysis [J]. Plast Reconstr Surg, 2020, 146 (2): 243e -245e.

[67] HOARE B J, WALLEN M A, THORLEY M N, et al. Constraint-induced movement therapy in children with unilateral cerebral palsy [J]. Cochrane Database Syst Rev, 2019, 4: CD004149.

[68] HO C A, PODESZWA D A, RICCIO A I, et al. Soft tissue injury severity is associated with neurovascular injury in pediatric supracondylar humerus fractures [J]. J Pediatr Orthop, 2018, 38 (9): 443 -449.

[69] HOJSAK I, CHOURDAKIS M, GERASIMIDIS K, et al. What are the new guidelines and position papers in pediatric nutrition: a 2015—2020 overview [J]. Clin Nutr ESPEN, 2021, 43: 49 -63.

[70] HOLOWKA M A, REISNER A, GIAVEDONI B, et al. Plagiocephaly severity scale to aid in clinical treatment recommendations [J]. J Craniofac Surg, 2017, 28 (3): 717 -722.

[71] HONG L, XU K, ZHU D, et al. Nutritional management of children with neurological impairment in China: current status and future directions [J]. JPGN Reports, 2022, 3 (1): e154.

[72] HOWARD J J, GRAHAM K, SHORTLAND A P. Understanding skeletal muscle in cerebral palsy: a path to personalized medicine? [J]. Dev Med Child Neurol, 2022, 64 (3): 289 -295.

[73] HUANG H M, LIAW S S, LAI C M. Exploring learner acceptance of the use of virtual reality in medical education: a case study of desktop and projection-based display systems [J]. Interactive learning environments, 2016, 24 (1 -4): 3 -19.

[74] HUANG J, ZHOU X, LI X, et al. Regional disparity in epidemiological characteristics

of adolescent scoliosis in China: data from a screening program [J]. Front public health, 2022, Dec 6, 10: 935040.

[75] HUANG M, CAO J, SUN J, et al. Cross-cultural adaptation and multi-centric validation of the motor function measure Chinese version (MFM-32-CN) for patients with neuromuscular diseases [J]. Dev Neurorehabil, 2020, 23 (4): 210 – 217.

[76] HU H, XU K. Reply: Is it time to rename hereditary cases of cerebral palsy? [J]. Brain, 2022, Jul 1: awac231.

[77] HWANG Y S, KWON J Y. Effects of modified constraint-induced movement therapy in real-world arm use in young children with unilateral cerebral palsy: a single-blind randomized trial [J]. Neuropediatrics, 2020, 51 (4): 259 – 266.

[78] IHEOZOR-EJIOFOR Z, NEWTON K, DUMVILLE J C, et al. Negative pressure wound therapy for open traumatic wounds [J]. Cochrane Database Syst Rev, 2018, 7 (7): CD012522.

[79] INTHACHOM R, PRASERTSUKDEE S, RYAN S E, et al. Evaluation of the multidimensional effects of adaptive seating interventions for young children with non-ambulatory cerebral palsy [J]. Disabil Rehabil Assist Technol, 2020, 16 (7): 780 – 788.

[80] INZAGHI E, PAMPANINI V, DEODATI A, et al. The effects of nutrition on linear growth [J]. Nutrients, 2022, 14 (9): 1752.

[81] JOHNSON L, WILLIAMS G, SHERRINGTON C, et al. The effect of physical activity on health outcomes in people with moderate-to-severe traumatic brain injury: a rapid systematic review with meta-analysis [J]. BMC Public Health, 2023, 23 (1): 63.

[82] JONES P, DALZIEL S R, LAMDIN R, et al. Oral non-steroidal anti-inflammatory drugs versus other oral analgesic agents for acute soft tissue injury [J]. Cochrane Database Syst Rev, 2015, (7): CD007789.

[83] KAMIDE A, HASHIMOTO K, MIYAMURA K, et al. Assessment of feeding and swallowing in children: validity and reliability of the ability for basic feeding and swallowing scale for children (ABFS-C) [J]. Brain & development, 2015, 37: 508 – 514.

[84] KAPLAN S L, COULTER C, SARGENT B. Physical therapy management of congenital muscular torticollis: a 2018 evidence-based clinical practice guideline from the APTA academy of pediatric physical therapy [J]. Pediatr Phys Ther, 2018, 30 (4): 240 – 290.

[85] KARLSSON M K, ROSENGREN B E. Exercise and peak bone mass [J]. Curr Osteoporos Rep, 2020, 18 (3): 285 – 290.

[86] KASAHARA T, IKEDA S, SUGIMOTO A, et al. Efficacy of tape feedback therapy on synkinesis following severe peripheral facial nerve palsy [J]. Tokai J Exp Clin Med, 2017, 42: 139 – 142.

[87] KESHNER E A. Virtual reality and physical rehabilitation: a new toy or a new research and rehabilitation tool? [J]. J Neuroeng Rehabil, 2004, 1 (1): 8.

[88] KIM C J, KIM Y M, KIM D D. Comparison of children with joint angles in spastic diplegia with those of normal children [J]. J Phys Ther Sci, 2014, 26 (9): 1475 - 1479.

[89] KIM J K, KWON D R, PARK G Y. A new ultrasound method for assessment of head shape change in infants with plagiocephaly [J]. Ann Rehabil Med, 2014, 38 (4): 541 - 547.

[90] KLOPFER-KRAMER I, BRAND A, WACKERLE H, et al. Gait analysis-available platforms for outcome assessment [J]. Injury, 2020, 51 Suppl 2: S90 - S96.

[91] KLUBA S, KRAUT W, CALGEER B, et al. Treatment of positional plagiocephalye helmet or no helmet? [J] J Craniomaxillofac Surg, 2014, 42 (5): 683 - 688.

[92] KORKMAZ M D, KORKMAZ M, CAPAN N, et al. Seating system for scoliosis in nonambulatory children with cerebral palsy: a randomized controlled trial [J]. Rev Assoc Med Bras (1992), 2022, 68 (5): 616 - 621.

[93] KRUSE A, SCHRANZ C, TILP M, et al. Muscle and tendon morphology alterations in children and adolescents with mild forms of spastic cerebral palsy [J]. BMC Pediatr, 2018, 18 (1): 156.

[94] KUO F L, LEE H C, HSIAO H Y, et al. Robotic-assisted hand therapy for improvement of hand function in children with cerebral palsy: a case series study [J]. Eur J Phys Rehabil Med, 2020, 56 (2): 237 - 242.

[95] LAM G, FONTAINE R, ROSS F L, et al. Hyperbaric oxygen therapy: exploring the clinical evidence [J]. Adv Skin Wound Care, 2017, 30 (4): 181 - 190.

[96] LAM S, PAN I W, STRICKLAND B A, et al. Factors influencing outcomes of the treatment of positional plagiocephaly in infants: a 7-year experience [J]. J Neurosurg Pediatr, 2017, 19 (3): 273 - 281.

[97] LEPHART K, KAPLAN S L. Two seating systems' effects on an adolescent with cerebral palsy and severe scoliosis [J]. Pediatr Phys Ther, 2015, 27 (3): 258 - 266.

[98] LEVIN M F, DEMERS M. Motor learning in neurological rehabilitation [J]. Disabil Rehabil, 2021, 43 (24): 3445 - 3453.

[99] LIANG J, ZHOU X, CHEN N, et al. Efficacy of three-dimensionally integrated exercise for scoliosis in patients with adolescent idiopathic scoliosis: study protocol for a randomized controlled trial [J]. Trials, 2018, Sep 10, 19 (1): 485.

[100] LI J, HE L, TANG H, et al. Adverse events after different forms of botulinum neurotoxin a injections in children with cerebral palsy: an 8-year retrospective study [J]. Dev Med Child Neurol, 2023, 65 (1): 86 - 93.

[101] LI N, ZHOU P, TANG H, et al. In-depth analysis reveals complex molecular etiology in a cohort of idiopathic cerebral palsy [J]. Brain, 2022, 145 (1): 119 - 141.

[102] LIU L R, WANG Y X, HE L, et al. Constraint-induced movement therapy promotes neural remodeling and functional reorganization by overcoming Nogo-A/NgR/RhoA/ROCK signals in hemiplegic cerebral palsy mice [J]. Neurorehabil neural repair,

2021, 35 (2): 145 - 157.

[103] LO H S, XIE S Q. Exoskeleton robots for upper-limb rehabilitation: state of the art and future prospects [J]. Med Eng Phys, 2012, 34 (3): 261 - 268.

[104] LOMAURO A, ALIVERTI A, MASTELLA C, et al. Spontaneous breathing pattern as respiratory functional outcome in children with spinal muscular atrophy (SMA) [J]. PLoS One, 2016, 11 (11): e0165818.

[105] LOWES L P, MAYHAN M, ORR T, et al. Pilot study of the efficacy of constraint-induced movement therapy for infants and toddlers with cerebral palsy [J]. Phys Occup Ther Pediatr, 2014, 34 (1): 4 - 21.

[106] MALKA R, MILLER M, GUARIN D, et al. Reliability between in-person and still photograph assement of facial function in facial paralysis using the eFACE facial grading system [J]. Facial Plast Surg Aesthet Med, 2021, 23 (5): 344 - 349.

[107] MA N, SCLAVOS N, PASSMORE E, et al. Three-dimensional gait analysis in children undergoing gastrocsoleus lengthening for equinus secondary to cerebral palsy [J]. Medicina (Kaunas), 2021, 57 (2): 98.

[108] MCKAY M J, BALDWIN J N, FERREIRA P, et al. Normative reference values for strength and flexibility of 1, 000 children and adults [J]. Neurology, 2017, 88 (1): 36 - 43.

[109] MCPHAIL G L, EHSAN Z, HOWELLS S A, et al. Obstructive lung disease in children with idiopathic scoliosis [J]. J Pediatr, 2015, 166 (4): 1018 - 1021.

[110] MERCURI E, FINKEL R S, MUNTONI F, et al. Diagnosis and management of spinal muscular atrophy: Part 1: Recommendations for diagnosis, rehabilitation, orthopedic and nutritional care [J]. Neuromuscul Disord, 2018, 28 (2): 103 - 115.

[111] MICHMIZOS K P, ROSSI S, CASTELLI E, et al. Robot-aided neurorehabilitation: a pediatric robot for ankle rehabilitation [J]. IEEE Trans Neural Syst Rehabil Eng, 2015, 23 (6): 1056 - 1067.

[112] MODLESKY C M, ZHANG C. Complicated muscle-bone interactions in children with cerebral palsy [J]. Curr Osteoporos Rep, 2020, 18 (1): 47 - 56.

[113] MONTERO MENDOZA S, GóMEZ-CONESA A, Hidalgo Montesinos M D. Association between gross motor function and postural control in sitting in children with cerebral palsy: a correlational study in Spain [J]. BMC Pediatr, 2015, 15: 124.

[114] MONTORO-CÁRDENAS D, CORTÉS-PÉREZ I, IBANCOS-LOSADA M D R, et al. Nintendo © Wii therapy improves upper extremity motor function in children with cerebral palsy: a systematic review with meta-analysis [J]. Int J Environ Res Public Health, 2022, 19 (19): 12343.

[115] MORLEY J E. Gait, falls, and dementia [J]. J Am Med Dir Assoc, 2016, 17 (6): 467 - 470.

[116] NACE S, TIERNAN J, NÍ ANNAIDH A. Manufacturing custom-contoured wheelchair

seating: a state-of-the-art review [J]. Prosthet Orthot Int, 2019, 43 (4): 382 -395.

[117] NAIDOO S D, SKOLNICK G B, PATEL K B, et al. Long-term outcomes in treatment of deformational plagiocephaly and brachycephaly using helmet therapy and repositioning: a longitudinal cohort study [J]. Childs Nerv Syst, 2015, 31 (9): 1547 -1552.

[118] NEGRINI S, DONZELLI S, AULISA A G, et al. 2016 SOSORT guidelines: orthopaedic and rehabilitation treatment of idiopathic scoliosis during growth [J]. Scoliosis Spinal Disord, 2018, Jan 10, 13: 3.

[119] NIEUWENHUYS A, PAPAGEORGIOU E, PATAKY T, et al. Literature review and comparison of two statistical methods to evaluate the effect of botulinum toxin treatment on gait in children with cerebral palsy [J]. PLoS One, 2016, 11 (3): e152697.

[120] OCHANDORENA-ACHA M, TERRADAS-MONLLOR M, NUNES CABRERA T F, et al. Effectiveness of virtual reality on functional mobility during treadmill training in children with cerebral palsy: a single-blind, two-arm parallel group randomised clinical trial (VirtWalkCP Project) [J]. BMJ Open, 2022, 12 (11): e061988.

[121] O'DELL M C, JARAMILLO D, BANCROFT L, et al. Imaging of sports-related injuries of the lower extremity in pediatric patients [J]. Radiographics, 2016, 36 (6): 1807 -1827.

[122] ORTEGA M A, FRAILE-MARTINEZ O, GARCíA-MONTERO C, et al. A general overview on the hyperbaric oxygen therapy: applications, mechanisms and translational opportunities [J]. Medicina (Kaunas), 2021, 57 (9): 864.

[123] OSEI D A, REBEHN K A, BOYER M I. Soft-tissue defects after total knee arthroplasty: management and reconstruction [J]. J Am Acad Orthop Surg, 2016, 24 (11): 769 -779.

[124] PAPADOPOULOU C, CHEW C, WILKINSON M G L, et al. Juvenile idiopathic inflammatory myositis: an update on pathophysiology and clinical care [J]. Nat Rev Rheumatol, 2023, 19: 343 -362.

[125] PAREYSON D, MARCHESI C. Diagnosis, natural history, and management of charcot-marie-tooth disease [J]. Lancet Neurol, 2009, 8 (7): 654 -667.

[126] PATANE F, ROSSI S, DEL S F, et al. Wake-up exoskeleton to assist children with cerebral palsy: design and preliminary evaluation in level walking [J]. IEEE Trans Neural Syst Rehabil Eng, 2017, 25 (7): 906 -916.

[127] PENG T, ZHAO Y, FU C, et al. A study of validity and reliability for subjective global nutritional assessment in outpatient children with cerebral palsy [J]. Nutr Neurosci, 2022, 25 (12): 2570 -2576.

[128] PENG T, ZHAO Y, FU C, et al. A study of validity and reliability for subjective global nutritional assessment in outpatient children with cerebral palsy [J]. Nutr Neurosci, 2022, 25 (12): 2570 -2576.

[129] PENG Y, WANG S R, QIU G X, et al. Research progress on the etiology and patho-

genesis of adolescent idiopathic scoliosis [J]. Chin Med J (Engl), 2020, Feb 20, 133 (4): 483 -493.

[130] PEREIRA D S, DA SILVA V M, LUZ G D, et al. Nutrition risk prevalence and screening tools' validity in pediatric patients: a systematic review [J]. JPEN J Parenter Enteral Nutr, 2023, 47 (2): 184 -206.

[131] PICCOLI E, CERIOLI M, CASTIGLIONI M, et al. Recent innovations in non-invasive brain stimulation (NIBS) for the treatment of unipolar and bipolar depression: a narrative review [J]. Int Rev Psychiatry, 2022, 34: 715 -726.

[132] PSILLAS G, ANTONIADES E, CONSTANTINIDIS F J. Facial nerve palsy in children: a retrospective study of 124 cases [J]. J Paediatr Child Health, 2019, 55: 299 -304.

[133] QIAN J, MCDONOUGH D J, GAO Z. The effectiveness of virtual reality exercise on individual's physiological, psychological and rehabilitative outcomes: a systematic review. [J]. Int J Environ Res Public Health, 2020, 17 (11): 4133.

[134] RAHEMI H, NIGAM N, WAKELING J M. The effect of intramuscular fat on skeletal muscle mechanics: implications for the elderly and obese [J]. J R Soc Interface, 2015, 12 (109): 20150365.

[135] RAINE S. The current theoretical assumptions of the Bobath concept as determined by the members of BBTA [J]. Physiother Theory Pract, 2007, 23 (3): 137 -152.

[136] RATHINAM C, BATEMAN A, PEIRSON J, et al. Observational gait assessment tools in paediatrics-a systematic review [J]. Gait Posture, 2014, 40 (2): 279 -285.

[137] REN Z, WU J. The effect of virtual reality games on the gross motor skills of children with cerebral palsy: a meta-analysis of randomized controlled trials [J]. Int J Environ Res Public Health, 2019, 16 (20): 3885.

[138] RICHMOND S B, DAMES K D, SHAD J M, et al. Setting boundaries: utilization of time to boundary for objective evaluation of the balance error scoring system [J]. Sport sciences, 2020, 38 (1): 21 -28.

[139] RIVAS D A, MCDONALD D J, RICE N P, et al . Diminished anabolic signaling response to insulin induced by intramuscular lipid accumulation is associated with inflammation in aging but not obesity [J]. Am J Physiol Regul Integr Comp Physiol, 2016; 310 (7): R561 -R569.

[140] ROBERTS A, STEWART C, FREEMAN R. Gait analysis to guide a selective dorsal rhizotomy program [J]. Gait Posture, 2015, 42 (1): 16 -22.

[141] ROBERTS H, SHIERK A, CLEGG N J, et al. Constraint induced movement therapy camp for children with hemiplegic cerebral palsy augmented by use of an exoskeleton to play games in virtual reality [J]. Phys Occup Ther Pediatr, 2021, 41 (2): 150 -165.

[142] RYAN S E. Lessons learned from studying the functional impact of adaptive seating interventions for children with cerebral palsy [J]. Dev Med Child Neurol, 2016, 58 (Suppl): 478 -482.

[143] SAHINOGLU D, COSKUN G, BEK N. Effects of different seating equipment on postural control and upper extremity function in children with cerebral palsy [J]. Prosthet Orthot Int, 2016, 41 (1): 85 – 94.

[144] SCHITTER A M, FLECKENSTEIN J. Passive hydrotherapy WATSU © for rehabilitation of an accident survivor: a prospective case report [J]. Complement Med Res., 2018, 25 (4): 263 – 268.

[145] SCHROEDER A S, HOMBURG M, WARKEN B, et al. Prospective controlled cohort study to evaluate changes of function, activity and participation in patients with bilateral spastic cerebral palsy after robot-enhanced repetitive treadmill therapy [J]. Eur J Paediatr Neurol, 2014, 18 (4): 502 – 510.

[146] SELLERS D, BRYANT E, HUNTER A, et al. The eating and drinking ability classification system for cerebral palsy: a study of reliability and stability over time [J]. J Pediatr Rehabil Med, 2019, 12 (2): 123 – 131.

[147] SEPHTON R, HOUGH E, ROBERTS S A, et al. Evaluation of a primary care musculoskeletal clinical assessment service: a preliminary study [J]. Physiotherapy, 2010, 96 (4): 296 – 302.

[148] SESSIONS W C, HERRING M, TRUONG W H. Extensor mechanism injury in the pediatric population — a clinical review [J]. J Knee Surg, 2018, 31 (6): 490 – 497.

[149] SHISHOV N, MELZER I, BAR-HAIM S. Parameters and measures in assessment of motor learning in neurorehabilitation; a systematic review of the literature [J]. Front Hum Neurosci, 2017, 11: 82.

[150] SIEGENTHALER M H. Methods to diagnose, classify, and monitor infantile deformational plagiocephaly and brachycephaly: a narrative review [J]. J Chiropr Med, 2015, 14 (3): 191 – 204.

[151] SKALSKY A J, MCDONALD C M. Prevention and management of limb contractures in neuromuscular diseases [J]. Phys Med Rehabil Clin N Am, 2012, 23 (3): 675 – 687.

[152] SLAYTER J, HODGKINSON V, LOUNSBERRY J, et al. A Canadian adult spinal muscular atrophy outcome measures toolkit: results of a national consensus using a modified delphi method [J]. J Neuromuscul Dis, 2021, 8 (4): 579 – 588.

[153] SLOMINE B, EIKENBERG J, SALORIO C, et al. Preliminary evaluation of the cognitive and linguistic scale: a measure to assess recovery in inpatient rehabilitation following pediatric brain injury [J]. J Head Trauma Rehabil, 2008, 23 (5): 286 – 293.

[154] SMAN A D, HACKETT D, FIATARONE SINGH M, et al. Systematic review of exercise for Charcot-marie-tooth disease [J]. J Peripher Nerv Syst, 2015, Dec, 20 (4): 347 – 362.

[155] SMANIA N, BONETTI P, GANDOLFI M, et al. Improved gait after repetitive locomotor training in children with cerebral palsy [J]. Am J Phys Med Rehabil, 2011,

90：137－149.

[156] SOUCIE J M, WANG C, FORSYTH A, et al. Range of motion measurements: reference values and a database for comparison studies [J]. Hemophilia, 2011, 17 (3): 500－507.

[157] SPEED C. A systematic review of shockwave therapies in soft tissue conditions: focusing on the evidence [J]. Br J Sports Med, 2014, 48 (21): 1538－1542.

[158] SPRUIT M A, SINGH S J, GARVEY C, et al. An official american thoracic society/european respiratory society statement: key concepts and advances in pulmonary rehabilitation [J]. Am J Respir Crit Care Med, 2013, 188 (8): e13－e64.

[159] STRACCIOLINI A, CASCIANO R, LEVEY FRIEDMAN H, et al. Pediatric sports injuries: an age comparison of children versus adolescents [J]. Am J Sports Med, 2013, 41 (8): 1922－1929.

[160] SUN C, ZHOU P, YUAN S, et al. Generation of an induced pluripotent stem cell line SYSUi-004-A from a child of microcephaly with TYW1 mutations [J]. Stem Cell Res, 2020, 45: 101783.

[161] SUNG U S, NISA B U, YOTSUMOTO K, et al. Effectiveness of robotic-assisted therapy for upper extremity function in children and adolescents with cerebral palsy: a systematic review protocol [J]. BMJ Open, 2021, 11 (5): e045051.

[162] TANG H, PENG T, YANG X, et al. Plasma metabolomic changes in children with cerebral palsy exposed to botulinum neurotoxin [J]. J Proteome Res, 2022, 21 (3): 671－682.

[163] TANG H, XU Y, LIU L, et al. Nogo-A/S1PR2 signaling pathway inactivation decreases microvascular damage and enhances microvascular regeneration in PDMCI mice [J]. Neuroscience, 2020, 449: 21－34.

[164] TESSON S A, NOGAJSKI R R, MACEY J A, et al. Reliability of the abbreviated westmead post-traumatic amnesia scale in children: impact of age on test results [J]. Emerg Med Australas, 2016, 28 (1): 73－77.

[165] TE VELDE A, MORGAN C, FINCH-EDMONDSON M, et al. Neurodevelopmental therapy for cerebral palsy: a meta-analysis [J]. Pediatrics, 2022, 149 (6): e2021055061.

[166] TOFANI M, BLASETTI G G, LUCIBELLO L, et al. Seated postural control measure: Italian translation and validation in children with cerebral palsy [J]. Prosthet Orthot Int, 2021, 45 (5): 378－383.

[167] TOFANI M, CANDELORO C, SABBADINI M, et al. A study validating the Italian version of the level of sitting scale in children with cerebral palsy [J]. Clin Rehabil, 2019, 33 (11): 1810－1818.

[168] TREBLE-BARNA A, WADE S L, PILIPENKO V, et al. Brain-derived neurotrophic factor Val66Met and neuropsychological functioning after early childhood traumatic brain injury [J]. J Int Neuropsychol Soc, 2023, 29 (3): 246－256.

[169] TROOSTERS T, BLONDEEL A, JANSSENS W, et al. The past, present and future of pulmonary rehabilitation [J]. Respirology, 2019, Sep, 24 (9): 830 - 837.

[170] VALONE L C, WAITES C, TARTARILLA A B, et al. Functional elbow range of motion in children and adolescents [J]. J Pediatr Orthop, 2020, 40 (6): 304 - 309.

[171] VANCE C G T, DAILEY D L, CHIMENTI R L, et al. Using TENS for pain control: update on the state of the evidence [J]. Medicina (Kaunas), 2022, 58 (10): 1332.

[172] VAN HULST K, SNIK D, JONGERIUS P, et al. Reliability, construct validity and usability of the eating and drinking ability classifification system (EDACS) among dutch children with cerebral palsy [J]. Pediatr Rehabil Med. , 2018, 11 (2): 115 - 124.

[173] VAN VULPEN L F, DE GROOT S, BECHER J G, et al. Feasibility and test-retest reliability of measuring lower-limb strength in young children with cerebral palsy [J]. Eur J Phys Rehabil Med, 2013, 49 (6): 803 - 813.

[174] VOINESCU A, SUI J, STANTON FRASER D. Virtual reality in neurorehabilitation: an umbrella review of meta-analyses [J]. J Clin Med, 2021, 10 (7): 1478.

[175] VUURBERG G, HOORNTJE A, WINK L M, et al. Diagnosis, treatment and prevention of ankle sprains: update of an evidence-based clinical guideline [J]. Br J Sports Med, 2018, 52 (15): 956.

[176] WANG C H, FINKEL R S, BERTINI E S, et al. Consensus statement for standard of care in spinal muscular atrophy [J]. J Child Neurol, 2007, 22 (8): 1027 - 1049.

[177] WANG C S, SAKAI M, KHURRAM A, et al. Facial nerve palsy in children: a case series and literature review [J]. Otolaryngol Case Rep, 2021, 20: 100297.

[178] WANG K K, STOUT J L, RIES A J, et al. Interobserver reliability in the interpretation of three-dimensional gait analysis in children with gait disorders [J]. Dev Med Child Neurol, 2019, 61 (6): 710 - 716.

[179] WANG T N, LIANG K J, LIU Y C, et al. Effects of intensive versus distributed constraint-induced movement therapy for children with unilateral cerebral palsy: a quasi-randomized trial [J]. Neurorehab Neural Re, 2023, 37 (2 - 3): 109 - 118.

[180] WANG Y, HE L, HUANG J, et al. Association of Nogo-A gene polymorphisms with cerebral palsy in Southern China: a case-control study [J]. Dev Neurosci, 2022 Nov 2.

[181] WIJNGAARDE C A, VELDHOEN E S, VAN EIJK R P A, et al. Natural history of lung function in spinal muscular atrophy [J]. Orphanet J Rare Dis, 2020, 15 (1): 88.

[182] WILBRAND J F, SCHMIDTBERG K, BIERTHER U, et al. Clinical classification of infant nosynostotic cranial deformity [J]. J Pediatr, 2012, 161 (6): 1120 - 1125.

[183] WILLIAMS S A, STOTT N S, VALENTINE J, et al. Measuring skeletal muscle morphology and architecture with imaging modalities in children with cerebral palsy: a scoping review [J]. Dev Med Child Neurol, 2021, 63 (3): 263 - 273.

[184] WONG A Y L, SAMARTZIS D, CHEUNG P W H, et al. How common is back pain and what biopsychosocial factors are associated with back pain in patients with adolescent idiopathic scoliosis? [J] Clin Orthop Relat Res, 2019, Apr, 477 (4): 676-686.

[185] WU Q, PENG T, LIU L, et al. The effect of constraint-induced movement therapy combined with repetitive transcranial magnetic stimulation on hand function in preschool children with unilateral cerebral palsy: a randomized controlled preliminary study [J]. Front Behav Neurosci, 2022, 16: 876657.

[186] XI H, LANGERMAN J, SABRI S, et al. A human skeletal muscle atlas identifies the trajectories of stem and progenitor cells across development and from human pluripotent stem cells [J]. Cell Stem Cell, 2020, 27 (1): 158-176.

[187] XU K, HE L, MAI J, et al. Muscle recruitment and coordination following constraint-induced movement therapy with electrical stimulation on children with hemiplegic cerebral palsy: a randomized controlled trial [J]. Plos One, 2015, 10 (10): e0138608.

[188] XU K, MAI J, HE L, et al. Surface electromyography of wrist flexors and extensors in children with hemiplegic cerebral palsy [J]. PM&R, 2015, 7 (3): 270-275.

[189] XU K, WANG L, MAI J, et al. Efficacy of constraint-induced movement therapy and electrical stimulation on hand function of children with hemiplegic cerebral palsy: a controlled clinical trial [J]. Disabil Rehabil, 2012, 34 (4): 337-346.

[190] XU K, YAN T, MAI J. A randomized controlled trial to compare two botulinum toxin injection techniques on the functional improvement of the leg of children with cerebral palsy [J]. Clin Rehabil, 2009, 23 (9): 800-811.

[191] YAN D, VASSAR R. Neuromuscular electrical stimulation for motor recovery in pediatric neurological conditions: a scoping review [J]. Dev Med Child Neurol, 2021, 63 (12): 1394-1401.

[192] YILMAZ V, UMAY E, TEZEL N, et al. Timing of rehabilitation in children with obstetric upper trunk brachial plexus palsy [J]. Childs Nerv Syst, 2018-06-01, 34 (6): 1153-1160.

[193] YOO H S, RAH D K, KIM Y O. Outcome analysis of cranial molding therapy in nonsynostotic plagiocephaly [J]. Arch Plast Surg, 2012, 39 (4): 338-344.

[194] YU H, RANDHAWA K, CÔTÉ P. Optima collaboration. The effectiveness of physical agents for lower-limb soft tissue injuries: a systematic review [J]. J Orthop Sports Phys Ther, 2016, 46 (7): 523-554.

[195] ZANON M A, PACHECO R L, LATORRACA C, et al. Neurodevelopmental treatment (Bobath) for children with cerebral palsy: a systematic review [J]. J Child Neurol, 2019, 34 (11): 679-686.

[196] ZEWDIE E, CIECHANSKI P, KUO H C, et al. Safety and tolerability of transcranial magnetic and direct current stimulation in children: prospective single center evidence from 3.5 million stimulations [J]. Brain Stimul, 2020, 13: 565-575.

[197] ZHANG F, LI F, CHEN F, et al. Novel variant expands the clinical spectrum of CUX2-associated developmental and epileptic encephalopathies [J]. Front Genet, 2022, 13: 808181.

[198] ZHAO Y, HE L, PENG T, et al. Nutritional status and function after high-calorie formula versus Chinese food intervention in undernourished children with cerebral palsy [J]. Front Nutr, 2022, 9: 960763.

[199] ZHAO Y, TANG H, PENG T, et al. The relationship between nutritional status and severity of cerebral palsy: a multicenter cross-sectional study [J]. J Rehabil Med, 2023, 55: jrm00367.

缩略词中英文对照

albumin, Alb	白蛋白
augmentative and alternative communication, AAC	替代性辅助性沟通系统
ambulatory assistive devices	移动辅助设备
applied behavioral analysis, ABA	应用行为分析
autism behavior checklist, ABC	ASD 行为检查量表
atention deficit hyperactivity disorder, ADHD	注意力缺陷与多动障碍
autism diagnostic interview-revised, ADI-R	ASD 诊断访谈问卷修订版
autism diagnostic observation schedule, ADOS	ASD 诊断观察量表
angle degree of the lumbar lordosis	腰椎前凸角度
ability for basic feeding and swallowing scale for children, ABFS-C	儿童基础喂养和吞咽能力评定量表
abnormal fidgety movements, AF	异常性不安运动
assisting hand assessment, AHA	辅助手评定
Alberta infant motor scale, AIMS	Alberta 婴儿运动量表
adolescent idiopathic scoliosis, AIS	青少年特发性脊柱侧凸
ankle-foot orthosis, AFO	踝足矫形器
activities of daily living, ADL	日常生活活动能力
absence of fidget movements	不安运动缺乏
assisted propulsion	辅助推进式轮椅
active or passive range of motion, AROM/PROM	主动或被动关节活动度
American physical therapy association, APTA	美国物理治疗协会
autism spectrum disorder, ASD	孤独症谱系障碍
American spinal injury association, ASIA	美国脊髓损伤学会
British athletics muscle injury classification, BAMIC	英国田径肌肉损伤分类
Berg balance scale, BBS	Berg 平衡量表
Burke-Fahn-Marsden dystonia rating scale	BFMDRS 量表
balance error scoring system, BESS	平衡错误评分系统
Body Mass Index, BMI	体重指数

botulinum neurotoxin A	A型肉毒毒素
basic or physical ADL, BADL or PADL	基本或躯体日常生活活动
balance performance monitor, BPM	平衡测试仪
behavior rating inventory of executive function, BRIEF	执行功能行为评定量表
Bayley scales of infant and toddler development, third edition, Bayley Ⅲ	Bayley婴幼儿发育量表第三版
Bosten Type	波士顿矫形器
biofeedback therapy, BFT	生物反馈疗法
body weight-supported treadmill	减重步行训练平台
cadence	步频
crutches	拐杖
chroeo-athetosis	舞蹈样手足徐动
covered area	外周面积
cognitive and linguistic scale, CALS	认知和语言量表
childhood autism rating scale, CARS	儿童ASD评定量表
communication and symbolic behavior scales developmental profile, CSBSDP	交流与象征行为量表
congenital clubfoot, CCF	先天性马蹄内翻足
Charcot-Marie-Tooth disease, CMT	腓骨肌萎缩症
Charcot-Marie-Tooth disease infant scale, CMTInfS	腓骨肌萎缩症婴幼儿量表
Charcot-Marie-Tooth disease pediatric scale, CMTPedS	腓骨肌萎缩症儿童量表
conductive education, CE	引导式教育
clinician-graded electronic facial paralysis assessment, eFACE	面瘫评估临床电子分级
communication function classification system, CFCS	交流功能分级系统
chaotic GMs, Ch	混乱性全身运动
congenital hypotonia	良性先天性肌张力低下症
congenital heart disease	先天性心脏病
children's hospital of Philadelphia infant test of neuromuscular disorders, CHOP INTEND	费城儿童医院神经肌肉疾病婴儿测试
critical mass	临界质量
Constraint-Induced Movement Therapy, CIMT	限制－诱导运动疗法
Congenital muscular torticollis, CMT	先天性肌性斜颈
center of gravity, COG	人体重心
Canadian occupational performance measure, COPM	加拿大作业表现评估
cerebral palsy, CP	脑性瘫痪

central pattern generator, CPG	吞咽中枢模式生成器
combined raven's test, CRT	联合型瑞文测验
cramped-synchronised, CS	痉挛－同步性全身运动
childhood-onset schizophrenia, COS	儿童精神分裂症
composite spasticity scale, CSS	综合痉挛量表
Cheneau Type	色努矫形器
disorders of consciousness, DOC	意识障碍
dyslexia	阅读障碍
dystonia	肌张力障碍
developmental dysplasia of the hip, DDH	发育性髋关节发育不良
Denver developmental screening test, DDST	丹佛发育筛查试验
drooling frequency and severity scale, DFSS	流涎频率和严重性量表
drooling quotient	流涎商
Down's syndrome	唐氏综合征
electrotherapy	电疗法
eating and drinking ability classification system, EDACS	进食功能分级系统
eating disorder	饮食障碍
evoked potential, EP	诱发电位
endurance ratio	耐力比
extracorporeal shock wave therapy, ESWT	体外冲击波疗法
foot angle	足角
fiberoptic endoscopic evaluation of swallowing, FEES	软式喉内窥镜吞咽功能检查
functional electrical stimulation, FES	功能性电刺激疗法
Four-item Itch Questionnaire, FI1Q	四项目瘙痒量表
fidgety movements	不安运动
fine motor function measure scale, FMFM	精细运动功能评估
functional Magnetic Resonance Imaging, fMRI	功能性磁共振
functional near-infrared spectroscopy, fNIRS	功能性近红外光谱技术
full scale intelligence quotient	全量表智商
floor time	地板时光
gait	步态
general anxiety disorder, GAD	广泛性焦虑症
get-up and go test	“起立－行走”测试
gait cycle	步行周期
Gesell developmental schedules, GDS	格塞尔发展量表

general movements, GMs	全身运动
general movements assessment, GMA	全身运动质量评估
gross motor function classification system, GMFCS	粗大运动功能分级系统
gross motor function measure, GMFM	粗大运动功能测评
ground reaction ankle-foot orthosis, GRAFO	地面反作用力踝足矫形器
global rating scale, GRS	手功能整体评价量表
gait trainer	步行训练器
hemiplegia	偏瘫
hypersensitivity	超敏反应
hypotonia	肌张力低下
hemophilic arthropathy, HA	血友病性关节病
hyoid-larynx approximation, HLA	舌骨－甲状软骨间距
Hypertonia Assessment Tool, HAT	高肌张力评估工具
high calorie density formula	高能量密度配方
hand-held dynamometry, HHD	手持式电子肌力测定仪
human figure drawings, HFD	绘人测验
Hammersmith functional motor scale expanded, HFMSE	汉默史密斯运动功能扩展量表
Hammersmith infant neurological examination, HINE	汉默史密斯婴儿神经系统检查
hemophilia joint health score 2. 1, HJHS 2. 1	血友病关节健康状况评估系统
hyperbaric oxygen therapy, HBOT	高压氧疗法
imagination	构想性
immersion	沉浸性
interaction	交互性
intelligence	智力
instrumental ADL, IADL	复杂或工具性日常生活活动
initial contact	首次着地
international classification of functioning, disability and health, ICF	国际功能、残疾和健康分类
international league of associations for rheumatology, ILAR	国际风湿病学会联盟
intelligence quotient, IQ	智商
initial swing	摆动初期
idiopathic toe walking, ITW	特发性尖足步态
Juvenile Arthritis Disease Activity Score, JADAS	幼年型关节炎疾病活动评分
Juvenile idiopathic arthritis, JIA	幼年特发性关节炎
Karaduman chewing performance scale, KCPS	Karaduman 吞咽表现量表

knee-ankle-foot orthosis, KAFO	膝踝足矫形器
limit by contracture, LBC	肘部挛缩限制
learned nonuse	习得性不用
limit of stability, LOS	稳定极限
load response	承重反应
Itch Visual Analogue Scale, VAS	国际通用视觉模拟评分法
Milwaukee	密尔沃基矫形器
movement analysis	运动分析
modified Ashworth scale, MAS	改良 Ashworth 量表
movement assessment battery for children-2, MABC-2	儿童运动协调能力成套评估工具第 2 版
manual ability classification system, MACS	手功能分级系统
mini-manual ability classification System, mini-MACS	迷你版手功能分级系统
Melburne assessment 2nd, MA2	墨尔本评定量表第二版
mean balance	重心分布
modified checklist for autism in toddlers, M-CHAT	改良婴幼儿 ASD 筛查量表
minimally conscious state, MCS	微意识状态
major depressive disorder, MDD	抑郁症
Motor Function Measure, MFM	运动功能评价量表
muscle function scale, MFS	肌肉功能量表
manual muscle test, MMT	徒手肌力检查
median nerve stimulation, MNS	正中神经电刺激
motor point	运动点
muscle response	肌肉应答
mid stance	支撑中期
mid swing	摆动中期
modified Tardieu scale, MTS	改良 Tardieu 量表
neurogenic bladder, NB	神经源性膀胱
neonatal behavioral neurological assessment, NBNA	新生儿 20 项行为神经检查法
neonatal brachial plexus palsy	新生儿臂丛神经损伤
noninvasive brain stimulation, NIBS	无创神经调控技术
neonatal eating outcome assessment, NEO	新生儿进食结局评估
neuromuscular electrical stimulation, NMES	神经肌肉电刺激
neonates high risk	高危新生儿
neonatal intensive care unit, NICU	新生儿重症监护室

neonatal oral-motor assessment scale, NOMAS	新生儿口腔运动评估量表
nonsynostotic plagiocephaly	非颅缝早闭的斜形头
nine-hole peg test, NHPT	9 孔插板试验
Nogo receptor	Nogo－蛋白受体
neuro-developmental therapy, NDT	神经发育疗法
orthosis	矫形器
overall assessment of the speaker's experience of stuttering, OASES	口吃影响度评估量表
oral and swallowing abilities tool, OrSAT	口腔和吞咽能力工具
overactive bladder, OAB	膀胱过度活动症
overall neuropathy limitations scale, ONLS	总体神经功能限制性评分
one-minute sit-to-stand test, 1-MSTST	坐到站测试
plagiocephaly	斜形头
preswing	摆动前期
prealbumin, PA	前白蛋白
play and culture intervention, PCI	游戏与文化介入
Pediatric American College of Rheumatology Criteria, ACR Pedi	美国风湿病学会儿科标准
pinal bifida	脊柱裂
postural control system	姿势控制系统
Peabody developmental motor scale, PDMS	Peabody 运动发育量表
prolonged disorders of consciousness, pDoC	慢性意识障碍
picture deletion task for preschoolers-modified, PDTP	修订版学龄前儿童图片删除测试/视觉消除任务
Picture Exchange Communicaiton System, PECS	图片兑换沟通系统
positron emission computed tomography, PET	正电子发射型计算机断层显像
Pediatric Evaluation of Disability Inventory, PEDI	儿科残疾评定量表
peripheral facial palsy	周围性面瘫
path length	轨迹长
progressive muscular dystrophy, PMD	进行性肌营养不良症
performance of spin test	旋转测试
performance of the heel walking test	足跟行走测试
performance of walking after spin test	旋转后行走测试
Peabody picture vocabulary test, PPVT	皮博迪图片词汇检查
poor repertoire, PR	单调性全身运动

parsonage-turner syndrome	特发性臂丛神经病
physiotherapeutic scoliosis-specific exercises, PSSE	脊柱侧凸特殊运动疗法
peak torque	峰力矩
progenitor toxin	前体毒素
pediatric trigger thumb	小儿拇指扳机指
pediatric upper-extremity motor activity log-revised, PMAL-R	改良版儿童实际生活患手使用日志
pediatric Yorkhill malnutrition score, PYMS	Yorkhill 儿科营养不良评分
quadriplegia	四肢瘫
Quality of Life, QOL	儿童生活质量
relationship development intervention, RDI	人际关系发展干预
Rho kinase	Rho 激酶
Rancho Los Amigos levels of cognitive function scale	Rancho Los Amigos 认知功能分级量表
range of motion, ROM	关节活动度
rehabilitative robot	康复机器人
revised upper limb module, RULM	上肢模块测试修订版
seating	座椅
spastic	痉挛型
spinal bifida cystica	囊性脊柱裂
spinal bifida occulta	隐性脊柱裂
selective control assessment of the lower extremity, SCALE	下肢运动控制评估量表
stromal cellderived factor-1, SDF-1	间质细胞源性因子-1
spinal cord injury, SCI	脊髓损伤
selective control of the upper extremity scale, SCUES	上肢选择性运动控制量表
social communication questionnaire, SCQ	社会交往问卷
stroop color word test	斯特鲁普色词测验
schedule for oral motor assessment, SOMA	口腔运动评估量表
subjective global assessment, SGA	全面主观营养评估
subjective global nutritional assessment, SGNA	儿科全面主观营养评估
standing heel-rise test	单足提踵试验
sway index	摆幅指数
sensory integration, SI	感觉统合
step length	步长
stride length	跨步长

spinal muscular atrophy, SMA	脊髓性肌萎缩
synergistic movement patterns	协同运动模式
submotor point	亚运动点
symbolic play test, SPT	象征性游戏测试
social responsivenes scale, SRS	社交反应量表
sign-significate relations, S-S	S－S 语言发育迟缓评定法
seating system	座椅系统
social story, SS	社交故事法
stuttering severity instrument-3, SSI-3	口吃严重度评估工具第三版
screening tool for autism in two-year-olds, STAT	2 岁儿童 ASD 筛查量表
screening tool for assessment of malnutrition score, STAMP	儿科营养不良评估筛查工具
soft tissue injury	运动性软组织损伤
stenosing tenovaginitis of the thumb	小儿拇指狭窄性腱鞘炎
screening tool risk on nutritional status and growth, STRONGkids	营养状况和生长风险筛查工具
stride width	步宽
transferrin, TRF	转铁蛋白
training and education of autistic related communicaiton handicapped children, TEACCH	结构化教学
traumatic brain injury, TBI	创伤性脑损伤
transcranial direct current stimulation, tDCS	经颅直流电刺激
therapeutic exercise	治疗性训练
the figure-of-eight- method	踝关节八字形法
The Functional Independence Measure for children, WeeFIM	儿童功能独立性测量
the level of sitting scale, LSS	坐位能力评估量表
transcranial magnetic stimulation, TMS	经颅磁刺激
transcranial mag-netic stimulation electroen-cephalography, TMS-EEG	经颅磁刺激联合脑电图技术
thoracic-lumbar-sacral orthosis, TLSO	胸腰骶椎矫形器
test of infant motor performance, TIMP	婴儿运动表现测试
test of variables of attention, TOVA	套瓦注意力多项参数测试
total protein, TP	血清总蛋白
terminal stance	支撑末期
Tourette syndrome, TS	多发性抽动综合征
terminal swing	摆动末期

tongue thrust rating scale, TTRS	舌推力等级量表
timed up and go test, TUG	“起立－行走”计时测试
tilt-in-space wheelchairs	倾斜空间轮椅
use-dependent cortical reorganization	使用－依赖性皮层重组
upper extremity function test, UEFT	Caroll 上肢功能试验
unresponsive wakefulness syndrome, UWS	无反应觉醒综合征
video fluoroscopic swallowing study, VFSS	吞咽 X 线电视透视检查
virtual reality, VR	虚拟现实
vegetative state, VS	植物状态
visual scene displays, VSD	视觉场景提示
Vancouver scar scale, VSS	温哥华瘢痕量表
walker	步行辅助器
wrist hand orthosis, WHO	腕手矫形器
wechsler intelligence scale	韦氏智力量表
writhing movements	扭动运动
Wechsler memory scale, WMS	韦克斯勒记忆量表
Westmead post-traumatic amnesia scale, WPTAS	Westmead 创伤后失忆量表
warly start denver model, ESDM	早期介入丹佛模式
walking velocity	步行速度
6 minute walking test, 6MWT	6 分钟步行试验
25-OH-VitD	25 羟－维生素 D